W0095623

Klaus Hurrelmann, Ulrich Laaser (Hrsg.)
Handbuch Gesundheitswissenschaften

Klaus Hurrelmann, Ulrich Laaser (Hrsg.)

Handbuch Gesundheitswissenschaften

Neuausgabe

Juventa Verlag Weinheim und München 1998

Die Deutsche Bibliothek - CIP-Einheitsaufnahme

Handbuch Gesundheitswissenschaften : Neuausgabe /
Klaus Hurrelmann ; Ulrich Laaser (Hrsg.). - Weinheim ; München :
Juventa Verlag, 1998
ISBN 3-7799-0807-7

Umschlaggestaltung: Atelier Warminski, 63654 Büdingen
Printed in Germany

ISBN 3-7799-0807-7

Inhalt

6. Organisation und Steuerung des Gesundheitswesens

Vorwort zur Neuausgabe

Die erste Ausgabe des Handbuches Gesundheitswissenschaften ist innerhalb von nur vier Jahren verkauft worden. Das Konzept und die Umsetzung des Handbuches waren also ganz offensichtlich für breite Leserkreise überzeugend. Für Theoretiker und Praktiker der Gesundheitswissenschaften im deutschen Sprachraum ist das Handbuch bereits zu einem Standardwerk geworden, das sowohl in der Lehre an Universitäten, Fachhochschulen und Fachschulen als auch in Forschung und Praxis stark genutzt wird.

Wir sind als Herausgeber über diesen Erfolg der ersten Ausgabe sehr erfreut. Wir sind uns aber bewußt, wie sehr der Erfolg nicht nur auf die Konzeption des Buches zurückzuführen ist, sondern vor allem auf die Qualität der Beiträge der Autorinnen und Autoren, die wir für die erste Ausgabe gewinnen konnten.

Die große Resonanz der ersten Ausgabe des Handbuches zeigt auch, wie sehr sich der Begriff „Gesundheitswissenschaften" inzwischen im deutschen Sprachraum durchgesetzt hat. Zum Zeitpunkt der Konzeption der ersten Ausgabe konnten wir noch nicht sicher sein, wie die weitere Entwicklung in diesem Bereich verlaufen würde. Im Vorwort der ersten Ausgabe haben wir auf die Schwierigkeiten hingewiesen, für die interdisziplinären Bemühungen zur systematischen Erforschung des Gesundheits- und Krankheitszustandes der Bevölkerung sowie der Analyse und Weiterentwicklung des medizinischen und psychosozialen Versorgungssystems einen angemessenen Fachbegriff zu finden. Die Entscheidung, den deutschen Begriff „Gesundheitswissenschaften" und damit eine Alternative zur Übernahme des im Angelsächsischen verbreiteten „Public Health" zu wählen, hat sich ausgezahlt.

Wir können nach vier Jahren Arbeit mit dem Handbuch feststellen, daß sich das Gebiet Gesundheitswissenschaften als ein Kristallisationsfeld für die einschlägige Forschung etabliert hat, und zwar im Verhältnis zu allen Ausgangsdisziplinen sowohl aus der medizinisch-biologischen als auch aus der sozialwissenschaftlich-organisationswissenschaftlichen Tradition. Nach unserem Eindruck als Herausgeber hat das Erscheinen des Handbuches und seine starke Nutzung in Wissenschaft, Forschung und Praxis erheblich zur Konsolidierung des im deutschen Sprachraum neuen Fachgebietes beigetragen.

Wegen der großen Akzeptanz der ersten Ausgabe bestand für uns als Herausgeber kein Anlaß, Aufbau, Gliederung und Zuschnitt des Handbuches wesentlich zu verändern. Allerdings haben wir uns entschlossen, der schnellen Entwicklung des Gebietes Rechnung zu tragen und eine deutliche Ausweitung der Fachbeiträge vorzunehmen. Die Neuausgabe enthält insgesamt zwölf neue Beiträge, die die ursprünglich 21 Artikel um wichtige Stichworte und Fachgebiete ergänzen. Gleichzeitig wurden alle Artikel der ersten Ausgabe von den Autorinnen und Autoren systematisch bearbeitet und aktualisiert. Diese Bearbeitung war innerhalb von vier Jahren bei allen Beiträgen notwendig, was deutlich macht, wie schnell sich das Gebiet der Gesundheitswissenschaften entwickelt und erneuert. Allen Autorinnen und Autoren, die sich in teilweise mühevoller Kleinarbeit um die Neuausgabe verdient gemacht haben, möchten wir herzlich für ihr großes Engagement danken.

Schließlich möchten wir dem Juventa-Verlag in Weinheim danken, daß er die überarbeitete und erweiterte Ausgabe des Buches übernimmt. In einem Verlag, der eine renommierte Buchreihe zur „Gesundheitsforschung" und zugleich die einzige deutschsprachige „Zeitschrift für Gesundheitswissenschaften" herausgibt, findet die Neuausgabe des Handbuches ein ideales Umfeld.

Klaus Hurrelmann
Ulrich Laaser

Vorwort zur 1. Auflage 1993

Mit diesem Handbuch betreten wir wissenschaftsgeschichtlich Neuland. Die „Gesundheitswissenschaften" als eigenständige Gruppe wissenschaftlicher Disziplinen gibt es im deutschen Sprachraum noch nicht. Die deutsche Entwicklung, die sich mit Namen aus der frühen Sozialmedizin wie Rudolf Virchow (1821-1902) oder Salomon Neumann (1819-1908) verbindet, wurde unter dem Nationalsozialismus beendet. Der Anspruch, den Gottstein, Schlossmann und Teleky (1925) im Vorwort zu ihrem „Handbuch der Sozialen Hygiene und Gesundheitsfürsorge" durch die Wahl des Singulars „Gesundheitswissenschaft" formulierten, konnte nicht mehr eingelöst werden. Nach dem Zweiten Weltkrieg blieben historischer Abbruch des Projektes Gesundheitswissenschaft im Westen Deutschlands und sozialistische Perversion im Osten nebeneinander stehen.

Vier Gründe sprechen für einen Neubeginn:

1. Die Wissenschaftsgeschichte neigt sich nach Jahrzehnten der zunehmenden Differenzierung und Spezialisierung wieder den interdisziplinären, ganzheitlichen Ansätzen zu.

2. Der Wandel des Krankheitspanoramas von akuten zu chronischen Krankheiten erzwingt eine multifaktorielle und präventive Betrachtungsweise, die im Paradigma der Gesundheitsförderung ihren deutlichsten Ausdruck gefunden hat.

3. Die zunehmend komplexen Steuerungsprobleme im Gesundheitswesen, die sich vor allem mit einer Stabilisierung der Kostenentwicklung verbinden, haben zu Effizienzüberlegungen im Sinne prioritärer Gesundheitsziele geführt, deren Verwirklichung ein Mehr an Transparenz und Partizipation bei Alternativentscheidungen erfordert.

4. Die Bedrohung der Gesundheit durch Umweltzerstörung in der nördlichen Hemisphäre und soziale Unterentwicklung in der südlichen macht gemeinsame gesundheitswissenschaftliche und auch gesundheitspolitische Anstrengungen unaufschiebbar.

In Deutschland werden Lehre, Forschung und Praxis in allen Fragen, die mit Gesundheit zu tun haben, sehr stark durch die Medizin in einem naturwissenschaftlich-biomedizinisch ausgerichteten Selbstverständnis geprägt. Die Medizin hat sich nahezu eine Monopolstellung für die Erforschung der Entstehung und Entwicklung, der Heilung und Rehabilitation von Krankheiten erworben: Sie ist - durchaus im guten Sinne des Wortes - Krankheitswissenschaft par excellence. Immer deutlicher wird aber, daß auch eine noch so effektive, biomedizinisch ausgerichtete Forschung und biomedizinisch gesteuerte Praxis den neuen Herausforderungen der Interdisziplinarität, der Gesundheitsförderung, der effizienten Steuerung und des globalen Gleichgewichts nicht gewachsen ist.

Obwohl das Gesundheits- und Krankheitswesen eine der kostenträchtigsten Institutionen der modernen Industriegesellschaft geworden ist und einen Wirtschafts- und auch Beschäftigungsfaktor erster Ordnung darstellt, der mit zunehmender Alterung der Bevölkerung weiter wachsen wird, sind die wissenschaftlichen Grundlagen für die Arbeit auf diesem Feld unzureichend. Auch von Seiten der Medizin wird zunehmend anerkannt, daß in Erweiterung und Ergänzung der biomedizinischen Zugangsweisen sozial- und verhaltenswissenschaftliche, organisations- und managementbezogene, gesundheitsökonomische und gesundheitspolitische sowie ökologische Disziplinen benötigt werden, um eine genaue Bestandsaufnahme und Problemanalyse vorzunehmen und die nötigen interventiven, vor allem organisatorischen und institutionellen Konsequenzen abzuleiten und umzusetzen. Interdisziplinäres, arbeitsteiliges Vorgehen ist sowohl notwendig, um das Grundlagenwissen über die Bedingungen von Gesundheit und Krankheit zu erweitern als auch, um die Kompetenzen für die Planung und Steuerung des Gesundheitswesens zu verbessern.

In den Vereinigten Staaten (Gründung der Johns Hopkins School of Hygiene and Public Health 1917) und in einigen europäischen Ländern hat sich bereits in den letzten Jahrzehnten unter dem Terminus „Public Health“ die Lehre, die Forschung und die Praxis der Förderung, Erhaltung und Wiederherstellung einer sowohl physisch und sozial verstandenen Gesundheit (nach der Definition der Weltgesundheitsorganisation) etabliert. Mit dem Stichwort Public Health wird dabei mehr als nur das öffentliche Gesundheitswesen gefaßt. Meist werden unter diesem Sammelbegriff alle Fragestellungen bearbeitet, die über eine individualmedizinische Betrachtung von Gesundheit und Krankheit hinausgehen und sich auf die Gesunderhaltung ganzer Populationen und die dazu notwendigen Maßnahmen in allen wichtigen, also auch nichtmedizinischen Versorgungsbereichen beziehen. Als Aufgabe und Ziel des wissenschaftlichen Arbeitsbereichs Public Health wir die Bewahrung der Gesundheit und des Wohlergehens eines jeden Mitglieds der Gesellschaft betont, außerdem die Analyse und Beobachtung der Gesundheit ganzer Bevölkerungsgruppen mit ihren sozialen Gradienten, die Identifizierung von Gesundheitsbedürfnissen und schließlich die Unterstützung der Gesundheitsverwaltung und -politik durch Gesundheitsplanung und Programmevaluation. Public Health umfaßt nach diesem Verständnis also mehr als die klassische kurativ-medizinische Versorgung, schließt diese aber als Gegenstand ihrer Betrachtung mit ein.

Die wörtliche Übersetzung von Public Health als „öffentliche Gesundheit“ ist im Deutschen sprachlich unbefriedigend. Auch die oft gewählten Übertragungen „Bevölkerungsmedizin“ und „öffentliches Gesundheitswesen“ akzentuieren falsch, da es sich nicht nur um eine medizinische Sicht oder um die abgegrenzte Institution des öffentlichen Gesundheitsdienstes handelt, sondern um alle Umstände und Aktivitäten, die die Gesundheit von breiten Schichten der Bevölkerung beeinträchtigen oder begünstigen.

Angesichts dieses sprachlichen Dilemmas ist auch vorgeschlagen worden, den englischen Terminus im Deutschen zu übernehmen. Wir haben uns dagegen vor allem aus der Überlegung heraus entschieden, daß die Bezeichnung eines Wissenschaftsgebietes in der Landessprache möglich sein muß, um seine Identität zu sichern und zu entfalten. Eine unmittelbare Übernahme aus dem Englischen würde aber auch die deutsche Vergangenheit mit ihren ersten Ansätzen um die Jahrhundertwende mißachten.

Für dieses Handbuch bot sich daher der Rückgriff auf die gesundheitswissenschaftliche Begriffsbildung in den zwanziger Jahren an, die in der nötigen Offenheit den Gegenstandsbereich Gesundheit bezeichnet und sich in ihrem historischen Umfeld mit einer Orientierung auf die Bevölkerung verbindet. Allerdings ziehen wir im Gegensatz zu Gottstein und seinen Koautoren den Plural „Gesundheitswissenschaften" vor, um zum Ausdruck zu bringen, daß es sich nach dem heutigen Stand der wissenschaftlichen Arbeitsweisen um ein interdisziplinäres Gebiet handelt, wenn auch die Denkweise der Epidemiologie von der Krankheitsverteilung und ihren Determinanten mehr und mehr in den methodologischen Mittelpunkt rückt. Noch in der Zukunft liegende zentripetale Entwicklungen vorwegnehmend, könnte man auch heute schon von der Gesundheitswissenschaft im Singular sprechen: mit einem Gegenstandsbereich „Gesundheit der Bevölkerung" und einer methodischen Basis, der Epidemiologie. Allerdings ist die Epidemiologie dann nicht zu beschränken auf eine medizinische Epidemiologie im engeren Sinne, sondern muß die moderne Sozialepidemiologie einschließen.

Die Begriffsbildung „Gesundheitswissenschaften" entspricht der sich in den letzten Jahren im deutschen Sprachraum verbreitenden Prägung „Umweltwissenschaften", die ebenfalls zu einer ersten gemeinsamen Identitätsstiftung der entsprechenden Arbeitsbereiche geführt hat. Dabei bestehen zwischen Gesundheits- und Umweltwissenschaften vielerlei Brücken und Beziehungen. Gleiches gilt für die sich zur Zeit vollziehende Formierung der Pflegewissenschaften.

In der inhaltlichen Abgrenzung dessen, was wir unter Gesundheitswissenschaften verstehen, befinden wir uns im Einklang mit der von Acheson vorgeschlagenen und inzwischen international weitgehend akzeptierten Definition von Public Health: „Public health is the science and art of preventing disease, prolonging life and promoting health through the organized efforts of society". Gesundheit ist nach unserer Auffassung zwar ein persönliches Gut, allerdings nicht nur in individueller, sondern auch in kollektiver Verantwortung. Während die Überwachung und Wiederherstellung der individuellen Gesundheit vor allem Aufgabe der kurativen und in einzelnen Sektoren auch der präventiven Medizin ist, obliegt die Gesundheit der Bevölkerung als Ganzes in erster Linie dem - demokratisch verfaßten - Staat bzw. den von ihm beauftragten Institutionen („öffentliche Gesundheitsförderung"). Die für diese Aufgabenstellung wesentlichen medizinischen, naturwissenschaftlichen und sozialwissenschaftlichen Fachdisziplinen fassen wir als Gesundheitswissenschaften zusammen. Damit erhalten insbesondere auch die medizinischen Randgebiete, die nicht nur in Deutschland sehr schwach entwickelt sind, wie vor allem Medizinal- und Biostatistik, Gesundheitserziehung, Verhaltensmedizin und Medizinpsychologie, Sozial- und Präventivmedizin, Medizinsoziologie, Gesundheitsökonomie und Gesundheitsrecht, Umweltmedizin und Gesundheitssystemforschung neue Bezugspunkte und einen inneren wissenschaftsparadigmatischen Zusammenhang.

Für die Bezeichnung der im Public-Health-Begriff mitgedachten Berufsfelder bietet sich in fast vollständiger Deckung der klassische deutsche Begriff des Gesundheitswesens an, allerdings in einem sehr umfassenden Verständnis, das ambulante und stationäre Versorgung, Qualitätssicherung, Prävention, Rehabilitation und Pflege, Krankenkassen und Gesundheitsverwaltung, die Gesundheitsämter und den Medizinischen Dienst, sozialpsychiatrische Versorgung, Gesundheitsselbsthilfe und kommunale Gesundheitsförderung übergreift.

Die Aufarbeitung von lange vernachlässigten gesundheitswissenschaftlichen Fragestellungen gewinnt durch den Problemstau im Osten Deutschlands und darüber hinaus in Osteuropa mit einer zurückbleibenden Lebenserwartung und desorganisierter, vielfach zerstörter medizinischer Infrastruktur besondere Aktualität und Bedeutung. Professionelle Kompetenz ist gefragt, hat aber eine qualifizierte Aus-, Fort- und Weiterbildung zur Voraussetzung, die gegenwärtig nicht einmal in den alten deutschen Ländern ausreichend geleistet werden kann.

Das vorliegende Handbuch soll zu einer Wiederbelebung der Gesundheitswissenschaften beitragen und diese wichtige, in Deutschland bisher verschüttete Tradition in Lehre, Forschung und Praxis wieder aufnehmen. Der gegenwärtige Stand der Kenntnisse im In- und Ausland wird in den großen Sachkapiteln ausführlich dokumentiert.

Es ist uns als Herausgebern klar, daß wir ein Handbuch für einen Arbeitsbereich vorlegen, der zur Zeit in der akademischen Lehre und Forschung nicht als eigenständiger Bereich definiert ist. Genau hier liegen aber auch die Herausforderungen und Chancen, die mit diesem Handbuch verbunden sind: Es könnte gelingen, durch eine überzeugende Dokumentation der wichtigsten Teilbereiche der Gesundheitswissenschaften dieses Gebiet auch im deutschen Sprachraum wissenschaftlich wieder zu etablieren, damit Anschluß an die eigene deutsche Tradition zu finden und zugleich auch Anschluß an die internationale Entwicklung in diesem Feld. Von der Publikation des Handbuchs der Gesundheitswissenschaften werden, so hoffen wir, wichtige Impulse für die Festigung und Konsolidierung des Gebietes im deutschen Sprachraum, mit Ausstrahlung vor allem auch nach Osteuropa, ausgehen.

Das Handbuch soll zugleich dem wachsenden Bedarf nachkommen, in Ausbildung und Praxis über ein zuverlässiges Kompendium und Nachschlagwerk zu den Gebieten Gesundheitsmedizin, Gesundheitspsychologie, Gesundheitsbiologie, Gesundheitssoziologie, Gesundheitsökonomie, Gesundheitspädagogik, Gesundheitsrecht, Gesundheitspolitik sowie zu angrenzenden Bereichen zu verfügen.

Die einzelnen Kapitel sollen Überblickscharakter, durchaus mit enzyklopädischem Wert, haben und eine kompakte Information über die jeweiligen Teilbereiche liefern. Sie können natürlich nicht erschöpfend sein, sondern nur die wesentlichen Fragestellungen ansprechen. Anhand der angegebenen weiterführenden Literatur sollte es möglich sein, bei den einzelnen Teilgebieten in die Tiefe und in die Breite zu gehen, so daß die vorliegenden Artikel jeweils als Anregung und Einstieg für weiterführende Recherchen dienen können.

Wir hoffen, daß das vorliegende Handbuch der Gesundheitswissenschaften nicht nur bei den Wissenschaftlern und Wissenschaftlerinnen aus den beteiligten Subdisziplinen der Gesundheitswissenschaften, also aus Medizin und Epidemiologie, Psychologie und Pädagogik, Soziologie und Ökonomie, Politik und Organisationswissenschaft, Biologie und Umweltwissenschaften etc. Resonanz finden wird, sondern auch bei den Personenkreisen mit professioneller Ausbildung in diesen Bereichen, die im öffentlichen Gesundheitswesen, bei den Krankenkassen und Ärztekammern, den einschlägigen Verbänden und den betroffenen Bundes- bzw. Landesministerien tätig sind. Außerdem richtet sich das vorliegende Handbuch natürlich an Dozenten und Studenten an den Universitäten und Fachhochschulen sowie in den Ausbildungseinrichtungen des Gesundheitswesens, der Kranken- und Altenpflege und der Sozialarbeit. Ganz besonders richtet es sich aber an die Lehrenden und Studierenden der neu eingerichteten postgraduierten Studiengänge für Gesundheitswissenschaften.

Abschließend möchten wir uns bei den Autorinnen und Autoren bedanken für die angenehme, reibungslose und produktive Zusammenarbeit. Trotz vielfältiger Belastungen haben sie sich zur Mitarbeit an diesem wichtigen Werk bereit erklärt. Durch ihre fachliche Kompetenz tragen sie dazu bei, daß dieses Werk in Wissenschaft und Praxis angenommen werden kann.

Schließlich verdient der Verlag Beltz ein Wort des Dankes. Er hat mit diesem Buch ein Experiment gewagt mit unsicheren Erfolgsaussichten für ein so umfangreiches Werk wie dieses Handbuch. Dafür gebührt dem Verlag unsere volle Anerkennung und Hochachtung.

Klaus Hurrelmann
Ulrich Laaser

Klaus Hurrelmann und Ulrich Laaser

Entwicklung und Perspektiven der Gesundheitswissenschaften

In diesem Beitrag wollen wir zunächst einen kurzen Überblick über die Entstehung des neuen Gebietes „Gesundheitswissenschaften" im deutschen Sprachraum geben. Die Gesundheitswissenschaften befassen sich mit den körperlichen, psychischen und gesellschaftlichen Bedingungen von Gesundheit und Krankheit, der systematischen Erfassung der Verbreitung von gesundheitlichen Störungen in der Bevölkerung und den Konsequenzen für Organisation und Struktur des medizinischen und psychosozialen Versorgungssystems. Durch die Verbesserung der Lebensbedingungen in den Bereichen Hygiene, Wohnung, Ernährung und Technik haben sich in allen westlichen Industrieländern Lebensstandard und Lebenserwartung deutlich erhöht, zugleich sind die akuten Krankheiten, vor allem Infektionen, zurückgedrängt worden und chronische Erkrankungen, teilweise auch mit starker psychischer Komponente, in den Vordergrund getreten. Hierdurch und durch die enormen Fortschritte in der Akut- und Notfallmedizin sind neuartige Herausforderungen an das Versorgungssystem entstanden. Mit diesen befassen sich die „Gesundheitswissenschaften".

1. Veränderte Anforderungen an das Gesundheitswesen

Veränderte demographische Anforderungen an das Gesundheitswesen, das sich in allen westlichen Industrieländern als ein großes Teilsystem der Gesellschaft mit insgesamt meist rund 10 % Anteil am Bruttosozialprodukt entwickelt hat, ergeben sich im wesentlichen aus der gestiegenen Lebenserwartung bei gleichzeitigem Rückgang der Zahl der Kinder pro Familie. Immer mehr Menschen werden immer älter, die jungen Bevölkerungsgruppen geraten in die Minderheit. Gleichzeitig nimmt auch der Anteil der Erwerbstätigen im Verhältnis zu den Nichterwerbstätigen ständig ab. Die Alterung der Bevölkerung führt deshalb zu einer bislang unbekannten Belastung der Sozialversicherungssysteme, insbesondere der Arbeitslosenversicherung, der Krankenversicherung und der Rentenversicherung (Birg 1995).

An das medizinische Versorgungssystem sind durch diese Veränderungen erhebliche neue Anforderungen gestellt, und zwar einmal in Hinsicht auf den Umfang als auch das Profil der von älteren Menschen in Anspruch genommenen medizinischen und psychosozialen Versorgungsleistungen und zum zweiten in Hinsicht auf die enger werdenden finanziellen Spielräume. Ältere Menschen fragen medizinische Leistungen im Durchschnitt in erheblich höherem

Maße als die im jüngeren oder im mittleren Alter nach, zugleich sind ihre gesundheitlichen Beeinträchtigungen zeitlich überdauernder Natur, oft degenerativ und nicht heilbar (siehe insbesondere die Beiträge von Badura, von Troschke, Bauer & Berger und Rosenbrock in diesem Handbuch).

In der älteren Bevölkerung zeigt sich stark ausgeprägt ein Trend, der immer charakteristischer auch für die übrigen Bevölkerungsgruppen wird: Es herrschen Erkrankungen vor, die durch eine somatisch orientierte Medizin kaum aufzuhalten, zu behandeln und in der Regel nicht eindeutig zu heilen sind, jedenfalls nicht im Sinne einer vollständigen Wiederherstellung der Leistungsfähigkeit und der gesundheitlichen Lebensqualität (Gerber & von Stünzner 1997). Die medizinische Behandlung mit einer Konzentration auf ursächliche Zusammenhänge und die Therapie von Infektionen oder von biochemischen und physiologischen Fehlsteuerungen im Organismus greift hierbei zu kurz. Das erweiterte Krankheitsspektrum verlangt nach einer Ergänzung der klinisch-medizinischen Sicht durch Fachleute aus den psychologischen, soziologischen, ernährungswissenschaftlichen, sportwissenschaftlichen, pädagogischen und pflegewissenschaftlichen Fachgebieten.

Nicht nur in der älteren, sondern auch in der jüngeren und mittleren Generation verschiebt sich das Krankheitsspektrum. Immer deutlicher dominieren chronisch-degenerative Erkrankungen wie Herz-Kreislauf-Störungen und Krebs und immer mehr Verbreitung finden ökosomatisch, soziosomatisch und psychosomatisch verankerte Störungen, streßartige Belastungen und Depressionen, Sucht und Abhängigkeit und Immunschwächen bzw. Fehlsteuerungen des Immunsystems wie etwa Allergien (Laaser, de Leeuw & Stock 1995). Hinzu kommen Gesundheitsbeeinträchtigungen durch Fehlernährung, Bewegungsmangel, Hektik und Lärm.

Diese Krankheitsbilder und Todesursachen sind durch ein biomedizinisches Modell nicht allein und nicht befriedigend zu analysieren und durch ein nur hierauf gestütztes kuratives Versorgungssystem nicht effektiv zu bearbeiten. In die Analyse des Gesundheits- und Krankheitsgeschehens müssen sozial- und verhaltenswissenschaftliche Aspekte eingehen, in die der Versorgungsstrukturen ökonomische. Für die Versorgung ergibt sich ein zunehmender Bedarf an Verzahnung von Gesundheitsförderung, Prävention, Kuration, Rehabilitation und Pflege. Dadurch stellen sich neue Herausforderungen an die Zusammenarbeit der verschiedenen Einrichtungen und Disziplinen. Eine neue Arbeitsteilung zwischen ärztlich-medizinischen, verhaltensbezogenen und pflegerischen Diensten wird notwendig, um den nicht nur physiologisch-somatisch, sondern teilweise auch psychisch, sozial und ökologisch verankerten Belastungsbildern der Klienten und Patienten gerecht zu werden. Die Nachordnung der Rehabilitation und der Pflege gegenüber der medizinischen Akutversorgung erweist sich in vielen Bereichen als obsolet und dysfunktional. Ein ausgewogeneres Verhältnis der Arbeitsteilung zwischen den Teilsektoren des Versorgungswesens ist dringend notwendig, allerdings nicht im Sinne einer gegenseitigen Abschottung der Bereiche voneinander, sondern einer engen Verzahnung.

Das gilt auch für den Stellenwert von Gesundheitsförderung und Prävention. Es ist ein Merkmal vieler chronischen Krankheiten, daß sie schon früh in der Lebens- und Entwicklungsgeschichte eines Menschen ihren Ausgangspunkt nehmen und stark mit den Lebens- und Arbeitsweisen zusammenhängen. Riskantes Verkehrsverhalten, Autoaggression und ungeschütztes Sexualverhalten sind entscheidende Ursachen für immer noch hohe und vor allem lebensgeschichtlich frühe Morbiditätsraten. Es handelt sich hierbei um die eine Gesundheitsbeeinträchtigung auslösenden „Risikofaktoren", die alle weitgehend verhaltensbedingt und damit potentiell prävenierbar sind (Gochman 1988). Allerdings liegen den Risikofaktoren individuelle Motivations- und Bedürfnisstrukturen zugrunde, die voll in die gewohnheitsmäßigen Muster eines soziokulturellen Lebensstils eingebettet und durch die jeweilige Lebenslage in Arbeit, Privatsphäre und Freizeit geformt sind.

Jedes Element der „Versorgungskette", also Gesundheitsförderung, Prävention, Behandlung, Rehabilitation und Pflege, ist aus den genannten Überlegungen ausreichend stark in der ursachenorientierten Gesundheits- und der systemorientierten Versorgungsforschung zu beachten. Die heute typische übermäßige Betonung nur des Schrittes „Behandlung" mit aufwendiger Krankheitsdiagnose und -therapie, die unser gesamtes Gesundheitssystem kennzeichnet, muß überwunden werden, zumal bei chronischen Krankheiten eine „Heilung" im strengen Wortsinn meist nicht möglich ist. Die Gesundheitswissenschaften haben sich weltweit als Ergänzung der medizinischen Forschung und Praxis erwiesen, da sie die gesamte Versorgungskette, und nicht nur - wie es sinnvollerweise die Medizin tut - die Kuration als ein Glied davon, zum Gegenstand ihrer Arbeit machen (Hurrelmann & Laaser 1997).

In den letzten Jahren haben sich die Organisationsstrukturen des gesundheitlichen Versorgungssystems bereits schrittweise an die veränderte demographische und krankheitsspezifische Ausgangslage angepaßt. Die gewandelte Beanspruchung des Versorgungssystems zwingt dazu, multiprofessionelle Angebote von Hilfe, Beratung und Behandlung, Rehabilitation, Nachsorge und Pflege in flexiblen Organisationsstrukturen bereitzustellen. Ein fundiertes Wissen über die komplexe Funktionsweise des Gesundheitswesens steht aber immer noch aus. Es ist nur zu gewinnen, wenn die Zusammenarbeit der wissenschaftlichen Disziplinen aller beteiligten Paradigmen, also sowohl der Biomedizin als auch der Sozial- und Organisationswissenschaften, erreicht wird.

Die grundlegenden Veränderungen von wichtigen Parametern des gesundheitlichen Status der Bevölkerung machen deutlich, wie wichtig ein wissenschaftliches Arbeitsgebiet geworden ist, das diese Ausgangslage ebenso wie den veränderten Bedarf an Versorgungsleistungen analysiert und auch auf die schwierig gewordene politische Steuerung einschließlich der Finanzierungsmöglichkeiten des gesamten Gesundheitssystems eingeht. Dieses Arbeitsgebiet sind die Gesundheitswissenschaften.

2. Vorläufer der Gesundheitswissenschaften in Deutschland

In Deutschland gibt es viele historische Vorläufer der Gesundheitswissenschaften. Am Ende des 18. Jahrhunderts erschienen mehrere wissenschaftliche Publikationen in der Tradition der „medizinischen Aufklärung" über Notwendigkeiten und Möglichkeiten der Förderung und Erhaltung von Gesundheit, zum Beispiel von B.C. Faust (1802) und W.C. Hufeland (1798). Aus diesen Ansätzen entwickelte sich später das Konzept einer „Öffentlichen Gesundheitspflege" mit den Schwerpunkten der Verbesserung von Hygiene und Wohnbedingungen in den Städten, der Sorge für Sterbende und der Verhütung von Infektionskrankheiten in den ärmeren Bevölkerungsschichten. Auch die Regulierung des Sexualverhaltens und der Prostitution wurden in den Aufgabenbereich der öffentlichen Hygiene einbezogen (siehe den Beitrag von Labisch und Woelk in diesem Handbuch).

Zur Mitte des 19. Jahrhunderts wurde diese Entwicklung weitergeführt, unter anderem durch Rudolf Virchow und Alfred Neumann. Sie erkannten den Zusammenhang von gesellschaftlichen, kulturellen und wirtschaftlichen Bedingungen mit der Gesundheit der Bevölkerung und zugleich die wichtige Rolle einer aktiven öffentlichen Gesundheitspflege zur Vermeidung von Krankheiten. Durch Wissenschaftler wie Max von Pettenkofer und Wilhelm von Ziemssen entwickelte sich eine fundierte hygienische Forschung mit abgesicherten und nachhaltigen Impulsen für die Verbesserung des öffentlichen Gesundheitswesens. Alfred Grotjahn prägte wenig später den Begriff der „sozialen Pathologie" und belegte die Zusammenhänge von Arbeits- und Wohnbedingungen mit dem Gesundheitsstand der Menschen. Deutschland war fortan in der Welt führend auf dem Gebiet der Sozialhygiene und Sozialmedizin, vor allem zu Beginn des 20. Jahrhunderts. Der Begriff der „Gesundheitswissenschaft" (im Singular) wurde in durchaus programmatischer Absicht von Gottstein, Schlossmann und Teleky (1925) in ihrem Handbuch der Sozialen Hygiene und Gesundheitsfürsorge verwandt.

Diese aussichtsreiche wissenschaftliche Entwicklung wurde durch den Nationalsozialismus abrupt unterbrochen. Bevölkerungsbezogene Gesundheitsforschung und öffentlicher Gesundheitsdienst wurden gleichermaßen für Maßnahmen der „Rassenhygiene" mißbraucht. Deutschland verlor seine führende Position in der wissenschaftlich begründeten öffentlichen Gesundheitspolitik.

Beim Wiederaufbau des Gesundheitssystems nach dem zweiten Weltkrieg herrschte wegen der nationalsozialistischen Erfahrungen großes Mißtrauen gegenüber staatlichen Einflußnahmen auf die öffentliche Gesundheit. Eine Wiederaufnahme der wissenschaftlichen Traditionen aus den 20er Jahren fand nicht statt. Der öffentliche Gesundheitsdienst verlor in der Konkurrenz mit den niedergelassenen Ärzten und den Krankenhäusern immer mehr Aufgaben. Diese Weichenstellung hat auch den Aufbau und den Wiederaufbau von gesundheitswissenschaftlicher Forschung in Deutschland stark verzögert. Bis in die

1970er Jahre hinein herrschte der Eindruck vor, die moderne individuell-kurativ orientierte Medizin könne die Massenkrankheiten der Zeit beseitigen, ohne dabei auf öffentliche Strukturen der Gesundheitsversorgung zurückgreifen zu müssen.

Erst seit Mitte der 80iger Jahre ist es zu einer wissenschaftlichen Neuorientierung gekommen, auch deshalb, weil die Grenzen einer isoliert betriebenen individuell-kurativ orientierten Medizin jetzt deutlich hervortraten. Die Notwendigkeit einer Gesamtbetrachtung des gesundheitsrelevanten Versorgungsgeschehens wurde nicht mehr geleugnet - nicht zuletzt auch wegen einer Kostenexpansion durch eine immer weiter ausgedehnte medizinische „Machbarkeit". Seit dieser Zeit sind an mehreren Universitäten, Fachhochschulen und Forschungseinrichtungen in Deutschland wissenschaftliche Programme eingeleitet worden, die zunehmend als „Gesundheitswissenschaften" bezeichnet werden (Walter & Paris 1996).

2.1 Konzepte von Krankheit und Gesundheit

Der Weg zur Etablierung der Gesundheitswissenschaften war in Deutschland also trotz der hervorragenden Ausgangslage zu Beginn des 20. Jahrhunderts nicht nur wegen der nationalsozialistischen Verkehrung der Forschungsansätze, sondern auch deshalb so lang, weil in der Zeit nach dem Zweiten Weltkrieg weltweit ein streng naturwissenschaftliches Konzept von Krankheitsgeschehen aufkam und zunächst äußerst erfolgreich umgesetzt wurde.

In Krankheitskonzepte gehen immer Vorstellungen von Körper, Psyche und Umwelt ein, die mit der allgemeinen Weltsicht zusammenhängen. So bildeten auch die gesellschaftlichen und kulturellen Rahmenbedingungen der 1950er und 1960er Jahre den Hintergrund für die Interpretation von Krankheit in Bevölkerung und Wissenschaft. Es wurde die Grundlage für ein naturwissenschaftlich-mechanistisches Verständnis von Krankheit geschaffen. Die Funktionen des Körpers und seiner Organe sollten möglichst vollständig mit den präzisen und überprüfbaren Methoden der Naturwissenschaften erforscht und beschrieben werden. Die Abweichung von normalen Funktionen wurde als krankhaft beschrieben, Gesundheit damit als „Abwesenheit von krankhaften Befunden" definiert. Die soziale, kulturelle und lebensstilorientierte Dimension von Krankheit wurde wenig beachtet.

Auch durch die Organisation der Krankenversicherung in Deutschland wurde diese Entwicklung bestärkt. Durch die Einführung der „Gesetzlichen Krankenversicherung" am Ende des 19. Jahrhunderts erhielt der Krankheitsbegriff eine wichtige juristische Bedeutung: Krankheit ermöglichte fortan die Inanspruchnahme von gesetzlich verankerten Leistungen. Wer vom Arzt als krank definiert wurde, bekam auch die Unfähigkeit attestiert, am Erwerbsleben teilzunehmen. Krankheit war demnach - und dieser Ansatz ist bis heute im Kern unverändert geblieben - der von einem Experten festgestellte Zustand, der es einem Menschen ermöglicht, Ansprüche gegenüber der Gemeinschaft der Versicherten geltend zu machen und sich vorübergehend aus dem Erwerbsleben zu lösen.

Obwohl schon seit über einem halben Jahrhundert in Kraft, entfaltete diese rechtliche Konstruktion erst nach 1950, mit der Vollblüte eines sozialstaatlich orientierten Wirtschaftslebens und wachsenden Wohlstandsraten, ihre normative Kraft. Die Professionalisierung und Spezialisierung der Medizin wurde durch die rasch voranschreitenden naturwissenschaftlichen Erkenntnisse und die Erfolge in der Praxis der Heilkunst gefördert. Die Versicherungskonstruktion schrieb eine exklusive Zuständigkeit für akademisch ausgebildete Ärztinnen und Ärzte für die Untersuchung, Definition und Behandlung von Krankheiten fest (Gerber & von Stünzner 1997, 8). Um eine inhaltliche Definition dessen, was „Gesundheit" und was „Krankheit" konstituiert, kümmerten sich wissenschaftliche Studien kaum - weder im rechtlichen noch im medizinischen Raum (Schwartz, Badura, Leidl, Raspe & Siegrist 1997, 9).

Faktisch war der Begriff „Gesundheit" damit in Theorie und Praxis als Gegenpol zu „Krankheit" festgelegt. Für die Professionalisierung der Krankenbehandlung war das historisch ein wichtiger Impuls, auch für die Festigung des beruflichen Selbstverständnisses und der Qualitätsstandards der Medizin. Die von der Sache her eigentlich notwendige Erweiterung des Selbstverständnisses von Gesundheit und Krankheit als Kontinuum aber und die wissenschaftliche Erforschung angemessener Versorgungsstrukturen wurde hierdurch blockiert. Insbesondere geriet eine umfassende „Gesundheitspolitik" in der Berufsgruppe der Ärzte aus dem Blickwinkel, da sie nicht deren unmittelbaren beruflichen Interessen entsprach. Gesundheit wurde zwar als eine wirtschaftlich und politisch relevante Größe anerkannt, die auch für die Aufrechterhaltung des wirtschaftlichen Lebens von Bedeutung war. Die Herstellung und Wiederherstellung der Gesundheit galt insofern auch als ein zentrales Feld der staatlichen Gesellschaftspolitik. Da aber „Gesundheit" nicht als ein naturwissenschaftlich zu erklärendes Phänomen betrachtet wurde wie „Krankheit", sondern als die Abwesenheit von Krankheit, unterblieb lange eine ganzheitliche Betrachtung des Wechselspiels zwischen Gesundheits- und Krankheitspotentialen. Unter „Gesundheitspolitik" wurde im Kern allein die Organisation und Steuerung des kurativen Systems der Krankenversorgung mit einigen nachgeordneten Einrichtungen der Rehabilitation verstanden. Sowohl der Einfluß der öffentlichen Hygienepolitik wie der anderer Politikbereiche auf die Gesundheitsbilanz der Bevölkerung wurden ausgeblendet. Eine solche enge Vorstellung von Gesundheitspolitik herrschte sowohl im politischen und allgemein-öffentlichen Raum als auch im wissenschaftlichen Bereich der systematischen Erforschung und der Steuerung und Finanzierung des Gesundheitswesens lange Jahre vor.

2.2 Einseitige naturwissenschaftliche Ausrichtung der Medizin

Diese Entwicklung hat dazu geführt, daß die Medizin in Deutschland seit 1945 fast ausschließlich krankheitsorientiert war. Sie sah ihre zentrale Aufgabe darin, Erkrankungen zu heilen - ihre Zuständigkeit war dann gegeben, wenn ein

Mensch erkrankt. Die präventiv ausgerichtete Sozialhygiene als eine bis 1933 in Deutschland stark ausgeprägte und einflußreiche Strömung der Medizin verlor immer mehr an Boden. Die Ärzteschaft artikulierte sich - auch in politischer Abgrenzung zur kollektiven Orientierung des Gesundheitswesens im zweiten deutschen Teilstaat DDR - sogar entschieden gegen jede Form der öffentlichen Gesundheitssicherung und favorisierte ein individualistisch selbstverantwortliches Leitbild für die Krankenversorgung (siehe den Beitrag von Labisch und Woelk in diesem Handbuch).

Medizin wurde als „Krankheitswissenschaft" verstanden, mit einer starken Orientierung an intra-individuellen Faktoren der Krankheitsauslösung. Die psychischen, sozialen und Umweltbedingungen für Krankheit wurden hingegen weniger oder gar nicht beachtet. Auch moralische, ethische und religiöse Fragen im Zusammenhang mit Krankheit und Gesundheit sind durch die stark naturwissenschaftlich orientierte Entwicklung der Medizin lange ausgeblendet worden. Erst in jüngster Zeit, mit dem Voranschreiten der technischen Machbarkeit von Körperfunktionen durch Organtransplantation, Ersetzen von Organen durch technische Geräte und Gentechnologie, gewinnen diese Fragen wieder an Bedeutung.

Erst am Ende der 1980er Jahre lebte der Gedanke der öffentlichen Gesundheitssicherung und der kulturell, sozial und ökologisch orientierten Gesundheitsforschung wieder auf. Bei aller Leistungsfähigkeit wurden die sachlichen Grenzen des biomedizinischen Ansatzes allmählich deutlich. Der Bedarf für eine Neubestimmung und Neuorientierung des Gesundheits- und Krankheitsbegriffes wurde in Wissenschaft und Öffentlichkeit anerkannt (Gutzwiller & Jeanneret 1997; Laaser & Schwartz 1992; Waller 1995). In ersten Ansätzen zeigt sich seitdem eine Veränderung der Prioritäten für die Förderung von wissenschaftlicher Forschung, die Qualifikation und Weiterbildung des professionellen Personals und für die Finanzierung von Leistungen im Versorgungssystem.

2.3 Bisherige interdisziplinäre Ansätze

In der wissenschaftlichen Forschung gibt es viele Bemühungen um die multiperspektivische Analyse von Krankheitsprozessen. Untersuchungen mit medizinpsychologischer und -soziologischer Ausrichtung zeigen deutlich, wie stark psychische und soziale Faktoren auf Entstehung und Verlauf von chronisch-degenerativen Erkrankungen Einfluß nehmen. So konnten Zusammenhänge mit belastenden und kritischen Lebensereignissen im privaten und im Arbeitsbereich (z.B. Tod naher Angehöriger, Arbeitsplatzverlust, Frühpensionierung) mit Herzerkrankungen, Krebs und Magen-Darm-Störungen gefunden werden. Die einschlägige Literatur belegt auch den Zusammenhang von bestimmten Stilen der Streßbewältigung und des subjektiven Kontrollerlebens mit chronischen Krankheiten. Nicht nur für das Entstehen, sondern auch für den Verlauf von Krankheiten wurden personale und soziale Faktoren identifiziert, die für die Art und Weise der individuellen Auseinandersetzung mit einer Krankheit und dem

Behandlungs- und dem Rehabilitationsverlauf verantwortlich sind (Haisch & Zeitler 1991; Hurrelmann 1988, 1989; Mechanic 1984; Siegrist 1995).

Forschungsansätze dieser Art nehmen eine Erweiterung des biomedizinischen Modells vor, sie reichern es um Faktoren aus der psychologischen, sozialwissenschaftlichen und ökologischen Forschung an. Damit hat eine Erweiterung der theoretischen Grundannahmen stattgefunden, indem psychische, soziale und ökologische Faktoren als zusätzliche Bedingungen neben genetischen, endokrinologischen, neurologischen, hormonellen und anderen physiologischen Faktoren in Erklärungsmodelle für Krankheit Eingang finden. Orientierendes erkenntnisleitendes Muster für diese Forschung ist meist das „Risikofaktorenmodell", wobei die Wahrscheinlichkeit der Auswirkungen eines bestimmten Faktors (z.B. genetische Disposition, angeborene oder erworbene Funktionsschwäche eines Organs, niedrige soziale Schicht, kritisches Lebensereignis, gesundheitsschädigendes Verhalten) für Entstehung, Entwicklung und Verlauf einer Krankheit abgeschätzt wird (Waller 1991).

Mit diesen interdisziplinären Ansätzen ist ein erheblicher Schritt zur angemessenen Analyse eines komplexen Krankheitsgeschehens getan. Allerdings ist auf die Grenzen dieses Vorgehens hinzuweisen: Es handelt sich um Krankheits-, nicht um Gesundheitsforschung. Es wird versucht, die entscheidenden Risikofaktoren für eine Krankheit zu identifizieren und sie dann auszuschalten oder zu minimieren. Das Risikofaktorenmodell stimuliert die wissenschaftliche Kooperation unter der Federführung und Anleitung des Faches Medizin und kann insofern eine interdisziplinäre „Krankheitswissenschaft" begründen. Psychologie, Sozialwissenschaften, Umweltwissenschaften und andere Disziplinen sind dabei gewissermaßen „Hilfswissenschaften" der Medizin. Die Medizin hält die Gesamtkoordination von Theoriebildung, Erhebung, Interpretation und Anwendung der Forschungsergebnisse in ihrer Regie.

Was das Modell, jedenfalls in seiner bisherigen wissenschaftlichen Umsetzung, nicht leistet, ist eine Erforschung der Gesundheitsdynamik im Gegensatz und auch im Bezug zur Krankheitsdynamik. Dafür ist ein Paradigmenwechsel oder zumindest eine Erweiterung des Modells nötig, die neben Risikofaktoren auch Schutzfaktoren einbezieht, die Krankheiten verhindern und Gesundheit fördern können. Ein Paradigmenwechsel würde eine Umkehr der Fragestellung der Krankheitswissenschaften einleiten, indem die Faktoren analysiert werden, die Gesundheit bewirken. Eine solche „salutogenetische" Sichtweise anstelle einer „pathogenetischen" kann dabei möglicherweise durchaus auf ähnliche Forschungsmethoden zurückgreifen, wie sie bisher in den Risikofaktorenmodellen eingesetzt wurden, allerdings in einem veränderten Kontext.

Die Gesundheitswissenschaften mit einer gleichberechtigten Kooperation von Medizin, Biologie, Psychologie, Pädagogik, Soziologie und Ökonomie sind eine ideale Plattform für Forschung und Lehre mit dieser „salutogenetischen" Orientierung. Um ein solches neues Gebiet im Wissenschaftsbereich zu konstituieren, bedarf es einer für alle beteiligten Disziplinen geeigneten und akzeptablen grundlagentheoretischen Orientierung. Diese Orientierung könnte ein

„bio-öko-psycho-soziales Modell“ der Gesundheits- und Krankheitsentwicklung sein, das biomedizinische, verhaltens- und organisationswissenschaftliche Komponenten als gleichberechtigte konstitutive Elemente enthält. Wir kommen im nächsten Abschnitt darauf zu sprechen.

3. Gesundheitswissenschaften und Public Health

Der Terminus „Gesundheitswissenschaft“, erstmals 1925 von Gottstein, Schlossmann und Teleky verwandt, eignet sich unserer Auffassung nach hervorragend, um in Deutschland an die frühere „salutogenetische“ Tradition in Wissenschaft und Praxis anzuknüpfen. Um die interdisziplinäre Ausrichtung des Gebietes zu betonen, wollen wir von „Gesundheitswissenschaften“ im Plural sprechen.

Ziel der Gesundheitswissenschaften ist es, die somatischen, psychischen, sozialen und ökologischen Bedingungen der Gesunderhaltung zu erforschen und hieraus Konsequenzen für die Gestaltung des Gesundheitssystems abzuleiten. Die zentralen Fragen der Gesundheitswissenschaften richten sich darauf,

- unter welchen gesellschaftlichen, kulturellen, ökonomischen und ökologischen Bedingungen Menschen gesund bleiben,
- in welchem Interaktionsverhältnis gesundheitsfördernde und krankheitsfördernde Potentiale beim einzelnen Menschen und in Bevölkerungsgruppen stehen,
- durch welche auf die Ausgangsbedingungen gerichteten Aktivitäten sich die Auftretenshäufigkeit und Schwere von Krankheiten zurückdrängen läßt,
- welche strukturellen und organisatorischen Konsequenzen aus dem Gesundheits-Krankheits-Geschehen für das Versorgungssystem und die gesellschaftlichen Arbeits- und Lebensbedingungen mit gesundheitlicher Relevanz gezogen werden müssen,
- welche Möglichkeiten in einer aufeinander abgestimmten und verzahnten Versorgungskette von Gesundheitsförderung, Prävention, Kuration, Rehabilitation und Pflege ergriffen werden können, um Effizienz und Effektivität des Gesundheitssystems zu sichern.

Die Leitfrage der Medizin als „Krankheitswissenschaft“ ist es demgegenüber, die diagnostischen und therapeutischen Instrumente zu verbessern, um zu erkennen, warum ein Mensch an welchen Leiden erkrankt und welche Maßnahmen ergriffen werden können, um den Krankheitsprozeß anzuhalten und die Krankheit möglichst zu heilen. Der Schwerpunkt des Erkenntnisinteresses liegt dabei auf dem einzelnen Individuum. In den Gesundheitswissenschaften ist das Erkenntnisinteresse demgegenüber weiter und richtet sich auch auf ganze Bevölkerungsgruppen und ihre gesundheitsrelevanten Lebensbedingungen, um die Konsequenzen sowohl für eine Veränderung der Arbeits- und Lebensbedingungen als auch für die Versorgungsstrukturen herauszuarbeiten.

3.1 „Old" Public Health

International hat sich die wissenschaftliche Entwicklung des Arbeitsgebietes, das wir hier mit „Gesundheitswissenschaften" bezeichnen, überwiegend unter dem Namen „Public Health" vollzogen. Eine Expertenkommission der Weltgesundheitsorganisation WHO hat 1952 Public Health sinngemäß definiert als die Wissenschaft und die Kunst der Verhütung von Krankheit, der Lebensverlängerung und der Förderung seelischer und körperlicher Gesundheit durch gemeinsame gesellschaftliche Anstrengungen. Um diese Ziele zu erreichen, wird eine öffentliche, gemeindebezogene Strategie von Umweltschutz, Kontrolle der Infektionskrankheiten und Gesundheitserziehung und eine Verbesserung von Früherkennung und Krankheitsprävention ebenso für nötig gehalten wie die Entwicklung des medizinischen, psychiatrischen und psychosozialen Versorgungssystems und die Weiterentwicklung des Systems der sozialen Sicherung (WHO Expert Committee on Public Health Administration 1952).

Nach dieser Definition befaßt sich „Public Health" also überwiegend mit den politischen Rahmenbedingungen der Entstehung und Erhaltung der Gesundheit der Bevölkerung (so Holland, Detels und Knox in ihrem internationalen Handbuch 1984). Die Definition erinnert inhaltlich an die Arbeitsschwerpunkte öffentliche Hygiene und Gesundheitsfürsorge aus den 1920er Jahren in Deutschland, wobei die gesundheitspolitische, anwendungsorientierte Akzentsetzung im angelsächsischen Raum eher noch stärker betont wird als seinerzeit in der deutschen Diskussion.

Zum programmatischen Kern von Public Health gehört seit spätestens den 1980er Jahren das Konzept „Health Promotion" (Gesundheitsförderung). Dieses Konzept ist die Grundlage für alle Programmansätze, bei denen die Verbesserung von Lebensweisen und Lebensbedingungen größerer Bevölkerungsgruppen angestrebt wird. Der hauptsächliche Impuls zielt darauf, Menschen selbst zu befähigen, größeren Einfluß auf die Erhaltung und Verbesserung ihrer Gesundheit auszuüben. Gesundheit wird also als eine wesentliche Grundbedingung des täglichen Lebens verstanden, als eine positive Aufgabe, zu deren Verwirklichung persönliche und soziale, aber auch körperlich-physische Ressourcen beitragen (Badura 1990, 1994; Rosenbrock 1995; siehe auch die Beiträge dieser beiden Autoren sowie den Beitrag von Laaser und Hurrelmann in diesem Handbuch).

In vielen westlichen und vor allem in vielen Entwicklungsländern orientiert sich die Entwicklung des wissenschaftlichen Gebietes Public Health eng an den politischen Strategien der Weltgesundheitsorganisation (WHO). Die Dokumente der WHO (zum Beispiel „Health For All", 1985) haben teilweise die Richtung vorgegeben, in die sich das Gebiet Public Health auch wissenschaftlich bewegt. Diese „politikinduzierte" Entwicklung eines Wissenschaftsbereiches birgt Chancen und Gefahren in sich. Die Chancen liegen in der hohen Praxisnähe, die Gefahren in der Abhängigkeit der wissenschaftlichen Forschung von politischen Vorgaben.

Durch die Unterbrechung und den Mißbrauch der früheren sozialhygienischen Ansätze im Nationalsozialismus hat die Entwicklung im deutschen Sprachraum einen anderen Verlauf genommen. Zwar wurde zu Mitte der 1980er Jahre Public Health als ein defizitäres Forschungsgebiet vom Bundesforschungsministerium anerkannt und gefördert, gab der Bundesgesundheitsrat wenig später seine Zustimmung zu den europaweiten Zielen der WHO-Konzeption „Health For All" und nahm die Konferenz der Gesundheitsminister 1991 den Begriff „Gesundheitsförderung" in Richtlinien für eine präventive Gesundheitspolitik auf. Insgesamt aber blieben die staatlichen Impulse für die Gesundheitsforschung und die Gesundheitssystemforschung, die politische Unterstützung für eine Neukonzeption dessen, was in den angelsächsischen Ländern als Public Health bezeichnet wurde, in Deutschland (und übrigens auch in Österreich und der Schweiz), zaghaft und zurückhaltend.

Am nachhaltigsten wirkte wohl die Unterstützung des Bundes für die großangelegte Deutsche Herz-Kreislauf-Präventions-Studie (DHP) der 1980iger Jahren und die seit 1993 einsetzende Förderung der Forschungsverbünde „Public Health" an insgesamt fünf Hochschulstandorten in Deutschland. Durch die Forschungsverbünde konnte die Entwicklung der empirischen Gesundheits- und Gesundheitssystemforschung einschließlich der Versorgungsforschung stimuliert und die Etablierung von Studiengängen im Bereich Public Health nach internationalem Vorbild eingeleitet werden.

Mit der Übernahme und Adaption des Gebietes in Deutschland stellte sich bald die Frage, wie der international eingeführte Begriff „Public Health" übersetzt werden sollte. Im engen Wortverständnis würde er „Öffentliche Gesundheit" heißen, damit aber an einen einzelnen Sektor des Gesundheitswesens, nämlich den „Öffentlichen Gesundheitsdienst", erinnern. Der auch mögliche Begriff „Volksgesundheit" ist in Deutschland durch den Mißbrauch im Nationalsozialismus kompromittiert. Begriffsbildungen wie „Wissenschaften der öffentlichen Gesundheit" oder „Wissenschaft von Public Health" wirken auf uns wenig überzeugend.

Wir plädieren deshalb dafür, an die Begriffsbildung von Gottstein, Schlossmann und Teleky von 1925 anzuknüpfen und den Begriff „Gesundheitswissenschaften" für diesen Wissenschaftsbereich zu verwenden. Mit dieser Bezeichnung wird deutlich, daß es sich um ein interdisziplinäres wissenschaftliches Gebiet mit thematischem Bezug, aber nicht um ein reines Anwendungsgebiet handelt. Zwar wird im deutschen Sprachraum alternativ immer noch sehr häufig der Begriff „Public Health" unübersetzt verwendet (zuletzt im Sammelband von Schwartz et al. 1997), doch bei den meisten Wissenschaftlerinnen und Wissenschaftlern wird inzwischen die Bezeichnung „Gesundheitswissenschaften" bevorzugt, nicht zuletzt auch deshalb, weil in der bisherigen Wissenschaftstradition in Deutschland bislang für alle Teilgebiete ein eigensprachlicher Begriff eingeführt wurde.

3.2 „New" Public Health

Auch in den USA, die seit fast 100 Jahren eine kontinuierliche Entwicklung von „Public Health" verzeichnen und als international führend in diesem Gebiet angesehen werden können, hat es seit den 1980er Jahren eine Öffnung begrifflich-konzeptioneller Art gegeben, meist ausgedrückt durch den Begriff „New Public Health". Im Unterschied zum traditionellen „Public Health", inzwischen auch als „Old Public Health" tituliert, drückt sich hierin eine Erweiterung der Aufgabenfelder aus. Es sind nicht mehr länger wie in der ersten Hälfte des Jahrhunderts gesundheitlich unterversorgte und sozial gefährdete Teilgruppen der Bevölkerung, die durch öffentliche Hygienemaßnahmen angesprochen werden. New Public Health macht vielmehr die Versorgung mit medizinischen und psychosozialen Dienstleistungen der gesamten Bevölkerung zum Gegenstand von angewandter wissenschaftlicher Forschung (Frenk 1993). Auch sind neben klassischen epidemiologischen, die Krankheitsverbreitung erforschenden Ansätzen, die in „Old Public Health" dominierten, nun auch organisationsorientierte Ansätze getreten, insbesondere Systemforschung, Versorgungsforschung und Gesundheitsökonomie. In Abbildung 1 wird in vereinfachter Form eine Gegenüberstellung von Old and New Public Health in den USA vorgenommen.

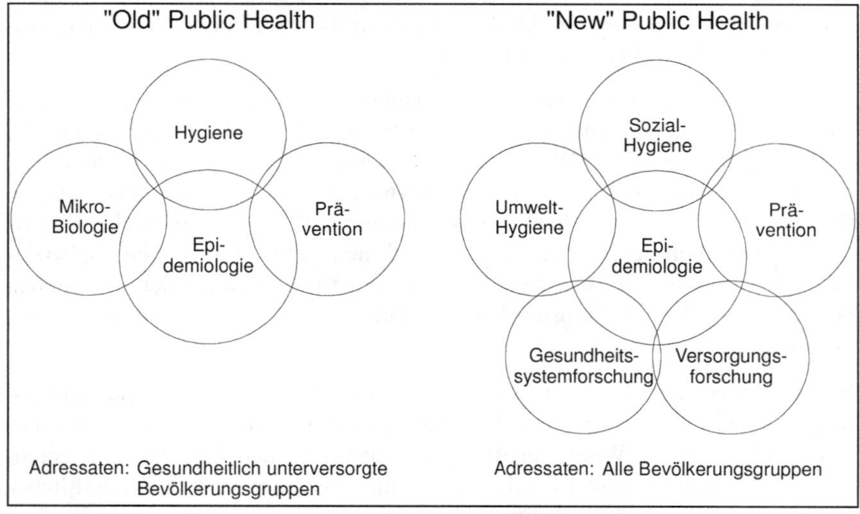

Abbildung 1: Disziplinäre Entwicklung und Adressaten von Public Health in den USA

„New Public Health" versteht sich als die Weiterentwicklung und Überwindung der engen hygienebezogenen Ansätze aus der Gründerzeit von Public Health (Schwartz & Walter 1996). Der biomedizinische Impuls, der noch bei den frühen Ansätzen von Public Health im Vordergrund stand, ist zugunsten einer multidimensionalen und multidisziplinären Orientierung zurückgetreten. Im Vordergrund des Erkenntnisinteresses steht jetzt die Entwicklung und Steuerung des ganzen Gesundheitssystems, das der Bevölkerung eine möglichst gute und angemessene gesundheitliche Versorgung bieten soll. New Public Health versteht die Gesundheit der Bevölkerung nicht nur als ein persönliches, sondern auch als ein „öffentliches Gut", weshalb politische und öffentliche Instanzen eine wichtige Rolle und Verantwortung für die Identifikation der wichtigsten Gesundheitsprobleme, die Festsetzung von Prioritäten in der Gesundheitspolitik und die Beeinflussung von qualitätsgerechten Handlungen der im Gesundheitswesen aktiven Institutionen zu spielen haben (Laaser, Wolters & Kaufmann 1990).

Auffällig an der amerikanischen Orientierung bleibt der starke politische Anwendungsbezug von Public Health (Schwartz & Walter 1996). Auch New Public Health in den USA versteht sich als Wissenschaft, die in erster Linie gesundheitspolitische Aktivitäten begleitet und sie mit methodisch abgesicherten Daten versorgt. Die politische Relevanz und Zielorientierung der wissenschaftlichen Aktivitäten ist dabei oft so stark, daß Public Health als ein Bestandteil der staatlichen Gesundheitspolitik wahrgenommen wird.

In der Einführung zur jüngsten Ausgabe des einflußreichen Textbook of Public Health haben Detels und Breslow (1997, 3) bezeichnenderweise folgende Formulierung für Public Health verwandt: „Public Health is the process of mobilizing local, state, national and international resources to ensure the conditions in which people can be healthy." Diese Definition ist ausschließlich auf politisch beeinflußbare Größen ausgerichtet. Public Health wird als eine politische Kunstlehre zur Lösung von Gesundheitsproblemen verstanden.

Diese Akzentsetzung mit der latenten Gefahr der Instrumentalisierung für politische Zwecke erscheint uns für die deutsche Entwicklung nicht angebracht zu sein. Sie ist für den Aufbau eines wissenschaftlichen Arbeitsgebietes riskant, da sie Abhängigkeiten vom politischen System und von den im politischen Bereich handelnden Interessengruppen heraufbeschwört. Die Schaffung von gesellschaftlichen und ökologischen Bedingungen, die es Menschen ermöglichen, gesund zu leben, muß zwar ein Ziel der gesundheitswissenschaftlichen Arbeit sein, für die Bezeichnung des Aufgabengebietes einer ganzen Wissenschaft aber handelt es sich hierbei um eine zu stark normativ geprägte Definition. Die direkte Übernahme des Begriffs Public Health, ob nun in Übersetzung oder in der englischen Originalbezeichnung, könnte auch aus diesem Grund im Deutschen wie eine Funktionalisierung wissenschaftlicher Arbeit verstanden werden. Sie verträgt sich insofern nicht mit der Tradition von Wissenschaft als unabhängig von politischen Zielen verfolgter Theorie und Methodik. Auch aus diesen Überlegungen ergibt sich die Präferenz für eine eigenständige deutschsprachige Bezeichnung „Gesundheitswissenschaften".

Auch die immer noch vergleichsweise theorie- und methodikarme Entwicklung von Public Health und die oft fehlende Einbindung in den universitären Wissenschaftsbetrieb spricht gegen eine einfache Übernahme von Public Health in die deutsche Hochschulstruktur. Bis heute gibt es keine allgemein akzeptierte theoriegeleitete Konzeptionalisierung von Public Health und auch keine eigenständige Interventionsmethodik: „Das Fach Public Health befindet sich teilweise in einem vorwissenschaftlichen Stadium. Public Health war und ist bis heute bestimmt durch das Primat der zweckrationalen und administrativen Handlungsorientierung, dem wissenschaftliche Aspekte traditionell nachgeordnet waren. Das Fach Public Health stellt sich eher als eine einigermaßen lockere Zusammenkunft von Vertretern unterschiedlicher Disziplinen dar, deren Gegenstand bzw. Forschungsinteresse auf den Gesundheitssektor fokussiert ist. Die Folge ist bisweilen eine Art naiver Aktionismus, dessen fehlende Systematik in vielen anderen Wissenschaftsbereichen kaum akzeptabel wäre" (Weitkunat, Haisch & Kessler 1997, 16).

4. Gesundheitswissenschaften und Health Sciences als Integrationsgebiete

Der Begriff „Gesundheitswissenschaften" vermeidet Engführungen dieser Art. Der Begriff hat inzwischen auch seine internationale Entsprechung erhalten: In der englischen Sprache hat sich in den letzten 10 Jahren der Begriff „Health Sciences" etabliert. Gesundheitswissenschaften/Health Sciences gehen über die wissenschaftliche Konzeption von Old Public Health hinaus, integrierten die Bereiche von New Public Health, inkorporieren sie aber in ein umfassenderes und eindeutig wissenschaftliches Verständnis.

Die unterschiedlich großen wissenschaftlichen Einzugsbereiche von „Old" Public Health, „New" Public Health und Health Sciences/Gesundheitswissenschaften sind in Abbildung 2 dargestellt. Die Abbildung soll zum Ausdruck bringen, daß im Fach „Health Sciences/Gesundheitswissenschaften" die wesentlichen Schwerpunktgebiete von „Old" und von „New" Public Health (nämlich Umwelthygiene, Sozialhygiene, Prävention und öffentliche Gesundheitspolitik) enthalten, aber in die Theorie- und Forschungszusammenhänge einer interdisziplinär ausgerichteten Wissenschaftsdisziplin einbezogen sind.

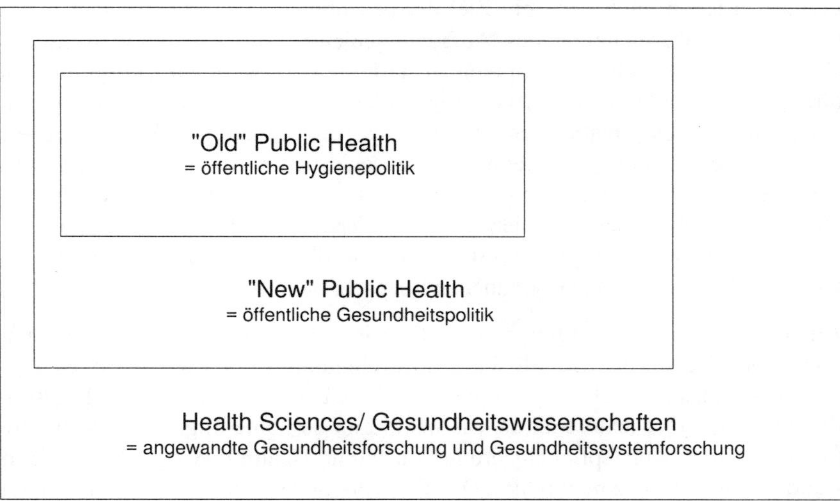

Abbildung 2: Das Selbstverständnis von Old Public Health, New Public Health und Health Sciences/Gesundheitswissenschaften

Der Begriff Gesundheitswissenschaften ist - wie diese Ausführungen zeigen sollen - die angemessene Entsprechung des international verwendeten Begriffs „Health Sciences", nur bedingt auch des Begriffs Public Health. Gesundheitswissenschaften in diesem Verständnis bestehen aus einem Ensemble von Einzeldisziplinen, die auf einen gemeinsamen Gegenstandsbereich gerichtet sind, nämlich die Analyse von Gesundheits- und Krankheitsprozessen sowie die Ableitung von bedarfsgerechten Versorgungsstrukturen und deren Evaluation. In Kurzform lassen sich die zentralen Arbeitsgebiete der Gesundheitswissenschaften damit als „Gesundheitsforschung" und „Gesundheitssystemforschung" bezeichnen. Die fachlichen Einzeldisziplinen der Gesundheitswissenschaften stammen aus zwei wissenschaftlichen Denkmustern („Paradigmen"), nämlich dem medizinisch-naturwissenschaftlichen und dem sozial-verhaltens- und organisationswissenschaftlichen Paradigma, wobei jeweils eine starke erfahrungswissenschaftliche Absicherung von theoretischen Aussagen zugrundeliegt. In Abbildung 3 sind die fachlichen Einzeldisziplinen der Gesundheitswissenschaften aufgeführt.

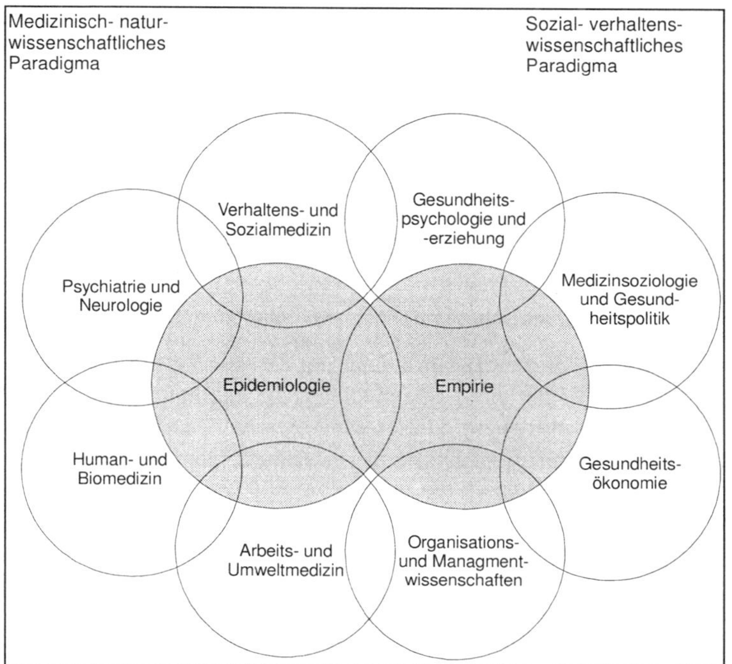

Abbildung 3: Die fachlichen Einzeldisziplinen der Gesundheitswissenschaften

Wie Abbildung 3 zeigt, umfaßt das medizinisch-naturwissenschaftliche Paradigma, gruppiert um die Epidemiologie als erfahrungswissenschaftlich-methodischem Kristallisationsgebiet,

- Teilbereiche der Human- und Biomedizin
- Verhaltens- und Sozialmedizin

- Psychiatrie und Neurologie
- Arbeits- und Umweltmedizin

Im methodischen Bereich ist die Epidemiologie das zentrale Fachgebiet. Epidemiologie beschreibt - teilweise mit Hilfe der Demographie - die Morbidität in der Bevölkerung, analysiert die Ausgangsbedingungen und mißt den Einfluß von gezielten Eingriffen auf Krankheitsverbreitung und -entwicklung.

Zum verhaltens- und organisationswissenschaftlichen Paradigma gehören, gruppiert um die empirische Sozialforschung als methodischem Kerngebiet,

- Gesundheitspsychologie und Gesundheitserziehung
- Medizinsoziologie und Gesundheitspolitik
- Gesundheitsökonomie
- Organisations- und Managmentwissenschaft.

4.1 Die Hochschuleinbindung der Gesundheitswissenschaften

Idealerweise sollten alle genannten Einzeldisziplinen der Gesundheitswissenschaften an jedem Standort vorhanden sein, der entsprechende Studiengänge und Forschungsschwerpunkte anbietet. In der Realität des Wissenschaftsbetriebes kommt es dabei zu Gewichtungen der Fächergruppen, die jeweils ein spezifisches Profil ergeben.

In welchem Ausmaß das Gesamtprogramm der Gesundheitswissenschaften eingelöst werden kann, ist von der konkreten Umsetzung im Wissenschaftsbetrieb von Hochschulen und Forschungseinrichtungen abhängig (Laaser & Schwartz 1992).

Für die deutsche Hochschullandschaft zeichnen sich zwei sinnvolle Modelle ab:

1. Das am häufigsten anzutreffende Umsetzungsmodell ist das der Integration von Gesundheitswissenschaften in eine medizinische Fakultät oder eine medizinische Forschungseinrichtung. Dieses Modell wird in Deutschland zum Beispiel an den Universitäten in Dresden, Düsseldorf, Hannover, München und Ulm realisiert. Hier kommen die psychologischen, soziologischen, verhaltens- und organisationswissenschaftlichen, auf die System- und Versorgungsforschung ausgerichteten Bestandteile der Gesundheitswissenschaften in das Spektrum eines großen, im wesentlichen auf Krankheitsanalyse und -heilung ausgerichteten Fachbereiches ergänzend hinein, individuumbezogene biomedizinische und klinische Arbeitsweisen werden also um bevölkerungs- und strukturbezogene Sichtweisen erweitert.

   Ein solches Umsetzungsmodell hat den Vorteil, die Gesundheits- und Versorgungsforschung auf den methodisch und organisatorisch etablierten und gut ausgestatteten Krankheitswissenschaften aufzubauen. Gelingt die wissenschaftliche Zusammenarbeit über die Paradigmengrenzen hinweg, dann können Impulse der salutogenetischen in die überwiegend pathogenetische Ausrichtung der medizinischen Fachbereiche eingehen, können die Krankheits- und die Gesundheitswissenschaften damit eine produktive Symbiose bilden.

Der Nachteil dieses Umsetzungsmodells liegt darin, daß die salutogenetische Sichtweise strukturell untergeordnet ist. Einfluß und wissenschaftliche Macht des medizinisch-biomedizinischen Arbeitens und Denkens - unterstützt durch die unmittelbaren Anforderungen der Akutversorgung - sind sehr hoch. Die Sachzwänge des täglichen Arbeitens in der Versorgung von kranken Patientinnen und Patienten können so dominant werden, daß der Paradigmenwechsel - die Abwendung vom krankheitsorientierten Forschen und Handeln - nicht gelingt. Der Organisationszweck der Einrichtungen der Akutversorgung ist nun einmal definitionsgemäß die Heilung oder Verlangsamung eines pathogenetischen Prozesses. Das innovative Potential der Gesundheitswissenschaften kann in diesem Kontext möglicherweise nicht ausreichend zur Geltung kommen.

2. Das zweite Umsetzungsmodell ist die Gründung von selbständigen Instituten und Fachbereichen der Gesundheitswissenschaften, wie sie in Deutschland zum Beispiel an den Universitäten Bielefeld, Bremen und Berlin (TU) erfolgt sind und auch an vielen Fachhochschulen erfolgt ist, dort oft in Verbindung mit der Pflegewissenschaft. Bei diesem Modell werden an einem Standort in einer möglichst gleichgewichtigen und gleichberechtigten Form sowohl die wichtigsten oben genannten Teildisziplinen des medizinisch-naturwissenschaftlichen als auch des verhaltens- und organisationswissenschaftlichen Paradigmas zusammengeführt, gemeinsam mit den epidemiologischen und empirischen Forschungstraditionen der beteiligten Fächer.

   Vorteil dieses Modells ist es, die zentralen Teildisziplinen arbeitsteilig und gleichberechtigt in einer einheitlichen Wissenschaftsorganisation zusammenzufassen. In dieser Organisation ist das gesamte Wissen vorhanden, um Gesundheits- und Gesundheitssystemforschung zu betreiben. Das gilt einmal für die Analyse der wichtigsten Teilsektoren des Gesundheitssystems von der Gesundheitsförderung über die Prävention, von der Therapie über die Rehabilitation bis zur Pflege, und zum anderen für die methodischen Kompetenzen von der Epidemiologie bis zur Strukturanalyse und Evaluation des Gesamtsystems. Für die Forschung kann es günstig sein, daß die Sachzwänge der unmittelbaren Akutversorgung von Patienten fehlen. Hierdurch kann auch der salutogenetische Impuls stärker entfaltet werden.

   Nachteile liegen in der geringeren Kontaktdichte mit der biomedizinischen und klinisch-medizinischen Forschung. Bei deren hoher wissenschaftlicher und gesellschaftlicher Bedeutung kann die Bedeutung der Gesundheitswissenschaften in der Fachöffentlichkeit möglicherweise nicht ausreichend durchgesetzt werden, besonders dann, wenn ein Institut oder ein Fachbereich der Gesundheitswissenschaften ganz ohne Anschluß an die medizinische Versorgung aufgebaut wird.

Es spricht vieles dafür, in den nächsten Jahren beide Umsetzungsmodelle weiter nebeneinander zu entwickeln. Aus heutiger Perspektive ist noch nicht zu übersehen, welche Dynamik die genannten Modelle entfalten. Deswegen erscheint es uns wissenschaftspolitisch und gesundheitspolitisch klug, nicht nur auf eines der beiden Umsetzungsmodelle abzustellen, sondern beide Varianten weiterzuentwickeln, wie es etwa im größten deutschen Bundesland Nordrhein-Westfalen durch die beiden Standorte an den Universitäten Bielefeld und Düsseldorf der Fall ist.

Entscheidendes Erfolgskriterium sollte sein, welches Modell die Aufgaben der Gesundheitswissenschaften am effektivsten und nachhaltigsten bewältigen und dafür die interdisziplinäre Kooperation sicherstellen kann. Bei beiden Modellen sollte durch geeignete Impulse darauf geachtet werden, die strukturellen Defizite abzuschwächen: Beim ersten Modell durch die Sicherung einer hohen organisatorischen Eigenständigkeit der „Abteilung Gesundheitswissenschaften" innerhalb der medizinischen Fakultät mit eigenen Haushalts- und Planungsbefugnissen, beim zweiten Modell durch den Aufbau enger Kontakte des „Fachbereichs Gesundheitswissenschaften" zu Einrichtungen der medizinischen und psychosozialen Versorgung.

4.2 Gesundheitswissenschaften als Korrespondenzdisziplin der Krankheitswissenschaften

Für eine produktive Weiterentwicklung der Gesundheitswissenschaften ist es existentiell wichtig, die heute noch starke methodische und organisatorische Trennung zwischen der biomedizinischen und klinischen Forschung auf der einen und der Verhaltens-, Sozial-, Organisations- und Versorgungsforschung auf der anderen Seite zu überwinden. Sowohl zur Erforschung der Entstehung, Entwicklung und Steuerung von pathogenen wie auch salutogenen Prozessen ist die Beteiligung aller genannten Forschungsgebiete mit ihren jeweils charakteristischen theoretischen und methodischen Ansätzen notwendig.

Schwerpunktmäßig hat sich die biomedizinische und klinische Forschung in den letzten Jahrzehnten auf die Entstehung von Krankheiten konzentriert, aber ihre Arbeitsweise gestattet - wie schon erwähnt - ebenso eine Fokussierung auf die Entstehung von Gesundheit und ihre Aufrechterhaltung. Analoges gilt für die Sozial- und Verhaltenswissenschaften sowie für die Organisations- und Managementwissenschaften. Sie sind durch ihre theoretischen und methodischen Ansätze sowohl in der Lage, die Ausgangsbedingungen und Entwicklungsverläufe von körperlichen, seelischen und sozialen Krankheits- als auch Gesundheitsphänomenen zu analysieren; sie können das Instrumentarium zur Analyse von medizinischen und psychosozialen Versorgungsstrukturen mit therapeutisch-kurativem oder auch mit präventivem, rehabilitativem und pflegerischem Schwerpunkt bereitstellen.

Je nachdem, ob ein pathogenetischer oder ein salutogenetischer Erklärungsweg gewollt und verfolgt wird, lassen sich interdisziplinäre Zugänge als „Krankheitswissenschaften“ oder „Gesundheitswissenschaften“ bezeichnen. Diese Sammelbegriffe stehen vor allem für die Zielrichtung der Analyse:

- Der Schwerpunkt der Gesundheitswissenschaften liegt in der Analyse der körperlichen, seelischen und sozialen Bedingungen und Kontexte der Gesundheitsentwicklung, der Verbreitung von Gesundheits- und Krankheitszuständen in der Bevölkerung, der darauf aufbauenden Ableitung der Versorgungsbedarfe und schließlich der Analyse der Versorgungsstrukturen im medizinischen und psychosozialen Bereich, wobei das gesamte Spektrum von der Gesundheitsförderung über Prävention, Therapie, Rehabilitation bis zur Pflege eingeschlossen ist. In das Aufgabenfeld der Gesundheitswissenschaften gehört die Ableitung von Modellen der Verbesserung gesundheitsrelevanter Arbeits- und Lebensbedingungen sowie von Modellen der Weiterentwicklung des Versorgungssystems und ihrer Umsetzung und Realisierung. Es ist also die Kombination von Gesundheits- und Gesundheitssystemforschung, die im Kern der Aufgaben steht.
- Der Schwerpunkt der Krankheitswissenschaften liegt in der Analyse von pathogenetischen Prozessen auf der Zell-, Organ- und Individualebene und der Möglichkeiten der Beeinflussung dieser Prozesse mit dem Ziel der Heilung. Methodisch geht es darum, möglichst früh zu erkennen, daß ein Individuum erkrankt ist, und Schritte einzuleiten, um diesen Krankheitsprozeß anzuhalten oder doch zumindest in seiner weiteren Entwicklung zu verlangsamen und in den Auswirkungen einzugrenzen. Der Schwerpunkt des wissenschaftlichen Erkenntnisinteresses liegt beim einzelnen Individuum und den innerindividuellen Systemen (Nervensystem, Hormonsystem, Immunsystem, Kreislaufsystem, Verdauungssytem, usw.). Die Erforschung der zellulären und molekular-biologischen Vorgänge im menschlichen Lebewesen steht im Vordergrund mit dem Ziel, die Grundregeln von körperlichen Funktionen und auch Fehlfunktionen zu erarbeiten und Regulierungsmechanismen für die einzelnen Teilsysteme und deren Störungen zu ergründen, in der Absicht, kurativ und therapeutisch in diese Mechanismen einzugreifen.

Die Arbeitsweise sowohl der gesundheitswissenschaftlich wie der krankheitswissenschaftlich orientierten Forschung ist notwendigerweise interdisziplinär. Es arbeiten Wissenschaftlerinnen und Wissenschaftler mit unterschiedlicher Grundausbildung zusammen. Entsprechend gibt es Kooperationsschwierigkeiten, terminologische Probleme und Konflikte in der Theorie- und Methodenauswahl. Die Kooperation zwischen Wissenschaftlerinnen und Wissenschaftlern aus dem gleichen Paradigma ist sicherlich einfacher als über die Paradigmengrenzen hinweg, aber wegen der sehr starken und schnellen Spezialisierung aller Forschungsbereiche keinesfalls einfach und selbstverständlich. In der pathogenetischen Forschung gibt es bereits eine jahrzehntelange Tradition des interdisziplinären Arbeitens, in der salutogenetischen Forschung steht die Kooperation in den meisten Ländern, so auch in Deutschland, erst am Anfang.

Wir betrachten die Entwicklung der gesundheitswissenschaftlichen Forschung als ein hilfreiches Pendant zu der pathogenetischen Akzentsetzung, die meist unter der Federführung der Medizin in der Krankheitsforschung erfolgt. Um einen programmatischen Gegenpol zur krankheitswissenschaftlichen Arbeitsweise zu entwickeln, um den Blick auf die körperlichen, psychischen, sozialen und ökologischen Bedingungen der Gesunderhaltung und der Vermeidung von Krankheit zu richten, ist die Einrichtung eines eigenen wissenschaftlichen Gebietes hilfreich, angesichts der enormen Herausforderung der künftigen Weiterentwicklung des Versorgungssystems sogar notwendig.

Die zentralen Fragen der Gesundheitswissenschaften beziehen sich zu einem kleineren Teil auf Individuen, schwerpunktmäßig aber auf Bevölkerungsgruppen (Frauen, Männer, Kinder, Erwerbstätige, Rentner usw.), und zwar besonders auf solche „vulnerablen" Gruppen, die strukturell gesundheitlich gefährdet und behindert sind, etwa Alleinerziehende, Arbeitslose, Migranten, Arme und Obdachlose. Das wesentliche Erkenntnisinteresse richtet sich darauf, aus der Analyse der Gesundheits- und Krankheitsdaten Informationen für den Bedarf an Versorgungsangeboten spezifischer Bevölkerungsgruppen abzuleiten. Weiterhin geht es den Gesundheitswissenschaften um Aussagen zum Funktionieren des gesamten Versorgungssystems und seiner Optimierung und Steuerung unter inhaltlichen und ressourcenorientierten Gesichtspunkten. Die zentralen Aufgabenfelder in den Bereichen Gesundheitsforschung und Gesundheitssystemforschung sind in Abbildung 4 veranschaulicht.

Zentrale Arbeitsfelder der Gesundheitswissenschaften

- Gesundheitsforschung
  - Analyse der körperlichen, seelischen und sozialen Bedingungen und Kontexte der Gesundheits-Krankheits-Balance
  - Feststellung des Gesundheits-/ Krankheitsstatus der Bevölkerung und Ableitung des Versorgungsbedarfs
- Gesundheitssystemforschung
  - Analyse der Versorgungsbereiche Gesundheitsförderung, Prävention, Therapie/Kuration, Rehabilitation und Pflege und ihrer Verzahnung
  - Ableitung von Modellen der Steuerung und Finanzierung des Versorgungssystems, Beratung der Gesundheitspolitik

Abbildung 4: Zentrale Arbeitsfelder der Gesundheitswissenschaften

Die Bewältigung dieses umfassenden Arbeitsprogramms und die dafür notwendige interdisziplinäre Zusammenarbeit ist angesichts der stark auf Einzeldisziplinen ausgerichteten Lehr- und Forschungsstrukturen in Deutschland noch sehr schwierig. In den Gesundheitswissenschaften kommen zusätzlich zu den biomedizinisch-naturwissenschaftlichen Denkweisen und Forschungstraditionen gleichberechtigt die sozial-, verhaltens- und organisationswissenschaftlichen zum Zuge. Arbeits-, Sozial- und Präventivmediziner, Medizinpsychologen und -soziologen, klinische Psychologen, Sozialpsychiater, Verhaltensforscher, Sozialpädagogen, Umweltforscher, Gesundheitsökonomen, Systemanalytiker, Managementforscher und Verwaltungsforscher arbeiten zusammen. Durch die Gründung von Fachbereichen und Instituten für Gesundheitswissenschaften sind gute Voraussetzungen gegeben, in den nächsten Jahren die Disziplingrenzen zu überwinden und gemeinsame Ausbildungsprogramme zur Verbindung von Gesundheits- und Versorgungsforschung weiterzuentwickeln.

5. Gesundheitsforschung und Gesundheitssystemforschung als Kernaufgaben der Gesundheitswissenschaften

Wie aus der bisherigen Darstellung hervorgeht, halten wir die interdisziplinär angelegte Gesundheitsforschung und die Gesundheitssystemforschung für die Kernaufgaben der Gesundheitswissenschaften. Wir wollen auf beide Bereiche abschließend kurz eingehen und die wichtigsten Arbeitsfelder erörtern.

5.1 Arbeitsfelder der Gesundheitsforschung

Alle bisher geläufigen Definitionen von individueller Gesundheit haben, wie Labisch und Woelk in ihrem anschließenden Beitrag in diesem Handbuch überzeugend nachweisen, normative Implikationen, denn sie sind mit immanenten Dimensionen der Sinnhaftigkeit menschlichen Handelns durchsetzt. Das gilt auch für die vielzitierte Formel der Weltgesundheitsorganisation (WHO), die 1946 Gesundheit „als den Zustand des vollständigen körperlichen, psychischen und sozialen Wohlbefindens und nicht nur als das Freisein von Krankheit und Gebrechen“ definierte. Es gehört zu den Aufgaben der theoretischen und empirischen Gesundheitsforschung, solche Definitionen aufzunehmen, nach Dimensionen zu strukturieren und die impliziten Annahmen offenzulegen.

Die weitere Entwicklung eines wissenschaftlich tragfähigen und konsensfähigen Begriffes von Gesundheit gehört dazu. Von gesundheitlichen Beeinträchtigungen kann gesprochen werden, wenn in einem oder mehreren Bereichen der physischen und psychischen Regulation Anforderungen entstehen, die von einer Person in der jeweiligen Phase des Lebenslaufes nicht erfüllt und bewältigt werden können. Die Bewertung dieses Stadiums kann objektiv durch Professionelle und subjektiv durch die Betroffenen erfolgen. So kann zum Beispiel bei vielen chronisch kranken und behinderten Menschen objektiv von einer Funktionsbeeinträchtigung, einer Erkrankung gesprochen werden, die die Gesundheitsbalance stark beeinträchtigt, aber subjektiv können sich diese Menschen gesund fühlen. Gesunde können krankhafte Laborbefunde aufweisen und medizinisch Kranke können sich subjektiv gesund fühlen. Die Verbindung von subjektiven und (professionell definierten) objektiven Kriterien für Gesundheit und Krankheit gehört zu einem der interessantesten Kapitel der künftigen Forschung.

Viele theoretische Ansätze der letzten Jahre gehen von einem Kontinuum zwischen Gesundheit und Krankheit aus, das durch zahlreiche Zwischenstadien gekennzeichnet ist, die die subjektive und objektive Befindlichkeit angeben. Gesundheit und auch Krankheit ergeben sich danach in der Auseinandersetzung zwischen Person, Organismus und Umwelt. Gesundheit als objektives und subjektives Wohlbefinden ist in diesem Verständnis ein jeweils vorübergehender Status in dem dynamischen Prozeß der Lebensbewältigung (Hurrelmann & Kolip 1994).

In der bisherigen Forschung ist erheblich mehr Aufmerksamkeit auf die Ableitung und Begründung eines Begriffes von Krankheit als auf entsprechende Bemühungen für Gesundheit verwandt worden. Wie Schwartz et al. (1997, 11) betonen, setzt sich dabei auch in der Medizin immer mehr die Vorstellung durch, Krankheit als Abweichung von einem physiologischen Gleichgewicht, einer Regelgröße, einer Organfunktion oder einer Organstruktur zu definieren. Was aber als Abweichung gelten kann, ist schwer festzustellen, weil eine enorme Schwankungsbreite biologischer Normen vorherrscht. Deshalb neigt auch die medizinische Forschung immer stärker zur Abkehr von einer Dichotomie Gesundheit/Krankheit und befürwortet das Konzept eines Kontinuums, wobei zwischen den Polen „sicher gesund“ und „sicher krank“ ein umfangreiches Spektrum grenzwertiger Phänomene liegt.

Für diese Konzeption eines Kontinuums gibt es in mehreren wissenschaftlichen Disziplinen Vorläufer:

- Der Mediziner George L. Engel hat eine solche Konzeption von Gesundheit in den 60er Jahren mit einer „ganzheitlichen“ Betrachtung von Gesundheit und Krankheit vorbereitet. Seine Konzeption bezieht Ansätze der Biologie, Medizin und Verhaltenswissenschaften ein. In seinem Standardwerk „Psychisches Verhalten in Gesundheit und Krankheit“ (1962, deutsche Übersetzung 1976) begründet er seine „einheitliche Auffassung von Gesundheit und Krankheit“. Nach dieser Konzeption läßt sich der Zustandsbereich der Medizin im weiteren Sinne mit den Problemen von Gesundheit und Krankheit und im engeren Sinne mit den Mechanismen und Prozessen beschreiben, durch welche die Gesundheit aufrechterhalten wird oder sich Krankheit entwickelt.

- Auch verschiedene Ansätze im medizinischen Bereich, vor allem in der Sozial- und Verhaltensmedizin, sehen Gesundheit und Krankheit als multifaktoriell bedingt an (Gostomzyk & Schäfer 1998). Krankheit wird als ein Versagen der Anpassung von Regulationsmechanismen auf den verschiedenen Ebenen angesehen, also nicht nur als Beschädigung des Körpers durch eine Noxe oder einen Erreger. Gesundheit wird als hohe Anpassungsfähigkeit des Menschen an körperliche, seelische und soziale Belastungen aufgefaßt (Matarazzo, Weiss, Heard, Miller & Weiss 1983). In der Konzeption der psychosomatischen Medizin durch von Uexküll (1981) werden Umweltfaktoren in das Erklärungsmodell mit einbezogen. Unter „allgemeinem Gesundsein" wird der reibungslose Aufbau und Umbau von Umwelt, unter „allgemeinem Kranksein" die gestörte Umweltbildung verstanden, die über Alarmreaktionen zur Anpassung und damit zur Überwindung des Krankseins oder zur Erschöpfung der Anpassungsreserven führen kann. Das Ineinandergreifen körperlicher, psychischer und sozialer Faktoren wird damit als eine Integration von Programmen unterschiedlicher Komplexität für die Herstellung von Beziehungen zwischen Individuum und Umgebung aufgefaßt. Der eigentliche Ausgangspunkt für Ausbruch und Entwicklung einer Krankheit ist in dieser Konzeption die Überbeanspruchung sozialer, psychischer und somatischer Anpassungsfähigkeit. Gesundheit und Krankheit werden in diesen Konzeptionen nicht als voneinander getrennte Zustände gesehen, sondern in einer dynamischen Wechselbeziehung mit fließenden Übergängen. Vor allem im Frühstadium einer Erkrankung stehen die „salutogenetischen", den Gesundheitsprozeß verursachenden, und die „pathogenetischen", den Krankheitsprozeß verursachenden Mechanismen, in einem komplexen Gleichgewichtsverhältnis.

– Im Grenzbereich zwischen Medizin und Sozialwissenschaften hat der Medizinsoziologe Antonovsky (1979) ein Kontinuitätsmodell von Gesundheit und Krankheit entwickelt. Das Modell postuliert, daß durch funktionelle und strukturelle Zustandsbedingungen jeder Organismus in einer solchen Disposition stehen kann, die Voraussetzungen für das Wirksamwerden von Überforderungen durch innere oder äußere Ansprüche und damit für das Entstehen von Krankheiten schafft. Das Kontinuitätsmodell läßt auch die Annahme zu, daß eine Steigerungsfähigkeit und Förderung der Gesundheit durch eine Erhöhung der Belastungsfähigkeit und der Widerstandsfähigkeit des menschlichen Organismus und der menschlichen Psyche möglich ist. Je größer die Fähigkeit ist, gegenüber Belastungen einen Gleichgewichtszustand zu erhalten, desto gesünder ist ein Mensch. Gesundheit ist in diesem Verständnis die Kraft, mit Störungen des Gleichgewichtszustandes zu leben oder sie so einzudämmen, daß sie einen bestimmten Grad nicht überschreiten. Gesundheit bedeutet auch, mit vorhandenen Leiden so umgehen zu können, daß eine Selbstverwirklichung möglich ist (siehe auch Milter, Birbaumer & Gerber 1986).

– Die psychologische und soziologische Forschung im Bereich der Gesundheitswissenschaften lehnt sich an dieses Modell an. Weit verbreitet ist ein Belastungs-Bewältigungs-Paradigma (Haisch & Zeitler 1991; Lazarus & Folkman 1984; Schwarzer 1992; Siegrist 1995). In persönlichkeits- und entwicklungspsychologischen Ansätzen wird von einer hohen Wahrscheinlichkeit für das Auftreten von gesundheitlichen Störungen und Erkrankungen dann ausgegangen, wenn belastungsverstärkende Risikofaktoren die belastungsabschirmenden und -ausgleichenden Schutzfaktoren überwiegen. Eine Überforderung der Bewältigungskapazitäten tritt vor allem - wie die einschlägige Forschung zeigt - ein, wenn es zu einem Nachlassen der individuellen Widerstandskraft kommt, wenn krisenhafte Veränderungen der Lebenssituation eintreten (Tod, Trennung, Arbeitslosigkeit usw.) oder das Netzwerk der sozialen Unterstützung unzureichend ist. Zur Analyse aktueller Gefährdungen und Entwicklungschancen wird eine möglichst genaue Kenntnis potentieller „Schutzfaktoren“ für nötig gehalten (Hurrelmann 1989).

Bei dem Versuch einer Gesamteinordnung dieser exemplarisch dargestellten Ansätze wird deutlich, daß aus der Sicht aller Disziplinen der Versuch gemacht wird, in umfassender Weise krankheits- und gesundheitsbedingende Faktoren, Situationen und Prozesse zu erarbeiten und zirkulär vernetzte Modelle für Anpassungsreaktionen zu entwerfen, die multifaktorielle Konstellationen berücksichtigen. Dies gilt sowohl für die individuelle somatische und psychische Ebene als auch für die soziale Interaktion, die gesellschaftlichen Strukturen und die ökologischen Umweltbedingungen. Eine die Fachgrenzen überschreitende Weiterführung dieser Ansätze drängt sich geradezu auf. Wie Labisch und Woelk in ihrem Beitrag in diesem Handbuch betonen, muß ein analytisch verwandter Begriff „Gesundheit“, wie er für wissenschaftliches Arbeiten notwendig ist, auf die biologische Grundlage menschlichen sozialen Handelns abstellen. Diese Grundlage ergibt sich aus der jeweiligen Entwicklung des Verhältnisses der Menschen zur Außenwelt, zur Mitwelt (Gesellschaft, soziale Umwelt) und zur Innenwelt (Selbst).

Es sollte zu den wichtigsten Aufgaben der Gesundheitsforschung in den nächsten Jahren gehören, in der weiteren Theorieentwicklung die einzelnen Modellvorstellungen konzeptuell weiter auszudifferenzieren, ihre Leistungsfähigkeit und Reichweite abzuklären und eventuell auch Modellteile zu integrieren. Dabei ergeben sich allerdings noch erhebliche theoretische, methodische und praktische Umsetzungsprobleme:

- Allen Integrationsansätzen ist ein hoher Allgemeinheitsgrad eigen. Ein umfassendes gesundheitswissenschaftliches Modell bedarf deshalb der ständigen empirischen Überprüfung. Hier liegen noch große Schwierigkeiten, denn eine Grundeigenschaft der beschriebenen holistisch orientierten Konzeptionen ist gerade ihre Multidimensionalität und Plurikausalität. Je weniger reduktionistisch ein Modell aber formuliert wird, um so weniger ist es eindeutig überprüfbar.

- Die dargestellten Ansätze versuchen, Gesundheit mehrdimensional und umfassend zu beschreiben. Der Gesundheitsbegriff sollte sich durch eine solche Ausrichtung aber nicht der scharfen Operationalisierung entziehen. Die genaue Beschreibung von grenzwertigen Phänomenen zwischen den Polen Gesundheit und Krankheit wird wichtig. Krankheit im traditionellen Sinn ebenso wie Minderung von somatischem, psychischem und sozialem Wohlbefinden sollten in den Modellen als Teil eines (realen) Begriffs vom Leben verstanden werden, der handlungsleitend wirksam wird. Das operative Umsetzungspotential der Gesundheitswissenschaften und ihre epidemiologisch-evaluative Überprüfbarkeit müssen entsprechend gestärkt werden.

– Ein weiteres Problem ergibt sich aus der Gemeinsamkeit der skizzierten medizinischen, psychologischen und soziologischen Forschungsansätze, auf die eine oder andere Weise von prädiktiven oder Risikofaktoren auszugehen, die jedoch nie absolut deterministisch abhängige Ereignisse voraussagen können, sondern sich durch probabilistische Relationen kennzeichnen. Das bedeutet, daß gleichartige Phänomene in einer Gesamtbevölkerung immer auch ohne Vorliegen der entsprechenden Determinanten vorkommen oder auch trotz vorhandener Risikofaktoren nicht in Erscheinung treten. Hierfür fehlt es bislang an überzeugenden interdisziplinären Veranschaulichungs- und Umsetzungsmodellen.

Im Ergebnis muß der klassische Kausalitätsbegriff zugunsten einer multikausalen und systemischen Betrachtungsweise weiterentwickelt oder in sie integriert werden. Es besteht Bedarf nach Erklärungsmodellen, die von der Kausalität zur probabilistisch gestützten Plausibilität führen. Diese Erklärungsmodelle können aber nur dann wissenschaftlich ertragreich sein, wenn eine empirisch hinreichend belegte Wahrscheinlichkeit für die Plausibilitätsannahmen aufgezeigt wird. Das entscheidende Kriterium betrifft die Abwägung zwischen den Konsequenzen aus einer auf Wahrscheinlichkeit und Plausibilität gegründeten Entscheidung zum Handeln (oder auch Nichthandeln) und der mit einer bestimmten Plausibilitätsannahme verbundenen Irrtumswahrscheinlichkeit bzw. den Folgen fehlgeleiteten Handelns. Aus den Gleichgewichtsmodellen lassen sich in der Regel nicht mehr einfache Punkt-um-Punkt-Interventionen ableiten (wie etwa Impfprogramme zur Eindämmung einer infektiösen Krankheit), sondern sie erfordern gesundheitspolitische Gesamtstrategien, die oft über den engeren Sektor der gesundheitlichen Versorgung hinausgehen.

5.2 Arbeitsfelder der Gesundheitssystemforschung

Neben der Erforschung der Ausgangsbedingungen für den Prozeß von Gesundheit und Krankheit liegt eine weitere Kernaufgabe der Gesundheitswissenschaften in der Gesundheitssystemforschung einschließlich der Versorgungsforschung, also der Erforschung von Struktur, Funktion, Leistungsfähigkeit und Wirksamkeit des Krankenversorgungs- und Gesundheitswesens. Labisch und Woelk weisen in ihrem Beitrag in diesem Handbuch nachdrücklich darauf hin, daß die Versorgungsforschung als Teilbereich der Gesundheitswissenschaften hierfür einen Begriff von „öffentlicher Gesundheit“ - durchaus in Abgrenzung von „individueller Gesundheit“ - benötigt, also eine Konzeption für die politische Gestaltung und Strukturierung von gesundheitlichen Dienstleistungen eines Gemeinwesens. Öffentliche Gesundheit wird immer gesellschaftlich organisiert und ist von Aspekten der Macht und Herrschaft durchdrungen.

Gesundheitssystemforschung befaßt sich „mit Bedarf, Ressourcen, Strukturen, Prozessen, Ergebnissen und zuschreibbaren Resultaten (Outcomes) von systemisch organisierten Ansätzen der Krankheitsverhütung, -bekämpfung oder -bewältigung - das heißt von ganzen Gesundheitssystemen, Subsystemen und größeren Institutionen bzw. Programmen - und verknüpft diese Elemente analytisch-bewertend“ (Schwartz et al. 1997, 20). Sie beschäftigt sich mit der institutionellen Gliederung des Systems der Gesundheitsversorgung, also den ärztlichen Dienstleistungen im stationären und im ambulanten Sektor, der Krankenpflege, der psychiatrischen Versorgung, dem öffentlichen Gesundheitsdienst, der Arzneimittelversorgung sowie auch dem Selbsthilfesystem und ihren vielfältigen Verflechtungen. Sie arbeitet dabei mit analytischen Modellen, die vom Gesundheitszustand der zu versorgenden Bevölkerung sowie deren Zugang zum Gesundheitssystem ausgehen, die Ressourcen und Strukturen der Versorgungssysteme analysieren und als Ergebnis (Output) die erreichten Veränderungen von Morbidität und Mortalität der Bevölkerung erfassen. Dabei wird die Leistungsfähigkeit ganzer Versorgungssysteme nach Effektivität und finanzieller Kosten-Nutzen-Relation überprüft. Die Forschung in dieser Tradition, die sich auf die Mikroebene des Gesundheitssystems bezieht, also auf einzelne professionelle Akteure, Institutionen, Programme, Technologien und Verfahren, wird auch als „Versorgungsforschung“ bezeichnet (Schwartz et al. 1997, 409).

Die wissenschaftliche Analyse dieser Zusammenhänge gehört in den Kernbereich der Aufgaben des neuen Fachgebietes. Ein breites Spektrum von Teildisziplinen ist hier involviert, die sich insgesamt um eine Analyse der medizinischen Versorgungssysteme und der ergänzenden und angrenzenden Dienstleistungssysteme im psychologischen, psychiatrischen, pflegerischen, pädagogischen und rehabilitativen Bereich bemühen. Die relevanten Disziplinen hierfür aus dem Spektrum der verhaltens- und organisationswissenschaftlichen Disziplinen sind Medizin- und Organisationssoziologie, Gesundheitsökonomie, Planungs- und Verwaltungswissenschaften, Managementforschung, vergleichende Gesundheitspolitik, Gesundheitsrecht, Qualitätssicherungs- und Evaluationsforschung. Aus der medizinischen Tradition spielen vor allem die Fachgebiete Epidemiologie, Sozialmedizin, Präventivmedizin, Arbeitsmedizin, Verhaltensmedizin und Umweltmedizin eine wichtige Rolle (Schwartz, Badura, Brecht, Hofmann, Jöckel & Trojan 1991).

In seinem Überblick über Strukturprobleme der Gesundheitssystemforschung hat Braun (1991) fünf Aufgabenfelder unterschieden, die in Angriff genommen werden müssen, um die Ansprüche an das heutige Versorgungssystem zu berücksichtigen:

– Bevölkerungsbezogene, epidemiologische Studien, die eine kontinuierliche Erhebung gesundheitsbezogener Informationen und eine systematische Evaluation dieser Daten nach verbindlichen Standards leisten, um hiermit die Grundlage für eine Effizienzmessung der Leistungen im Gesundheitswesen und für eine bessere Begründung des politischen Handelns in diesem Bereich zu legen.

- Systematische Erforschung der sozialen und umweltbezogenen Präventionsmöglichkeiten, indem der Zusammenhang zwischen Risikofaktoren und Krankheiten genauer bestimmt wird und zugleich Interventionsstudien durchgeführt werden, die genau hierauf abstellen und Erkenntnisse über die Wirkungsweise und Wirksamkeit strukturell angelegten organisatorische und institutionelle Maßnahmen ermöglichen. Erfolgreiche Präventionsstrategien entlasten alle anderen Sektoren des Versorgungssystems.
- Forschung an der Schnittstelle von Umwelt und Gesundheit, um den Zusammenhang von Umweltnoxen, Krankheitsursachen und Krankheitsverlauf zu analysieren und Konsequenzen für die entsprechenden Bereiche der Organisation des Gesundheitswesens abzuleiten. Hier geht es auch um eine salutogenetische Ausrichtung des umweltbezogenen Gesundheitsschutzes, der bisher nur auf Gefahrenabwehr und Risikobegrenzung ausgerichtet ist.
- Erforschung der Versorgung und des Aufbaus von Laienpotentialen, in denen untersucht wird, wie Menschen mit Beeinträchtigungen durch Krankheit zurechtkommen und wie professionelle Systeme der Gesundheitsversorgung mit den Strukturen der Selbsthilfe kooperieren können.
- Analyse der Bedarfsgerechtigkeit und Kosteneffizienz der Verwaltung und der Dienstleistungen im gesamten Gesundheitssystem. Ergänzend gehört hierzu auch die Evaluationsforschung und die Gesundheitsökonomie, mit deren Hilfe die Leistungen von Versicherungsträgern und Krankenkassen sowie sonstiger gesundheitsbezogener gemeinnütziger Einrichtungen auf ihre Leistungsfähigkeit hin untersucht werden.

Die Ergebnisse der Gesundheitssystem- und Versorgungsforschung sind für die Gesundheitspolitik von großer Bedeutung. Denn die Gesundheitspolitik nimmt eine jeweils aktuelle Formulierung der Prioritäten für die Weiterentwicklung des gesamten Gesundheitswesens vor und legt Mittel und Wege zur Umsetzung dieser Zielorientierungen fest. In der Gesundheitspolitik im engeren Sinne werden unmittelbar gesundheitsbezogene Ziele angestrebt, also etwa Senkung von Krankheitshäufigkeit und Sterblichkeit, Verbesserung des Zugangs und der Inanspruchnahme von Versorgungsleistungen, Abbau von sozialen und geschlechtsbezogenen Ungleichheiten in der Versorgung, Verbesserung der fachlichen Ausbildung des professionellen Personals und Optimierung der Kosten-Nutzen-Bilanz des gesamten Systems. Gesundheitspolitik im weiteren Sinne geht hierüber hinaus und versteht sich als Teil der staatlichen Sozialpolitik, greift also in die Gestaltung von Arbeitsbedingungen, Wohn- und Umweltgegebenheiten mit ein.

Die Gesundheitssystemforschung sollte in den nächsten Jahren Szenarien entwickeln, die von der Gesundheitspolitik aufgenommen werden können. Wie schon eingangs betont, hat sich durch ökonomische und demographische Veränderungen das Krankheitsspektrum in den westlichen Industrieländern stark verschoben. Die Vorherrschaft der chronisch-degenerativen Krankheiten verlangt nach einer angemessenen Umstrukturierung des Gesundheits-/Krankheits-

Versorgungssystems. Die starke kurative Orientierung der Medizin und der Ansatz, gesundheitliche Beeinträchtigungen durch Medikalisierung der Behandlung und Technisierung der Krankenhäuser und Arztpraxen zu bekämpfen, sollte - wie dargestellt wurde - in den nächsten Jahren zugunsten von multiprofessioneller und zugleich präventiver und lebensweltbezogener Impulse überwunden werden.

Hier kann die Gesundheitssystemforschung, gestützt auf die Gesundheitsforschung, Impulse und Modellvorstellungen entwickeln, die zu einer Umgestaltung der Versorgungslandschaft und der verschiedenen Dienstleistungen führen, die im Gesundheitssystem erbracht werden. Die Weltgesundheitsorganisation WHO hat in ihrem Dokument „Health For All" von 1985 eine Auflistung von Zielen für die Gesundheitspolitik vorgelegt, die bis heute Gültigkeit hat: Verbesserung von Chancengleichheit im Gesundheitssektor, Zurückdrängen der vorherrschenden chronischen Krankheiten, Unterstützung gesundheitsförderlicher Lebensweisen, Stärkung gesundheitsfördernder Potentiale in Arbeits- und Freizeitleben sowie bedarfsgerechte Versorgung für alle Bevölkerungsgruppen. Die WHO hat für alle Unterzeichnerstaaten dieses Dokumentes in Europa auch zugleich Strategien der Umsetzung und der Überprüfung der Ergebnisse mit formuliert und insofern eine vorbildliche Kombination von politischer Zielsetzung und (gesundheits-)wissenschaftlicher Evaluation eingeleitet.

Literatur

Antonovsky, A. (1979): Health, stress, and coping. London: Jossey Bass.

Badura, B. (1990): Gesundheitswissenschaften und öffentliche Gesundheitsförderung. In: Schwarzer, R. (Hrsg.): Gesundheitspsychologie. Göttingen: Hogrefe, S. 51-59.

Badura, B. (1994): Public Health. In: Schaeffer, D., Moers, M. & Rosenbrock, R. (Hrsg.): Public Health und Pflege. Berlin: Edition Sigma, S. 55-71.

Birg, H. (1995): World population projections for the 21st century. Frankfurt: Campus Verlag.

Braun, D. (1991): Die Einflußmöglichkeiten der Forschungsförderung auf Strukturprobleme der Gesundheitsforschung in der Bundesrepublik. Bremerhaven: Wirtschaftsverlag.

Detels, R. & Breslow, L. (1997): Current scope of concerns in public health. In: Detels, R J.Holland, McEwen, J. & Omnenn, G.S. (Eds.): Oxford Textbook of Public Health, Third Edition, Volume 1. New York: Oxford University Press, 1-5.

Engel, G.L. (1976): Psychisches Verhalten in Gesundheit und Krankheit. Bern: Huber.

Faust, W.C. (1802): Gesundheits-Katechismus zum Gebrauche in den Schulen und beym häuslichen Unterrichte. Leipzig: P.G. Kummer.

Frenk, J. (1993): The New Public Health. In: Annual Review of Public Health 14, S. 469-490.

Gerber, U. & Stünzner, W. von (1997): Einführung in die Gesunheitswissenschaften. Bielefeld/Magdeburg: Studienbrief Weiterbildung Fernstudium.

Gochman, D.S. (1988) (Ed.): Health behavior. Emerging research perspectives. New York: Plenum.

Gottstein, A., Schlossmann, A. & Teleky, L. (Hrsg.) (1925): Handbuch der Sozialen Hygiene und Gesundheitsfürsorge, Grundlagen und Methoden. Berlin: Springer.

Gutzwiller, F. & Jeanneret, O. (Hrsg.) (1997): Sozial- und Präventivmedizin, Public Health. Berlin: Hans Huber.

Haisch, J. & Zeitler, H.P. (Hrsg.) (1991): Gesundheitspsychologie. Heidelberg: Asanger.
Holland, W.W., Detels, R. & Knox, G. (Eds.) (1984): Oxford Textbook of Public Health. Oxford: Oxford University Press (Neuauflage 1991).
Hufeland, C.W. (1798): Die Kunst, das menschliche Leben zu verlängern. Wien: Reclam.
Hurrelmann, K. (1988): Social structure and personality development. New York: Cambridge University Press.
Hurrelmann, K. (1989): Human development and health. New York: Springer.
Hurrelmann, K. & Kolip, P. (1994): Was ist Gesundheit im Jugendalter? In: Kolip, P. (Hrsg.): Lebenslust und Wohlbefinden. Weinheim: Juventa, 25-46.
Hurrelmann, K. & Laaser, U. (Eds.) (1997): International Handbook of Public Health. Westport: Greenwood Publishers.
Kolip, P. (1997): Geschlecht und Gesundheit. Opladen: Leske & Budrich.
Laaser, U. de Leeuw, E. & Stock, C. (Hrsg.) (1995): Scientific foundations for a Public Health policy in Europe. Weinheim: Juventa.
Laaser, U. & Schwartz, F.W. (Hrsg.) (1992): Gesundheitsberichterstattung und Public Health in Deutschland. Berlin, Heidelberg: Springer.
Laaser, U., Wolters, P. & Kaufmann, P.X. (Hrsg.) (1990): Gesundheitswissenschaften und öffentliche Gesundheitsförderung. Aktuelle Modelle für eine Public-Health-Ausbildung in der Bundesrepublik Deutschland. Heidelberg: Springer.
Lazarus, R.S. & Folkman, S. (1984): Stress, appraisal and coping. New York: Springer.
Matarazzo, J.D., Weiss, S.M., Herd, J.A., Miller, N.E. & Weiss, S.M. (Eds.) (1983): Behavioral health: A handbook of health enhancement and disease prevention. New York: Wiley.
Mechanic, D. (Ed.) (1984): Handbook of health, health care, and the health professions. New York: Free Press.
Milter, W., Birbaumer, N. & Gerber, W.D. (1986): Verhaltensmedizin. Berlin: Springer.
Rosenbrock, R. (1995): Public Health als soziale Innovation. In: Gesundheitswesen 57, S. 140-144.
Schwartz, F.W., Badura B., Brecht, J.G., Hofmann, W., Jöckel, K.H. & Trojan, A. (Hrsg.) (1991). Public Health. Berlin: Springer.
Schwartz, F.W. & Walter, U. (1996): Public Health in Deutschland. In: Walter, U. & Paris, W. (Hrsg.): Public Health. Meran: Alfred & Söhne, 2-12.
Schwartz, F.W., Badura, B., Leidl, R., Raspe, H. & Siegrist, J. (Hrsg.) (1997): Das Public-Health Buch. München: Urban und Schwarzenberg.
Schwarzer, R. (1992): Psychologie des Gesundheitsverhaltens. Göttingen: Hogrefe.
Siegrist, J. (1995): Medizinische Soziologie. 5. Auflage. München: Urban & Schwarzenberg.
Uexküll, T. von (Hrsg.) (1981): Handbuch der psychosomatischen Medizin. München: Urban & Schwarzenberg.
Waller, H. (1991): Sozialmedizin. Stuttgart, Berlin, Köln: Kohlhammer.
Waller, H. (1995): Gesundheitswissenschaft. Eine Einführung in die Praxis. Stuttgart, Berlin, Köln: Kohlhammer.
Walter, U. & Paris, W. (Hrsg.) (1996): Public Health. Meran: Alfred & Söhne.
Weitkunat, R., Haisch, J. & Kessler, M. (Hrsg.) (1997): Public Health und Gesundheitspsychologie. Bern: Huber.
WHO Expert Committee on Public Health Administration (1952): First report. WHO Technical Report Series, No 55, Genf: WHO.
World Health Organization WHO (1946): Constitution. Genf: WHO.
World Health Organization WHO (1985): Targets for health for all. World Health Organization. Regional Office for Europe. Copenhagen. Genf: WHO.

1.
Theoretische Grundlagen der Gesundheits-wissenschaften

Alfons Labisch und Wolfgang Woelk

Geschichte der Gesundheitswissenschaften

1. Gesundheit, öffentliche Gesundheit, Gesundheitswissenschaften, gesellschaftliche Handlungsebenen der Gesundheitssicherung - zur Einführung

Max von Pettenkofer begründete um die Mitte des 19. Jahrhunderts die naturwissenschaftliche Hygiene in Deutschland. Um die experimentelle Hygiene und deren Praxis, die öffentliche Gesundheitspflege, voranzubringen, konnte er immer wieder auf das Beispiel England verweisen. Eine Generation später entwickelte Robert Koch mit der Bakteriologie die führende Gesundheitswissenschaft des ausgehenden 19. Jahrhunderts. Jenseits von Nationalismus und Imperialismus wurde Koch zu einem auch von anderen Nationen - vor allem von England - gefragten Experten. Die international bedeutende Rolle der deutschen Gesundheitswissenschaften setzte sich auch für die Gesundheitswissenschaft des frühen 20. Jahrhunderts fort. Wenn wir heute in Deutschland von einer „New Public Health“ sprechen und dabei wesentliche Impulse aus den USA übernehmen, schließen wir damit indirekt auch an deutsche Traditionen an. Es kennzeichnet die heutige Situation in Deutschland, daß wir uns nicht zutrauen, die Begriffe ‘public health’ oder ‘new public health’ ins Deutsche zu übertragen. Ebenso sind wir uns üblicherweise der bedeutenden und - was die exkludierende Funktion öffentlicher Gesundheit im nationalsozialistischen Deutschland angeht - in jedem Fall erhellenden Traditionen von Gesundheitswissenschaften und öffentlicher Gesundheitssicherung in Deutschland nicht bewußt. Dies ist nicht nur aus Gründen - positiver wie negativer - historischer Legitimität zu bedauern. Es ist deswegen ein echter Mangel, weil selbstverständlich in der heutigen Situation zahlreiche historisch-genetische Momente etwa im Bereich der Gesetzgebung, der Verwaltung oder auch der ex- oder impliziten Konzeptionen öffentlicher Gesundheitssicherung weiterwirken. Diese sind allerdings nur bedingt bekannt und können daher in ihren meist verborgenen Wirkungen in Entscheidungssituationen auch nicht angemessen berücksichtigt werden.

Im folgenden wird ein geraffter Überblick über die Entwicklung der Gesundheitswissenschaften in Deutschland gegeben. Die Übersicht beschränkt sich auf den Bereich der öffentlichen Gesundheitssicherung. Die zahlreichen Gesundheitswissenschaften, die auf Individuen gerichtet sind, treten daher in den Hintergrund. Wissenschaften, die auf öffentliche Gesundheit gerichtet sind, sind von vornherein in einen vielschichtigeren Raum gestellt als medizinische Disziplinen, die sich vornehmlich auf individuelle Gesundheit richten. Dies gilt insbesondere dann, wenn wissenschaftliches Wissen in handlungsleitendes Wissen umzuformen ist. Es ist dies ein schwieriger Prozeß, der sich historisch etwa an der 1869 aus der berühmten, rein wissenschaftlich ausgerichteten Gesellschaft deutscher Naturforscher und Ärzte getrennten, auf angewandtes Wissen ausgerichteten Sektion für Hygiene und der 1873 folgenden Gründung des rein praktisch ausgerichteten Deutschen Vereins für öffentliche Gesundheitspflege verfolgen läßt. In eine Geschichte öffentlicher Gesundheitswissenschaften ist daher tunlichst die Ebene der Akteure unmittelbar einzubeziehen. Als Ordnungsmerkmal sollen daher die Gesundheitswissenschaften einerseits (Abbildung 1) und andererseits die vornehmlichen gesellschaftlichen Handlungsebenen dienen, auf denen die Praxis neuer gesundheitlicher Aktivitäten angesiedelt war (Abbildung 2).

Ziel dieser Erörterungen ist nicht nur eine historische Einführung in die Disziplinen der Gesundheitswissenschaften und Handlungsebenen der Gesundheitssicherung in der deutschen Geschichte (Kapitel 2). Im Sinne sowohl der legitimatorischen als vor allem auch der analytischen Aufgabe theoriegeleiteter historischer Betrachtung ist es darüber hinaus das Ziel, in einer historischen Typologie allgemeinere Aussagen über die Leitbegriffe öffentliche Gesundheit, Gesundheitswissenschaften in ihrem Zusammenwirken auf verschiedenen gesellschaftlichen Handlungsebenen zu treffen. Auf diese Weise soll die historische Betrachtung nicht nur strukturiert, sondern zugleich Ergebnisse erzielt werden, die Rückschlüsse auf heutige Probleme zulassen (Kapitel 3). Einige kommentierte Literaturhinweise schließen die Übersicht ab.

2. Disziplinen der Gesundheitswissenschaften und Handlungsebenen der Gesundheitssicherung in der deutschen Geschichte - historisch-empirische Untersuchungen

2.1 Antike, Mittelalter und frühe Neuzeit: zur Früh- und Vorgeschichte öffentlicher Gesundheitswissenschaften

2.1.1 Öffentliche Gesundheitswissenschaften in der Antike?

In den zahlreichen medizinischen Schulen der griechisch-römischen Antike nimmt die Gesundheitslehre üblicherweise einen zentralen Stellenwert ein. Dies gilt besonders in der ab dem 5. vorchristlichen Jahrhundert entwickelten Medizin des Hippokrates (460-375 v. Chr.), die in der ab dem 2. nachchristlichen Jahrhundert zu einem umfassenden Gedankengebäude erweiterten Version Galens (130-200 n. Chr.) dann für nahezu 15 Jahrhunderte zur autoritativen Medizin Europas werden sollte. In einer letztlich kosmologischen Weltsicht ordnete die hippokratisch-galenische „Diaita" das gesamte Leben der Menschen in eine umfassende Lehre gesunder Lebensart. In dieser tatsächlich „ganzheitlichen"

Diätetik stand auch tatsächlich der Mensch im Mittelpunkt.[1] Eben deshalb ist es trotz ihres eindeutig wissenschaftlichen Charakters problematisch, die hippokratisch-galenische Gesundheitslehre als eine Gesundheitswissenschaft aufzufassen, die den Charakter des Öffentlichen erfüllte. Dies wird besonders an der berühmten Schrift über „Luft, Wasser und Ortslage“ des Corpus Hippokraticum deutlich. Dieser Text wird in der Geschichte öffentlicher Gesundheitssicherung häufig als der Beginn einer gesellschafts- und umgebungsbezogenen Betrachtung der Medizin gesehen.[2] Tatsächlich enthält die Schrift viele wertvolle Beobachtungen über endemische und epidemische Krankheiten sowie die Wechselwirkungen, die aus der Lebensweise und der Konstitution der Menschen in ihrer besonderen Umwelt herrühren. In erster Linie geht es aber darum, dem griechischen Wanderarzt die notwendigen Hinweise und Ratschläge zu geben, auf welche Bedingungen er zu achten habe, wenn er an bislang unbekanntem Ort neuen Patienten begegne. Die Schrift zielt damit auf die individuelle Begegnung von Arzt und Patient. Von einer öffentlichen - und das heißt: immer oberhalb der Individuen und ihrer primären Lebensgemeinschaften ansetzenden - Sichtweise von Krankheit und Gesundheit und öffentlichen, über die individuelle ‘diaita’ hinausgehende Abwehr- oder gar öffentliche Vorsorgemaßnahmen ist nicht die Rede.

Dessen ungeachtet entwickelten bereits die hellenistischen Städte und später auch die Städte des römischen Imperiums frühe Formen einer öffentlichen Medizin. Den städtischen Obrigkeiten lag im Rahmen sowohl allgemeiner Ordnungsvorstellungen als auch ihrer legitimatorisch bedeutsamen sozialen Verantwortlichkeit daran, qualifizierte und bewährte Ärzte in der Stadt zu halten.[3] Die „Archiater“ (daraus das ‘deutsche’ Wort „Arzt“) stellen erste Ansätze sowohl zu einer öffentlichen, hier auf die städtische Bevölkerung gerichteten Verpflichtung ärztlicher Hilfe, als auch einer kollegial organisierten Selbstkontrolle und damit letztlich eine frühe Form des Stadtarztwesens und der Medizinalaufsicht dar. Diese frühen Formen öffentlicher Gesundheitssicherung waren sicherlich nicht gesundheitswissenschaftlich legitimiert.

---

1 S. hierzu Fridolf Kudlien, Gesundheit, in: Reallexikon für Antike und Christentum, Bd. 10, Stuttgart 1978, Sp. 902-945; als geraffte und mit zahlreichen Literaturverweisen versehene Übersicht zur (Sozial-) Geschichte der antiken Medizin vgl. ders., Der ärztliche Beruf in Staat und Gesellschaft der Antike, in: Jb. d. Inst. f. Gesch. d. Med. d. Robert Bosch Stiftung 7, 1990, 41-73.

2 George Rosen, A History of Public Health, New York 1958 (ND: 1993) 9f.; ähnlich ahistorisch vgl. u.v.a. auch Alfred Nossig, Einführung in das Studium der Sozialen Hygiene. Geschichtliche Entwicklung und Bedeutung der öffentlichen Gesundheitspflege, Stuttgart u.a. 1894; Ferdinand Hueppe, Zur Geschichte der Sozialhygiene, in: A. Gottstein, A. Schlossmann, L. Teleky (Hrsg.), Handbuch der sozialen Hygiene und Gesundheitsfürsorge, Bd. 1, Berlin 1925, 1-70.

3 Vgl. hierzu grundlegend Hendrik Bolkestein, Wohltätigkeit und Armenpflege im vorchristlichen Altertum. Ein Beitrag zum Problem „Moral und Gesellschaft“, Utrecht 1939 (ND: Groningen 1967); s. jetzt Hans Kloft (Hrsg.), Sozialmaßnahmen und Fürsorge. Zur Eigenart antiker Sozialpolitik, Graz-Horn 1988.

Ähnlich problematisch sind viele weitere hygienische Leistungen der Antike einzuordnen. Für die großartige Wasserversorgung und Wasserentsorgung der antiken Städte waren entweder pragmatische Gründe oder religiöse Vorstellungen ausschlaggebend. So war die 'cloaca maxima' Roms keineswegs ein sanitär begründeter Abwasserkanal, sondern ein bereits in mythischer Zeit angelegter Entwässerungsgraben, um das Sumpfland zwischen den sieben Hügeln trokkenzulegen. Die griechischen Städte gebrauchten aus religiösen Reinheitsvorstellungen heraus vornehmlich Grundwasser, während die Römer auch Oberflächenwasser benutzten. Die römischen Ädile waren für die öffentliche Ordnung und damit auch für die Wasserversorgung zuständig. Ihnen ging es um die religiös-moralische Ordnung und nicht um die hygienische Qualitität des Wassers. Die nomadisierenden Israeliten dachten nicht an Trichinen, sondern setzten sich mit dem Schweinefleischverbot gegen seßhafte semitische Völker ab. Kurzum: Weder die antiken Juden noch die antiken Griechen noch die antiken Römer dachten im modernen Sinne „hygienisch". Vielmehr orientierten sich ihre - ohne Zweifel auch gesundheitlich wirksamen - Maßnahmen an anderen, vornehmlich an religiösen Vorstellungen.

In der Geschichte öffentlicher Gesundheitswissenschaften ist also eine klare Unterscheidung nötig und auch möglich. Die Trennung von vorwissenschaftlicher und wissenschaftlicher Medizin wird mit dem Moment angesetzt, in dem sich die Medizin von religiösen Vorstellungen ablöst und Bezug auf eine ausdrücklich wissenschaftliche Weltsicht allgemein und insbesondere eine wissenschaftliche Sicht der Natur nimmt. Dies war in dem historischen Moment der Fall, als Hippokrates und seine Schule die Medizin ausschließlich auf die Natur und damit auf die Naturphilosophie ihrer Zeit bezogen. Auf die öffentlichen Gesundheitswissenschaften übertragen heißt dies: zwar sind in allen Zeiten und allen Völkern Vorstellungen zu finden, die sich im weitesten Sinne auch auf eine allgemeine Gesundheit beziehen lassen. Dies geschieht aus historischer oder ethnologischer Sicht in magisch-animistischen, dämonischen oder religiösen Gedankensystemen. Auch an den Auswirkungen dieser Vorstellungen auf die allgemeine Gesundheit des betreffenden Stammes oder Volkes ist nicht zu zweifeln. Ohne jede Frage handelt es sich hier jedoch weder um eine wissenschaftliche (Individual-) Medizin, wie sie mit der hippokratischen Medizin gegeben war, noch handelt es sich um eine (öffentliche) Medizin, die bewußt überindividuell wirkende Krankheitsursachen beschreibt und öffentliche Abwehrmaßnahmen vorschlägt. Und dies geschieht auch in der antiken wissenschaftlichen Medizin nicht: durchaus in umfassender, „ganzheitlicher" Sicht bezieht sich diese Medizin immer auf den einzelnen Menschen und den einzelnen Arzt. Daß sich individueller Lebensstil, Sitten und öffentliche Ordnung auch öffentlich-hygienisch auswirkten, ist gleichsam eine Nebenwirkung anders gerichteter und begründeter Gedanken, Worte und Werke.

2.1.2 Staatliches und städtisches Gesundheitswesen im Mittelalter: administrative Rationalität und Zweckrationalität ohne gesundheitswissenschaftliche Legitimation

Eine frühe staatliche Organisation des Gesundheitswesens in der Form einer Ordnung des ärztlichen Berufes vom Studium bis zur Berufsausübung ist den Konstitutionen Rogers I. aus dem Jahr 1150 bzw. dem 'liber principalis' Friedrichs II. aus den Jahren 1241/51 zu entnehmen:[4] Grundausbildung der Medizinstudenten in den 'artes liberales' (modernes Äquivalent: Abitur), universitäre Ausbildung in der Medizin, Praktisches Jahr, Approbation und staatliche Überwachung der Berufsausübung, diese Grundgedanken weisen einen Kernbestand der Berufsausbildung und Berufsaufsicht von Ärzten auf. Auch für diese - übrigens nie umgesetzte - Regelung sind uns keinerlei gesundheitswissenschaftliche Überlegungen überliefert. Allerdings können wir annehmen, daß im Zusammenhang mit der ab dem 11. Jahrhundert im süditalienischen Salerno entstehenden universitären Ausbildung von Ärzten einerseits und allgemeinen staatstheoretischen bzw. administrativen Vorstellungen des normannischen bzw. staufischen Herrscherhauses andererseits zumindest implizit Vorstellungen über eine öffentliche Ordnung auch der medizinischen Versorgung vorlagen, die über zweckrationale Regelungen hinausgingen.

Formen des Gesundheitswesens, deren antike Tradition eher offen ist,[5] entstanden im ausgehenden Mittelalter zunächst in den Städten bzw. Stadtstaaten Oberitaliens. Die Städte schufen als Zentren der Verkehrswirtschaft durch ihre Arbeits- und Lebensweise die Wege, auf denen sich die großen Seuchenzüge ausbreiten konnten. Damit verursachten sie durch ihr ureigenes, auf ständigem Austausch beruhendes Handeln Gesundheitsgefahren. Zugleich wurden auch die inneren Handlungsabläufe städtischen Lebens immer störanfälliger. Wenn die Städte als soziale Einheiten überleben wollten, mußten sie folglich gesundheitliche Probleme anders wahrnehmen als das feudal organisierte Land. Ansätze zur öffentlichen Regelung auch der gesundheitlichen Verhältnisse der Städte lagen bereits Ende des 13./Anfang des 14. Jahrhunderts vor. Weniger als auslösende Ereignisse denn als treibende Momente haben die 'große Pest' der Jahre 1347 bis 1351, besonders aber die dann im Abstand von ca. 10 bis 15 Jahren wiederkehrenden endemischen Pestepidemien zu gelten.[6]

Die Pestzüge waren nach innen eine elementare kollektive Bedrohung der familialen und städtischen Ordnung. Nach außen bedeutete die Pest, daß der Verkehr von Waren und Diensten stillstand. Die 'sanitas terrae' wurde als (letztlich

---

4 Wolfgang-Hagen Hein, Kurt Sappert, Die Medizinalordnung Friedrichs II. Eine pharmaziehistorische Studie, Eutin (Holst.) 1957.

5 Vgl. dazu Vivian Nutton, Continuity or Rediscovery? The City Physician in Classical Antiquity and Medieval Italy, in: Andrew W. Russell (Hrsg.), The Town and State Physician in Europe from the Middle Ages to the Enlightenment, Wolfenbüttel 1981, 9-46.

6 Klaus Bergdolt (Hrsg.), Die Pest 1348 in Italien: fünfzig zeitgenössische Quellen, Heidelberg 1989; ders., Der Schwarze Tod in Europa. Die Große Pest und das Ende des Mittelalters, München 1994 (und öfter).

biologische) Grundlage des Handelns in und außerhalb der Stadt erkannt. Die inzwischen akademisch ausgebildeten Ärzte boten diejenigen Konzepte an, die sowohl den leidenden Menschen - allerdings beschränkt vornehmlich auf die zahlungsfähige Oberschicht - als auch dem Stadtregiment geeignet erschienen, das Geschehen angemessen zu erklären.[7] In diesem Sinne kann - mit den oben angesprochenen konzeptionellen Einschränkungen - das berühmte Pestgutachten der Pariser Medizinischen Fakultät von 1348 als das erste öffentlich-medizinische Gutachten der europäischen Geschichte gesehen werden:[8] es ist ein Musterbeispiel für die kosmologische Sicht von den astralen Ursachen bis hin zu den individuellen konstitutionellen Voraussetzungen der Krankheit in der Tradition hippokratisch-galenischer Humoralpathologie. Die in dieser Theorie schlüssig entwickelte, unspezifische Theorie einer 'constitutio epidemica' sollte das europäische Denken beherrschen und wurde durch Thomas Sydenham (1624-1689) zu neuem Leben erweckt.[9]

Die antike Medizin schloß eine irgendwie zu denkende „Ansteckung" nicht ein. Daher blieben auch die Möglichkeiten öffentlicher Abhilfe begrenzt - theoretisch zu begründen war nur die kollektive Flucht vor den totbringenden Miasmen.[10] Medizin und Ärzte versagten regelmäßig angesichts drohender oder bereits eingetretener Epidemien. So setzte sich im alltäglichen Umgang mit der Seuche allmählich gegen die Miasma-Theorie der gelehrten Professoren eine pragmatische Anschauung durch. In irgendeiner Weise wurde eine unmittelbare Ansteckung von Mensch zu Mensch, ein 'Kontagium', angenommen. Die Städte ergriffen von selbst entsprechende Abwehrmaßnahmen, in denen sich sowohl die miasmatische Theorie als auch die kontagionistische Empirie rein pragmatisch mischten: Reinigung und Kontrolle der äußeren (wohl auch: inneren häuslichen und sozialen) Verhältnisse der Stadt, Kontrolle des Verkehrs in und außerhalb der Stadt bis hin zur Entwicklung der Isolation und Quarantäne etc.[11] Die notwendigerweise politischen und administrativen öffentlichen Ge-

---

[7] Michael R. McVaugh, Medicine before the Plague: Practitioners and their Patients in the Crown of Aragon, 1285-1345, Cambridge 1993; Luis García-Ballester u.a. (Hrsg.), Practical Medicine from Salerno to the Black Death, Cambridge 1994.

[8] Andrea Birgit Schwalb, Das Pariser Pestgutachten von 1348. Eine Textedition und Interpretation der ersten Summe, Diss.med. Tübingen 1990. Das Pariser Pestgutachten wurde in Anlehnung an ein früheres Gutachten des Peruginer Arztes Gentile da Foligno erstellt, vgl. Klaus Bergdolt, Pest, Stadt, Wissenschaft. Wechselwirkungen in oberitalienischen Städten vom 14. bis 17. Jahrhundert, in: Ber.Wiss.Gesch. 15, 1992, 201-211, 202; s. ders., Die Pest 1348 in Italien, 1989, 151-155.

[9] Vgl. ausführlich Volker Hess, Vom Miasma zum Virus, in: Ragnhild Münch (Hrsg.), Pocken zwischen Alltag, Medizin und Politik, Berlin 1994, 16-30.

[10] Karl-Heinz Leven, Miasma und Metadosis - antike Vorstellungen von Ansteckung, in: Medizin, Gesellschaft und Geschichte 11, 1992, 43-72; ders., Die Geschichte der Infektionskrankheiten. Von der Antike bis ins 20. Jahrhundert, Landsberg/Lech 1997.

[11] Ernst Rodenwaldt, Die Gesundheitsgesetzgebung des Magistrato della sanità Venedigs. 1486-1550, Heidelberg 1956; Carlo M. Cipolla, Public Health and the Medical Profession in the Renaissance, Cambridge 1976; für die Auswirkungen der Pest auf England s. Paul Slack, The Impact of Plague in Tudor and Stuart England, Oxford

sundheitsmaßnahmen, die tief in das öffentliche, in das wirtschaftliche und in das private Leben eingriffen, zu bestimmen und durchzuführen, blieb völlig in den Händen der Stadtherren - und sind es, wie die notwendige Verbindung ordnungs- und gesundheitsrechtlicher Eingriffsgewalt zeigt, heute noch.

In der frühen Neuzeit bildeten sich endgültig diejenigen öffentlichen Gesundheitsmaßnahmen heraus, die zu einer zwar im einzelnen sehr unterschiedlichen, aber strukturell regelhaften Einrichtung der Handelsstädte Norditaliens gehörten. Die nunmehr allenthalben - auch in kleineren Städten - verpflichteten Stadtärzte bzw. Stadtwundärzte waren meist besonders qualifiziert, zumindest aber in der Gemeinschaft der Stadt bewährt ('medici experti'). Sie bekamen ein nach Ausbildung und Tätigkeit abgestuftes Honorar. Die Aufgaben der Stadtärzte waren u.a.: allgemeine Residenzpflicht, vor allem aber Anwesenheitspflicht bei Epidemien (in der ansonsten die 'Flucht' in gesündere Orte legitim war), kostenlose Behandlung der Stadtarmen (für ein öffentliches Salär), im Fall von Epidemien: schriftliche Verhaltensanweisungen (die dann selbstverständlich nicht von den Ärzten, sondern von den städtischen Magistraten bekannt gegeben wurden). Diese Einrichtungen breiteten sich mit der Entwicklung der Stadtkultur allmählich nach Norden aus und wurden auch in den deutschen Handelsstädten zur Norm.[12]

Bis in das 17. Jahrhundert hinein lassen sich in Deutschland im Rahmen eines reich entwickelten städtischen Gesundheitswesens folgende öffentliche Bereiche eingrenzen:[13] Allgemeine Vorschriften, die auch gesundheitliche Wirkungen hatten, so etwa die öffentliche Ordnung der Stadt betreffende Regelungen der Wasserversorgung, Straßenreinigung, Lebensmittel- und Marktordnungen; stadtherrliche Aufsicht der die Medizin ausübenden Personen, insbesondere in Qualität der Berufsausbildung und -ausübung; Regelung der innerberuflichen Konkurrenz; städtische Hospitäler für Gebrechliche jedweder Art, bzw. zur speziellen Isolation (Leproserien; Pestspitäler; dann auch Syphilisspitäler als erste rein auf Therapie ausgerichtete 'Krankenhäuser'); Anfänge eines Stadtarzt-/Stadtwundarztwesens mit folgenden Aufgaben: gerichtsmedizinisches

---

1990; für Frankreich s. Laurence Brockliss, Colin Jones, The medical world of early modern France, Oxford u.a. 1997.

12 Martin Dinges, Süd-Nord-Gefälle in der Pestbekämpfung: Italien, Deutschland und England im Vergleich, in: Wolfgang U. Eckart, Robert Jütte (Hrsg.), Das europäische Gesundheitssystem: Gemeinsamkeiten und Unterschiede in historischer Perspektive, Stuttgart 1994, 19-51; ders., Pest und Staat: Von der Institutionengeschichte zur sozialen Konstruktion, in: ders., Thomas Schlich (Hrsg.), Neue Wege in der Seuchengeschichte, Stuttgart 1995, 71-103.

13 Zu Krankheit und Gesundheit in der spätmittelalterlichen und frühneuzeitlichen Stadt vgl. Sabine Sander, Handwerkschirurgen. Sozialgeschichte einer verdrängten Berufsgruppe, Göttingen 1989; Robert Jütte, Ärzte, Heiler und Patienten. Medizinischer Alltag in der frühen Neuzeit, München/Zürich 1991; Frank Huisman, Stadsbelang en standsbesef. Gezondheidszorg en medisch beroep in Groningen 1500-1730, Rotterdam 1992; Annemarie Kinzelbach, Gesundbleiben, Krankwerden, Armsein in der frühneuzeitlichen Gesellschaft. Gesunde und Kranke in den Reichsstädten Überlingen und Ulm, 1500-1700, Stuttgart 1995.

Gutachtenwesen in Straf- und Zivilprozessen einschließlich der Wundversorgung; (wund-) ärztliche Hilfe bei kriegerischen Auseinandersetzungen sowie (wund-) ärztliche Hilfe für Arme.

2.1.3 Gesundheitsorganisation des frühen Territorialstaates

Der Wechsel von der personengebundenen Feudalherrschaft zur gebietsbezogenen Landesherrschaft im Laufe des 15. und 16. Jahrhunderts läßt sich durch folgende Prozesse kennzeichnen: Aufbau einer territorialen Verwaltung, Herstellung der „guten Ordnung“ durch Gesetze („Friedenssicherung“) und Erschließung der wirtschaftlichen Ressourcen durch staatliche Beteiligung an wirtschaftlichen Unternehmen. Trotz der auf immer weitere Gebiete zugreifenden administrativen Durchdringung des staatlichen Territoriums wurde Gesundheit erst spät als spezifisch staatliche Aufgabe definiert. Die Aufmerksamkeit richtete sich zunächst auf die Bereiche, die unerläßlich waren, um staatliche Macht und Herrschaft nach innen wie nach außen auszubreiten und zu festigen; es waren dies die gerichtliche Medizin, das Militärsanitätswesen und die Medizinal- und Sanitätsaufsicht.

Der Nationalökonom und Staatsrechtler Lorenz (von) Stein (1815-1890) sollte diesen Sachverhalt folgendermaßen fassen:[14] Nicht zum Gesundheitswesen des Staates im engeren Sinne gehört die Gerichtsmedizin. Diese befaßt sich mit den medizinischen Aspekten des Straf- und Zivilrechts. Sie ist Bestandteil der Rechtspflege und dem inneren Gewaltmonopol des Staates zuzuordnen. Ebenfalls auszugliedern aus dem öffentlichen Gesundheitswesen ist das Gesundheitswesen des Heeres. Als militärisches Gesundheitswesen sowie als Kriegs- und Friedenshygiene dient es zur Wiederherstellung, bzw. zur Erhaltung der bewaffneten Kräfte eines Staates. Es ist folglich dem äußeren Gewaltmonopol des Staates zuzuordnen. Das „eigentliche Gesundheitswesen“ entsteht nach Stein da, „wo vermöge ihres öffentlichen Werthes die Gesundheit, der Schutz und die Pflege derselben als solche dem Staate in seiner Verwaltung zum Bewußtsein kommen, und die Herstellung ihrer Bedingungen zum selbständigen Gegenstande seines Willens in der Gesetzgebung, seiner organisirten Kraft in seiner Organisation, und seiner wirklichen Thätigkeit in seiner inneren Verwaltung wird. Im Gesundheitswesen ist die öffentliche Gesundheit nicht mehr eine Thatsache, die anderen Gebieten angehört, sondern sie ist eine, auf selbständigen Elementen beruhende Aufgabe für das Leben des Staats.“

---

[14] L. v. Stein, Die Innere Verwaltung. Erstes Hauptgebiet. Zweiter Theil. Das öffentliche Gesundheitswesen in Deutschland, England, Frankreich und andern Ländern, Stuttgart 1867; ders., Das Gesundheitswesen. Erstes Hauptgebiet, zweiter Theil der Inneren Verwaltungslehre. Zweite Auflage, gänzlich neubearbeitet und bis auf die neueste Zeit verfolgt, Stuttgart 1882.
Der Begriff eines öffentlichen Gesundheitswesens setzt den Begriff einer öffentlichen Gesundheit voraus; vgl. dazu Stein, Gesundheitswesen, 1867, 1f.

2.1.4 Die „Medicinische Polizey“ als staatswissenschaftliche Disziplin

Erst die „Medicinische Polizey“, später „Staatsarzneikunde“ genannt, kann als Gesundheitssicherung des Staates im eigentlichen Sinne aufgefaßt werden. Dieses öffentliche Gesundheitswesen des neuzeitlichen Staates erschien im Rahmen absolutistischer Wohlfahrtspolitik zunächst als Teil der Kameralwirtschaft und hier als „Peuplierungspolitik“. Kameralwirtschaft und Bevölkerungspolitik folgen aus staatlicher Machtpolitik.[15] Selbst in dieser für die öffentliche Gesundheitssicherung entscheidenden Entwicklung bleibt der Anteil der „Gesundheitswissenschaften“ fraglich. Die Initiative, auch die Medizin in die Staatswissenschaften und Staatsverwaltung einzubeziehen, ging keineswegs von Ärzten, sondern von führenden Staatstheoretikern der Zeit aus. Die Kameralisten des 18. Jahrhunderts ordneten den Gedanken der „Vermehrung der Einwohner“ bzw. der Vorsorge der „Verminderung der Einwohner“ in die „Polizey-Wissenschaft“ und damit in die Staats- und Verwaltungslehre der Zeit ein.[16] Die „Medicinische Polizey“ war folglich Ausfluß staatstheoretischer, nicht medizinischer Gedanken.

Das Ziel der „Volksvermehrung“ umfaßte drei Aspekte:[17] „Ökonomisch gesehen Vervielfältigung der Hände, Steigerung der Bedürfnisse und der Produktion, militärisch Sicherheit nach außen, polizeilich Sicherheit im Innern.“ Der Bevölkerungsvermehrung waren zwei weitere übergeordnete Ziele zuzuordnen: die Sicherheit des Lebens und die Wohlfahrt der Untertanen. Diese drei übergeordneten Ziele - Bevölkerung, Sicherheit und Wohlfahrt - waren das Gesundheitsprogramm des aufgeklärten Absolutismus. Damit bestimmten Philosophen und Staatsrechtler in drei maßgeblichen Aspekten die Entwicklung eines neuzeitlichen staatlichen Gesundheitswesens: Eine große Bevölkerung als Faktor innerer und äußerer Macht begründet das Interesse des Staates, veranlaßt ihn aber über die daraus folgende Fürsorgepflicht zu einer aktiven Politik. Als Mittel kameralistischer Bevölkerungspolitik wird das öffentliche, staatliche Gesundheitswesen bestimmt und in die Staats- und Verwaltungslehre eingeordnet. Daraus folgt der Appell der Staatsrechtler an Ärzte und Medizin, ihren Beitrag zu diesen neuen Aufgaben des Staates zu leisten: Der absolutistische Wohlfahrtsstaat und seine Theoretiker schufen folglich nicht nur das Feld, in dem die Medizin öffentlich wirksam werden konnte, vielmehr mußten Medizin und Ärzte erst auf dieses neue Gebiet aufmerksam gemacht werden.

Den berühmtesten Versuch der Zeit, alles Wissen zu sammeln, wie Gesundheit zu wahren und zu bessern sei, stellt Johann Peter Franks (1745-1821) „System

---

[15] Erna Lesky, Österreichisches Gesundheitswesen im Zeitalter des aufgeklärten Absolutismus, Wien 1959.

[16] Vgl. hierzu nach wie vor Friedrich-W. Schwartz, Idee und Konzeption der frühen territorialstaatlichen Gesundheitspflege in Deutschland („Medizinische Polizei“) in der ärztlichen und staatswissenschaftlichen Fachliteratur des 16.-18. Jahrhunderts, (Diss.med.) Frankfurt 1973.

[17] Lesky, Österreichisches Gesundheitswesen, 1959, 109.

einer vollständigen medicinischen Policey“ dar.[18] Frank wollte das gesamte Leben sowohl privat als auch öffentlich unter gesundheitlichen Gesichtspunkten regeln: beginnend mit Fortpflanzung, Ehe, Schwangerschaft, Kindbett und Kinderaufzucht samt Schule über Nahrungsmittel, Mäßigkeit, Kleidung, Erholung und Wohnung und schließlich öffentliche Sicherheit bis hin zur gerichtlichen Arzneikunde und zu den Fragen der Ärzte und des Krankenhauswesens wurden sämtliche Aspekte privater und öffentlicher Gesundheit aus der Sicht aufgeklärt absolutistischer staatlicher Wohlfahrtspflege erfaßt.

Im Dienste der Bevölkerungspolitik gerieten vornehmlich diejenigen Personen und Verhältnisse ins Blickfeld, die das „Geburtsgeschehen“ im weitesten Sinne betrafen. Schwangere, darunter auch uneheliche Schwangere, Frauen während und nach der Niederkunft, Mütter von Säuglingen und Kleinkindern sollten geschützt werden. Die Hebammen wurden unter der Aufsicht des Staates ausgebildet, geprüft und überwacht, das Ammenwesen durchleuchtet. Entbindungsanstalten wurden eingerichtet und Geburtshilfe als medizinisches Fach etabliert. In die Säuglings- und Kleinkindpflege drangen medizinische Vorstellungen und Normen ein.

Gemäß der herrschaftlichen Struktur staatlichen Handelns wurden auch gesundheitliche Interventionen in formal-bürokratisches Verwaltungshandeln umgewandelt. Der Verwaltung fiel die alleinige Initiative in der Medizinal- und Sanitätsaufsicht zu. Diese war eine Aufgabe der Polizeiverwaltung. Bis auf die ärztliche Versorgung der Stadtarmen trat das im ausgehenden 18. und frühen 19. Jahrhundert fast gänzlich von den Städten auf den Staat übergegangene öffentliche Gesundheitswesen als herrschaftliches Verwaltungshandeln auf.[19] In der Aufgabentrias von gerichtlicher Medizin, Medizinalaufsicht und Sanitätswesen sowie dem ebenfalls mit Zwang belegten (Pockenschutz-) Impfwesen überwog eindeutig der ordnungspolitische, teils zwangsmäßige Charakter gesundheitsbezogener Eingriffsverwaltung.

2.1.5 Frühes städtisches, frühes staatliches Gesundheitswesen und die Rolle der Gesundheitswissenschaften

Seit den Tagen des Hippokrates gibt es eine wissenschaftliche (Individual-) Medizin. Mit der „Medicinischen Polizey“ ist erstmals auch eine Medizin gegeben, die sich in spezifischer Weise auf eine - zumindest implizit vorgegebene - öffentliche Gesundheit und damit auch auf öffentliche Ursachen von Krankheit und entsprechende öffentliche Maßnahmen richtet. Diese neue Sicht wird auch dadurch unterstrichen, daß Johann Peter Frank als einer der ersten medizinischen Autoren gelten kann, der öffentlich auf das Problem von Krankheit und

---

[18] J.P. Frank, System einer vollständigen medicinischen Polizey, Bd. 1 ff., Mannheim 1779 ff.; Franks Werk wuchs einschließlich zweier posthumer Bände schließlich auf 8 Bände an.

[19] Vgl. zu diesem staatlich-städtischen Durchdringungsprozeß am Beispiel Berlins eindrücklich Ragnhild Münch, Gesundheitswesen im 18. und 19. Jahrhundert. Das Berliner Beispiel, Berlin 1995.

Armut aufmerksam machte und auch entsprechende öffentliche Maßnahmen, nämlich eine Landreform, vorgeschlagen hat.[20] Fraglich ist allerdings, ob und in welchem Maße die „Medicinische Polizey" den Anspruch auf Wissenschaftlichkeit erheben darf. Die Autoren der „Medicinischen Polizey" standen in den grundsätzlichen medizinisch-konzeptionellen Auseinandersetzungen des ausgehenden 18. Jahrhunderts: zwar hatte die Medizin noch nicht endgültig Abschied vom humoralpathologischen Denken genommen, aber andererseits hatte sie trotz Iatromechanik oder Iatrochemie noch kein durchschlagend neues Konzept entwickelt - dies sollte übrigens für die Praxis bis in das ausgehende 19. Jahrhundert gelten. Bei den medizinisch-"wissenschaftlichen" Aspekten der „Medicinischen Polizey" handelt es sich vorwiegend um empirisch bewährte Maßnahmen, die entsprechend den staatstheoretischen Vorgaben auf öffentlich relevante Tatbestände hin gesammelt und geordnet wurden.

Bis in die Zeit des frühen 19. Jahrhunderts können wir daher festhalten, daß Maßnahmen öffentlicher Gesundheitssicherung durch Städte oder Staaten großenteils ohne, häufig sogar gegen Ärzte und ihre medizischen Ratschläge entdeckt und durchgesetzt wurden. Die Relevanz einer öffentlichen Medizin und der implizite Gedanke einer öffentlichen Gesundheit wurde durch führende städtische Schichten entdeckt, die einfach handeln mußten, wenn die Stadt als soziale Einheit überleben sollte. Auf der Ebene des Staates nahmen Staatstheoretiker eine öffentliche Gesundheit wahr und gaben entsprechende Ziele vor.[21] Es ist daher nicht verwunderlich, daß der Gedanke und die Wissenschaft einer öffentlichen Gesundheit und öffentlicher Gesundheitsmaßnahmen, die sich von einer individuellen Gesundheit und individuellen Gesundheitsmaßnahmen unterschieden, in der Medizin der Zeit nicht gegeben war. Gleichwohl öffnete sich unter diesen Bedingungen jenes Dreieck zumindest in Teilen deckungsgleicher Interessen, in dem staatlicher Gestaltungswille, administrative Handlungsnotwendigkeiten und die Professionalisierungsinteressen von Ärzten ein fruchtbares Verhältnis eingingen.[22]

---

[20] Johann P. Frank, Akademische Rede vom Volkselend als der Mutter der Krankheiten (Pavia 1790), Leipzig 1960 (Orig.: Oratio academica de populorum miseria, morborum genitrice).

[21] Bereits Gottfried Wilhelm Leibniz hatte erste staatsrechtliche Entwürfe entwickelt, um Gesundheit, Gerechtigkeit, Frömmigkeit der Untertanen durch Medizin, Justiz, Religion zu wahren; vgl. F. Hartmann, M. Krüger, Directiones ad rem Medicam pertinentes. Ein Manuskript G.W. Leibnizens aus den Jahren 1671/72 über die Medizin, in: Studia Leibnitiana 8, 1976, H. 1, 40-68; vgl. ferner G.W. Leibniz, Vorschlag zu einer Medizinal-Behörde, in: O. Klopp (Hrsg.), Die Werke von Leibniz gemäß seinem handschriftlichen Nachlasse in der Königlichen Bibliothek zu Hannover, Erste Reihe: Historisch-politische und staatswissenschaftliche Schriften, Fünfter Band, Hannover 1866, 320-326.

[22] Vgl. dazu Gerd Göckenjan, Kurieren und Staat machen. Gesundheit und Medizin in der bürgerlichen Welt, Frankfurt a.M. 1985. Wie sich dies auf den alltäglichen Umgang mit Gesundheit und Krankheit sowie auf die verschiedenen Heilberufe auswirkte, zeigt eindrücklich Christian Probst, Fahrende Heiler und Heilmittelhändler. Medizin von Marktplatz und Landstraße, Rosenheim 1992.

2.2 Die Gesundheitswissenschaften der zweiten Hälfte des 19. Jahrhunderts

Der Gedanke, die Konzeption und die Maßnahmen öffentlicher Gesundheitssicherung hängen demnach wesentlich von wirtschaftlichen Grundlagen, sozialen Beziehungen und daraus folgenden Wahrnehmungen und Zielen ab. Entsprechend der Entwicklung von Produktionsweisen und Produktionsverhältnissen entstanden die modernen Gesundheitswissenschaften teils bereits im 17., vornehmlich dann im 18. und 19. Jahrhundert in England und Frankreich. Der absolutistisch-merkantilistische Gedanke der wirtschaftlichen und militärischen Bedeutung des Staatsvolkes bzw. die wirtschaftliche Ausbeutung der Ländereien ging mit der Entwicklung der Medizinalstatistik einher (z.B. William Petty (1623-1687); John Graunt (1620-1674)). Erst in diesem Denken konnte die Idee, den Pocken - sei es durch Inoculation echter Pocken, sei es durch die Impfung mit Kuhpocken - vorzubeugen, öffentlichen Widerhall finden. In der Französischen Revolution wurde Gesundheit zu einem Bürgerrecht. Damit wurde sich das Staatsvolk als Souverän selbst zum Gegenstand einer öffentlichen Gesundheit. In dem Maße, in dem neben das reine Moment der Bevölkerungszahl auch Gedanken an eine differenzierte qualitative Bewertung der Bevölkerung traten - wie etwa durch Ausbildung, Arbeitskraft etc. - verfeinerten sich die Methoden der Statistik bis hin zu einer 'sozialen Physik' (Adolphe Quetelet (1796-1874)). Im wirtschaftlich-machtdurchsetzten Kalkül entstand ebenfalls der Gedanke, den Wert des Menschen in Geld oder Geldäquivalenten zu berechnen. Gleichzeitig zeigten sich die rapide wachsenden Industriestädte als gährende Krankheitsherde. Louis René Villermé (1782-1863) und William Farr (1807-1883) stellten erste morbiditätsgerichtete Untersuchungen an. Die Cholera-Pandemien des 19. Jahrhunderts, die 1830 erstmals Europa erreichten, beschleunigten auch hier eine Entwicklung, die bereits im Gange war. Im Zusammenwirken von Statistik, Epidemiologie, Physik, Geographie, Metereologie etc. einerseits und andererseits angetrieben durch einen paternalistischen Wohlfahrtsgedanken entstanden in England und Frankreich die ersten modernen Gesundheitswissenschaften.[23] Herausragende Vertreter, die späterhin auch in Deutschland genannt wurden, waren etwa Michel Lévy (1809-1872), Jules Guérin (1801-1886), der den Begriff „soziale Medizin" entwickelte, oder Edmund Parkes (1819-1876).

[23] Vgl. dazu nach wie vor Richard H. Shryock, The Development of Modern Medicine: An Interpretation of the Social and Scientific Factors Involved, Philadelphia 1936. In Übersicht s. George Rosen, From Medical Police to Social Medicine. Essays on the History of Health Care, New York 1974; Dorothy Porter, Public Health, in: W.F. Bynum, R. Porter (Hrsg.), Companion Encyclopedia of the History of Medicine, Bd. 2, London/New York 1993, 1231-1261.

2.2.1 Die experimentelle Hygiene (ab ca. 1850)

Auch in Deutschland begannen Ärzte und Medizin, ihren Beitrag zur „sozialen Frage" der Industrialisierung zu leisten.[24] Die Bewegung einer „sozialen Medizin" der Jahre 1848/49, verbunden etwa mit Salomon Neumann (1819-1908) oder Rudolf Virchow (1821-1902), war in erster Linie radikal-liberal politisch motiviert. Virchow und Neumann sollten ihre Grundgedanken jedoch später in lebenslanger, zäher wissenschaftlicher und praktischer Arbeit durchsetzen.[25] Das Verdienst, die altüberkommene Hygiene systematisch mit den Naturwissenschaften zu verbinden, gebührt Max von Pettenkofer (1818-1901) und seiner Schule.[26] Die experimentelle Hygiene, befördert durch die Cholera-Pandemie der 1850er Jahre, sah Krankheitsursachen unspezifisch in der unbelebten mittelbaren (Grundwasser, Boden) oder unmittelbaren (Wohnung, Kleidung, Lebensmittel) Umgebung der Menschen. Das Krankheitsgeschehen wurde als dynamische Auseinandersetzung von Keimen - genauer: von deren giftigen Produkten - und unspezifischen ökologischen Umständen verstanden. Die Bezugsdisziplin dieser Konditional- oder Umgebungshygiene waren Chemie und Physik, auf öffentliche Verhältnisse gerichtet durch die Statistik. Als präventive Intervention wurde die Assanierung entwickelt: die naturwissenschaftliche Durchleuchtung und öffentlich-technische Reinigung der mittelbaren und unmittelbaren Lebensverhältnisse der Menschen. Dies wirkte sich selbstverständlich indirekt auch auf die Lage der Unterschichten aus - eben dies begründete den späteren Streit um das „Soziale" an der Hygiene. So behandelte das von Pettenkofer und Hugo Wilhelm von Ziemssen (1829-1902) herausgegebene „Handbuch der Hygiene und der Gewerbekrankheiten" im zweiten Teil zwar die „Sociale Hygiene", verstand darunter aber die Anlage von Ortschaften, das Entfernen von Abfallstoffen, das Beerdigungswesen, die Massenernährung und die Wasserversorgung. Als bleibende Neuerung im öffentlichen Gesundheitswesen hinterließ die experimentelle Hygiene die hygienetechnische Infrastruktur der (Industrie-) Städte.[27]

---

[24] Vgl. dazu Ute Frevert, Krankheit als politisches Problem 1770-1880. Soziale Unterschichten in Preußen zwischen medizinischer Polizei und staatlicher Sozialversicherung, Göttingen 1984.

[25] Vgl. etwa Rudolf Virchow, Gesammelte Abhandlungen aus dem Gebiete der öffentlichen Medizin und der Seuchenlehre, 2 Bde., Berlin 1879. Salomon Neumann hat als Berliner Arbeiterarzt eine Epidemiologie entwickelt, die gleichermaßen lebens- und arbeitsbezogen war und auch den Stand der medizinischen Versorgung mit einbezog; vgl. Karl-Heinz Karbe, Salomon Neumann. 1819-1908. Wegbereiter sozialmedizinischen Denkens und Handelns. Ausgewählte Texte (= Sudhoffs Klassiker der Medizin. Neue Folge, 3), Leipzig 1983.

[26] Die immer noch beste Einführung in die Gedankenwelt Pettenkofers bieten sein Kollege und Freund Carl von Voit, Max von Pettenkofer zum Gedächtniss. Rede im Auftrag der mathematisch-physikalischen Classe der kgl. bayer. Akademie der Wissenschaften in München in der öffentlichen Sitzung am 16. November 1901, gehalten von ..., München 1902, und die Biographie seines (dritten) Nachfolgers Karl Kisskalt, Max von Pettenkofer, Stuttgart 1948.

[27] Vgl. hierzu Eduard S. Houwaart, De Hygienisten. Artsen, staat en volksgezondheid in Nederland 1840-1890, Groningen 1991; Peter Münch, Stadthygiene im 19. und 20. Jahr-

2.2.2 Die Bakteriologie (ab ca. 1880)

Die Bakteriologie Robert Kochs (1843-1910) und seiner Schule, entwickelt ab ca. 1880, sah die Krankheitsursachen zunächst ausschließlich in einem gleichmäßigen und spezifisch wirkenden Keim. Nicht nur die einzelne Infektionskrankheit, sondern auch Seuchen als massenhafte Infektionskrankheiten wurden als monokausales, von eindeutig identifizierbaren Krankheitserregern ausgelöstes Geschehen gedeutet. Durch seine methodisch-konzeptionellen Neuerungen gelang es Koch erstmals in der Geschichte der Medizin, eine wissenschaftlich und methodisch eindeutige und damit reproduzierbare Beziehung zwischen einer einzigen Ursache und einer spezifischen Erkrankung herzustellen. Die Wirkungen dieses tatsächlichen Paradigmenwandels waren ungeheuer und gingen weit über die erklärbaren Probleme hinaus. So wurden, wie Adolf Gottstein später hervorheben sollte, die vielen verschiedenen Schritte und Ursachen, die eine einzelne spezifische Infektionskrankheit zu einer massenhaften Seuche werden lassen, zunächst ausgeblendet. Die Bezugsdisziplin der Bakteriologie als „Auslösungshygiene" war die (Mikro-) Biologie. Als präventive Intervention wurde die krankheitsspezifische Epidemiologie mit dem Ziel der Isolierung und spezifischen Desinfektion von Keimen, bzw. die epidemiologisch gesteuerte Entdeckung und spezifische Isolierung von Keimträgern entwickelt. Die Bakteriologie begründete damit Maßnahmen staatlicher Sanitätsaufsicht auf neue Art. Richtungsweisend waren hier die Feldversuche gegen den endemischen Typhus.[28] Diese Maßnahmen schufen in den Medizinaluntersuchungsämtern eine neue Struktur öffentlicher Gesundheitssicherung auf mittlerer staatlicher Ebene. Die Bakteriologie spezifizierte darüber hinaus allgemein die Gesundheitswissenschaften der Zeit, damit also auch die hygienetechnischen Methoden der experimentellen Hygiene.[29]

---

hundert. Die Wasserversorgung, Abwasser- und Abfallbeseitigung unter besonderer Berücksichtigung Münchens, Göttingen 1993; Klaus Wisotzky, Michael Zimmermann (Hrsg.), Selbstverständlichkeiten. Strom, Wasser, Gas und andere Versorgungseinrichtungen: Die Vernetzung der Stadt um die Jahrhundertwende, Essen 1997.

[28] Vgl. zu dieser bislang historisch nicht angemessen aufbereiteten Geschichte öffentlicher Gesundheit in Deutschland Robert Koch, Die Bekämpfung des Typhus (Vortrag gehalten in der Sitzung des Wissenschaftlichen Senats bei der Kaiser-Wilhelm-Akademie am 28. November 1902), wieder abgedruckt in: P. Steinbrück, A. Thom (Hrsg.), Robert Koch (1843-1910). Bakteriologe, Tuberkuloseforscher, Hygieniker. Ausgewählte Texte, Leipzig 1982, 171-180; Anon. (d.i. Martin Kirchner u.a.), Denkschrift über die seit dem Jahre 1903 unter Mitwirkung des Reichs erfolgte systematische Typhusbekämpfung im Südwesten Deutschlands, Berlin 1912; Friedrich Wolter, Die Hauptgrundgesetze der epidemiologischen Typhus- und Choleraforschung in Rücksicht auf die Pettenkofersche und die Kochsche Auffassung der Typhus- und Choleragenese. Auf Grund einer vergleichend-epidemiologischen Betrachtung einer größeren Reihe von Typhus- und Choleraepidemien, München 1910, sowie als pakkenden Erlebnisbericht sowohl für die Wirkungen der Bakteriologie wie der Sozialhygiene im Alltag öffentlicher Gesundheitssicherung Wilhelm von Drigalski, Im Wirkungsfelde Robert Kochs, Potsdam 1944 (ND: Hamburg 1948).

[29] Vgl. hierzu in breiter sozialhistorischer Perspektive Richard J. Evans, Death in Hamburg: Society and Politics in the Cholera Years, 1830-1910, Oxford 1987 (dt. (in ge-

2.3 Die Gesundheitswissenschaften des ausgehenden 19. und frühen 20. Jahrhunderts

Ungeklärt blieb indes die Frage der unterschiedlichen, der variablen Wirkung spezifischer Krankheitserreger. Besonders greifbar war die variable Wirkung von Krankheitserregern an der Tuberkulose als einer nunmehr eindeutig zu identifizierenden individuellen Infektionskrankheit einerseits und einer epidemiologisch herausragenden sowie als „Proletarierkrankheit" skandalisierten Massenerkrankung andererseits. Denn bereits vor der Jahrhundertwende hatten allgemeine pathologische Untersuchungen zutage gebracht, daß nahezu alle Menschen mit Tuberkulose infiziert waren. Aber nur ein sehr begrenzter Teil von diesen war jemals klinisch an der Tuberkulose erkrankt, ein wesentlich kleinerer Teil an der Tuberkulose verstorben. Was zeichnete diese erkrankten oder gar verstorbenen Menschen vor allen anderen ebenfalls mit Tuberkelbakterien infizierten Menschen aus? Aus diesen ungelösten Problemen der Spezifität bzw. der Variabilität der einzelnen Infektionskrankheiten einerseits und infektiöser Massenerkrankungen andererseits entwickelten sich die verschiedenen Richtungen der Gesundheitswissenschaften des frühen 20. Jahrhunderts.

2.3.1 Die Konstitutionshygiene (ab ca. 1890)

Den Aspekt der unterschiedlichen individuellen Wirkung von Keimen auf Individuen griff Ferdinand Hueppe (1852-1938) mit der Konstitutionshygiene auf.[30] Die veränderlichen Anlagen oder Prädispositionen, die veränderlichen auslösenden Reize, z.B. in Form unterschiedlich virulenter Keime, und die veränderlichen Übertragungs- und Umgebungsbedingungen, z.B. in Form unterschiedlich wirkender Krankheitsüberträger oder pathogener Lebens- oder Arbeitssituationen, wurden zu einem dynamischen Modell gefaßt:[31] „In diesem Sinne ist jeder normale und pathologische Lebensvorgang, jede Krankheit kein bleibender Zustand, status, sondern ein energetischer Vorgang, processus, und als solcher eine Funktion veränderlicher Faktoren, und zwar der veränderlichen Prädisposition oder Anlage als Ursache, der veränderlichen auslösenden Reize oder Erreger und der veränderlichen Außenbedingungen. Damit werden die Konditionalhygiene (Lévy, Pettenkofer, Parkes), die Auslösungshygiene (Pasteur, Koch) und die Konstitutionshygiene (Hueppe) in einer biologischen Kausalkette geeint, und es gibt jetzt eine geschlossene Hygiene des Menschen." Die

---

kürzter Fassung!): Tod in Hamburg. Stadt, Gesellschaft und Politik in den Cholera-Jahren 1830-1910, Reinbek b. Hamburg 1990).

30 Ferdinand Hueppe, Ueber die Ursachen der Gährungen und Infectionskrankheiten und deren Beziehungen zum Causalproblem und zur Energetik (Vortrag, gehalten in der 3. allgemeinen Sitzung der 65. Versammlung deutscher Naturforscher und Aerzte zu Nürnberg am 15. September 1893), in: Berliner Klinische Wochenschrift Organ für practische Aerzte (auch: Verhandlungen der Naturforschergesellschaft I (auch: Separatum, Berlin 1893)) 30, 1893, 909-911, 944-950, 971-980; ders., Ferdinand Hueppe (Auto-Ergographie), in: Louis R. Grote (Hrsg.), Die Medizin der Gegenwart in Selbstdarstellungen, 2. Bd., Leipzig 1923, 77-138.

31 Hueppe, Geschichte der Sozialhygiene, 1925, 10 (im Original hervorgehoben).

Konstitutionshygiene begründete das auch heute noch - und zwar von der Individual- bis zur Präventivmedizin - geltende Modell eines dynamischen Wechselverhältnisses von Disposition, Exposition und vermittelnden Umständen bzw. Vektoren.

Überdies hatte sich im ausgehenden 19. Jahrhundert - und zwar nahezu ausschließlich in Deutschland - eine vehemente Medizinkritik entwickelt. Diese hatte sich vornehmlich an den ausbleibenden therapeutischen Konsequenzen einer einst siegreich angetretenen naturwissenschaftlichen Medizin entzündet. Diese Kritik an einer ausschließlich naturwissenschaftlich ausgerichteten Medizin sah in der Konstitutionshygiene und der - etwa von Friedrich Martius (1850-1923)[32] - abgeleiteten Konstitutionstherapie das maßgebliche Konzept für eine moderne Klinik und ärztliche Praxis.[33]

2.3.2 Die Rassenhygiene und Eugenik (ab ca. 1895)

Die Konstitutionshygiene befaßte sich bereits mit der Frage der Vererbung von Krankheit und Krankheitsanlagen. Die Rasse- oder Rassenhygiene, verbunden mit den Namen Wilhelm Schallmayer (1857-1919) und Alfred Ploetz (1860-1940) und ausformuliert seit den frühen 1890er Jahren,[34] ist bereits eine Reaktion auf die Hygiene selbst: Medizin, Hygiene und sozialer Fortschritt würden die „natürliche" Auslese hemmen - es käme daher zu einer „widernatürlichen" Zunahme lebensuntüchtiger Individuen. Die absehbare erbliche Degeneration müsse daher durch eine gezielte gesellschaftliche, d.h. gesundheitspolitisch geplante und öffentlich-medizinisch organisierte Auslese verhindert werden (= „negative Eugenik"); demgegenüber müßten die Träger guter Erbanlagen durch entsprechende öffentliche Maßnahmen gefördert werden (= „positive Eugenik"). Die Rassenhygiene verlagerte das Krankheitsgeschehen damit in

---

[32] Friedrich Martius, Friedrich Martius (Auto-Ergograpie), in: Louis R. Grote (Hrsg.), Die Medizin der Gegenwart in Selbstdarstellungen, Bd. 1, Leipzig 1923, 105-140; Rainer Krügel, Friedrich Martius und der konstitutionelle Gedanke, Frankfurt u.a. 1984.

[33] Zur - typisch deutschen - Wendung zur Naturheilkunde vgl. Gunnar Stollberg, Die Naturheilvereine im Deutschen Kaiserreich, in: Archiv für Sozialgeschichte 28, 1988, 287-305; Cornelia Regin, Selbsthilfe und Gesundheitspolitik. Die Naturheilbewegung im Kaiserreich (1889 bis 1914), Wiesbaden 1995; Gunnar Stollberg, Die Naturheilkunde als soziale Bewegung. Die Laienmedizin organisiert sich, in: Heinz Schott (Hrsg.), Meilensteine der Medizin, Dortmund 1996, 361-367, 660. Zur Geschichte der Naturheilkunde s. jetzt Robert Jütte, Geschichte der Alternativen Medizin. Von der Volksmedizin zu den unkonventionellen Therapien von heute, München 1996, und ders. (Hrsg.), Wege der Alternativen Medizin. Ein Lesebuch, München 1996.

[34] Alfred Ploetz, Die Tüchtigkeit unserer Rasse und der Schutz der Schwachen. Ein Versuch über Rassenhygiene und ihr Verhältnis zu den humanen Idealen, besonders zum Socialismus (= Grundlinien einer Rassen-Hygiene, I. Theil), Berlin 1895; Wilhelm Schallmayer, Vererbung und Auslese im Lebenslauf der Völker. Eine naturwissenschaftliche Studie aufgrund der neuen Biologie, Jena 1903. Die Unterscheidung von Rasse- und Rassenhygiene erklärt sich daraus, daß Schallmayer jede Verbindung zur Rassenkunde und damit zur qualitativen Bewertung menschlicher Rassen zu vermeiden suchte.

das Erbgut des Menschen, ihre Bezugsdisziplinen waren die Zoologie und die Statistik.

2.3.3 Die Sozialhygiene (ab ca. 1900)

Die soziale Hygiene war gleichsam die letzte unter den neuen Gesundheitswissenschaften des ausgehenden 19. und frühen 20. Jahrhunderts. Sie weist zahlreiche wissenschaftliche und praktische Bezüge zum heutigen 'revival' einer öffentlichen Gesundheitssicherung auf. Ab ca. 1900 entwickelt, richtete die Sozialhygiene ihren Blick auf die Häufung von Krankheiten in bestimmten Gruppen der Gesellschaft und deren spezifische, offenbar pathogene Lebensverhältnisse. Daher der Begriff der „sozialen Pathologie" Alfred Grotjahns (1869-1931), der als wissenschaftlicher Begründer der sozialen Hygiene zu gelten hat.[35] Grotjahn unterscheidet eine deskriptive und eine normative soziale Hygiene: die soziale Hygiene als deskriptive Wissenschaft ist die Lehre von den Bedingungen, und die soziale Hygiene als normative Wissenschaft ist die Lehre von den Maßnahmen, die die Verallgemeinerung hygienischer Kultur unter der Gesamtheit von örtlich, zeitlich und gesellschaftlich zusammengehörenden Individuen und deren Nachkommen bezwecken.

Auch für die heutige Auseinandersetzung ist die damalige Diskussion um das Wort „sozial" wichtig. Max Rubner (1854-1932), 1891 Nachfolger Kochs auf dem Lehrstuhl für Hygiene in Berlin, hielt den neuen „Sozial"-Hygienikern entgegen, daß bereits die klassische experimentelle Hygiene für das Volk da gewesen sei.[36] Diesen Vortrag Rubners nahm Adolf Gottstein (1857-1941) zum Anlaß, Methoden, Aufgaben und Ziele der sozialen Hygiene im engeren Sinne gegenüber der Medizin allgemein wie gegenüber der Hygiene im besonderen zu bestimmen.[37] Die soziale Hygiene richtet sich demnach auf die spezifischen Änderungen, welche die Gesundheit bestimmter Gesellschaftsgruppen durch die ihre Sonderstellung begründenden Faktoren erfährt, sie richtet sich ferner auf die Rückwirkung dieser spezifischen Veränderungen auf den Nachwuchs dieser Gruppen und die Gesellschaft insgesamt. Die soziale Hygiene richtet

[35] Alfred Grotjahn, Was ist und wozu treiben wir soziale Hygiene (= Vortrag auf den Verhandlungen der Deutschen Gesellschaft für öffentliche Gesundheitspflege zu Berlin, 1. März 1904), in: Hygienische Rundschau (Beilage) 14, 1904, Nr. 20, 1017-1032; als grundlegende Werke bzw. Informationsmittel zur frühen Sozialhygiene vgl. Alfred Grotjahn, F. Kriegel, Jahresbericht über Soziale Hygiene, Demographie und Medizinalstatistik sowie alle Zweige des sozialen Versicherungswesens, Bd. 1ff., Jena 1902ff.; Alfred Grotjahn, Ignaz Kaup (Hrsg.), Handwörterbuch der sozialen Hygiene, Bd. 1-2, Leipzig 1912; Alfred Grotjahn, Soziale Pathologie. Versuch einer Lehre von den sozialen Beziehungen der menschlichen Krankheiten als Grundlage der sozialen Medizin und der sozialen Hygiene, Berlin 1. Aufl. 1912, 2., neub. Aufl. 1915; 3., erw. Aufl. 1923 (ND: 1977), und Alfred Grotjahn, L. Langstein, F. Rott (Hrsg.), Ergebnisse der Sozialen Hygiene und Gesundheitsfürsorge, 2 Bde., Leipzig 1929, 1930.

[36] Max Rubner, Rede, gehalten zur Eröffnung des neuen Hygienischen Instituts zu Berlin, in: Berliner Klinische Wochenschrift 42, 1905, 553-556, 612-615.

[37] Adolf Gottstein, Die soziale Hygiene, ihre Methoden, Aufgaben und Ziele, in: Zs. f. Soziale Medizin 2, 1907, 3-36, 100-135.

sich also - so ist Gottstein zu verstehen - auf eine gleichartige Gruppe von Individuen, deren Abgrenzung nicht nach umweltbezogenen Faktoren - wie in der experimentellen Hygiene - oder biologischen Faktoren - wie in der Bakteriologie -, sondern nach ihrer gesellschaftlichen Lage erfolgt. Das Unterscheidungsmerkmal der sozialen Hygiene gegenüber den übrigen Formen der Hygiene sind also nicht die sozialen Wirkungen, die selbstverständlich auch bei den anderen Formen der Hygiene gegeben sind, sondern die besonderen Gesundheitsgefährdungen bzw. Gesundheitsgefahren einer nach sozialwissenschaftlichen Parametern definierten Gruppe. Daraus resultieren die Bezugsdisziplinen der Sozial- und Wirtschaftswissenschaften. Damit ist die Sozialhygiene die einzige gesundheitswissenschaftliche Disziplin des frühen 20. Jahrhunderts, deren Bezugsdisziplin nicht naturwissenschaftlich ausgerichtet ist. Die Gesundheitsfürsorge als Praxis der Sozialhygiene richtete sich auf zwei unterschiedliche Gruppen: zum einen auf diejenigen, die durch Alter, soziale Lage oder Berufstätigkeit einer besonderen gesundheitlichen Gefährdung ausgesetzt waren, darunter besonders Mütter und Kinder, zum anderen auf diejenigen, die durch eine (Volks-) Krankheit sich und ihre Mitmenschen gefährdeten - also etwa Tuberkulöse, Geschlechtskranke, Alkoholiker, Geisteskranke etc. Die Interventionsfelder der Sozialhygiene wurden damit die chronisch-endemischen Infektionskrankheiten als quasi konsumtive Gesundheitsrisiken und das gesamte Feld von Schwangerschaft und Kindesaufzucht als quasi investive Gesundheitsrisiken.

Als Interventionsformen der Gesundheitsfürsorge bildeten sich nach und nach die dauernde ärztliche Beobachtung gesundheitsgefährdeter/-gefährdender Bevölkerungsgruppen, die frühzeitige Feststellung von Krankheitsanlagen und Krankheitsanfängen und schließlich hygienische Aufklärung, Beratung und Erziehung heraus. Diese Interventionsformen boten häufig Anlaß zu Auseinandersetzungen mit niedergelassenen Ärzten über die Bedeutung und den Unterschied öffentlicher und individueller Gesundheitsberatung. Dabei bestehen zwischen der gruppengerichteten und der individuellen Gesundheitsberatung fundamentale Unterschiede: zwar wird die gruppengerichtete Gesundheitsaufklärung und -beratung letztlich auch immer dem einzelnen Individuum zuteil; allerdings wird dieses Individuum über eine Gruppe - beispielsweise: Schulanfänger - definiert und kommt durch öffentlich festgelegte Interventionszeitpunkte und -formen in den Genuß dieser ärztlichen Leistung. Bei der individuellen Gesundheitsberatung sucht hingegen der einzelne Patient als Ratsuchender von sich aus den Arzt auf. Eine öffentlich organisierte Gesundheitserziehung erreicht damit auch diejenigen (gefährdeten) Gruppen, die von sich aus entsprechende Ratgeber nicht aufsuchen würden. Die Gesundheitsfürsorge wurde als spezifisch kommunale Aufgabe der Industriestädte und Industrieregionen aufgefaßt.

Als bleibende Neuerungen im öffentlichen Gesundheitswesen schuf die Sozialhygiene die gruppenbezogene gesundheitsfürsorgerische Infrastruktur der kommunalen Gesundheitsämter.[38] Diese sollten sowohl in ihrer besonderen Einbindung in die kommunale Daseinsfürsorge als auch in der umfassenden Ausrichtung ihrer Gesundheitsleistungen durch das nationalsozialistische „Gesetz über die Vereinheitlichung des Gesundheitswesens“ vom 3. Juli 1934 untergehen.

2.4 Rassenhygiene und Rassenkunde: die Gesundheitswissenschaften im Nationalsozialismus

In den ersten Jahrzehnten des 20. Jahrhunderts wurden prinzipiell sämtliche Bereiche des Lebens durch die Gesundheitswissenschaften erschlossen. Dies gilt insbesondere auch für das noch nicht geborene Leben. Damit wurde von der mittelbaren Umgebung bis zur Fortpflanzung das gesamte aktuelle und zukünftige menschliche Leben wissenschaftlich erfaßt. Diese prinzipielle Erfassung aller (menschlichen) Lebensvorgänge durch die (medizinischen) Wissenschaften hat allerdings besondere Folgen: alles, was zuvor als „natürlich“ und damit mehr oder weniger hinzunehmen galt, ist jetzt wissenschaftlich durchleuchtet und damit gestaltbar - und eben auch entscheidungspflichtig. Diese grundsätzliche Bedingung der wissenschaftlichen Weltsicht der Moderne sollte in der nationalsozialistischen Rassenhygiene bis in letzte, menschenvernichtende Konsequenzen durchgeführt werden.

Die prospektive Gesunderhaltung des - noch ungeborenen - Nachwuchses ist seit Ende des 19. Jahrhunderts ein allgemeines Problem der Gesundheitswissenschaften. Die „Fortpflanzungshygiene“ - ein Begriff, den Grotjahn gezielt gegen die Begriffe „Rasse-“ oder „Rassenhygiene“ stellte - mit den Problemen der Abstammung, Vererbung, Entartung und entsprechender Gegenmaßnahmen war daher von Anfang an auch ein genuiner Bestandteil der Sozialhygiene. Die vor 1933 diskutierten, geplanten und - etwa in der Form der freiwilligen Eheberatung oder der freiwilligen Sterilisation nach dem 1932 vorliegenden Entwurf eines Sterilisationsgesetzes - durchgeführten Maßnahmen zur „Fortpflanzungshygiene“, zur „Volksaufartung“ oder zur „Eugenik“ gingen also keineswegs ausschließlich auf die - ggf. zur Rassenkunde offene, teils völkisch unterwan-

[38] Zur Entwicklung des städtischen Gesundheitswesens im ausgehenden 19. und frühen 20. Jahrhundert liegen eine Reihe neuerer Arbeiten vor: s. Jürgen Reulecke, Adelheid Gräfin zu Castell Rüdenhausen (Hrsg.), Stadt und Gesundheit. Zum Wandel von ‘Volksgesundheit’ und kommunaler Gesundheitspolitik im 19. und frühen 20. Jahrhundert, Stuttgart 1991; Ingo Tamm, Die Entwicklung des öffentlichen Gesundheitswesens an Beispielen aus Hannover und Linden (1850-1914). Ein Beitrag zur Urbanisierungsforschung, Tecklenburg 1992; Hedwig Brüchert-Schunk, Städtische Sozialpolitik vom Wilhelminischen Reich bis zur Weltwirtschaftskrise. Eine sozial- und kommunalhistorische Untersuchung am Beispiel der Stadt Mainz 1890-1930, Stuttgart 1994; Martin Weyer - von Schoultz, Stadt und Gesundheit im Ruhrgebiet 1850-1929. Verstädterung und kommunale Gesundheitspolitik am Beispiel der jungen Industriestadt Gelsenkirchen, Essen 1994; Beate Witzler, Großstadt und Hygiene. Kommunale Gesundheitspolitik in der Epoche der Urbanisierung, Stuttgart 1995; Jörg Vögele, Wolfgang Woelk (Hrsg.), Stadt, Krankheit und Tod. Städtische Gesundheitsverhältnisse während der epidemiologischen Transition, Berlin 1998 (im Druck).

derte - Rassenhygiene zurück. Es gibt keine gesundheitswissenschaftliche Disziplin der Weimarer Zeit, es gibt keine gesellschaftliche Gruppe in der Weimarer Zeit, die nicht von den Gedanken einer Fortpflanzungshygiene, Eugenik, Volksaufartung oder positiven bzw. negativen Rassenhygiene durchdrungen war.[39] Gleichwohl ist es möglich, zwischen den gesundheitlichen Vorstellungen der verschiedenen demokratisch-wohlfahrtsstaatlich ausgerichteten Gruppierungen der Weimarer Zeit und der nationalsozialistischen „Bewegung" eine klare Trennungslinie zu ziehen.[40]

Aus Adolf Hitlers (1889-1945) „Mein Kampf" sind eindeutige Vorstellungen zur Gesundheit und Gesundheitssicherung des deutschen Volkes zu entnehmen. Hitlers langfristiges gesundheitspolitisches Ziel war ein „rassenreiner" und „erbgesunder" - und damit „rassentüchtiger" - „arischer Volkskörper" von großer Zahl. Der Weg dahin sollte zunächst über die „rassische Entmischung" des „deutschblütigen" Volkes von „rassisch fremden" und „rassisch minderwertigen Elementen" durch ein rassisch orientiertes Staatsbürgerrecht, dann über den Ausschluß der Träger kranken oder „minderwertigen" „arischen" Erbgutes von der Fortpflanzung und schließlich durch die Förderung „erbgesunden arischen" Nachwuchses bei ständig wirkender Auslese durch forcierten Lebenskampf innerhalb des „arischen" Volkskörpers führen.

Nach der Machtübernahme durch die Nationalsozialisten war der Weg frei, die NS-Utopie einer über Individualrechte hinwegtretenden, auf einen erbgesunden und „rassenreinen" Volkskörper bezogenen Gesundheit in die Tat umzusetzen. Als gesundheitswissenschaftliche Leitdisziplin trat an die Stelle der „individualistischen" Sozialhygiene nahtlos die implizit oder explizit rassenkundlich ausgerichtete Rassenhygiene - und zwar zunächst in der Prägung, wie sie in dem 1921 erschienenen medizinischen Standardlehrbuch von Erwin Baur (1875-1933), Eugen Fischer (1873-1964) und Fritz Lenz (1887-1976) vorgegeben war.[41] Unter den Gesundheitswissenschaftlern der frühen NS-Zeit herrschte Übereinkunft darüber, daß die „Praktische Rassenhygiene" im Sinne Lenz' faktisch die Fortsetzung der Sozialhygiene unter geänderten politischen Bedingungen sei. Der Begriff „Sozialhygiene" könne ohne weitere Schwierigkeiten

---

[39] Vgl. u.v.a. Jochen-Christoph Kaiser, Kurt Nowak, Michael Schwartz, Eugenik, Sterilisation, „Euthanasie". Politische Biologie in Deutschland 1895-1945. Eine Dokumentation, Berlin 1992; Anette Herlitzius, Frauenbefreiung und Rassenideologie. Rassenhygiene und Eugenik im politischen Programm der „Radikalen Frauenbewegung" (1900-1933), Leverkusen 1995; Michael Schwartz, Sozialistische Eugenik. Eugenische Sozialtechnologien in Debatten und Politik der deutschen Sozialdemokratie 1890-1933, Bonn 1995.

[40] Vgl. zum Folgenden ausführlich Alfons Labisch, Homo Hygienicus. Gesundheit und Medizin in der Neuzeit, Frankfurt a.M./New York 1992, 188-246, bzw. ders., Heilkunde als Erhaltungslehre, Heilkunde als Vernichtungslehre. Gedanken zur Medizin im Nationalsozialismus, in: Michael G. Esch, Kerstin Griese, Frank Sparing, Wolfgang Woelk (Hrsg.), Die Medizinische Akademie Düsseldorf im Nationalsozialismus, Essen 1997, 28-54.

[41] Erwin Baur, Eugen Fischer, Fritz Lenz, Grundriß der menschlichen Erblichkeitslehre und Rassenhygiene, 2 Bde., München 1921, 2. verm. u. verb. Aufl. 1923 (und öfter).

gegen den Begriff „Rassenhygiene" ausgetauscht werden. Auf dieser Grundlage bauten die weiteren, jetzt forciert vorangetriebenen teils rassenhygienischen, teils rassenhygienisch/rassenkundlichen, teils rassenkundlichen Forschungen und Maßnahmen der nationalsozialistischen Gesundheitssicherung auf.[42]

Neben der entschiedenen Förderung einer rassenkundlich ausgerichteten Rassenhygiene als gesundheitswissenschaftlicher Leitdisziplin sind im Zusammenhang nationalsozialistischer Gesundheitswissenschaften zwei weitere, gegenläufige Entwicklungen anzusprechen: die scheinbare Förderung der Naturheilkunde einerseits und die entschiedene Förderung der naturwissenschaftlichen Medizin einschließlich der Seuchenhygiene andererseits. Die Medizin der Weimarer Zeit läßt sich durch eine tief empfundene Krise kennzeichnen, in deren Mittelpunkt - wie schon ausgangs des 19. Jahrhunderts - die Auseinandersetzungen um das Verhältnis von medizinischem Wissen und ärztlichem Handeln angesichts des naturwissenschaftlich-technischen Wandels standen. Daraus entwickelte sich vordergründig der - wiederum typisch deutsche, auf die Romantik zurückweisende - Weg zur „Ganzheitlichkeit" und „Natürlichkeit", der zum neuerlichen Aufleben der Naturheilkunde führte. Diese Bewegung, an der übrigens keineswegs die geringsten medizinischen Köpfe teilhatten, wurde im Nationalsozialismus als propagandistische Fassade einer angeblichen 'Neuen Deutschen Heilkunde' vordergründig begünstigt.[43] Dahinter wurde die naturwissenschaftliche Medizin entschieden gefördert und ausgebaut: Im Zuge der Kriegsvorbereitungen galt dies sowohl quantitativ als auch qualitativ, so auch im Bereich der klassischen Seuchenhygiene insbesondere zur Bekämpfung der klassischen Kriegsseuchen wie des Typhus' oder des Fleckfiebers.[44]

Die gesundheitswissenschaftlichen Vorstellungen der Rassenhygiene - und an deren für die Zeitgenossen gültigen wissenschaftlichem Charakter kann kein Zweifel sein - und ihre Ziele wurden in nie gekannter Konsequenz und mit nie

---

[42] Vgl. hierzu Hans Walter Schmuhl, Rassenhygiene, Nationalsozialismus, Euthanasie. Von der Verhütung zur Vernichtung 'lebensunwerten Lebens', 1890-1945 (Kritische Studien zur Geschichtswissenschaft, Bd. 75), Göttingen 1987 (2. Aufl. 1992); Peter Weingart, Jürgen Kroll, Kurt Bayertz, Rasse, Blut und Gene. Geschichte der Eugenik und Rassenhygiene in Deutschland, Frankfurt a. M. 1988; Paul Weindling, Health, Race and German Politics between National Unification and Nazism, 1870-1945, Cambridge 1989, als bibliographischen Zugang zur mittlerweile abundanten Literatur zur NS-Medizin s. Christoph Beck, Sozialdarwinismus - Rassenhygiene. Zwangssterilisation und Vernichtung „lebensunwerten" Lebens. Eine Bibliographie zum Umgang mit behinderten Menschen im „Dritten Reich" - und heute, Bonn 1992; 2., erw. Aufl. 1995.

[43] Alfred Haug, Die Reichsarbeitsgemeinschaft für eine Neue Deutsche Heilkunde (1935/36). Ein Beitrag zum Verhältnis von Schulmedizin, Naturheilkunde und Nationalsozialismus, Husum 1985; Detlef Bothe, Neue Deutsche Heilkunde 1933-1945. Dargestellt anhand der Zeitschrift „Hippokrates" und der Entwicklung der volksheilkundlichen Laienbewegung, Husum 1991.

[44] Über die intensive Fleckfieberforschung im Nationalsozialismus einschließlich ihrer weltanschaulichen, politischen und medizin-ethischen Einbindung vgl. demnächst Paul Weindling, Delousing Eastern Europe. German Medical 'Ostraumpolitik' and Epidemic Prevention 1890 to 1945, Oxford 1998/89 (in print).

gekannten öffentlichen Kosten umgesetzt:[45] Trotz vieler Auseinandersetzungen und persönlicher Streitigkeiten im einzelnen muß deutlich sein, daß der exkludierende Charakter der nationalsozialistischen Rassenhygiene und ihre sozialtechnologischen Konsequenzen tiefe Faszination nicht nur in der Alltagswelt, sondern auch in der wissenschaftlichen Welt ausübten. Entgegen der in einzelnen Veröffentlichungen zwar verdienstvollen, aber in der Konsequenz fragwürdigen „Entlarvungs-Geschichte" der Medizin im Nationalsozialismus ist festzuhalten, daß alle medizinischen Greueltaten nach 1939 (Kriegsbeginn!) und nach 1941 (Einfall in die UdSSR!), darunter insbesondere die massenhafte Tötung von Kranken und die medizinischen Versuche an Menschen, erst dadurch verständlich werden, daß die zu vernichtenden Menschen bereits seit 1933 nach rassischen und eugenischen Prinzipien aus der Gesellschaft - und das heißt: aus der „Volksgemeinschaft der rassenreinen und erbgesunden arischen Deutschen" - schubweise ausgeschlossen worden waren. Nach der Entfesselung des Krieges ging es nur noch darum, die bereits vorher gebrandmarkten und ausgesonderten Menschen rasch zu beseitigen und ggf. vorher noch zu verwerten.

Diese Unterscheidung ist hier auch aus anderen Gründen bedeutsam. Eine immer auch exkludierende Funktion ist in der Medizin der Moderne grundsätzlich angelegt und daher allgegenwärtig - im medizinischen Alltag wird dies heute etwa überall deutlich dort, wo über knappe Güter oder Dienstleistungen entschieden wird, besonders also etwa in der Transplantationsmedizin oder in der Begutachtungs- und Sozialmedizin. Die Nationalsozialisten selbst beriefen sich für ihre mit Zwang belegten eugenischen Maßnahmen auf das Beispiel anderer Länder. Tatsächlich hat es - vor 1933 und nach 1945 - eine „Internationale" der Rassenhygieniker gegeben.[46] Die NS-Medizin war also keineswegs ein historischer Unglücksfall, der von niederen, verbrecherischen Existenzen durchgeführt wurde. Ein historischer „Unglücksfall" und verbrecherische Monstren können leicht in der Vergangenheit als „bewältigt" abgelegt werden. Demgegenüber ist festzuhalten, daß sowohl der Nationalsozialismus als auch die Medizin im Nationalsozialismus und ihre bürgerlich-"wohlanständigen" Protagonisten - die sich zudem im Nürnberger Ärzteprozeß auf den hippokratischen Eid beriefen[47] - in einer historischen Abfolge stehen, die dem Projekt der Mo-

[45] Zur normativen Struktur öffentlicher Gesundheitssicherung im Nationalsozialismus vgl. Hans Reiter, Bernhard Möllers, Wilhelm Hallbauer (Hrsg.), Sammlung Deutscher Gesundheitsgesetze, 3 Bde. (I. Band: Erb- und Rassenpflege), Leipzig 1940-1944; Wilhelm Klein (Hrsg.), Der Amtsarzt. Ein Nachschlagewerk für Medizinal- und Verwaltungsbeamte, Jena 2. Aufl. 1943; zur praktischen Durchführung s. Alfons Labisch, Florian Tennstedt, Der Weg zum „Gesetz über die Vereinheitlichung des Gesundheitswesens" vom 3. Juli 1934. Entwicklungslinien und Entwicklungsmomente des staatlichen und kommunalen Gesundheitswesens in Deutschland (= Schriftenreihe der Akademie für öffentliches Gesundheitswesen 13, 1.2), Düsseldorf 1985.

[46] Stefan Kühl, The Nazi connection. Eugenics, American Racism, and German National Socialism, Oxford/New York 1994; ders., Die Internationale der Rassisten. Aufstieg und Niedergang der internationalen Bewegung für Eugenik und Rassenhygiene im 20. Jahrhundert, Frankfurt/New York 1997.

[47] Karl-Heinz Leven, Hippokrates im 20. Jahrhundert. Ärztliches Selbstbild, Idealbild und Zerrbild, in: ders., Cay-Rüdiger Prüll (Hrsg.), Selbstbilder des Arztes im 20. Jahr-

derne immanent ist. Dies befreit Deutschland keineswegs von seiner Verantwortung vor der Geschichte. Es verweist aber darauf, daß die Grundgedanken des Nationalsozialismus und der nationalsozialistischen Medizin den Gesellschaften der Moderne angehören und daher ständig drohen. Deshalb ist es von existenzieller Wichtigkeit, sich mit den Grundgedanken der NS-Medizin auf nachvollziehbare Art auseinanderzusetzen. Angesichts des kollektiven Gesundheitsideals gilt dies insbesondere für die Geschichte einer öffentlichen Gesundheit, einer öffentlichen Medizin und öffentlicher Gesundheitswissenschaften.

2.5 Kollektivistische Sozialhygiene in der DDR, individualistische Sozialmedizin in der BRD

Die Entwicklungen und sozialen Verflechtungen der Gesundheitswissenschaften der Bundesrepublik Deutschland und der Deutschen Demokratischen Republik sind noch weitgehend unerforscht. Die folgenden Aussagen haben daher vorläufigen Charakter.[48] Eine durchdringende Analyse der Gesundheitssicherung in beiden deutschen Staaten ist nur mit dem Blick auf die Gesundheitspolitik vor 1945 bzw. vor 1933 möglich. Denn in der Weimarer Republik und im Nationalsozialismus wurden wesentliche Grundlagen für den gesundheitspolitischen Handlungsspielraum nach 1945 bzw. 1949 gelegt. Beide deutsche Nachfolgestaaten mußten also auf unterschiedliche Weise mit den gleichen „Traditions- und Problembeständen“[49] umgehen. Die Analyse der Gesundheitssicherung muß sich daher auf folgende Untersuchungsebenen richten: die personellen und konzeptionellen Kontinuitäten und Diskontinuitäten sowohl von der Weimarer Republik, ggf. über die Emigration und Remigration in die Nachkriegsgeschichte als auch vom Nationalsozialismus in die Zeit nach dem Zweiten Weltkrieg, ferner die politisch-ideologischen Handlungs- und Entscheidungsebenen, dann die Handlungsträger im Gesundheitswesen und schließlich die konkrete Gesundheitspolitik und ihre Bedeutung für den Ausbau der Sozialstaatlichkeit in beiden Systemen. Theoretisch haben sich einschlägige Untersuchungen nach dem jeweiligen Gesundheitsbegriff zu richten. Denn in

---

hundert. Medizinhistorische und medizinethische Aspekte, Freiburg i.Br. 1994, 39-96; ders., „Dammbruch“, „Schiefe Bahn“ und „Nazi-Analogie“ - Medizinhistorische Anmerkungen zur Euthanasie-Debatte (Vortrag XVI. Würzburger med.-hist. Kolloquium, 26. Okt. 1996), Würzburg 1996 (im Druck (Würzburger medizinhistorische Mitteilungen, Bd. 15, 1997)); ders., Die Erfindung des Hippokrates - Eid, Roman und Corpus Hippocraticum, in: Ulrich Tröhler, Stelle Reiter-Theil (Hrsg.), Ethik und Medizin: 1947-1997. Was leistet eine Kodifizierung von Ethik?, Göttingen 1997, 19-40.

48 Zur Gesundheitspolitik nach 1945 vgl. vorerst A. S. Ernst, „Die beste Prophylaxe ist der Sozialismus“. Ärzte und medizinische Hochschullehrer in der SBZ/DDR 1945-1961, unveröffentlichte phil.Diss., Berlin 1996. Zum politischen Widerstand der Ärzte in der SBZ/DDR als erstes Ergebnis eines Forschungsprojektes W. Krönig, K.-D. Müller, Anpassung. Widerstand. Verfolgung. Hochschule und Studenten in der SBZ und DDR 1945 - 1961, Köln 1994.

49 Begriff nach J. Kocka, Die Geschichte der DDR als Forschungsproblem, in: Ders. (Hg.), Historische DDR-Forschung. Aufsätze und Studien, Berlin 1993, 14.

der Auseinandersetzung der Systeme konnten die entgegengesetzten Deutungen von Gesundheit in einer eher kollektivistisch-sozialhygienischen und einer eher individualistisch-kurativmedizinischen Interpretation maßgebliche Wirkungen entfalten.

Nach dem Ende der Kampfhandlungen galt die vordringlichste Aufgabe dem Kampf gegen Hunger, Krankheiten und Seuchen. Selten vorher und niemals nachher konnte die öffentliche Gesundheitssicherung in ihren seuchenhygienischen (z.B. Typhus) und sozialhygienischen (z.B. Tuberkulose, Geschlechtskrankheiten) Varianten ihre Leistungsfähigkeit besser unter Beweis stellen.[50] In diese Zeit fallen aber auch bereits die grundsätzlichen Entscheidungen über den jeweiligen Aufbau des Gesundheitswesens. In den westlichen Besatzungszonen wurden Modelle eines zentralistischen Aufbaus des Gesundheitswesens eindeutig abgelehnt, die untere Verwaltungsebene sollte im Sinne einer angestrebten Dezentralisierung Deutschlands beim Wiederaufbau des Staatswesens gestärkt werden. Die sowjetische Militärregierung schränkte dagegen die gesundheitspolitischen Befugnisse der Länder bzw. Bezirke in ihrem Besatzungsgebiet sukzessive ein. Mit der Errichtung der „Deutschen Zentralverwaltung für das Gesundheitswesen" wurden die Grundlagen für ein zentrales Ministerium für Gesundheitswesen gelegt, das schließlich 1951 eingerichtet wurde.

Entscheidende Gründe für einen allmählichen Niedergang öffentlicher Gesundheitssicherung in Westdeutschland lagen aber nicht nur im Rahmen allgemeiner weltanschaulich-politischer Vorgaben. Als eine wesentliche Entwicklung ist der Wandel des Krankheitspanoramas einzuschätzen: zumindest in den Industriestaaten traten an die Stelle der akuten und chronischen Infektionskrankheiten die chronisch-degenerativen Krankheiten, hier vor allem die Krankheiten des Herz-Kreislauf-Systems. Mit dem Ende des Zweiten Weltkrieges ist überdies der Aufstieg der modernen individuell-kurativen Medizin anzusetzen. Antibiotika zunächst, dann aber immer diffizilere diagnostische und therapeutische Mittel weckten in den 1950er Jahren in allen Industriestaaten die Hoffnung, daß auch die Massenkrankheiten letztlich kurativ beseitigt werden könnten. Die Gesundheitspolitik setzte daher weltweit neben der klassischen Präventivmaßnahme der Schutzimpfungen (erfolgreich: Pockenschutzimpfung; Impfung gegen Poliomyelitis) auf individualmedizinische Leistungen. Diese wurden jetzt in Forschung und Praxis gefördert und ausgebaut.

In der SBZ bzw. der späteren DDR sollte das Gesundheitswesen auf der Grundlage einheitlicher Prinzipien aufgebaut werden, die ein sozialistisches Gesundheitswesen kennzeichnen: Hierzu gehörten die Staatlichkeit, die Einheitlichkeit und Planmäßigkeit des Gesundheitswesens, der Vorrang der Prophylaxe, die Gesundheitserziehung, die Anwendung der Dispensairemethode, die starke Gewichtung des betrieblichen Arbeits- und Gesundheitsschutzes und

[50] Vgl. hierzu als bislang einzige Untersuchung Hans-Ulrich Sons, Gesundheitspolitik während der Besatzungszeit. Das öffentliche Gesundheitswesen in Nordrhein-Westfalen 1945-1949, Wuppertal 1983.

nicht zuletzt die Einheit von Theorie und Praxis in der Medizin.[51] Die Bedeutung der Gesundheit wurde auch in der Verfassung der DDR in Artikel 35 festgelegt. Hermann Redetzky (1901-1978), der bereits vor 1933 in der Sozialhygiene aktiv war, griff in seiner Konzeption eines sozialistischen Gesundheitswesens auf Erfahrungen aus seiner Tätigkeit im Gesundheitswesen der Weimarer Republik zurück.[52] Sein wesentlicher Gedanke war, die notwendigerweise politischen und administrativen Aspekte öffentlicher Gesundheitssicherung in die politische und administrative Struktur der medizinischen Versorgung einzubinden. Dieses auf die Auseinandersetzungen des öffentlichen Gesundheitswesens der Weimarer Zeit zurückgehende Konzept führte dazu, daß der Kreisarzt in der DDR die fachliche, administrative und auch politische Spitze des Gesundheitswesens auf Kreisebene war. Die gesundheitswissenschaftliche Konzeption in der Form der Sozialhygiene der DDR war gänzlich einer staatlich ausgerichteten Sozialhygiene verpflichtet.[53] Diese gesundheitswissenschaftliche Leitdisziplin folgte einem kollektivistischen Gesundheitsbild, das die Verantwortlichkeit des Einzelnen dem verpflichtenden Charakter gesundheitlicher Maßnahmen hintanstellte. Besonders deutlich wird das etwa im Impfzwang, in verpflichtenden Vorsorgemaßnahmen etc.

Mit Gründung der Bundesrepublik wurde das Gesundheitswesen im Artikel 74 des Grundgesetzes der konkurrierenden Gesetzgebung überantwortet, wenn auch den Bundesländern ein besonderes Gewicht zugesprochen wurde. In der Bundesrepublik konnte sich die präventive Sozialhygiene allerdings auch in einer individualisierten Variante nicht mehr als Leitwissenschaft durchsetzen. Die unter dem Gedanken der „vorbeugenden Gesundheitsfürsorge“ von Wilhelm Hagen (1893-1982), einem maßgeblichen Gesundheitswissenschaftler der Weimarer Zeit, eingebrachten Vorschläge scheiterten in den frühen 1950er Jahren.[54] Dies lag sowohl an der Skepsis gegenüber der Sozialhygiene Weimarer Prägung als auch an dem deutlich erkennbaren Versuch, eine liberalistische Po-

---

[51] Vgl. K. Winter, Das Gesundheitswesen in der Deutschen Demokratischen Republik. Bilanz nach 30 Jahren, 2. überarb. Aufl., Berlin (Ost) 1980, 22ff.

[52] Vgl. H. Redetzky, Entwicklung, Vereinheitlichung und Demokratisierung des öffentlichen Gesundheitswesens, Berlin (Ost) 1947; diese Schrift hatte Redetzky faktisch bereits in den frühen 1930er Jahren als Antwort auf die Krise des städtischen und staatlichen Gesundheitswesens auf der unteren Verwaltungsebene verfaßt.

[53] Vgl. z.B. Alfred Beyer, Kurt Winter, Lehrbuch der Sozialhygiene, Berlin 1. Aufl. 1953; 5. Aufl. 1970; Kurt Winter, Lehrbuch der Sozialhygiene, Berlin 1. Aufl. 1977; 2., überarb. Aufl. 1980; s. auch ders. (Hrsg.), Soziologie für Mediziner, Berlin 1972 (und weitere Aufl.).

[54] Vgl. W. Hagen, Vorbeugende Gesundheitsfürsorge, Stuttgart 1953; 60 Jahre Gesundheitsfürsorge. Ausgewählte Aufsätze von Prof. Dr. W. Hagen, herausgegeben zu seinem 85. Geburtstag, Düsseldorf 1978.; allg. s. aus der Zeit Ludwig von Manger-Koenig, Der öffentliche Gesundheitsdienst zwischen gestern und morgen, in: Öff. Gesundh-Wesen 37, 1975, 433-448, und historisch Alfons Labisch, Florian Tennstedt, Prävention und Prophylaxe als Handlungsfelder der Gesundheitspolitik in der Frühgeschichte der Bundesrepublik Deutschland (1949-ca. 1965), in: Thomas Elkeles u.a (Hrsg.), Prävention und Prophylaxe. Theorie und Praxis eines gesundheitspolitischen Grundmotivs in zwei deutschen Staaten 1949-1990, Berlin 1991, 129-158.

sition gegenüber der kollektiven Orientierung des DDR-Gesundheitswesens aufzubauen. Besonders bedeutsam war ebenfalls, daß das Gesundheitswesen zu einem Konfliktfeld des Föderalismus wurde, der gesundheitsgesetzgeberische Maßnahmen sehr erschwerte, für den Bereich öffentlicher Gesundheitssicherung ab 1964 sogar unmöglich machte. Überdies votierten alle Interessengruppen, vor allem die Ärzteschaft, gegen die öffentliche Gesundheitssicherung. Mitte der 1950er Jahre wurde im Rahmen einer generellen politischen Neuorientierung die Gesundheitspolitik auf neue Leitbegriffe hin orientiert. An die Stelle von Gruppen, denen spezifische Fürsorgemaßnahmen gelten sollten - wie etwa „Mutter und Kind“ - sollte das selbstverantwortliche Individuum treten, das die jeweils notwendigen vorsorgerischen und medizinischen Leistungen aus eigener Einsicht nachfragen kann. Besonders deutlich wird dieser elementare Gedanke in der Strafrechtsreform (Erziehung statt Strafe), bestimmend wurde er auch für die gesamte Sozialpolitik einschließlich der Gesundheitspolitik. Die drei (vier) klassischen Zweige der deutschen Sozialversicherung (Krankheit, Unfall, Invalidität/Alter (später auch: Arbeitslosigkeit)) sollten zu einer allgemeinen Volksversicherung ausgebaut werden, die Sozialhilfe sollte nur noch in besonderen Notlagen greifen.

Im Zusammenhang mit diesem individualistisch-selbstverantwortlichen Menschenbild, im Zusammenhang mit den wachsenden Möglichkeiten der Individualmedizin und im Zusammenhang mit dem Wandel im Krankheitspanorama entwickelte sich darauf in den 1960er Jahren als gesundheitswissenschaftliche Leitdisziplin eine neue Form von „Sozialmedizin“.[55] Um die Risikofaktorentheorie aufgebaut, sahen ihre Vertreter die wesentlichen Ursachen für die Volkskrankheiten - wie Herz-Kreislauf-Krankheiten und „Krebs“ - in bestimmten, individuellen biophysischen Parametern und Verhaltensweisen, die es einmal durch individuelle Verhaltensänderungen zu vermeiden, ggf. aber durch möglichst frühzeitige Diagnose rechtzeitig zu behandeln galt („Krankheitsfrüherkennung“).

Die epidemiologischen und medizinischen Entwicklungen führten weltweit zu einem wissenschaftlichen, personalen, konzeptionellen und wohl auch moralischen Niedergang der öffentlichen Gesundheitssicherung. ‘Community medicine’, ‘family medicine’, Sozialhygiene, Sozialmedizin und ähnliche öffentlich ausgerichtete Konzepte traten gegenüber der individualtherapeutischen Medizin in den Hintergrund. Besonders tief war der Niedergang des öffentlichen Gesundheitswesens, insbesondere aber des öffentlichen Gesundheitsdienstes in der Bundesrepublik Deutschland.[56] Nach entscheidenden konzeptuellen Änderungen bereits in den 1970er Jahren (Primary Health Care/World Health Organization) lebte der Gedanke einer öffentlichen Gesundheitssicherung auch in den Industriestaaten erst Ende der 1980er Jahre wieder auf. Die Gründe zu er-

[55] Hans Schaefer, Maria Blohmke, Sozialmedizin. Einführung in die Ergebnisse und Probleme der Medizin-Soziologie und Sozialmedizin, Stuttgart 1972; M. Blohmke u.a. (Hrsg.), Handbuch der Sozialmedizin, 3 Bde., Stuttgart 1976f.

[56] Vgl. hierzu Labisch, Tennstedt, Der Weg zum „GVG“, 1985.

forschen, dürfte eine interessante Aufgabe sein. Jedenfalls schließen wir mit den Gedanken der 'health promotion', einer 'new public health' und dem - übrigens in Deutschland bereits in den 1920er Jahren geprägten - Begriff „Gesundheitswissenschaft“[57] an den aktuellen Inhalt dieses Handbuches an.

3. Gesundheit, Gesundheitswissenschaften und Handlungsebenen öffentlicher Gesundheitssicherung in der deutschen Geschichte - historisch-systematische Untersuchungen

Aus der Geschichte der Gesundheitswissenschaften wird deutlich, daß öffentliche gesundheitliche Maßnahmen nicht nach den epidemiologisch bekannten Prioritäten und Methoden und damit nicht „krankheits-“ oder „wissenschaftslogisch“ erfolgen. Vielmehr werden sie in einem von Macht und Herrschaft sowie von pluralen Sinn- und Wertgebungen durchtränkten öffentlichen Raum durchgesetzt. Gesundheitswissenschaften, die auf öffentliche Gesundheit gerichtet sind und von rein wissenschaftlichen Erkenntniszielen auf pragmatische Zwecke übergehen, haben sich deswegen unmittelbar und unausweichlich den Problemen der Politik zu stellen. Im Zuge der Rationalisierung aller Lebensverhältnisse als Kennzeichen der Moderne werden öffentliche Gesundheitswissenschaften teils rational-zweckgerichteter, teils legitimatorisch-zielgerichteter Teil von Gesundheitspolitik. Es stellt sich damit unmittelbar die Frage nach den gesellschaftlichen Rahmenbedingungen einer „öffentlichen Gesundheit“. In einer historisch-typologisierenden Zusammenfassung werden die Leitbegriffe Gesundheit, öffentliche Gesundheit und Gesundheitswissenschaften in Bezug auf die gesellschaftlichen Handlungsebenen der Gesundheitssicherung herausgearbeitet. Ziel ist eine abschließende Begriffsklärung in ihren wissenschaftlichen und pragmatischen (d.h.: gesundheitspolitischen) Konsequenzen.

3.1 Gesundheit, öffentliche Gesundheit

Es gibt Abertausende von Versuchen, Gesundheit zu definieren. Diese Definitionen haben immer zugleich - üblicherweise recht deutliche - normative Implikationen (vgl. den vor der Charta von Ottawa gültigen Gesundheitsbegriff der WHO). Diese Begriffe genügen daher weder als wissenschaftliche noch als analytische Begriffe. Deskriptiv beschreiben alle Begriffe von Gesundheit (üblicherweise stillschweigend vorausgesetzte) jetzt und in Zukunft gegebene Handlungsmöglichkeiten bzw. Handlungsreserven - und zwar spezifiziert dadurch, daß sie auf die leiblich-körperlichen - bzw. in wissenschaftlicher Be-

[57] Vgl. Adolf Gottstein, Arthur Schlossmann, Ludwig Teleky (Hrsg.), Handbuch der sozialen Hygiene und Gesundheitsfürsorge, Bd. 1-6, Berlin 1925-1927, ebd. Bd. 1, Grundlagen und Methoden, Berlin 1925, V-VII: die Herausgeber stellen mit Bezug auf Max von Pettenkofers Handbuch der Hygiene (1882) die Begriffe „Gesundheitswissenschaft“ und „Gesundheitswirtschaft“ gegenüber.

trachtung: biologischen - Grundlagen individuellen und gesellschaftlichen (sozialen) Handelns bezogen werden können.

Alle Begriffe von Gesundheit sind über die immanenten Dimensionen der Sinnhaftigkeit menschlichen Handelns und der damit verbundenen Kategorien von Werten und Wissen weltanschaulich durchsetzt. Dies gilt für Deutungen öffentlicher Gesundheit in wesentlich breiterer und tiefer gestaffelter Weise als für Deutungen individueller Gesundheit. Im Sinne der - je nach Betrachtungsweise geschichteten oder durch Lebenslagen zu differenzierenden - Komplexität von Gesellschaft sind entsprechend verschiedene Begriffe von Gesundheit immer Teil allgemeiner Weltanschauung. Öffentliches gesundheitliches Handeln ist daher immer zunächst (gesundheits-) politisches, später auch (gesundheits-) administratives Handeln. Es erstreckt sich entweder auf Ziele und Zwecke relevanter Gruppen innerhalb einer Gemeinschaft oder Gesellschaft oder auf das in einem machtdurchdrungenen Prozeß entstehende Handeln des Staates als verfaßter Gesellschaftlichkeit überhaupt.

Diese allgemeinen Aussagen sind aus folgenden Gründen notwendig: zunächst einmal ist deutlich, daß Gesundheit ein die gesamte Gesellschaft durchdringender Begriff ist. Öffentliches gesundheitliches Handeln ist untrennbar in die weltanschaulichen Orientierungen einer Gesellschaft eingebunden. Gesundheit als Ziel politischen Handelns durchdringt ebenfalls alle gesellschaftlichen Bereiche. Daraus folgt zugleich, daß Gesundheit in ihrer Deutung als spezieller Teilbereich der Sozialpolitik eine zeitbedingte Variante ist, die eng an die Ausbildung moderner Staatlichkeit überhaupt und des modernen Sozialstaats im besonderen geknüpft ist.

Analytisch gewendet bedeutet dies, daß die jeweils vorherrschenden Begriffe von Gesundheit in dieser breiteren Interpretation die allgemeinere Problemstellung erfassen, wie eine Gesellschaft ihre biologischen Ressourcen deutet (z.B. Zahl der Bevölkerung, Qualität der Bevölkerung, Rolle von Frauen gleichsam als humanbiologisches Reproduktionskapital (vgl. den demographischen Begriff „Netto-Reproduktionsziffer“) etc.) und wie sie die daraus resultierenden Ziele in ihrem vorgegebenen Werte- und Regelsystem umzusetzen trachtet. Daraus folgt, daß eine derart angelegte Analyse der Grundlagen von Gesundheitspolitik dazu beitragen kann, grundlegende Werte und Handlungsweisen einer Gesellschaftsformation herauszuarbeiten.

Wenn der Begriff Gesundheit analytisch verwandt werden soll, hat er als kategorialer Begriff zu gelten. Sein bestimmendes Merkmal ist die jetzt und in Zukunft gegebene biologische Grundlage sozialen Handelns. Wie diese biologische Handlungsgrundlage und die ihr immanente Dimension Zeit bestimmt werden, erklärt sich aus der jeweiligen Entwicklung des Verhältnisses der Menschen zur Natur (= Außenwelt), der Verhältnisse der Menschen in Gesellschaft und Gemeinschaft (= Mitwelt) und der personalen Kontrolle der Menschen über sich selbst (= Innenwelt). In diesem dynamischen Beziehungsgefüge birgt Gesundheit als jetzt gegebene und in Zukunft vorausgesetzte biologische Grundlage individuellen und öffentlichen Handelns gleichermaßen Aspekte der

Normalität wie der Normativität: Die - meist un- oder vorbewußte - Voraussetzung individueller und sozialer biologischer Leistungsfähigkeit erscheint unter den - normativ - vorgegebenen Handlungszielen jeweils als „normal“ und wirkt zugleich auf die Interpretation dieser „normalen“ Leistungsfähigkeit zurück. Aspekte von Normalität und Normativität sind folglich jedem Begriff von Gesundheit eigen: sie beeinflussen sich gegenseitig. Die Gesundheitsbegriffe moderner Gesellschaften sind daher immer zugleich naturwissenschaftlich-biologisch deskriptiv als auch individuell und sozial handlungsorientierend normativ. In den Bezügen von Normalität und Normativität läßt sich die Entwicklung sowie die aktuelle Bedeutung auch differenzierter historischer, ethnologischer oder lebensweltspezifischer Deutungen individueller Gesundheit erfassen.

Der Begriff einer öffentlichen Gesundheit ist daran geknüpft, daß eine aktuelle und zukünftige Normalität überindividueller und damit sozialer Körper zunächst wahrgenommen und dann unter normativen Aspekten bewußt gestaltet wird. Öffentliche Gesundheit ist ein tendenziell alle gesellschaftlichen Bereiche durchdringender Begriff. Öffentliche Gesundheit ist daher an Formen von Gesellschaftlichkeit gebunden, die so differenziert sind, daß die biologische Ressource zu einer unerläßlichen Voraussetzung als wesentlich eingeschätzter gesellschaftlicher Ziele wird. Ferner wird öffentliche Gesundheit immer gesellschaftlich organisiert und ist folglich immer von Aspekten der Macht und Herrschaft durchdrungen. Öffentliche Gesundheit impliziert damit immer auch Organisation von Gesundheit.

Öffentliche Gesundheit beschreibt rein nominal die Handlungsreserve überindividueller Vergemeinschaftungs- und Vergesellschaftungsformen. Damit sind alle gesellschaftlichen Handlungsebenen erfaßt, die oberhalb des unmittelbaren Lebenskreises von Individuen in ihren primären Lebensgemeinschaften gegeben sind. Damit werden als wesentliche Vergemeinschaftungsformen Gemeinde und Stadt, als wesentliche Vergesellschaftungsform der Staat erfaßt. Angesichts der vielen und überaus komplexen Dimensionen des Gesundheitsbegriffs unterscheiden sich individuelle und öffentliche Gesundheit fundamental. Es ist evident, daß überindividuelles gesundheitliches Handeln an unterschiedliche gesellschaftliche Werte, Ziele und Machtpotentiale anschließt. Öffentliches Gesundheitshandeln ist demzufolge immer Bestandteil von Politik, ggf. auch von unterschiedlich tief strukturierten Verwaltungen und unterschiedlich mächtigen Gruppen in einer Gesellschaft.

3.2 Öffentliche Gesundheitswissenschaften

Gesundheitswissenschaften sind Wissenschaften, die Aussagen darüber machen, wie Gesundheit beschrieben, erklärt und ggf. vorausgreifend gestaltet werden kann. Gesundheitswissenschaften beziehen sich generell auf individuelle und öffentliche Gesundheit. Gegenüber einer - an sich bereits vieldimensionalen - individuellen Gesundheit sind auf öffentliche Tatbestände gerichtete Gesundheitswissenschaften von vornherein in ein komplexes Feld gestellt.

Der Begriff Wissenschaft umschreibt die intersubjektiv überprüfbare Untersuchung von Tatbeständen und die auf dieser Untersuchung beruhenden systematischen Beschreibungen und Erklärungen. Es ist das besondere Kennzeichen naturwissenschaftlicher Wissenschaften, daß ihre Erkenntnisse ermöglichen, über die ursprünglich untersuchten Tatbestände hinaus weitere Zustände oder Geschehnisse - und zwar auch zukünftig - erklären, damit voraussagen und so technisch gestalten zu können. Die Aussagen der Naturwissenschaft lassen sich demzufolge technisch auf wahrscheinlich oder sicher eintretende Zustände anwenden. Im Zuge dieser modernen Definition von Wissenschaft ist schlüssig, daß die Evidenz wissenschaftlicher Aussagen um so größer erscheint, je zutreffender - und damit: enger - ihre Begriffe gewählt werden und je zutreffender die Vorhersehbarkeit ihrer Aussagen und die daraus folgenden technischen Gestaltungsmöglichkeiten erscheinen.

Der Begriff einer öffentlichen Gesundheit umfaßt immer auch den Bezug auf eine biologische Grundlage gesellschaftlichen Handelns. Da die Bezugsdisziplinen der Gesundheitswissenschaften eher aus dem Bereich der Geistes- und Sozialwissenschaften kommen, verdient der gegebene und unausweichliche Aspekt des - freilich in unterschiedlichsten Formen erscheinenden - Biologischen in der öffentlichen Gesundheit und demzufolge auch in den öffentlichen Gesundheitswissenschaften durchaus betont zu werden.[58] Öffentliche Gesundheitswissenschaften stellen ihrem komplexen Gegenstand einer öffentlichen Gesundheit gemäß ein Konglomerat von Geistes-, Sozial- und Naturwissenschaften dar. Angesichts der verschiedenen, teils gegensätzlichen Denkstile und wissenschaftlichen Kulturen einerseits sowie der unterschiedlich breiten und tiefen Erklärungsansprüche und Ergebnisse andererseits folgt daraus ein durchaus schwieriges Verhältnis. Die Faszination der Bakteriologie läßt sich - in den Quellen zu belegen[59] - dadurch erklären, daß weder die „natürlichen" Umweltverhältnisse - als Gegenstand der Hygiene - noch die sozialen Bedingungen - zunächst als politischer Gegenstand der „Medicinischen Reform" oder später als wissenschaftlicher Gegenstand der Sozialen Hygiene - weiterhin berücksichtigt zu werden brauchten. Die Bakteriologie legitimierte damit einen quasi naturwissenschaftlich-technologischen Zugriff auf komplexe öffentliche Krankheitserscheinungen - mit punktuellen Gewinnen, aber auch mit den entsprechenden Defiziten, wie sie oben angesprochen wurden. Auch die Faszination der Rassenhygiene läßt sich so erklären: unter der langfristigen Perspektive einer völligen Gesundung im Erbmaterial wurde die Gesellschaft - scheinbar -

[58] Julio Frenk, The New Public Health, in: Annual Revue Public Health 14, 1993, 469-490.

[59] Zu der fast hämischen Auseinandersetzung der Bakteriologen mit der „Medicinischen Reform", insbesondere mit Rudolf Virchow vgl. Emil von Behring, Gesammelte Abhandlungen zur ätiologischen Therapie ansteckender Krankheiten, Leipzig 1893, vii-lxxi; Pettenkofer seinerseits schreibt: „Ich würde ja gerne auch Kontagionist werden, die Ansicht ist ja so bequem und erspart alles weitere Nachdenken" (vgl. ders., Ueber Cholera, mit Berücksichtigung der jüngsten Cholera-Epidemie in Hamburg, in: Münchener Medicinische Wochenschrift 39, 1892, 807-817, ebd. 810 (d.i.: Bericht über den berühmten Selbstversuch Pettenkofers vom 7. Okt. 1892 bis 15. Okt. 1892)).

Gegenstand naturwissenschaftlich-rational herleitbarer technologischer Maßnahmen.

Die Analogie zur allgemeinen Geschichte der Medizin erlaubt, die Genese öffentlicher Gesundheitswissenschaften genauer zu bestimmen. Erst von dem Moment an, als die Gesundheitswissenschaften ausdrücklichen Bezug einerseits auf Wissenschaften und andererseits auf das Öffentliche nahmen, kann von öffentlichen Gesundheitswissenschaften gesprochen werden. Diese Aussage erlaubt, die in allen Zeiten und allen Völkern gegebenen Vorstellungen, die sich im weitesten Sinne auch auf eine allgemeine Gesundheit beziehen, nach ihrem gesundheitswissenschaftlichen Charakter hin zu unterscheiden: Historisch in diachroner Perspektive oder ethnologisch in synchroner Perspektive gegebene Vorstellungen, die sich in irgendeiner Weise auch auf die allgemeine Gesundheit des betreffenden Stammes oder Volkes beziehen lassen, fallen damit nicht unter den Charakter von Gesundheitswissenschaften.

Dies wirft die Frage nach dem Beginn einer wissenschaftlich begründeten öffentlichen Gesundheit auf. Die historische Trennlinie ist mit der „Medicinischen Polizey" gegeben: Diese richtete sich erstmals in spezifischer Weise auf eine öffentliche Gesundheit und damit auch auf öffentliche Ursachen von Krankheit und entsprechende öffentliche Maßnahmen. Fraglich bleibt, ob und in welchem Maße die „Medicinische Polizey" den Anspruch auf Wissenschaftlichkeit erheben darf. Denn die Vorschläge der „Medicinischen Polizey" wurden aus dem bekannten medizinischen Wissensbestand und ärztlichen Erfahrungsschatz heraus nach staatstheoretischen Vorgaben lediglich gesammelt. Überdies ist als ein besonderes Kennzeichen öffentlicher Gesundheitssicherung festzuhalten, daß bis in die Zeit des frühen 19. Jahrhunderts Maßnahmen öffentlicher Gesundheitssicherung großenteils ohne, häufig sogar gegen Ärzte und ihre medizinischen Ratschläge entdeckt und durchgesetzt wurden. Die Relevanz einer öffentlichen Medizin und der implizite Gedanke einer öffentlichen Gesundheit wurden durch den Handlungsdruck führender städtischer und staatlicher Schichten entdeckt und vorgegeben. In diesem Sinne muß es auch fraglich bleiben, ob das 'Sanitary Movement', das nach der Cholera-Epidemie von 1831 zumindest in England die moderne kommunale Gesundheitspflege einleitete, eine gesundheitswissenschaftlich legitimierte Bewegung war. Ausschlaggebend waren auch hier zeitgemäße staatstheoretisch-gesellschaftsreformerische Bemühungen, die allerdings erstmals statistisch untermauert wurden.[60] Den Charakter einer öffentlichen Gesundheitswissenschaft erfüllt im strengen Sinne erst die experimentelle Hygiene: sie verfügt als erste über einen

[60] Neben Shryock, Development of Modern Medicine, 1936, vgl. hierzu den Schlüsselaufsatz von Erwin H. Ackerknecht, Anticontagionism between 1821 and 1867, in: Bulletin of the History of Medicine 22, 1948, 562-593; vgl. dazu Margaret Pelling, Cholera, Fever, and English Medicine, 1825-1865, Oxford 1978, sowie Roger Cooter, Anticontagionism and History's Medical Record, in: Peter Wright, Andrew Treacher (Hrsg.), The Problem of Medical Knowledge. Examining the Social Construction of Medicine, Edinburgh 1982, 87-108.

exklusiven - physikalischen, chemischen und statistischen - Theoriebestand, der es ihr erlaubt, auf gesundheitlich relevante öffentliche Phänomene zuzugreifen.

3.3 Eingriffsmittel und Reichweite öffentlicher gesundheitssichernder Maßnahmen auf verschiedenen gesellschaftlichen Handlungsebenen

Alle öffentlichen Gesundheitsleistungen einschließlich der sozialpolitischen Absicherung des Massenrisikos Krankheit durch die gesetzliche Krankenversicherung reagieren auf gesundheitliche Probleme von kollektiver Wahrnehmung und kollektiver Bedeutung. Als solche schaffen sie auch einen kollektiven Nutzen. „Gesundheit“ wird damit als „soziales Gut“ konzeptualisiert, das neben dem Nutzen für die Adressaten immer auch externe Effekte von öffentlichem Interesse befriedigen muß. Das öffentliche Gut Gesundheit ist damit auf qualitativ andere Art als die individuelle Gesundheit in jeweils verschieden strukturierte soziale Felder eingeordnet. Öffentliche Gesundheitsleistungen reagieren einerseits auf allgemeine Lebensverhältnisse und richten sich andererseits auf allgemeine Lebensverhältnisse. Sie sind folglich stets Bestandteil allgemeiner politischer Wahrnehmungen und allgemeiner politischer Strategien und Maßnahmen. Öffentliche Gesundheit ist daher immer sowohl von den Dimensionen Macht und Herrschaft wie von den Dimensionen der Sinn- und Wertsetzung von Gesundheit und Krankheit durchwoben. Eben deshalb hängt die Implementation gesundheitsgerichteter Aktivitäten nicht allein von einer quasi mechanistischen, „krankheitslogischen“ oder „wissenschaftslogischen“ Interaktion zwischen verschiedenen gesellschaftlichen Handlungsebenen und den Gesundheitswissenschaften ab. Vielmehr folgt die Wahrnehmung und Gestaltung einer „öffentlichen Gesundheit“ immer auch ebenso sozialtechnologischen wie sozialutopischen Zielvorstellungen. Öffentliche Gesundheitssicherung ist Bestandteil sozialer Bewegungen in einem politischen, macht- und herrschaftsbesetzten Feld. Usurpation, Zuweisung oder Enteignung von Handlungskompetenzen unter den Begrifflichkeiten der in einem kollektiven Definitionsprozeß herausgestellten Krankheits- und Gesundheitsbegriffe sind daher genuiner Bestandteil der Gesundheitssicherung allgemein und der Gesundheitspolitik im öffentlichen Sektor im besonderen. An diesen unvermeidlichen Phänomenen entzünden sich auch die wiederum zeittypischen medizinkritischen Bewegungen - von den Impfgegnern des frühen 19. Jahrhunderts bis zu den aktuellen Kritikern des ‘Healthismus’.[61]

---

[61] Hagen Kühn, Healthismus. Eine Analyse der Präventionspolitik und Gesundheitsförderung in den U.S.A., Berlin 1993; Petr Skrabanek, The Death of Humane Medicine and the Rise of Coercive Healthism, Bury St. Edmunds 1994; Deborah Lupton, The imperative of health. Public health and the regulated body, London 1995; Eberhard Wolff, Medizinkritik der Impfgegner im Spannungsfeld zwischen Lebenswelt- und Wissenschaftsorientierung, in: Martin Dinges (Hrsg.), Medizinkritische Bewegungen im Deutschen Reich (ca. 1870-ca. 1933), Stuttgart 1996, 79-108.

Aus der historischen Betrachtung ergibt sich gleichfalls, daß zu unterschiedlichen Zeiten jeweils unterschiedliche soziale Träger gesundheitsrelevanter Aktivitäten erscheinen. Hier sind besonders folgende Ebenen zu differenzieren:

- Individuen und ihre primären Lebensgemeinschaften, also Familien, Wohngemeinschaften, Nachbarschaften etc. als Träger alltäglicher Selbst- und Laienhilfe;
- intermediäre Instanzen als - in unterschiedlichem Maße formalisierte - Zusammenschlüsse der spezialisierten Selbst- und Laienhilfe;
- Städte und Gemeinden gleichzeitig als unterste Stufe des politisch-administrativen Systems wie als gegenüber dem Staat relativ offene, unstrukturierte Felder sozialer und politischer Aktivitäten und schließlich
- der Staat als die übergreifende Struktur von Gesellschaftlichkeit.

Die genannten Menschen, Gruppen, Organisationen und Institutionen unterscheiden sich in dem hier zu diskutierenden Zusammenhang vor allen Dingen in der Wahrnehmung von Problemen und den Mitteln ihrer Bewältigung und damit letztlich in ihrer Handlungskompetenz (zum Folgenden auch Abbildung 2).

Die Ebene der primären Lebensgemeinschaften stellt den Bereich der familialen/ lebensweltlichen Selbst- und Laienhilfe dar. Als „Welt gelebter Unmittelbarkeit" ist sie dem Begriff individueller, lebensweltlicher Deutung von Gesundheit zuzuordnen. Obzwar sich öffentliche und private Lebensbereiche in hochdifferenzierten Gesellschaften immer weiter durchdringen, ist der Bereich der lebensweltlichen Gesundheit dem Bereich öffentlicher Gesundheit in gewisser Weise entgegengesetzt. Gesundheit zeichnet sich in der alltäglichen Lebenswelt durch hohe Flexibilität und hohe Sensitivität aus, ist - zum Glück - notwendigerweise uneinheitlich, ungleichmäßig und wenig spezifisch. Der Bereich öffentlicher Gesundheitssicherung wirkt durch Gesundheitserziehung, Gesundheitsberatung, Impfprogramme und weitere der oben genannten, teils mit Zwang behafteten Maßnahmen in die private Lebenswelt hinein.

Eine besondere Rolle in der öffentlichen Gesundheitssicherung hochdifferenzierter Gesellschaften kommt informellen, nicht verfaßten intermediären Instanzen zu. Intermediäre Instanzen sind aufgrund ihrer geringen formellen Ausprägung insbesondere dazu geschaffen, neue gesundheitsrelevante Problemlagen aufzudecken, in die öffentliche Aufmerksamkeit zu führen und nicht nur spezifische Wahrnehmungsdefizite, sondern auch spezifische Handlungsdefizite vor allem der staatlichen Eingriffsverwaltung, aber auch der kommunalen Leistungsverwaltung auszugleichen. Vor allen Dingen sind die intermediären Instanzen auch geeignet, das Handlungspotential der Laienhilfe, der integrationswilligen und integrationsfähigen „Gesundheitsbewegung" also, aufzugreifen und zu lenken. Das deutsche Gesundheitswesen ist weder in seiner Entwicklung noch in seinem aktuellen Aufbau zu verstehen, wenn die freien Aktivitäten im Gesundheitswesen nicht berücksichtigt werden.

Auf der Ebene der Städte wird Gesundheit als Problem wahrgenommen, wenn die jeweilige Leistungsfähigkeit der kommunalen Einheit entweder gefährdet ist oder durch gesundheitsrelevante Aktivitäten gefördert werden kann. Die Wahrnehmungsschwellen und die Interventionsmöglichkeiten des kommunalen Gesundheitswesens sind den regionalen Bedürfnissen angepaßt. Die Interventionsstrategien haben einen kommunaler Politik und kommunaler Selbstverwaltung eigenen, eher informellen und problemnahen Charakter. Die Defizite aus der Sicht der staatlichen Eingriffsverwaltung liegen auf der Hand: die Leistungen sind territorial uneinheitlich und ungleichmäßig, sie sind nur in Maßen spezifisch, und Zwangsmittel können auch dort, wo sie geboten sind (z.B.: Abwehr akuter epidemischer Seuchen (z.B.: Pest, Pocken, Cholera, Gelbfieber)) nur bedingt eingesetzt werden. Dafür ist das städtische Gesundheitswesen geeignet, im Rahmen der kommunalen Leistungsverwaltung differenziert umgebungs- und gruppenbezogen einzugreifen und flexibel auf aktuelle Problemlagen zu reagieren.

Auf der Ebene des Staates hängt die Wahrnehmungsschwelle gesundheitsrelevanter Probleme eng mit der herrschaftlichen Durchstrukturierung des Staatsgebildes zusammen: forensische Medizin im inneren Gewaltmonopol, Militärmedizin im äußeren Gewaltmonopol, verwaltungsgemäße Durchstrukturierung von Volks- und Staatswirtschaft und zuletzt erst Gesundheitssicherung als Aufgabe der inneren Verwaltung. Die staatlichen Interventionsmöglichkeiten - besonders unterschieden gegenüber den Kommunen -, sind spezifisch an die bürokratischen und generalistischen Formen staatlicher Herrschaftsausübung über Verwaltung, Recht, Geld sowie ökologische und pädagogische Interventionen gebunden.[62] Die einheitlichen, flächendeckenden, gleichmäßigen Gesundheitsleistungen des Staates stoßen durch die Notwendigkeit rechtlicher Fixierung und formal-bürokratischer Organisation an ihre Grenzen, wenn es darum geht, regionalspezifische oder lebensweltspezifische Gesundheitsprobleme wahrzunehmen oder adäquat zu behandeln. Dieses strukturbedingte Defizit tritt unter den generellen sozialpolitischen Vorgaben, daß der Staat inzwischen vom Garanten von Rechtssicherheit zum Garanten sozialer Sicherheit geworden ist, immer weiter in den Vordergrund. Dies betrifft insbesondere die Ebenen genuiner Selbstverwaltung und die Ebenen der alltäglichen Lebensführung.

[62] Vgl. hierzu Franz-X. Kaufmann, Sicherheit als soziologisches und sozialpolitisches Problem. Untersuchungen zu einer Wertidee hochdifferenzierter Gesellschaften, Stuttgart 1. Aufl. 1970; 2., umgearb. Aufl. 1973; ders., Elemente einer soziologischen Theorie sozialpolitischer Intervention, in: ders. (Hrsg.), Staatliche Sozialpolitik und Familie, München/Wien 1982, 49-86; ders. (Hrsg.), Staat, intermediäre Instanzen und Selbsthilfe. Bedingungsanalysen sozialpolitischer Intervention, München 1987.

3.4 Merkmale der Interaktion von Gesundheitswissenschaften und gesellschaftlichen Handlungsebenen - Versuch einer Typologie öffentlicher Gesundheitssicherung

Diesen zu differenzierenden Wahrnehmungs- und Handlungsformen verschiedener gesellschaftlicher Handlungsebenen sind die ebenfalls zu differenzierenden Wahrnehmungsformen und Handlungsvorschläge der Gesundheitswissenschaften gegenüberzustellen. Die Gesundheitswissenschaften bewegen sich innerhalb einer Bandbreite spezifischer bis multivariabler/-dimensionaler Theorien. Die Spezifität, bzw. die Varianz der gesundheitswissenschaftlichen Theorien bestimmen das Konzept der jeweiligen vorgeschlagenen Strategien. Je spezifischer eine gesundheitswissenschaftliche Theorie ist, umso unmittelbarer ist sie in einem Ziel-/Mittelmodell umzusetzen: um so höher ist also auch der Normierungs- und Formalisierungsgrad der präventiven Strategie (Impfen bei Infektionskrankheiten, gesundheitlicher Umweltschutz, (internationaler) Strahlenschutz). Je unspezifischer eine gesundheitswissenschaftliche Theorie ist, umso unbestimmter ist sie in einem Ziel-/Mittelmodell umzusetzen: umso geringer ist der Normierungs- und Formalisierungsgrad der abgeleiteten Strategie (Beispiele: Stadt-Assanierung, sozialhygienische Tuberkuloseprophylaxe; Bekämpfung von Geschlechtskrankheiten; AIDS-Prävention). Daraus folgt: spezifische gesundheitswissenschaftliche Theorien lassen sich in individuengerichtete Konzepte der Verhaltensmodifikation, in präventive diagnostische und therapeutische personenbezogene Interventionen sowie in formalisierbares Verwaltungshandeln umsetzen. Unspezifische gesundheitswissenschaftliche Theorien lassen sich in gruppen- oder gemeinschaftsbezogene Konzeptionen der Sicherung und Erweiterung individueller und kollektiver (gesundheitsgerichteter) Handlungskompetenz umsetzen.

Bei den Vorschlägen der Gesundheitswissenschaften handelt es sich folglich um differenzierte Handlungsangebote, die ebenso differenzierte Handlungskompetenzen ansprechen bzw. ausschließen. Spezifische Konzepte haben zwar eine hohe funktionelle Bestimmtheit und damit eine hohe spezifische und (immer) krankheitsbezogene Selektivität. Dafür ist ihre Sensitivität und lebensweltgerichtete Reichweite begrenzt. Sie werden insbesondere bei Adressaten mit informellen Aktionsformen nicht wahrgenommen, während formelle Aktionsformen, darunter insbesondere die Handlungsebene Staat, besonders angesprochen werden. Die unspezifischen gesundheitswissenschaftlichen Konzepte haben zwar eine geringe funktionelle Bestimmtheit, dafür aber eine große Reichweite und Sensitivität bei den Adressaten mit informellen Aktionsformen (primäre Lebensgemeinschaften, Aktionsgruppen, Gemeinden). Adressaten mit formellen Aktionsformen, wie z.B. der Staat, werden hingegen durch diese Konzepte nicht angesprochen.

Die immanenten Dimensionen der Übernahme gesundheitsrelevanter Aktivitäten auf seiten der sozialen Handlungsträger und die Konzeptualisierung entsprechender Strategien durch die Gesundheitswissenschaften bedingen nun, daß die differenzierten Vorschläge verschiedener Gesundheitswissenschaften mit den differenzierten Problemwahrnehmungen sozialer Handlungsträger übereinstimmen müssen, um in das Handlungsinventar des Akteurs übernommen zu werden. Präventive Strategien werden mithin dann angenommen, wenn sie sich sinnvoll in die Problemsicht, den Problemlösungsbedarf und die Handlungskompetenz eines Akteurs einordnen lassen - dies gilt für das gesamte Spektrum von der individuellen und kollektiven Verhaltensmodifikation über die präventive Gestaltung von Arbeits- und Lebenszusammenhängen bis hin zur sozialpolitischen Absicherung des Massenrisikos Krankheit.

Daraus folgt, daß die Formen der Gesundheitssicherung, die den Raum wissenschaftlicher Programmatik überschreiten und tatsächlich implementiert werden, nur im Rahmen sozialer Wahrnehmung und sozialer Aktionen möglich sind. Die wirklich durchgesetzten Formen öffentlicher Gesundheitssicherung beruhten also jeweils auf der kollektiven Wahrnehmung sozialer Akteure, die Gesundheit als so bedeutsam ansahen, daß ein Interaktionsprozeß mit den Gesundheitswissenschaften einsetzte, der zu praktischen Konsequenzen führte: Handlungsträger und Wissensträger müssen folglich in Teilbereichen dekkungsgleich interagieren.

Zeitpunkt, Art und Ergebnis dieser Interaktion werden ihrerseits durch den sozialen Wandel bestimmt, der verschiedene gesellschaftliche Handlungsebenen zu verschiedenen Zeiten in unterschiedlichem Ausmaße erfaßt. So erklärt sich das historisch-typologische Ergebnis, daß zu unterschiedlichen Zeiten jeweils unterschiedliche soziale Akteure gesundheitsgerichteter Aktivitäten in den Vordergrund treten. So erklärt sich ebenfalls der aktuelle Eindruck, daß gesundheitsgerichtete Aktivitäten auf unterschiedlichen gesellschaftlichen Handlungsebenen jeweils unterschiedlich aufgefaßt werden.

Historische Beispiele für diese Aussagen sind:

- Die weitgehend programmatische, allerdings in richtungsweisenden Ansätzen verwirklichte „medicinische Polizey“ als Bestandteil der herrschaftlichverwaltungsgemäßen Durchstrukturierung des absolutistischen Wohlfahrtsstaates;
- die hygienische Assanierung der Städte als Bestandteil der bürgerlichliberalen Bewegung im restaurativ-konservativen Staat während der ersten Phase der Industrialisierung;
- die Förderung und der Ausbau der Bakteriologie (Militär- und Tropenmedizin) durch das Reich und Preußen und die Bismarcksche Sozialpolitik (gesellschaftspolitische Kanalisierung der individualisierten Risiken Krankheit, Unfall und Alter) als Bestandteile der inneren und äußeren Reichsgründung;
- die kommunale Gesundheitsfürsorge als Bestandteil der Politik der kommunalen Spitzenverbände, die Kommunen in der Weimarer Republik als „dritte Kraft“ neben Reich und Ländern zu etablieren;

– in der Perversion der Gesundheit von einem sozialen Gut zu einer sozialen Kategorie in der NS-Zeit - im harten Kern verwaltungsgemäß umgesetzt durch den neu gegründeten staatlichen öffentlichen Gesundheitsdienst.

Gesundheitsgerichtete medizinische Konzepte und Strategien, die keinen (mächtigen) sozialen Handlungsträger finden, bleiben hingegen auf der Ebene der Programmatik stecken. Musterbeispiel ist die „Medicinische Reform" von 1848/49: als Bestandteil der bürgerlich-liberalen Bewegung ging sie mit dem Einsetzen der Restauration an inneren und äußeren Widersprüchen und Konfrontationen zugrunde.

Die Aufmerksamkeitsschwelle gegenüber der Notwendigkeit öffentlicher Gesundheitssicherung wird so durch gesellschaftliche Differenzierungs- und Integrationsprozesse bestimmt, die in einem gegebenen politischen Rahmen durch allgemeine gesellschaftspolitische Ziele und entsprechende Wahrnehmungsmuster verarbeitet werden. Die Politikfelder öffentlicher Gesundheitssicherung wechseln also auf diejenigen Handlungsebenen, die jeweils neue Verdichtungsräume sozialen Wandels darstellen. Dort wird das Problem eines „sozialen Körpers" jeweils spezifisch neu wahrgenommen und in neuer Form bearbeitet. Daraus folgt zugleich, daß neue Wahrnehmungen und Problembearbeitungen einer öffentlichen Gesundheit immer auch Bestandteile allgemeiner politischer Werte und Ziele sind, so daß sich in der Rückschau auch die politischen Kräfte und gesellschaftlichen Träger öffentlicher Gesundheitsleistungen ausmachen lassen.

Abbildung 1: Disziplinen der Gesundheitswissenschaften und Handlungsebenen der Gesundheitssicherung

Gesundheitswissenschaft	Bezugsdisziplin	„skandalisierte“ Krankheit	Interventionsobjekt	Interventionsziel	Interventionssubjekt	gesellschaftliche Handlungsebene
?	Humoralpathologie	„Pest“	„Miasma“	‘sanitas terrae’	Ges.-Räte; Colleg.	**Spätmittelalterl. Stadt**
?	?	?	?	staatliche Verwaltung	Gerichtsm., Coll.	**Territorialstaat**
Medicinische Polizey	Humoralpathologische Empirie		Bevölkerung	‘Peuplierung’	Med. - u. Sanitätsaufsicht (Coll.)	**absolutistischer Wohlfahrtsstaat**
experimentelle Hygiene	Chemie, Physik, Statistik	akut epidemische Infektionskrankheiten	Umwelt	Assanierung	Leistungsverwaltung	**Industriestädte**
Bakteriologie	Mikrobiologie, Epidemiologie	akut endemische Infektionskrankheiten	Krankheits-Keim (bzw. Keimträger)	Vernichtung des Keimes	Medizinal-Untersuchungs-Amt	**Staat**
Konstitutionshygiene	Physiologie, Mikrobiologie	Variabilität v. Virulenz u. Konstitution	Disposition und Exposition	Stärkung der Konstitution	(Vereinswesen (?))	**?**
Soziale Hygiene	Sozial- und Wirtschafts-wissenschaften	chronisch-endemische Infektionskrankheiten	sozial definierte Merkmalsträger	Beseitigung sozial pathogener Faktoren	Vereinswesen; Allgemeine Fürsorge	**Industriestädte/ -regionen**
Rassenhygiene	Biologie, Genetik	Vererbung	Erbgut	Auslese / Förderung	„Amtsärzte“	**Staat**
Sozialhygiene	Sozial- und Wirtschafts-wissenschaften	gefährdete / gefährdende Gruppen	gesamte Bevölkerung	‘Menschenökonomie’; Planwirtschaft	städtisches Gesundheitsamt; Arbeitsgem.	**(Sozial-) Staat, Stadt**
Rassenhygiene / Rassen-kunde	Biologismus	„Rassenfremde“, Erbkranke	„‘arische’ Volksgemein-schaft“	„‘arischer’ Volkskörper“	Gesundheitsämter; „Gesundheitsfürsorge“	**„Staat“, Partei**
Sozialhygiene	Medizin, Sozialwissenschaft		gesamte Bevölkerung	Gesundheit als öffentliches Gut	staatliches/betriebliches Gesundheitswesen	**Staat (sozialistischer Sozialstaat)**
Sozialmedizin	Physiologie, Epidemiologie	Risikofaktoren, Stress	individuelle Risikoträger	Gesundheit als soziales Gut	GKV; Screening-Programme	**Staat (Rechts- u. Sozialstaat)**
‘New Public Health’	Soziologie, Gesundheits-bericht.	„neue Morbidität“	gesundheitliche (Eigen-)Initiativen	Gesundheitsförderung	unmittelbarer Lebensbereich	**Stadt, intermediäre Instanzen**

Abbildung 2: Eingriffsmittel und Reichweite öffentlicher gesundheitssichernder Maßnahmen auf verschiedenen gesellschaftlichen Handlungsebenen

gesellschaftliche Handlungsebene	**Eingriffsmittel**	**Reichweite/Vorteile** (in Bezug auf die Handlungsebene)	**Reichweite/Nachteile** (in Bezug auf andere Handlungsebenen)
Staat	formal-bürokratische Eingriffsverwaltung; Leistungen über Recht und Geld	flächendeckend, einheitlich, gleichmäßig; hohe Spezifität; evtl. Zwangsmittel, z.B: BSG (Pest, Pocken, Cholera etc.)	undifferenziert, unflexibel; geringe Sensitivität; Ebene der Selbstverwaltung wird bedingt, Ebene der alltäglichen Lebenswelt wird nicht erreicht
Stadt	(bedingt formal-bürokratische) Leistungsverwaltung mit relativem regionalem und lebensweltspezifischem Spielraum	formal und professionell flexibel; differenziert umgebungs-/gruppenbezogen; mittlere Sensitivität	territorial uneinheitlich; in Erfassung und Leistung ungleichmäßig; mittlere Spezifität (Zwangsmittel ?)
intermediäre Instanzen	informelle (aktionistische) gruppen- bzw. problembezogene Laien- und Selbsthilfe	hohe Flexibilität, hohe Sensitivität, alltägliche Lebenswelt der Adressaten wird erreicht	uneinheitlich, ungleichmäßig, bedingte Spezifität, (Zwangsmittel ?)
primäre Lebens-gemeinschaften	familiale / lebensweltliche Laien- und Selbsthilfe (Welt gelebter Unmittelbarkeit)	hohe Flexibilität, hohe Sensitivität (alltägliche Lebenswelt)	uneinheitlich, ungleichmäßig, keine Spezifität

Einige kommentierte Literaturhinweise

Neuere Gesamtübersichten/Monographien zur Geschichte der Gesundheitswissenschaften in Deutschland, insbesondere auch in ihrer Einordnung in die gesundheitsbezogene Wissensproduktion einerseits und ihre gesellschaftlichen Abhängigkeiten bzw. Wirkungen andererseits, gibt es nicht. Zu empfehlen sind daher nach wie vor:

Alfons Fischer, Geschichte des deutschen Gesundheitswesens, Bd. 1: Vom Gesundheitswesen der alten Deutschen zur Zeit ihres Anschlusses an die Weltkultur bis zum Preußischen Medizinaledikt (Die ersten 17 Jahrhunderte unserer Zeitrechung); Bd. 2: Von den Anfängen der hygienischen Ortsbeschreibungen bis zur Gründung des Reichsgesundheitsamtes (Das 18. und 19. Jahrhundert), Berlin 1933 (ND: Hildesheim 1965),

George Rosen, A History of Public Health, New York 1958 (Neudruck (als Taschenbuch): Baltimore 1993).

Diese beiden Monographien sind in ihrer Konzeption veraltet (implizite Fortschrittsgeschichte auf normativer Quellenbasis) und erreichen die neuere Zeit nicht (Fischer endet mit der Gründung des Kaiserlichen Gesundheitsamtes (1876), Rosen mit der bakteriologischen Ära und ihren Nachwirkungen), bieten jedoch reiches Material, das von Fischer und Rosen als Praktikern der öffentlichen Gesundheitssicherung pragmatisch dargelegt wird.

Eine sinnvolle Aufsatzsammlung ist daher auch:

George Rosen, From Medical Police to Social Medicine. Essays on the History of Health Care, New York 1974.

Als Forschungsübersicht zur Geschichte öffentlicher Gesundheit einschließlich der Gesundheitswissenschaften mit umfangreichen Literaturangaben vornehmlich für die USA vgl.

Elizabeth Fee, Public Health, Past and Present: A Shared Social Vision, in: Rosen, History of Public Health, (Neudruck Baltimore) 1993, ix-lxvii.

Als Forschungsübersicht zur Geschichte öffentlicher Gesundheit einschließlich der Gesundheitswissenschaften mit Übersichtsaufsätzen und umfangreichen Literaturangaben vornehmlich für Großbritannien bzw. den angloamerikanischen Sprachraum vgl.

Dorothy Porter (Hrsg.), The History of Public Health and the Modern State (= Clio Medica 26; The Wellcome Institute Series in the History of Medicine), Amsterdam/Atlanta 1994 (s. besonders ebd. 1-44: dies., Introduction).

Vergleichbare Forschungsübersichten zur Geschichte öffentlicher Gesundheit einschließlich der Gesundheitswissenschaften in Deutschland gibt es derzeit nicht. Hinweise zur aktuellen Forschungssituation sind jedoch folgenden Rezensions-Essays zu entnehmen:

Alfons Labisch, Reinhard Spree, Neuere Entwicklungen und aktuelle Trends in der Sozialgeschichte der Medizin in Deutschland. Rückschau und Ausblick, in: Vierteljahrschrift für Sozial- und Wirtschaftsgeschichte 84, 1997, 171-210 (Teil 1), 305-321 (Teil 2)

Alfons Labisch, Jörg Vögele, Stadt und Gesundheit. Anmerkungen zur neueren sozial- und medizinhistorischen Diskussion in Deutschland, in: Archiv für Sozialgeschichte 37, 1997, 181-209.

Zur Geschichte der öffentlichen Gesundheitssicherung in Deutschland im 19. und 20. Jahrhundert unter besonderer Berücksichtigung der Weimarer Republik und der frühen NS-Zeit vgl. ausführlich

Alfons Labisch, Florian Tennstedt, Der Weg zum „Gesetz über die Vereinheitlichung des Gesundheitswesens" vom 3. Juli 1934. Entwicklungslinien und Entwicklungsmomente des staatlichen und kommunalen Gesundheitswesens in Deutschland (= Schriftenreihe der Akademie für öffentliches Gesundheitswesen 13, 1.2), Düsseldorf 1985.

Zu den idealtypisch gefaßten historischen Entwicklungen individueller und öffentlicher Gesundheit in ihrer philosophisch-anthropologischen Dimension vgl.

Alfons Labisch, Homo Hygienicus. Gesundheit und Medizin in der Neuzeit, Frankfurt a.M./New York 1992.

Zur Geschichte der vorherrschenden Krankheiten und Todesursachen vgl.

Kenneth F. Kiple (Hrsg.), The Cambridge World History of Human Disease, Cambridge 1993.

Zahlreiche Aspekte, die für die Geschichte der Gesundheitswissenschaften im besonderen und allgemein für die öffentliche Gesundheitssicherung relevant sind (z.B.: 'environment', 'ecology of disease', 'diseases of civilisation', 'public health', 'epidemiology', 'personal hygiene', 'health economics', 'internationalism in medicine and public health', 'medical technology', 'medical sociology', 'demography' etc.) werden in kurzen, allerdings nahezu völlig auf den angloamerikanischen Sprachraum begrenzten Einführungen abgehandelt in:

William F. Bynum, Roy Porter (Hrsg.), Companion Encyclopedia of the History of Medicine, 2 Bde., London/New York 1993.

Christoph Trautner und Michael Berger

Medizinische Grundlagen der Gesundheitswissenschaften

Medizinische Grundlage der Gesundheitswissenschaften ist die gesamte Medizin. Insofern ließe sich hier einfach auf einschlägige Handbücher, Enzyklopädien und voluminöse Standardwerke der verschiedenen medizinischen Disziplinen und Spezialgebiete verweisen. Die auf die Gesundheit von Populationen gerichteten Forschungsgebiete der Gesundheitswissenschaften sehen jedoch diese medizinischen Grundlagen von einem anderen Blickwinkel aus als der an Diagnostik und Therapie am individuellen Patienten ausgerichtete Arzt. Deshalb sollen hier einige für die Gesundheit der Bevölkerung in den deutschsprachigen Ländern besonders relevante Krankheitsbilder herausgegriffen werden. An ihnen soll exemplarisch aufgezeigt werden, welche Faktoren Gesundheit und Krankheit in besonderer Weise beeinflussen, und welche Interventionsmöglichkeiten sich auf den verschiedenen Ebenen ergeben.

Ein besonderer Schwerpunkt soll dabei auf die vielfältigen Ansatzpunkte der Prävention gelegt werden. Dies erfordert die Klärung von Begriffen, die in der Diskussion um Prävention üblich sind. Die optimale Situation liegt vor, wenn schon die Ursache möglicher Gesundheitsbeeinträchtigungen ausgeschaltet wird (z.B. Vermeidung der Exposition gegenüber kanzerogenen Stoffen): primäre Prävention. Häufig gelingt es jedoch nur, die Verschlimmerung bereits eingetretener oder im Ansatz vorhandener Erkrankungen zu verhüten, z.B. durch Früherkennung von Karzinomen und anschließende Entfernung, bevor es zur Ausbreitung der Erkrankung kommt: sekundäre Prävention. Wenn das Ziel die Wiederherstellung verlorengegangener Funktionen und die Verhütung einer weiteren Verschlimmerung im Rahmen eines fortschreitenden Krankheitsprozesses ist, spricht man von tertiärer Prävention oder Rehabilitation.

1. Herz-Kreislauf-Erkrankungen

Herz-Kreislauf-Erkrankungen stehen heute an der Spitze der Todesursachen in Deutschland und anderen Industrieländern. Auch wenn sich hinter der Mortalitätsstatistik manche Schwierigkeiten der exakten Erfassung, Definition und Bewertung von Erkrankungen und Todesursachen verbergen, muß man doch davon ausgehen, daß hier ein wesentliches Gesundheitsproblem der heute in diesen Ländern lebenden Bevölkerung liegt. Von 100.000 Bundesbürgern starben laut amtlicher Todesursachenstatistik 1993 insgesamt 1.101, davon 541 an Krankheiten des Kreislaufsystems (BMG 1995). Diesem vielfach lamentierten Umstand steht allerdings zum einen die Grunderkenntnis der Public-Health-

Forschung gegenüber, daß mit Anstieg der Lebenserwartung in einer Bevölkerung grundsätzlich eine Zunahme der Herz-Kreislauferkrankungen als Todesursache verbunden ist. Bei Anstieg der Lebenserwartung einer Bevölkerung über den „turning point" von ca. 55 Jahren wird der Herz-Kreislauf-Tod zwangsläufig zur Mortalitätsursache der ersten Ordnung (Preston 1976). Jegliches ehrgeizige Präventionsprojekt findet hier an der Sterblichkeit des Menschen seine Grenze. Zum anderen geht in West-Deutschland die Gesamtmortalität seit 1970, die Herz-Kreislauf-Mortalität seit 1985 zurück (BMG 1995).

Im Laufe des Lebens kommt es zu einer zunehmenden Verhärtung und Wandstarre der Arterien. Es bilden sich Ablagerungen an den Wänden der Arterien, die sich als Thromben mit dem Blutstrom fortbewegen und zur Verlegung kleinerer Arterien führen können oder durch zunehmendes Wachstum zu einer immer weiteren Einengung der Gefäße und letztlich zum gänzlichen Verschluß führen. Die pathogenetischen Mechanismen, die bei diesem als Arteriosklerose bekannten Vorgang zusammenwirken, sind komplex und noch keineswegs verstanden. Als wesentliche pathogenetische Faktoren gelten unter anderem die Erhöhung des arteriellen Blutdrucks, Störungen des Fettstoffwechsels mit erhöhten Blutlipiden sowie eine verstärkte Neigung der an der Blutgerinnung beteiligten Thrombozyten, sich zusammenzuballen und Gerinnsel zu bilden. Dabei kann der erhöhte Blutdruck einerseits ein Faktor der Arterioskleroseentstehung sein. Auf der anderen Seite führt die bereits eingetretene Wandstarre der Arterien zur Blutdruckerhöhung. Es wird auch angenommen, daß eine genetische Disposition zur Arteriosklerose bestehen kann. In jüngster Zeit wird verstärkt eine mögliche Rolle von Entzündungsvorgängen bei der Arterioskleroseentstehung diskutiert.

Je nachdem, an welcher Stelle des Gefäßsystems der Verschluß auftritt, kommt es zu verschiedenen klinischen Krankheitsbildern: Ein Verschluß der für die Sauerstoffversorgung des Herzens notwendigen Herzkranzgefäße (Koronarien) zeigt sich als Herzinfarkt. Ein Verschluß von Hirngefäßen führt zum apoplektischen Insult (Schlaganfall). Sind periphere Arterien betroffen, zum Beispiel an den Beinen, kommt es zu Durchblutungsstörungen als Ausdruck einer peripheren arteriellen Verschlußkrankheit. In der Regel sind durch die Arteriosklerose viele Gefäßregionen betroffen. Die Krankheit entwickelt sich über Jahrzehnte, bis es unter Umständen plötzlich zu einem möglicherweise tödlichen Verschluß kommen kann. In den letzten Jahren wurden neue Erkenntnisse zu den auslösenden Faktoren akuter Ereignisse wie Herzinfarkte gewonnen (Willich, Lewis, Löwel, Arntz, Schubert & Schröder 1993; Willich, Löwel, Lewis, Hörmann, Arntz & Keil 1994).

Diesen aus der pathophysiologischen Forschung bekannten Zusammenhängen steht das Konzept der Risikofaktoren gegenüber, das aus der Forschungstradition der Epidemiologie stammt. Beginnend zu Ende der vierziger Jahre mit der inzwischen legendären Framingham-Studie wurde in einer Vielzahl von Studien versucht, leicht zu messende physiologische oder Verhaltens-Faktoren herauszufinden, die mit einem erhöhten Risiko für das Neuauftreten (Inzidenz) der

Arteriosklerose und ihrer Folgekrankheiten korrelieren. Dabei wurden im wesentlichen die folgenden „Risikofaktoren“ ausgemacht: Rauchen, Bluthochdruck (Hypertonie), erhöhte Konzentrationen vor allem des Cholesterins, aber möglicherweise auch anderer Fette (Triglyceride) im Blutserum. Darüber hinaus wurden auch Bewegungsarmut, Übergewicht und zum Teil auch bestimmte psychische Faktoren (die sogenannte Typ A-Persönlichkeit) als Risikofaktoren angesehen. Insgesamt wurden über die drei gesicherten (primären) Risikofaktoren der Arteriosklerose bzw. der koronaren Herzkrankheit („Risikofaktoren erster Ordnung“) hinaus aufgrund von epidemiologischen Untersuchungen unterschiedlicher Wertigkeit und Relevanz in der Literatur bis zur Mitte der achtziger Jahre ca. 250 Risikofaktoren „identifiziert“. Diese Angaben beruhten zum größten Teil auf wenig aussagekräftigen Querschnittuntersuchungen, aber zum Teil auch auf prospektiven Studien. Diese horrende Zahl an hypothetischen Risikofaktoren mag als Hinweis auf die vielfach unseriöse Basis der Risikofaktorenmedizin als eines zur Zeit wuchernden (und prosperierenden) Zweiges der Präventivmedizin an dieser Stelle genügen. Es zeigt sich, daß einige dieser Risikofaktoren mit pathophysiologischen Erkenntnissen übereinstimmen. Die epidemiologische Forschung ist jedoch ihrer Natur nach nur in der Lage, Korrelationen zwischen Faktoren und bestimmten Ereignissen (z.B. Herzinfarkten) zu erkennen, nicht jedoch, pathophysiologische Mechanismen zu untersuchen. Ob die Reduktion eines Risikofaktors (z.B. Blutfette) auch zu einer Verringerung des Risikos führt, läßt sich nur durch Interventionsstudien klären. Ein großer Teil des enormen Aufwandes in der heutigen Medizin zielt auf die „Verbessung“ von Laborbefunden, ohne daß der Effekt auf Lebensqualität und Mortalität nachgewiesen wäre. Vor solchen Trugschlüssen sei hier daher ausdrücklich gewarnt (Skrabanek 1989).

Von erheblicher Bedeutung ist in diesem Zusammenhang die Definition von Normalwerten. Bis vor einigen Jahren wurde beispielsweise der Normbereich für die Cholesterinkonzentration im Serum so wie in vielen Bereichen der Medizin üblich definiert: als Mittelwert plus/minus die doppelte Standardabweichung einer repräsentativen Stichprobe aus einer Population ohne erkennbare Krankheitszeichen. Mit dieser Methode kam man auf eine obere Normgrenze von etwa 260 mg/dl. Epidemiologische Studien haben jedoch ergeben, daß das Risiko einer koronaren Herzerkrankung schon ab etwa 180 mg/dl mit der Cholesterinkonzentration steigt. Deshalb wird jetzt vielfach schon ein Wert von 200 mg/dl als Grenzwert betrachtet, mit der Konsequenz, daß per definitionem die überwiegende Mehrheit der Bevölkerung ohne erkennbare Erkrankung außerhalb des so definierten Normbereichs liegt. Es bedarf gründlicher Abwägung von möglichem Nutzen und Risiken, bevor aus solchermaßen definierten Normwerten therapeutische oder irgendwelche anderen Konsequenzen gezogen werden.

In den achtziger Jahren wurden sogenannte Interventionsstudien durchgeführt, die die Frage nach dem Erfolg einer gezielten Beeinflussung von in epidemiologischen Studien identifizierten Risikofaktoren in einer Bevölkerung untersuchen sollten. Nur bei positivem Ausfall dieser Studien kann man für den betreffenden Risikofaktor tatsächlich davon ausgehen, daß es sich um einen „kausalen“ Risikofaktor handelt. Anderenfalls sollte man allenfalls von einem „Risikomarker“ sprechen. Für die drei primären Risikofaktoren der Arteriosklerose/koronaren Herzkrankheit haben sich dabei recht differenzierte Befundkonstellationen ergeben. Wiewohl man die verschiedenen Krankheitsrisiken des Zigarettenrauchens nicht in Form von prospektiven randomisierten Interventionsstudien untersuchen kann, ist der schwerwiegende Risikocharakter des Rauchens in einer Vielzahl von Studien dokumentiert und unbestritten akzeptiert. Für die Hypertonie konnten in den letzten 20 Jahren verschiedene Interventionsstudien mit eindeutig positivem Nachweis des schweren/mittelschweren Bluthochdrucks als kausaler Risikofaktor für die kardiovaskuläre Morbidität und Mortalität vorgelegt werden. In jüngster Zeit wurden darüberhinaus Untersuchungen publiziert, die auch für die milde Hypertonie (diastolischer Blutdruck bis maximal 104 mm Hg) ein kausales Risiko und damit die unbedingte Behandlungsindikation (auch beim älteren Menschen) darlegen. Diese Schlußfolgerungen sind allerdings nicht unwidersprochen geblieben.

Wesentlich komplexer stellt sich die Sachlage und die Argumentation hinsichtlich des Risikocharakters des Serumcholesterins dar. So konnte durch eine Reihe von Interventionsstudien bei Männern mit Hypercholesterinämie im mittleren Lebensalter (Helsinki Heart Study, Lipid Research Clinical Study, MRFIT) tatsächlich im Rahmen eines primär-präventiven medizinischen Ansatzes durch die Senkung des Serumcholesterin-Spiegels eine Verringerung der Morbidität an koronarer Herzkrankheit erreicht werden. Zu einer Senkung der Mortalität kam es jedoch nicht. Trotzdem wurde von einflußreichen Kreisen der Ärzteschaft in den USA und auch in Europa gefolgert, daß eine aggressive Strategie zur Erkennung von Personen mit erhöhten Cholesterinwerten und zu deren massiver Senkung angewendet werden soll (Ergebnis der „Konsensus-Konferenz“ 1986 in Neapel.) Im Gegensatz zu diesen mit großem Aufwand verbreiteten „Consensus“-Empfehlungen zur Durchführung von Populations-Screening und Interventions-Maßnahmen hinsichtlich des Serum-Cholesterins ist die Datenlage hierzu sehr unübersichtlich und widersprüchlich und man muß vielmehr eindeutig von einem „Non-Consensus“ sprechen. Erst in den letzten Jahren zeigten Interventionsstudien mit Substanzen aus der Gruppe der Statine Verringerungen der Mortalität in der Sekundärprävention (also bei Menschen mit bereits manifester Herzerkrankung) bei Männern und Frauen (4S-Studie) und in der Primärprävention bei Männern (West Of Scotland-Study) (SSSSG 1994, 1383-1389; Shepherd & Cobbe 1995, 1301-1307). Für den Wert einer Lipidsenkung als Primärprävention bei Frauen oder mit anderen Medikamenten als Statinen gibt es bisher jedoch keine Belege. Auch ist nach wie vor der Nutzen einer Lipidsenkung bei älteren Menschen sehr fraglich. Auch bei Interventionen mit nachgewiesener Wirksamkeit muß bedacht werden, daß meist viele Menschen über Jahre hinweg behandelt werden müssen, um wenigen von ihnen zu nutzen. Dies erfordert eine sehr sorgfältige, bisher meist zu wenig durchdachte, Abwägung von Nutzen und Nebenwirkungen. Die Abwägung des Pro und Contra von Maßnahmen zu Bevölkerungs-Screening und Intervention und deren Cost-Effectiveness-Analyse für die Bevölkerung und das Individuum ist ein so komplexes Thema, daß es keineswegs allein der Ärzteschaft zur Entscheidung überlassen werden darf, sondern vielmehr der multidisziplinären Anstrengung der Public-Health-Disziplin bedarf.

Diagnostische Maßnahmen bei der Arteriosklerose, bevor es zu einem Gefäßverschluß gekommen ist, zielen darauf ab, Anzeichen der Gefäßerkrankung und Risikofaktoren zu erkennen: Messung des Blutdrucks, Suche nach Frühzeichen einer Herzerkrankung im EKG, vor allem Belastungs-EKG, der Röntgenaufnahme des Thorax, Suche nach Gefäßeinengungen besonders der Hals-, Bauch- und Beingefäße durch Auskultation (Strömungsgeräusche) und Dopplersonographie, sowie weitergehende angiologische Untersuchungen wie die arteriographische Darstellung der Gefäße.

Die Therapie der Arteriosklerose besteht einerseits in der invasiven (interventionell-angiologischen oder gefäßchirurgischen) Desobliteration oder Bypass-Chirurgie und andererseits in der therapeutischen Bemühung, den arteriosklerotischen Prozeß im Sinne der Sekundärprävention zum Stillstand zu bringen oder zu verlangsamen. Hinsichtlich der letztgenannten Bemühungen ist auf die Anstrengungen zur Elimination der drei primären Risikofaktoren (s.o.) zu verweisen. Darüber hinaus wird der Steigerung der körperlichen Aktivität (z.B. durch Trainingsprogramme) bei arterieller Verschlußkrankheit eine Verbesserung der Durchblutung in der Peripherie zugeschrieben, während die Erfolgsaussichten der medikamentösen Durchblutungssteigerung in der Peripherie und auch zerebral sehr zurückhaltend und kritisch zu beurteilen sind.

2. Atemwegserkrankungen

Akute Atemwegserkrankungen (Infektionen) sind die häufigste Ursache vorübergehender Arbeitsunfähigkeit. An den Atemwegen manifestiert sich das bei Männern an der Spitze der tumorbedingten Todesfälle stehende Bronchialkarzinom. Die nicht direkt zum Tode führenden chronischen Atemwegserkrankungen wie Bronchitis, Asthma und Emphysem gehören zu den häufigsten chronischen Gesundheitsbeeinträchtigungen (BJFFG 1987).

Pathophysiologisch unterscheidet man entzündliche, restriktive und obstruktive Lungenerkrankungen. Bei restriktiven Erkrankungen ist die Vitalkapazität eingeschränkt, es kann weniger Luft pro Atemzug aufgenommen werden als beim Gesunden. Sauerstoffmangel und Atemnot bei Belastung sind die Folge. Bei obstruktiven Erkrankungen (z.B. Asthma) besteht eine Einengung der Atemwege, die insbesondere das Ausatmen erschwert. Folge ist langfristig eine Überblähung der Lunge (Emphysem), die dann auch eine Restriktion der Vitalkapazität bedeutet. Häufig sind akute und chronische Entzündungen der Lunge und der Atemwege (Bronchitis, Pneumonie). Begünstigende Faktoren sind Rauchen, berufliche Exposition, Luftverschmutzung sowie allgemeine Schwächung des Organismus durch schwerwiegende Begleiterkrankungen (z.B. Tumoren) und hohes Alter. Beim Asthma kommt es anfallsweise zu Atemnot durch eine starke Verengung der Atemwege. Als Ursache sind Allergien beteiligt. Außerdem werden für den Verlauf psychosomatische Faktoren angenommen. Diagnostisch kommt neben Auskultation und Perkussion sowie der Röntgenuntersuchung der Lunge vor allem die Lungenfunktionsprüfung in Frage, die durch eine Reihe von Kenngrößen restriktive und obstruktive Einschränkungen zu differenzieren und zu quantifizieren vermag. Präventiv und therapeutisch sind an erster Stelle die Vermeidung bzw. Verringerung belastender Expositionen anzustreben (Rauchen, berufliche Noxen, Umweltverschmutzung). Medikamentös gibt man Antibiotika gegen Entzündungen, Corticoide sowie Medikamente, die einer Obstruktion der Atemwege vor allem beim Asthmatiker entgegenwirken.

Wie auch bei einigen anderen chronischen Erkrankungen konnte für das Asthma bronchiale nachgewiesen werden, daß die Behandlungsqualität durch die Einführung von strukturierten Therapie- und Patientenschulungsprogrammen mit dem Ziel der Selbstkontrolle (systematische Bestimmungen des peak-flow durch die Patienten) und Eigentherapie (selbständige Veränderung der Dosierung der medikamentösen Therapie durch die Patienten nach bestimmten Regeln) erheblich verbessert werden konnte. Dies zeigte sich unter anderem in einer massiven Abnahme der Atemnot-Anfälle, der Hospitalisierungen und der Arbeitsunfähigkeitszeiten. Es konnte gezeigt werden, daß dadurch schon ab dem 2. Jahr Netto-Einsparungen sowohl im Gesundheitswesen als auch aus volkswirtschaftlicher Perspektive erzielt werden (Trautner, Richter & Berger 1993, 1485-1491).

3. Stoffwechselerkrankungen

3.1 Diabetes mellitus

Ursache des Diabetes mellitus ist der Mangel an dem von Inselzellen des Pankreas gebildeten Insulin. Es muß grundsätzlich zwischen zwei Formen unterschieden werden: Beim Typ I-Diabetes liegt ein *absoluter* Insulinmangel vor, so daß es lebenslang exogen zugeführt werden muß. Beim Typ II-Diabetes dagegen besteht bei einer Verminderung der Insulinempfindlichkeit des Organismus (Insulinresistenz) ein *relativer* Insulinmangel, der durch geeignete Ernährung, Gewichtsabnahme, Steigerung der körperlichen Aktivität und Medikamente, die die Insulinproduktion des Pankreas stimulieren (orale Antidiabetika) ausgeglichen werden kann. Allerdings kann es auch beim Typ II-Diabetiker schließlich zu einem so weitgehenden Versagen der Insulinproduktion kommen, daß Insulin gespritzt werden muß. Während der Typ I-Diabetes vorwiegend (aber nicht nur) bei jüngeren Menschen auftritt, manifestiert sich ein Typ II-Diabetes vor allem bei älteren, übergewichtigen Personen. Für die überwiegende Mehrzahl der Patienten mit Typ II-Diabetes ist die Zuckerkrankheit eine geriatrische Erkrankung (im Rahmen der Multimorbidität) der letzten Lebensabschnitte. Während für beide Formen des Diabetes mellitus eine genetische

Komponente nachgewiesen wurde, spielt diese genetische Belastung für die Manifestation des Typ-II-Diabetes eine ungleich größere Rolle.

Pathogenetisch werden beim Typ-I-Diabetes die das Insulin produzierenden Inselzellen des Pankreas durch entzündliche und Autoimmun-Vorgänge („Insulitis") zerstört. Die Inzidenzraten des Typ-I-Diabetes haben im Laufe unseres Jahrhunderts deutlich zugenommen, vor allem in der Altersgruppe der 5 bis 14jährigen. So stieg die Inzidenz in der weißen Bevölkerung der USA von knapp 5/100.000 pro Jahr zu Beginn des Jahrhunderts auf fast 20/100.000 pro Jahr um 1980. Diese Zunahme muß auf im einzelnen noch nicht identifizierte Umweltfaktoren zurückzuführen sein. Möglicherweise spielen mit zeitlicher Verzögerung eintretende Folgen von Virusinfekten eine Rolle. Genaue Daten zur Prävalenz des Diabetes mellitus liegen für die Bundesrepublik Deutschland nicht vor. Man kann jedoch von einer Häufigkeit des Diabetes in einer Größenordnung von 4-5 % in der Gesamtbevölkerung ausgehen. Der Anteil des Typ-I-Diabetes an der Gesamtzahl der Zuckerkranken liegt bei knapp 5 %. Über die letzten Jahrzehnte dürfte es in Deutschland zu einer massiven Zunahme des Typ II-Diabetes gekommen sein, ohne daß hierfür genaue Zahlen vorlägen. Dies ist auf der Grundlage einer erheblichen genetischen Belastung durch die Veränderungen der Lebensweise (Abnahme der körperlichen Aktivität, Zunahme des Körpergewichts) und die Zunahme der mittleren Lebenserwartung der Bevölkerung bedingt (Berger 1995).

Der Durchbruch in der Behandlung des Typ I-Diabetes gelang mit der Einführung der Insulintherapie 1922. Während die Krankheit vorher stets tödlich verlief, wurde nun ein längerfristiges Überleben möglich. Die Substitution durch exogen zugeführtes Insulin entspricht jedoch nur unvollkommen dem physiologischen Ablauf der Insulinausschüttung. Während beim Gesunden Insulin nach den Mahlzeiten als Reaktion auf den Anstieg des Glucose-Spiegels im Blut ausgeschüttet wird, wurde bei den bisher meist üblichen Behandlungsschemata Insulin nur ein oder zweimal täglich als Verzögerungsinsulin subkutan injiziert, das langsam in die Blutbahn abgegeben wird. Dadurch entsteht während der längsten Zeit des Tages eine Hyperinsulinämie.

Infolge der Mängel der Insulinsubstitution ist eine *Normalisierung* des Stoffwechsels selten möglich und es kommt langfristig bei einem Großteil der Diabetiker nach einiger Zeit zu Schäden an den Gefäßen: Mikroangiopathie: Nierenschädigung (diabetische Nephropathie) und Netzhautschädigung (Retinopathie), die zum Nierenversagen bzw. zur Erblindung führen können, sowie sekundär auch zur Makroangiopathie (Arteriosklerose, koronare Herzkrankheit) (Trautner, Icks, Haastert, Plum & Berger 1997, 1147-1153). Ferner kommt es zu einer Schädigung der peripheren Nerven mit Sensibilitätsstörungen (Mißempfindungen und Sensibilitätsausfälle), Reflexabschwächung und vermindertem Vibrationsempfinden (diabetische Polyneuropathie) sowie der die inneren Organe versorgenden vegetativen Nervenfasern (autonome Polyneuropathie) mit kardiovaskulären Dysregulationen bis hin zu tödlichen Rhythmusstörungen. Durchblutungs- und Sensibilitätsstörungen führen zum Syndrom des diabetischen Fußes, das bis zur Gangrän mit der Notwendigkeit der Amputation führen kann. Die Pflege der Füße ist daher eine vorrangige Aufgabe bei der Behandlung des Diabetes, um einer solchen Entwicklung vorzubeugen (Krolewski, Warram, J., Rand & Kahn 1987, 1390-1398; Trautner, Haastert, Giani & Berger 1996, 1006-1009).

Durch intensivierte Insulintherapie in Verbindung mit strukturierten Schulungsprogrammen ist es möglich, dem physiologischen Ablauf der Insulinsekretion und des Stoffwechsels sehr viel näher zu kommen (Berger & Jörgens 1990). Die Patienten lernen bei einem fünftägigen stationären Schulungsaufenthalt, mehrmals täglich ihren Blutzuckerspiegel selbst zu kontrollieren und die Dosis einer mehrmals täglich vorzunehmenden Injektion eines kurzwirkenden Insulins in Abhängigkeit von dem Ergebnis selbst zu bestimmen. Studien haben gezeigt, daß die Qualität der mittelfristigen Stoffwechseleinstellung deutlich besser ist als bei den konventionell behandelten Patienten. Als Maß dient das HbA1c, die an den Blutfarbstoff gebundene Glucose, die umso niedriger liegt, je physiologischer der Glucosespiegel im Blut sich über die letzten Wochen verhalten hat. Prospektive Interventionsstudien haben mittlerweile gezeigt, daß durch diese nachgewiesene Verbesserung der Stoffwechseleinstellung sich auch die langfristigen Folgekrankheiten des Diabetes reduzieren lassen (DCCT 1993, 977-986). Durch die intensivierte Insulintherapie mit strukturiertem Schulungsprogramm kann auch der Tagesablauf des Diabetikers flexibler gestaltet werden. Außerdem konnte gezeigt werden, daß diese Diabetiker seltener der stationären Krankenhausbehandlung bedürfen und seltener arbeitsunfähig sind. Durch diese Einsparungen werden die Mehraufwendungen für die Intensivierte Insulintherapie ungefähr aufgewogen (Trautner 1995, 990-996). Darüberhinaus konnte durch strukturierte Therapie- und Schulungsprogramme für Typ I-Diabetiker die akute Stoffwechselkomplikation der diabetischen Ketoazidose fast vollständig eliminiert werden. Das Auftreten der schweren Hypoglykämie als der gefürchtetsten Akutkomplikation der Insulintherapie wurde ebenfalls vermindert. Diese Ergebnisse zeigen, daß eine erfolgreiche Behandlung von Diabetikern möglich ist, wenn die Patienten selbst über ihre Krankheit und die Regulationsmechanismen ihres Stoffwechsels Bescheid wissen, selbst die wesentlichen Messungen vornehmen und die Dosierung des Insulins bestimmen. Nur der Diabetiker, der selbst zum Diabetes-Experten ausgebildet wird, hat eine optimale Prognose.

Typ II-Diabetiker, die primär kein Insulin benötigen, sind mit weniger Aufwand zu behandeln. Bei ihnen geht es vor allem um die Durchführung nichtmedikamentöser Therapiemaßnahmen, d.h. um eine geeignete Ernährung, Gewichtsnormalisierung, gegebenenfalls eine Steigerung der körperlichen Aktivität und die Stoffwechselführung auf der Grundlage systematischer Urinzuckerselbstkontrollen. Auch für diesen Personenkreis sind strukturierte Therapie- und Schulungsprogramme entwickelt worden. Im Bereich der Bundesrepublik Deutschland konnte nach entsprechendem Effizienznachweis (Kronsbein et al. 1988, 1407-1411) 1991 ein strukturiertes Therapie- und Edukationsprogramm für nicht-insulinpflichtige Typ-II-Diabetiker in der Praxis der niedergelassenen

Ärzte offiziell in die Regelversorgung der kassenärztlichen Versorgung (einschließlich einer Vergütung für den Kassenarzt) eingeführt werden. Dieses Programm ist an einer individualisierten Definition des Therapieziels, flexiblen, pragmatischen Ernährungsempfehlungen, der systematischen Urinzuckerselbstkontrolle durch den Patienten, der Vermeidung von diabetesbedingten Symptomen und Akutkomplikationen, insbesondere im Zusammenhang mit dem Syndrom des diabetischen Fußes, und an einer weitestmöglichen Reduktion der medikamentösen Therapie ausgerichtet (Berger et al. 1996, 153-155). Der Nachweis der Wirksamkeit der oralen Antidiabetika auf Überlebenszeit und Lebensqualität der Typ II-Diabetiker konnte bisher trotz millionenfacher Verordnung dieser Substanzen nicht erbracht werden.

In der St. Vincent Deklaration von 1989 wurden konkrete Ziele für die Sekundärprävention diabetischer Folgeerkrankungen benannt: Verringerung diabetesbedingter Amputationen um mindestens 50 %, diabetesbedingter Erblindungen um mindestens 1/3, diabetesbedingten Nierenversagens um ebenfalls 1/3, nahezu normaler Verlauf von Schwangerschaften bei Diabetikerinnen. Obwohl diese Ziele innerhalb von 5 Jahren erreicht werden sollten, konnte bisher - von einigen nachgewiesenen Verbesserungen abgesehen - das Erreichen dieser Ziele nicht dokumentiert werden (Berger & Trautner 1996; Trautner et al. 1996, 1006-1009; Trautner et al. 1997, 1147-1153).

3.2 Gicht

Bei der Gicht besteht eine Störung des Purinstoffwechsels, die auf der Grundlage einer genetischen Disposition zu einer Erhöhung des Harnsäurespiegels im Blut führt (Hyperurikämie). Exogene Faktoren, z.B. purinreiche Nahrung und Alkohol, können die Manifestation der Krankheit fördern und akute Gichtanfälle auslösen. Männer sind etwa zwanzig mal so häufig betroffen wie Frauen. Es kommt zur Ablagerung von Kristallen (Harnsäure u.a.) in Gelenken sowie zu teils akut anfallsartig auftretenden Gelenkschmerzen. Langfristig können Gelenkdeformierungen und Harnsäureablagerungen in der Niere mit Nierenschädigung entstehen. Die Gicht galt wegen ihrer Abhängigkeit von reichhaltiger Ernährung von alters her als Erkrankung der Reichen. Heute sind Hyperurikämie und Gicht Teil der Überernährungsproblematik breiter Bevölkerungsschichten.

Präventiv kommen ähnliche Maßnahmen in Frage, wie sie zur Vorbeugung der Herz-Kreislauf-Erkrankungen empfohlen werden: Physiologisch sinnvolle Ernährung, Gewichtsnormalisierung, Reduktion purinreicher Nahrungsmittel und von Alkohol. Die Diagnose beruht neben den typischen klinischen Erscheinungen auf der Bestimmung des Harnsäurespiegels im Blut. Therapeutisch werden Medikamente zur Senkung des Harnsäurespiegels durch vermehrte Ausscheidung im Urin (Uricosurica) oder durch Hemmung der Harnsäureproduktion sowie im Gichtanfall entzündungshemmende Substanzen gegeben.

3.3 Prinzipien einer gesunden Ernährung

Der Körper bedarf der Zufuhr von Energie und Baumaterialien. Grundbestandteile der Nahrung und Energieträger sind Proteine (Eiweiß, bestehend aus Aminosäuren), Fette und Kohlenhydrate. Der Energiebedarf setzt sich zusammen aus dem bei völliger Ruhe benötigten Grundumsatz und einer je nach Schwere der körperlichen Arbeit unterschiedlichen zusätzlichen Energie. Der Grundumsatz hängt unter anderem vom Körpergewicht, vom Alter und vom Geschlecht ab. Ein Erwachsener benötigt bei leichter körperlicher Tätigkeit etwa 2.300 bis 2.500 kcal pro Tag. Kalorienmengen, die über den Tagesbedarf hinaus zugeführt werden, werden in Depotfett umgewandelt und gespeichert. Bei mangelnder Zufuhr kann der Körper Eiweiß und Fett in Kohlenhydrate umwandeln und den lebenswichtigen Blutglucose-Spiegel durch Glucose-Bildung aus Fetten und Proteinen aufrechterhalten. Einige sog. essentielle Fettsäuren und Aminosäuren können jedoch nicht durch Umwandlung gebildet werden. Sie müssen in genügender Menge von außen zugeführt werden. Außerdem werden für eine Reihe von Stoffwechselschritten noch zahlreiche Stoffe benötigt, die, wenn auch in geringen Mengen, ebenfalls regelmäßig zugeführt werden müssen (Vitamine, Mineralstoffe). Der Transport der Nahrung durch den Verdauungskanal hängt auch davon ab, daß genügend Volumen vorhanden ist. Bei einer Ernährung mit vorwiegend pflanzlicher, wenig verarbeiteter Nahrung ist dies durch die reichlich vorhandenen Fasern („Ballaststoffe"), die nicht zur Zufuhr von Energie oder anderen im Stoffwechsel benötigten Substanzen beitragen, sichergestellt. Bei der heute weitgehend üblichen Ernährung mit verarbeiteten Speisen mit einem hohen Anteil tierischer Produkte kann es gegebenenfalls zu einem verzögerten Transport durch den Magen-Darm-Kanal mit Verstopfung und zu langem Verweilen von möglicherweise kanzerogenen Stoffen kommen.

Nach den Empfehlungen der nationalen und internationalen Ernährungsgesellschaften sollen die Grundbestandteile in einem ausgewogenen Verhältnis in der Nahrung vorhanden sein. Danach wird empfohlen, daß etwa 55-60 % der Energie in Form von Kohlenhydraten, 25-35 % als Fett und 9-12 % als Protein, und daß die Kohlenhydrate möglichst in Form von langsam resorbierbaren, komplexen Kohlenhydraten zugeführt werden. Darüberhinaus wurden Empfehlungen zur Qualität des Fettkonsums ausgesprochen. Demnach soll sich die Aufnahme gesättigter Fettsäuren im Vergleich zu einfach oder mehrfach ungesättigten Fettsäuren langfristig ungünstig auf die Blutlipide auswirken. Gemessen an derartigen Empfehlungen enthält die Nahrung der meisten Menschen hierzulande zu viel tierisches Fett, Eiweiß und schnellresorbierbare Kohlenhydrate sowie Alkohol (DGE 1988). Es ist allerdings anzumerken, daß die erwähnten Empfehlungen der Fachgesellschaften zur gesunden Ernährung keineswegs unwidersprochen geblieben sind. Auch die häufig behaupteten Gefahren durch Kaffee ließen sich (zumindest für die Allgemeinbevölkerung und in nicht extremen Dosen) auch in umfangreichen epidemiologischen Studien bisher nicht objektivieren. Neben der angemessenen Versorgung mit Nährstoffen ist auch eine ausreichende Flüssigkeitszufuhr von Bedeutung. Sie ist vor allem bei alten Menschen mit nachlassendem Durstgefühl oft nicht gesichert. Dies kann zu einer allgemeinen Austrocknung mit Verschlechterung des Allgemeinbefindens und Verwirrtheitszuständen führen.

Eine ernährungsbedingte, der Prävention gut zugängliche Erkrankung ist die Jodmangelstruma (Kropf). Ganz Deutschland muß als Endemiegebiet angesehen werden, wenn auch die Erkrankung im Süden häufiger auftritt als im Norden. Bei mangelnder Zufuhr von Jod mit Nahrung und Trinkwasser entsteht eine kompensatorische Hypertrophie der Schilddrüse, die sich als Kropf zeigt. Durch ausreichende Zufuhr von Jod, z.B. als jodiertes Speisesalz, ist die Entwicklung dieser Erkrankung vermeidbar. Es handelt sich um eine Gelegenheit zu leicht durchführbarer, echter primärer Prävention (Weber, Manz, Schrezenmeir & Beyer 1988, 144-150).

Vitamine sind für die Aufrechterhaltung der Körperfunktionen unabdingbar. Werden sie nicht in ausreichender Menge zugeführt, kommt es zu Mangelerscheinungen. Bei einer gesunden Mischkost werden sie in genügender Menge zugeführt, so daß sich eine zusätzliche Gabe erübrigt. Eine Indikation zur Substitution ergibt sich bei einseitiger bzw. Mangelernährung. Ein präventiver oder therapeutischer Effekt von Vitamingaben, der über die Vermeidung von Mangelerscheinungen hinausgeht, ist nicht nachgewiesen. Bei erheblicher Überdosierung von Vitaminen kann es unter Umständen zu negativen Folgen kommen (Nierensteine bei Vitamin C-Überdosierung). Auch in geringerer Dosierung kann die Gabe von Vitaminen eventuell schon gefährlich sein. So gibt es Hinweise, daß die manchmal propagierte Verabreichung von Vitamin E möglicherweise mehr schadet als nutzt.

Die negativen Auswirkungen der Fettsucht hinsichtlich der Morbidität und Mortalität, insbesondere bezüglich kardiovaskulärer Erkrankungen, sind hinlänglich bekannt. Bei entsprechender genetischer Disposition führt das Übergewicht zur Manifestation von Typ-II-Diabetes mellitus und Hypertonie. Die Definition der Adipositas, d.h. die Grenze, von der an aufwärts das relative Körpergewicht eines Menschen (z.B. gemessen als Body Mass Index BMI in kg/m^2) eine Erkrankung oder ein Krankheitsrisiko darstellt und damit Behandlungsbedürftigkeit anzeigt, ist umstritten. Während die Therapiebedürftigkeit für die morbide Fettsucht (z.B. BMI über 35 kg/m^2) unzweifelhaft ist, muß bei einem BMI zwischen 25 und 30 kg/m^2 ein möglicher Nutzen der Gewichtabnahme den möglichen negativen Folgen sehr sorgfältig gegenübergestellt werden. Ein wesentlich erhöhtes Mortalitätsrisko läßt sich erst ab einem BMI von etwa 30 kg/m^2 nachweisen. Die meisten Menschen, denen eine Gewichtsabnahme empfohlen wird, liegen jedoch unterhalb dieser Marke. Wie vielfache Erfahrungen zeigen, sind Programme zur Gewichtsabnahme in den allermeisten Fällen langfristig nicht effektiv. Trotz massiver Propaganda in Richtung auf eine Verringerung des Körpergewichts nimmt das mittlere Gewicht der Bevölkerung in den Industrieländern sogar zu. Aus allen diesen Gründen sollte, insbesondere auch wegen negativer Folgen der Gewichtsabnahme für das körperliche und psychische Wohlbefinden, die Problematik der Adipositas nicht, wie es häufig geschieht, überdramatisiert werden (Bender, Trautner & Spraul 1997).

Die genannten Grundsätze zur gesunden Ernährung lassen sich bei einer Vielzahl von Ernährungsweisen verwirklichen. Die Empfehlung einer ganz bestimmten Diät für die Allgemeinbevölkerung ist wissenschaftlich nicht abgesichert. Die Übereinstimmung von weltanschaulich motivierten oder mehr oder weniger modischen Ernährungsempfehlungen mit ernährungsphysiologischen Erkenntnissen ist jeweils sorgfältig zu prüfen. Es ist überdies zu beachten, daß sich die Hinweise für die Entstehung neurotisch gestörten Eßverhaltens durch Diät häufen. Die Bedeutung sog. „gesunder Ernährung" wird wegen der Komplexität dieses Themas und der insgesamt wenigen gesicherten Erkenntnisse meist weit überschätzt.

4. Karies

Karies als Massenphänomen ist eine der Folgen heutiger Ernährungsweisen und Lebensstile in den Industrieländern. In Entwicklungsländern sind kariöse Zahnschäden sehr viel seltener. Auch in Europa war Karies in der Vergangenheit weit weniger verbreitet als heute. An der Entstehung der Karies sind Bakterien der Mundflora beteiligt, die aus den Nahrungsresten, vor allem Zucker, die im Mund und insbesondere an den Zähnen und in den Zahnzwischenräumen verbleiben, Säuren bilden. Diese Säuren greifen Schmelz und Dentin der Zähne an. Wenn es einmal zu einem kariösen Befall eines Zahnes gekommen ist, kann der Prozeß der fortschreitenden Zahnzerstörung nur durch die Entfernung der kariösen Substanz und Füllung mit einem inerten Material gestoppt werden. Das Ausmaß der Karies bei einer Person wird häufig als DMFT (decayed, missing, filled teeth) angegeben.

Prävention ist möglich durch regelmäßige und intensive Zahnpflege und Vermeidung zuckerhaltiger Nahrungsmittel. Hilfreich ist außerdem die Zufuhr von Fluor, wodurch der Schmelz widerstandsfähiger wird. Am wirksamsten ist die Fluoridierung des Trinkwassers. Sie ist allerdings umstritten, da der einzelne auf diese Weise eine von ihm selbst nicht steuerbare Medikation erfährt. Etwas weniger wirksam, aber nicht mit diesen Problemen behaftet ist die Gabe von Fluor in Zahnpasten. Einige europäische Länder konnten durch Präventionsmaßnahmen die Kariesprävalenz deutlich senken. In Dänemark sank die Prävalenz der kariösen Zähne (gemessen als DMF) bei den Zwölfjährigen von durchschnittlich 6,4 in 1978 auf 1,6 in 1988. Dies zeigt, daß eine wirksame Prävention der Karies möglich ist. In der Bundesrepublik Deutschland sank dieser Index nur von 6,0 in 1973 auf 5,2 in 1989. Damit liegen wir nach Island (6,6 in 1986) und Jugoslawien (6,1 in 1986) auf dem drittletzten Platz der Zahngesundheit in Europa. Auf diesem Gebiet besteht somit erheblicher Handlungsbedarf (Shaw 1987, 996-1004; WHO 1994).

5. Tumoren

Es ist grundsätzlich zwischen gutartigen (benignen) und bösartigen (malignen) Tumoren zu unterscheiden. Die gutartigen wachsen verdrängend und kehren in der Regel nach vollständiger chirurgischer Entfernung nicht wieder. Die malignen Tumoren hingegen zeichnen sich durch ein völlig außer Kontrolle geratenes Wachstum aus. Sie infiltrieren das umgebende Gewebe und bilden durch Verschleppung auf dem Blut- oder Lymphweg Absiedlungen an entfernten Körperstellen. Von diesen malignen Tumoren ist im folgenden die Rede.

Maligne Tumoren stehen heute an der zweiten Stelle der Todesursachenstatistik. Bei den meisten Tumorarten steigt die Inzidenz mit dem Lebensalter an. Schon daraus ergibt sich, daß bei zunehmender Lebenserwartung ein immer größerer Anteil der Bevölkerung an einem Tumor erkrankt. Es gibt jedoch auch eine Reihe von Tumoren, die häufig im Kindes- oder frühen Erwachsenenalter auftreten: Besonders die Tumorerkrankungen des lymphatischen Systems wie M. Hodgkin, Non-Hodgkin-Lymphome, Leukämien und Keimzelltumoren (Seminome).

Die mit Abstand häufigste Krebsform bei Männern war nach dem Saarländischen Krebsregister (1985) das Bronchialkarzinom (22,6 %), bei den Frauen das Mammakarzinom (22,2 %). Die Inzidenzen steigen für diese wie für die meisten Tumoren mit zunehmendem Lebensalter stark an: Für Luftröhre, Bronchien und Lunge von 7,9/100.000 Personenjahre bei den 35-40jährigen Männern auf 621,1 bei den 70-75jährigen, für die Brustdrüse von 38,7/100.000 Personenjahre bei den 35-40jährigen Frauen auf 236,6 bei den 70-75jährigen (BJFFG 1987).

Unterschiedliche Inzidenzen in verschiedenen Ländern, Zunahme bestimmter Tumorarten, während gleichzeitig andere Tumorarten abnehmen, lassen die noch weitgehend unverstandene Ätiologie der Tumorentstehung erahnen. Nur für einige wenige Tumoren lassen sich einzelne Kausalfaktoren mit großer Sicherheit nachweisen: Das Pleuramesotheliom tritt fast nur bei asbestexponierten Personen auf. Der Zusammenhang zwischen Lungenkrebs und Rauchen ist epidemiologisch eindeutig. Tumoren von Mundhöhle, Hypopharynx und Ösophagus treten vorwiegend bei Personen mit Raucher- und Alkoholanamnese auf.

Eine Vielzahl von Faktoren dürfte in sehr komplexen, je nach Tumorart sehr unterschiedlichen Wechselwirkungen an der Tumorentstehung beteiligt sein:

- Familiäre/genetische Disposition:

  In manchen Familien treten bestimmte Tumoren gehäuft auf. Vor einigen Jahren hat der Nachweis eines Gens als Ursache einer bestimmten familiären Häufung von Tumoren Aufsehen erregt (Li-Fraumeni-Syndrom).

- Chemische Kanzerogene:

  Von einer Vielzahl von chemischen Stoffen is bekannt, daß sie unter Umständen kanzerogen wirken können. Schwierigkeiten für die praktische Vorsorge ergeben sich daraus, daß keine Schwellenwerte für die Gefährlichkeit angegeben werden können, eine vollständige Ausschaltung bei den meisten Stoffen jedoch unmöglich ist. Außerdem ist die Anzahl der potentiell kanzerogenen Substanzen so groß, daß eine Auswahl der praktisch relevanten schwierig wird. Immerhin ist die karzinogene Potenz einiger hinsichtlich beruflicher Exposition und allgemeiner Umweltverschmutzung bedeutsamer Noxen so groß und so gut dokumentiert, daß sich Konsequenzen für die Prävention durch Vermeidung dieser Stoffe ziehen lassen (Asbest, Benzol, Nitrosamine).

– Strahlung:

  Es ist seit langem bekannt, daß Lichtexposition bestimmte Hauttumoren (Basaliome) fördern kann. Eine Beteiligung vermehrter Lichtexposition (Ozonloch, Sonnenbaden) bei der seit einer Reihe von Jahren zu beobachtenden Zunahme der weit bösartigeren Melanome wird vermutet, ist jedoch bis jetzt nicht gesichert.

Die kanzerogene Wirkung von ionisierender Strahlung (Röntgen-, Gamma-, Neutronenstrahlung) ist gesichert. Besonders der zu sorglose Umgang mit Strahlung in der Medizin in der ersten Hälfte dieses Jahrhunderts sowie die Exposition durch den Atombombenabwurf in Hiroshima und bei der Erprobung von Atomwaffen haben Daten zur quantitativen Abschätzung des Risikos bei bestimmten Dosen geliefert. Welches Risiko bei sehr geringen Dosen besteht, ist jedoch wegen der enormen Schwierigkeiten, einen eventuellen Effekt auf die Strahlenexposition zurückzuführen, immer noch ungeklärt und Gegenstand von Kontroversen (Boice 1990, 622-623; Boice, Land & Preston 1990).

– Hormone:

  Körpereigene Hormone können das Wachstum bestimmter Tumoren fördern. So können Östrogene das Wachstum von Mamma-Karzinomen (Brustkrebs), Testosteron von Prostatakarzinomen begünstigen. Die Gabe von Östrogenen nach der Menopause kann die Entwicklung von Endometriumkarzinomen fördern.

– Viren:

  Es ist davon auszugehen, daß Viren an der Entstehung mancher Tumorarten beteiligt sind. Das Epstein-Barr-Virus ist an der Entstehung bestimmter Tumoren des Nasenraumes (Schmincke-Tumoren) und von Burkitt-Lymphomen des Kindesalters beteiligt, das Hepatitis B-Virus bei der Entstehung von primären Leberzellkarzinomen. Viren spielen eine Rolle bei bestimmten Leukämieformen und sind möglicherweise auch bei der Entstehung von Karzinomen des Gebärmutterhalses beteiligt.

Bei dem Zusammenwirken verschiedener Kanzerogene kann möglicherweise ein additiver Effekt der krebserzeugenden Wirkungen vorliegen. Es werden aber auch Modelle multiplikativer oder sogar potenzierender Wirkungen diskutiert. Es ist auch anzunehmen, daß bestimmte Karzinogene ihre Wirkung nur zusammen mit anderen Stoffen (Kokarzinogene) entfalten können, wobei bestimmte Einwirkungen die Tumorentstehung initiieren (Initiatoren), ohne allein für die Manifestation der Erkrankung auszureichen. Es müssen dann sogenannte Promotoren hinzukommen. Der Prozeß der Tumorentstehung ist als ein langwieriger, über Jahre oder sogar Jahrzehnte sich entwickelnder Prozeß anzusehen. Das Stadium einer manifesten (symptomatischen) Erkrankung oder auch der mit Hilfe von Screeningmethoden feststellbaren „Frühstadien" stellt in Wirklichkeit den Endpunkt dieser langen, im einzelnen nicht beobachtbaren Entwicklung dar.

Der Nachweis von Kausalfaktoren ist selbst bei einem so häufigen und intensiv untersuchten Tumor wie dem Mammakarzinom wegen der Komplexität des Geschehens mit größten Schwierigkeiten verbunden. Somit werden den Möglichkeiten der Prävention auch in Zukunft enge Grenzen gesetzt bleiben. Für eine Reihe von anderen Tumoren ergeben sich dennoch einige sinnvolle und praktikable Ansatzpunkte für eine primäre Prävention: Bekannte Kanzerogene können vermieden werden a) am Arbeitsplatz, b) durch verbesserten Umweltschutz, c) durch Veränderung individuellen Verhaltens.

Für viele Tumoren bestehen jedoch nach dem heutigen Wissensstand nur Möglichkeiten der sekundären Prävention (Screening, Früherkennung), die sich allerdings auf einigen Gebieten als sehr erfolgreich erwiesen hat. Grundlage dafür ist die Erfahrung, daß die Heilungsaussichten vieler Tumoren umso günstiger sind, je früher sie erkannt werden. Nicht jede Tumorerkrankung ist jedoch für Screening geeignet. Damit Früherkennung sinnvoll ist, müssen grundsätzlich unter anderem folgende Bedingungen erfüllt sein:

- Die Erkrankung muß ernst sein.
- Es muß Früherkennungsmethoden geben, die bei vertretbarem Aufwand die Erkrankung mit genügender Sensitivität und Spezifität erkennen können.
- Die erkennbaren präklinischen Stadien der Erkrankung müssen in der zu screenenden Bevölkerung häufig genug sein. Dies ist schon deshalb notwendig, um den Anteil der falsch positiven Befunde in einem vertretbaren Rahmen zu halten.
- Es muß eine wirksame Behandlung möglich sein. Die Behandlung der durch Screening erkannten Frühstadien muß effektiver sein als von symptomatischen Stadien.
- Der Tumor muß so langsam wachsen, daß die Abstände zwischen Screening-Untersuchungen für eine Erkennung in einem behandelbaren Stadium ausreichen (Cole & Morrison 1980, 1263-1272).

Erfolgreiche Screeningprogramme gibt es vor allem in der Gynäkologie (Zervixkarzinom). Einer Früherkennung ebenfalls gut zugänglich sind Melanome. Basaliome sind, da sie nicht metastasieren, fast immer heilbar, wenn nicht sehr lange ihrem Wachstum untätig zugesehen wird. Die Früherkennung von Mammakarzinomen erhöht ebenfalls die Chancen einer Heilung sowie die

Möglichkeit einer brusterhaltenden Operation, wenn auch schon bei sehr kleinen Mammakarzinomen eine Metastasierung beobachtet wird. Verschiedene Studien haben eine Abnahme der Mortalität an Brustkrebs durch Screeningprogramme gezeigt, wenn auch im einzelnen noch viele Fragen (Untersuchungsmethoden, Intervalle, Altersgruppen) offen sind.

Die Heilungschancen einer Tumorerkrankung sind von einer Reihe von Faktoren abhängig: Biologische Eigenschaften, Malignitäts- und Differenzierungsgrad, Sitz und Größe des Tumors, Beteiligung von regionären Lymphknoten und Vorliegen einer Fernmetastasierung, Vorhandensein von Hormonrezeptoren. Als international standardisiertes Klassifizierungssystem hat sich das TNM-System weitgehend durchgesetzt (T=Tumor, N=Nodus lymphaticus, M=Metastase).

Therapeutisch kommen bei Tumorerkrankungen folgende Verfahren in Frage: Chirurgie, Strahlentherapie und Chemotherapie. Immer häufiger ist eine Kombination dieser Verfahren, möglichst nach einem vor Beginn der Therapie erstellten, auf einem strukturierten und evaluierten Konzept beruhenden Plan, für eine optimale Behandlung erforderlich. Dies stellt hohe Anforderungen an die Zusammenarbeit der verschiedenen Disziplinen. Chirurgische Verfahren sind oft die Therapie der ersten Wahl. Allein sind sie in vielen Fällen jedoch nicht in der Lage, die mikroskopischen Infiltrationen des Tumors in die Nachbarschaft zu beseitigen, so daß es zum Lokalrezidiv kommt. Bei manchen Stadien einiger Tumoren hat sich eine Vor- oder Nachbestrahlung in Verbindung mit der chirurgischen Therapie bewährt.

Bei jeder Maßnahme muß sorgfältig abgewogen werden, ob der zu erwartende Nutzen einer Therapie die unerwünschten Wirkungen überwiegt. Um dies abschätzen zu können, ist bei jeder Tumorerkrankung ein umfassendes Staging (Feststellung des Ausbreitungsstadiums) vorzunehmen. Wenn schon Fernmetastasen vorhanden sind, z.B. in Lunge, Leber oder Knochen, ist eine Heilung in der Regel nicht mehr möglich. Daher sind unter diesen Umständen belastende Therapien (radikale chirurgische Eingriffe oder hochdosierte Strahlentherapie) in der Regel nicht indiziert. Die Therapie beschränkt sich auf weniger radikale Maßnahmen zur Linderung von Schmerzen, Beseitigung der Gefahr von metastasenbedingten Knochenbrüchen, Besserung von Atemnot oder Schluckbeschwerden (palliative Zielsetzung).

Als Maß für den Erfolg von Tumortherapien bzw. den inhärenten Verlauf einer Tumorerkrankung wird traditionell häufig die 5-Jahres-Überlebenswahrscheinlichkeit verwendet. Diese erfaßt allerdings weder die Lebensqualität noch tumorbedingte Todesfälle nach mehr als 5 Jahren. Auch für Erkrankungen mit sehr schlechter Prognose, d.h. für sehr kurze Überlebenszeiten, ist dieses Maß nicht geeignet. Es sollten deshalb aussagefähigere Verfahren der Überlebenszeitanalyse angewandt werden (Kaplan-Meier-Methode, Regressionsanalysen).

Bei den in frühen Stadien behandelten Frauen mit Brustkrebs leben nach verschiedenen Studien nach 5 Jahren noch zwischen 80 % und 90 %, nach 10 Jahren noch ca. 75 %. Beim Bronchialkarzinom sind die Aussichten wesentlich ungünstiger: Nach 5 Jahren leben noch zwischen 5 % und 60 %, je nach Tumorstadium und Behandlungsschema. Beim Seminom dagegen, einem häufig bei jungen Männern auftretenden Hodentumor, leben von den in frühen Stadien behandelten Patienten nach 10 Jahren noch zwischen 90 % und 100 %.

6. Infektionen

Eine kaum übersehbare Fülle von Mikroorganismen kommt als Krankheitserreger in Betracht (humanpathogene Keime), viele Mikroorganismen sind für den Menschen harmlos (z.B. normale Mundflora), viele sind nur für bestimmte Tierarten pathogen. Grundsätzlich ist zu unterscheiden zwischen Bakterien, Viren und Pilzen. Eine Reihe von Faktoren bestimmt Ausmaß, Geschwindigkeit und Gefährlichkeit der Ausbreitung von Infektionen mit humanpathogenen Keimen: Schon die Übertragungswege verschiedener Keime sind sehr unterschiedlich. Dies hat entscheidende Konsequenzen für die Ausbreitung der jeweiligen Infektion. Viele Infektionen werden durch Tröpfcheninfektion beim Husten, Niesen etc. übertragen. Grippe und die meisten akuten Erkrankungen des Nasen-Rachen-Raumes gehören dazu, ebenso die Tuberkulose. Aus dem Übertragungsweg ergibt sich, daß kein enger Kontakt notwendig ist, um die Infektion zu übertragen, und daß Menschenansammlungen zu einer raschen Ausbreitung der Infektion führen können. Ganz anders liegt der Fall bei Erregern, die mit dem Stuhl ausgeschieden und übertragen werden, wenn sie wieder auf Lebensmittel gelangen (fäkal-oraler Infektionsweg). Beispiele sind Gastroenteritiden (Magen-Darm-Entzündungen) und die Hepatitis A. Eine wirksame Prävention ist möglich durch hygienische Maßnahmen (Abwasserbeseitigung, Händewaschen). Andere Erreger, wie die Hepatitis B und AIDS, werden parenteral, durch Eindringen des infektiösen Agens direkt in die Blutbahn, übertragen. Der sexuelle Übertragungsweg spielt nicht nur bei den genannten parenteral übertragenen Infektionen und den klassischen Geschlechtskrankheiten Syphilis und Gonorrhoe eine Rolle, sondern bei zahlreichen weiteren Erregern, wie Herpes, Chlamydien, Zytomegalieviren und anderen. Hierfür hat sich der umfassende Begriff der „sexuell übertragbaren Krankheiten" gerade im Hinblick auf präventive Aufgaben durchgesetzt. Zu erwähnen sind ebenfalls die Lebensmittelvergiftungen, die durch anaerobe Erreger hervorgerufen werden, die sich unter Luftabschluß in Lebensmitteln vermehren und für den Menschen schädliche Toxine (Giftstoffe) bilden (z.B. Botulismus bei Konserven).

Selbst wenn Erreger auf ein potentiell empfängliches Individuum übertragen worden sind, bedeutet dies noch keineswegs, daß es auch tatsächlich erkrankt. In der Regel ist eine große Anzahl von Erregern notwendig, um die körpereigene Abwehr zu durchbrechen und die Infektion angehen zu lassen. Wieviele der Infizierten tatsächlich erkranken, ist je nach Erreger sehr unterschiedlich und wesentlich für die Ausbreitung der Erkrankung. Als ein Maß hierfür wird der Kontagionsindex verwendet. Er gibt an, wieviele von 100 nicht immunen Exponierten (manifest oder nicht) erkranken. Ein Kontagionsindex von 1 bedeutet somit, daß sämtliche Exponierten erkranken. In analoger Weise läßt sich ein Manifestationsindex als Maß für die manifest Erkrankten bilden. Die Kontagionsindices sind für verschiedene Infektionskrankheiten sehr unterschiedlich. (Z.B. Masern und Pocken 0,95, Typhus 0,5, Diphtherie 0,1-0,2).

Der Verlauf einer Infektionserkrankung ist weitgehend durch die biologischen Eigenschaften des Erregers, aber auch durch die Abwehrlage des betroffenen Individuums bestimmt. So kann eine Infektion mit Tuberkelbakterien stumm verlaufen, zu einer manifesten Erkrankung führen oder sogar nach Jahrzehnten des Ruhens wieder aktiviert werden. Die Erreger der Windpocken (Varizella-Zoster-Virus) können nach Abheilen dieser akuten Infektionserkrankung lange Zeit im Körper verweilen und bei einer Schwächung der Abwehrlage, z.B. durch eine Tumorerkrankung, sich als Zoster (Gürtelrose) wieder manifestieren. Infektionen können nach einer akuten Erkrankung ausheilen, akut tödlich verlaufen, primär chronisch verlaufen oder nach einer akuten Phase chronisch werden. Das erkrankte Individuum kann während bestimmter Phasen dieses Prozesses oder dauernd infektiös sein. Mit serologischen Methoden ist es z.B. bei der Hepatitis B möglich, festzustellen, ob infektiöse Partikel (HBsAg) im Blut des Patienten vorhanden sind oder nicht. Andere Marker (AntiHBc) geben darüber Aufschluß, ob eine Immunität gegenüber einer Infektion besteht. Auch bei vielen anderen Infektionskrankheiten ist es möglich, durch die Bestimmung von Antikörpern und ihres Titers im Blut festzustellen, ob eine Infektion stattgefunden hat und ob eine Immunität besteht. Die Immunität nach einer Infektion oder einer Impfung kann vorübergehend oder dauerhaft, vollständig oder partiell sein, je nach den Eigenschaften des Erregers. Es gibt allerdings auch Erreger, die gar keine Immunität hinterlassen.

Möglichkeiten der Prävention ergeben sich durch Hygienemaßnahmen zur Abschneidung der Übertragungswege, durch Verbesserung der Abwehrlage und durch Impfung gegen spezifische Krankheitserreger. Bei der Impfung werden abgetötete (Totimpfung), abgeschwächte (Lebendimpfung) oder auch gentechnologisch hergestellte Erreger bzw. Teile von Ihnen injiziert, um die Bildung spezifischer Antikörper durch die geimpfte Person anzuregen. Die Prävention durch Impfung hat zum weitgehenden Verschwinden vieler früher bedrohlicher Infektionskrankheiten geführt (Poliomyelitis, Diphtherie). Die Pocken konnten durch ein globales Programm als erste Krankheit sogar weltweit ausgerottet werden. Das weitgehende Verschwinden der Hepatitis B in naher Zukunft durch Impfungen ist medizinisch möglich geworden. Es kommt nur darauf an, ob gesellschaftspolitisch eine Priorität in diesem Ziel gesehen wird.

Therapeutisch besteht bei den bakteriellen Infektionen die Möglichkeit der Gabe eines breiten Spektrums von Antibiotika. Während die Behandlung bakterieller Infektionen dadurch im allgemeinen recht erfolgreich ist, sind die Möglichkeiten bei Virusinfekten immer noch sehr begrenzt. Bei einigen Virusinfekten werden antivirale Substanzen mit einem gewissen Erfolg gegeben, so hat die Kombinationstherapie bei AIDS in den letzten Jahren zu deutlicher Lebensverlängerung geführt. Ansonsten bleiben nur unspezifische Maßnahmen zur

Vermeidung und Linderung von Komplikationen und zur Unterstützung der körpereigenen Abwehrmechanismen. Auch bei bakteriellen Infekten ergeben sich Probleme durch Resistenzentwicklung vieler Keime gegenüber den gängigen Antibiotika und bei Patienten in stark reduziertem Allgemeinzustand, z.B. bei schweren Grunderkrankungen. Durch die Entstehung gegen die üblichen Antibiotika resistenter Keime und deren selektives Überleben werden resistente Krankheitserreger geradezu gezüchtet. So treten überwunden geglaubte Infektionen wieder erneut auf. Es entsteht ein beständiger Wettlauf zwischen Antibiotikaentwicklung und Erregerwechsel. Zum Teil sind es gerade die medizinischen Erfolge, die Infektionskrankheiten verstärkt zum Problem machen: Das Überleben Schwerkranker schafft eine für Infektionen besonders empfängliche Population. Krankenhäuser sind heute eine der Hauptinfektionsquellen (nosokomiale Infektionen). Durch erfolgreiche Hygiene und Impfungen fehlt die natürliche Exposition gegenüber manchen Krankheitserregern (z.B. Poliomyelitisviren), so kann in Teilen der Bevölkerung ein Mangel an Immunität entstehen. Durch das fast vollständige Verschwinden von Infektionskrankheiten wie der Poliomyelitis infolge der Impfungen entsteht leicht bei der Bevölkerung der Eindruck, daß weitere Vorsorge durch Impfung nicht mehr notwendig sei („Impfmüdigkeit"). Für den einzelnen, der in einer Gemeinschaft von Geimpften lebt, mag das zutreffen. Wenn sich ein größerer Teil der Bevölkerung aber so verhält, entsteht eine kritische Masse von Ungeimpften mit der Gefahr neuer Epidemien.

Die Entwicklung der Infektionskrankheiten zeigt in klassischer Weise, daß das Krankheitsgeschehen in einer Bevölkerung nicht ohne ihre soziale und wirtschaftliche Lage verstanden werden kann. Bis in das 19. Jahrhundert waren Infektionskrankheiten die dominierende Todesursache. Als Erfolg echter primärer Prävention nahmen die Erkrankungshäufigkeiten und die Mortalität ab, bevor spezifische Behandlungsmöglichkeiten (Antibiotika) zur Verfügung standen. Wesentlich waren Maßnahmen zur Verbesserung der Hygiene (Wasserversorgung, Abwasserbeseitigung) und die Verbesserung der Abwehrlage durch eine allgemeine Verbesserung der sozialen und damit gesundheitlichen Lage (Ernährung, Verbesserung der Wohnverhältnisse, Verkürzung der Arbeitszeit).

Die Tuberkulose kann als Paradigma einer Erkrankung gelten, die vor allem durch eine Verbesserung der sozialen und hygienischen Verhältnisse bis zur Mitte dieses Jahrhunderts zurückgedrängt wurde (Bloch, Rieder, Kelly, Cauthen, Hayden & Snider 1989, 157-170; CDC 1990, 561-569). Die Pasteurisierung der Milch in den vierziger und fünfziger Jahren stellte einen weiteren Durchbruch bei der Verbesserung der Hygiene dar. Als spezifische medizinische Maßnahmen verfügbar wurden (Tuberkulostatika, Röntgenreihenuntersuchungen), war der entscheidende Erfolg bereits erzielt. Die Entwicklung der Mortalität am Beispiel von England und Wales zeigt den zeitlichen Trend sehr deutlich (Smith 1988):

Jahr	Mortalität (Todesfälle pro 100.000 Personenjahre)
1851	277
1921	89
1941	95
1961	7
1971	1
1981	0

Tabelle 1: Mortalität durch Tuberkulose in England

Tuberkulose ist allerdings - wie auch andere Infektionskrankheiten - auch heute noch (oder wieder) dort ein Problem, wo ungünstige soziale und hygienische Verhältnisse bestehen: in der Dritten Welt, bei den Armen in den USA, hierzulande bei Heimbewohnern, Alkohol- und Drogenabhängigen und Obdachlosen. So erhöhte sich das relative Risiko, an Tuberkulose zu erkranken, bei den Nicht-Weißen in den USA gegenüber den Weißen von 3 in den fünfziger Jahren auf 5 in den achtziger Jahren. (Grund ist eine langsamere Abnahme der Inzidenz bei den Nicht-Weißen.) Im Gefolge der AIDS-Epidemie hat die Tuberkulose erneut bei den durch diese Erkrankung in ihrer Abwehr Geschwächten Verbreitung gefunden. Es wird geschätzt, daß in afrikanischen Ländern noch bis zu 50 % der Bevölkerung im Alter zwischen 20 und 40 Jahren mit Tuberkulose infiziert sind. 7 Millionen Menschen in der Dritten Welt infizieren sich pro Jahr mit Tuberkulose, mehr als 2,5 Millionen sterben an der Krankheit. Schätzungen der Inzidenz der Tuberkuloseinfektion belaufen sich auf 12 in den Niederlanden, 1.500-2.500 im südlichen Afrika und 1.000-2.000 in Asien (jeweils pro 100.000 Personenjahre).

Bislang unbekannte Erreger treten auf und finden Verbreitung, wenn sich eine für sie günstige Umwelt entwickelt. Ein Beispiel hierfür ist das Auftreten der bis vor 20 Jahren unbekannten Legionellen, die durch die Verbreitung von Klima- und Warmwasserversorgungsanlagen ein ideales Biotop gefunden haben und ein ernstes Gesundheitsproblem darstellen. Das bei weitem gravierendste Problem in dieser Hinsicht ist sicher AIDS. Hierbei zeigt sich besonders die Abhängigkeit der Infektionsausbreitung von den globalen Verflechtungen (Tourismus, Migration, Handel mit Blutprodukten).

7. Erkrankungen der Leber

Von den Erkrankungen der Leber sind hier vor allem die Entzündungen und die Folgen der Schädigung durch Alkohol und andere toxische Substanzen von Bedeutung.

Die Hepatitis A wird durch das Hepatitis A-Virus (HAV) hervorgerufen. Die Übertragung geschieht auf fäkal-oralem Wege. Es kann zu heftigen akuten Symptomen mit Ikterus (Gelbsucht) kommen. Die Infektion wird aber nie chronisch und hinterläßt eine dauerhafte Immunität. Die Prävention erfolgt durch Hygiene. In Ländern mit schlechten hygienischen Verhältnissen ist sie daher eine Krankheit des Kindesalters. In den hochindustrialisierten Ländern ist sie zu einer Krankheit der Reisenden geworden. Bei Risiko (z.B. Reise in tropische Länder) ist ein zeitlich begrenzter Schutz durch die Injektion von Immunglobulin möglich. In jüngster Zeit ist auch eine Impfung möglich.

Die Hepatitis B ähnelt in ihrer klinischen Symptomatik der Hepatitis A. Sie wird jedoch durch ein anderes Virus hervorgerufen (Hepatitis B-Virus, HBV). Die Übertragung erfolgt parenteral. Eine Übertragung auf anderem Wege ist nicht möglich. Die Infektion kann durch medizinische Maßnahmen, gemeinsamen Gebrauch von Spritzen bei Drogenbenutzern und auf sexuellem Wege geschehen. Praktisch wichtig ist die Gefahr der Übertragung von Patienten auf medizinisches Personal durch Kontakt mit Blut. Diese Übertragung kann durch strenge Hygiene bei allen medizinischen Maßnahmen und Impfung des Personals heute weitgehend vermieden werden. Die früher häufige Übertragung durch infizierte Blutkonserven kann durch die heute übliche Untersuchung allen gespendeten Blutes auf den Erreger und durch sterilisierende Verfahren bei der Herstellung von Blutprodukten vermieden werden. Viele Dialyse-Patienten sind durch die vorherige Verwendung der Dialysegeräte für unerkannt mit HBV infizierte Patienten mit HBV infiziert. Durch Impfung läßt sich auch dies heute weitgehend vermeiden. Gebraucher intravenös gespritzter Drogen sind durch die gemeinsame Benutzung von Spritzen und Nadeln häufig infiziert. Es besteht dann die Gefahr der Weiterverbreitung auf sexuellem Wege (auch Prostitution). Die Hindernisse gegen die Verhütung dieser Übertragungswege sind einmal soziokulturell (Needle-sharing als gemeinschaftsstiftendes Erlebnis, mangelndes Gesundheitsbewußtsein Drogenabhängiger), zum anderen politisch-ideologisch-finanziell (Ausgabe steriler Spritzen, Impfung für Drogenabhängige und Prostituierte). Gegen die sexuelle Übertragung kommen die für die AIDS-Prävention ohnehin notwendigen Methoden des „Safer Sex“ in Betracht. Dabei ist allerdings zu berücksichtigen, daß das HBV infektiöser ist als der AIDS-Erreger HIV. Die bestmögliche Prävention wäre die Impfung aller mit wechselnden Partnern sexuell Aktiven. Bei akutem Kontakt Nicht-Immuner mit infektiösem Material kommt die Injektion von Hyperimmunglobulin in Betracht, die einen begrenzten Schutz bietet. Die größte Gefahr der Hepatitis B liegt in der möglichen Enwicklung einer chronischen Hepatitis. Diese kann später in eine tödlich verlaufende Zirrhose oder ein Leberzell-Karzinom übergehen. Außerdem kann eine zusätzliche Infektion durch die Hepatitis D stattfinden. Dieses Virus ist nur infektiös, wenn bereits eine Infektion mit HBV vorliegt. Infektiös sind die mit HBV Infizierten meist nur eine begrenzte Zeit (während der akuten Erkrankung oder einer stumm verlaufenden akuten Infektion). Es gibt jedoch einige Infizierte, die dauerhaft den Erreger im Blut haben und in entsprechenden Situationen (Verletzungen, sexuell) übertragen können. In Deutschland sind etwa 0,3-1 % der Gesamtbevölkerung chronische Virusträger! Nach ausgeheilter Infektion entwickelt sich eine Immunität. Der Nachweis der Infektion mit HBV erfolgt serologisch. Es kann auch festgestellt werden, ob das Individuum immun gegen HBV ist und ob es infektiöse Partikel (Viren) im Blut trägt.

Erst seit wenigen Jahren ist der Erreger der meisten Fälle der sogenannten Non-A-Non-B-Hepatitis, jetzt Hepatitis C genannt, bekannt. Dieses Virus (HCV) wird ebenfalls parenteral übertragen und ist damit ein ernstes Problem bei Bluttransfusionen. Mittlerweile wird alles gespendete Blut durch einen Test überprüft, wodurch die Übertragungsgefahr erheblich reduziert wird. Die sexuelle Übertragung der Hepatitis C ist wesentlich seltener als bei der Hepatitis B. Ein großer Teil der i.v.-Drogenabhängigen ist mit HCV infiziert. Die HCV-Infektion wird allerdings in 40-50 % der Fälle chronisch, von denen 20 % in eine Zirrhose übergehen. Eine Beteiligung der Leber ist auch bei zahlreichen anderen Infektionserkrankungen möglich. In den letzten Jahren wurden weitere Viren entdeckt, die zu einer Hepatitis führen können (mittlerweile reicht die Liste bis zur Hepatitis G).

Bei einer Schädigung der Leber durch chronisch überhöhten Alkoholkonsum kommt es zu einer Fetteinlagerung in die Leber (Fettleber), die sich nach vollständiger Beendigung des Alkoholkonsums zurückbildet. Es kommt jedoch häufig auch zu entzündlichen Reaktionen (akute oder chronische Alkoholhepatitis), die allmählich in einen chronischen Umbau der Leber in Form der Zirrhose übergehen können. Dabei wird Lebergewebe zunehmend durch Bindegewebe ersetzt. Folge bei weiter fortgeschrittenem Umbauprozeß sind eine Abnahme der Leberfunktion (z.B. Blutungsneigung durch verminderte Synthese von Gerinnungsfaktoren) und ein Überdruck in den Gefäßen, die venöses Blut aus dem Bereich der Verdauungsorgane der Leber zuführen (portale Hypertension). Dieser Überdruck führt schließlich zu den lebensbedrohlichen Blutungen aus krampfaderförmig erweiterten Venen der Speiseröhre (Ösophagusvarizen). Eine einmal vorhandene Leberzirrhose ist nicht mehr rückbildungsfähig. Bei Verzicht auf Alkohol kann sie jedoch über lange Zeit ohne wesentliche Symptome oder Progredienz bestehen. Bei weiterem Alkoholkonsum schreitet die Zirrhose immer weiter fort bis zur tödlichen Blutung oder zum Leberversagen.

Neben Alkohol können auch andere Noxen zu ähnlichen Schädigungen der Leber führen. Dazu gehören Substanzen, die bei entsprechender Dosis in jedem Falle schädigend wirken (z.B. Lösungsmittel), und andere (z.B. zahlreiche Medikamente), die in nicht vorhersehbaren Einzelfällen zu Leberschäden führen können. Bei der letztgenannten Gruppe spielen Immunprozesse bei der Entstehung der Schädigung eine Rolle.

8. Immunsystem und Allergien

Das Immunsystem ist lebenswichtig, um körpereigene von fremden (Eiweiß-) Substanzen unterscheiden zu können und die letzteren gegebenenfalls zu zerstören. Ohne Immunsystem würde der Mensch an Infektionen zugrunde gehen. Substanzen, die eine Immunantwort auslösen, werden Antigene genannt. Gegen sie bildet das Immunsystem Antikörper (sogenannte humorale Immunität) und

Lymphozyten, die spezifisch mit den Antigenen reagieren („zelluläre Immunität").

Störungen des Immunsystems können in einer mangelnden Funktion liegen (angeborene oder erworbene Immundefekte). Es kann aber auch zu einer übermäßigen Reaktion auf körperfremde Antigene kommen, die als Allergie bezeichnet wird. Allergien vom Soforttyp werden von Antikörpern ausgelöst und führen innerhalb von Minuten oder Stunden zur Reaktion, während Allergien vom verzögerten Typ sich in einem Zeitraum von bis zu mehreren Tagen entwickeln. Sie beruhen auf einer zellulären Immunantwort. Allergien können sich gegen zahlreiche Stoffe richten und an verschiedenen Organen manifestieren. Besonders häufig sind allergisch bedingte Erkrankungen der Haut (Kontaktekzeme). Allergische Reaktionen gegen Bestandteile der Atemluft (z.B. Pollen) führen zu Heuschnupfen oder Asthma. Sofortreaktionen gegen injizierte Antigene können zu lebensbedrohlichen Notfällen führen: Anaphylaktischer Schock, Allergie gegen Röntgenkontrastmittel.

Wenn der Verdacht auf eine allergisch bedingte Erkrankung besteht, ist eine Allergietestung zur Ermittlung des auslösenden Antigens angezeigt (Epikutanbzw. Intrakutantestung). In der Praxis wird dabei eine Reihe von erfahrungsgemäß häufig allergieauslösenden Stoffen und solchen, gegen die sich ein konkreter Verdacht richtet, auf die Haut aufgebracht und beobachtet, ob sich eine allergische Reaktion entwickelt. Viele Allergien richten sich gegen Stoffe, mit denen ein Individuum beruflich umgeht (z.B. Bäcker und Friseure). In diesen Fällen ist eine Umschulung notwendig, die im Interesse der weiteren beruflichen Chancen der Betroffenen so früh wie möglich erfolgen soll. Angesichts einer immer größeren Anzahl von synthetisierten Stoffen, die in das Alltagsleben eingehen, wächst auch die Zahl der potentiellen Allergene. Häufig wächst im Rahmen einer Sensibilisierung im Laufe der Zeit die Zahl der Substanzen, gegen die ein Individuum allergisch reagiert. Eine Reihe von praktisch wichtigen Allergenen läßt sich allerdings kaum meiden (Hausstaub). Therapeutisch kommen die Vermeidung eines als Allergen identifizierten Stoffes, Lokalbehandlung, Corticoide, Antihistaminika und eine Desensibilisierungsbehandlung in Frage. Dabei wird über längere Zeit der allergieauslösende Stoff in zunehmender Konzentration injiziert, um eine allmähliche Toleranz gegenüber dem Stoff zu erreichen. Die Prävention richtet sich auf die Vermeidung von potentiell allergieauslösenden Stoffen am Arbeitsplatz und in der übrigen Umwelt.

Immunreaktionen können sich auch gegen körpereigene Gewebe richten und diese schädigen. In diesem Falle spricht man von Autoimmunkrankheiten. Bei vielen Krankheiten werden heute Autoimmunprozesse zumindest als ein Teilfaktor ihrer Entstehung angenommen. Unerwünscht ist die Immunantwort auf fremdes Gewebe bei Transplantationen. Heute stehen Medikamente zur Verfügung, die eine wirksame Unterdrückung der Immunreaktionen bewirken und so die Abstoßung des Implantates verhindern, allerdings um den Preis einer ebenfalls herabgesetzten Immunreaktion gegen Infektionen.

9. Behinderungen

Nach einem weitverbreiteten Einteilungsschema der WHO sind drei Stufen zu unterscheiden: Am Anfang einer Kausalkette steht eine Schädigung (impairment) eines Organs oder einer Körperstruktur (z.B. die Schädigung der Netzhaut bei diabetischer Retinopathie). Diese Schädigung zieht eine chronische Funktionsbeeinträchtigung nach sich (disability), z.B. Verminderung der Sehkraft bis zur Blindheit. Daraus folgt eine Vielzahl von Beeinträchtigungen im sozialen Leben (Berufsunfähigkeit, Hilfsbedürftigkeit) (handicap).

Schon dieses Beispiel zeigt, daß Behinderungen einen sehr viel weiteren Kreis von Zuständen umfassen, als die gemeinhin mit diesem Begriff assoziierten Rollstuhlfahrer oder geistig Behinderten. Viele Behinderungen sind angeboren, das heißt, schon bei der Geburt vorhanden. Diese können entweder genetisch oder durch eine Schädigung in der Zeit vor oder während der Geburt bedingt sein. Genetisch bedingte Behinderungen können durch ein überzähliges Chromosom bedingt sein (z.B. Trisomie 21, Down-Syndrom) oder auf ein einzelnes oder eine Reihe von „fehlerhaften" Genen zurückzuführen sein (verschiedene Formen von Muskeldystrophien, Mukoviszidose). Schädigungen vor und während der Geburt sind z.B. Embryopathien durch Infektionen wie Röteln, Alkohol, Zerebralparese (CP, „Spastiker"). Von zunehmender Bedeutung sind Behinderungen, die als Folgen von Unfällen und chronischen Erkrankungen auftreten (entzündlich-rheumatische und degenerativ-rheumatische Erkrankungen, Herz-Kreislauf-Krankheiten wie Koronare Herzkrankheit, Arterielle Verschlußkrankheit, Herzinsuffizienz, Tumoren, Nervenerkrankungen wie Multiple Sklerose).

Präventionsmöglichkeiten ergeben sich bei einer Reihe von Schädigungen vor und während der Geburt: Impfung aller Mädchen vor Eintritt in das gebärfähige Alter gegen Röteln, Prävention des Alkoholkonsums in der Schwangerschaft, optimale Stoffwechseleinstellung von schwangeren Diabetikerinnen, regelmäßige Vorsorgeuntersuchungen während der Schwangerschaft, optimale medizinische Betreuung von Risikoschwangerschaften, Verfügbarkeit optimaler neonatologischer Versorgung beim Auftreten von Problemen während der Geburt.

Die zum Teil heute schon mögliche, in Zukunft stark zunehmende pränatale Diagnostik von Behinderungen und Risiken (Erkennen von Chromosomenanomalien und zunehmend von einzelnen defekten Genen mit Hilfe von Gensonden) wirft schwerwiegende ethische Probleme auf. (Unter welchen Umständen ist die vorgeburtliche Diagnostik von Krankheitsanlagen, die nicht therapierbar sind, gerechtfertigt? Wann ist eine Abtreibung gerechtfertigt?) Weniger problematisch ist die genetische Beratung von Paaren mit Kinderwunsch hinsichtlich möglicher oder befürchteter vererbbarer genetischer Defekte. Häufig kann aufgezeigt werden, mit welcher Wahrscheinlichkeit eine Anlage vererbt wird. Oft können auch unbegründete Befürchtungen zerstreut werden, indem der nicht vererbbare Charakter einer Erkrankung oder Behinderung deutlich gemacht wird.

Große Bedeutung kommt der möglichst frühzeitigen Erkennung von (drohenden) Behinderungen und der umfassenden Förderung behinderter Kinder zu. Die frühzeitige Erkennung ist insbesondere bei nicht ohne weiteres auffallenden Behinderungen (z.B. Stoffwechselstörungen wie Phenylketonurie oder endokrinologische Erkrankungen wie Hypothyreose beim Neugeborenen und Hör- und Sprachbehinderungen im Kleinkindesalter) bedeutsam (Vorsorgeuntersuchungen im Kindesalter, Hörtests, Aufklärung der Eltern über verdächtige Symptome). Im Gegensatz zu früheren Zeiten, in denen zahlreiche Spezialeinrichtungen für die verschiedenen Behinderungsarten aufgebaut wurden, wird heute eine weitestmögliche Integration Behinderter in das normale Leben angestrebt.

Die Rehabilitation, z.B. nach akuten Erkrankungen wie Herzinfarkt oder Unfällen, aber auch bei chronisch Behinderten, umfaßt Maßnahmen zur medizinischen, sozialen und beruflichen (Wieder)-Eingliederung. Es kommt besonders darauf an, daß sich die Rehabilitation ohne zeitliche Verzögerung an die Akutbehandlung anschließt und nicht allein auf die rein medizinischen Aspekte beschränkt.

Literatur

Bender, R., Trautner, Chr., Spraul, M., Berger, M. (1998): Assessment of excess mortality in obesity. In: American Journal of Epidemiology 147: 42-48.

Berger, M. (Hg.) (1995): Diabetes mellitus. München: Urban & Schwarzenberg.

Berger, M., Jörgens, V. (^{4}1990): Praxis der Insulintherapie. Springer-Verlag.

Berger, M., Jörgens, V., Flatten, S. (1996): Health care for persons with non-insulin dependent diabetes mellitus. The German experience. In: Ann Intern Med 124, 153-155.

Berger, M., Trautner, Chr. (Eds.) (1996): Die Forderungen von St. Vincent - Stand 1996 in Deutschland. Eine Konferenz der Deutschen Diabetes-Union am World Diabetes Day (14.11.1996) in Düsseldorf. Mainz: Kirchheim.

Bloch, A.B., Rieder, H.L., Kelly, G.D., Cauthen, G.M., Hayden, C.H., Snider, D.E. (1989): The epidemiology of tuberculosis in the United States. Seminars in Respiratory Infections,4, 3,157-170.

Boice, J.D. (1990): Studies of atomic bomb survivors. In: JAMA, 264, 5, 622-623.

Boice, J.D., Land, C.E., Preston, D.L. (1990): Ionizing Radiation. In: Schottenfeld, D. (Hg.), Fraumeni, J.F. Jr.: Cancer epidemiology and prevention. Oxford Press.

Centers for Disease Control (CDC) (1990): Tuberculosis in developing countries. In: MMWR, 39, 33, 561-569.

Cole, P., Morrison, A. (1980): Basic issues in population screening for cancer. In: JNCI, 64, 1263-1272.

Daten des Gesundheitswesens (1987): Ausgabe 1987. Schriftenreihe des Bundesministers für Jugend, Familie, Frauen und Gesundheit (BJFFG), Band 157.

Daten des Gesundheitswesens (1995): Ausgabe 1995. Schriftenreihe des Bundesministeriums für Gesundheit (BMG), Band 51.

Deutsche Gesellschaft für Ernährung (DGE) (1988): Ernährungsbericht 1988.

Krolewski, A., Warram, J., Rand, L., Kahn, C.R. (1987): Epidemiologic approach to the etiology of type I diabetes mellitus and its complications. In: New England Journal of Medicine, 317, 1390-1398.

Kronsbein, P. et al. (1988): Evaluation of a structured treatment and teaching programme of non-insulin-dependent diabetes. Lancet 17.12.1988,1407-1411.

Preston, S.H., (1976): Mortality patterns in human populations with special reference to recorded causes of death. New York: Academic Press.

Scandinavian Simvastatin Survival Study Group (SSSSG) (1994): Randomised trial of cholesterol lowering in 4444 patients with coronary heart disease: The Scandinavian Simvastatin Survival Study (4S), Lancet 344, 1383-1389.

Shaw, J.H. (1987): Causes and control of dental caries. In: New Engl J Med, 996-1004.

Shepherd, J., Cobbe, S.M. (1995): Ford I. For the West of Scotland Coronary Prevention Study Group. Prevention of coronary heart disease with pravastatin in men with hypercholesterolemia. In: New Engl J Med 333, 1301-1307.

Skrabanek, P., McCormick, J. (1989): Follies and fallacies in medicine. Glasgow: The Tarragon Press.

Smith, F.B. (1988): The retreat of tuberculosis 1850-1950. Croom Helm, New York.

The Diabetes Control and Complications Trial Research Group (DCCT) (1993): The effect of intensive treatment of diabetes on the development and progression of long-term complications in insulin-dependent diabetes mellitus. In: N Engl J Med., 329, 977-986.

Trautner, Chr. (1995): Cost benefit analyses of patient education. In: Baba, S., Kaneko, T. (Eds.): Diabetes 1994. Proceedings of the 15th International Diabetes Federation Congress, Kobe, 6-11 November 1994. 990-996. Elsevier, Amsterdam.

Trautner, Chr., Haastert, B., Giani, G., Berger, M. (1996): Incidence of lower limb amputations and diabetes. In: Diabetes Care, 19, 1006-1009.

Trautner, Chr., Icks, A., Haastert, B., Plum, F., Berger, M. (1997): Incidence of blindness in relation to diabetes. A population-based study. In: Diabetes Care, 20, 1147-1153.

Trautner, Chr., Richter, B., Berger, M. (1993): Cost-effectiveness of a structured treatment and teaching programme on asthma. In: The European Respiratory Journal, 6, 1485-1491.

Weber, P., Manz, F., Schrezenmeir, J., Beyer, J. (1988): Jodmangel und Problematik der Jodmangelprophylaxe mit jodiertem Speisesalz in der Bundesrepublik Deutschland. In: Akt. Ernähr.,13, 144-150.

Willich, S.N., Lewis, M., Löwel, H., Arntz, H.R., Schubert, F., Schröder, R., TRIMM Study Group (1993): Physical exertion as a trigger of acute myocardial infarction. In: N Engl J Med. 329: 1684-1690

Willich, S.N., Löwel, H., Lewis, M., Hörmann, A., Arntz, H.R., Keil, U. (1994): Weekly variation of acute myocardial infarction: Increased Monday risk in the working population. In: Circulation, 90, 87-93.

World Health Organization (WHO), Regional Office for Europe. Euro Oralcare. The action programme for oral health promotion in Europe.

Irmgard Vogt

Psychologische Grundlagen der Gesundheitswissenschaften

1. Gesundheitspsychologie

1.1 Gesundheit

Die Gesundheitspsychologie hat sich in den letzten 20 Jahren als psychologische Fachdisziplin etablieren können. Dennoch hat sie bis heute Schwierigkeiten, einen eigenständigen Ort im Kontext der Fachwissenschaften zu finden. Das liegt u.a. daran, daß die Gesundheitspsychologie theoretische und methodische Anleihen macht bei allen Nachbarwissenschaften, insbesondere jedoch bei der Klinischen Psychologie, der Verhaltensmedizin und schließlich der Medizinsoziologie, daß sie selbst aber vergleichsweise wenige eigenständige theoretische und methodische Positionen in die Diskussion einbringt. Bis heute ist sie in starkem Maße dem medizinischen Modell verhaftet, auf das gleich noch etwas ausführlicher eingegangen wird, das sie in ihrer Entfaltung erheblich einengt und beschränkt. Nur halbherzig hat sie daher den von Antonovsky (1997) angeregten Paradigmenwechsel von einer Krankheitsforschung zu einer Gesundheitsforschung aufgenommen, und das macht ihren Stand im Konzert aller Fachrichtungen, die sich zu den Gesundheitswissenschaften zusammengeschlossen haben, nicht gerade einfach. In Anlehnung an Matarazzo (1980) schreibt z.B. Schwarzer (1990, 3): „Der Gegenstandsbereich der Gesundheitspsychologie liegt vor allem in der Bestimmung und Veränderung von Verhaltensweisen und Kognitionen, die mit Krankheitsrisiken verbunden sind oder die der Gesundheitsförderung und Krankheitsbewältigung dienen“. Dagegen steht der Ansatz der Salutogenese, der ganz radikal nach den Bedingungen von Gesundheit fragt, worauf ebenfalls noch etwas ausführlicher einzugehen ist.

Zunächst ist hier zu fragen, was denn gemeint ist, wenn man von Gesundheit spricht. Geht man von einem dichotomen Modell „krank - gesund“ aus, dann ist es vergleichsweise einfach, Krankheit zu definieren (Parsons 1951, 1958, Schaefer 1976). Sehr viel schwieriger ist es jedoch, Gesundheit zu definieren, ein Begriff, der sehr unterschiedlich gedeutet und interpretiert werden kann (Franke 1993).

Im Mittelpunkt aller heutigen Auseinandersetzungen um den Gesundheitsbegriff steht noch immer die Definition der World Health Organisation von 1946: *„Gesundheit ist der Zustand des völligen körperlichen, geistigen und sozialen Wohlbefindens und nicht nur das Freisein von Krankheit und Gebrechen“.*

Ungeachtet der Vagheit dieser Definition und ihres teilweise utopischen Charakters enthält sie dennoch wesentliche Merkmale des Gesundheitsbegriffs, nämlich eine positive Wertaussage und eine Aussage über die Abgrenzung der Gesundheit von Krankheit und Gebrechen, und diese Bestimmungsstücke werden zudem gegeneinander ausgespielt. Der Begriff Gesundheit verschmilzt hier fast ganz mit einem positiven Werturteil, das sich nicht nur auf einen leibseelischen Zustand bezieht, sondern auf die Gesellschaft schlechthin, denn es ist nicht nur vom „Zustand des völligen körperlichen und geistigen... Wohlbefindens" die Rede, sondern auch vom „völligen... sozialen" Wohlbefinden. So gesehen ist individuell erlebtes und erfahrenes körperlich-seelisches Wohlbefinden rückbezogen auf die Gesellschaft, die in vielfacher Weise eben diese Gesundheit mitbestimmt. Individuum und Gesellschaft nehmen also gleichermaßen Einfluß auf die Gesundheit, die auf diesem Wege zum Gradmesser wird für die Spannungen, die zwischen beiden bestehen (Herzlich 1991).

Mit Recht weist Göckenjan (1991) darauf hin, daß Gesundheit, so verstanden, ein Lernprogramm ist, das jedem Einzelnen ein Leben lang auferlegt wird und über das er von der Gesellschaft auch zur Rechenschaft gezogen werden kann. Gesundheit als positive Wertaussage enthält also auch eine erhebliche Dynamik, die durchaus auf den Einzelnen zurückschlagen kann, wenn er nämlich wider besseres Wissen nicht die Gesundheit im Auge hat, sondern anderen Interessen folgt und eventuell krank wird.

1.2 Gesundheitslehren

Schon immer haben sich Priester, Heilkundige und Gesetzgeber berufen gefühlt, Gesundheitslehren aufzustellen und zu propagieren; schon immer gab es Anweisungen darüber, wie man sich die Gesundheit und das Leben erhalten kann. Die Gesundheitslehren sind daher allemal Widerspiegelungen der herrschenden religiösen, kulturellen und ideologischen Strömungen in der Zeit.

In Europa gehen die Gesundheitslehren bis ins späte Mittelalter von einem ganzheitlichen Verständnis des Menschen vor Gott und in der Welt aus (Schipperges 1978). Im Zuge der Änderungen in der Produktionsweise, dem Aufkommen der Manufakturen in der Zeit der Vor- und Frühindustrialisierung, der Herausbildung des Bürgertums als der bestimmenden Klasse des heraufziehenden Industriezeitalters sowie der Etablierung der verschiedenen Zweige der Wissenschaften im 19. Jahrhundert werden die Gesundheitslehren immer differenzierter und detaillierter. An die Stelle der ganzheitlichen Betrachtungen zur Lebensführung treten Gesundheitsbücher, die den Einzelwissenschaften verpflichtet sind. Eine besondere Rolle spielen die moderne Medizin, die den Leib als einen aus Organen zusammengesetzten Organismus zu betrachten lernt, die Hygiene bzw. die Sozialmedizin, die sich der Gesundheitserziehung annehmen, und schließlich die Psychologie, die sich zuständig erklärt für die psychische Befindlichkeit des Individuums. Sprechen wir heute von ganzheitlichen Ansätzen in der Medizin oder der Psychologie, dann geht es gewöhnlich nicht um umfassende Lebens- und Gesellschaftsentwürfe, sondern um Kritik an herrschenden Auffassungen und Verfahrensweisen in den einschlägigen Wissenschaften (z.B. Illich 1977), die die Grundlagen der Segmentierung unangetastet lassen.

Für die Gesundheitslehren der Moderne ist die Hygiene von besonderer Bedeutung, die sich mit ganz praktischen Fragen der alltäglichen Gesundheitspflege und deren tieferer Bedeutung auseinandergesetzt hat.

1.2.1 Homo hygienicus

Die Untersuchungen von McKeown (1979) und anderen (Abholz 1980) belegen, daß die besonders schweren und infektiösen Krankheiten schon beherrschbar waren, als die medizinischen Gegenmittel und Impfstoffe noch nicht erfunden waren. Der Rückgang der Sterberaten durch Tuberkulose, Scharlach, Masern, aber auch Cholera und anderen ansteckenden Krankheiten zwischen 1850 und 1950 geht demnach nicht allein auf Fortschritte des medizinischen Wissens zurück, sondern in noch stärkerem Maß auf veränderte hygienische Praktiken. Dabei handelt es sich sowohl um individuelle Hygiene als auch um staatliche Handlungsvorgaben sowie um Sozialpolitik, wie die Versorgung der Bevölkerung mit Trinkwasser, die Organisation von Abwasser- und Abfallbeseitigung, die Bekämpfung von Armut und Elend usw. Individuelle Hygiene, also eine intensive Körper- und Gesundheitspflege, kann nämlich nur dann ihre ganze Wirksamkeit entfalten, wenn sie mit sanitären, gesundheits- und vor allem sozialpolitischen Maßnahmen zusammengeht. Dafür wurden im 19. Jahrhundert die Grundlagen gelegt.

Die von den führenden Hygienikern der Zeit propagierten Vorstellungen einer angemessenen Körper- und Gesundheitspflege haben den Bürger im Blick: an diesen richten sich die Anweisungen, die ein gesundes, langes und erfolgreiches Leben garantieren sollen. „Der Homo hygienicus als Mensch, der Gesundheit als oberstes Lebensziel ansieht und seine Lebensführung völlig gesundheitlichen, aus der Medizin abgeleiteten Prinzipien unterwirft, wird zunächst als wissenschaftlich konzipierte Sinnenwelt des im Zivilisations- und Rationalisierungsprozeß fortgeschrittenen Bürgertums geschaffen“ (Labisch 1989, 116). Dieser Homo hygienicus ist der protestantischen Berufsethik verpflichtet; er ist patriarchal, und er ist sich seiner Macht, die ihm neben anderem die Gesundheit gibt, bewußt. Er wird zum Vorbild für die Arbeiterklasse, die, je mehr sie sich konsolidiert, diesem nachzueifern sucht.

Sauberkeit und Ordnung werden zum Maßstab der individuellen und der gesellschaftlichen Entwicklung, und es ist nicht nur die äußere Sauberkeit und Ordnung, die hier zur Debatte steht, wie z.B. Reclam (1877, 106) kurz und bündig feststellt: „Reichliche Wasserzufuhr und reichlicher Wasserverbrauch mindert in einer Stadt gleichzeitig die *Zahl der Krankheiten* und die Zahl der *moralischen Verirrungen*“. Äußere und innere Sauberkeit und Ordnung gehen gleichsam Hand in Hand, sie bedingen sich gegenseitig; sie sind kulturelle Errungenschaften ersten Ranges. In seiner Studie über „Das Unbehagen in der Kultur“ spielt Freud (1948, 452) auf diesen Zusammenhang an, wenn er schreibt: „Wir sind nicht überrascht, wenn jemand den Gebrauch von Seife direkt als Kulturmesser aufstellt. Ähnlich ist es mit der Ordnung, die ebenso wie die Reinlichkeit sich ganz auf Menschenwerk bezieht". Da Menschen aber nicht „von Natur aus" zu Sauberkeit und Ordnung neigen, sondern mehr Gefallen an Unordnung zu haben scheinen, entfaltet sich ein Lernprogramm, das, sehr verkürzt gesagt, die Triebunterdrückung zum Ziel hat. Hier liegt nach Freuds Meinung eine der Wurzeln von Neurosen, die, da sie der Kultur immanent sind, nicht nur einen individuellen Hintergrund haben, sondern auch einen sozialen. Die bürgerliche Welt ist, so betrachtet, sauber, ordentlich - und neurotisch.

Im Kampf gegen die ganz reale Angst vor Krankheit, Seuchen und Tod kommt die Hygiene mit ihren Verhaltensregeln dem Bedürfnis des Individuums entgegen, sich seiner Gesundheit und seines Lebens zu versichern. Wenn man sich tatsächlich mit so einfachen Mitteln wie Wasser und Seife oder neuerdings mit Vollwertkost, Bewegungstraining und Kondomen vor Krankheiten zu schützen vermag, sollte es ein leichtes sein, gewisse Standards für eine gesunde Lebensführung durchzusetzen. In der Praxis gab und gibt es aber offenbar erhebliche Widerstände gegenüber allen Gesundheitslehren und den damit einhergehenden Versuchen von Gesundheitserziehung. Denn Gesundheit ist, entgegen allen anderen Behauptungen, eben nur eine Wertvorstellung neben anderen, mit denen sie in Konkurrenz steht.

1.2.2 Das medizinische Modell und die Klinische Psychologie

Die Medizin konzentriert sich bei ihrer Betrachtung des Menschen auf die biologischen Wirkungszusammenhänge im Organismus, insbesondere jedoch auf die pathogenen Prozesse. Krankheit wird verstanden als innerkörperlicher pathogener Vorgang, als Störung der normalen Funktionen der Organe oder ganzer Organsysteme. Sehr verkürzt läßt es sich folgendermaßen beschreiben: „Das Modell betrachtet Krankheit durch Abweichungen von der Norm meßbarer biologischer (somatischer) Variablen als vollständig erklärt. Innerhalb seines Rahmens werden die sozialen, psychologischen und verhaltensmäßigen Dimensionen von Krankheit nicht berücksichtigt" (Engel 1979, 66). Damit ist auch schon benannt, was das Modell nicht zu leisten vermag: die Interpretation von Krankheit nicht nur als organischen Prozeß, sondern darüber hinaus als Vorgang, der in einen breiteren Kontext eingebettet ist. Prototypisch für das medizinische Modell ist das Risikofaktorenkonzept, das einen kausalen Zusammenhang zwischen riskanten Verhaltensweisen und der Genese von chronisch-degenerativen Krankheiten postuliert (Epstein 1982, Leppin 1994, Maschewsky-Schneider 1997). Das Konzept hat eine gewisse Plausibilität, und das macht es so verführerisch zur Ableitung von Handlungsmaximen für die Prävention. Wie sich gezeigt hat, funktioniert die praktische Umsetzung aber nicht besonders gut (Abholz 1994).

In Anlehnung an die Medizin geht die Klinische Psychologie von der Annahme aus, daß auffälliges bzw. abnormes Verhalten vergleichbar ist mit einer körperlichen Krankheit und den für sie charakteristischen physiologischen Normabweichungen. Von diesem Ansatz aus lassen sich psychische Krankheiten nach ihren Symptomen klassifizieren und diagnostizieren, sie lassen sich in ihrem Verlauf beschreiben und mit geeigneten Mitteln therapieren.

Dieser Ansatz wirft eine ganze Reihe von Problemen auf, die hier nicht in aller Breite erörtert werden sollen. Lediglich die Frage danach, wie der Begriff der Normabweichung bzw. des Abnormen zu definieren ist, soll hier aufgegriffen werden. Bis heute ist diese Frage nicht geklärt, da Normen kulturabhängig und damit zeitgebunden sind. Die Unbestimmtheit und Kulturabhängigkeit von Normen schlägt auf der Verhaltensebene voll zu Buche, denn Verhalten, das als abnorm eingeordnet wird, wird auch zum Symptom einer psychischen Störung, die allemal mit Stigmatisierungen verbunden ist (Goffman 1967). Dauerhafte Änderungen in der Beurteilung von Normen bilden sich ab in Gesetzesänderungen, die allerdings den alltäglichen Verhaltensänderungen, die solchen Urteilsänderungen vorausgehen bzw. sie begleiten, meist mit erheblichem zeitlichen Abstand folgen. Die aktuelle Diskussion um die Einordnung z.B. von gewalttätigem Verhalten in der Familie, insbesondere gegenüber Frauen und Kindern, als Ausdruck von abnormem oder von normalem Verhalten belegt sehr gut, wie sich Normen wandeln. Die Klinische Psychologie wertet heute viele Gewalthandlungen als Ausdruck psychischer Störungen, die sie noch vor wenigen Jahren überhaupt nicht zur Kenntnis nahm und denen sie daher auch keine diagnostische Relevanz zugeschrieben hat. Es gibt, wie Keupp (1979, 8) feststellt, „keine universellen Kriterien für Normalität und Störung“.

Diese Diskussion ist für die Gesundheitspsychologie aktuell, denn die Begriffe Normalität und Gesundheit überschneiden sich weitgehend. Wer oder was gesund ist, gilt gemeinhin als normal. Eine Gesundheitspsychologie, die nicht in dieselben Fallen stolpern will wie die Klinische Psychologie, muß sich also auf eine kritische Auseinandersetzung mit ihren eigenen Voraussetzungen und Annahmen einlassen. Dazu gehört eine Analyse der Bedingungen von Gesundheit, die über das medizinische Modell hinausgeht.

1.2.3 Das salutogenetische Modell

Im Zentrum der Betrachtungen, die auf Antonovsky (1997) aufbauen, steht in diesem Modell die Gesundheit, die subjektiv erlebt, wahrgenommen wird. Subjektive Gefühle von Gesundheit können sich bekanntlich auch dann einstellen, wenn Menschen chronisch krank sind, unter denkbar ungesunden Bedingungen leben oder sich in schweren Krisen befinden. Das Modell akzentuiert also die subjektive Einschätzung der eigenen Lage, die sich nicht reduzieren läßt auf pathogene organische Prozesse.

Stressoren spielen im Modell eine zentrale Rolle, unabhängig davon ob sie von außen, aus der Umwelt, oder von innen, aus dem Organismus kommen. Ob Stressoren als belastend erlebt werden oder nicht, hängt u.a. davon ab, welche Bedeutung sie für eine Person haben. Die Stressoren treffen auf generalisierte Widerstandsressourcen, die helfen, die Spannungen zu bewältigen. Je besser die Bewältigungsstrategien sind, mit denen eine Person auf Spannungen reagiert und je mehr Ressourcen vorhanden sind, die die Bewältigung erleichtern, um so eher gelingt es ihr, den Druck, der durch die Stressoren ausgelöst worden ist, auszubalancieren. Entscheidend für das subjektive Gesundheitsbefinden ist allerdings das Kohärenzgefühl (sense of coherence, SOC), das die Zuversicht widerspiegelt, „daß (1) die Ereignisse der eigenen inneren und äußeren Umwelt im Lebenslauf strukturiert, vorhersehbar und erklärbar sind; (2), die Ressourcen verfügbar sind, um den durch diese Ereignisse gestellten Anforderungen gerecht zu werden; und (3) diese Anforderungen als Herausforderungen zu verstehen sind, die es wert sind, sich dafür einzusetzen und zu engagieren" (Antonovsky 1987, 19).

Es liegt auf der Hand, daß in diesem Modell andere Prozesse im Mittelpunkt der Betrachtung stehen als im medizinischen Modell. Auf der einen Seite hat man es mit Stressoren zu tun, die sowohl den Organismus wie seine Umgebung berücksichtigen. Auf der anderen Seite hat man es mit Bewältigungsstrategien zu tun, mit Sinnhaftigkeit und Ressourcen, die sich z.B. aus den sozialen Netzwerken speisen, in die Individuen eingebunden sind (Engel, Nestmann, Niepel & Sickendiek 1996, Röhrle 1994). Faltermaier (1994) weist darauf hin, daß die subjektive Sichtweise jeweils zu ergänzen ist um sozial-kulturelle Dimensionen, denn welche Ereignisse oder Einflüsse z.B. Frauen als Stressoren wahrnehmen und welche Strategien und Ressourcen sie einsetzen, um sie zu bewältigen, läßt sich nicht nur als individuelles Handlungsmuster verstehen, sondern ist sozio-kulturell mitgeprägt (Kolip 1997). Der Forschungsfokus verschiebt sich also von vermeintlich objektiven Risikofaktoren und pathogenen Organprozessen zu subjektiven Kohärenzen, subjektiven Konzepten von Gesundheit und zum Gesundheitshandeln (Klesse, Sonntag, Brinkmann & Maschewsky-Schneider 1992). Was für die Medizin eher nebensächlich ist, die subjektive Seite von Gesundheit und Krankheit, ist für die Salutogenese die Hauptsache. *In der Tat ist das Gefühl von Gesundheit ja nicht objektiv zu vermitteln, sondern nur subjektiv zu erfahren.* So gesehen kommt das Konzept der Salutogenese trotz einiger theoretischer Unklarheiten den Menschen viel mehr entgegen, als das medizinische Modell, das ganz auf das Wissen und die Kunstfertigkeit der Experten setzt, nicht aber auf die Bewältigungspotenzen ihrer Klientel.

Es liegt auf der Hand, daß das salutogenetische Modell neue Denk- und Arbeitsansätze der Prävention eröffnet. Die präventiven Anstrengungen und Botschaften zielen nämlich nicht mehr auf Risikogruppen, sondern auf alle Bürgerinnen und Bürger und deren gesundheitsbezogene Lebensweisen (vgl. WHO 1986).

1.3 Anforderungen an die Gesundheitspsychologie

„Offenkundig bewegen wir uns in einer historischen Phase, in der neue Gesundheitsgefahren und Gesundheitsschädigungen eine solche Qualität annehmen, daß sie nicht mehr mit überkommenen Wahrnehmungs- und Behandlungsmustern ausreichend erfaßt und bewältigt werden und daß dies zu einem sozialen Problem wird" (Milles & Müller 1991, 9). Die Gesundheitspsychologie verdankt sich ganz gewiß auch dieser Umbruchsituation, die sich allerdings nicht nur im Gesundheitsbereich bemerkbar macht (Kühn 1993).

Die neuen Gesundheitsgefahren rufen nach neuen theoretischen und empirischen Ansätzen. Es liegt auf der Hand, daß eine Gesundheitspsychologie, die ihrem Namen gerecht werden will, nicht nur auf das Individuum als dem für die eigene Gesundheit verantwortlichen Subjekt rekurrieren kann, sondern sie muß die Umwelt mitberücksichtigen, die individuelles Handeln und Verhalten in ganz erheblichem Ausmaß mitdeterminiert. Zur Umwelt gehören die sozialen Lebensumstände ebenso wie die „natürlichen" Gegebenheiten in Stadt und Land, d.h. also bearbeitete Natur. Individueller Umgang mit der eigenen Gesundheit hängt demnach ab

1. von biopsychischen Dispositionen und der eigenen Lern- und Lebensgeschichte;
2. vom Sozialgefüge der Gesellschaft insgesamt, über das auch der eigene Platz im sozialen System definiert ist;
3. vom Zustand der Umwelt.

Eine so verstandene Gesundheitspsychologie beschränkt sich gerade nicht darauf, Krankheitsrisiken zu mindern, sondern Gesundheit zu fördern. Sie knüpft an das salutogenerische Modell und das Lebensweisenkonzept an, das die sozialwissenschaftlichen und sozialpolitischen Rahmenbedingungen von Gesundheit gegenüber älteren und mehr auf das Individuum fixierten Ansätzen zur Gesundheitserziehung stark betont. Es sind dies weiterführende Versuche, individuelle Bemühungen um die eigene Gesundheit im gesellschaftlichen Kontext zu analysieren, zu verstehen und zu modifizieren.

Allerdings muß der Einfluß der Umwelt auf die je individuelle Gesundheit mit allen ihren positiven und negativen Seiten und in ihrer ganzen Künstlichkeit ganz anders in Rechnung gestellt werden, als das bisher der Fall war. Seit sich Menschen angeschickt haben, Stoffe zu produzieren, die in der Natur nicht vorkommen, wird Natur nicht nur bearbeitet, sondern geschaffen. Die komplexen Folgen dieser Eingriffe in die Natur lassen sich heute kaum abschätzen. Nur in Ausschnitten wird uns gelegentlich deutlich, z.B. bei Unfällen in Atomkraftwerken oder bei Arzneimittelkatastrophen, daß sich Menschen auf diesem Wege ganz neuartige kurzfristige und langfristige Gesundheitsgefährdungen schaffen, die sich auf dramatische Weise entladen können.

Die hier in aller Kürze formulierten Anforderungen an eine Gesundheitspsychologie stellen ein Programm dar, das auf seine Realisierung in der Zukunft wartet. In den folgenden Abschnitten werden in viel bescheidenerem Umfang (aggregierte) Ergebnisse aus der Klinischen Psychologie, der Medizinsoziologie, der Sozialpsychologie sowie anderer Forschungsrichtungen zusammengetragen, die um die Pole Individuum, Gesellschaft und Umwelt angeordnet werden können und nach unserem heutigen Wissen gesundheitsrelevant sind.

2. Sozialisation im Lebenslauf, Umweltbelastungen und Gesundheit

2.1 Rahmenbedingungen

Die Kenntnisse über den Umgang der Menschen mit ihrer Gesundheit in Industriegesellschaften sind durchaus noch unvollständig und unzulänglich. Dennoch lassen sich Kategorien definieren, die von grundsätzlicher Bedeutung sind. Geht man vom Individuum aus, dann gehören dazu die Kategorien Geschlecht und Alter. Diese stehen nicht allein, sondern sind auf der Makroebene interdependent mit dem Gesellschaftssystem und seiner Wirtschafts-, Sozial- und Gesundheitspolitik; in diesem Geflecht wird die soziale Lage (Hradil 1994) von Individuen bestimmt mit weitreichenden Auswirkungen auf die subjektive erlebte Gesundheit. Auf der Mikroebene kommen dazu die ganz konkreten Lebensumstände im Singlehaushalt oder in der Familie, die neben vielem anderem auch durch Umweltbelastungen mit Umweltgiften, Lärmbelästigungen, Luftverschmutzungen usw. beeinflußt werden. Zur besseren Darstellung sollen im folgenden die Befunde anhand der Kategorien Geschlecht und Alter aufgearbeitet und getrennt für Mädchen und Frauen sowie für Jungen und Männer dargestellt werden. Dieses Vorgehen ist auch deshalb sinnvoll, weil die Rollenzuweisungen gegenüber Frauen und Männern noch immer „geschlechtsständischen Gesetzmäßigkeiten“ (Beck 1986, 161) folgen mit entsprechenden Konsequenzen für den Umgang mit Gesundheit.

2.2 Frauen und Gesundheit

Zu den traditionellen Aufgaben von Frauen und Müttern gehört es, sich um die Gesundheit aller Familienmitglieder zu sorgen. In der Funktion als Krankenpflegerin in der Familie (und im Krankenhaus, vgl. Stelling 1994, Grunow-Lutter 1991) übernehmen Frauen also auf der Mikroebene die Verantwortung für Gesundheitsvorsorge und Krankenbetreuung, wobei sie eng mit den professionellen Heilern, insbesondere Ärzten, zusammenarbeiten. Als Gesundheitsexpertinnen im Alltag prüfen Frauen und Mütter gewöhnlich die verbalen und nicht-verbalen Verhaltensäußerungen der Familienmitglieder daraufhin, ob sie als Hinweise auf Krankheitsprozesse zu werten sind oder nicht. Frauen haben also eine gewisse Autorität bei der Erstellung einer Laiendiagnose (Zola 1983), ein Faktum, das von Experten nicht immer geschätzt wird. Wie immer Experten zu den Fähigkeiten von Frauen im Umgang mit Gesundheitsförderung und Krankenpflege in der Familie stehen, in der Praxis wird der Austausch zwischen Ärzten und ihrer Klientel über sie vermittelt. Dafür bedarf es einer gewissen Kompetenz, die sich die Frauen im Laufe ihrer Sozialisation erwerben.

2.2.1 Kindheit und Jugend

Statistiken und Untersuchungen über den Gesundheitszustand von Mädchen in den ersten 10 Lebensjahren belegen, daß sie im Vergleich mit Jungen sehr pauschal genommen etwas gesünder sind als diese. Schon vor der Geburt scheinen Mädchen weniger gefährdet zu sein als Jungen, denn auf sie entfallen etwas weniger Todgeburten. Deutlicher werden die Unterschiede jedoch im ersten Lebensjahr mit einem Verhältnis von 100 Mädchen, die sterben, zu 132 Jungen. Die gesundheitlichen Differenzen zwischen den Geschlechtern balancieren sich nach dem ersten Lebensjahr jedoch aus. Allerdings kommen nun verhaltensbedingte Differenzen hinzu, die die Lebenserwartungen von Mädchen und Jungen erheblich beeinflussen: Mädchen haben im Vergleich zu Jungen ein ungleich niedrigeres Risiko, an den Folgen eines Unfalls sterben und in der Jugend an den Folgen eines Suizidversuchs. Im Verlauf des Lebens kommen dann noch andere Faktoren dazu, die sich positiv auf die Lebenserwartung von Mädchen auswirken, insbesondere ihre im Vergleich mit Jungen größere Bereitschaft, gesundheitsförderliche Botschaften auf- und anzunehmen.

Die verhaltensbedingten gesundheitlichen Differenzen zwischen den Geschlechtern werden in Zusammenhang gebracht mit dem unterschiedlichen Aktivitäts- bzw. Aggressionsniveau, das man bei Mädchen feststellen kann: Mädchen verhalten sich im Vergleich mit Jungen pauschal betrachtet weniger draufgängerisch. Insgesamt gesehen setzen sie sich etwas seltener lebensgefährlichen Situationen aus. Aller Wahrscheinlichkeit nach verdanken die Mädchen diesen Gesundheitsschutz sowohl biologischen Faktoren als auch der geschlechtsspezifischen Sozialisation, die bestimmte Verhaltensdispositionen verstärkt.

Dazu kommen Unterschiede in der Erziehung zur Reinlichkeits- und Körperpflege. Mädchen werden von ihren Müttern gewöhnlich ganz anders herausgeputzt als Jungen; sie erhalten aber auch das rigidere Reinlichkeits- und Sauberkeitstraining. Schon sehr früh lernen sie, auf ihren Körper zu achten und auf die Signale, die von ihm ausgehen. Wie Mechanic in einer Reihe von Studien belegt hat, führt das zu einer erhöhten Sensibilität gegenüber Schmerzen (Mechanic 1964, 1965, 1972, 1980), die von Mädchen mehr beachtet werden als von Jungen und wegen der sie sich häufiger an ihre Mütter um Hilfe wenden als diese. Mütter reagieren auf die Klagen ihrer Töchter über Schmerzen und psychosomatische Störungen vergleichsweise gelassen. Mädchen in der Altersgruppe von 1 bis 10 Jahren werden von ihren Müttern etwas seltener dem Arzt vorgestellt und sie erhalten auch weniger psychotrope Arzneimittel als Jungen (Köster 1994).

Es gibt also einige Indikatoren dafür, daß Mädchen in den ersten 10 Lebensjahren alles in allem genommen über eine ziemlich robuste Gesundheit verfügen. Allerdings werden in diesen Jahren auch die geschlechtsspezifischen Vorstellungen von und die Erwartungen an Gesundheit geprägt (Vogt 1985), in die Erfahrungen mit dem Körper, mit Schmerzen und Befindlichkeitsstörungen ebenso eingehen wie Konstruktionen über Weiblichkeit und Männlichkeit (Helfferich 1994, Kolip 1997).

Mit der Pubertät verändert sich das subjektive Befinden von Mädchen dramatisch. Man kann das an einer Reihe von Faktoren ablesen. An erster Stelle steht eine Zunahme von Krankheiten und Befindlichkeitsstörungen bei jungen Frauen in der Altersgruppe von 11 bis 20 Jahren mit einem Höhepunkt bei den 13- bis 16jährigen. Mädchen leiden insbesondere unter Blasenbeschwerden aller Art und unter (unspezifischen) Herz-Kreislaufbeschwerden. Dazu kommen psychosomatische Befindlichkeitsstörungen. Im Vergleich zu Jungen beschreiben sich Mädchen in der Pubertät häufiger als gestreßt, erschöpft, müde - und zornig und ärgerlich. Es kann nicht verwundern, daß sie davon Kopfschmerzen und Migräne bekommen. Da sie sich zudem viel häufiger als Jungen als zu dick erleben, bemühen sie sich, über Diäten und andere Manipulationen ihren Körper zu verschönen. Bei einer kleinen Gruppe entgleisen diese Manipulationen sehr schnell; sie entwickeln Eßstörungen wie Anorexie oder, meist etwas später im Leben, Bulimie (Brunner & Franke 1997).

Auf das Konto immer häufigerer Arztbesuche, die vielfach in Zusammenhang stehen mit den hormonellen Umstellungsprozessen in der Pubertät oder mit Menstruationsbeschwerden, gehen eine Reihe von geschlechtsspezifischen Krankheitsdiagnosen (Sichrovsky 1984). Für deren Behandlung verordnen Ärzte großzügig Medikamente, vornehmlich Schmerzmittel und Herz-Kreislaufmittel (Nordlohne 1992). Dazu kommen noch Selbstbehandlungsversuche mit Medikamenten, die die jungen Frauen auf Anraten ihrer Freundinnen oder auch aus eigener Initiative unternehmen. Im Endeffekt steigt jedenfalls der Medikamentenkonsum in dieser Altersgruppe deutlich an. Dennoch oder auch gerade deshalb fühlen sich viele jungen Frauen nicht besonders wohl, sie klagen vielmehr über ihren Gesundheitszustand.

Anlaß dazu gibt u.a. die Menstruation, die rund 50 % als schmerzhaft erleben. Es spricht vieles dafür, daß junge Frauen Schmerzmanagement mit Arzneimitteln am Beispiel ihrer Menstruation lernen: zur Bewältigung der Schmerzen ohne Jammern und Klagen erhalten sie von ihren Müttern ebenso wie von ihren Ärzten einschlägige Medikamente. Die Erfahrungen, die Mädchen und Frauen mit der Menstruation und den damit verbundenen Schmerzen machen, modifizieren im übrigen ihr Gesundheitskonzept, denn eine schmerzhafte Menstruation gilt zwar als eine Art Krankheit, die jedoch nicht wahrgenommen wird. Frauen lernen daran, daß sie sowohl krank wie gesund sein können. Krankheit und Gesundheit sind für Frauen also keine dichotomen Kategorien, vielmehr überlappen sich Wohl- und Mißgefühle bis zu einem gewissen Grad. Allerdings gibt es Überschneidungsgrenzen und nicht jede Krankheitsepisode wird wie ein vorübergehendes Unwohlsein mit Medikamenten überbrückt. Das modelliert das Gesundheitshandeln von Frauen in entscheidender Weise.

Hinter diesen Verhaltensänderungen steht neben vielem anderen ein allgemeines Gefühl der Desorientierung in und nach der Pubertät, der Rollenunsicherheit und unklarer Zukunftsperspektiven. Für Mädchen und junge Frauen sind die Entwicklungsaufgaben, die sie auf dem Weg zum Erwachsenwerden zu meistern haben, in vieler Hinsicht noch immer an der traditionellen Frauenrolle festgemacht, und sie sind gerade deshalb widersprüchlich (Helfferich 1994). Erwartungen an weibliche Anpassungsbereitschaft stehen im Widerspruch zu Bildungsanforderungen und Bildungschancen; Fähigkeiten und Fertigkeiten im Umgang mit anderen reiben sich an der Durchsetzung im Beruf und der Planung einer Berufskarriere usw. Kurz, die traditionelle Frauenrolle mit ihrer Familienorientierung läßt sich mit den neuen Ansprüchen nach Selbstbestimmung und Selbständigkeit der jungen Frauen nicht in Einklang bringen. Daraus entstehen handfeste Rollenkonflikte. Diese sind oft noch überlagert von personalen und akuten Gewalterfahrungen in der Familie oder im Freundeskreis (Brockhaus & Kolshorn 1993, Stark & Flitcraft 1996), die Gefühle von Ohnmächtigkeit, Hilflosigkeit und Ausgebeutetsein verstärken, und die die vielen psychosomatischen Störungen mitbedingen können, über die junge Frauen klagen. Je mehr negative Faktoren zusammenkommen und je häufiger die Frauen mit zunehmendem Alter Ärzte aufsuchen, umso steiler steigt ihr Medikamentenkonsum an (Vogt & Krah 1997). Viele gewöhnen sich daran, psychische Probleme mit Hilfe chemischer Mittel zu bewältigen, was langfristig oft mit erheblichen negativen Konsequenzen verbunden ist.

2.2.2 Frauen zwischen 20 und 50 Jahren

Aggregierte Daten spiegeln oft Homogenität vor, die bei genauerem Hinsehen nicht existiert (Corin 1994). Junge Frauen haben einen durchaus unterschiedlichen Bezug zu ihrem Körper und ihrer Gesundheit. Helfferich (1992) hat anhand ihres empirischen Materials vier Gruppen herausgearbeitet: Da gibt es einmal junge Frauen, denen der eigene Körper fremd ist und Angst macht. Zum andern gibt es junge Frauen, die sehr ambivalente Gefühle gegenüber ihrem Körper haben, den sie sowohl lieben wie hassen. Dann gibt es diejenigen Frauen, die besonders sensibel auf ihren Körper und die Körpersignale achten und diese als Ausdruck psychischer Befindlichkeiten interpretieren. Schließlich gibt es noch die Gruppe junger Frauen, die ein eher instrumentelles Verhältnis zum Körper hat, mit dem es sich lohnt, behutsam umzugehen, weil dies dem Wohlbefinden und der Gesundheit dient. Der Bezug zum Körper wird nicht ein für alle Mal festgeschrieben, er kann sich vielmehr im Laufe des Lebens ändern. Die Angst vor dem Körper kann einer besonderen Sensibilität Platz machen; die Ambivalenz gegenüber dem Körper kann sich in der instrumentellen Beziehung zu diesem auflösen usw. Körperkonzepte und Kognitionen über die eigene Gesundheit werden modifiziert mit den Erfahrungen, die Frauen in ihrem privaten und öffentlichen Leben machen. Darüber ist bislang noch sehr wenig bekannt. Hier öffnet sich ein neues und weites Feld für zukünftige Forschung.

Sieht man von solchen Binnendifferenzierungen ab, dann kann man erstaunliche Kontinuitäten im Umgang mit der eigenen Gesundheit bei Frauen im Alter von 21 bis 50 Jahren feststellen. Wenigstens jede 2. Frau steckt Befindlichkeitsstörungen verhältnismäßig gelassen weg. Jedenfalls suchen sie deswegen nicht extra einen Arzt auf und viele verzichten auch auf Selbstmedikation. Da

Frauen generell ansprechbarer sind für Aktivitäten und Maßnahmen, die der Gesundheit zugute kommen, nehmen sie Anregungen zur Gesundheitsförderung leichter an und erweitern ihre Kenntnisse über alternative Maßnahmen im Umgang mit Beschwerden. Viele dieser Frauen schätzen ihre Kompetenzen im Umgang mit ihrem Körper und ihrer Gesundheit ganz realistisch ein und bemühen sich sehr wohl um professionelle Hilfe, wenn sie sich in Lebenskrisen befinden oder wenn sie schwer erkranken usw.

Eine andere und fast ebenso große Gruppe von Frauen reagiert viel stärker auf Befindlichkeitsstörungen aller Art. Sie suchen sofort den Arzt auf, wenn sie sich unwohl fühlen und erhoffen sich von ihm und von Medikamenten Erleichterung von psychosomatischen Beschwerden. Dahinter stehen oft diffuse Ängste vor schweren Gesundheitsbeeinträchtigungen, die auf früheren Erfahrungen mit schweren Krankheitsepisoden aufbauen können. Allerdings sind diese Frauen insgesamt gesehen eher unsicher, wenn es um die Gesundheit geht; sie vertrauen weniger auf Selbstheilung und Selbsthilfe und mehr auf professionelle, technische und chemische Mittel und Möglichkeiten.

Abgesehen von diesen Differenzen zwischen den Frauen gilt es aber auch zu bedenken, daß dies die reproduktiven Jahren von Frauen sind, daß also ein erheblicher Teil der Befindlichkeitsstörungen sowie der Gesundheitsbeeinträchtigungen ganz allgemein im Zusammenhang steht einerseits mit der Verhütung von Schwangerschaften und andererseits mit Kinderwünschen und Wünschen nach einer eigenen Familie, mit Schwangerschaft, Geburt und Kinderbetreuung. Unerfüllte Kinderwünsche können die Gesundheit von Frauen ebenso beeinträchtigen wie beschwerliche oder unerwünschte Schwangerschaften, Problemgeburten und kranke Kleinkinder usw. So gesehen fällt es Frauen oft schwer, gesund zu bleiben oder sich um die eigene Gesundheit zu kümmern, obwohl das notwendig wäre.

Dazu kommen noch gynäkologische Störungen (Schulze 1990), die den Frauen das Leben schwer machen. Bei allen Abstufungen in den Beschwerden und bei allen Unterschieden in den Organbefunden darf man nicht übersehen, daß diesen Störungen und Erkrankungen eine besondere Bedeutung zukommt. Viele Frauen fühlen sich durch gynäkologische Störungen und bei Mißempfindungen im sexuellen Erleben in ihrem Selbstverständnis als Frau in Frage gestellt. Die Auswirkungen auf das Selbstbewußtsein und schließlich auf die Lebensplanung hängen im einzelnen von der Diagnose und der Therapie ab.

2.2.3 Ältere Frauen

Mit der Menopause, die deutsche Frauen im allgemeinen zwischen 45 und 55 Jahren durchleben, ist ein nächster Einschnitt im Umgang mit der Gesundheit gegeben. Übrigens handelt es sich hier nicht um Veränderungen, die mit Kognitionstrainings und positivem Denken wegzurationalisieren sind, wie das Frey und Mitarbeiter (1991) andeuten, sondern um bedeutsame Statuspassagen im Leben von Frauen. Das „Älter-werden" verlangt Konzessionen an die Gesundheit und an den Umgang mit dem Körper. Die hormonellen Umstellungen in der Menopause haben vielfache Auswirkungen auf das gesundheitliche Befinden der Frauen und manche davon sind nicht gesundheitsförderlich. Ein Anstieg der Erkrankungsraten von Frauen in diesem Alter kann also nicht verwundern. Das Spektrum der Erkrankungen ist weit und geht von leichteren bis mittelschweren Befindlichkeitsstörungen über starke psychische Störungen, insbesondere Depressionen, bis zu schweren körperlichen Erkrankungen, z.B. Herz-Kreislauf-Erkrankungen und Osteoporose. Mit zunehmendem Alter liegen z.B. die Raten für Herz-Kreislauf-Erkrankungen bei den Frauen sogar über denjenigen der Männer (Baltes & Mayer 1996).

Altern wird vielfach mit Krankheit gleichgesetzt. Wird eine gesundheitliche Beeinträchtigung als Folge des Alterungsprozesses interpretiert, so wird sie häufig als „natürlicher Prozeß“ verstanden, der passiv zu erdulden ist. Versteht man sie dagegen als Krankheit, dann wird nach Lösungen gesucht. Immerhin hat die Medizin ja einiges anzubieten, wenn es um die Linderung von krankheitsbedingten Beeinträchtigungen geht.

Häufig reagieren auch die Betroffenen mit vergleichsweise großer Gelassenheit auf die gesundheitlichen Veränderungen und zumeist Verschlechterungen ihres Zustandes. Das kann sich bis zur Vernachlässigung steigern. Viele alte Frauen haben einen ausgemachten „Gesundheitsoptimismus“; sie fühlen sich gut, auch wenn ihre körperlichen Beschwerden und Beschädigungen relativ schwer sind.

Das liegt mit Sicherheit auch an den vielen Medikamentenverordnungen, die Frauen ab 50 Jahren von Ärzten erhalten. Mit der Menopause, das belegen alle Studien, steigen die Verordnungen für Beruhigungs- und Schlafmittel erheblich an. Erst im höheren Alter, etwa ab 70 Jahren, steigen auch die Verordnungen von Schmerzmitteln deutlich an (Vogt & Krah 1997). Mit den chemischen Mitteln lassen sich die Beschwerden, die mit dem Alter kommen, leichter ertragen. Dazu kommt aber auch die Fähigkeit vor allem von alten Frauen, sich mit den Lebensumständen zu arrangieren, sich ihnen anzupassen. Am Ende kommt ihnen also die geschlechtsspezifische Sozialisation sehr zugute, die ihnen die Bewältigung des Alltags im Alter erheblich erleichtert.

2.2.4 Soziale Lage und Gesundheit/Krankheit

Soziale und ökologische Faktoren haben einen erheblichen Einfluß darauf, welchen Gesundheitsgefährdungen Frauen ausgesetzt sind und mit welchen Mitteln sie sich ihre Gesundheit zu erhalten versuchen. Für die psychologische Forschung sind diejenigen empirischen Ergebnisse wichtig, die einen Beitrag leisten zum Verständnis der subjektiven Wahrnehmung und Bewertung von Belastungslagen einerseits und von Bewältigungsprozessen andererseits, in die u.a. persönliche Dispositionen und Vulnerabilität ebenso eingehen wie subjektive Kontrollüberzeugungen und „Demoralisierungen“. Es lassen sich verschiedene Modelle konstruieren, mit deren Hilfe man den individuellen Umgang mit Gesundheit und mit Gesundheitsgefährdungen bis zu einem gewissen Grad erklären kann (vgl. Keupp 1991).

Für diese Modelle sind neben den bereits im vorhergehenden erwähnten Bedingungen der Bildungs- und Familienstand und die gesamte ökonomische Lage der Frauen von zentraler Bedeutung, ebenso die Zahl der Kinder, die sie zu versorgen haben, ihre Arbeit als Hausfrauen und im Beruf, die Umwelteinflüsse, denen sie ausgesetzt sind, usw. Sie tragen wesentlich zur Belastungslage bei und sie modulieren Bewältigungsprozesse, zumal der Erwerb von Bewältigungskompetenzen seinerseits abhängig ist von den Sozialisationserfahrungen, die wiederum systematisch mit den sozialen und ökologischen Bedingungen variieren.

Bildungsstand, Beruf und ökonomische Lage sind die wichtigsten Variablen, anhand derer die Zugehörigkeit zu einer sozialen Schicht bestimmt wird. Diese Faktoren werden hier mit gutem Grund auseinandergenommen, denn die ökonomische Lage von Frauen ist in viel geringerem Maß von ihrem Bildungsstand abhängig als das den klassischen Schichttheorien entspricht, und letzterer wiederum hat weit weniger Einfluß auf die Berufchancen, als man das erwarten könnte. Da im übrigen die Zahl der Frauen wächst, die für sich und ihre Kinder alleine sorgen - sie lag 1995 bei 18 % aller Familien mit Kindern unter 18 Jahren (Gutschmidt 1997) -, macht es zunehmend weniger Sinn, an den alten Schichtindikatoren festzuhalten. Vielmehr geht es in Zukunft darum, Indikatoren zu entwickeln, die geeignet sind, die soziale Lage von Frauen in der Gesellschaft angemessen zu beschreiben, und diese wird eben immer weniger von den Männern bestimmt, mit denen sie verheiratet waren oder sind.

In aller Kürze sollen zunächst einige Ergebnisse über Gesundheitsgefährdungen und Gesundheitsförderungen in Zusammenhang mit sozioökonomischen und ökologische Faktoren zusammengefaßt werden. Je ärmer Frauen sind, um so mehr sind sie dazu gezwungen, an ihrer Gesundheit zu sparen, denn das Budget, das ihnen zur Verfügung steht, läßt kaum Spielraum für Ausgaben, die der Gesundheit zugute kommen, etwa bei Ratschlägen für eine gesunde Ernährung oder bei Tips für gesunde Freizeitgestaltung usw. Ohnehin spart man, wenn das Geld knapp wird, zunächst an Ausgaben zur Freizeitgestaltung und für Ferien, dann an denen für die Ernährung usw. Der Mangel, der sich hier andeutet, läßt sich schwerlich kompensieren; er verschärft sich vielmehr, je länger die Armut andauert.

Dazu kommen eine Reihe weiterer Probleme, die Frauen in verschiedenen sozialen Lagen im Umgang mit Angeboten zur Gesundheit haben, auch wenn die Kosten vom Staat, wie in England, oder den Krankenversicherungen, wie in Deutschland, übernommen werden. Typisch sind dafür die Vorsorgeuntersuchungen, die von jüngeren Frauen (20-49 Jahre) deutlich häufiger in Anspruch genommen werden als von älteren Frauen (50-69 Jahre). Korreliert man die Angaben über Vorsorgeuntersuchungen mit der Schulbildung der Frauen (als einem Indikator für Schichtzugehörigkeit) und mit ihrer Berufstätigkeit, dann findet man, daß die berufstätigen Frauen mit Abitur die Vorsorgeangebote häufiger in Anspruch nehmen als die berufstätigen Frauen mit Volks- und Hauptschulabschluß. Dieser Befund dreht sich um bei den Frauen, die nicht berufstätig sind: hier sind es diejenigen mit Volks- und Hauptschulabschluß, die am ehesten geneigt sind, zu den Vorsorgeuntersuchungen zu gehen (vgl. Mielck & Brenner 1994). Die Ergebnisse sind also nicht einheitlich und sie lassen keine einfache Interpretation zu. Von sozialen Randgruppen, etwa obdachlosen oder alkohol- und drogenabhängigen Frauen, weiß man jedoch, daß sie Vorsorgeuntersuchungen meiden, und das auch während einer Schwangerschaft. Als Folge davon beobachtet man bei ihnen mehr Risikoschwangerschaften mit oft langfristigen Gesundheitsbeeinträchtigungen der Mütter und der Kinder. Das kann die Vulnerabilitätsschwellen der Mütter tangieren und zu Vulnerabilitätsbelastungen der Kinder führen, wobei die Chancen der Kompensation der Belastungen durch positive sozialökologische Einflüsse für die Kinder erheblich größer sind als für die Mütter (Vogt 1996a).

Armut macht die Kinderbetreuung und -erziehung mühsam und nervenaufreibend. Neuere Untersuchungen belegen, daß die Kinder unter den materiellen Benachteiligungen von Anfang an leiden (Klocke & Hurrelmann 1995), und daß Mädchen Armut anders verarbeiten als Jungen (Walper 1995). Erschwerend kommt dazu, daß arme Frauen und ihre Kinder meistens auch noch ökologisch benachteiligt sind, d.h. mit mehr Umweltbelastungen durch Lärm und Luftverschmutzung usw. fertig werden müssen. Ökonomische Benachteiligung korreliert also mit ökologischer Benachteiligung, und beide werden durch Bildungsdefizite zudem verschärft. Arme Frauen haben es demnach bei weitem schwerer mit ihrer Gesundheit als Frauen, die ökonomisch besser gestellt sind, gerade weil sie gesundheitlichen Risiken eher ausgesetzt sind, die sie im Laufe des Lebens anfälliger für Krankheiten haben werden lassen als diese. Dazu kommt noch, daß viele von ihnen über wenig Bewältigungskompetenz verfügen und ein geringes Repertoire an Bewältigungsstrategien haben im Umgang mit aktuellen und chronischen Lebenskrisen.

Je höher das Bildungsniveau von Frauen ist, um so größer ist ihre Bereitschaft, gesundheitsfördernde Angebote anzunehmen. Dazu gehören Ratschläge für eine gesunde Ernährung oder für Bewegungstraining, Weiterbildungsangebote und Hilfen zur Selbsthilfe im Gesundheitsbereich, Psychotherapie als Gesundheitsvorsorge oder als Begleitung bei schweren Krankheiten usw. Davon profitieren kranke und pflegebedürftige Familienmitglieder, insbesondere die Ehemänner dieser Frauen. Bei anderen chronischen Krankheiten, wie z.B. Alkoholismus und Drogenabhängigkeit, wird der Einsatz der Frauen für die Kranken eher kritisch gesehen.

Allerdings bedeutet das Interesse der Frauen an Gesundheitsfragen nicht automatisch, daß sie selbst Gesundheitsgefahren meiden. Es ist vielmehr so, daß manche Angebote zur Gesundheitsvorsorge von Frauen mit höherem Bildungsniveau eher angenommen werden und daß sie auch leichter dazu zu bewegen sind, gesundheitliche Aspekte bei der Versorgung der Familienmitglieder zu berücksichtigen, daß aber andere Informationen der Gesundheitsförderung an ihnen ebenso vorbeilaufen, wie an den Frauen mit niedrigerem Bildungsniveau. Dazu gehören alle Warnungen vor dem Rauchen und vor Diäten.

Schließlich wirken sich Berufs- und Hausarbeit in höchst komplexer Weise auf die Gesundheit von Frauen aus. Berufsarbeit kann sowohl positive wie negative Folgen für die Gesundheit von Frauen haben. So weist Krause-Girth (1989) darauf hin, daß Frauen, die im Gesundheitssektor als Krankenschwestern oder Ärztinnen arbeiten, mit ganz erheblichen gesundheitlichen Risiken zu rechnen haben. Andererseits macht Arbeitslosigkeit auch Frauen krank. Der Rückzug in das Haus fördert nicht automatisch die Gesundheit, schon gar nicht dann, wenn das für die Frauen mit ökonomischen Einbußen und sozialer Isolierung verbunden ist.

Zusammenfassend ist also darauf hinzuweisen, daß zwar die soziale Lage von Frauen in modernen Industriegesellschaften pauschal betrachtet als Folge von geschlechtsspezifischer Diskriminierung erheblich schlechter ist als die von Männern, sie aber dennoch eine um 6-8 Jahre höhere Lebenserwartung haben als diese. Die ökonomische und soziale Benachteiligung schlägt also bei Frauen nicht unmittelbar durch auf die Mortalität. Das bedeutet, daß Frauen über besondere Bewältigungskompetenzen verfügen, auch unter vergleichsweise schwierigen Umständen ihre Gesundheit zu erhalten. Über diese Kompetenzen ist bislang wenig bekannt. Hier liegt ein breites Forschungsfeld vor, das aus salutogenetischer Perspektive von besonderem Interesse ist.

2.3 Männer und Gesundheit

Vom Durchschnittsmann erwartet man, daß er seine Gesundheit ernst nimmt, daß er also bei guter Gesundheit bleibt und im Falle von schweren Störungen und Beschwerden sich um professsionelle Hilfe bemüht. Eine gewisse Härte gegen sich selbst und im Umgang mit Schmerzen und Leid gehört zum Klischee des gesunden Mannes, das sich allerdings aufzuweichen beginnt. In der Richtung stimmen die alten Vorgaben aber immer noch, wie gleich auszuführen ist.

2.3.1 Kindheit und Jugend

Im Vergleich mit Mädchen haben Jungen, wenn es um Gesundheit geht, die ungünstigeren Startbedingungen. Ganz offenbar sind männliche Babies anfälliger als weibliche, obwohl sie im Durchschnitt ein etwas höheres Geburtsgewicht haben und so gesehen gewissermaßen im Vorteil sind. Mütter reagieren auf die pauschal betrachtet etwas fragilere Gesundheit ihrer Söhne mit mehr Zuwendung und erhöhter Aufmerksamkeit, und sie beschützen sie auf ihre Weise in den ersten 10 Lebensjahren vergleichsweise mehr als ihre Töchter. Das heißt, sie reagieren auf Krankheitszeichen ihrer Söhne sensibler und gehen mit ihnen etwas häufiger zu Ärzten als mit ihren Töchtern. Dabei mischt sich Sorge um das gesundheitliche Wohl um die Jungen mit spezifischen Erziehungsproblemen, mit denen die Mütter nicht zurecht kommen und wegen der sie sich an Ärzte wenden um Rat und Hilfe. Die Besuche bei den Ärzten haben also eine doppelte Funktion und sind durchaus auch kritisch zu sehen.

In Deutschland werden auch heute noch Jungen sehr frühzeitig dazu angehalten, psychosomatische Störungen und Schmerzen emotional nicht zum Ausdruck zu bringen. Jungen, die leiden, sollen das für sich behalten, jedenfalls sollen sie deswegen nicht jammern und klagen. Im Alter von 10 Jahren halten sich Jungen in der Regel für weniger sensibel als Mädchen und für härter im Umgang mit Schmerzen. Auf diesem Hintergrund formieren sie auch ihr Gesundheitskonzept, das am Idealbild des harten Mannes oder, positiv formuliert, des klassischen Helden (der Märchen und der Mythologie) orientiert ist. Haben Jungen solche Vorstellungen von Gesundheit in der Kindheit und Jugend erst einmal ausgebildet, besteht bis ins mittlere Lebensalter wenig Grund zu Ausdifferenzierungen oder gar Umorientierungen. Vom subjektiven Standpunkt von Jungen und Männern aus gesehen bewährt sich dieses Gesundheitskonzept, auch wenn es objektiv betrachtet neben einigen Vorteilen etliche Nachteile mit sich bringt.

Wie man aus einer Vielzahl von Untersuchungen weiß, sind Jungen aktiver, aggressiver und risikofreudiger als Mädchen. In der Erziehung der Geschlechter wird diesem Unterschied Rechnung getragen; Jungen werden nicht nur zu mehr Aktivität angeregt und aufgefordert, sondern ihre Betreuer akzeptieren auch mehr aggressives und riskantes Verhalten. Das kann allerdings umschlagen und als „nicht-normale" Auffälligkeit gelten mit erheblichen Konsequenzen dann, wenn das Verhalten als antisozial oder als krank diagnostiziert wird. Sind die Lebensbedingungen dieser Kinder und Jugendlichen zudem besonders belastet, z.B. durch Armut oder besondere Problembelastungen der Eltern usw., dann können mit diesen Zuschreibungen auch abweichende Karrieren vorgezeichnet werden.

Stellt der Arzt bei diesen Kindern eine Störung der Aufmerksamkeit mit Hyperaktivität fest mit Konzentrationsschwierigkeiten und Bewegungsunruhe (vgl. DSM-IV 1996), dann erfolgt die Therapie gewöhnlich mit Hilfe von Medikamenten. Nach neuesten Schätzungen sind es in Deutschland jährlich ca. 10.000 Kinder, die mit einschlägigen Medikamenten, vornehmlich RITALIN, behandelt werden (Arznei-Telegramm 1996). Das Beispiel macht deutlich, wie schmal der Grad ist zwischen geschlechtsspezifisch erwünschtem Verhalten und unerwünschtem, das dann als krank definiert wird. Neuere Forschungen scheinen zudem zu belegen, daß es einen Zusammenhang gibt zwischen Aufmerksamkeitsdefiziten bzw. Hyperaktivitätsstörungen und Kontrollverlusten im Erwachsenenalter, die u.a. bei Alkoholikern zu beobachten sind (Windle & Searles 1990). Die Kontinuitäten, die sich demnach auf der Verhaltensebene andeuten, geben Anlaß, nach alternativen Behandlungen dieser Störungen zu suchen, die eine medikamentöse Therapie überflüssig machen.

Überhaupt erhalten Jungen in den ersten 10 Lebensjahren insgesamt betrachtet mehr Rezepte für psychotrope Medikamenten als Mädchen (Sichrovsky 1984). Suchen die Mütter wegen der Trotzreaktionen der Jungen oder weil diese z.B. Angst beim Einschlafen haben Rat beim Arzt, so verordnet der gewöhnlich Beruhigungs- und Schlafmittel. Viele Jungen machen also sehr früh im Leben die

Erfahrung, daß man Störungen und Belastungen mit Hilfe von chemischen Mitteln beheben kann, die eine psychische Bearbeitung der Lebenssituation anscheinend überflüssig machen (Nordlohne, Hurrelmann & Holler 1989).

Je älter Jungen werden, um so weniger scheinen sie unter psychosomatischen Störungen zu leiden. Der Umbruch wird besonders deutlich in der Altersgruppe der 15-20-jährigen. In diesem Alter gehen Jungen und junge Männer erheblich seltener zum Arzt als Mädchen und junge Frauen, es sei denn, sie haben sich bei riskanten Aktivitäten Prellungen oder Knochenbrüche zugezogen; sie werden viel seltener als diese als „neurotisch" diagnostiziert und sie erhalten viel weniger Verordnungen für psychotrope Medikamente. Kurz, die Mehrzahl der Jungen in diesem Alter findet, daß sie vieles „besser kann als andere" (Zens & Hrabal 1992), gut aussieht, nicht zu dick ist und zudem bei guter Gesundheit. Nur eine kleine Minderheit sieht das anders, aber diese ist dann u.U. auch extrem gefährdet, wie z.B. die Daten über Suizide in der Jugendzeit ausweisen.

2.3.2 Männer zwischen 20 und 50

Das Gefühl, gesund und stark zu sein, überwiegt bei jungen Männern auch dann, wenn sie sich auf höchst ungesunde Aktivitäten einlassen.

Dazu gehören u.a. Experimente mit legalen und illegalen Drogen. Im Übergang von der Kindheit ins Jugendalter probieren sie Zigaretten und alkoholische Getränke aus und lernen den schnellen Genuß kennen, den diese Stoffe versprechen wie auch ihre Entlastungsfunktionen. Zwar unterscheiden sich Mädchen und Jungen altersmäßig nicht mehr voneinander, wenn es um die erste Zigarette, um den ersten außerhäuslichen Konsum von alkoholischen Getränken geht. Aber Jungen gewöhnen sich schneller an den regelmäßigen und quantitativ größeren Konsum der Alltagsdrogen als Mädchen. Je älter Frauen und Männer werden, um so deutlicher differenzieren sich geschlechtsspezifische Umgangsweisen mit diesen Stoffen heraus (Vogt 1996b). Ganz ohne jeden Zweifel helfen die Alltagsdrogen Alkohol und Zigaretten vor allem Männern aller Altersstufen über Irritationen, Befindlichkeitsstörungen und Belastungen hinweg. Sie sind es, mit deren Hilfe sich Auswege öffnen gegenüber Rollenerwartungen und Rollenvorschriften. Zugleich erleichtern sie die soziale Integration erst in jugendliche Subkulturgruppen, später in Männergruppen und Männerbünde nicht nur beim Militär, sondern auch im Berufsleben (vgl. Völger & Welck 1990). „Alkohol- und Tabakkonsum sind auch ritualisierte, symbolische Ausbruchsversuche aus der Alltagsroutine. Ihr Zweck ist dann die Ermöglichung „kleiner Fluchten"..., d.h. nicht-delinquenter Verletzungen und Überschreitungen kultureller Regeln und Normen in Form eines begrenzten Ausstiegs aus Lebensentwürfen..." (Franzkowiak 1986). Betrachtet man die gesundheitlichen Langzeitwirkungen, dann handelt es sich bei diesen Ausbruchs- und Bewältigungsversuche um riskante Verhaltensweisen, auf die vor allem die Risikofaktorenmedizin als Bedingungsfaktoren von Krankheitsverläufen hinweist. Jugendliche schrecken solche in sehr ferner Zukunft liegende Risiken im allgemeinen nicht ab; sie sind vielmehr auf der Suche nach aufregenden Erlebnissen und Abenteuern ohne sonderliche Rücksicht auf ihre Gesundheit.

Das wird besonders deutlich an den Experimenten von (jungen) Männern ab 20 Jahren mit illegalen Drogen wie Cannabis, Ecstasy, Amphetaminen, Kokain und Heroin. Da alle diese Substanzen illegal sind, also nur auf illegalem Wege erworben werden können, ist schon das Ausprobieren der Stoffe ein Risiko, das viele einfach deshalb eingehen, weil sie neugierig auf das vermeintliche Abenteuer sind oder weil sie sich dem Gruppendruck nicht entziehen können (Silbereisen 1990). Aber die ganz überwiegende Mehrzahl der Konsumenten läßt sich nur für kurze Zeit auf Experimente mit den illegalen Stoffen ein; lediglich eine sehr kleine Gruppe gewöhnt sich an den Konsum und an die Lebensweise, die damit verbunden ist (Klein 1997, Tossmann 1997). Die gesundheits- und lebensgefährlichen Folgen sind den meisten jungen Männern so gut bekannt, daß sie durchaus in der Lage sind, eine Wahl zu treffen.

Eine gewisse Risikofreudigkeit gehört zur Männerrolle dazu. Ein riskanter Umgang mit der eigenen Gesundheit ist also auch Ausweis dafür, daß man die Rolle beherrscht und sich seiner Kraft bewußt ist. Es ist dieses Selbstverständnis, das den Umgang von Männern mit ihrer Gesundheit ab 20 Jahren charakterisiert. Viele Unfälle mit und ohne Alkoholeinfluß gehen auf das Konto dieser Risikofreude. Dahinter stehen oft sowohl eine Überschätzung der eigenen Fähigkeiten wie auch ein Art Rücksichtslosigkeit im Umgang mit sich selbst. Männer achten jedenfalls weniger auf Körpersignale als Frauen und sie kümmern sich auch weniger um gesundheitliche Belange als diese. Nach Richter (1973) handelt es sich um eine „andressierte Unfähigkeit zu leiden", also um das Ergebnis der geschlechtsspezifischen Sozialisation.

Von da aus führt ein direkter Strang zu typologischen Unterschieden von Männern in diesen Altersstufen im Umgang mit ihren Hoffnungen und Wünschen, mit den Erwartungen, die an sie gestellt werden und, last not least, mit ihrer Gesundheit. Da Männer in diesen Jahren abgesehen von Unfällen besonders anfällig sind für schwere oder auch tödlich verlaufende chronische Erkrankungen, insbesondere für Herz- Kreislauferkrankungen, wurden dazu seit den 50er Jahren eine Vielzahl von wissenschaftlichen Untersuchung durchgeführt (vgl. u.a. Siegrist 1996). Alle Studien weisen bei Männern eine hohe Korrelation mit der Schichtzugehörigkeit auf, worauf im folgenden Abschnitt noch etwas genauer eingegangen wird.

Sieht man hier ab von biomedizinischen Risikofaktoren, wie sie sich aus familiären Belastungen ergeben, und beschränkt man sich auf persönlichkeitsbedingte Risiken, dann lassen sich diese typologisch klassifizieren. Bewährt hat sich die Unterscheidung der Verhaltensmuster, die zum Typ-A gerechnet werden, von denen, die den Typ-B charakterisieren (nach Friedman & Rosenman 1974). Männer mit Typ-A-Verhalten sind leistungsorientiert und ehrgeizig, ungeduldig und gereizt, latent aggressiv und feindselig usw. Ihnen bedeuten Beruf und Karriere sehr viel, und sie investieren in sie viel Kraft und Zeit. Streß versuchen sie mit noch mehr Leistung zu bewältigen. Kurz, Typ-A-Verhaltensmuster signalisieren „typisches" und also stereotypes Karriereverhalten, das allgemein von Männern in Wirtschaft und Wissenschaft erwartet wird. Diese Männer sind besonders gefährdet, einen Herzinfarkt zu erleiden, der sich etwa durch Schmerzen in der Brust durchaus ankündigt, jedoch nicht beachtet worden ist. So gesehen trifft sie der Infarkt unvermittelt und wie aus „heiterem Himmel".

Im Vergleich dazu geht es Männer vom Typ-B besser, die es anscheinend langsamer angehen lassen, sich für den Beruf und die Karriere nicht völlig verausgaben und Streß anders verarbeiten als durch Leistungssteigerung. Sie leiden viel seltener unter Herz-Kreislauferkrankungen. Sie haben zweifellos die wirkungsvolleren Bewältigungsstrategien entwickelt, die einer Salutogenese zugute kommt. Das wird unterstrichen durch Befunde über ihre Karrierechancen, die mindestens so gut sind wie die der Vergleichsgruppe (Friedman & Ulmer 1984).

Zu den Unterschieden in den Bewältigungsstrategien gesellen sich aber noch andere Verhaltensweisen, die der Gesundheit zugute kommen können. Dazu gehören u.a. eine gesunde Ernährungsweise, körperliches Training und sportliche Alltagsbetätigungen sowie Mäßigung im Umgang mit alkoholischen Getränken und anderen psychtropen Substanzen (z.B. Medikamente) und Nicht-Rauchen. Nimmt man alles zusammen, dann geht es um unterschiedliche Lebensweisen, die sich auf alle Verhaltensbereiche auswirken: Typ-B-Verhalten zeichnet sich aus durch Gelassenheit und Mäßigung schlechthin. Mit einer solchen Ausstattung lassen sich gewöhnlich auch Lebenskrisen etwas leichter meistern.

Auf die Hilfen, auf die Männer bei ihren Bemühungen um Gesundheit im privaten Leben zurückgreifen können, soll hier nicht eingegangen werden. Es soll lediglich darauf hingewiesen werden, daß Männer pauschal genommen bei besserer Gesundheit sind, wenn sie verheiratet sind bzw. mit einer festen Partnerin zusammenleben. Geht es um ihre Gesundheit, dann profitieren Männer nachweislich von der Ehe bzw. dem Zusammenleben mit einer festen Partnerin. Mit deren Hilfe gelingt es ihnen sehr viel besser, Krankheitsepisoden oder Behinderungen durch chronische Krankheiten zu bewältigen.

2.3.3 Gesundheit im Alter

Je älter Männer werden, um so höher ist ihr Risiko, an einer chronischen Krankheit zu sterben. Da Frauen in Deutschland heute eine im Vergleich zu Männern um 6 Jahre höhere Lebenserwartung haben, überleben die meisten von ihnen den Ehemann oder Partner. Männer, die mit Frauen zusammenleben, werden also in den meisten Fällen bis zu ihrem Tod von ihren Frauen gesundheitlich unterstützt und soweit möglich versorgt. Das gilt für ca. 80 % aller Paare. In ca. 20 % liegen die Dinge umgekehrt; hier sind es die Männer, die sich um die Versorgung ihrer kranken Partnerinnen kümmern.

Im Alter verlieren kulturell definierte Geschlechtsrollen in gewissem Umfang ihren verbindlichen Charakter. Entscheidend dafür ist für Männer das Ende der Berufstätigkeit, das heute zwischen 50 und 65 Jahren angesetzt werden muß. Viele Männer verlieren als Folge des Umbaus in Wirtschaft und Verwaltung vorzeitige ihren Arbeitsplatz und werden arbeitslos oder frühberentet. Andere arbeiten weiter bis 65 Jahren und gehen dann „in Rente“. Mit dem Ausstieg aus der Arbeitswelt ist für Männer ein tiefer Einschnitt in ihrer Biographie verbunden, der ihre Identität tangiert. Viele reagieren darauf mit psychosomatischen Beschwerden und chronischen Erkrankungen mit einem hohen Mortalitätsrisiko. Jedenfalls häufen sich mit dem Ende der Berufsarbeit die Erkrankungen. Nicht zuletzt deshalb übernehmen Frauen mehr und mehr Aufgaben, die sich die Männer bis dahin vorbehalten haben. Sie werden in gewisser Weise „männlicher“, dominanter. Umgekehrt zeigen Männer mehr emotionale Wärme und fürsorgliches Interesse an anderen. Insgesamt lassen sich also Tendenzen beobachten zur Angleichung von geschlechtsstereotypen Verhaltensweisen (Baltes & Mayer 1996).

Je älter Männer werden, um so schlechter wird ihre Gesundheit. Multimorbidität ist ab 70 Jahren sozusagen „normal“. Sie stehen, ebenso wie die Frauen, unter vergleichsweise enger ärztlicher Kontrolle und sie erhalten nahezu ebenso viele Verordnungen für Arzneien aller Art wie Frauen (Köster 1994). Das macht sie allerdings nicht sonderlich gesund. Mit gutem Grund weisen Frey et al. (1991, 104) darauf hin, daß - unabhängig von allen Beschwerden und Malaissen - eine der wichtigsten Erkenntnisse für ein erfülltes und zufriedenes Alter sich folgendermaßen zusammenfassen läßt: „Man sollte die Dinge, die man ändern kann und will, beherzt angehen und die Umstände, die man nicht ändern kann, akzeptieren, um seine Kräfte nicht sinnlos zu vergeuden - und man sollte lernen, das eine vom anderen zu unterscheiden“.

2.3.4 Soziale Lage und Gesundheit/Krankheit

Gerade bei Männern haben soziale und ökologische Faktoren einen erheblichen Einfluß auf ihre Gesundheitsgefährdungen. Seit der Untersuchung von Hollingshead & Redlich (1958, Dohrenwend, Dohrenwend, Gould, Link, Neugebauer & Wunsch-Hitzig 1980, Mielck & Helmert 1994) ist gut belegt, daß Gesundheitsbeschwerden und psychische Störungen systematisch mit der Zugehörigkeit von Männern zur sozialen Schicht variieren. Je schlechter die Schicht, d.h. je schlechter die Schulbildung von Männer, ihr Status im Beruf und ihre ökonomische Lage ist, um so mehr leidet ihre Gesundheit. Die Hintergründe, die zur Verschlechterung des gesundheitlichen Zustandes von Männern in Abhängigkeit von ihrer Schichtzugehörigkeit führen, sind sehr komplex, wie Langzeitstudien belegen (Marmot 1986), die bis in das Jahr 1911 zurückgehen. Durchgängig findet man, daß das Mortalitätsrisiko systematisch mit der sozialen Schicht variiert: es ist immer am höchsten für diejenigen Männer, die die schlechteste Ausbildung haben. Bedenkt man, daß die Todesursachen sich seit Beginn des Jahrhunderts erheblich verändert haben, dann erstaunt dieses Ergebnis doch einigermaßen. Neuere Daten belegen darüber hinaus, daß ungelernte Arbeiter unabhängig von den Erkrankungen durchweg höhere Todesraten aufweisen als gut ausgebildete Männer. Das gilt sogar für die Nicht-Raucher in diesen beiden Schichten, die an Lungenkrebs sterben. Evans (1994) weist darauf hin, daß es die Stellung in der Hierarchie selbst ist, die, je weiter man es gebracht hat, offenbar gesundheitliche Schutzfunktionen hat. Für Frauen sind die Daten längst nicht so eindeutig wie für Männer, worauf im vorhergehenden schon kurz hingewiesen wurde (Claßen 1994, Helmert 1994, Mielck & Apelt 1994).

Neben vielem anderen liegt das mit Sicherheit auch daran, da die beschränkten materiellen Ressourcen gesundheitsförderliches Verhalten einschränken. Entscheidend sind die Arbeitsbedingungen, die man sich nicht einfach aussuchen kann, die Wohnbedingungen und die privaten Lebensumstände schlechthin. Je mehr ein Arbeitsplatz mit ökologischen Belastungen verbunden ist, und je ungeschützter die Arbeitenden entsprechenden Einflüssen ausgesetzt sind, um so mehr Gesundheitsschäden tragen die Betroffenen auf die Dauer davon. Die Einwirkungen der Arbeitsbedingungen auf die Gesundheit werden noch immer unterschätzt und vielfach weggeredet oder im falschen Verständnis der Zusammenhänge den Arbeitenden zur Last gelegt (Oppholzer 1994). Wenn es zutrifft, daß 20-40 % aller Krebserkrankungen durch Schadstoffeinwirkungen am Arbeitsplatz mitbedingt sind (Hien 1994, Pelletier 1984), dann nützt es wenig, wenn man für mehr Gesundheit im privaten Bereich plädiert. Wer am Arbeitsplatz chronisch krank gemacht wird, den kann man nicht so leicht in der Freizeit gesund machen. Diese und viele andere Kovariationen zwischen äußeren und inneren Bedingungen müssen in der Gesundheitspsychologie angemessen berücksichtigen werden im Interesse salutogenetischer Überlegungen.

Zu den ökologischen und sozialen Belastungen am Arbeitsplatz kommen noch die individuellen Verhaltensweisen, die der Gesundheit weiter zusetzen, besonders Alkoholkonsum und Zigarettenrauchen. Die Konsumenten befinden sich sehr schnell in einem Kreislauf von Belastungen und Gesundheitsbeeinträchtigungen, der nicht leicht zu durchbrechen ist: je nachhaltiger sie versuchen, mit Alkohol und Zigaretten Belastungen durch die Arbeit und Befindlichkeitsstörungen aller Art auszugleichen, um so stärker werden diese, weil die Substanzen selbst als Noxen zu weiteren gesundheitlichen Problemen beitragen. So entstehen leicht chronische Krankheiten, die zu Frühberentungen und anderen Formen der Deklassierung führen.

Dazu kommt noch, daß die bisherigen Ansätze zur Gesundheitsförderung, vor allem die Anti-Raucher-Kampagnen und die Mäßigungsappelle im Umgang mit alkoholischen Getränken, in erster Linie diejenigen Männer erreicht haben, die den oberen sozialen Schichten zuzurechnen sind. Wer also ohnehin schon bereit ist, sich um seine Gesundheit zu kümmern, der findet vielfache Anregungen, wie er gesund leben kann. Sozial Schwache und Deklassierte haben von dieser Art der Gesundheitsförderung bislang vergleichsweise wenig.

Zusammenfassend ist also festzuhalten, daß Hierarchien die Gesundheit von Männern nachhaltig bestimmen: wer hierarchisch hoch steht, es also nach allgemeinem Verständnis „weit gebracht hat“, hat eine höhere Lebenserwartung als derjenige, der sich am unteren Ende der Hierarchie wiederfindet. Das gilt für Individuen wie für Gruppen, möglicherweise sogar für ganze Nationen. So gesehen sind Männer immer auch Opfer ihrer eigenen Konstruktionen, denn Hierarchien werden im wesentlichen von ihnen selbst konstruiert und aufrechterhalten.

3. Gesundheitsförderung

Wie eingangs bereits erwähnt, gehört die Gesundheitsförderung zu den Arbeitsfeldern der Gesundheitspsychologie. Sie steht damit in der Tradition der Gesundheitslehren, an die sie anknüpfen kann. Sie kann dabei mehr die personenbezogene Perspektive betonen und auf Verhaltensänderungen setzen oder sie kann mehr die Lebensbedingungen in den Mittelpunkt der Bemühungen rücken und sich um Verhältnisänderungen bemühen. Im günstigsten Fall kommen beide Konzepte zusammen und die Bemühungen um individuelle Verhaltensänderungen sind gekoppelt mit Anstrengungen zu sozialökologischen Verhältnisänderungen.

In der Praxis sind Verhältnisänderungen aber nur sehr mühsam herbeizuführen, wie man an vielen Beispielen ablesen kann. Exemplarisch sei hier auf das Auto als Quelle von vielen Schadstoffen und von Streß hingewiesen. Es ist mittlerweile allgemein bekannt, daß Autoabgase Umweltschäden mitverursachen mit Folgen für die Gesundheit. Dazu kommt, daß bei den gegenwärtigen Verkehrsverhältnissen Autofahren selbst eine bedeutsame Quelle für Streß ist. Es gäbe also sehr viele Gründe, im Interesse der Gesundheit aller Bürgerinnen und Bürger den Autoverkehr in der Bundesrepublik Deutschland zu reduzieren bzw. ihn über sehr hohe Steuern und andere Abgaben erheblich einzuschränken. Die Diskussion über konkrete Schritte, wie man eine Reduzierung des Autoverkehrs erreichen kann, ist allerdings ins Stocken geraten und jedenfalls kein wichtiges Thema von Veranstaltungen zur Gesundheitsförderung. Das ist bedauerlich, denn gegen die Gesundheitsbelästigungen durch Autolärm und Autoabgase kann sich der einzelne nicht mit individuellen Vorkehrungen schützen; er kann sie nur erleiden.

Die Gesundheitsförderung sucht immerhin intensiv nach einer Verschränkung von Verhältnisänderung und Verhaltensänderung, wobei letztere von den Initiativen der Betroffenen getragen werden muß. Die Gesundheitsförderung setzt auf die „Gesundheitsbewegung von unten“, auf die Laienbewegung und Aktionen zur Selbsthilfe (Stark 1991). Nicht mehr die Experten haben hier das Wort, sondern die Betroffenen organisieren sich in ihrem wohlverstandenen Interesse und für ihre Gesundheit; sie setzen sich ihre Ziele und beschließen, mit welchen Mitteln und auf welchen Wegen sie diese erreichen können.

Im Ansatz unterscheidet sich die Gesundheitsförderung also erheblich von der Gesundheitserziehung oder der Prävention, die beide auf Experten setzen, die ihren Zuhörern gesundheitsförderliches Verhalten nahezubringen versuchen.

Aber es gibt ähnliche Probleme, mit denen sie es allemal zu tun haben. Dazu gehören Vorstellungen über die Ursachen von Gesundheit und Krankheit, die an ganz alte Erklärungsmuster anknüpfen und die durch die moderne Krankheit AIDS wiederbelebt worden sind. Gesund ist danach, wer ein „richtiges Leben" führt, sich „in Harmonie" mit sich selbst und der Welt befindet usw. (Vogt 1989). Dagegen steht die Krankheit als Ausdruck und sichtbar gewordenes Zeichen des „falschen Lebens". Assoziationen von Krankheit und Sünde drängen sich auf, und es ist das Individuum, dem die Schuld an der Erkrankung zugeschrieben wird. Man sieht, die Lehren, die mit dem Homo hygienicus ins Bürgertum eingedrungen sind, sind sehr lebendig. Zur Lösung der Gesundheitsprobleme am Ausgang des 20. Jahrhunderts tragen sie allerdings wenig bei.

Literatur

Abholz, H.-H. (1980): Welche Bedeutung hat die Medizin für die Gesundheit. In: Deppe, H.-U. (Hrsg.): Vernachlässigte Gesundheit. Köln: Kiepenheuer & Witsch, 15-60.

Abholz, H.-H. (1994): Grenzen medizinischer Prävention. In: Rosenbrock, R., Kühn, H. & Köhler, B. M. (Hrsg.): Präventionspolitik. Gesellschaftliche Strategien der Gesundheitssicherung. Berlin: Sigma, S. 65-82.

Antonovsky, A. (1987): Unraveling the Mystery of Health. San Francisco: Jossey Bass.

Antonovsky, A. (1997): Salutogenese. Zur Entmystifizierung der Gesundheit. Tübingen: DGVT.

Arznei-Telegramm (1996): RITALIN für den Zappel-Phillipp? 4/96, 38-39.

Baltes, P. B. & Mayer, K. U. (Hrsg.) (1996): Die Berliner Altersstudie. Das höhere Alter in medizinischer Perspektive. Berlin: de Gruyter.

Beck, U. (1986): Risikogesellschaft. Frankfurt: Suhrkamp.

Brockhaus, U. & Kolshorn, M. (1993): Sexuelle Gewalt gegen Mädchen und Jungen. Mythen, Fakten, Theorien. Frankfurt: Campus.

Brunner, E. & Franke, A. (1997): Ess-Störungen. Eine Information für Ärztinnen und Ärzte. Hamm: DHS.

Claßen, E.(1994): Soziale Schicht und koronare Risikofaktoren. In: Mielck, A. (Hrsg.): Krankheit und soziale Ungleicheit. Sozialepidemiologische Forschungen in Deutschland. Opladen: Leske & Budrich, S. 227-242.

Corin, E. (1994): The Social and Cultural Matrix of Health and Disease. In: Evans, R. G., Barer, M. L. & Marmor, T. R. (Hrsg.): Why Are Some People Healthy and Others Not? The Determinants of Health of Populations. New York: de Gruyter, 93-132.

Dohrenwend, B. P., Dohrenwend, B. S., Gould, M. S., Link, B., Neugebauer, R. & Wunsch-Hitzig, R. (1980): Mental Illness in the United States: Epidemiological Estimates. New York.

DSM-IV (1996): Diagnostisches und Statistisches Manual Psychischer Störungen. Göttingen: Hogrefe.

Engel, F., Nestmann, F., Niepel, G. & Sickendiek, U. (1996): Weiblich, ledig, kinderlos und alt. Soziale Netzwerke und Wohnbiographien alter alleinstehender Frauen. Opladen: Leske & Budrich.

Engel, G. L. (1979): Die Notwendigkeit eines neuen medizinischen Modells: Herausforderung der Biomedizin. In: Keupp, H. (Hrsg.): Normalität und Abweichung. München: Urban & Schwarzenberg, 63-85.

Epstein, H. (1982): Die Entwicklung des Konzepts der Risikofaktoren.In: Abholz, H.H., Borgers, D., Karmaus, W. & Korporal, J. (Hrsg.): Risikofaktorenmedizin. Konzepte und Kontroversen. Berlin: de Gruyter, 2-6.

Evans, R. G. (1994): Introduction. In: Evans, R. G., Barer, M. L. & Marmor, T. R. (Hrsg.): Why Are Some People Healthy and Others Not? The Determinants of Health of Populations. New York: de Gruyter, 3-26.
Faltermaier, T. (1994): Gesundheitsbewußtsein und Gesundheitshandeln. Über den Umgang mit Gesundheit im Alltag. Weinheim: Beltz.
Franke, A. (1993): Die Unschärfe des Begriffs „Gesundheit" und seine sozialpolitischen Auswirkungen. In: Franke, A. & Broda, M. (Hrsg.): Psychosomatische Gesundheit. Versuch einer Abkehr vom Pathogenesekonzept. Tübingen: DGVT, 15-34.
Franzkowiak, P. (1986): Kleine Freuden, kleine Fluchten. In: Wenzel, E. (Hrsg.): Die Ökologie des Körpers. Frankfurt: Suhrkamp, 121-174.
Freud, S. (1948): Das Unbehagen in der Kultur. GW Bd. 14. Frankfurt: Fischer.
Frey, D, Gaska, A, Möhle, C. & Weidemann, J. (1991): Age ist just a matter of mind: Zur (Sozial-)Psychologie des Alterns. In: Haisch, J.& Zeitler, H.-P. (Hrsg.): Gesundheitspsychologie. Heidelberg: Asanger, 87-108.
Friedman, M. & Rosenman, R. H. (1974): Type A Behavior and your Heart. New York: Knopf.
Friedman, M. & Ulmer, D. (1984): Treating Type A Behavior and Your Heart. New York: Knopf.
Göckenjan, G. (1991): Stichwort: Gesundheit. In: Deppe, H.-U., Friedrich, H. & Müller, R. (Hrsg.): Öffentliche Gesundheit - Public Health. Frankfurt: Campus, 15-24.
Goffman, E. (1967): Stigma. Frankfurt: Suhrkamp.
Grunow-Lutter, V. (1991): Frauen und Gesundheitsselbsthilfe in der Familie. In: Nestmann, F. & Schmerl, C. (Hrsg.): Frauen - Das hilfreiche Geschlecht. Reinbek: Rowohlt, 151-170.
Gutschmidt, G. (1997): Ledige Mütter. Bielefeld: Kleine.
Helfferich, C. (1992): Natur und Gesellschaft im Körper der Frau. In: Vogt, I. & Bormann, M. (Hrsg.): Frauen-Körper: Lust und Last, Tübingen: DGVT, 9-38.
Helfferich, C. (1994): Jugend, Körper und Geschlecht. Die Suche nach sexueller Identität. Opladen: Leske & Budrich.
Helmert, U. (1994): Sozialschichtspezifische Unterschiede in der selbst wahrgenommenen Morbidität und bei ausgewählten gesundheitsbezogenen Indikatoren in West-Deutschland. In: Mielck, A. (Hrsg.): Krankheit und soziale Ungleicheit. Sozialepidemiologische Forschungen in Deutschland. Opladen: Leske & Budrich, 187-208.
Herzlich, C. (1991): Soziale Repräsentation von Gesundheit und Krankheit und ihre Dynamik im sozialen Feld. In: Flick, U. (Hrsg.): Alltagswissen über Gesundheit und Krankheit. Heidelberg: Asanger, 293-302.
Hien, W. (1994): Krebs am Arbeitsplatz - Zur Bedeutung von Arbeitsstoffrisiken aus der Sicht von Chemiebeschäftigten. In: Rosenbrock, R., Kühn, H. & Köhler, B. M. (Hrsg.): Präventionspolitik. Gesellschaftliche Strategien der Gesundheitssicherung. Berlin: Sigma, 188-203.
Hollingshead, A. B. & Redlich, F. C. (1958): Social Class and Mental Illness. New York: Wiley.
Hradil, S. (1994): Neuerungen der Ungleicheitsanalyse und die Programmatik künftiger Sozialepidemiologie. In: Mielck, A. (Hrsg.): Krankheit und soziale Ungleicheit. Sozialepidemiologische Forschungen in Deutschland. Opladen: Leske & Budrich, 375-392.
Illich, I. (1977): Die Nemesis der Medizin. Reinbek: Rowohlt.
Keupp, H. (1991): Sozialepidemiologie - Zur gesundheitspolitischen Hypothek der Klassengesellschaft. In: Hörmann, G. & Körner, W.(Hrsg.): Klinische Psychologie. Reinbek: Rowohlt, 62-88.
Keupp, H. (Hrsg.) (1979): Normalität und Abweichung. München: Urban & Schwarzenberg.
Klein, L. (1997): Heroinsucht: Ursachenforschung und Therapie. Biographische Interviews mit Heroinabhängigen. Frankfurt: Campus.

Klesse, R., Sonntag, U., Brinkmann, M. & Maschewsky-Schneider, U. (1992): Gesundheitshandeln von Frauen. Leben zwischen Selbst-Losigkeit und Selbst-Bewusstsein. Frankfurt: Campus.

Klocke, A. & Hurrelmann, K. (1995): Armut und Gesundheit. In: Zeitschrift für das Gesundheitswesen, 2. Beiheft, 138-151.

Kolip, P. (1997): Geschlecht und Gesundheit im Jugendalter. Die Konstruktion von Geschlechtlichkeit über somatische Kulturen. Opladen: Leske & Budrich.

Köster, I. (1994): Die Häufigkeit der ärztlichen Inanspruchnahme. In: v. Ferber, L. (Hrsg.): Häufigkeit und Verteilung von Erkrankungen und ihre ärztliche Behandlung. Epiedmiologische Grundlagen eines Qualitätsmonitorings. Köln: ISAB.

Krause-Girth, C. (1989): Frauen, Medizin und Gesundheit. In: Frankfurter Beiträge zur psychosozialen Medizin, Bd. 1. Frankfurt.

Kühn, H. (1993): Healthismus. Eine Analyse der Präventionspolitik und Gesundheitsförderung in den U.S.A. Berlin: Sigma.

Labisch, A. (1989): Homo hygienicus: Soziale Konstruktion von Gesundheit. In: Wagner, F. (Hrsg.): Medizin. Momente der Veränderung. Berlin: Springer, 115-138.

Labisch, A. (1992): Homo Hygienicus. Frankfurt: Campus.

Leppin, A. (1994): Bedingungen des Gesundheitsverhaltens. Weinheim: Juventa.

Marmot, M. G. (1986): Social Inequalities in Mortality: The Social Environment. In: Wilkonson, R. G. (Hrsg.): Class and Health: Research and Longitudinal Data. London: Tavistock, 21-33.

Maschewsky-Schneider, U. (1997): Frauen sind anders krank. Zur gesundheitlichen Lage der Frauen in Deutschland. Weinheim: Juventa.

Matarazzo, J.D. (1980): Behavioral Health and Behavioral Medicine. Frontiers For a New Health Psychology. In: American Psychologist 35, 807-817.

McKeown, T. (1979): The Role of Medicine. Oxford: Blackwell.

Mechanic, D. & Cleary, P. D. (1980): Factors Associated with the Maintenance of Positve Health Behavior. In: Preventive Medicine 9, 805-814.

Mechanic, D. (1964): The Influence of Mothers on Their Children's Health Attitudes and Behavior. In: Pediatrics 33, 444-453.

Mechanic, D. (1965): Perception of Parental Responses to Illness. In: Journal of Health and Human Behavior 6, 253-257.

Mechanic, D. (1972): Social Psychologic Factors Affecting the Presentation of Bodily Complaints. In: New England Journal of Medicine 286, 1132-1139.

Mechanic, D. (1980): Education, Parental Interest, and Health Perceptions and Behavior. In: Inquiry 17, 331-338.

Mielck, A. & Apelt, P. (1994): Krankheit und soziale Ungleicheit in der DDR: Das Beispiel Görlitz. In: Mielck, A. (Hrsg.): Krankheit und soziale Ungleicheit. Sozialepidemiologische Forschungen in Deutschland. Opladen: Leske & Budrich, 243-252.

Mielck, A. & Brenner, H. (1994): Soziale Ungleichheit bei der Teilnahme an Krebsfrüherkennungs-Untersuchungen in West-Deutschland und in Grossbritannien. In: Mielck, A. (Hrsg.): Krankheit und soziale Ungleicheit. Sozialepidemiologische Forschungen in Deutschland. Opladen: Leske & Budrich, 299-318.

Mielck, A. & Helmert, U. (1994): Krankheit und soziale Ungleicheit: Empirische Studien in West-Deutschland. In: Mielck, A. (Hrsg.): Krankheit und soziale Ungleicheit. Sozialepidemiologische Forschungen in Deutschland. Opladen: Leske & Budrich, 93-124.

Milles, D. & Müller, R. (1991): Public Health-Forschung und Gesundheitswissenschaften. In: Deppe, H.-U., Friedrich, H. & Müller, R. (Hrsg.): Öffentliche Gesundheit - Public Health. Frankfurt: Campus, 7-14.

Nordlohne, E. (1992): Die Kosten Jugendlicher Problembewältigung. Alkohol-, Zigaretten- und Arzneimittelkonsum im Jugendalter. Weinheim: Juventa.

Nordlohne, E., Hurrelmann, K. & Holler, B. (1989): Schulstreß, Gesundheitsprobleme und Arzneimittelkonsum. In: Prävention 12, 47-53.

Oppholzer, A. (1994): Die Arbeitswelt als Ursache gesundheitlicher Ungleicheit. In: Mielck, A. (Hrsg.): Krankheit und soziale Ungleicheit. Sozialepidemiologische Forschungen in Deutschland. Opladen: Leske & Budrich, 125-166.
Parsons, T. (1951): Illness and the Role of the Physician: A Sociological Perspective. In: American Journal of Orthopsychiatry 21, 452-460.
Parsons, T. (1958): The Definition of Health and Illness in the Light of American Values and Social Structure. In: Jaco, E. G. (Hrsg.): Patients, Physicians, and Illness. New York.
Pelletier, K.R. (1984): Healthy People in Unhealthy Places. New York: Delta.
Reclam, C. (1877): Lebensregeln.Ernstes und Heiteres aus der Gesundheitspflege. Berlin.
Richter, H.E. (1973): Konflikte und Krankheiten der Frau. In: Claessens, D. & Milhoffer, P. (Hrsg.): Familiensoziologie. Frankfurt: Athenäum, 281-292.
Röhrle, B. (1994): Soziale Netzwerke und soziale Unterstützung. Weinheim: Beltz.
Schaefer, H. (1976): Der Krankheitsbegriff. In: Blohmke, M., Ferber, C. von, Kisker, K. P. & Schaefer, H. (Hrsg.): Handbuch der Sozialmedizin, Bd. III. Stuttgart: Enke, 15-31.
Schipperges, H. (1978): Antike und Mittelalter. In: Schipperges, H., Seidler, E.& Unschuld, P. U. (Hrsg.): Krankheit, Heilkunst, Heilung. Freiburg: Alber, 229-270.
Schulze, C., Hg. (1990): Gynäkopsychologie. Tübingen: DGVT.
Schwarzer, R. (1990): Gesundheitspsychologie: Einführung in das Thema. In: Schwarzer, R. (Hrsg.): Gesundheitspsychologie. Göttingen: Hogrefe, 3-24.
Sichrovsky, P. (1984): Krankheit auf Rezept. Köln: Kiepenheuer & Witsch.
Siegrist, J. (1996): Soziale Krisen und Gesundheit. Göttigen: Hogrefe.
Silbereisen, R.K. (1990): Konsum von Alkohol und Drogen über die Lebensspanne. In: Schwarzer, R. (Hrsg.): Gesundheitspsychologie. Göttingen: Hogrefe, 169-184.
Stark, E. & Flitcraft, A. (1996): Women at Risk. Domestic Violence and Women's Health. London: Sage.
Stark, W. (1991): Prävention und Empowerment. In: Hörmann, G. & Körner, W. (Hrsg.): Klinische Psychologie. Reinbek: Rowohlt, 213-232.
Stelling, J. (1994): Staff Nurses' Perceptions of Nursing: Issues in a Woman's Occupation. In: Singh Bolaria, B. & Dickinson, H. D. (Hrsg.): Health, Illness and Health Care in Canada. Toronto: Harcourt Brace, 609-628.
Tossmann, H. P. (1997): Ecstasy-Konsummuster, Konsumkontexte und Komplikationen. Ergebnisse der Ecstasy-Infoline. In: Sucht 43, 121-129.
Vogt, I. & Krah, K. (1997): Abschlußbericht des Forschungsprojekts: Medikamentengebrauch und Suchtentwicklung bei Mädchen und Frauen. Im Auftrag des Ministeriums für Arbeit, Gesundheit und Soziales, Nordrhein-Westfalen. Frankfurt (unveröffentlicht).
Vogt, I. (1985): Für alle Leiden gibt es eine Pille. Über Psychopharmakakonsum und das geschlechtsrollenspezifische Gesundheitskonzept bei Frauen und Mädchen. Opladen: Westdeutscher Verlag.
Vogt, I. (1989): Die Gesundheit der Frauen ist Frauensache: Die Frauengesundheitsbewegung. In: Kritische Medizin, AS 186. Berlin: Argument, 123-134.
Vogt, I. (1996a): Drogenabhängige Frauen, Schwangerschaft und Mutterschaft. In: Vogt, I. & Winkler, K. (Hrsg.): Beratung süchtiger Frauen. Konzepte und Methoden. Freiburg: Lambertus, 92-117.
Vogt, I. (1996b): Frauen und psychotrope Substanzen: Konsummuster, Abhängigkeiten und die Suchtkrankenhilfe. In: Zeitschrift für Frauenforschung 14, 117-128.
Völger, G. & Welck, K. von, (Hrsg.)(1990): Männerbande. Männerbünde, 2 Bd. Köln: Rautenstrauch-Joest-Museum.
Walper, S. (1995): Kinder und Jugendliche in Armut. In: Bieback, K.-J. & Milz, H. (Hrsg.): Neue Armut. Frankfurt: Campus, 148-180.
WHO (World Health Organization) (1986): Ottawa Charta for Health Promotion. In: Canadian Journal of Public Health 77, 425-430.

Windle, M. & Searles, J.S. (Hrsg.) (1990): Childeren of Alcoholics. New York: Guilford.

Zenz, H. & Hrabal, V. (1992): Das subjektive Bild körperlichen Wohlbefindens 12- bis 14jähriger Schülerinnen und Schüler. In: Zenz, H. u.a. (Hrsg.): Entwicklungsdruck und Erziehungslast. Psychische, soziale und biologische Quellen des beeinträchtigten Wohlgefühls bei Schülerinnen und Schülern in der Pubertät. Göttigen: Hogrefe.

Zola, I. K. (1983): Socio-Medical Inquiries. Philadelphia: Temple University Press.

Bernhard Badura und Petra Strodtholz

Soziologische Grundlagen der Gesundheitswissenschaften

1. Einführung

Die Sozialwissenschaften - Soziologie, Volkswirtschaftslehre, Psychologie, Politologie, Anthropologie - verfolgen Ideen und Projekte, deren Wurzeln sich bis zur europäischen Aufklärung im 18. Jahrhundert zurückverfolgen lassen. Gemeinsam mit den Naturwissenschaften machten sich ihre Vorläufer und frühen Vertreter zur Aufgabe, religiöse Mythen durch wissenschaftlich begründete Auffassungen zu ersetzen, entwarfen neue Gesellschafts- und Menschenbilder und suchten in Analogie zu den damals bekannten Naturgesetzen nach Gesetzmäßigkeiten sozialen Wandels (Porter 1991, insb. 22 ff.). Dabei erarbeiteten sie gedankliche Voraussetzungen und Zielvorstellungen zukünftiger gesellschaftlicher Entwicklungen: für Industrialisierung, Urbanisierung und soziale Bewegungen, deren Triebkräfte und Folgen im 19. und beginnenden 20. Jahrhundert Hauptthemen soziologischer Klassiker bildeten. Natur- und Sozialwissenschaften wurden Subjekt und Objekt einer bis heute unvermindert anhaltenden, sich in Teilbereichen wie der Technik eher noch beschleunigenden Modernisierung von Wirtschaft und Gesellschaft.

Mit dem gemeinsamen Gegner schwanden im 19. Jahrhundert jedoch die gemeinsamen Grundlagen und Zielvorstellungen. Es entwickelte sich eine wachsende Konkurrenz zwischen den sich herausbildenden und um ihr eigenes wissenschaftliches Profil bemühten Einzeldisziplinen. Zwischen den Geistes- und Sozialwissenschaften und den Naturwissenschaften entstand dabei ein Graben, der sich mit dem Wachstum und der Ausdifferenzierung des Wissenschaftssystems im 20. Jahrhundert eher noch vertiefte (Snow 1969). Die globalen Probleme unserer Tage: anhaltende Zerstörung der natürlichen Lebensgrundlagen, Kontrolle und menschengerechter Einsatz technischer Systeme und Innovationen, Überwindung des Nord-Süd- und des West-Ost-Gefälles, Bekämpfung vermeidbarer körperlicher und seelischer Leiden entziehen sich indes einer strikt innerdisziplinären Bearbeitung. Und es stellt sich die Frage, wie lange noch der von der Wissenschaft selbst ausgelöste und mitgetragene Modernisierungsprozeß vor dem gewachsenen System disziplinärer Arbeitsteilung haltmachen wird. Beginnt nach einer langen Phase wissenschaftlicher Ausdifferenzierung und Arbeitsteilung eine Phase zunehmender Kooperation und Verflechtung?

Dem folgenden Überblick liegt die These zugrunde, daß die Gesundheitswissenschaften ein Musterbeispiel für derartige Reintegrationstendenzen bilden, dafür, daß nennenswerter Erkenntnisfortschritt nicht mehr allein durch Abgrenzung und Arbeitsteilung, sondern vor allem durch Disziplinen überschreitende Kooperation zu erzielen ist, und dies sowohl zwischen den Sozial- und Naturwissenschaften als auch innerhalb der Sozialwissenschaften. Zur Beantwortung der für die Gesundheitswissenschaften zentralen Frage: „Was ist und bedingt Gesundheit und Krankheit?“ hat sich die Kluft zwischen den Natur- und Sozialwissenschaften als besonders nachteilig erwiesen. Der Mensch läßt sich nun einmal weder allein als Organismus noch allein als denkendes oder fühlendes Wesen begreifen. Deswegen ist in einer „Menschenwissenschaft“ (Elias) - und Gesundheitswissenschaft ist eine „Menschenwissenschaft“, d.h. eine Wissenschaft vom ganzen Menschen, seiner Lebensbedingungen, seiner kognitiven, seelischen und biologischen Voraussetzungen und seines Verhaltens - Zusammenarbeit gerade unter denjenigen unabdingbar, die der Wissenschaftsbetrieb in unterschiedliche (einander gelegentlich auch noch recht unfreundlich gegenüberstehende) Lager spaltet. Nur ein „Brückenschlag“ zwischen den Wissenschaftskulturen durch intensive und dauerhafte Kooperation insbesondere unter Soziologen, Psychologen und Biomedizinern wird uns schrittweise genauer zu verstehen erlauben, wie soziale, seelische und physiologische Prozesse zusammenhängen, welche Wechselwirkungen zwischen Sozialstruktur, Gesundheit und Verhalten bestehen, wodurch sich gesundheitsförderliche von gesundheitsbeeinträchtigenden Lebensbedingungen unterscheiden.

2. Problemstellungen und Entwicklungslinien

Gesellschaft macht krank. Auf diese einfache Formel lassen sich zahlreiche frühe sozialwissenschaftliche Versuche über den Zusammenhang zwischen Gesellschaft und seelischem Befinden reduzieren. Diese bei Karl Marx (Entfremdungstheorem) und insbesondere in den kulturtheoretischen Schriften Sigmund Freuds so eindringlich vorgetragene These ist bis heute ein Leitmotiv insbesondere medizinsoziologischer Arbeiten (Gerhardt 1989). Der Mensch wird in der modernen Kultur unglücklich, ja seelisch krank - so Freud -, „weil er das Maß an Versagungen nicht ertragen kann, das ihm die Gesellschaft im Dienste ihrer kulturellen Ideale auferlegt“ (Freud 1974, 218). Der Soziologe Norbert Elias spricht in den dreißiger Jahren von „spezifischen Zivilisationsnöten“, deren Ursachen allerdings noch unerforscht sind: „Man kann nicht sagen, daß wir schon ganz verstehen, warum wir uns eigentlich quälen“ (Elias 1976, LXX). Eines jedoch scheint ihm sicher: die Familie ist die „primäre und vorherrschende Produktionsstätte des Triebverzichts“ (Elias 1976, I, 186). Zugrunde liegt bei beiden die bereits in der französischen Aufklärung bei Rousseau formulierte These (Dubos 1959), die Gesellschaft mute dem einzelnen Verhaltensweisen zu, die sich mit seinen angeborenen Verhaltenspotentialen nicht ohne weiteres vereinbaren lassen. Das Tierische im Menschen bedürfe einer zugleich „humanisierenden“ und krankmachenden Affekttransformation (Elias 1976, I, 281). Ein solcher vermeintlicher Gegensatz zwischen angeborenen Bedürfnissen und gesellschaftlichen Zumutungen findet sich selbst noch bei Ralf Dahrendorf, der in seinem „Homo Sociologicus“ schreibt: „Die Soziologie hat es mit jedem Menschen im Angesicht der ärgerlichen Tatsache der Gesellschaft zu tun“ (Dahrendorf 1967, 131). Immerhin steht bei ihm bereits dem (eher destruktiven) Bild von Gesellschaft als „Hemmschuh und Ärgernis“ ein sehr viel gesundheitsförderliches, auf Emile Durkheim zurückgehendes gegenüber, das in der Gesellschaft eine „Stütze und Quelle der Sicherheit“ sieht (Dahrendorf 1967, 163).

Emile Durkheim hat in der Soziologie die Tradition begründet, Gesellschaft unter einem eher gesundheitsförderlichen Blickwinkel zu betrachten. Für ihn sind Religion und soziale Beziehungen, insbesonders familiäre Beziehung, wesentliche Quellen sozialer Integration, die den einzelnen vor den destruktiven Folgen von Ungewißheit, Unsicherheit und Isolation schützen. Er spricht von ihrem „wohltätigen Einfluß“ (Durkheim 1973, 184). Religion und Gruppenbindungen stiften Sinn, fördern Solidarität, „moralische Unterstützung“ (Durkheim 1973, 233, 237) und tragen dazu bei, daß die Erwartungen der Gesellschaft mit den Bedürfnissen des Menschen „im Einklang stehen“ (Durkheim 1973, 279). Der Mensch ist als „soziales Wesen“ zur Regulierung seiner persönlichen Gedanken und Gefühle zwingend auf externe und soziale Regulierung angewiesen (Durkheim 1981, 37, 291, 316 etc.; Pfaff 1989).

Gesellschaft macht nicht krank, sondern erhält gesund. Anders als Freud und Elias hat sich Durkheim jedoch nicht mit der theoretischen Ausformulierung dieser These begnügt, sondern auch die empirische Erforschung der dazu in seiner Zeit bereits beobachteten großen Varianz in den Selbstmordraten verschiedener Regionen vorangetrieben. Er wurde damit zum intellektuellen Wegbereiter der sozialen Unterstützungsthese und zum Begründer der modernen Sozialepidemiologie. Aaron Antonovsky hat den von Durkheim vorgezeichneten Weg heute wohl am konsequentesten weiterverfolgt mit seiner Frage nach den sozialen Voraussetzungen gelungener (salutogener) Anpassung an eine potentiell riskante Umwelt (Antonovsky 1987).

2.1 Die US-amerikanische Tradition

Durkheim, Freud und Elias - sie standen unter dem Eindruck der tiefgreifenden sozialen Veränderungen, die Industrialisierung und Urbanisierung in Europa hervorgerufen hatten und um deren Verständnis die noch junge, akademisch kaum etablierte Disziplin der Soziologie bemüht war. Die Medizinsoziologie hat völlig andere Wurzeln. Sie entstand nach dem Zweiten Weltkrieg in den USA und trug dort zur akademischen Konsolidierung des Faches, zur Theorie- und Methodenentwicklung der Soziologie ingesamt bei. Ihre wesentlichen Herausforderungen sah sie nicht in den sozialen und gesundheitlichen Folgen der Industrialisierung. Ihr Hauptinteresse galt und gilt der sozialen Organisation moderner Medizin.

So lautete denn auch eines ihrer Gründungspapiere: „Struktur und Funktion der modernen Medizin“, das sein Verfasser, Talcott Parsons, einer der einflußreichsten Soziologen dieses Jahrhunderts, als 10. Kapitel seines 1951 erschienenen

Werkes „The Social System“ publiziert hatte (deutsche Übersetzung in Sonderheft 3 der Kölner Zeitschrift, 1958, 10-57). „Krankheit“ wird dort lapidar als „Störung des ‚normalen‘ Funktionierens des Menschen“ (Parsons 1958, 12) definiert, das Problem der gesellschaftlichen Bedingungen von Gesundheit und Krankheit sogleich eingegrenzt auf das Problem der sozialen Organisation medizinischer Behandlung von Patienten. Im Zentrum stehen die Beschreibung der „Arztrolle“, der „Patientenrolle“ und die mit diesen Rollen verbundenden Erwartungen, Probleme, Belastungen aus der Sicht einer funktionalistischen Systemanalyse. Die Arzt-Patienten-Situation wird nicht nur um ihrer selbstwillen betrachtet, sondern auch zur Demonstration der Fruchtbarkeit des vorgestellten Theoriegebäudes. In dieser Betrachtung werden u.a. die emotionalen Probleme von Ärzten und Patienten dargestellt, das Problem der Ungewißheit medizinischer Behandlung und die latente psychotherapeutische Wirkung des Arztes. Die Abhandlung verrät eine intime Kenntnis der ärztlichen Arbeitssituation, deren Beschreibung unter Rückgriff auf psychoanalytische Kategorien erfolgt. Die Perspektive des Patienten bleibt wenig ausgearbeitet. Parsons spricht viele, offenbar auch die Ärzte selbst interessierende Problemstellungen an und hat dadurch die Entwicklung der medizinischen Soziologie in den USA wesentlich mitbegründet.

Ein zweiter zukunftweisender Beitrag war bereits zu einem wesentlichen Teil das Ergebnis empirischer Feldarbeit: Erving Goffmans „Asylums“. 1961 erschienen hat er wesentlich die krankenhaussoziologische Diskussion und insbesondere die Reformdiskussion geschlossener psychiatrischer Einrichtungen beeinflußt. Das Krankenhaus ist für Goffman eine „totale Institution“, total, weil sie ähnlich wie Klöster, Kasernen oder Arbeitslager den gesamten Alltag der „Insassen“ kontrolliert. Der Eintritt in eine solche „totale“ Institution ist nahezu zwangsläufig mit Kontrollverlust und mit einer Reihe das Selbst entwertender Prozeduren verbunden. Sie erzeugen einerseits „psychischen Streß“ (Goffman 1977, 54), andererseits fördern sie jedoch auch „sekundäre Anpassungsmechanismen“, die das Überleben in einer derart menschenfeindlichen Umgebung erleichtern (Goffman 1977, 59ff). „Fraternisierung“ mit dem Überwachungs- bzw. Versorgungspersonal, „gegenseitige Hilfe“, die Entwicklung einer „Gegenkultur“, bilden Formen kollektiver Lebensbewältigung einer „Schicksalsgemeinschaft“, bilden ein „Bollwerk des Selbst“ (Goffman 1977, 60, 61) gegen die seelischen Verletzungen einer menschenfeindliche Organisation.

Ein dritter, für die Entwicklung der Medizinsoziologie in den USA wesentlicher Beitrag war Eliot Freidsons „Profession of Medicine“ (1980), ein brillanter theoretischer Essay, der mit den analytischen Instrumenten der Berufs- und Wissenssoziologie Geschichte und aktuelle Praxis ärztlichen Handelns einer ideologiekritischen Analyse unterzieht. Autonomie des Arztes, Arbeitsteilung, klinische Mentalität, medizinische Praxis im Krankenhaus, die Laienperspektive und die professionelle Sicht von Krankheit bilden zentrale Themen dieser Arbeit.

Die Namen Parsons, Goffman, Freidson stehen für eine überaus kreative Phase amerikanischer Medizinsoziologie, deren Ergebnisse weltweit Anerkennung fanden. Zu nennen sind ferner Arbeiten von Anselm Strauss et al. über das Krankenhaus als „negotiated order" (Strauss 1964; Strauss, Fagerhaugh, Suczek & Wiener 1985), die einen Perspektivenwechsel in der Organisationssoziologie auslösten, mit Auswirkungen bis in die Betriebswirtschaftslehre. Die zentrale These besagt: Krankenhäuser sind nicht - wie Goffman dies noch annahm - monolithische, hierarchische und nach festen Regeln arbeitende Bürokratien, sondern konflikthafte, durch „Aushandlungsprozesse" zwischen unterschiedlichen Cliquen, Partikularinteressen und Koalitionen bestimmte professionelle Organisationen mit relativ wenig definierten und verbindlichen Regeln, die den dort Beschäftigten (nicht den Patienten) bei der Bewältigung ihrer Arbeit erhebliche Handlungs- und Mitgestaltungsspielräume gewähren. Ein knapper und informativer Überblick über Geschichte und Stand der amerikanischen Medizinsoziologie stammt von David Mechanic, einem der führenden Vertreter dieses Faches (Mechanic 1989).

2.2 Die englische Tradition

Wichtige Impulse verdankt die sozialwissenschaftliche Gesundheitsforschung ferner der englischen Sozialmedizin. Archibald Cochrane beschäftigte sich bereits in den 60er Jahren mit der heute immer mehr Beachtung findenden Problematik der Qualitätsprüfung klinischer Dienste und Leistungen. In seiner berühmten Studie mit dem Titel „Effectiveness and Efficiency: Random Reflections on Health Services" (1972) vertritt er die Auffassung, daß im modernen Wohlfahrtsstaat nur „jede wirksame Behandlung unentgeltlich erfolgen sollte" (Cochrane 1972, 1). Seine zentrale These lautet: Der englische National Health Service habe seit seiner Einführung am Ende des zweiten Weltkrieges ein inflationäres, d.h. in weiten Bereichen medizinisch unbegründetes Wachstum durchlaufen. Die Gesundheitsausgaben nähmen sehr viel schneller zu, als der „Output" an nachweisbarem Gesundheitsgewinn dies rechtfertige. Cochrane behauptet m. a. W.: Die erbrachten Leistungen seien zu einem wesentlichen Teil bloßer Gesundheitskonsum und nur zu einem relativ geringen Teil wirklich investiv. Als „investiv" oder „wirksam" bezeichnet er eine Behandlung erst dann, wenn sie geeignet ist, den natürlichen Verlauf einer bestimmten Krankheit zum Besseren zu wenden, sie also nachweislich mehr Gesundheitsgewinn erreicht, als die natürlichen Selbstheilungskräfte des unbehandelten Organismus zu leisten vermögen (Cochrane 1972, 2). Um wirksame und weniger wirksame Behandlungsmethoden voneinander unterscheiden zu können plädiert Cochrane für eine rigorose Überprüfung kurativen Handelns mit Hilfe randomisierter Interventionsstudien, d.h. für die Anwendung klinisch-epidemiologischer Verfahren zur Evaluation medizinischer Dienste.

Sein Kollege Thomas McKeown hält ihm entgegen, daß durch das von Cochrane vorgeschlagene Verfahren zwar eine größere Wirksamkeit und Effizienz medizinischer Leistungen zu erreichen sei, die eigentlich aber noch wichtigere

Frage nach ihrer Angemessenheit damit nicht beantwortet werden könne. Ein effizientes und wirksames Angebot akut-medizinischer Dienste kann gleichwohl den gesellschaftlichen Bedürfnissen wenig entsprechen, z.B. dem Bedürfnis nach Prävention und Gesundheitsförderung oder dem Bedürfnis nach Pflege und ganzheitlicher Versorgung chronisch Kranker. Die von McKeown vorgetragene Medizinkritik hat noch eine andere Stoßrichtung: Bei der Mittelverteilung werde von falschen Annahmen über die Grundlagen menschlicher Gesundheit ausgegangen. „Man betrachtet den Körper als Maschine, die vor allem durch direkte Eingriffe in ihre internen Vorgänge vor Krankheiten und ihren Folgen geschützt werden könne. Diese Betrachtungsweise führte dazu, daß Umwelteinflüssen und persönlichem Verhalten - den wichtigsten gesundheitsrelevanten Faktoren - mit Gleichgültigkeit begegnet wurde“ (McKeown 1982, 22). McKeown belegt diese bereits bei Dubos (1959) formulierte These an einem breiten sozialhistorischen Material.

Gleichwohl ist die Bestimmung der tatsächlichen Bedeutung der drei genannten Variablengruppen: Umwelt, Verhalten, Gesundheitsdienste für die Mortalitätsentwicklung ein, bezogen auf die Gegenwart, erst noch einzulösendes Forschungsprogramm. Sicherlich gilt auch heute, daß Umwelt und Verhalten den größten Einfluß auf die Sterblichkeit ausüben. Aber zum einen bedarf es noch großer Anstrengungen zum besseren Verständnis der Wirkungsmechanismen gesundheitsrelevanter Umweltfaktoren. Zum zweiten ist Mortalität nur eine unter mehreren möglichen Kriteriumsvariablen: auch Morbidität (seelische und somatische), Behinderung sowie subjektives Wohlbefinden („Lebensqualität“) wären hierbei zu berücksichtigen. Zum dritten macht die Ermittlung der jeweiligen Einflüsse erhebliche Probleme. Was genau beeinflußt z.B. die perinatale Mortalität? Leisten nicht doch zumindest einige Bereiche medizinischer Versorgung, z.B. die Unfallmedizin, wichtige Beiträge zur Lebensverlängerung? Wäre bei einer solch globalen Problemstellung nicht der Einfluß unterschiedlicher Sektoren unseres Gesundheitswesens gesondert zu ermitteln? Müßte nicht z.B. der Einfluß typischer Public-Health-Dienstleistungen, wie etwa der Gewerbeaufsicht des öffentlichen Gesundheitsdienstes oder des betriebsmedizinischen Dienstes, in seiner Bedeutung einzelnen kurativen Diensten und anderen relevanten Einflüssen der Gesellschaft (z.B. Veränderungen in der Arbeitswelt) und der Leistungsfähigkeit informeller sozialer Beziehungen (Laiensystem) gegenübergestellt werden? Die Bedeutung von Dubos, McKeown und anderen (z.B. Szreter 1988) liegt darin, uns für derartige Fragestellungen sensibilisiert zu haben. Antworten darauf müssen wir im einzelnen erst noch erarbeiten.

2.3 Die bundesdeutsche Tradition

Der Beginn der Medizinsoziologie in der Bundesrepublik läßt sich zeitlich recht gut bestimmen. Er fällt in das Erscheinungsjahr des von René König und Margret Tönnesmann herausgegebenen Sonderheftes Nr. 3 der Kölner Zeitschrift für Soziologie und Sozialpsychologie über „Probleme der Medizin-Soziologie“ (1958). Darin enthalten waren u.a. der bereits erwähnte Beitrag von

Talcott Parsons, ein Aufsatz des Psychosomatikers von Uexküll, ein eigener Beitrag von René König über „Strukturwandlungen unserer Gesellschaft und einige Auswirkungen auf die Krankenversicherung“ sowie ein Beitrag von Manfred Pflanz über „Die epidemiologische Methode in der medizinischen Soziologie“. Insbesondere die Beiträge von René König und von Manfred Pflanz, aber auch der Beitrag von Morris L. Fried über „Soziale Schicht und psychische Erkrankung“ zeigen, daß Themen wie Selbsthilfe, Selbstbeteiligung, daß die soziologische Thematisierung der Zusammenhänge zwischen Sozialstruktur und epidemiologisch zu erfassenden Risiken einerseits, Aufgaben und Problemen der Sozialversicherung andererseits hierzulande eine lange Tradition haben, ohne allerdings bisher das Interesse weiter Teile der Disziplin zu finden. Dieser Band ist auch deshalb heute noch so lesenswert, weil er die Breite möglicher soziologischer Problemstellungen - von der Epidemiologie bis hin zur Gesundheitssystemforschung, von theoretischen Fragestellungen bis hin zu Methodenproblemen - widerspiegelt.

In der Folge waren es dann u.a. der Sozialmediziner Pflanz (Pflanz 1979) und der Soziologe Christian von Ferber (v. Ferber 1975), die den Ausbau des Faches Medizinsoziologie und seines wissenschaftlichen Fundaments betrieben - Pflanz als sozialwissenschaftlich inspirierter Epidemiologe, von Ferber als auch sozial- und gesundheitspolitisch interessierter Medizinsoziologe. Heute verfügt die medizinische Soziologie in der Bundesrepublik über mehr als ein Dutzend Professuren an medizinischen Fakultäten. Neben der Gesundheitsökonomie und der Psychologie hat sie hierzulande wohl am stärksten zur Entwicklung eines sozialwissenschaftlichen Verständnisses von Gesundheit, Krankheit und Krankenversorgung beigetragen (als Überblick: v. Ferber 1975; Siegrist 1996; Gerhardt 1989; Schwartz, Badura, Brecht, Hofmann, Jäckel & Trojan 1991). Seit den Anfängen unverändert ist jedoch die stark rezeptive Einstellung gegenüber der US-amerikanischen Medizinsoziologie und der relativ gering ausgeprägte Wille zur eigenständigen Theorie- und Methodenentwicklung. Problematisch erscheint ferner die Spaltung der Medizinsoziologen hierzulande in ausschließlich qualitativ und ausschließlich quantitativ Forschende. Die Ansiedlung der medizinischen Soziologie an Medizinfakultäten hat auch zu einer gewissen Absonderung von ihrer Mutterdisziplin beigetragen.

Zur Strukturierung des Gegenstandes „Soziologische Gesundheitsforschung“ gibt es in der Bundesrepublik zwei Vorlagen: das Lehrbuch „Medizinische Soziologie“ (1996) von J. Siegrist und U. Gerhardts „Ideas about Illness. An Intellectual and Political History of Medical Sociology“ (1989). Beide spiegeln die aktuellen soziologischen Beiträge zum Thema nur ausschnitthaft wider. Siegrists Perspektive ist die einer Soziologie der Krankheitsentstehung. Probleme und Fragestellungen der Gesundheitssystemforschung kommen dabei zu kurz. In der von Gerhardt vorgelegten Dogmengeschichte medizinsoziologischer Theorienentwicklung bleibt umgekehrt die sozialepidemiologische Ätiologieforschung weitgehend ausgeklammert.

U.E. wird man jedoch der Vielfalt soziologischer Beiträge und auch ihrer potentiell großen praktischen Bedeutung weder durch eine Trennung von Theorieentwicklung und empirischer Forschung noch durch Vernachlässigung vorhandener Versorgungsstrukturen (für die wir hierzulande über 10 % unseres Sozialproduktes aufwenden) gerecht. Aus dieser Überlegung heraus wollen wir den Gegenstand Soziologische Gesundheitsforschung im folgenden in die Abschnitte Sozialepidemiologie und Gesundheitssystemanalyse gliedern. Selbstverständlich kann auch dieser Beitrag keinen Anspruch auf Vollständigkeit erheben.

3. Sozialepidemiologie: Über den Zusammenhang von Gesellschaft, Krankheit und Gesundheit

Die noch sehr junge Teildisziplin Sozialepidemiologie entstammt zum einen der medizinischen Epidemiologie, zum anderen der empirischen (quantitativen) Sozialforschung. Die medizinische Epidemiologie beschäftigt sich mit Determinanten der Verbreitung von Krankheiten. Je nach methodischem Vorgehen wird zwischen deskriptiver, analytischer und experimenteller Epidemiologie unterschieden. Krankheitsspezifische Inzidenz, Prävalenz und Letalität entsprechend dem ICD-Buchungsraster der WHO sind die wichtigsten abhängigen Variablen. Die Fragestellungen der medizinischen Epidemiologie sind geprägt von der Suche nach „Risikofaktoren“ spezifischer Krankheiten oder als krankhaft erachteter Zustände, z.B. von der Suche nach Risikofaktoren für überhöhten Blutdruck, der seinerseits als Risikofaktor für koronare Herzkrankheiten gilt. Neben der Identifikation von Risikofaktoren besteht ihre zweite Aufgabe darin, durch Anwendung entsprechender Methoden den Kausalitätsnachweis für identifizierte Risikofaktoren zu führen (z.B. Rose 1985). Das experimentelle Untersuchungsdesign mit Test- und Kontrollgruppe gilt dafür als „härtestes“ Verfahren, das außerhalb des Labors, bei Menschen in natürlichen Feldbedingungen, jedoch auf erhebliche Durchführbarkeitsprobleme stößt (z.B. ethische Probleme, Probleme bei der Randomisierung etc.). Für radikale Verfechter naturwissenschaftlicher Methodologie gilt das Laborexperiment als nach wie vor jeder auch noch so detailliert geplanten epidemiologischen Bevölkerungsstudie überlegen. Klinisch-medizinisch geprägte Fragestellungen verbunden mit biostatistischen Methoden und einem naturwissenschaftlichen Erkenntnisideal bilden die charakteristischen Merkmale medizinischer Epidemiologie (z.B. Hennekens & Buring 1987). Es ist die Frage nach den Ursachen der Verbreitung und Entstehung von Krankheiten, die medizinische und soziale Epidemiologie bis heute vereint. Hinzu kommt die Vorliebe beider für quantitative Untersuchungsdesigns.

Die Sozialepidemiologie sucht nach Zusammenhängen zwischen Gesellschaft, Krankheit und Gesundheit. Ihr Hauptinteresse galt ursprünglich dem Zusammenhang zwischen sozialer Ungleichheit und seelischen Erkrankungen. Heute steht die kritische Auseinandersetzung mit dem biomedizinischen Modell der

Krankheitsentstehung im Zentrum sozialepidemiologischer Erkenntnisinteressen.

Im biomedizinischen Modell kommen als Ursache für Krankheit und Tod wesentlich die folgenden vier in Frage: durch Mikroorganismen übertragene Infektionen, biochemische Disfunktionen oder Unfälle hervorrufende Verhaltensweisen, Umweltnoxen und genetische Dispositionen. Eine zentrale Aufgabe der sozialepidemiologischen Forschung war und ist es, dieses in vieler Hinsicht unvollständige Ätiologiemodell zu ergänzen und weiterzuentwickeln vor allem aus folgenden Gründen: Die Übertragung von Mikroorganismen, aber auch die Verbreitung riskanter Verhaltensweisen und Umweltbedingungen setzen in der Regel ein Verständnis kultureller, politischer, ökonomischer und organisatorischer Rahmenbedingungen, ein Verständnis von Lebensstil und sozialem Handeln voraus. Für zahlreiche körperliche Erkrankungen sind biologische Kausalfaktoren unbekannt oder reichen zu Erklärung von Krankheitsentstehung und Krankheitsverlauf aus. Psychische Störungen entziehen sich weitgehend oder gänzlich einer rein naturwissenschaftlichen Deutung.

Schließlich häufen sich Befunde, die auf die Existenz unspezifisch wirkender Sozialfaktoren hinweisen, deren Einfluß die allgemeine Anfälligkeit des Menschen für somatische und psychische Krankheiten erhöhen, Schutzfaktoren gegenüber diesen Krankheiten bilden oder sich positiv auf die Gesundheit auswirken. Bei der Erforschung solcher unspezifischer Einflüsse hat es in der sozialepidemiologischen Forschung der letzten Jahrzehnte die größten Fortschritte gegeben. Zu nennen sind hier insbesondere die Ergebnisse der Streßforschung und der sozialen Unterstützungsforschung. Im biomedizinischen Modell als „Risikofaktoren" eingestufte Verhaltensweisen sind häufig Streßreaktionen, die, möglicherweise indirekt, durch Beseitigung oder Milderung der jeweiligen Stressoren oder durch Förderung persönlicher oder sozialer Ressourcen leichter zu beeinflussen sind als direkt durch Bemühung um individuelle Verhaltensmodifikation. Die sozialepidemiologische Forschung interessiert sich darüber hinaus nicht nur für die Entstehung, sondern auch für die Bewältigung von Krankheit - eine, bedingt durch die hohe Prävalenz chronischer Erkrankungen, auch versorgungspolitisch wichtige Frage.

3.1 Unterschiedliche Kausalpfade

In den Gesundheitswissenschaften geht es um die Erforschung und Beeinflussung dreier Kausalpfade.

Am intensivsten erforscht ist der *naturwissenschaftlich-somatische Kausalpfad.* Hier geht es um pathologische Vorgänge im menschlichen Organismus, die entweder durch endogene Störungen (z.B. angeborene Funktionsschwächen) oder exogene (physische, chemische oder biologische) Einwirkungen (z.B. Unfälle) verursacht werden.

Als zweites unterschieden werden muß der *soziopsychosomatische Kausalpfad.* Hier geht es um (soziale) Situationen oder Ereignisse, die als Verlust oder Bedrohung gedeutet werden (Kognition), dadurch Ängste oder Hilflosigkeitsgefühle auslösen (Emotion) und schließlich über das zentrale Nervensystem z.B. Immunschwäche, erhöhten Blutdruck oder Blutfettgehalt bewirken bzw. mit auszulösen vermögen.

Als drittes unterschieden werden muß der *verhaltensbedingte Kausalpfad*. Hier geht es um kulturell oder situativ bedingte Verhaltensweisen oder -gewohnheiten, die für eine betreffende Person selbst (z.B. Fehlernäherung, überhöhter Alkohol- oder Tabakkonsum) oder für Dritte (z.B. durch Fehlbedienung einzelner Techniken oder technischer Anlagen) Gesundheitsgefahren hervorrufen.

Die moderne Medizin konzentriert sich auf die Erforschung und Beeinflussung des naturwissenschaftlich-somatischen Kausalpfades, die Verhaltensmedizin, Sozialepidemiologie, Streßforschung und Psychophysiologie (z.B. Psychoneuroimmunologie) auf die beiden anderen. Während die Verhaltensmedizin und weite Teile der Gesundheitspsychologie ihre Aufmerksamkeit ganz auf das Individuum und die gesundheitlichen Folgen seines Verhaltens richten, geht es bei der Erforschung des soziopsychosomatischen Zusammenhang auch, u.E. ganz wesentlich, um die Thematisierung von Risiken und Potentialen, die sich einer Kontrolle durch individuelles Verhalten ganz oder weitgehend entziehen. Dies und die sich daraus ergebenden unterschiedlichen Interventionsstrategien sprechen für die vorgeschlagene Unterscheidung zwischen dem soziopsychosomatischen und verhaltensbezogenen Forschungs- und Aktionsprogramm (zu den erkenntnistheoretischen Implikationen v. Uexküll & Wesiack 1991).

Heute ist man sich weitgehend darüber einig, daß zum Verständnis sozialer Einflüsse auf Gesundheit und Krankheit Kohortenstudien sowie prospektive Interventionsstudien am besten geeignet sind, in denen sowohl subjektive als auch objektive Daten erhoben werden und die eine Verknüpfung biomedizinischer mit psychischen und sozialen Parametern erlauben (Marmot 1996; Noack 1991). Im folgenden werden Befunde zu einigen wichtigen Determinanten für Gesundheit und Krankheit referiert und kommentiert.

3.1.1 Soziale Ungleichheit

Trotz erheblicher Investitionen in Bildungs-, Sozial- und Gesundheitsleistungen ist der Einfluß sozialer Ungleichheit auch heute ein sehr reales gesellschaftliches und gesundheitliches Problem. Ungleichheiten im Bildungsniveau, im Einkommen und im Berufsstatus beeinflussen Mortalität (Neumann & Liedermannn 1981), Morbidität und Lebensqualität. Die Datenlage für die Bundesrepublik dazu ist immer noch sehr spärlich. Dieser Schichtgradient findet sich jedoch in allen Industriegesellschaften, wenn auch unterschiedlich ausgeprägt, und er zeigt sich bei nahezu allen uns bekannten Todesursachen (Marmot & Blyth 1989). Die Gründe dafür sind komplex und noch kaum im einzelnen verstanden. Ungleichheiten im Bildungsniveau beeinflussen vermutlich Streßexposition und Streßbewältigung sowie die Verfügbarkeit und die Nutzung gesundheitsrelevanter gesellschaftlicher und persönlicher Ressourcen, inklusive medizinischer und präventiver Dienste. Ungleichheiten in den materiellen Lebensbedingungen beeinflussen vermutlich die Exposition gegenüber physischen Risiken, sie beeinflussen Ernährungsverhalten und den gesamten Lebensstil. Einkommen als eine wichtige Ressource für die Lebensgestaltung hat Auswirkungen auf Handlungsspielräume sowie Art und Verbindlichkeit gesellschaftlicher Zwänge (Baker & Illsley 1990).

3.1.2 Alter

Gesundheitsrisiken und Gesundheitspotentiale variieren im Verlauf der Biographie eines Menschen erheblich. Gesundheitsrisiken sind am Lebensbeginn sehr hoch. In der Kindheit, im Jugend- und frühen Erwachsenenalter sind sie eher niedrig, um dann in der zweiten Lebenshälfte zunächst langsam und dann immer stärker anzusteigen. Gesundheitsrisiken variieren zudem sowohl hinsichtlich ihrer Lebensbedrohlichkeit als auch hinsichtlich ihrer Ursachen von Lebensabschnitt zu Lebensabschnitt. In der ersten Lebensphase dominieren angeborene Behinderungen, Geburtskomplikationen, plötzlicher Kindstod, in der zweiten zunehmend Aids und Unfälle als mögliche Ursachen von Krankheit und Tod, in der dritten chronisch degenerative Erkrankungen. Das hängt nicht nur mit der altersspezifischen Varianz in den biologischen Voraussetzungen des Menschen zusammen, sondern vor allem mit dem im Verlauf seiner Biographie sich wandelnden Risikopanorama, den sich wandelnden Bewältigungsressourcen und anderen, das Gesundheitsverhalten prägenden Einflüssen (Power, Bartley, Smith & Blane 1996).

3.1.3 Geschlecht

Geschlechtsdifferenzen in der Mortalität über alle Krankheiten und Altersgruppen hinweg gehören zu den auffälligsten Ergebnissen jeder epidemiologischer Forschung. Die mittlere Lebenserwartung beider Geschlechter hat sich hierzulande in den zurückliegenden 100 Jahren nahezu verdoppelt. Von dieser günstigen Entwicklung haben Frauen jedoch, deren Lebenserwartung in diesem Zeitraum stets über der der Männer lag, erheblich mehr profitiert. Bei der von medizinischer und sozialer Epidemiologie betriebenen Suche nach möglichen Ursachen dafür - die bis heute noch ohne definitive Ergebnisse geblieben ist - zeigen sich zugleich charakteristische Unterschiede in den Suchstrategien und Interpretationsneigungen beider Disziplinen. Die medizinische Forschung konzentriert sich auf mögliche genetische, immunologische, hormonelle oder verhaltensbedingte Ursachen. Mögliche soziale Ursachen (Streß, soziale Beziehungen) werden, wenn überhaupt, dann nur am Rande miteinbezogen (Platt 1991). In der sozialepidemiologischen Forschung liegen die Schwerpunkte bei sozialpsychosomatischen und verhaltensbedingten Einflüssen. Bei der Verteilung der Morbidität zeigt sich mit nahezu ebenso schöner Regelmäßigkeit das umgekehrte Bild: Frauen haben insgesamt eine höhere Morbidität als Männer. Frauen, so wird zur Erklärung dafür in einer prospektiven Longitudinalstudie argumentiert, seien gesundheitsbewußter, nutzten medizinische Dienste häufiger, erkrankten häufiger an Störungen, die seltener zum Tode führen (Maschewsky-Schneider 1997). Der Forschungsstand zum Thema ist recht unübersichtlich (Verbrugge 1985; Park & Clifford 1989). Als nennenswert erscheinen dabei insbesondere folgende Hypothesen: Frauen scheinen auf Körpersignale empfindlicher zu reagieren als Männer, scheinen zu einem weniger mechanistischen Körperbild zu neigen (Schafft 1991) und sie scheinen - vielleicht von herausragender Bedeutung - gesundheitsförderlicher mit ihren Gefühlen und mit ihren sozialen Beziehungen umzugehen um vielleicht auch über den gesamten Lebenszyklus hinweg insgesamt weniger riskanten Lebensbedingungen ausgesetzt zu sein (Meyer 1995). Frauen scheinen größeren Wert auf diversifizierte („starke") Primärbeziehungen zu legen und auf soziale Beziehungen lebenslanger Bedeutung. Für Männer scheinen sekundäre („schwache") Beziehungen wesentlicher, und sie sind in ihrem Beziehungsverhalten stark berufsbezogen (Bott 1964). Die gegenwärtig in der Bundesrepublik nahezu sieben Jahre betragende Differenz in der Lebenserwartung - zwischen männlichen Arbeitern und Frauen aus der oberen Mittelschicht könnte sie sogar durchschnittlich 10 bis 14 Jahre betragen - bleibt eine Herausforderung für die Forschung.

3.1.4 Streß

Die Streßproblematik hat sich im Laufe der Jahre als für Soziologen, Psychologen, Mediziner und Naturwissenschaftler gleichermaßen attraktiver Gegenstand erwiesen (Zales 1985; Pearlin 1989; v. Uexküll & Wesiack 1991). Das u.a. auf die in den 30er Jahren durchgeführten tierexperimentellen Arbeiten Hans Selyes zurückgehende biologische Streßmodell (Selye 1984; Cannon 1975) beschreibt eine über Jahrmillionen bei höheren Tieren und später auch im Menschen wirksamen Mechanismus zur Bewältigung außerordentlicher physischer Herausforderung. Bei Wahrnehmung einer Bedrohung kommt es zur Ausschüttung von Hormonen, die Energiereserven für extreme Muskelleistungen mobilisieren. Biologischer Streß ist also zunächst einmal ein höchst gesundheitsförderlicher, weil die Bewältigung physisch herausfordernder Situationen (Kampf, Jagd) ermöglichender Prozeß. Nun leben wir heute nicht mehr in einer Gesellschaft, die aus kleinen Einheiten von Jägern und Sammlern besteht, sondern in einer hochindustrialisierten Dienstleistungsgesellschaft, in der der einzelne kaum noch physische, dafür um so mehr soziale, kognitive und emotionale Herausforderungen bewältigen muß, in der physischer Streß erzeugt, physische Streßrelationen im Alltagshandeln jedoch nur noch in Ausnahmesituationen sozial erwünscht, zugelassen oder möglich sind. Mit dem Wandel der politischen und ökonomischen Rahmenbedingungen wandelten sich auch die Herausforderungen, mit denen die Menschen im Verlauf ihres Lebens konfrontiert werden und es wandelten sich die Fertigkeiten und Regeln ihrer erfolgreichen Bewältigung.

Neben der Biologie tragen heute vor allem auch die Psychologie, die Psychophysiologie und auch die Soziologie wesentlich zur Streßforschung bei (Aneshensel 1992; Badura & Pfaff 1989). Der Streßprozeß wirkt unspezifisch als Kofaktor bei der Entstehung zahlreicher übertragbarer und nicht übertragbarer Krankheiten. Er ist ein wesentliches Verbindungsglied zwischen Gesellschaft und Gesundheit. Untersucht werden der Einfluß von Alltagsbelastungen (z.B.

Hetze, Zeitnot), belastenden Lebensereignissen (z.B. Verlust wichtiger Rollen, Verlust einer wichtigen Bezugsperson oder Verlust der Gesundheit), von chronischen Belastungen (in Familie und Beruf) und kritischen Übergängen (z.B. Adoleszenz, „Leeres-Nest"-Syndrom, Übergang ins Rentnerdasein) im Lebenszyklus. Die Streßforschung beschäftigt sich mit dem Einfluß als bedrohlich oder als Verlust empfundener sozialer Umweltfaktoren auf Kognition, Emotion, Physiologie und Verhalten. Psychologen beschäftigen sich vor allem mit der Streßbewältigung und mit psychophysiologischen Zusammenhängen, Soziologen mit der sozialstrukturell bedingten Produktion potentieller Stressoren, mit strukturellen und situativen Einflüssen auf die Streßbewältigung (Pearlin 1989) und mit Formen kollektiver Streßbewältigung, z.B. in der Familie (Thoits 1995). Daß Streß die seelische und somatische Gesundheit beeinflußt, ist heute unbestritten. Besonders reichhaltig ist bisher das experimentell erzeugte Wissen über kurzfristige Streßreaktionen unter Laborbedingungen (Zales 1985). Umfangreich ist auch unser sozialepidemiologisches Wissen zur Streßgenese und -bewältigung (Badura, Kaufhold, Lehmann, Pfaff, Schott & Waltz 1987, I und II). Spezifische Eigenarten (z.B. lange Latenzzeit) streßbedingter Erkrankungen bereiten jedoch erhebliche Schwierigkeiten bei ihrer Rückführung auf einzelne spezifische streßerzeugende Lebensbedingungen. Streß scheint im übrigen, ähnlich wie andere soziale Faktoren, einen eher unspezifischen Einfluß auf Krankheit und Gesundheit auszuüben (Corin 1994; Somervell, Kaplan, Heiss, Tyroler, Kleinbaum & Obrist 1989; Badura, Münch, Ritter 1998[2]).

3.1.5 Soziale Unterstützung

Art, Umfang und Qualität der sozialen Beziehungen eines Menschen sind für seine seelische und körperliche Gesundheit von grundlegender Bedeutung. Diese soziale Unterstützungsthese ist mittlerweile durch eine Reihe sozialepidemiologischer Studien sehr gut belegt (Shumaker & Czajkowski 1994; House 1989). Soziale Beziehungen haben einen direkten positiven Einfluß auf das Befinden und die körperliche Gesundheit, und sie bilden eine wesentliche Ressource bei der Bewältigung belastender Herausforderungen und Lebensumstände. Während der längsten Zeit seiner Gattungsgeschichte hat der Mensch in kleinen Gruppen von Sammlern und Jägern gelebt. Die Gruppe bot Schutz vor möglichen Feinden und war in Verbindung mit Kultur und Religion für die Bewältigung alltäglicher praktischer Probleme ebenso bedeutsam wie für Sinnstiftung, Verhaltensorientierung und emotionales Gleichgewicht. Seit den Tagen einer insgesamt offenbar recht komfortablen Existenz als Jäger und Sammler (McKeown 1988) haben sich nicht nur die Herausforderungen und Lebensrisiken stark verändert, erheblich gewandelt haben sich auch soziale Beziehungen und Sozialstruktur. Durch Urbanisierung, Mobilitätszwänge, durch Anforderungen in der Arbeitswelt und durch eine sich abzeichnende Entfremdung zwischen den Geschlechtern sind soziale Beziehungen dabei, ihren stabilen gruppenförmigen Charakter einzubüßen zugunsten eines Geflechtes unterschiedlicher, eher instabiler Netzwerkbeziehungen. Enge, stabile und dichte Primärbeziehungen sind lebenswichtig, vor allem im ersten und letzten Lebensabschnitt eines jeden Menschen. Sie bilden eine wesentliche Ressource bei der Streßvermeidung und -bewältigung (Fonagy 1996; Waltz & Badura 1990).

Die Konsequenzen von Individualisierung und Wertepluralisierung für Wohlbefinden und körperliche Gesundheit beginnen wir erst allmählich zu verstehen (Badura 1991). Solange sich die genetischen Grundlagen des Menschen nicht wesentlich ändern, werden soziale Beziehungen für Realitätskonstruktion, Gefühlsregulierung, Sinnstiftung und Verhaltensorientierung weiter von ebenso grundlegender Bedeutung bleiben wie sie es seit Jahrtausenden waren. Soziale Beziehungen sind darüber hinaus auch von hoher instrumenteller Bedeutung für Lebensqualität und Überleben in einer potentiellen bedrohlichen, unter- oder überfordernden Umwelt. Dafür sprechen nicht nur zahlreiche prospektive Longitudinalstudien, sondern auch allgemeine Erkenntnisse und Befunde der Soziologie und Psychologie (Veiel & Baumann 1992; Pfaff 1989).

3.1.6 Lebensgewohnheiten

Ebenfalls prinzipiell gut belegt ist der Einfluß von Ernährung, Bewegung, von Alkohol- und Zigarettenkonsum auf das seelische und körperliche Befinden (Engelmann, Krupka & Vener 1993; Matarazo, Weiss, Herd, & Miller 1984). Ausreichende Ernährung war über Jahrtausende hinweg ein Kardinalproblem menschlicher Existenz und ist es auch heute noch in großen Teilen Asiens, Afrikas und Südamerikas. In den wohlhabenden Industrienationen ist das Zuviel an Konsumgütern und deren Qualität das größere Problem (McKeown 1988). An die Stelle von Knappheit und kulturell normierten Konsumgewohnheiten tritt hier die Werbung, deren Botschaften auf kaufkräftige Nachfrage stoßen. Bewältigung von Entfremdungs- und Unlustgefühlen sowie Streben nach Lustbefriedigung scheinen vor allem entscheidend für den Konsum von Zigaretten und Alkohol, von Drogen und Medikamenten. Zum Verständnis dieser gesamten Problematik müssen zum einen die Produktionsstrukturen und das Marktverhalten der Anbieter, zum anderen die Ursachen des Nachfrageverhaltens sehr viel genauer erforscht werden als dies der Fall ist (Bucholz & Robins 1989). Vermutet werden darf, daß neben sich wandelnden Werten und Moden auch Art und Chronizität von Belastungssituationen für Konsumverhalten und Lebensgewohnheiten mitverantwortlich sind. Psychologie und Verhaltensmedizin konzentrieren sich auf den Zusammenhang zwischen individuellem Handeln (oder Unterlassen) und krankheitsspezifischen „Risikofaktoren" (Rosemeier 1991; Miltner, Birbaumer & Gerber 1986). Für Soziologen ist menschliches Handeln keine von Sozialstruktur und unmittelbarer sozialer Umwelt ablösbare Variable. Ihr Hauptinteresse gilt allgemeinen (krankheits*un*spezifischen) Einflüssen von Sozialstruktur und sozialem Wandel nicht nur auf die Verteilung von Krankheit, sondern auch von Gesundheit.

Von Nachteil erweist sich bei dieser Problemstellung die Vernachlässigung der emotionalen Dimension menschlicher Existenz in den Sozialwissenschaften. Vielleicht lassen sich zahlreiche Formen sogenannten „selbstdestruktiven" Handelns als Ausdruck mangelhafter Möglichkeiten zur zwischenmenschlichen

Gefühlsregulierung begreifen. Soziale Isolation ist eine mögliche Ursache dafür, permanente Unter- oder Überforderung von Ego und seiner/ihrer Bezugspersonen eine zweite (Badura 1990).

3.1.7 Persönlichkeit

Kontroverser als zum Thema „Risikofaktoren" verläuft heute die Diskussion über die Bedeutung von Persönlichkeitsfaktoren - relativ stabiler, situationsübergreifender Dispositionen oder Verhaltensstile - für Krankheit und Mortalität. Anhänger eines kontextbezogenen und prozeßorientierten Ansatzes, wie z.B. der prominente Streßforscher Richard Lazarus, sind generell skeptisch, was die Möglichkeit der Ermittlung stabiler Persönlichkeitsfaktoren betrifft. Auf der anderen Seite war und ist z.B. das Typ A-Verhaltensmuster eine der beliebtesten Variablen in der sozialepidemiologischen Forschung und lange Zeit ein unumstrittener Risikofaktor für koronare Herzkrankheiten (z.B. Matschinger, Siegrist, Siegrist & Dittmann 1986). 1988 veröffentlichte Ergebnisse aus der Western Collaborative Group - der Forschergruppe, die als „Erfinder" dieses Ansatzes gilt - zeigen jedoch, daß unter Männern, die einen Infarkt 24 Stunden überlebt haben, überraschenderweise diejenigen mit Typ B-Merkmalen nach mehreren Jahren eine höhere KHK-Mortalität haben als die ursprünglich als Risikofaktorenträger identifizierten Männer mit Typ-A-Merkmalen (Ragland & Brand 1988). In einer eigenen Longitudinalstudie hat sich Typ-A (gemessen mit einer Kurzversion des JAS) als Risikofaktor für überhöhte emotionale Probleme nach einem Herzinfarkt erwiesen (Kaufhold 1987). Anders als in Teilen der Psychologie ist innerhalb der Soziologie das Studium stabiler Persönlichkeitsfaktoren heute kein Thema (Ausnahme: Kohn & Schooler 1983). Hier klafft eine theoretische und empirische Lücke, die zukünftig mehr Aufmerksamkeit verdient. Auch außerhalb der Typ-A/B-Forschung wird behauptet, daß es so etwas wie relativ stabile Persönlichkeitsfaktoren gibt, die von meßbarer Gesundheitsrelevanz seien (Antonovsky 1987). Um aus dem Auf und Ab der Typ-A/B-Forschung zu lernen, sollten zukünftig zwei Problemstellungen genauer als bisher unterschieden werden: die theoretische Begründung und der empirische Beleg für die Existenz relativ stabiler Persönlichkeitsmerkmale - ein Grundlagenproblem der allgemeinen Soziologie und Psychologie, das von Sozialepidemiologen offenbar nicht „auf eigene Faust" oder nebenbei zu lösen ist - und der Nachweis ihrer Gesundheitsrelevanz im Sinne salutogener oder pathogener Wirkungen. Theoretisch und empirisch vielversprechend erscheinen insbesondere Forschungsarbeiten zum Thema „Selbstvertrauen" („self-efficacy") und zum Thema „Selbstwertgefühl" („self-esteem") (Pearlin, Lieberman, Menaghan & Mullan 1981).

4. Gesundheitssystemanalyse

Ebenso wie die Sozialepidemiologie ist auch die Gesundheitssystemanalyse - als zweiter hier abzuhandelnder Bereich - eine relativ junge Teildisziplin der Gesundheitswissenschaften. Ihr aktueller Bedeutungszuwachs wird mit der insb. im anglo-amerikanischen Sprachraum geführten Diskussion um eine Neubestimmung des Public Health-Forschungsprogramms in Verbindung gebracht: Als „Old Public Health" wird danach eine Phase der Gesundheitsforschung bezeichnet, die sich im wesentlichen bio-medizinischen, umwelt- und sozialhygienischen Prinzipien verpflichtet sah und sich dabei der Verfahren der deskriptiven und analytischen Epidemiologie bediente. Der starken Betonung der Epidemiologie entsprach die präventive Ausrichtung und problemgruppenorientierte Vorgehensweise in dieser Forschungsphase. Das Programm einer „New Public Health"-Forschung bezieht hingegen gesundheitsförderliche Aspekte mit ein und und stützt sich dabei neben der Epidemiologie auf die Gesundheitssystemforschung als zweite „Leitdisziplin". Neben die seit jeher konstitutive „Bevölkerungsorientierung" tritt nun die „Systemorientierung", d.h. die wissenschaftliche Auseinandersetzung mit den Dienstleistungen des Gesundheitssystems sowie den salutogenen Ressourcen und Potentialen anderer gesundheitsrelevanter Lebensbereiche (McQueen 1989; Lowell 1989; Fülgraff 1996).

Eine Schwierigkeit in der fachinternen Etablierung der Gesundheitssystemforschung liegt zunächst in der einheitlichen Bestimmung ihres Forschungsgegenstandes. Unterschieden wird mittlerweile zwischen einer eher institutionenbezogenen und einer eher funktionalen Definition des „Gesundheitssystems". Der institutionenbezogene Ansatz definiert seinen Untersuchungsgegenstand mit Betonung auf die personenbezogenen Versorgungsleistungen der Heilberufe als „systems of individual arrangements and social institutions through which health services of a personal nature are provided, organized, financed and controlled" (Myers 1986). Die Untergliederung des Gesundheitssystems in verschiedene Subsysteme folgt zum Teil historisch gewachsenen, zum Teil auch sozialrechtlichen Abgrenzungskriterien. Als wichtigste Leistungsbereiche des deutschen Gesundheitssystems werden regelmäßig genannt: Der stationäre Versorgungssektor, der ambulante Versorgungssektor, der Arzneimittelsektor, der zahnmedizinische Sektor und der Öffentliche Gesundheitsdienst (z.B. Beske, Brecht & Reinkemeier 1995). Der funktionale Ansatz definiert seinen Untersuchungsgegenstand hingegen als System funktional aufeinander aufbauender, durch „wachsende Invasivität, Professionalität und Institutionalisierungsgrad" gekennzeichneter Versorgungssegmente, die insgesamt den Zielen der Erhaltung, Wiederherstellung und Förderung von Gesundheit dienen. Das Gesundheitswesen wird dabei als „offenes", d.h. von bestimmten gesellschaftlichen Wirkfaktoren und Rahmenbedingungen (wie z.B. sozio-ökonomischen und demographischen Einflüssen, Krankheitspanorama, Forschungsstand) beeinflußtes System verstanden. Als Systemelemente werden genannt: „Policies" (Leitbilder, Grundsätze der Gesundheitspolitik), verschiedene Funktionsbereiche (Gesundheitsförderung, Kuration, Rehabilitation, Pflege), einzelne Operationen (z.B. Diagnose, Therapie, Pflege, Planung, Verwaltung), Ressourcen (Finanzen, Sachmittel, Personal u.a.), Institutionen und Trägerschaften (Gebietskörperschaften, Krankenkassen, Forschungsinstitute u.a.) (Schwartz, Badura, Blanke, Henke, Koch & Müller 1995; v. Ferber 1975, 73f.). Der funktionale Ansatz ist somit dem Selbstverständnis der „New Public Health"-Bewegung entsprechend eher in der Lage, neben den professionellen Dienstleistungsbereichen auch Bereiche des Arbeitslebens, der persönlichen Lebensgestaltung, der sozialen Netze und Selbsthilfeinitiativen sowie der verschiedenen, direkt oder indirekt wirksamen Staatstätigkeiten in die Gesundheitssystemanalyse miteinzubeziehen (Schwartz & Busse 1998).

Die vielfältigen Themen und Beiträge der Gesundheitssystemforschung werden im allgemeinen drei unterschiedlichen Betrachtungsebenen zugeordnet: Der Mikro-Ebene einzelner Versorgungseinrichtungen, -maßnahmen und Technologien; der Meso-Ebene der interorganisatorischen Netzwerke, Bürokratien und Verbände im Gesundheitswesen; schließlich der Makro-Ebene gesamtsystemischer Zielfindungs- und Planungsprozesse (Schwartz & Busse 1998). Wichtige analytische Kategorien der Gesundheitssystemforschung beziehen sich zunächst auf die aus der medizinischen Qualitätssicherung bekannte Unterscheidung zwischen den „Strukturen", „Prozessen" und „Ergebnissen" von Versorgungseinheiten wie z.B. einzelnen Einrichtungen oder auch ganzen Versorgungssystemen. In die Kategorie der „Strukturen" fallen dabei sämtliche in zeitlicher Hinsicht relativ stabilen finanziellen, organisatorischen oder politisch-legislativen Rahmenbedingungen der Leistungserbringung, als „Prozesse" gelten die Aktivitäten innerhalb einer Versorgungseinheit, die auf die Realisierung der angestrebten Ergebnisse hinwirken, unter „Ergebnissen" versteht man schließlich die Effekte auf den Gesundheitszustand der betroffenen Versorgungspopulationen (Badura, Güntert & Schaeffer 1997). Eine weitere wichtige kategoriale Unterscheidung entstammt der sozialwissenschaftlichen Evaluationsforschung und bezieht sich auf die Differenz zwischen dem „Input", „Throughput", „Output" oder „Outcome" von Versorgungseinheiten. Unter dem „Input" einer Versorgungseinheit oder auch einer einzeln betrachteten Intervention versteht man dabei definitionsgemäß die zum Zwecke der Zielrealisierung aufgewendeten materiellen (Personal, Material, Geld) und immateriellen (Zeit, psychosozialer Aufwand) Mittel. Die Kategorien „Throughput", „Output" oder „Outcome" beziehen sich hingegen allesamt auf die Ergebnisse der Versorgungseinheit bzw. der gesondert betrachteten Intervention. Unterschiede gelten lediglich hinsichtlich des „Zeitfensters", mit dem sie erhoben werden: Unter dem „Throughput" versteht man die im Versorgungs- bzw. Interventionsablauf meßbaren Zwischenergebnisse, in die „Output"-Kategorie fallen die kurzfristig nach Behandlungs- oder Interventionsende feststellbaren Effekte, zur Kategorie des „Outcome" gehören schließlich nur langfristig meßbare Effekte und Folgen der Leistungserbringung (Phillips, Palfrey & Thomas 1994).

4.1 Gesundheitssystemforschung in Deutschland

Den entscheidenden Anstoß zur Etablierung einer empirischen Gesundheitssystemforschung in Deutschland gab die 1991 im Rahmen einer Förderinitiative des Bundesministeriums für Forschung und Technologie (BMFT) gewährte Anschubfinanzierung von fünf interdisziplinären, universitär verankerten Public Health-Forschungsverbünden in den Regionen Berlin, Norddeutschland, Nordrhein-Westfalen, München und Sachsen. Eine erste Rückschau und öffentliche Ergebnispräsentation der insgesamt über 130 Verbundprojekte fand 1995 mit einem gemeinsamen Kongreß der Verbünde in Dresden („Public Health in Deutschland“) statt (als Überblick die 1996 erschienenen Sonderhefte der Zeitschriften „Das Gesundheitswesen“ und „Zeitschrift für Gesundheitswissenschaften“). Im folgenden wollen wir - gestützt auf die Abstracts in der Zeitschrift „Das Gesundheitswesen“ (1995, Heft 57) - die Forschungsaktivitäten der Verbundprojekte im Bereich der Gesundheitssystemanalyse mit Bezug auf die oben genannten Betrachtungsebenen zusammenfassen.

Ein erstes Schwerpunktthema hinsichtlich der - im Vergleich zu anderen Analyseebenen bei weitem am stärksten beforschten - Mikro-Ebene der Gesundheitssystemforschung ist demnach die Untersuchung der Angemessenheit und Bedarfsgerechtigkeit der ambulanten Gesundheitsdienste. Im Mittelpunkt der Verbundforschung stehen Bedarfe und Versorgungsangebote ausgewählter Bevölkerungsgruppen: Beforscht werden Kinder und Jugendliche, chronisch Kranke, Pflegebedürftige, Schwangere, psychosomatisch Kranke und psychisch Kranke. Untersucht wird darüber hinaus die Qualität der diagnostischen Behandlung und der Indikationsstellung in den Praxen niedergelassener Ärzte, sowie außerdem die Qualität der zahnärztlichen Behandlung. Ein weiterer Schwerpunkt derselben Betrachungsebene ist die Krankenhausforschung. Im Mittelpunkt steht die Untersuchung der Angemessenheit und Qualität stationär erbrachter diagnostischer und therapeutischer Leistungen, letztere differenziert nach technikintensiven und interaktionsintensiven Maßnahmen. Weitere Themen sind hier die Erhebung der Patientenzufriedenheit, die Untersuchung der Arbeitsbedingungen des ärztlichen Dienstes und/oder des Pflegepersonals, der Vergleich stationärer und ambulanter Versorgungssettings in der kardiologischen Rehabilitation sowie die begleitende Evaluation von Enthospitalisierungsmaßnahmen in der Psychiatrie. Ein dritter Forschungsschwerpunkt der Mikro-Ebene bezieht sich schließlich auf Fragen des individuellen Lebensstils und Inanspruchnahmeverhaltens sowie der Versorgungs- und Beratungsleistungen von Selbsthilfeinitiativen und sozialen Netzen. Ein letztes Forschungsgebiet der Mikro-Ebene ist schließlich die Arbeitsplatzgestaltung und Weiterentwicklung des Gesundheitsschutzes in Industrie- und Dienstleistungsbetrieben.

Bezogen auf die Meso-Ebene der Gesundheitssystemanalyse liegt ein Themenschwerpunkt der Verbundforschung auf den Problemen und Entwicklungspotentialen der einrichtungsübergreifenden Vernetzung stationärer und ambulanter Gesundheitsdienste. Untersucht wird das Versorgungsangebot für Diabetiker, Herzpatienten, Krebskranke, chronisch Kranke, Pflegebedürftige, Anfallskranke und psychisch Kranke. Ein zweiter Forschungsschwerpunkt beschäftigt sich mit den Aufgaben, Tätigkeiten und Modernisierungsperspektiven der kommunalen Gesundheitsverwaltung. Es geht hier um die Gesundheitsberichterstattung der Gesundheitsämter und ihre Funktion in kommunalen Planungs- und Entscheidungsprozessen, die Angemessenheit und Bedarfsgerechtigkeit gemeindeorientierter Präventivmaßnahmen sowie schließlich um die

Kooperation von Gesundheits- und Sozialämtern in der Realisierung gemeinsamer Gesundheitsförderungsprogramme.

Mit Bezug auf die - in der Verbundforschung eher unterrepräsentierte - Makro-Ebene der Gesundheitssystenmanalyse liegt ein Forschungsschwerpunkt der Verbundprojekte bei geschichtlichen Fragen der öffentlichen Gesundheitsversorgung, wie auch des ambulanten Versorgungssektors. Ein zweiter Schwerpunkt beschäftigt sich in gesundheitsökonomischer Perspektive mit der simulationstechnisch gestützten Modellierung unterschiedlicher Finanzierungsalternativen der GKV oder der Kriterien- und Methodenentwicklung ökonomischer Evaluationsstudien. Darüber hinaus werden Forschungen zur Formulierung von Gesundheitsindikatoren und sektorübergreifenden Gesundheitszielen, ebenso wie zum Zusammenhang zwischen Veränderungen der Gesundheitsausgaben und Veränderungen der alters- und geschlechtsspezifischen Mortalitätsraten in Deutschland unternommen.

Eine Entwicklung, die die oben skizzierte nationale wie auch die internationale Gesundheitssystemforschung merklich prägt, ist der ausdrücklich anwendungsorientierte Bezug auf den Forschungsgegenstand. Die von der Deutschen Arbeitsgemeinschaft Public Health (DAPH) in Auftrag gegebene und von den fünf BMBF-Forschungsverbünden gemeinsam getragene Erarbeitung eines „Practice/Policy-Impact Factors“ zielt - in Konkurrenz zum klassischen, auf wissenschaftlichen Erkenntnisgewinn und Akzeptanz in der Scientific Community bezogenen „Science-Impact-Factor“ - darauf ab, die Praxisrelevanz, d.h. Perzeption und Umsetzung der Forschungsergebnisse auf den Ebenen der politischen Entscheidungsfindung (Makro-Ebene), der Administration, Verwaltung und organisationsübergreifenden Vernetzung (Meso-Ebene), sowie der einzelnen Versorgungsorganisationen und -institutionen (Mikro-Ebene) in die Bewertung der Forschungsergebnisse von Verbundprojekten mit einzubeziehen (Public Health Forum 16, 1997). Methodische und konzeptionelle Vorarbeiten sind in Deutschland insb. zu Fragen der Wirtschaftlichkeit und Angemessenheit von Versorgungssystemen, -einrichtungen oder einzelnen Maßnahmen geleistet worden (als Überblick Schwartz, Badura, Blanke et al. 1995; Schwartz & Busse 1998). Ein vergleichsweise wenig beforschtes Gebiet ist in der Bundesrepublik und ihrem vom Solidaritäts- und Sachleistungsprinzip geprägten System der Gesetzlichen Krankenversicherung hingegen der Zugang zu Versorgungsleistungen („Equality of Access, Opportunity, Utilization and Outcome“). Wird er in Fragen der räumlichen Verteilung und Inanspruchnahme von Gesundheitsdiensten („Access/Opportunity“) zumindest ansatzweise von der Gesundheitsberichterstattung erfaßt, so gehören nationale, regionale oder dem Einzugsbereich von einzelnen Versorgungseinrichtungen („Small Areas“; vgl. Wennberg & Gittelson 1973) zurechenbare Ungleichheiten in der Indikationsstellung („Utilization“) und im Ergebnis von Versorgungsleistungen („Outcome“) zu den bislang unbearbeiteten und somit zukünftig prioritären Themenfeldern der Gesundheitssystemanalyse (insb. Andersen & Mooney 1990; Roos & Roos 1994). Der dringendste methodische und konzeptionelle Nachholbedarf besteht u.E. jedoch hinsichtlich einer wissenschaftlich fundierten Erfassung und Beurteilung der Wirksamkeit gesundheitsbezogener Versorgungseinrichtungen und -maßnahmen. Im folgenden wollen wir einen kurzen Überblick über die Forschungsthemen und methodischen Vorgehensweisen einer „Wirksamkeitsforschung" („Effectiveness Research") als zukünftigem Teilbereich der Gesundheitssystemforschung geben.

4.2 Wirksamkeitsforschung und Evaluation im Gesundheitswesen

Ziel der Wirksamkeitsforschung ist die systematische Überprüfung der Effektivität von routinemäßig erbrachten Versorgungsleistungen. Sofern es ihr um den objektiven Nutzennachweis massenhaft eingesetzter Interventionen und Verfahren geht, beruft sie sich auf den bereits zitierten Sozialmediziner Archibald Cochrane und dessen Idee einer rationalen, d.h. wissenschaftlich begründeten Gestaltung der Versorgungspraxis (Cochrane 1972, 11). Während Cochrane mit Bezug auf die Makro-Ebene der Gesundheitssystemforschung die Evaluierung ganzer Versorgungssysteme, in diesem Fall des englischen National Health Service, einforderte, bewegt sich die neuere Wirksamkeitsforschung zumeist auf der Ebene der Bewertung einzelner Behandlungsabläufe, z.B. der Synergieeffekte verschiedener Interventionskombinationen (St Leger, Schnieden & Walsworth-Bell 1994, 101) oder der Bewertung von einzelnen Organisationen des Gesundheitswesens, z.B. kostenintensiver Akut-Krankenhäuser (Shortell & Kaluzny 1994). In methodischer Hinsicht erarbeitet sie Grundlagen zur Messung der ökonomischen Effizienz von Versorgungsleistungen („Cost-Effectiveness-", „Cost-Utility"-Analysen; Sloan 1995). Umgekehrt gilt aber auch, daß Kriterien der Effizienz, des Zugangs und der Angemessenheit, soweit sie in die Zielbestimmungen der Versorgungsplanung eingehen, nicht aus der Effektivitätsprüfung von Versorgungssystemen, -einrichtungen oder einzelnen Behandlungsabläufen ausgeschlossen werden können.

St Leger et al. definieren die Wirksamkeitsprüfung in einem sehr empfehlenswerten Lehrbuch als „critical assessment [...] of the degree to which entire services or their component parts fulfil stated goals" (1994, 1). Wirksamkeitsprüfungen im Gesundheitswesen beziehen sich stets auf Ziele, die entweder direkt oder indirekt mit dem Gesundheitsstatus von Patientengruppen, größeren Versorgungspopulationen oder der Gesamtbevölkerung zu tun haben. Unterschieden wird zwischen visionären Zielen („Goals"), in denen sich grundlegende Werthaltungen und die grobe Zielrichtung ausdrücken, und ergebnisbezogenen strategischen Zielen („Objectives", „Targets"), die praktikable, widerspruchsfreie, sowie nach Prioritäten geordnete Interventionsziele benennen. Die Überprüfung des Zielerreichungsgrades von Versorgungssystemen, -einrichtungen, oder -komponenten bewegt sich zunächst grundsätzlich auf der Ebene der ergebnisbezogenen Ziele, d.h. des nach Interventionsende zu beobachtenden Outcome. Aufgrund der methodischen Probleme einer reinen Outcome-Erhebung (Zeitfenster der Erhebung, schwer kontrollierbare Wirkfaktoren, u.U. schwer eingrenzbare Ergebniserwartungen etc.; Culyer 1983) ist die Erhebung von kurzfristig meßbaren Effekten („Outputs") oder von Zwischenergebnissen

(„Throughputs"), jedenfalls soweit sie nachgewiesenermaßen in einem ursächlichen Zusammenhang mit dem angestrebten Outcome stehen, allgemein anerkannt. Kriterien zur Auswahl dieser Näherungsmaße sind ihre Erwünschtheit („Political Feasibility"), ihre Dringlichkeit („Urgency/Feasibility of Change"), und schließlich ihre technische Machbarkeit („Technical Feasibility") (Phillips, Palfrey & Thomas 1994).

Essentiell für die objektive Bestimmung des Zielerreichungsgrades ist der valide Nachweis eines Kausalzusammenhanges zwischen der zu beurteilenden Leistung und dem beobachteten Ergebnis (Outcome bzw. Output/Throughput als Näherungsmaße). Methodisch geht es darum, durch Ausschließung oder Neutralisierung denkbarer Störgrößen eine monokausale Zuordnung der erfaßten Outcome-Größen zu den jeweils in Frage kommenden Input-Faktoren zu ermöglichen. Das entsprechende Instrumentarium entstammt der experimentellen Epidemiologie, in der die klinische RCT-Studie („Randomised-Control-Trial") als „Goldstandard" der Wirksamkeitsprüfung gilt (Tygstrup, Lachin & Juhl 1982). Die Stärke der randomisierten Kontrollstudien beruht auf der vollständigen Ausschaltung verzerrender Störvariablen durch die zufallsgesteuerte Zuordnung der Untersuchungseinheiten zur exponierten Experimental- und nicht-exponierten Kontrollgruppe. Der Nachweis signifikanter Differenzen zwischen den Ergebnissen der Experimental- und denen der Kontrollgruppe wird mittels z.T. aufwendiger statistischer Test- und Analyseverfahren geführt und läßt schließlich exakte Schlüsse auf den Interventionseffekt zu. Aufgrund der hohen Zahl der benötigten Untersuchungsteilnehmer werden RCT-Studien häufig als multi-zentrische, d.h. einrichtungsübergreifend angelegte Studien durchgeführt (Robra 1996).

Eine erste, viel kritisierte Schwäche der klinischen Kontrollstudien ist ihre Beschränkung auf „harte" Endpunktindikatoren wie z.B. Morbidität, Mortalität, Krankheitszustand oder körperliche Funktionsfähigkeit. Forschungs- und Entwicklungsbedarf besteht einer ganzheitlichen Definition von Gesundheit gemäß auch in der Erfassung „weicher" Ergebnisindikatoren, d.h. der psychischen, sozialen oder verhaltensbezogenen Interventionsfolgen sowie der Patientenzufriedenheit. Wichtige Beiträge kommen hier aus der Sozialepidemiologie (z.B. Siegrist 1996) und aus der Lebensqualitätsforschung (Bowling 1991; Palfrey, Phillips, Thomas & Edwards 1992).

Eine zweite Schwäche experimenteller Kontrollstudien, die sich im Rahmen der Wirksamkeitsforschung allerdings besonders bemerkbar macht, ist der hohe finanzielle, technische und zeitliche Aufwand, der mit ihrer Durchführung verbunden ist. Die sozialwissenschaftliche Evaluationsforschung hat mittlerweile eine Reihe quasiexperimenteller Evaluationsdesigns entwickelt, die den praktischen Anforderungen einer Wirksamkeitsprüfung im Routinebetrieb vergleichsweise eher gerecht werden und dem RCT an Zuverlässigkeit und Gültigkeit trotzdem nahe kommen. Die quasiexperimentellen Designs beruhen ebenso wie das echte Experiment auf einem statistischen Vergleich der ergebnisbezogenen Daten einer Experimental- und einer Kontrollgruppe, es fehlt allerdings die randomisierte Zuordnung der Untersuchungseinheiten (Badura, Grande, Janßen & Schott 1995). Am nächsten kommt dem randomisierten Experiment das „Nonequivalent Control Group Design“, in dem die Untersuchungseinheiten (Klienten, Institutionen, Abteilungen etc.) über ein „Paired-Matching“- bzw. „Group-Matching“-Verfahren den Untersuchungsgruppen zugeordnet werden. Im ersten Fall wird die angestrebte Gleichverteilung potentieller Störfaktoren über eine paarweise, im zweiten Fall über eine prozentuale Zuordnung hergestellt. Davon grundsätzlich zu unterscheiden sind die „Time-Series Designs“, die auf dem Vergleich einer größeren Anzahl von in gleichmäßigen Abständen durchzuführenden Pretests und Posttests beruhen. Im „Single-Group-Time-Series Design“ wird die exponierte Gruppe als ihre eigene Kontrollgruppe gehandhabt, während im „Successive-Groups-Time-Series Design“ als zweiter denkbarer Variante lediglich Stichproben einer gleichen Kategorie von Gruppen verglichen werden (als Überblick Campbell & Stanley 1963; Cook & Campbell 1979; zusammenfassend Albrecht 1991). In der Evaluationsforschung ist es darüber hinaus durchaus üblich, im Rahmen ein und derselben Untersuchung verschiedene Designs jeweils bezogen auf verschiedene Erhebungsinstrumente miteinander zu kombinieren (Fitz-Gibbon & Morris 1987).

Eine dritte, grundlegende Schwäche der experimentellen klinischen Kontrollstudien liegt in der geringen externen Validität (Generalisierbarkeit) ihrer Untersuchungsergebnisse. Das erklärte Ziel klinischer Studien ist die interne Validierung einzelner Interventions-Outcome-Zusammenhänge, d.h. die Sicherstellung der Gültigkeit gemessener Effekte. Dementsprechend werden sie unter laborähnlich stabilen und in jeder Hinsicht optimalen Bedingungen durchgeführt, zumeist in spezialisierten Forschungszentren unter Einsatz hochqualifizierter Expertenteams und ausgewählter Patienten. Die durchschnittlichen Realbedingungen der alltäglichen Behandlungspraxis weichen jedoch oft beträchtlich von den Idealbedingungen einer klinischen Studie ab: Das erzielte Behandlungsergebnis wird hier von Umgebungsfaktoren, wie z.B. den verfügbaren personellen, materiellen und finanziellen Ressourcen oder dem Gesundheitszustand der zu behandelnden Patienten; sowie außerdem von Prozeßdynamiken, die sich zwischen Leistungserbringern und Klienten, Kollegen oder beteiligten Abteilungen entwickeln können, beeinflußt (Badura & Strodtholz 1998; Schwartz 1997). In der Wirksamkeitsforschung wird aus diesem Grund eine gestufte Vorgehensweise vorgeschlagen: Die Evidenzbasierung einzelner, insb. neuer bzw. unerprobter Behandlungskomponenten mittels randomisierter klinischer Kontrollstudien („Efficacy-Prüfung“) wird zwar als eine erste und unabdingbare, jedoch keinesfalls als hinreichende Stufe des Wirksamkeitsnachweises von Routinebehandlungen verstanden. Der zweite Schritt besteht in der empirischen Überprüfung der unter durchschnittlichen Realbedingungen nachweisbaren Wirksamkeit des Interventionsmodells („Effectiveness“-Prüfung). Die Überprüfung der Wirksamkeit unter Realbedingungen beruht in konzeptioneller Hinsicht auf einem mehr-dimensionalen Evaluationsdesign, in dem die (quasi)experimentelle Ergebnisevaluation um eine Evaluation der für die Leistungserbringung relevanten Strukturen und Prozesse ergänzt wird (Phillips, Palfrey, Thomas 1994, 103; Donabedian 1980, 1966).

Die derzeit vorhandenen, in der Routineversorgung erprobten Formen der Struktur- und/oder Prozeßevaluation sind vor allem im Rahmen der - seit Ende der achtziger Jahre auch in der BRD breit diskutierten - Qualitätssicherungsaktivitäten im Gesundheitswesen entstanden. Mit Bezug auf die an der Entwicklung und Umsetzung der Qualitätsstrategien beteiligten Akteure unterscheiden wir professionsbezogene und managementorientierte Ansätze der Qualitätsmessung und -förderung (Badura & Strodtholz 1997; McLaughlin & Kaluzny 1994). Erstere konzentrieren sich ganz auf die patientennahen Prozesse der Gesundheitsversorgung, indem sie die Arbeitsleistungen und Vorgehensweisen des einzelnen Gesundheitsexperten beurteilen. Der professionsbezogene Ansatz ist insb. innerhalb der Ärzteschaft stark verankert und verfügt daher in erster Linie über Verfahren, Kriterien und Standards zur Bewertung der technikintensiven Komponenten des Behandlungsprozesses, d.h. der kompetenten Auswahl und kunstgerechten Durchführung diagnostischer und therapeutischer Maßnahmen („Technical Care“) (Jaster 1997; Scheibe 1996). Im Zusammenhang mit der Professionalisierung und Akademisierung der Pflege finden sich jedoch zunehmend auch Kriterien und Standards, die sich auf interaktionsintensive, die Motivation, Aufklärung und Schulung des Patienten betreffende Behandlungskomponenten beziehen („Interpersonal Care“) (Schaeffer 1997; Schiemann 1990).

Im Gegensatz zum professionsbezogenen Ansatz beziehen sich managementorientierte Qualitätsförderungsstrategien auf die gesamte Organisation, d.h. auf alle dort Beschäftigten, auf die Aufbau- und Ablauforganisation, die aufgewendeten Kosten und eventuell vorhandene Rationalisierungsperspektiven. Die wichtigsten Prinzipien der derzeit im Gesundheitssektor diskutierten Qualitätsmanagementkonzepte (ISO 9000, Total Quality Management, Business Process Reengineering, Benchmarking) sind 1. die Verankerung von expliziten Qualitätszielen in der Unternehmenspolitik („Qualitätsphilosophie“); 2. die Straffung und funktionsbereichsübergreifende Steuerung der marktstrategisch relevanten Geschäftsprozesse; 3. eine dem geschäftsprozeßorientierten Management entsprechende Aufbauorganisation (funktionsübergreifende Gremien, Qualitätsbeauftragte, Qualitätszirkel u.a.); und 4. die Übertragung von Entscheidungsbefugnissen auf Mitarbeiter der ausführenden Ebene („Empowerment“) (Imai 1992; Spörkel, Birner, Frommelt & John 1995). Die Evaluationsbemühungen beziehen sich hier ausschließlich auf strategisch ausgewählte, von der Betriebsleitung als relevant erachtete Struktur- und Prozeßmerkmale. Überprüft wird deren Übereinstimmung mit betriebsintern formalisierten Richtlinien und Verfahrensweisen, die von der Betriebsleitung vorgegeben und von den Mitarbeitern der ausführenden Ebene in einem kontinuierlichen Verbesserungsprozeß („bottom up“) den Situationserfordernissen angepaßt werden (Imai 1992, 159-199).

Schwächen und somit auch Entwicklungspotentiale der genannten struktur- und prozeßbezogenen Evaluationsansätze liegen insb. in den Fragen der Beurteilung und Verbesserung von Schnittstellengestaltungen zwischen patientennahen und organisationsbezogenen Leistungsprozessen, der adäquaten Berücksichtigung von Konsumentenbedürfnissen, der Erhebung und zeitgerechten Bereitstellung betriebsübergreifender Daten, sowie schließlich generell in dem Problem der Anpassung industrieller Rationalisierungskonzepte an die Produktionsbesonderheiten der personenbezogenen Dienstleistungen des Gesundheitswesens (Epstein 1997; Donovan & Coast 1996). In eigenen Forschungsarbeiten sind wir zudem auf die bislang weitgehend unbearbeitete Frage nach den Zusammenhängen zwischen Strukturen, Prozessen und Ergebnissen komplexer Gesundheitseinrichtungen gestoßen (Badura, Grande, Janßen & Schott 1995; Müller, Münch & Badura 1997). Gezielt gestaltende und optimierende Eingriffe in das Leistungsgeschehen sind u.E. erst auf der Grundlage einer systematischen Rückführung der beobachteten Ergebnisse auf die *im Einzelfall* wirksamen Prozesse und Strukturen („attributive Validierung" der Ergebnisdaten; Donabedian 1982, 77ff.) möglich. Aufgrund der eher kleinen Fallzahlen, der Komplexität der im Alltagsgeschehen zu berücksichtigenden Umweltfaktoren, sowie der hohen Anforderungen an die Zeitgerechtigkeit und Relevanz der Daten ist hier in methodischer Hinsicht der Einsatz qualitativer Erhebungs- und Auswertungsverfahren (offene Befragung, Beobachtung, Dokumentenanalyse) angezeigt (Patton 1987; Ong 1993). In Kombination mit ergebnisbezogenen (quasi)experimentellen Evaluationsansätzen zielen die prozeßorientierten qualitativen Verfahren auf eine kontrastierende Erhebung und Auswertung von subjektiven Erfahrungen, geplanten und ungeplanten Aktivitäten und Ereignissen in Experimental- und Kontrollgruppen ab und verschaffen dem Evaluator so eine detaillierte Kenntnis der im Interventionsablauf wirksamen Kausalzusammenhänge. Durch die permanente Rückkopplung des erreichten Soll/Ist-Zustandes und die beständige Feinzielabstimmung mit den jeweils betroffenen Entscheidungsträgern der Organisation ermöglichen sie zudem eine kontinuierliche Verbesserung des evaluierten Interventionsprozesses (Guba & Lincoln 1989; Smith & Cantley 1985).

Die prozeßorientierte qualitative Evaluationsforschung, die sich Mitte der achtziger Jahre v.a. in den USA entwickelt hat, geht anders als die ergebnisbezogene (quasi)experimentelle Evaluation grundsätzlich explorativ vor, indem sie in induktiver Perspektive („goal-free") die unerwarteten, erst im Interventionsverlauf auftretenden Konflikte, Zielverschiebungen, Nebeneffekte und multikausalen Wirkungszusammenhänge erhebt (als Überblick Chen 1990; Badura & Strodtholz 1998). Angewandt auf die Versorgungsprozesse des Gesundheitssektors beschäftigt sie sich mit klassischen Themen der Medizinsoziologie wie z.B. dem Krankheitserleben und Coping-Verhalten des Patienten; der sozialen Konstruktion von Körperlichkeit, Krankheit und Gesundheit; den Erwartungshaltungen, Rollen und Handlungsmustern im Arzt-Patienten-Verhältnis; den bürokratischen und technischen Strukturen, Machtverhältnissen und Aushandlungsprozessen in großen Gesundheitseinrichtungen; sowie schließlich den durch gesundheitspolitische Reformen und professions- und/oder verbändepolitischen Kollektivinteressen geprägten Rahmenbedingungen des Versorgungsgeschehens (aktuelle Überblicksdarstellungen: Nettleton 1995; Cockerham 1995; Jones 1994; Freund & McGuire 1991). In diesem Sinne könnte sie einen Beitrag leisten zur phänomenologisch ausgerichteten Forschungstradition innerhalb der Medizinsoziologie, die sich in Abgrenzung von positivistischen Ansätzen ausdrücklich nicht mit hypothesentestenden Untersuchungen zu den sozialen Bedingungen und Effekten präventiver, akutmedizinischer oder rehabilitativer Maßnahmen („How many Xs are there?") beschäftigt, sondern mit dem interpretativ deutenden Erschließen oder „Verstehen" der sie konstituierenden sozialen Interaktionen und Prozesse, subjektiven Meinungen und kulturellen Werthaltungen in der Bevölkerung oder in Gesundheitseinrichtungen („What is X? How does X vary under different circumstances and why?") (Pope & Mays 1995; Pearlin 1992).

Literatur

Albrecht, G. (1991): Methodological Dilemmas in Research on Prevention and Intervention. In: Albrecht, G. & Otto, H.-U. (Hrsg.): Social Prevention and the Social Sciences. Berlin, New York.

Andersen, T.F. & Mooney, G. (1990): The Challenges of Medical Practice Variations. London: McMillan Press.

Aneshensel, C.S. (1992): Social Stress: Theory and Research. In: Annu. Rev. Sociol., 18, 15-38.

Antonovsky, A. (1987): Unraveling the Mystery of Health. San Francisco: Jossey-Bass.

Badura, B. (1990): Interaktionsstreß. Zum Problem der Gefühlsregulierung in der modernen Gesellschaft. In: Zeitschrift für Soziologie 19 (5), 317-328.

Badura, B. (1991): Gesundheitsförderung durch Arbeitsgestaltung. In: Die Betriebskrankenkasse, 12, 1991, 840-848.

Badura, B., Grande, G., Janßen, H. & Schott, T. (1995): Qualitätsforschung im Gesundheitswesen. Ein Vergleich ambulanter und stationärer kardiologischer Rehabilitation. Weinheim/München: Juventa.

Badura, B., Güntert, B. & Schaeffer, D. (1997): Wissenschaftliche Grundlagen für eine ergebnisorientierte Gesundheitsplanung. Antrag auf Förderung eines Graduiertenkollegs. Bielefeld (Manuskript).

Badura, B., Kaufhold, G., Lehmann, H., Pfaff, H., Schott, Th. & Waltz, M. (1987 I): Leben mit dem Herzinfarkt. Eine sozialepidemiologische Studie. Berlin, Springer.

Badura, B, Kaufhold, G., Lehmann, H., Pfaff, H., Schott, Th. & Waltz, M., (1987 II): Leben mit dem Herzinfarkt: 4½ Jahre nach dem Infarkt, Abschlußbericht. Oldenburg/Berlin (Manuskript).

Badura, B. & Pfaff, H. (1989): Stress, ein Modernisierungsrisiko? Mikro- und Makroaspekte soziologischer Belastungsforschung im Übergang zur postindustriellen Zivilisation. In: Kölner Zeitschrift für Soziologie und Sozialpsychologie, 41, 619-643.

Badura, B. & Strodtholz, P. (1997): Qualitätsforschung als Querschnittsthema des Nordrhein-Westfälischen Forschungsverbundes Public Health. Bielefeld (Manuskript).

Badura, B. & Strodtholz, P. (1998): Qualitätsförderung, Qualitätsforschung und Evaluation im Gesundheitswesen. In: Schwartz, F.W., Badura, B., Leidl, R., Raspe, H. & Siegrist, J. (Hrsg.): Das Public Health Buch. München, Wien, Baltimore: Urban & Schwarzenberg, 574-584.

Badura, B., Münch, G., Ritter, W. (1998^2): Partnerschaftliche Unternehmenskultur und betriebliche Gesundheitspolitik. Verlag Bertelsmann Stifung.

Baker, D. & Illsley, R. (1990): Trends in inequality in health in Europe. In: International Journal of Health Sciences, I -2, 89-111.

Beske, F., Brecht, J.G. & Reinkemeier, A.M. (1995): Das Gesundheitswesen in Deutschland. Köln: Deutscher Ärzte-Verlag.

Bott, E. (1964): Family and Social Network. 2. Aufl. London: Tevistock Publ.

Bowling, A. (1991): Measuring Health: A Review of Quality of Life Measurement Scales. Philadelphia: Open University Press.

Bucholz, K. & Robins, L. (1989): Sociological research on alcohol use, problems, and policy. In: Annu. Rev. Sociol., 15, 163-86.

Campbell, D.T. & Stanley, J.C. (1963): Experimental and Quasi-Experimental Designs for Research. Boston: Houghton Mifflin.

Cannon, W. B. (1975): Wut, Hunger, Angst und Schmerzen. Eine Physiologie der Emotionen. München: Urban & Schwarzenberg.

Chen, H.T. (1990): Theory-Driven Evaluations. Newbury Park, London, New-Delhi: Sage.

Cochrane, A. L. (1972): Effectiveness and Efficiency. Random Reflections on Health Services. Nuffield: Burgess & Sons.

Cockerham, W.C. (1995): The Sociology of Medicine. Aldershot: Elgar.

Cook, T.D. & Campbell, D.T. (1979): Quasi-Experimentation: Design and Analysis Issues for Field Settings. Chicago: Rand McNally.

Corin, E. (1994): The social and cultural matrix of health and disease. In: Evans, R.G., Barer, M.L. & Marmor, T.R. (eds.), Why are some people healthy and others are not? New York: de Gruyter, 93-132.

Culyer, A.J. (1983): Health Indicators. Oxford: Martin Robertson.

Dahrendorf, R. (1967): Pfade aus Utopia. Arbeiten zur Theorie und Methode der Soziologie. München: Piper.

Das Gesundheitswesen (1996): Sonderheft 2. In: Gesundheitswesen, 58, 103-154.

Donabedian, A. (1966): Evaluating the quality of medical care. In: MMFQ, 2 (44), 166-206.

Donabedian, A. (1980): Explorations in quality assessment and monitoring, Vol. I: The definition of quality and approaches to its assessment. Ann Arbor (Michigan): Health Administration Press.

Donabedian, A. (1982): An exploration of structure, process and outcome as approaches to quality assessment. In: Selbmann, H.K. & Überla, K. (Hrsg.): Quality assessment of medical care. Gerlingen: Bleicher, 69-92.

Donovan, J. & Coast, J. (1996): Public Participation in Priority Setting: Commitment or Illusion? In: Coast, J., Donovan, J. & Frankel, S.: Priority Setting. The Health Care Debate. Chichester: Wiley & Sons, 203-234.

Dubos, R. (1959): Mirage of Health. New York: Harper and Row.

Durkheim, E. (1973): Der Selbstmord. Neuwied: Luchterhand.

Durkheim, E. (1981): Die elementaren Formen des religiösen Lebens. Frankfurt a.M.: Suhrkamp.

Elias, N. (1976): Über den Prozeß der Zivilisation, 2 Bde., 2. Aufl., Frankfurt a.M.: Suhrkamp.

Engelmann, M.D., Krupka, L.R. & Vener, A.M. (1993): Health-related Behavior and Somatic Stress among College Students. In: College Student Journal 27 (3), 274-283.

Epstein, A. (1997): Leistungsberichte zur Qualität - Prototypen, Probleme und Aussichten. In: Arnold, M, Lauterbach, K.W. & Preuß, K.-J. (Hrsg.): Managed Care, a.a.O., 149-156.

Ferber, C. von (1975): Soziologie für Mediziner. Berlin, Heidelberg, New York: Springer.

Fitz-Gibbon, C.T. & Morris, L.L. (1987): How to design a program evaluation. Newbury Park, Beverly Hills, London, New Delhi: Sage.

Fonagy, P. (1996): Patterns of attachment, interpersonal relationships and health. In: Blane, D., Brunner, E. & Wilkinson, R. (eds.): Health and social organization, London: Routledge, 125-151.
Freidson, E. (1980), Der Ärztestand. Stuttgart: Enke.
Freud, S. (1974): Das Unbehagen in der Kultur. In: ders.: Studienausgabe, Bd. 9. Frankfurt a.M.: Fischer Verlag, 191-270.
Freund, P.E. & McGuire, M.B. (1991): Health, Illness, and the Social Body. A Critical Sociology. Englewood Cliffs: Prentice Hall.
Fülgraff, G. (1996): Wozu Public Health-Forschung? In: Gesundheitswesen, Sonderheft 2 (58), 105-109.
Gerhardt, U. (1989): Ideas about Illness. An Intellectual and Political History of Medical Sociology. Houndmills: MacMillan.
Goffman, E. (1977): Asyle. Über die soziale Situation psychiatrischer Patienten und anderer Insassen. Frankfurt a.M.: Suhrkamp.
Guba, E.G. & Lincoln, Y.J. (1989): Fourth generation evaluation. Newbury Park, London, New Delhi: Sage.
Hennekens, Ch. H. & Buring, J. E. (1987): Epidemiology in Medicine. Boston, Toronto: Little Brown.
House, J.S. (1989): Zum soziologischen Verständnis von Public Health: Soziale Unterstützung und Gesundheit. In: Badura et al. (Hrsg.): Zukunftsaufgabe Gesundheitsförderung a.a.O., 173-184.
Imai, M. (1992): Kaizen. Der Schlüssel zum Erfolg der Japaner im Wettbewerb. Berlin, Frankfurt a.M.: Ullstein.
Jaster, H.-J. (Hrsg.) (1997): Qualitätssicherung im Gesundheitswesen. Stuttgart: Georg Thieme Verlag.
Jones, L.J. (1994): The Social Context of Health and Health Work. London: Macmillan Press.
Kaufhold, G. (1987): Zur Bedeutung des Typ-AVerhaltensmusters für die Herzinfarktrehabilitation. In: Badura et al. (Hrsg.): Leben mit dem Herzinfarkt a.a.O., 286-320.
Kohn, M. L. & Schooler, C. (1983): Work and Personality: An Inquiry into the Impact of Social Stratifiction. Norwood (N.J.): Ablex.
König, R. & Tönnesmann, M. (1958): (Hrsg.): Probleme der Medizinsoziologie. Sonderheft Nr. 3 der Kölner Zeitschrift für Soziologie und Sozialpsychologie. Opladen: Westdeutscher Verlag.
Lowell, L.S. (1989): Schools of Public Health - Kritik und Neuorientierung. In: Badura et al. (Hrsg.): Zukunftsaufgabe Gesundheitsförderung a.a.O., 251-256.
Marmot, M. (1996): The social pattern of health and disease. In: Blane, D., Brunner, E. & Wilkinson, R. (eds.): Health and social organization. London: Routledge, 42-67.
Marmot, M. G. & Blyth, F. M. (1989), Die Aufgaben von Public Health bei der Reduktion von Ungleichheiten in der Mortalität. In: Badura et al. (Hrsg.): Zukunftsaufgabe der Gesundheitsförderung a.a.O., 151-158.
Maschewsky-Schneider, U. (1997): Frauen sind anders krank. Zur gesundheitlichen Lage der Frauen in Deutschland. Weinheim, München: Juventa.
Matarazo, J.D., Weiss, S.M., Herd, J.A. & Miller, N.E. (1984): Behavioral Health. New York: Wiley.
Matschinger, H., Siegrist, J., Siegrist, K. & Dittmann, K. (1986): Typ A as a Coping Career - Towards a Conceptual and Methodological Redefinition. In: Schmidt, Th., Dembroski, T.M. & Blümchen, G. (Hrsg.): Biological and Psychological Factors in Cardiovascular Disease. Heidelberg: Springer, 104 ff.
McKeown, Th. (1982): Die Bedeutung der Medizin. Frankfurt a.M.: Suhrkamp.
McKeown, Th. (1988): The Origin of Human Disease. New York: Basil Blackwell.
McLaughlin, C.P. & Kaluzny, A.D. (1994): Continuous Quality Improvement in Health Care. Gaithersburg (Maryland): Aspen Publishers.

McQueen, D.V. (1989): Schools of Public Health in den USA - Erfahrungen und Zukunftsperspektiven. In: Badura et al. (Hrsg.): Zukunftsaufgabe Gesundheitsförderung a.a.O., 231-249.

Mechanic, D. (1989): Die Bedeutung der Medizinsoziologie für die Gesundheitssystemforschung. In: Badura et al. (Hrsg.): Zukunftsaufgabe Gesundheitsförderung a.a.O., 197-205.

Meyer, P.C. (1995): Rollenkonfigurationen, Rollenfunktionen und Gesundheit. Zusammenhänge zwischen sozialen Rollen, sozialem Stress, Unterstützung und Gesundheit. Zürich (Habilitationsschrift).

Miltner, W., Birbaumer, N. & Gerber, W.-D. (1986): Verhaltensmedizin. Berlin, Heidelberg, New York, Tokyo: Springer.

Müller, B., Münch, E. & Badura, B. (1997): Gesundheitsförderliche Organisationsgestaltung im Krankenhaus. Weinheim, München: Juventa.

Myers, B.A. (1986): Social Policy and the Organization of Health Care. In: Last, J.M. (ed.): Maxcy-Rosenau Public Health and Preventive Medicine, 12th ed., Norwalk (Conn.), 1639-1667.

Nettleton, S. (1995): The Sociology of Health and Illness. Cambridge: Polity Press.

Neumann, G. & Liedermann, A. (1981): Mortalität und Sozialschicht. In: Bundesgesundheitsblatt, 24 (11), 173-181.

Noack, H. (1991): Conceptualizing and Measuring Health. In: Badura, B. & Kickbusch, I. (Hrsg.): Health Promotion Research towards a New Social Epidemiology, a.a.O., 85-112.

Ong, B.N. (1993): The Practice of Health Services Research. London: Chapman & Hall.

Palfrey, C., Phillips, C., Thomas, P. & Edwards, D. (1992): Policy Evaluation in the Public Sector: Approaches and Methods. Aldershot, Avebury.

Park, K. & Clifford, W., (1989): Sex Differentials in Cardiovascular Mortality: An Ecological Analysis. In: Soc. Sci. Med., 29 (7), 869-876.

Parsons, T. (1958): Struktur und Funktion der modernen Medizin. In: Sonderheft 3 der Kölner Zeitschrift, 10-57.

Patton, M.Q. (1987): How to use qualitative methods in evaluation. Newbury Park: Sage.

Pearlin, L. (1989): The sociological study of stress. In: Journal of Health and Social Behavior 30, 241-256.

Pearlin, L. (1992): Structure and Meaning in Medical Sociology. In: Journal of Health and Social Behavior 33, 1-9.

Pearlin, L., Lieberman, M. A., Menaghan, E. G. & Mullan, J. T. (1981), The stress process. In: Journal of Health and Social Behavior 22, 337-356.

Pfaff, H. (1989): Streßbewältigung und soziale Unterstützung. Weinheim: Deutscher Studien Verlag.

Pflanz, M. (1979): Medizinsoziologie. In: König, R. (Hrsg.) Handbuch der empirischen Sozialforschung. Enke: Stuttgart, 238-244.

Phillips, C., Palfrey, C. & Thomas, P. (1994): Evaluating Health and Social Care. London: Macmillan.

Platt, D. (1991): Warum leben Frauen länger als Männer? Deutsches Ärzteblatt, 88 (24), 1424-1426.

Pope, C. & Mays, N. (1995): Reaching the Parts other Methods Cannot Reach: An Introduction to Qualitative Methods in Health and Health Services Research. In: British Medical Journal 311, 42-45.

Porter, R. (1991): Kleine Geschichte der Aufklärung. Berlin: Wagenbach Verlag.

Power, C., Bartley, M., Smith, G.D. & Blane, D. (1996): Transmission of social and biological risk across the life course. In: Blane, D., Brunner, E. & Wilkinson, R. (eds.): Health and social organization. London: Routledge, 188-203.

Public Health Forum (1997): Kooperation zwischen Wissenschaft und Praxis, 16 (5), 1-28.

Public Health in Deutschland (1995): Kongreß der Forschungsverbünde. In: Das Gesundheitswesen, 57, 601-629.
Ragland, D. R. & Brand, R. J. (1988): Type-A Behaviour and Mortality from Coronary Heart Disease in the Framingham Study. In: N. Engl. J. Med. 318, 65-91.
Robra, B.-P. (1996): Multi-Center-Studien. In: Nagel, E. & Fuchs, C. (Hrsg.), Leitlinien und Standards im Gesundheitswesen. Köln: Deutscher Ärzte-Verlag, 120-124.
Roos, N.P. & Roos, L.L. (1994): Small Area Variations, Practice Style, and Quality of Care. In: Evans, R.G., Why are some People Healthy and Others not? New York: de Gruyter.
Rose, G. (1985): Sick Individuals and Sick Populations. In: Int. J. Epid., 14 (1), 32-38.
Rosemeier, H. (1991): Medizinische Psychologie und Soziologie. Stuttgart: Enke.
Schaeffer, D. (1997): Patientenorientierte ambulante Pflege Schwerkranker. Erfordernisse der Konzept- und Wissenschaftsentwicklung. In: Zeitschrift für Gesundheitswissenschaften, 5 (1), 83-95.
Schafft, S. (1991): Lebenssituation und Krankheitsbewältigung krebserkrankter Männer. Berlin (Abschlußbericht eines DFG-Forschungsprojektes).
Scheibe, O. (1996): Qualitätsmanagement in der Medizin. Handbuch für Klinik und Praxis. Landsberg am Lech: Ecomed.
Schiemann, D. (1990): Grundsätzliches zur Qualitätssicherung in der Krankenpflege. In: Deutsche Krankenpflegezeitschrift 43, 526-529.
Schwartz, F.W. & Busse, R. (1998): Denken in Zusammenhängen: Gesundheitssystemforschung. In: Schwartz, F.W., Badura, B., Leidl, R., Raspe, H. & Siegrist, J. (Hrsg.): Das Public Health Buch. München: Urban & Schwarzenberg, 385-411.
Schwartz, F.W. (1997): Gesellschaftliche Interessen und Gruppenegoismen im Gesundheitswesen. In: Nagel, E. & Fuchs, C. (Hrsg.): Leitlinien und Standards im Gesundheitswesen. Köln: Deutscher Ärzte-Verlag, 35-42.
Schwartz, F.W., Badura, B., Blanke, B., Henke, K.-D., Koch, U. & Müller, R. (Hrsg.): (1995): Gesundheitssystemforschung in Deutschland. Denkschrift. Weinheim: VCH.
Schwartz, F.W., Badura, B., Brecht, J.G., Hofmann, W., Jäckel, K.-H. & Trojan, A. (Hrsg.) (1991): Public Health. Texte zum Stand und Perspektiven der Forschung. Berlin: Springer.
Schwartz, F.W., Brennecke, R. & Pfaff, A. (1995): Gesundheitssystemforschung und Gesundheitsökonomie. In: Public Health Forum, 10, 44-47.
Selye, H. (1984): Stress - Mein Leben. Frankfurt a.M.: Fischer.
Shortell, S.M. & Kaluzny, A.D. (1994): Health Care Management, Organization Design and Behavior. New York: Delmar Publishers.
Shumaker, S.A. & Czajkowski, S.M. (eds.) (1994): Social Support and Cardiovaskular Disease. New York.
Siegrist, J. (1988): Einführung in die medizinische Soziologie. München: Urban & Schwarzenberg.
Sloan, F.A. (ed.) (1995): Valuing Health Care. Costs, Benefits, and Effectiveness of Pharmaceuticals and Other Medical Technologies. New York: Cambridge University Press.
Smith, G. & Cantley, C. (1985): Assessing Health Care: A Study in Organizational Evaluation. Milton Keynes: Open University Press.
Snow, C. P. (1969): The Two Cultures: And a Second Look. London: Cambridge Univ. Press.
Somervell, O., Kaplan, B., Heiss, G., Tyroler, H., Kleinbaum, D. & Obrist, P. (1989), Psychologic Distress as a Predictor of Mortality. In: Am. J. Epid., 1013-1023.
Spörkel, H., Birner, U., Frommelt, B. & John, T.P. (1995): Total Quality Management: Forderungen an Gesundheitseinrichtungen. Berlin, München: Quintessenz.
St Leger, A.S., Schnieden, H. & Walsworth-Bell, J.P. (1994): Evaluating Health Services' Effectiveness. Philadelphia: Open University Press.
Strauss, A. (1964): The Hospital and its Negotiated Order. In: Freidson, E. (ed.): The Hospital in Modern Society. (1963) New York, London: Free Press, 147-67.

Strauss, A., Fagerhaugh, S., Suczek, B. & Wiener, C. (1985): Social Organization of Medical Work. Chicago: University of Chicago Press.

Szreter, S. (1988): The Importance of Social Intervention in Britain's Mortality Decline c. 1850-1915: A Reinterpretation of the Role of Public Health. In: Social History of Medicine 1, 1-37.

Thoits, P.A. (1995): Stress, Coping, and Social Support Processes: Where Are We? What Next? In: Journal of Health and Social Behavior, Extra Issue, 53-79.

Tygstrup, N., Lachin, J.M. & Juhl, E. (1982): The Randomized Clinical Trial and Therapeutic Decisions. New York, Basel: Marcel Dekker.

Uexküll, Th. von & Wesiack, W. (1991): Theorie der Humanmedizin. Grundlagen ärztlichen Denkens und Handelns. (2. Aufl). München: Urban & Schwarzenberg.

Veiel, H.O.F. & Baumann, U. (1992): The Meaning and Measurement of Social Support. New York: Hemisphere Publishing Cooperation.

Verbrugge, L. (1985): Sex Differentials in Health. In: Public Health Reports, 97 (5), 417-437.

Waltz, M. & Badura, B. (1990): Social Support and Chronic Illness: Conceptual and Methodological Problems. In: International Journal of Health Sciences, 1 (3), 177-183.

Wennberg, J.E. & Gittelson, A. (1973): Small Area Variations in Health Care Delivery. In: Science, 182, 1102-1107.

Zales, M.R. (ed.) (1985): Stress in Health and Disease. New York: Brunner, Mazel.

Zeitschrift für Gesundheitswissenschaften (1996): Beiheft „Public Health in Deutschland". In: Z.f.Gesundheitswiss., 4.

Christiane Stock und Norbert Sachser

Humanbiologische Grundlagen der Gesundheitswissenschaften

1. Einleitung

Als interdisziplinäres Fach leben die Gesundheitswissenschaften auch vom Beitrag der Biologie, besonders der Humanbiologie. Wir haben uns deshalb in diesem Kapitel bemüht, den Beitrag, den diese Disziplin zum Verständnis von Gesundheit und Krankheit leisten kann, herauszuarbeiten und auch für Fachfremde nachvollziehbar darzustellen. Insbesondere hat die Biologie zum Verständnis der Suszeptibilität, d.h. der individuellen Empfänglichkeit, aber auch der Widerstandsfähigkeit gegenüber Krankheit von Individuen und Populationen beigetragen.

Hierbei spielt ein Schlüsselkonzept der Humanbiologie, der evolutionäre Ansatz, eine zentrale Rolle. Menschliche Evolution kann verstanden werden als eine graduelle Veränderung über aufeinanderfolgende Generationen in der biologischen und kulturellen Entwicklung der Spezies Mensch (Davey & Halliday 1994). Diese Definition bedeutet jedoch keineswegs eine lineare Entwicklung vom Einfachen zum Komplexen weder in der Form und Funktion der menschlichen Biologie noch der menschlichen Kultur. Vielmehr kann durch einen Evolutionsschritt ein höherer Komplexitätsgrad erreicht werden, eine evolutionäre Veränderung kann jedoch auch in einer Simplifizierung von Strukturen und Merkmalen bestehen.

Neben der im Laufe der Evolution des Menschen erworbenen genetischen Ausstattung spielt jedoch für die Suszeptibilität gegenüber Krankheiten auch der aktuelle funktionelle Zustand der physiologischen Systeme, vor allem des Immunsystems, eine entscheidende Rolle. Das Immunsystem wiederum arbeitet nicht autonom, sondern steht in enger Wechselwirkung mit dem Nerven- und Homonsystem. Somit wird die aktuelle Abwehrlage des Organismus durch viele Einflüsse moduliert und auch durch unsere Gedanken und Gefühle beeinflußt. Biologische Erkenntnisse über die Wechselwirkung und Kommunikation zwischen Psyche und physiologischen Regulationssystemen können einen wichtigen Beitrag zum Verständnis von Gesundheit und Krankheit liefern. Insbesondere im Bereich der Streßforschung sind psychoneuroendokrinologische und psychoneuroimmunologische Ansätze Erklärungsmodelle für pathogene Wirkungen von sozialen und nicht-sozialen Stressoren. Außerdem gibt es experimentelle Hinweise auf die physiologischen Wirkungen schützender Faktoren (z.B. sozialer Unterstützung), die als Erkenntnisse für die Prävention und Gesundheitsförderung nutzbar gemacht werden können.

Ziel dieses Beitrags ist es also, die biologischen Bedingungen für Gesundheit und Krankheit des Menschen herauszuarbeiten, die entsprechenden biologischen Zusammenhänge und beteiligten physiologischen Systeme darzustellen und die Relevanz für die gesundheitswissenschaftliche Forschung und Praxis transparent zu machen.

2. Faktoren und Mechanismen der menschlichen Evolution

Seit Charles Darwin wird die Vielfalt der Arten und damit auch die Existenz des Menschen als das Ergebnis eines Evolutionsprozesses betrachtet. Evolution im darwinistischen Sinne basiert auf dem Vorhandensein erblicher Variation. Das heißt: die Individuen innerhalb einer Art sind nicht völlig gleich beschaffen, sondern sie unterscheiden sich aufgrund unterschiedlicher genetischer Ausstattung beispielsweise bezüglich ihres Aussehens, ihrer Physiologie und ihres Verhaltens. In seiner Theorie der Natürlichen Selektion legte Darwin dar, daß es keinesfalls zufallsbedingt ist, welche Individuen überleben und sich fortpflanzen. Vielmehr werden diejenigen Individuen, die aufgrund ihrer genetischen Ausstattung möglichst gut an ihre Umwelt angepaßt sind, besser überleben und einen höheren Fortpflanzungserfolg erzielen als Artgenossen, die weniger gut angepaßt sind. Unterschiede zwischen Individuen müssen jedoch keineswegs auf Unterschiede in ihrer genetischen Ausstattung zurückzuführen sein, sondern sie können auch auf Umwelteinflüssen beruhen, die sich je nach Merkmal mehr oder minder auswirken. Während zum Beispiel die Augenfarbe des Menschen durch Umwelteinflüsse fast nicht modifiziert wird, ist seine Körpergröße auch durch die Ernährungssituation oder durch hormonelle Bedingungen während der Wachstumsphase beeinflußbar. Die spezifische Muttersprache, die er spricht, ist wiederum ausschließlich auf Umwelteinflüsse zurückzuführen. Für die Gesundheitswissenschaften ist relevant, daß in der Regel die Interaktion von Genotyp und Umwelt für das Verständnis von Gesundheit und Krankheit berücksichtigt werden muß.

2.1 Genetik

Das menschliche Genom besteht aus 22 Chromosomenpaaren und den zwei Geschlechtschromosomen - entweder zwei X-Chromosomen oder ein X- und ein Y-Chromosom - und ist als Bauanleitung für alle Zellprodukte in jeder Körperzelle vorhanden. Dabei bildet die molekulare Grundlage der Chromosomen eine variable Abfolge von nur vier verschiedenen Bausteinen, die ein gedrehtes Kettenmolekül, die Desoxyribonukleinsäure (DNS oder engl. DNA), bilden. Obwohl die DNS eine Länge von ein bis zwei Metern hat, paßt sie durch extreme Spiralisierung und Faltung in den Zellkern jeder Körperzelle (mit Ausnahme der roten Blutkörperchen, die ihren Zellkern verlieren). Somit ist in jeder Zelle die gesamte Bauplaninformation vorhanden, jedoch sind in differenzierten Zellen, wie z.B. Haut- oder Leberzellen, zu einem bestimmten Zeitpunkt nur wenige Anteile aktiv.

Einzelne Informationseinheiten der DNS werden Gene genannt, wobei ein Gen jeweils einen DNS-Abschnitt definiert, der für die Bildung eines Proteins benötigt wird. Die Anordnung der vier verschiedenen Bausteine der DNS ermöglicht es, durch Ablesung (Transkription) und Übersetzung (Translation) der Information zwanzig verschiedene Aminosäuren zu kodieren. Durch die Anordnung der Aminosäuren, die wiederum durch die DNS-Information bestimmt wird, können mehrere tausend verschiedene Proteine gebildet werden. Proteine fungieren als Zellbausteine oder regulieren als Enzyme das Stoffwechselgeschehen. Letztendlich ist also die zeitlich (in der Ontogenese des Individuums) und räumlich (in verschiedenen Zellen des Organismus) gesteuerte Übersetzung der genetischen Information in Proteine als Steuerelemente und Strukturbausteine des Organismus die Grundlage für die Ausprägung der Merkmale eines Individuums.

Einzelne Merkmale - und seien sie noch so einfach - werden dabei allerdings selten von nur einem Gen bestimmt; in der Regel bedarf es des Zusammenspiels mehrerer Gene. In bestimmten Fällen kann jedoch eine Veränderung eines einzigen Bausteins eines Gens (genetische Veränderung = Mutation) zu einer starken Veränderung eines Merkmals bis hin zu einer lebensbedrohenden Erkrankung führen. So ist eine solche Punktmutation des Gens, das für den roten Blutfarbstoff Hämoglobin kodiert, verantwortlich für die Sichelzellanämie, eine Erbkrankheit, die vor allem in Zentralafrika häufig auftritt. Veränderungen des genetischen Materials können auf ein einzelnes Gen beschränkt sein (Genmutation), oder in einer Umorganisation der Gene innerhalb eines Chromosoms bestehen (Chromosomenmutation). Darüberhinaus kann die für jede Spezies typische Zahl von Chromosomen verändert sein, in dem z.B. einzelne Chromosomen verloren gehen (Genommutation). Mutationen kommen bei der Zellteilung spontan vor, sie werden jedoch durch verschiedene Umwelteinflüsse begünstigt. Zu den Faktoren, die die Mutationshäufigkeit erhöhen, zählen energiereiche Strahlung, bestimmte chemische Noxen und verschiedene Viren. DNS-Schäden führen dann zu bleibenden und an die Tochterzellen vererbbaren Veränderungen der DNS, wenn der Schaden nicht repariert wird und die Veränderung nicht zum Absterben der Zelle führt.

Die Gesamtheit der individuellen Genome stellt den Genpool der Population dar. Evolutionäre Veränderungen drücken sich in Veränderungen von Genhäufigkeiten im Genpool aus. Ein Individuum kann auf Grund seiner Abstammung von zwei Eltern natürlich nur zwei Variationen (Allele) eines Gens besitzen, also niemals über die gesamten genetischen Möglichkeiten, die in der Population vorhanden sind, verfügen. Aufgrund der Fülle der Variationen, die sich im Genpool befinden, sind im Falle sich ändernder Umweltbedingungen (Klima, geologische Ereignisse, Änderung des Nahrungsangebots etc.) solche Varianten bevorteilt, die an die veränderten Bedingungen am besten angepaßt sind. Dabei ist bei den Individuen einer Population, die Allele besitzen, die zu einer besseren Anpassungsleistung an die Umweltbedingungen führen, die Wahrscheinlichkeit für eine größere Nachkommenschaft gegeben und nach einigen Generationen wird das Merkmal dann häufiger vertreten sein.

2.2 Genetische und kulturelle Evolution

Genetische und kulturelle Evolution unterscheiden sich gravierend bezüglich dreier Merkmale: (1) Aufgrund des Wirkens der natürlichen Selektion werden diejenigen Merkmale positiv selektiert, die zur Maximierung des individuellen Fortpflanzungserfolges führen. Als Folge fördert die genetische Evolution den „Eigennutz" des Individuums. Im Gegensatz dazu kann die kulturelle Evolution sehr wohl Charakteristika begünstigen, die für eine größere Gruppe oder Gemeinschaft von Vorteil sind. Beispielsweise können Gesellschaften bewußte Entscheidungen zur Änderung kultureller Bedingungen treffen, die der Gemeinschaft und nicht nur dem Individuum nützen. (2) Variationen im Genotyp resultieren aus Mutation und Rekombination bei der geschlechtlichen Fortpflanzung. Da Mutationen spontan und unvorhersehbar auftreten, verläuft auch die genetische Evolution ungerichtet, denn der natürlichen Selektion fehlt eine vorausschauende Strategie. Die kulturelle Evolution kann hingegen - zumindest theoretisch - entsprechend vorgegebener Rahmenbedingungen gerichtet erfolgen. Beispielsweise können wir Konsequenzen unseres Handelns vorausberechnen und Entscheidungen zu Gunsten (oder Ungunsten) zukünftiger Generationen treffen. (3) Während die genetische Evolution ein sehr langsamer Prozeß ist, können kulturelle Anpassungen an sich ändernde Bedingungen unter Umständen sehr rasch vonstatten gehen. Der Einfluß kultureller Veränderungen, wie z.B. der Industrialisierung oder der anhaltenden Zerstörung der natürlichen Lebensgrundlagen auf die Gesundheit des Menschen wird in diesem Band im Kapitel der soziologischen Grundlagen durch Bernhard Badura ausführlich dargestellt.

Obwohl heute sicherlich die von der kulturellen Evolution geschaffenen Lebensbedingungen den stärkeren Einfluß auf Gesundheit und Krankheit des Menschen ausüben, müssen wir davon ausgehen, daß auch genetische Veränderungen nach wie vor eine Rolle spielen. Im Sinne der genetischen Evolution kann Krankheit als eine Verringerung der Fitneß des Individuums verstanden werden, indem sie seinen Lebensfortpflanzungserfolg reduziert. Allerdings ist der Einfluß vieler Krankheiten auf die Fitneß inzwischen durch die therapeutischen Möglichkeiten geringer geworden. Zum Beispiel können Personen mit genetisch bedingter erhöhter Infektanfälligkeit durch Antibiotikagabe vor Erregern geschützt werden. Somit reduzieren viele kulturelle Entwicklungen die Wirkung der natürlichen Selektion, die in der Stammesgeschichte einmal wichtig war, um nachteilige genetische Charakteristika in einer Population zu minimieren.

Auf der anderen Seite kann es durch die medizinische Entwicklung zur Beeinflussung der Häufigkeit bestimmter Allele kommen, z.B. durch pränatales Screening und selektive Abtreibung von Embryonen. Die vielfältigen Wechselbeziehungen zwischen genetischer und kultureller Evolution zeigen, daß die Gesellschaft sich diese Zusammenhänge bewußt machen und einen Konsens darüber erreichen muß, wie sie mit ihrem genetischen Erbe in Zukunft umgehen möchte. Dies ist insbesondere deshalb von dringender Wichtigkeit, da die Möglichkeiten der Einflußnahme durch die Entwicklungen in der Gentherapie und in der medizinischen Diagnostik sicher noch zunehmen werden.

2.3 Co-Evolution

Sowohl die genetische als auch die kulturelle Evolution des Menschen vollzieht sich in permanenter Wechselwirkung mit der Umwelt, so daß wiederum die Entwicklungsprozesse innerhalb einer Population in direkter Wechselwirkung mit Evolutionsprozessen anderer Arten stehen. Für die menschliche Gesundheit ist dabei die Evolution der Patho-Organismen, wie Parasiten, Bakterien und Viren, von besonderer Bedeutung. Es wird angenommen, daß Bakterien zu den ersten Lebewesen zählten, die auf der Erde entstanden sind. Im Laufe der Evolution ist es Bakterien gelungen neue Lebensräume zu besiedeln, zu denen auch die Zellen und Organe vielzelliger Organismen wie dem Menschen gehören. Dabei ist die Generationszeit von Erreger und Wirt extrem unterschiedlich. Ein Bakterium ist in der Lage, sich während der Lebenszeit des Wirts vieltausendfach zu vermehren und somit über die hohe Zahl der Generationen durch Mutation und Selektion innerhalb des Wirts Evolutionsprozesse zu durchlaufen, die wiederum seine Überlebens- und Reproduktionrate erhöhen. Dies hat den Selektionsdruck auf die Entwicklung eines effektiven Abwehrsystems erhöht, so daß in Jahrtausende langer Interaktion zwischen Erregern und Abwehrmechanismen des Wirts das hochkomplexe und extrem variabel arbeitende Immunsystem des Menschen entstanden ist.

Die spezifische, reziproke Adaptation zwischen Erregern und Wirt im Laufe der Evolution ist ein Beispiel für eine Co-Evolution. So ist zu verstehen, daß das Abwehrsystem des Menschen am effektivsten auf solche Erreger reagieren kann, die bereits seit vielen Generationen in der unmittelbaren Umwelt des Wirts vorkommen. Erreger, die in anderen geographischen Regionen endemisch sind, stellen demnach eine stärkere Bedrohung dar, als Erreger, die in der eigenen Umwelt vorhanden sind.

Durch die Entstehung neuer Transportwege, die Migration und den Tourismus werden seit langem bestehende geographische Barrieren zwischen Populationen und ihrem endemischen Erregerspektrum aufgehoben. In der Folge besteht die Gefahr, daß Bevölkerungen (z.B. Insel- oder Urwaldbevölkerungen) mit Erregern in Kontakt kommen, mit denen ihr Immunsystem keine Co-Evolution durchlaufen hat. Es wächst dann die Wahrscheinlichkeit einer epidemieartigen Verbreitung des Erregers, wenn keine präventiven Maßnahmen, wie Impfungen und hygienische Maßnahmen oder therapeutische Behandlung durch Antibiotika erfolgen. So wurde vom 16. bis zum 19. Jahrhundert die Zahl der nordamerikanischen Indianer durch die Einschleppung verschiedener Erreger stark dezimiert, und noch heute ist die Mortalität der indianischen Bevölkerung durch

Infektionskrankheiten höher als im Durchschnitt der amerikanischen Bevölkerung.

Demgegenüber sind die Bevölkerungen in den industrialisierten Staaten besonders durch sogenannte „neue" Infektionen gefährdet, d.h. Erregerarten oder -varianten, die in relativ neuer Zeit entstanden sind[1]. Dabei kann die Neuentstehung von Infektionen in der Entwicklung neuer und gefährlicherer Varianten älterer Erreger (z.B. durch Resistenzbildung gegen Antibiotika) oder in der Überwindung der Wirtsschranke durch Erreger bestehen, die bisher andere Säugetiere zum Wirt hatten, z.B. vom Affen auf den Menschen, wie dies im Falle von HIV angenommen wird.

Die Gefährlichkeit dieser neuen Erreger ist darin begründet, daß die moderne Medizin als ein Produkt der kulturellen Evolution des Menschen in den industrialisierten Staaten, die sehr erfolgreich zur Bekämpfung alter Infektionen beigetragen hat, mit der Entwicklung dieser neuen Erreger nur unter größten Anstrengungen Schritt halten kann. Oft werden Jahrzehnte benötigt, um die Übertragungswege, die Biologie des Erregers und die Interaktionen mit dem menschlichen Immunsystem genau zu verstehen, so daß therapeutische Verfahren, Impfstoffe und wirksame präventive Maßnahmen zur Einschränkung der Übertragung entwickelt und ins bestehende Gesundheitssystem integriert werden können. Hier wird deutlich, daß die Wechselwirkungen zwischen genetischer Evolution (in diesem Falle die der Patho-Organismen) und kultureller Evolution in den Blickpunkt auch der Gesundheitswissenschaften gerückt werden sollten, um die Auswirkungen kultureller Entwicklungen auf die Evolution der Patho-Organismen, aber auch auf die Biologie und Suszeptibilität des Menschen abschätzen und bewerten zu können.

3. Genetische Epidemiologie

Ein Teil der enormen genetischen Variabilität im Genpool menschlicher Populationen kann zur Entstehung von Krankheiten beitragen. Die genetische Epidemiologie versucht, genetische Risikofaktoren für Erkrankungen und ihre Interaktion mit Umweltfaktoren zu identifizieren. So wird die genetische Epidemiologie definiert als: „A science that deals with the etiology, distribution, and control of disease in groups of relatives, and with the inherited causes of disease in populations" (Morton & Chung 1978), oder in Abgrenzung zu anderen Disziplinen: „Genetic epidemiology is an emerging field with diverse interests, one that represents an important interaction between the two parent disciplines:

[1] Von der Neuentstehung zu unterscheiden ist die Neuentdeckung von Erregern, insbesondere Viren, deren Nachweis und Identifizierung erst durch neue Labormethoden möglich wurde. Ein Beispiel hierfür stellt die Entdeckung des humanen T-Zell-Leukämievirus Typ I im Jahre 1980 durch die Arbeitsgruppe von Robert Gallo dar (Poiesz, Ruscetti & Gazdar et al. 1980), das bereits sehr alt ist, aber erst nach seiner Entdeckung als ätiologisches Agens der Adulten T-Zell-Leukämie und der tropischen spastischen Paraparese identifiziert werden konnte (Krämer, Stock & Seydel 1995).

genetics and epidemiology. Genetic epidemiology differs from epidemiology by its explicit consideration of genetic factors and family resemblance; it differs from population genetics by its focus on disease; it also differs from medical genetics by its emphasis on population aspects." (Rao 1984)

Die genetische Epidemiologie geht von einer multifaktoriellen Ätiologie aus, nach der die meisten Erkrankungen nicht alleine durch genetische oder Umwelteinflüsse, sondern durch eine komplexe Interaktion zwischen diesen Faktoren erklärt werden können. Dabei werden unter Umweltfaktoren sowohl exogene Faktoren, wie chemische Exposition, infektiöse Agentien oder Verhaltensfaktoren, als auch endogene Faktoren wie z.B. das Alter oder der hormonelle Status verstanden. Ein Beispiel dafür, daß ein angeborener genetischer Defekt ein notwendiger, aber alleine nicht hinreichender Grund für das Auftreten einer Erkrankung sein kann, ist die Phenylketonurie, eine autosomal rezessive Erkrankung, die sich aufgrund eines Mangels des Enzyms Phenylalaninhydroxylase in geistiger Retardierung und einer Hypopigmentierung der Haut manifestiert. Das Auftreten der Krankheitssymptome ist dabei abhängig vom Vorhandensein von Phenylalanin in der Ernährung, so daß durch eine Diät, in der Phenylalanin durch Thyrosin ersetzt wird, das Auftreten von Symptomen verhindert werden kann.

Zur Identifizierung genetischer Faktoren und ihrer Bedeutung für die Ätiologie einer Erkrankung werden verschiedene Methoden verwendet. Dabei werden Gene, die Variationen aufweisen, die möglicherweise zur Entstehung einer Erkrankung beitragen, oft als Kandidatengene (candidate gene) bezeichnet. In der *Segregationsanalyse* werden Wahrscheinlichkeitsmodelle auf Familienstammbäume angewendet und dasjenige Modell gewählt, das die vorhanden Daten am besten erklärt. Dabei soll geklärt werden, ob das beobachtete Muster des Auftretens einer Erkrankung innerhalb einer Familie mit einem spezifischen Vererbungsmodell in Einklang gebracht werden kann. Dabei muß das Vererbungsmodell stets mit anderen plausiblen Modellen auf der Grundlage von in Familien tradierten Umweltfaktoren, wie z.B. dem Ernährungsverhalten, verglichen werden. Da trotz des Vorhandenseins einer Veränderung des Kandidatengens häufig keine Krankheitszeichen auftreten (unvollständige „Penetranz" des Allels) und auf der anderen Seite sogenannte Phänokopien, d.h. das Auftreten der Erkrankung trotz unveränderten Genotyps, vorkommen, ist auf der Grundlage dieses Ansatzes oft keine eindeutige Aussage möglich. Die Stärke der Segregationsanalyse wird von vielen eher im Ausschluß bestimmter Vererbungsmodelle, denn in ihrer Bestätigung gesehen.

Bei einem anderen Verfahren, der *Linkage-Analyse*, wird das Kandidatengen über die Vererbung eines genetischen Markers, dessen Ort (Locus) im Chromosomensatz genau bekannt ist, innerhalb des Genoms lokalisiert. Ist das Gen in der Nähe des Markers lokalisiert, so muß der Marker überproportional häufig zusammen mit der Erkrankung in einem Familienstammbaum vorkommen. Hierbei wird das Vorkommen von sogenanntem Cross-Over, d.h. einem Neuarrangieren von Genabschnitten innerhalb eines Chromosoms während der Reifeteilung in der Keimzellbildung, genutzt. Liegen Kandidatengen und Marker an weit entfernten Loci auf dem Chromosom, so würde ein Cross-Over zu einer getrennten Vererbung von Marker und Kandidatengen führen, während eine nahe Lokalisierung eine gemeinsame Vererbung (Kosegregation) wahrscheinlich macht.

Während in Linkage-Analysen Beweise für eine Kosegregation zwischen Marker-Locus und angenommenen Krankheits-Locus gesucht werden, versucht eine anderer Ansatz, die *Assoziationsanalyse*, den Nachweis einer Assoziation zwischen einer genetischen Variation an einem Marker-Locus und dem Auftreten einer Erkrankung zu führen. Dabei kann eine genetische Variante des Markers selbst zu dem Auftreten der Erkrankung beitragen, oder mit einem Kandidatengen zusammen vererbt werden. Assoziationsstudien sind häufig Fall-Kontroll-Studien und können sowohl gesunde und erkrankte Individuen aus Familien oder aus der allgemeinen Bevölkerung einschließen, wobei oft auf den Ergebnissen vorhergehender Linkage-Analysen aufgebaut wird. Während in den ersten Assoziationsstudien auf phänotypische Marker, wie z.B. die Blutgruppenzugehörigkeit zurückgegriffen wurde, werden heute häufig Gene des Haupthistokompatibilitätskomplexes (HLA), die auf dem Chromosom 6 lokalisiert sind, als Marker verwendet, da der HLA-Typus zwischen Individuen sehr stark variiert. Derartige Analysen haben z.B. eine Assoziation des HLA B27 Antigens mit dem Auftreten der rheumatischen Erkrankung Morbus Bechterew (Ahearn & Hochberg 1988) und des HLA DQw3 Antigens mit dem Auftreten von Gebärmutterhalskrebs gezeigt (Wank 1991).

Auch wenn eine genetische Komponente für eine bestimmte Erkrankung wahrscheinlich und der Ort des Kandidatengens in etwa lokalisiert ist, kann die Identifizierung und genaue genetische Charakterisierung im Sinne der Entschlüsselung der Gensequenz sehr aufwendig und langwierig sein. In einigen Fällen ist es aber gelungen, mit Krankheiten assoziierte Gene und deren exakte Sequenz genau zu charakterisieren. So liegt z.B. der Hauterkrankung Epidemolysis Bullosa eine Mutation des K-14 Gens auf dem Chromosom 17q (Bonifas, Rothman & Epstein 1991) und einer Bindegewebserkrankung, dem Marfan's Syndrom, eine Mutation des Fibrillin-1-Gens auf den Chromosomen 15q21 zugrunde (Lee, Godfrey, Vitale, Hori, Mattei, Sarfarazi, Tsipouras, Ramirez & Hollister 1991). Dennoch ist nur in wenigen Ausnahmefällen von einer monokausalen Krankheitsursache auszugehen, und der Beitrag genetischer Prädisposition sollte sorgfältig zusammen mit anderen Risiko- und Schutzfaktoren im Sinne multifaktorieller Ätiologie diskutiert werden. So ist z.B. eine Mutation des Brustkrebsgens BRCA1 nur für ca. 5 % aller Fälle von Brustkrebs verantwortlich (Chang-Claude & Scherneck 1995) und 90-95 % aller Fälle machen nicht erbliche Formen der Brustkrebserkrankung aus.

4. Biologie des menschlichen Verhaltens

Die Mechanismen der evolutionären Entwicklung bedingen, daß der Mensch viele seiner anatomischen Strukturen, der sonsorischen Fähigkeiten und der Körperfunktionen von seinen nichtmenschlichen Vorfahren geerbt hat. Für den Bereich des Verhaltens hat die Tierethologie viele Beweise dafür geliefert, daß auch Verhaltenselemente vererbbar sind und den Gesetzmäßigkeiten der evolutionären Veränderungsprozesse unterliegen. Vor dem Hintergrund einer großen Anzahl von Ähnlichkeiten zwischen dem Menschen und anderen Säugetieren scheint es unwahrscheinlich, daß die Evolution menschlichen Verhaltens aus diesem Übereinstimmungsbereich herausgefallen sein sollte. Dennoch ist es äußerst problematisch, Erkenntnisse aus der Tierethologie (Verhaltensforschung) direkt auf den Menschen zu übertragen. Es ist immanent, daß das menschliche Verhalten in weit geringerem Maße durch Reiz-Reaktionsmuster im Sinne starrer, durch sogenannte Schlüsselreize ausgelöste Verhaltensmuster geprägt ist als bei vielen Tieren. Demgegenüber hat die Entwicklung von Lern- und Gedächtnisleistungen und hiermit einhergehend die Fähigkeit zur kognitiven Bewertung von Sinneswahrnehmungen die Freiheitsgrade menschlichen Verhaltens durch die Vergrößerung der Entscheidungsmöglichkeiten extrem erhöht. Offensichtlich sind der Einfluß der kulturellen Evolution und der individuellen Lebensgeschichte als verhaltensbestimmende Faktoren im Laufe der Entwicklung zum Menschen hin immer stärker geworden, wobei gleichzeitig der Einfluß der genetischen Evolution bzw. Prädisposition zurückgedrängt wurde.

Dennoch ergibt sich aus der Tatsache heraus, daß der Mensch wie alle anderen Organismen im Laufe seiner Stammesgeschichte mit einer Vielzahl spezifischer Anpassungen an seine Umwelt ausgestattet wurde, die in der Humanethologie gestellte Frage nach „allgemeinen", durchgehenden Eigenschaften im menschlichen Verhalten und ihrer Wandlung im Laufe der Entwicklung zum Zivilisationsmenschen. Am deutlichsten sind die Hinweise auf erbliche Vorprogrammierung bei einigen sehr einfachen Bewegungen, die zumeist bei Neugeborenen vorhanden sind, wie die Handgreif- oder Klammerreflexe und die automatisch wirkende Pendelbewegung des Kopfes auf der Suche nach der Brust der Mutter. Weiterhin gelten Ausdrucksbewegungen wie das Lächeln als erblich vorprogrammiert, da sie erstens nicht konditionierbar sind und zweitens auch ohne Erfahrungsmöglichkeit, z.B. bei taubblinden Kindern, auftreten.

In jüngerer Zeit haben zwei neuere Forschungsansätze, die sich mit der Biologie menschlichen Verhaltens beschäftigen, großes Interesse in der Öffentlichkeit gefunden. Zum einen versuchen die Soziobiologie und die evolutionäre Psychologie stammesgeschichtliche Programmierungen auch von komplexen menschlichen Verhaltensmustern nachzuweisen. Beispielsweise wird diskutiert, ob die Partnerwahl bei Mensch und Tier nach denselben funktionalen, genetisch vorprogrammierten Gesichtspunkten verläuft. Zum anderen geht es der molekularbiologisch orientierten Verhaltensgenetik darum, Kausalketten von der Ebene der Gene bis hin zu Verhaltensmerkmalen, wie z.B. der sexuellen Orientierung, dem Suchtverhalten oder Affektiven Psychosen aufzuzeigen. So wird beispielsweise eine Punktmutation in einem bestimmten Gen kausal für einen veränderten Neurotransmitterstoffwechsel im Gehirn verantwortlich gemacht, der seinerseits spontan aggressives Verhalten auslösen soll. Bisher werden jedoch die Befunde beider Forschungsrichtungen sehr kontrovers diskutiert, so daß in diesem Artikel hierauf nicht näher eingegangen werden soll.

Dennoch hat die Biologie des Menschen einen komplexen Einfluß auf das menschliche Verhalten, indem die neuroendokrinen Wechselwirkungen zwischen Psyche und Organismus spezifische Verhaltensweisen als Reaktion auf Umweltreize wahrscheinlich oder überhaupt möglich machen. So ist z.B. menschliches Suchtverhalten auf der Grundlage der Existenz eines „Belohnungssystems" im Gehirn zu verstehen, das dazu führt, daß fortgesetzt die Befriedigung des süchtigen Verlangens durch die Freisetzung wohlbefindenserzeugender Botenstoffe im Gehirn erreicht wird. Welche spezifischen Bedingungsfaktoren jedoch Auslöser für ein Suchtverhalten sind, ist auf biologischer Grundlage allein nicht zu erklären, sondern Bedarf der Einbeziehung soziologischer und psychologischer Erklärungsansätze.

5. Wechselwirkungen zwischen Psyche und Körperfunktionen

Wie auch in anderen Kapiteln dieses Buches ausgeführt, wurde durch Forschungsarbeiten der letzten 20 Jahre deutlich, daß in den industrialisierten Staaten die medizinische Versorgung als Determinante für die Gesundheit einer Bevölkerung zugunsten der Determinanten Lebensstil, Umwelt und menschliche biologische Faktoren an Bedeutung verloren hat. Zum Verständnis der biologischen Determinanten für Gesundheit sind daher die Regulationssysteme von zentraler Bedeutung, die an der biologischen Antwort des Organismus auf die Umwelt beteiligt sind, beziehungsweise durch ihr komplexes Zusammenspiel die Anpassungsfähigkeit, Resistenz, Adaptationsfähigkeit und Plastizität des Organismus ausmachen. Zentrale Systeme zur Aufrechterhaltung der Homöostase als Ausdruck eines dynamischen Gleichgewichtszustands des Organismus sind das Nerven-, Hormon-, und Immunsystem (Abbildung 1). Im folgenden werden die wichtigsten Eigenschaften und Funktionen dieser Regulationssysteme und ihre wechselseitige Beeinflussung dargestellt.

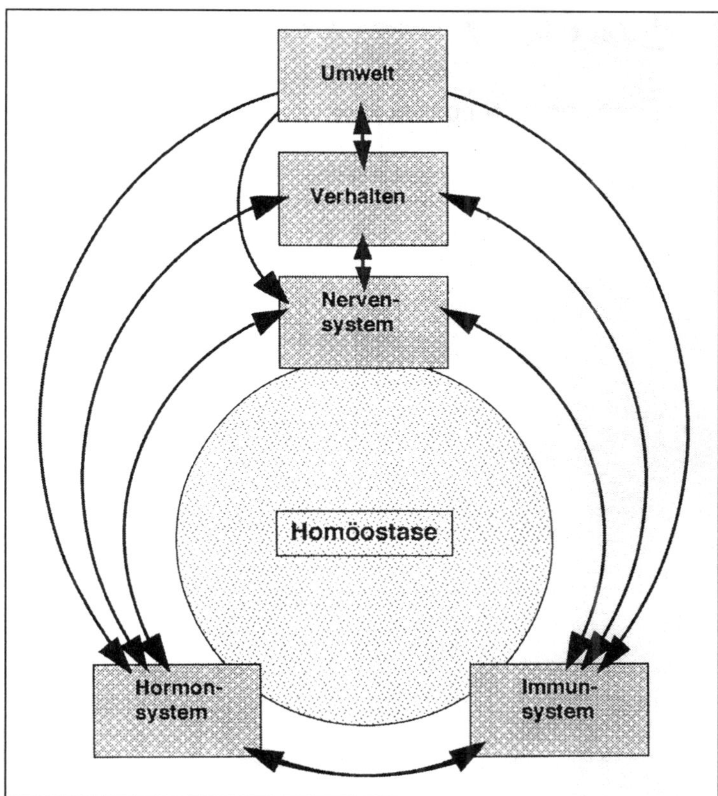

Abbildung 1: Wechselseitige Beeinflussung zwischen physiologischen Regulationssystemen. Ziel - im Sinne der Gesunderhaltung des Organismus - ist die Aufrechterhaltung der Homöostase als ein selbstregulatorisches, dynamisches Gleichgewicht (modifiziert nach Ader, Cohen & Felten 1987).

5.1 Nervensystem

Das Nervensystem von Wirbeltieren einschließlich des Menschen kann in die Anteile Zentralnervensystem, dazu gehören das Gehirn und das Rückenmark (Abbildung 2), und peripheres Nervensystem, das aus den aus dem Rückenmark austretenden Nervenbahnen und den außerhalb des Rückenmarks gelegenen Kerngebieten (Nervenplexi) besteht, unterteilt werden. Darüber hinaus ist eine Unterscheidung zwischen somatischem und vegetativem (autonomem) Nervensystem (ANS) sinnvoll. Während das somatische Nervensystem die Wahrnehmung, die Reizverarbeitung und die Willkürmotorik steuert, sind die Anteile des Nervensystems, die dem vegetativen Nervensystem zugerechnet werden, zur vom Bewußtsein unabhängigen, also unwillkürlichen und autonomen Aufrechterhaltung des inneren Milieus von Bedeutung. Das ANS regelt im Schlaf- und Wachzustand die Kreislauffunktionen wie Blutdruck und Herzfrequenz, die Tätigkeit der Verdauungsorgane, die Funktion der Drüsen, z.B. der

Hormondrüsen, und hat nach neueren Erkenntnissen auch einen modulierenden Einfluß auf die Immunfunktion.

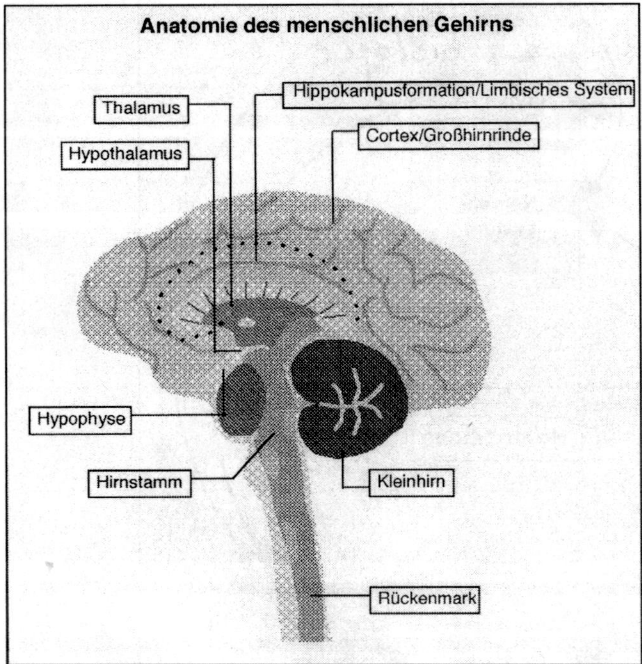

Abbildung 2: Längsschnitt durch ein menschliches Gehirn.

Alle Anteile des Nervensystem bestehen aus Nerven- sowie Nähr- und Stützzellen. Nervenzellen unterscheiden sich trotz gleicher genetischer Ausstattung wie alle anderen Körperzellen von diesen durch folgende Eigenschaften.

- Sie können sich nach Abschluß der Embryonalentwicklung nicht mehr teilen.
- Sie haben einen Zellkörper mit Zellkern und zusätzlich viele dünne Fortsätze zur Reizaufnahme (Dendriten) und auf der anderen Seite einen, unter Umständen, langen Fortsatz (Axon) zur Reizweiterleitung an andere Nerven- oder Zielzellen. Das Axon endet in einer Vielzahl von Schaltstellen zur Kommunikation mit anderen Zellen, den Synapsen.
- Sie haben eine Zellmembran, die in der Lage ist elektrische Ladungen zu erzeugen und entlang der Membran weiterzuleiten, sie können diese elektrischen Nervensignale mit Hilfe von Botenstoffen (Neurotransmitter) an andere Zellen weitergeben und sie können mit Hilfe von auf Botenstoffe reagierenden Rezeptoren Signale anderer Nervenzellen empfangen.

Das Verschaltungsmuster der Nervenzellen ist in groben Zügen genetisch festgelegt. Die Feinabstimmung erfolgt jedoch erst durch Sinnesreize und Lernprozesse vorwiegend im Kindesalter. Aber auch im Erwachsenenalter kann sich das Verknüpfungsmuster zwischen Nervenzellen immer wieder ändern. Diese Plastizität des menschlichen Nervensystems ist die Grundlage für das zeitlebens erhalten bleibende Lernvermögen und die Gedächtnisleistungen des Gehirns. Verantwortlich für den Informationsfluß im Nervensystem ist jedoch nicht nur das Verschaltungsmuster der Nervenzellen untereinander, sondern sind auch die zur Kommunikation verwendeten Botenstoffe, der Transmitter. Unterschiedliche Gruppen von Nervenzellen verwenden unterschiedliche Transmitter, wobei es neben erregenden auch hemmende Botenstoffe gibt, die in der nachgeschalteten Nervenzelle das Membranpotential senken und so ihre Erregbarkeit verringern. Die meisten Nervengifte und psychoaktiven Substanzen wie Koffein, LSD, Heroin, aber auch Psychopharmaka beeinflussen den Stoffwechsel der Neurotransmitter im Gehirn oder wirken an deren Erkennungsmolekülen, den Rezeptoren, so daß es zu Erhöhungen oder Reduzierungen spezifischer Transmitterkonzentrationen kommt und dadurch Einfluß auf das Erregungsniveau in bestimmten Regionen oder Funktionskreisen des Gehirns genommen werden kann.

5.2 Hormonsystem

Hormone sind chemische Botenstoffe, die das Verhalten und Empfinden des Menschen entscheidend beeinflussen. Hormone sind sowohl an der Steuerung von Entwicklungsprozessen wie auch des Eß-, Trink-, und Schlafverhaltens und der Sexualität beteiligt. Sie werden in sekretorischen Zellen gebildet und vor allem mit dem Blut zu den Zielzellen geleitet. Die Zielzellen tragen Rezeptoren, die spezifische Hormone erkennen können. Hierdurch wird eine Reaktion der Zielzelle (z.B. eine Veränderung ihres Zellstoffwechsels) ausgelöst. Die Hormonbildung und -ausschüttung wird vom Gehirn gesteuert, wobei der Hypothalamus die zentrale Regulationsstelle darstellt. Durch den engen Kontakt des Hypothalamus mit der Großhirnrinde und mit dem limbischen System beeinflussen Gedanken, Erleben und Gefühle die hormonelle Regulation. Über die Hirnanhangdrüse, die Hypophyse, werden Signale des Hypothalamus in Form von Botenstoffen in den Blutkreislauf gebracht und steuern so wichtige Körperfunktionen. Dabei funktionieren hormonelle Regelkreise durch negative Rückkoppelungsmechanismen, d.h. die Konzentration eines Hormons im Blut beeinflußt negativ diejenigen Zellen im Hypothalamus und in der Hypophyse, die die Bildung und Ausschüttung dieses Hormons stimulieren. Hierüber können Hormonspiegel innerhalb enger Grenzen konstant gehalten werden.

5.3 Immunsystem

Die Funktion des Immunsystems ist die Erkennung und Vernichtung fremder Partikel und Zellen, wie z.B. Bakterien, Pilze, Viren und Parasiten aber auch Krebszellen. Das Immunsystem besteht aus Organen und Geweben, die an der Produktion, Reifung und Speicherung von Immunzellen beteiligt sind, dazu gehören der Thymus, die Milz, das Knochenmark, die Lymphknoten, die Mandeln, das lymphatischen Gewebe des Darms und die Gliazellen des Gehirns. An der Abwehr beteiligt sind auf verschiedene Aufgaben spezialisierte Immunzellen und die von spezifischen Immunzellen, den B-Lymphozyten, gebildeten Eiweißmoleküle, die Antikörper. Antikörper und Immunzellen sind in der Lage, bestimmte Molekülstrukturen, sogenannte Antigene, zu erkennen, die auf der Membran oder Hülle von Mikroorganismen oder körperfremden Zellen sitzen. Dabei erfolgt die Erkennung hochspezifisch, d.h. jedes Antigen kann durch einen spezifischen Antikörper bzw. eine spezifische B-Zelle erkannt werden. Im Allgemeinen löst das Erkennen eines spezifischen Antigens eine Kaskade von Immunreaktionen aus, an deren Ende der Erreger oder die als fremd erkannte Zelle oder Struktur von Antikörpern markiert und durch Freßzellen oder enzymatische Zerlegung zerstört wird. Dabei wird der Angriff auf körpereigene Zellen durch ein System individueller Marker auf allen Körperzellen, das HLA-System (s.o.) verhindert. Störungen dieser Erkennung körpereigener Zellen werden für die Entstehung von Autoimmunerkrankungen verantwortlich gemacht (siehe auch Kapitel Medizinische Grundlagen). Immunzellen kommunizieren untereinander durch direkte Zellkontakte und durch die Ausschüttung von Immunbotenstoffen, den Lymphokinen. Die Erkennung eines Antigens wird so anderen Immunzellen mitgeteilt und diese dadurch zur Zellteilung, d.h. einer Vermehrung abwehrbereiter Zellen, und zur Abwehrreaktion stimuliert. Dabei verbleiben vielfach nach einer durchlaufenen Immunreaktion abwehrbereite Zellen und spezifisch gegen diesen Erreger gebildete Antikörper im Blut, so daß der Organismus gegenüber einer erneuten Infektion immun ist.

5.4 Psychoneuroimmunologie

Bis in die achtziger Jahre hinein galt das Immunsystem als ein von neuronaler oder hormoneller Kontrolle weitgehend unabhängiges System. Kenntnisse darüber, daß das Immunsystem, das Hormon- und das Nervensystem funktionell eng miteinander verknüpft sind und in permanenter Wechselwirkung und Kommunikation stehen, sind erst in neuerer Zeit entstanden. Mit der Entwicklung einer insbesondere in den USA vorangetriebenen neuen Forschungsrichtung, der Psychoneuroimmunologie, wurden Fragen nach den molekularen und chemischen Prozessen gestellt, durch welche Gefühle, Gedanken und Empfindungen an das Immunsystem vermittelt werden können. So erbrachte die Arbeitsgruppe von David Felten (1981; 1985) den anatomischen Nachweis, daß die Lymphorgane von Nerven des autonomen Nervensystems innerviert und so Neurotransmitter (insbesondere Noradrenalin) in Lymphgeweben ausgeschüttet werden. Gleichzeitig wurden auf den Immunzellen Noradrenalin-Rezeptoren, die sogenannten β-Rezeptoren, identifiziert (Bishopric, Cohen & Lefkowitz 1980) und gezeigt, daß Lymphozyten auf die Ausschüttung von Noradrenalin mit einer Verringerung ihrer Immunantwort reagieren (Feldman, Hunninghake & Mc Ardle 1987, Brooks & Roszman 1989). Immunzellen tragen aber nicht nur Rezeptoren für Botenstoffe des Nervensystems, sie sind auch gegenüber hormonellen Signalen empfindlich. So hat insbesondere das Hormon Cortisol bei hoher Konzentration einen immunsuppressiven Einfluß, aber auch andere Hormone wie Somatostatin oder das auf die Schilddrüse wirkende Thyroid stimulierende Hormon TSH wirken modulierend auf die Immunfunktion. Neben immunsuppressiven Einflüssen wurden aber auch stimulierende Wirkungen von Hormonen nachgewiesen.

Es werden also zwei Wege diskutiert, über die die Immunantwort durch das Gehirn und damit durch die Psyche beeinflußt werden kann. Zum einen durch die direkte nervöse Innervierung der Lymphgewebe und zum anderen durch die indirekte neuroendokrine Kommunikation über die Ausschüttung von Hormonen. Wenn nun Zellen des Immunsystems in der Lage sind, vielfältige Signale des Nerven- und Hormonsystems zu empfangen, so überrascht es nicht, daß Immunzellen auch Signale abgeben können, die auf das Hormonsystem und auf das Gehirn wirken. Tatsächlich wurde gezeigt, daß eine Vielzahl von Hormonen, u.a. Prolaktin und Wachstumshormon, und eine Reihe von Neuropeptiden, wie z.B. Endorphin, von Immunzellen produziert werden (Weigent, Carr & Blalock 1990). Darüber hinaus haben die Botenstoffe des Immunsystems, die Lymphokine, auch Wirkungen außerhalb des Immunsystems, indem sie auch auf neuroendokrine Gewebe und das Gehirn wirken. So wird das sogenannte „sickness behaviour", ein Zustand der durch Schläfrigkeit, erhöhte Schmerzsensitivität und Lethargie gekennzeichnet ist, durch die Wirkung von Lymphokinen auf das Gehirn vermittelt (Schedlowski & Tewes 1996). Einige Psychoneuroimmunologen betrachten daher das Immunsystem als ein sechstes Sinnessystem, das Informationen aus dem Körperinneren - in Form von Bakterien und Viren - wahrnimmt und zum Gehirn weiterleitet. Gleichzeitig empfängt es Signale, die seine Abwehrbereitschaft beeinflussen.

Obwohl nach wie vor noch viele Fragen bezüglich der Wechselwirkungen zwischen Psyche, Hormon- und Immunsystem im Gesundheits- und Krankheitsgeschehen ungeklärt sind, können bereits jetzt aus den Erkenntnissen der Psychoneuroimmunologie Erklärungsansätze abgeleitet werden, wie psychische Faktoren zu körperlichen Störungen führen können und umgekehrt. Diese Forschungsrichtung liefert daher Erkenntnisse für eine naturwissenschaftlich fundierte psychosomatische Medizin.

6. Biologie des Stresses

Am Beispiel der biologischen Grundlagen des Stresses wird die komplexe Interaktion zwischen Nerven-, Immun- und Hormonsystem besonders deutlich. In der Abbildung 1 ist veranschaulicht, daß an der Aufrechterhaltung der Homöostase als selbstregulatorisches, dynamisches Gleichgewicht des Organismus die physiologischen Regulationssysteme Nervensystem, Hormonsystem und Immunsystem in gegenseitiger Wechselwirkung beteiligt sind. Das Verhalten des Menschen ist als Mittler zwischen Innen und Außen, also Organismus und Umwelt, zwischengeschaltet. Während Reize aus der physikalisch-chemischen Umwelt (z.B. Noxen) und aus der biologischen Umwelt (z.B. Patho-Organismen) auch direkt in Wechselwirkung mit dem Immun- oder Hormonsystem treten und damit das dynamische Gleichgewicht beeinflussen können, werden Stressoren über die Sinnessysteme und somit über das Nervensystem perzipiert.

Unabhängig von der Qualität oder zeitlichen Dauer des streßauslösenden Ereignisses geschieht dessen Wahrnehmung über die Sinnessysteme und die Verarbeitung und Bewertung der Information im Gehirn. Aus elektroenzephalografischen Untersuchungen ist bekannt, daß dieser Prozeß der unmittelbaren Reizperzeption lediglich einen Zeitraum von ungefähr 300 Millisekunden in Anspruch nimmt (Coles 1989). Dabei erfolgt die Filterung der Sinnesinformation und die Verschaltung in höhere Rindenareale im Thalamus, einem Kerngebiet in der Mitte des Gehirn gelegen. In der Hirnrinde (Cortex) wird die eigentliche Verarbeitung der Sinnesinformation in den jeweiligen Sinnesmodalitäten (Sehen, Hören, Fühlen, Schmecken, Riechen) zugeordneten Projektionsfeldern geleistet, so z.B. die Verarbeitung der optischen Reize im Bereich des Hinterhaupts. Hier werden Muster erkannt, und durch Verschaltung mit den assoziativen Kortexarealen wird die aktuelle Sinneswahrnehmung mit Gedächtnisanteilen zu einem komplexen Sinneseindruck verarbeitet. Für eine Reizwahrnehmung und assoziative Reizverarbeitung in unterschiedlichen Kortexarealen spricht die Beobachtung, daß bei selektiven Ausfällen von Arealen, wie z.B. dem Wernickeschen Sprachzentrum als assoziativem Kortexareal des primären akustischen Feldes, Worte zwar noch gehört werden, ihre Bedeutungen jedoch nicht mehr zugeordnet werden können. In den Arealen des limbischen Systems erfolgt die Zuordnung von Emotionen, wie Wut, Freude, Hilflosigkeit oder Angst zu den verarbeiteten Sinneseindrücken. Im Falle eines Streßereignisses sind also verschiedene Ebenen des Gehirns an der Verarbeitung des Reizes beteiligt, wodurch der Stressor eine durch Persönlichkeitsfaktoren und Gedächtnisinhalte des Individuums beeinflußte Bewertung erfährt.

Henry und Stephens veröffentlichten 1977 ihr bis heute richtungsweisendes Buch „Stress, Health, and the Social Environment“. Hierin zeigen sie, wie Reize aus der sozialen Umwelt bei Menschen und anderen Säugetieren neuroendokrine Veränderungen hervorrufen, die langfristig zu chronischen Krankheiten bis hin zum Tod führen können. Zwar können die unterschiedlichsten Stimuli den Organismus aktivieren und zum Teil reizspezifische Reaktionen auslösen, doch antwortet der Organismus daneben stets mit einer begrenzten Anzahl reizunspezifischer neuroendokriner Antwortmuster, die für alle Säugetiere ähnlich sind. Für die Anpassung an bedrohliche Situationen in der physikalischen und sozialen Umwelt sind dabei vor allem die Reaktionen des Symphatikus-Nebennierenmark- und des Hypophysen-Nebennierenrinden-Systems von Bedeutung (Abbildung 3).

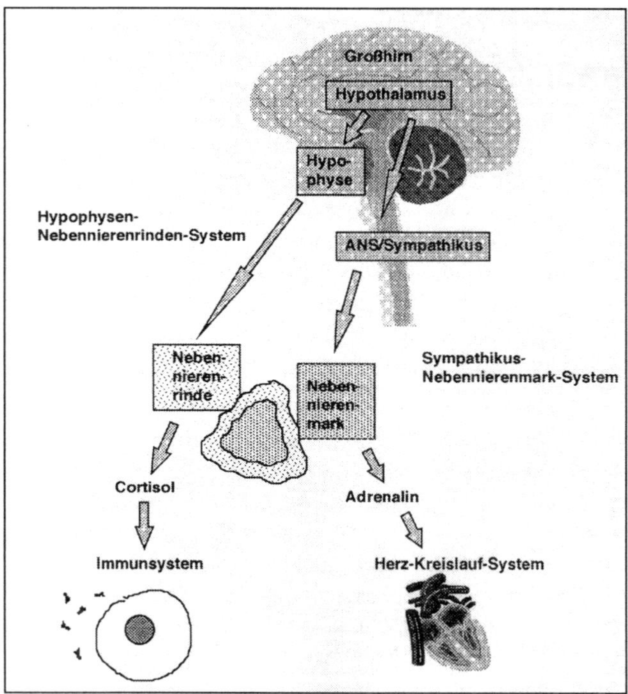

Abbildung 3: Im Organismus lassen sich zwei voneinander unabhängige Streß-Achsen unterscheiden. Beim sogenannten passiven Streß kommt es zur langfristigen Aktivierung des Hypophysen-Nebennierenrinden-Systems. Dabei wird die Hypophyse durch ein Hormon des Hypothalamus (Corticotropin-Releasing-Hormon) zur Ausschüttung des Adrenocorticotropen Hormons (ACTH) veranlaßt, was wiederum zur Sezernierung des Cortisols aus der Nebennierenrinde führt. Passiver Streß kann langfristig, aufgrund der immunsuppressiven Wirkung des Cortisols, mit einer Schwächung des Immunsystems verbunden sein. Beim sogenannten aktiven Streß kommt es zur langfristigen Aktivierung des Sympathikus-Nebennierenmark-Systems. Hierbei führt die Aktivierung des Sympathikus als Teil des Autonomen Nervensystems zur Adrenalinfreisetzung aus dem Nebennierenmark. Aktiver Streß kann langfristig die Entstehung von Herz-Kreislauferkrankungen begünstigen.

Die sekundenschnelle Anpassung an veränderte Umweltbedingungen erfolgt über das Nebennierenmark. In kritischen Situationen wird es durch das Sympathische Nervensystem aktiviert, woraufhin sogleich die Hormone Adrenalin und Noradrenalin ausgeschüttet werden. Dies führt zu einer Reihe von physiologischen Anpassungen an eine erhöhte Leistungsanforderung: eine stärkere Durchblutung der Herz- und Skelettmuskulatur, eine Erhöhung von Blutdruck und Herzfrequenz, einen Anstieg von Glukose und freien Fettsäuren im Blut und eine erhöhte Fähigkeit zur Blutgerinnung. Zusammengenommen werden diese Erscheinungen als „Fight and Flight Syndrom“ bezeichnet (Cannon 1929), da sie es dem Organismus erlauben, sich adäquat mit akut bedrohlichen

Situationen auseinanderzusetzen. Einige Minuten nach der Ausschüttung von Adrenalin und Noradrenalin steigen auch die Konzentrationen der von der Nebennierenrinde sezernierten Glukokortikoide (vor allem das Cortisol) im Serum an. Diese hormonelle Reaktion wird durch ein Hormon der Hypophyse, das Adrenocorticotrope Hormon (ACTH), ausgelöst. Die Glukokortikoide rufen ebenfalls physiologische Reaktionen hervor, die dem Organismus Energie zur Verfügung stellen, und tragen damit auch zur Anpassung an bedrohliche Situationen bei. Die kurzfristige Aktivierung von Sympathikus-Nebennierenmark- und Hypophysen-Nebennierenrinden-System stellt demnach für den Menschen eine sehr sinnvolle, nützliche Reaktion dar. Normalerweise fallen die Hormonkonzentrationen nach Beendigung einer akuten Streßsituation sehr schnell wieder auf die Ausgangswerte zurück, und es kommt zu keinen nachteiligen Langzeitfolgen für das Individuum.

Während der Organismus auf akut bedrohliche Situationen mit der Aktivierung des Sympathikus-Nebennierenmark- und des Hypophysen-Nebennierenrinden-Systems antwortet, kann er auf chronische Stressoren vornehmlich mit der langfristigen Aktivierung des einen oder anderen Systems reagieren. Henry und Stephens (1977) konnten zeigen, daß ein Zusammenhang besteht zwischen der Art und Weise, wie ein Individuum mit seinem Verhalten auf eine chronische soziale Belastung reagiert, und der entsprechenden Aktivierung einer der beiden Streß-Achsen. Hierbei ist ein Verhaltensmuster, das in seiner extremen Ausbildung als „Verlust der Kontrolle über Personen und Situationen“ bezeichnet werden kann und durch Unsicherheit bis zur Hilflosigkeit und Depression gekennzeichnet ist, mit der langfristigen Aktivierung des Hypophysen-Nebennierenrinden-Systems verbunden. Dieser passive Streß, der ursprünglich von Hans Selye (1956) als charakteristisch für jede Form der Belastung angesehen worden war, führt offensichtlich zu einer ausgeprägten Schwächung des Immunsystems, wodurch die Entstehung von Infektionskrankheiten und Tumoren gefördert wird.

Versucht ein Individuum hingegen durch permanent aktives Handeln eine chronisch belastende Situation unter Kontrolle zu bringen, so führt dies zur langfristigen Aktivierung des Sympathikus-Nebennierenmark-Systems. Dieser sogenannte aktive Streß dürfte mit Gefühlen wie Angst oder Wut einhergehen und soll langfristig die Entstehung von Arteriosklerose und Schäden des Herz-Kreislauf-Systems begünstigen (von Holst 1993).

Streßreaktionen erfolgen sicher immer dann, wenn die Anforderungen der Umwelt die individuellen Bewältigungsmöglichkeiten überschreiten (Lazarus & Folkmann 1984). Wann eine bestimmte Anforderung jedoch als nicht zu bewältigen interpretiert wird und welche emotionalen und Verhaltensreaktionen mit dieser Interpretation einhergehen, kann von Individuum zu Individuum sehr verschieden sein. Faktoren wie Alter, Geschlecht, Erfahrungen während der Lebensgeschichte, die aktuelle körperlich-psychischen Konstitution, das Vorhandensein oder Fehlen sozialer Unterstützung aber auch der Genotyp können für diese interindividuellen Differenzen verantwortlich sein.

7. Die Rolle positiver Gefühle und sozialer Unterstützung

Wenn also negative Gefühle über ihre Wirkungen auf das Herz-Kreislaufsystem und das Immunsystem potentiell gesundheitsschädigende Wirkungen haben, so stellt sich die Frage nach den biologischen Effekten personeller Ressourcen und positiver Gefühle. Es gibt vermehrt Hinweise, daß Interventionen, die zu einer verbesserten Grundgestimmtheit beitragen, wie Entspannung, Hypnose, körperliche Aktivität oder soziale Unterstützung, eine Art Pufferwirkung haben können, die schädigende Streßeffekte verringert (Zusammenfassend Stock & Badura 1995). So führten gezielt durchgeführte Entspannungsübungen nach einer einmonatigen Interventionsphase zu einer Verbesserung der Immunabwehr (Kiecolt-Glaser, Willinger, Stout, Messick, Sheppard, Ricker, Rimisher, Briner, Bounell & Donnerberg 1985) und zu einer Harmonisierung der vegetativen Regulation (Hoffman, Bluston & Arns 1982, Benson 1989). Erkenntnisse über immunfördernde Effekte von Entspannungstraining und anderen Interventionen haben dazu geführt, daß in der Krebstherapie psychologische Interventionen auf ihre Wirksamkeit getestet wurden. So konnte die Überlebenszeit von Brustkrebspatientinnen durch eine psychosoziale Intervention gegenüber einer konventionellen Nachsorge signifikant verlängert werden, ein Effekt, den die Autoren auf eine psychoneuroimmunologische Vermittlung zwischen emotionalen Prozessen und dem Krebsverlauf zurückführen (Spiegel, Bloom, Kraemer & Gottheil 1989).

In mehreren Arbeiten wurde belegt, daß soziale Unterstützung zu einer verringerten Herz-Kreislauf-Aktivierung bei Streßbelastung führt (Kamarck, Mannuck & Jennings 1990, Edens, Larkin & Abel 1992, Uchino, Kiecolt-Glaser & Cacioppo 1992; Gerin, Pieper, Levy & Pickering 1992; Lepore, Allen & Evans 1993). Eine schützende Wirkung von sozialer Unterstützung unter Streßbelastung wurde von Baron, Cutrona, Hicklin, Russell und Lubaroff (1990) auch auf die Funktion des Immunsystems gezeigt. In einer Gruppe von Versuchspersonen, die auf Grund einer Krebserkrankung des Ehepartners einem hohen Distress ausgesetzt waren, wurde bei denjenigen, die mehr soziale Unterstützung erfuhren, eine bessere Immunabwehr gemessen als bei denen mit geringer sozialer Unterstützung. Ebenso wurde bei Medizinstudenten mit größerer sozialer Unterstützung eine stärkere Immunantwort auf einen Hepatitis B Impfstoff gefunden, was auf einen besseren Immunstatus bei dieser Gruppe hindeutet (Glaser, Kiecolt-Glaser, Bonneauf, Malarkey & Hughes 1992).

Diese Arbeiten geben Hinweise darauf, daß durch verschiedene Interventionen physiologische Streßeffekte auf der Ebene des Herzkreislaufsystems und des Immunsystems reduziert werden können. Dabei scheint insbesondere der sozialen Unterstützung eine protektive Wirkung gegenüber physiologischen Streßeffekten zuzukommen (Sachser, Dürschlag & Hirzel i.p.). Somit kann die auch in der sozialwissenschaftlichen Forschung relevante These, daß soziale Unterstützung eine wesentliche Ressource bei der Streßbewältigung bildet (Cobb 1976; Waltz & Badura 1990) durch psychophysiologische Befunde unterstützt werden. Dennoch ist nach wie vor der Focus psychoneuroimmunologischer Forschung in erster Linie auf Funktionsstörungen und Wirkungen negativer Stimmungslagen gerichtet. Es fehlt an differenzierten Modellvorstellungen zu gesunderhaltenden Formen von Organismus-Umwelt-Beziehungen. In Zukunft wird es daher verstärkt darauf ankommen, die psychobiologischen Zusammenhänge unterschiedlicher Bewältigungsstile, unterschiedlicher Erwartungshaltungen und Motivationen und unterschiedlicher personeller Ressourcen in die Forschungskonzepte miteinzubeziehen.

Literatur

Ader, R., Cohen N. & Felten, D.L. (1987): Editorial. Brain, Behaviour, and Immunity 1, 1-6.

Ahearn, J.M. & Hochberg, M.C. (1988): Epidemiology and genetics of ankylising spondylitis. Journal of Rheumatology (Suppl. 16) 15, 22-28.

Baron, R.S., Cutrona, C.E., Hicklin, D., Russell, D.W. & Lubaroff, D.M. (1990): Social support and immune-function among spouses of cancer patients. Journal of Personality and Social Psychology 39 (2), 344-352.

Benson, H. (1989): The relaxation response and norepinephrine: A new study illuminates mechanisms. Australian Journal of Clinical Hypnotherapy and Hypnosis 19(2), 91-96.

Bishopric, N.H., Cohen, H.J. & Lefkowitz, R.J. (1980): Beta adrenergic receptors in lymphocyte subpopulations. Journal of Allergy and Clinical Immunology 65, 29-33.

Bonifas, J.M., Rothman, A.L. & Epstein, E.H. (1991): Epidermolysis bullosa simplex: evidence in two families for keratin gene abnormalities. Science 254, 1202-1205.

Cannon, W.B. (1929): Bodily changes in pain, hunger, fear and rage. Boston, Mass.: Bradford.

Carlson, S.L., Brooks, W.H. & Roszman, T.L. (1989): Neurotransmitter-lymphocyte interactions: dual receptor modulation of lymphocyte proliferation and cAMP production. Journal of Neuroimmunology 24, 155-162.

Chang-Claude, J. & Scherneck, S. (1995): Klonierung des Brustkrebsgens BRCA1. Deutsches Ärzteblatt 92, 1613-1624.

Cobb, S. (1976): Social support as a moderator of life-stress. Psychosomatic Medicine 38, 300-314.

Coles, M.G.H. (1989): Modern mind-brain reading: Psychophysiology, physiology, and cognition. Psychophysiology, 26, 251-269.

Davey, B. & Halliday, T. (1994): Human biology and health: An evolutionary approach. Buckingham: Open University Press.

Edens, J.L., Larkin, K.T. & Abel, G.L. (1992): The effect of social support and physical touch on cardiovascular reactions to mental stress. Journal of Psychosomatic Research 36, 371-382.

Feldman, R.D., Hunninghake, G.E. & McArdle, W.L. (1987): β-adrenergic receptor-mediated suppression of interleukin 2 receptors in human lymphocytes. Journal of Immunology 139, 3355-3359.

Felten, D.L., Felten, S.Y., Carlson, S.L., Olschowka, J.A. & Livnat, S. (1985): Noradrenergic and peptinergic innervation of lymphoid tissue. Journal of Immunology 135, 755-765.

Felten, D.L., Overhage, J.M., Felten, S.Y. & Schmedtje, J.F. (1981): Noradrenergic sympathetic innervation of lymphoid tissue in the rabbit appendix: further evidence for a link between nervous and immune systems. Brain Research Bulletin 7, 595-612.

Gerin, W., Pieper, C., Levy, R. & Pickering, T.G. (1992): Social support in social interaction: A moderator of cardiovascular reactivity. Psychosomatic Medicine 54, 324-336.
Glaser, R., Kiecolt-Glaser, J.K., Bonneauf, R., Malarkey, W. & Hughes, J. (1992): Stress-induced modulation of the immune response to recombinant hepatitis B vaccine. Psychosomatic Medicine 54, 22-29.
Hall, J. (1990): Linkage of early-onset familial breast cancer to chromosome 17q. Science 250, 1684.
Hoffman, G., Bluston, H. & Arns, P. (1982): Reduced sympathetic nervous system responsivity associated with the relaxation response. Science 215, 190-192.
Henry, J.P. & Stephens, P.M. (1977): Stress, health, and the social environment. A sociobiologic approach to medicine. New York, Heidelberg, Berlin: Springer.
James, W. (1890): The principles of psychology. New York: Holt.
Kamarck, T.W., Mannuck, S.B. & Jennings, J.R. (1990): Social support reduces cardiovascular reactivity to psychological challenge. A laboratory model. Psychosomatic Medicine 52, 42-58
Kiecolt-Glaser, J.K., Willinger, D., Stout, J., Messick, G, Sheppard, S., Ricker, D., Rimisher, S.C., Briner, W., Bounell, G. & Donnerberg, R. (1985): Psychological enhancement of immuncompetence in a geriatric population. Health Psychology 4, 25-41.
Krämer, A., Stock, C. & Seydel, J. (1995): Die Epidemiologie des humanen T-Zell-Leukämievirus Typ I (HTLV-I). AIDS-Forschung 11, 571-584.
Lazarus, R.S. & Folkman, S. (1984): Stress, appraisal, and coping. New York: Springer.
Lee, B., Godfrey, M., Vitale, E., Hori, H., Mattei, M.G., Sarfarazi, M., Tsipouras, P., Ramirez, F. & Hollister, D.W. (1991): Linkage of Marfan's syndrome and a phenotypically related disorder to two different fibrillin genes. Nature 352, 330-334.
Lepore, S.J., Allen, K.A.M. & Evans, G.W. (1993): Social support lowers cardiovascular reactivity to an acute stressor. Psychosomatic Medicine 55, 518-524.
Morton, N.I. & Chung, C.S. (1978): Genetic epidemiology. New York: Academic Press, 3-11.
Poiesz, B.J., Ruscetti, F.W., Gazdar, A.F., Bunn, P.A., Minna, J.D., Gallo, R.C. (1980): Detection and isolation of type-C retrovirus particles from fresh and cultured lymphocytes of patients with cutaneous T-cell lymphoma. Proceedings of the National Academy of Sciences USA 77, 7415-7419.
Roa, D.C. (1984): Editorial comment. Genetic Epidemiology 1, 5-6.
Sachser, N., Dürschlag, M. & Hirzel, D. (in print): Social relationships and the management of stress. Psychoneuroendocrinology.
Schedlowski, M. & Tewes, U. (1996): Psychoneuroimmunologie. Heidelberg, Berlin, Oxford: Springer.
Selye, H. (1956): The stress of life. New York: McGraw-Hill.
Spiegel, D., Bloom, J.R., Kraemer, H.C. & Gottheil, E. (1989): Effect of psychological treatment on survival of patients with metastatic breast cancer. Lancet 14, 888-891.
Stock, C. & Badura, B. (1995): Fördern positive Gefühle die Gesundheit? Eine Forschungsnotiz. Zeitschrift für Gesundheitswissenschaften 3, 74-89.
Uchino, B.M., Kiecolt-Glaser, J.K. & Cacioppo, G.T. (1992): Age-related changes in cardiovascular response as a function of a chronic stressor and social support. Journal of Personality and Social Psychology 63 (5), 839-846.
Von Holst, D. (1993): Zoologische Stress-Forschung - ein Bindeglied zwischen Psychologie und Medizin. Spektrum der Wissenschaft, Mai 1993, 92-96.
Waltz, M. & Badura, B. (1990): Social support and chronic illness: Conceptual and methodological Problems. International Journal of Health Sciences 1, 177-183.
Wank, R. & Thomssen, C. (1991): High risk of squamous cell carcinoma of the cervix for women with HLA-DQw3. Nature 352, 723-725.
Weigent, D.A., Carr, D.J.J. & Blalock, J.E. (1990): Bidirektional communication between neuroendocrine and immune systems. Annals of the New York Academy of Science 579, 17-27.

2. Methoden der Gesundheitswissenschaften

Christel Deutschmann und
Irene Guggenmoos-Holzmann*

Statistische Methoden der Gesundheitswissenschaften

** Frau Prof. Dr. med. Dr. rer. nat. Irene Guggenmoos-Holzmann ist während der Überarbeitung dieses Kapitels am 11. September 1997 in ihrem Heimatort Ulm verstorben. Sie war eine über die Grenzen Deutschlands hinaus bekannte Wissenschaftlerin, die entscheidende Beiträge zur Entwicklung der quantitativen Methoden in den Gesundheitswissenschaften leistete und den Aufbau von Public Health-Forschung und -Lehre in Berlin prägte. Als ihre Schülerin bin ich ihr zu großem Dank verpflichtet. (C.D.)*

1. Die Aufgabe der Statistik in den Gesundheitswissenschaften

Die Gesundheitswissenschaften umfassen eine Kombination von Wissenschaftszweigen, deren gemeinsames Forschungsziel der Erhalt, der Schutz und die Verbesserung der Gesundheit von Bevölkerungen ist. Bei der wissenschaftlichen Beschäftigung mit derartigen Problemen stehen Bevölkerungsgruppen mit ihren spezifischen anatomischen, physiologischen, psychischen, sozialen, arbeits- und umweltbedingten Eigenschaften im Mittelpunkt der Betrachtung. Der Prozeß der Erkenntnisgewinnung vollzieht sich durch die Beobachtung bestimmter Eigenschaften an vielen Personen in ausgewählten Bevölkerungsgruppen. Die dann als wiederholt und gleichartig betrachteten Beobachtungsergebnisse werden zu wesentlichen gruppenspezifischen Aussagen zusammengefaßt und bilden die Basis für Hypothesen, aus denen allgemeine Gesetzmäßigkeiten abgeleitet werden. Das Typische solcher, die Gesundheit des Menschen charakterisierenden Merkmale, ist aber, daß die Resultate ihrer Beobachtung in Abhängigkeit von meist unkontrollierbaren Einflüssen erheblich schwanken. Kein einziger Mensch gleicht in seiner Anatomie, Physiologie oder Psychologie genau einem anderen, auch dann nicht, wenn wesentliche Merkmale wie Alter, Geschlecht, Ort und soziale Bedingungen identisch sind. Keine Beobachtung an einem lebenden Individuum läßt sich zu einem anderen Zeitpunkt, an einem anderen Ort genau reproduzieren. Selbst bei sorgfältiger Planung von Studien sind die Versuchs- und Beobachtungsbedingungen kaum homogen zu gestalten, da viele Einflüsse auf das Zielmerkmal unbekannt sind. Dies führt zu einer mehr oder weniger großen Unsicherheit bei der Zusammenfassung der

Resultate. Außerdem kann aus vielerlei Gründen meist nur ein geringer Teil der interessierenden Population beobachtet werden. Die resultierenden Aussagen haben deshalb nur hypothetischen Charakter. Es werden Methoden gebraucht, die es erlauben, das Charakteristische der Daten, auch deren Variabilität und Ungewißheit, zusammenfassend quantitativ zu beschreiben, die Güte dieser Maßzahlen im Hinblick auf ihre Allgemeingültigkeit zu beurteilen und den Grad der Ungewißheit über die Übereinstimmung von Hypothese und Wirklichkeit zu messen. Ein geeignetes Instrumentarium hierfür sind *statistische Methoden*.

Statistik ist die Wissenschaft des Sammelns, Aufbereitens, Darstellens und Interpretierens von quantifizierten Informationen über Natur- und Gesellschaftserscheinungen (*beschreibende* oder *deskriptive Statistik*). Des weiteren beschäftigt sie sich mit einer weiterführenden Analyse der Daten, dem Verallgemeinern der Beobachtungsergebnisse (*analytische* oder *schließende Statistik*). Das theoretische Fundament der Statistik ist die *Wahrscheinlichkeitstheorie*. Unter *Biostatistik* oder *Biometrie* versteht man die Anwendung und Entwicklung statistischer Methoden in Biologie und Medizin. *Psychometrie, Soziometrie* und *Ökonometrie* bezeichnen analog den Gebrauch statistischer Verfahren in den jeweiligen Disziplinen.

In der *Epidemiologie* und den *Gesundheitswissenschaften* sind vor allem folgende Probleme statistischer Natur:

- Bereitstellung von Informationen über die Verteilung und Ausbreitung von Krankheiten und Todesursachen, die gesundheitspolitische Bedeutung einer Krankheit, den Gesundheitszustand der Bevölkerung und seine zeitliche und räumliche Entwicklung,
- Schaffung von Entscheidungshilfen für Interventions- und präventive Maßnahmen sowie die Kontrolle ihrer Wirksamkeit,
- demographische Analysen,
- Aufklärung von Erkrankungsursachen und Risikofaktoren,
- Einschätzung der Effektivität und Effizienz der medizinischen Versorgung der Bevölkerung,
- Analyse der Kosten der Gesundheitsleistungen und -einrichtungen.

Bei der Gewinnung von Daten stützt man sich vor allem auf die Quellen der amtlichen Statistik sowie andere spezielle Total- oder Teilerhebungen in der Bevölkerung. Des weiteren werden zur Aufklärung von Krankheitsursachen, den Gesundheitszustand beeinflussende Faktoren oder zur Überprüfung der Wirksamkeit gewisser Interventionen geplante Studien durchgeführt. Häufig sind jedoch die Planungsmöglichkeiten beschränkt und es müssen alternativ komplizierte statistische Auswertungsmethoden angewandt werden, um trotzdem möglichst unverfälschte Ergebnisse zu erzielen. Weitere Besonderheiten bei der Anwendung statistischer Konzepte in den Gesundheitswissenschaften ergeben sich aus der Tatsache, daß sich die zu betrachtenden Ziel- oder Einflußgrößen oftmals aus vielen Indikatoren zusammensetzen und somit einer direkten quantitativen Erfassung nicht zugänglich sind (z.B. bei Begriffen wie Gesundheit, Intelligenz, Aggressivität, Angst usw.). Auch hier sind multivariate Auswertungsmethoden notwendig, um gültige Aussagen über die eigentlich interessierenden Größen abzuleiten.

2. Grundbegriffe der Wahrscheinlichkeitstheorie

Da die meisten der in den Gesundheitswissenschaften interessierenden Ereignisse vielen zufälligen Einflüssen unterliegen, kann ihr Eintreten (z.B. das Eintreten einer bestimmten Krankheit) nicht mit Sicherheit vorausgesagt werden. Man nennt solche Ereignisse *zufällige Ereignisse*. Betrachtet man anstelle der Menge der zufälligen Ereignisse die entsprechende Zuordnungsvorschrift, die jedem zufälligen Ereignis (z.B. Befragung einer Person bezüglich der durchschnittlichen monatlichen Alkoholaufnahme) eine bestimmte reelle Zahl zuordnet (die angegebene Alkoholmenge), so spricht man von einer *Zufallsvariablen* (die durchschnittliche monatliche Alkoholaufnahme). Als *Wahrscheinlichkeit P(A)* bezeichnet man dann das quantitative Maß für das Eintreten des zufälligen Ereignisses A als Ergebnis eines *Zufallsexperimentes*. Der Begriff der Wahrscheinlichkeit ist abstrakt und bezieht sich auf ein theoretisches, mathematisches Modell.

Die *Axiome der Wahrscheinlichkeitsrechnung* liefern ein Rechenkalkül aber keine Methode zur praktischen Bestimmung. In der Statistik schätzt man die Größe einer Wahrscheinlichkeit aus der *relativen Häufigkeit* von A, d.h. dem Quotienten aus der Anzahl des Eintretens des Ergebnisses A und der Anzahl der unabhängigen Wiederholungen des Zufallsexperimentes. Eine Begründung hierfür liefert das *Gesetz der großen Zahlen*. Wird das Eintreffen eines zufälligen Ereignisses A vom Eintreffen eines anderen zufälligen Ereignisses B beeinflußt (z.B. die Diagnose einer bestimmten Krankheit vom Vorhandensein eines speziellen Symptoms), hat man es mit einer *bedingten Wahrscheinlichkeit* $P(A \mid B)$ (Wahrscheinlichkeit von A unter der Bedingung B) zu tun. Wird das Eintreten von A nicht durch B und das Eintreten von B nicht durch A beeinflußt, heißen A und B *unabhängig* voneinander. Wenn A und B unabhängige Ereignisse sind, ist die Wahrscheinlichkeit des gleichzeitigen Eintretens von A und B, $P(A \cap B)$, gleich dem Produkt der Einzelwahrscheinlichkeiten, $P(A) \times P(B)$, und umgekehrt.

Weitere wichtige Beziehungen zwischen bedingten Wahrscheinlichkeiten lassen sich aus dem *Satz von Bayes* ableiten. Bedingte Wahrscheinlichkeiten und der Satz von Bayes finden vor allem in der medizinischen Diagnostik und bei der Beurteilung der Güte sowie der Vorhersagekraft von Screening-Verfahren ein breites Anwendungsgebiet. In diesem Zusammenhang ist häufig auch die Festlegung von Normalwerten für physiologische und andere Parameter eine wichtige Aufgabe. Dabei fragt man nach einem Intervall (Normbereich), in dem mit einer bestimmten Wahrscheinlichkeit (0.95 oder 0,90) die Werte des medizinischen Parameters, z.B. Cholesterin, liegen. Eine Antwort hierauf liefert die *Verteilungsfunktion der Zufallsvariablen* „Cholesteringehalt des Blutes". Die *Verteilungsfunktion F* einer Zufallsvariablen X gibt die Wahrscheinlichkeit an, mit der die Zufallsvariable Werte annimmt, die kleiner oder gleich einem vorgegebenen Wert x sind. (Armitage & Berry 1987, Bortz 1993, Woolson 1987)

3. Wichtige Verteilungsfunktionen

3.1 Die Normalverteilung

In der Biostatistik wird häufig vorausgesetzt, daß eine stetige Zufallsvariable *normalverteilt* ist. Die *Wahrscheinlichkeitsdichte* f(x) der Normalverteilung hat die Gestalt einer symmetrischen Glockenkurve, die häufig auch nach dem Mathematiker Karl Friedrich Gauß (1777-1855) *Gaußsche Glockenkurve* genannt wird. In der Biologie und in der Medizin wird die Normalverteilung benutzt, um die natürliche Variabilität einer Meßgröße zu beschreiben. Die Dichtefunktion der Normalverteilung wird durch zwei Parameter, μ und σ^2, eindeutig bestimmt. μ bezeichnet den *Erwartungswert* der Zufallsvariablen, der ein Maß für den Mittelwert der Meßgröße in der Grundgesamtheit ist. σ^2 ist die *Varianz* der Meßgröße und beeinflußt die Steilheit der Kurve. Das Kurvenmaximum der Glockenkurve befindet sich auf der Symmetrieachse $x = \mu$. Durch die Transformation $z = (x-\mu)/\sigma$ kann jede beliebige Normalverteilung $N(\mu;\sigma^2)$ in eine *Standardnormalverteilung* mit dem Erwartungswert $\mu = 0$ und der Varianz $\sigma^2 = 1$ überführt werden. Wenn man für eine beliebige normalverteilte Zufallsgröße (z.B. die Körpergröße), die Wahrscheinlichkeit wissen will, mit der diese Werte in einem bestimmten Bereich annimmt, dann sind die zugehörigen Werte der Verteilungsfunktion zu bestimmen. Dies geschieht ganz einfach dadurch, daß man die spezielle Normalverteilung, von der μ und σ^2 bekannt sein müssen, in die Standardnormalverteilung überführt. Die Werte der Verteilungsfunktion der Standardnormalverteilung liegen tabelliert vor und brauchen nur noch abgelesen zu werden.

3.2 Die Binomialverteilung

Betrachtet wird ein Zufallsexperiment mit zwei zufälligen Ausgängen, dem Eintreten von A mit einer Wahrscheinlichkeit p und dem Nichteintreten von A mit der Wahrscheinlichkeit $q = 1-p$. Die Wahrscheinlichkeit $P(X = x)$, daß beim n-maligen unabhängigen Wiederholen des Experimentes x mal das Ereignis A auftritt, berechnet sich dann nach:

$$P(X = x) = \binom{n}{x} \cdot p^x \cdot (1-p)^{n-x}$$

Diese Wahrscheinlichkeitsverteilung der diskreten Zufallsgröße X „Anzahl des Eintretens eines alternativen Ereignisses bei n-maliger unabhängiger Wiederholung des Zufallsexperimentes“ nennt man *Binomialverteilung* von X. Die Binomialverteilung wird bestimmt durch die Parameter n, die Anzahl der unabhängigen Wiederholungen, und p, die Wahrscheinlichkeit des Eintretens des Ereignisses A.

Man kann zeigen, daß die Binomialverteilung mit wachsendem n gegen eine Normalverteilung strebt.

3.3 Die Poissonverteilung

Eine weitere Approximation der Binomialverteilung bei sehr großem n, aber sehr kleinem p, d.h. bei seltenen Ereignissen, ist die *Poissonverteilung* für eine Zufallsvariable X, die die Anzahl des Eintreffens eines Ereignisses A pro Beobachtungseinheit (Raum, Zeit, Fläche ...) beschreibt. Dabei hat man die Vorstellung, daß, auf die Länge der Zeit oder den ganzen Raum gesehen, das Ereignis unendlich oft eintrifft, pro Beobachtungseinheit jedoch nur sehr selten. Die Wahrscheinlichkeit mit der X bestimmte Werte annimmt, berechnet sich wie folgt:

$$P(X = x) = \frac{\lambda^x}{x!} \cdot e^{-\lambda}\,;\ x = 0, 1, 2, \ldots$$

Der die Verteilung bestimmende Parameter λ beinhaltet die mittlere Anzahl des Eintretens des Ereignisses pro Beobachtungseinheit. Anwendung findet die Poissonverteilung vor allem in der Epidemiologie, beim Studium seltener Krankheiten bezogen auf Bevölkerungen (Armitage et al. 1987, Sachs 1992, Bortz 1993).

4. Deskriptive Statistik

4.1 Grundgesamtheit, Beobachtungseinheit, Merkmal

Die *deskriptive Statistik* befaßt sich mit der zusammenfassenden Darstellung und Beschreibung des Informationsgehaltes von Meßreihen und Beobachtungsserien. Zunächst ist das *statistische Objekt* zu definieren, an dem die Meßwerte oder Beobachtungen erhoben werden und das Gegenstand der Untersuchung ist. Die Menge aller denkbaren statistischen Objekte, über die eine Aussage zu treffen ist, heißt *Grundgesamtheit.* Man spricht von einer *Vollerhebung*, wenn alle Objekte der Grundgesamtheit untersucht werden, während die Auswahl einer Teilmenge von Beobachtungseinheiten aus der Grundgesamtheit entsprechend eines Erhebungsplanes *Stichprobe* bzw. deren Beobachtung *Stichprobenerhebung* genannt wird. Die Auswahl von Beobachtungseinheiten, bei der alle Elemente der Grundgesamtheit unabhängig voneinander die gleiche Chance haben, in die Stichprobe aufgenommen zu werden, heißt *zufällige Auswahl* und das Ergebnis *Zufallsstichprobe*. Die an den Untersuchungsobjekten beobachteten Eigenschaften sind die *statistischen Merkmale* (z.B. Alter, Gewicht, Geschlecht usw.) und deren verschiedene Realisierungen die *Merkmalsausprägungen* (z.B. die Altersangaben in Jahren, Körpergewichte in kg, männlich - weiblich). Man unterscheidet verschiedene Merkmalsarten:

- *Kardinalskalierte* Merkmale, d.h. Merkmale, die durch einen Meß- oder Zählvorgang quantifiziert werden. Je nachdem, ob die Merkmalsausprägungen jeden Wert auf der reellen Zahlenachse annehmen können oder nicht, differenziert man zwischen *stetigen* und *diskreten* Merkmalen.
- Merkmale mit einer *Nominal*- oder *Ordinalskala* sind Merkmale, deren Ausprägungen nur durch verschiedene Bezeichnungen (Qualitäten) charakterisiert werden können und eine Abbildung der verschiedenen Stufen des Merkmals auf eine Maßskala keinen Sinn ergibt. Nur wenn die Merkmalsausprägungen in eine Reihenfolge gebracht werden können *(Ordinalskala)*, ist eine Zuordnung natürlicher Zahlen zu den Stufen möglich. Die Differenzen zwischen den Zahlen definieren jedoch keine Abstände zwischen den Ausprägungen. Als typische Beispiele hierfür stehen die Einschätzung von Leistungen durch Zensuren oder Schweregrade von Erkrankungen. Typische nominalskalierte Beispiele sind das Geschlecht, Krankheitssymptome oder Charakteristika des sozialen Umfeldes, wie Beruf, Familienstand usw.

4.2 Zur Variabilität der beobachteten Merkmalswerte

Dafür, daß Beobachtungsergebnisse in den Gesundheitswissenschaften zufälligen Charakter haben, gibt es im wesentlichen zwei Gründe:

- die *biologische Variabilität*, die Schwankungen der Merkmalswerte von Individuum zu Individuum (*interindividuelle Variation*) und die Streuung wiederholter Werte an demselben Untersuchungsobjekt z.B. in Abhängigkeit von der Zeit (*intraindividuelle Variation*), sowie
- die Variabilität, die durch die Beobachter und die Meßmethodik verursacht wird. Auch hier unterscheidet man zwischen der Variation wiederholter Messungen durch einen Untersucher mit derselben Methodik (*Intraobservervariation*) und derjenigen, die durch mehrere verschiedene Beobachter oder Methoden hervorgerufen wird (*Interobservervariation*).

Während die biologische Variabilität ausschließlich als *Zufallsschwankung* zu betrachten ist, muß bei den Beobachtungsfehlern zwischen *zufälligen* und *systematischen Fehlern* differenziert werden. Beobachtungswerte mit zufälligen Fehlern schwanken in allen Richtungen um den wahren Wert. Variieren dagegen die meisten Werte in einer bestimmten Richtung, liegt ein systematischer Fehler (*Bias*) vor. Der Mittelwert von sehr vielen wiederholten Messungen stimmt dann nicht mit dem tatsächlichen Wert der Meßgröße überein. Die *Validität* einer Beobachtungs(Meß-)methodik beinhaltet eine Aussage über das Ausmaß der Abweichungen der Beobachtungsergebnisse vom wahren Wert.

Die *Präzision (Reproduzierbarkeit, Reliabilität, Konsistenz)* einer Beobachtungsmethode beurteilt den Grad der Übereinstimmung wiederholter Beobachtungen an einem Untersuchungsobjekt unter gleichen Bedingungen. Die Präzision von Meßmethoden, z.B. bei der statistischen Qualitätskontrolle im Labor, wird bestimmt, in dem man an k Proben Doppel- oder Mehrfachmessungen vornimmt und daraus die Intraobservervariation schätzt. Zur Quantifizierung der Beobachtungsübereinstimmung mehrerer verschiedener Verfahren oder Beobachter, bei der neben der Intraobservervariation auch die Interobservervariation zu berücksichtigen ist, benutzt man die *Intraklasskorrelationsanalyse* bei kardinalskalierten Merkmalen bzw. die *Kappa-Statistik* bei qualitativen Merkmalen. Derartige Maße spielen bei der Beurteilung der Güte von Diagnose- und Screeningmethoden sowie bei psychologischen Tests eine wichtige Rolle. (Kramer & Feinstein 1981, Fleiss 1986).

4.3 Maßzahlen und graphische Darstellungen

Qualitative Merkmale werden quantifiziert durch die Häufigkeit des Auftretens der Merkmalsausprägungen in der Stichprobe. Die Verteilung der *absoluten Häufigkeiten* n_i, $i = 1,...,k$, k bezeichnet die Anzahl der Merkmalsausprägungen, sowie die der *relativen Häufigkeiten* $f_i = n_i /n$ können graphisch in *Kreis- oder Säulendiagrammen* dargestellt werden.

Handelt es sich um diskrete kardinalskalierte Merkmale mit einer nicht zu großen Zahl verschiedener Werte, bestimmt man ebenfalls die absoluten und relativen Häufigkeiten des Auftretens der Ausprägungen und stellt diese in einem *Strichdiagramm* dar.

Bei stetigen Merkmalen treten in der Regel sehr viele verschiedene Werte auf, die häufig dicht beieinander liegen. Ein Auszählen des Auftretens der einzelnen Merkmalswerte führt zu keiner sinnvollen Zusammenfassung. Aus diesem Grunde teilt man die Meßwerte in Klassen ein, die dann die Ausprägungen des Merkmals repräsentieren. Die Häufigkeitsverteilung ergibt sich aus den Anzahlen der Meßwerte, die in die einzelnen Klassen fallen. Bei der *Klasseneinteilung* der Merkmalswerte ist zu beachten, daß diese eindeutig ist und den ganzen Bereich der vorkommenden Werte umfaßt. Aus Gründen der Übersichtlichkeit sollte die Klassenanzahl nicht zu groß, wegen einer zu starken Vereinfachung und des damit verbundenen Informationsverlustes aber auch nicht zu klein gewählt werden. Die Darstellung der Häufigkeitsverteilung erfolgt in einem *Histogramm* oder *Polygonzug*. Addiert man schrittweise die absoluten (relativen) Häufigkeiten über den Klassen bzw. den geordneten Merkmalsausprägungen, erhält man die absolute (relative) *Summenhäufigkeitsverteilung* (*kumulative Häufigkeitsverteilung*), welche die Anteile der Meßwerte der Stichprobe repräsentiert, die kleiner (oder höchstens gleich) der entsprechenden vorgegebenen Merkmalswerte sind.

Bei kardinalskalierten Merkmalen geben drei wesentliche Maßzahlen Auskunft über die Lage der Verteilung:

- der *arithmetische Mittelwert* $\overline{x} = \frac{1}{n} \cdot \sum_{i=1}^{n} x_i$,

  die x_i bezeichnen die Stichprobenwerte und n den Umfang der Stichprobe,

- der *Median* $\tilde{x}$, der den mittleren Wert einer aufsteigend geordneten Folge von Beobachtungen bezeichnet und die Verteilung der Stichprobenwerte somit halbiert,

- der *Modalwert* x_{mod}, der den am häufigsten vorkommenden Wert, die Klasse mit der größten Häufigkeit repräsentiert.

Nur bei eingipfligen, symmetrischen Verteilungen sind die Maße identisch. Das arithmetische Mittel wird stark beeinflußt, wenn vereinzelt Meßwerte vorkommen *(Ausreißer),* die erheblich von der Mehrheit abweichen (z.B. Meß- oder Dokumentationsfehler). Das Zentrum der Verteilung wird dann durch $\overline{x}$ verzerrt wiedergegeben. In diesem Fall oder bei sogenannten *schiefen Verteilungen* spiegelt der Median realistischer die mittlere Lage der Verteilung der Werte wieder.

Zur Beschreibung des Charakteristischen einer Beobachtungsreihe genügt es nicht, nur deren Mitte zu bestimmen. Ganz wesentlich sind auch Aussagen über die *Variabilität*, die *Streuung* der Daten, die sich in folgenden Maßen widerspiegeln:

- die *Varianz* s^2 mit $s^2 = \frac{1}{n-1} \cdot \sum_{i=1}^{n} (x_i - \overline{x})^2$

  bzw. die *Standardabweichung s* mit $s = \sqrt{s^2}$, s^2 repräsentiert die mittlere quadratische Abweichung der einzelnen Meßwerte vom Mittelwert,

- die *p-Quantile* x_p einer aufsteigend geordneten Meßreihe. Das p-Quantil ist derjenige Wert, bis zu dem p Prozent der Stichprobenmeßwerte liegen. Der Median, das 1. sowie das 3. Quartil sind identisch mit dem 50%-, 25%- sowie dem 75%-Quantil. Die Differenz zwischen dem 3. und 1. Quartil wird auch *Hälftespielraum* genannt. Das einfachste, jedoch stark ausreißerabhängige Streuungsmaß ist die *Spannweite (Range)*, die Differenz zwischen dem größten und kleinsten Meßwert.

Eine sehr einfache Methode, die wesentlichen Eigenschaften eines beobachteten Merkmals anschaulich zu erfassen, ist die Darstellung des Medians, der Quartile, der Spannweite sowie eventueller Ausreißer in Form eines *Boxplots* (Tuckey 1977).

4.4 Beschreibung des Zusammenhangs zwischen zwei Merkmalen

4.4.1 Lineare Regression und Korrelation

Beobachtet man an einer Stichprobe vom Umfang n gleichzeitig zwei stetige Merkmale X, Y, und möchte man wissen, ob zwischen beiden ein *linearer Zusammenhang* besteht, so wird man zunächst die beobachteten Meßwertpaare (x_i,y_i), $i = 1,...,n$, in einem Koordinatensystem darstellen und die zugehörige Punktwolke betrachten. Je mehr die Form der Punktwolke einem geradlinigen Schlauch ähnelt, desto berechtigter ist die Annahme, daß eine lineare Abhängigkeit existiert und die Streuungen der Punkte um die Gerade zufallsbedingt sind. Nehmen wir an, die Wirkungsrichtung ist bekannt und Y hängt linear von X ab. Dann läßt sich mit Hilfe der *linearen Regression* eine Gerade berechnen, die diese lineare Abhängigkeit funktional „am besten" beschreibt (*Regression von Y auf X*), und zwar wird eine Gerade so durch die Punktwolke gelegt, daß die Punkte zu beiden Seiten der Gerade möglichst wenig streuen, d.h. die Summe der quadratischen Abstände (parallel zur y-Achse) der Meßpunkte zur Geraden soll minimal sein (*Methode der kleinsten Quadrate*). Entsprechend dieser Voraussetzung lassen sich Formeln zur Bestimmung der Parameter a, b_{yx} der *Regressionsgeraden* $\hat{y} = a+b_{yx} \cdot x$ ableiten. Die so bestimmte Regressionsgerade beschreibt im Bereich der Meßwerte auf der x-Achse den mittleren linearen Verlauf der y-Werte in Abhängigkeit vom Merkmal X. Der Anstieg b der Geraden heißt *Regressionskoeffizient.* Er repräsentiert die mittlere Zunahme (bei positivem b) bzw. Abnahme (bei negativem b) von Y, wenn X um eine Einheit zunimmt. Somit kann für einen bestimmten Wert des Merkmals X (im Meßwertbereich) der im Mittel zu erwartende y-Wert ($\hat{y}$) vorhergesagt werden. Die Regressionsgerade verläuft stets durch den Schwerpunkt ($\bar{x}; \bar{y}$) der Menge der Meßpunktpaare und die Summe der einfachen Abstände der y-Werte zur Regressionsgeraden ist stets gleich Null. Man nennt die Regressionsgerade deshalb auch häufig Ausgleichsgerade. Ebenso wie man die Regressionsgerade von Y auf X bestimmt, kann man nach dem gleichen Prinzip eine Gerade berechnen, bei der umgekehrt aus gegebenen y-Werten auf x geschlossen wird (Regression von X auf Y). Beide Regressionsgeraden schneiden sich dann im Schwerpunkt der Punktwolke. Der Winkel zwischen den Regressionsgeraden ist ein Maß für die *Stärke des linearen Zusammenhangs* der beiden Merkmale. Daraus läßt sich eine Maßzahl ableiten, die man *Korrelationskoeffizient r nach Pearson-Bravais* nennt. r berechnet sich aus dem Produkt der beiden Regressionskoeffizienten, den Steigungen der Geraden:

$$r = \sqrt{b_{yx} \cdot b_{xy}}$$

Es gilt stets: $-1 \leq r \leq +1$. Der Korrelationskoeffizient r ist gleich ±1, falls die Punkte genau auf einer Geraden liegen (vollständige lineare Abhängigkeit), und zwar erhält man eine positive Korrelation, wenn der Zusammenhang gleichläufig ist (wenn X zunimmt, nimmt auch Y zu) und eine negative Korrelation, wenn sich der Zusammenhang gegenläufig verhält (wenn X zunimmt, nimmt Y ab). Nimmt der Korrelationskoeffizient den Wert Null an, so heißen X und Y *unkorreliert*. Es besteht dann kein linearer Zusammenhang zwischen X und Y.

Je größer also der Korrelationskoeffizient, desto stärker ist der lineare Zusammenhang. Außerdem gilt, je näher die Punkte an der Geraden liegen, desto besser „paßt" die Gerade zur Punktwolke, desto besser ist sie „bestimmt", desto schärfer ist ihre Erklärungskraft. Mit dem *Bestimmtheitsmaß* B, das sich aus dem Quadrat der Korrelationskoeffizienten r berechnen läßt, hat man eine solche Maßzahl für die Güte der Regressionsgeraden. B läßt sich interpretieren, als Anteil der Variation der y-Werte, der durch die Variation der x-Werte bestimmt ist, an der Gesamtstreuung der y-Werte.

Wenn sowohl X als auch Y Zufallsgröße ist, hängt die betrachtete Richtung der Abhängigkeit zwischen beiden Größen von der sachlichen Fragestellung ab. Werden die Werte eines Zielmerkmals Y nach vorgegebenen Werten einer möglichen Einflußgröße X erhoben (z.B. in vorgegebenen Zeitabständen), kann man nur die eine Richtung der Regression von Y auf X betrachten. X ist dann keine Zufallsgröße. Es kann dann nur eine Regression von Y auf X durchgeführt werden (Sachs 1992, Bortz 1993, Armitage et al. 1987).

4.4.2 Zusammenhänge zwischen nominalskalierten Merkmalen

Beobachtet man an einer Stichprobe vom Umfang n unabhängig voneinander mehrere nominalskalierte Merkmale gleichzeitig, so bestimmt man zunächst die gemeinsame *mehrdimensionale Häufigkeitsverteilung* und stellt diese tabellarisch dar. Die Häufigkeitsverteilung erhält man durch das Auszählen des Auftretens aller möglichen Kombinationen der Merkmalsausprägungen. Diese absoluten Häufigkeiten werden dann in Form einer *Kontingenztafel* aufgeschrieben. Betrachtet man zum Beispiel die qualitativen Merkmale:

A – Vorhandensein einer Krankheit mit (A_1: vorhanden; A_2: nicht vorhanden),

B – Geschlecht mit (B_1: männlich; B_2: weiblich),

C – Rauchen mit (C_1: Nichtraucher ; C_2: mäßige Raucher ; C_3: starke Raucher),

so erhält man 12 Kombinationen von Merkmalsausprägungen. n_{ijk} bezeichnet die beobachtete Häufigkeit des Auftretens der Ausprägung i, i = 1,2, des Merkmals A und der Ausprägung j, j = 1,2, von B und der Stufe k, k = 1,2,3, des Merkmals C. Die 3-dimensionale Kontingenztafel hat dann folgende Gestalt:

		C			
A	B	1	2	3	Σ
1	1	n_{111}	n_{112}	n_{113}	$n_{11\cdot}$
	2	n_{121}	n_{122}	n_{123}	$n_{12\cdot}$
2	1	n_{211}	n_{212}	n_{213}	$n_{21\cdot}$
	2	n_{221}	n_{222}	n_{223}	$n_{22\cdot}$
	Σ	$n_{\cdot\cdot 1}$	$n_{\cdot\cdot 2}$	$n_{\cdot\cdot 3}$	$n_{\cdot\cdot\cdot}$

Summiert man die n_{ijk} über jeweils einen der 3 Indizes, erhält man die zweidimensionalen Randtafeln mit den Häufigkeiten $n_{\cdot jk}$, $n_{ij\cdot}$, $n_{i\cdot k}$. Der Punkt bezeichnet den Index, über den summiert wird. Eine *Vierfeldertafel* ist die kleinste Tafel, die z.B. durch die gemeinsame Beobachtung des Geschlechts und des Auftretens der Krankheit entsteht. Es soll nun nach dem Zusammenhang von Geschlecht und Krankheit gefragt werden. Bei vollständiger Unabhängigkeit, würde das Wissen um das Geschlecht keinerlei Information bezüglich des Vorhandenseins der Krankheit geben, der Anteil Kranker und Nichtkranker wäre bei beiden Geschlechtern gleich. Aus den Abweichungen der tatsächlich beobachteten von den unter der Annahme der Unabhängigkeit beider Merkmale erwarteten Häufigkeiten erhält man Maße für die Stärke des Zusammenhangs. Bekannt ist der sogenannte *korrigierte (normierte) Kontingenzkoeffizient* C_{korr}, der ähnlich dem Korrelationskoeffizienten r bei Unabhängigkeit der beiden Merkmale den Wert 0 annimmt und maximal 1 werden kann. In der Literatur findet man weitere Assoziationsmaße. Da sie im einzelnen verschiedene Aspekte der Beziehung zwischen den einzelnen Merkmalen betonen, hängt ihre Anwendung von der speziellen Fragestellung ab (Sachs 1992, Goodman & Kruskal 1979, Bortz 1993).

4.4.3 Rangkorrelation

Betrachtet werden zwei ordinalskalierte Merkmale, deren Werte aufsteigend sortiert werden. Den beiden resultierenden Reihenfolgen werden mit Hilfe von Ordnungszahlen Rangplätze zugeordnet. Mit Hilfe dieser Rangreihen, die anstelle der Orginaldaten verwendet werden, können dann Maßzahlen für die Stärke des Zusammenhanges berechnet werden. Ein Zusammenhangsmaß in Analogie zum Korrelationskoeffizienten von Pearson ist der *Rangkorrelationskoeffizient* r_s *von Spearman*. r_s ist gleich 1, wenn die Rangreihen identisch sind und somit eine positive Korrelation vorliegt. Ein negativer Zusammenhang ergibt sich, falls die beiden Rangreihen in ihrer Ordnung vollkommen gegenläufig sind. r_s ist dann gleich –1. Wendet man die Spearman'sche Rangkorrelation auf kardinalsklalierte Merkmalen an, so mißt sie den monotonen Zusammenhang zwischen den Merkmalen.

Ein anderes Rangkorrelationsmaß ist *Kendall's* τ, das auf einem Vergleich der Rangplätze der Meßwertpaare (x_i; y_i) beruht und etwas komplizierter zu berechnen ist, aber ebenso die Stärke eines monotonen Zusammenhanges mißt. Allerdings wird r_s aus historischen und rechnerischen Gründen häufiger verwendet (Heiler & Michels 1994, Sprent 1990, Bortz 1993, Sachs 1992).

5. Analytische Statistik

Die analytische Statistik verfolgt das Ziel, anhand der Studienergebnisse, die meist nur einen sehr kleinen Teil der Zielpopulation erfassen, Aussagen über die Gültigkeit der Resultate in den Grundgesamtheiten abzuleiten. Die wahren Parameter der Grundgesamtheit sind unbekannt. Von der beobachteten Verteilung der Stichprobendaten und den sie beschreibenden Kennziffern wird auf die unbekannten Parameter der entsprechenden Verteilung in der zugehörigen Grundgesamtheit geschlossen. Wie groß die Stichprobe auch immer ist, man kann aus ihnen stets nur Näherungswerte ableiten, der wahre Parameter bleibt unbekannt. Man muß weitere statistische Verfahren benutzen, um die Genauigkeit dieser Werte zu beurteilen.

5.1 Statistisches Schätzen

Die Prozedur der näherungsweisen Bestimmung der Parameter der Verteilungsfunktion einer Zufallsvariablen X aus den Realisationen $x_1, x_2, \ldots, x_n$ einer ihr entsprechenden Zufallstichprobe vom Umfang n wird statistisches *Schätzen* oder *Schätzung* genannt. Der Näherungswert Θ, der aus den Stichprobenwerten bestimmt wird, heißt *Schätzwert (Punktschätzwert)* für den unbekannten Parameter Θ, während für die Berechnungsvorschrift der Begriff *Schätzfunktion oder Schätzer* gebräuchlich ist. Die Schätzfunktion eines Parameters ist selbst eine Zufallsvariable mit einer bestimmten Verteilungsfunktion. Die Schätzwerte sind Zufallsergebnisse, die von den zufällig erhaltenen Stichprobenwerten abhängen. Prinzipiell sind für die Schätzung eines Parameters mehrere verschiedene Schätzfunktionen denkbar, man sucht jedoch nach Schätzern, deren Schätzwerte dem unbekannten Parameter „am besten“ entsprechen. Was „am besten“ bedeuten soll, wie die Güte der Schätzung zu beurteilen ist, ist in statistischen Kriterien festgelegt, wie *Konsistenz* des Schätzers, *Erwartungstreue, Effizienz, Suffizienz usw.* (siehe hierzu z.B. Sachs 1992). Ein universelles und weit verbreitetes Verfahren zur Konstruktion von Schätzern ist die *Maximum-Likelihood-Methode*. Sie bestimmt diejenige Größe als besten Schätzwert, die dem beobachteten Studienergebnis die größte Wahrscheinlichkeit zu kommen läßt. Maximum-Likelihood-Schätzer (ML-Schätzer) sind asymptotisch erwartungstreu und ihre Verteilungsfunktion nähert sich mit wachsendem Stichprobenumfang einer Normalverteilung. Letztere Eigenschaft ist wichtig für die Beurteilung der Genauigkeit der erhaltenen Schätzwerte.

5.1.1 Punktschätzung

Für die Parameter der Normalverteilung, μ und σ^2, sowie die Grundwahrscheinlichkeit p der Binomialverteilung ergeben sich sehr einfache und aus der beschreibenden Statistik bereits bekannte Kennziffern als „beste“ Schätzwerte.

$\overline{X}$, der arithmetische Mittelwert der Stichprobenvariablen X_i, ist bester Schätzer für μ mit der Varianz σ^2/n, wobei σ^2 die Varianz der ursprünglichen Normalverteilung bezeichnet. $\overline{X}$ folgt wieder einer Normalverteilung $N(\mu; \sigma^2/n)$. σ^2/n wird als Standardfehler des Mittelwertes bezeichnet.

Eine beste Schätzfunktion für σ^2 ist die Varianz S^2 der Stichprobenvariablen X_i.

Somit sind Stichprobenmittelwert und Stichprobenvarianz beste Punktschätzungen für μ und σ^2.

Falls die Zufallsvariable X binomialverteilt ist, ist F = X/n bester Schätzer für die Grundwahrscheinlichkeit p, also die entsprechende relative Häufigkeit Punktschätzwert für p.

5.1.2 Intervallschätzung

Da der aus der Stichprobe resultierende Punktschätzwert den unbekannten wahren Parameter nur näherungsweise wiedergibt, möchte man einschätzen können, wie weit der Schätzwert vom wahren Wert entfernt ist. Aus diesem Grunde konstruiert man um den Punktschätzer einen Bereich, der mit einer gewissen Wahrscheinlichkeit den wahren Parameter überdeckt.

Das Intervall vom $\alpha/2$- bis zum $(1-\alpha/2)$-Quantil der Verteilung einer Schätzfunktion heißt zweiseitiger *Vertrauensbereich oder zweiseitiges Konfidenzintervall* eines zu schätzenden Parameters zur Überschreitungswahrscheinlichkeit α. Das bedeutet, wenn man aus sehr vielen Stichproben von immer gleichem Umfang einen Parameter schätzt, so würden $100*(1-\alpha)$-Prozent der Schätzwerte in diesen Bereich fallen, oder man kann sagen, daß dieses Intervall mit der Wahrscheinlichkeit von $1-\alpha$ den tatsächlichen Parameter überdeckt. Folgt die Schätzfunktion einer Normalverteilung, so lassen sich die Quantile zu den vorgegebenen Wahrscheinlichkeiten nach Transformation in die Standardnomalverteilung leicht berechnen.

Speziell ergeben sich folgende Formeln zur Berechnung der zweiseitigen Intervallgrenzen, wenn man den Erwartungswert μ einer Normalverteilung durch den Stichprobenmittelwert $\bar{x}$ schätzt und die Varianz σ der Normalverteilung bekannt ist:

$$\bar{x} - z_\alpha \cdot \frac{\sigma}{\sqrt{n}} \leq \mu \leq \bar{x} + z_\alpha \cdot \frac{\sigma}{\sqrt{n}}$$

(n - Stichprobenumfang, z_α - zweiseitiger Tafelwert der Standardnormalverteilung bei einer Überschreitungswahrscheinlichkeit α)

Für die Grundwahrscheinlichkeit p einer binomialverteilten Grundgesamtheit ergeben sich analog einfache approximative Grenzen für den Vertrauensbereich wie folgt:

$$f - z_\alpha \cdot \sqrt{\frac{f(1-f)}{n}} \leq p \leq f + z_\alpha \cdot \sqrt{\frac{f(1-f)}{n}}$$

Hier bezeichnet f die relative Häufigkeit der Stichprobe. Eine Faustregel besagt, daß die approximativen Grenzen eine ausreichende Genauigkeit liefern, sofern $n \times p \times (1-p) \geq 9$ ist. Je kleiner der Stichprobenumfang und je extremer die zu schätzende Wahrscheinlichkeit (p nahe 0 bzw. 1) ist, desto ungenauer ist das approximative Konfidenzintervall.

Wie man die exakten Vertrauensgrenzen für eine Wahrscheinlichkeit p bestimmt bzw. wie der Vertrauensbereich für den Erwartungswert μ berechnet wird, wenn die Varianz der normalverteilten Grundgesamt nicht bekannt ist, findet man bei Sachs (1992). Weiter sei auf die Literatur verwiesen, wenn man die Konfidenzintervalle für andere zu schätzende Parameter, wie z.B. den Regressionskoeffizienten, das relative Risiko, das Odds-Ratio usw., bestimmen will. (Armitage et al. 1987, Bortz 1993, Sachs 1992, Kreienbrock & Schach 1995)

5.2 Der statistische Test

Während der Vertrauensbeich eine Aussage darüber trifft, in welchem Bereich ein bestimmter Parameter mit einer vorgegebenen Sicherheit zu erwarten ist, hat ein *statistischer Test* die Aufgabe unbewiesene Behauptungen, Vermutungen (Hypothesen) über reale Erscheinungen hinsichtlich ihrer Richtigkeit anhand von Beobachtungen zu prüfen, z.B. Hypothesen über Krankheitsursachen oder das Wirken von Interventionsmaßnahmen. Der erste Schritt besteht darin, die Behauptung über einen Sachverhalt (Sachhypothese) als statistische Hypothese zu formulieren. *Statistische Hypothesen* beinhalten vergleichende Aussagen über Parameter von Verteilungsfunktionen. Beispielsweise kann die Sachhypothese, daß eine Interventionsmaßnahme A eine bessere Wirkung hinsichtlich des Auftretens einer Erkrankung hat als die Interventionsmaßnahme B, im statistischen Sinne bedeuten, daß die Wahrscheinlichkeit p_A, nach Intervention A nicht zu erkranken, größer ist als die Wahrscheinlichkeit p_B, nach Intervention B nicht zu erkranken. Es sind somit die Binomialparameter p_A und p_B zu vergleichen. Die Sachhypothese nennt man auch *Arbeitshypothese*. Sie wird in der statistischen Formulierung zur *Alternativhypothese H_A*. Der zweite Schritt besteht darin, den Standpunkt des Kritikers einzunehmen, d.h. H_A in Frage zu stellen und die gegenteilige Behauptung in der sogenannten *Nullhypothese H_0* zu postulieren. Die statistische Prüfung hat dann die Aufgabe, H_0, also die Kritik der Arbeitshypothese, anhand von Beobachtungen (dem Beweismaterial) zu widerlegen und damit die ursprüngliche Hypothese zu bestätigen. Die Nullhypothese wird verworfen, man entscheidet sich für die Gültigkeit der Alternativhypothese, wenn die Beobachtungen nur mit einer geringen Wahrscheinlichkeit für H_0 sprechen. In einer Konvention ist festgelegt, Wahrscheinlichkeiten, die kleiner oder gleich bestimmten „Grenzwahrscheinlichkeiten α" mit α gleich 0.05, 0.01 oder 0.001 sind, als „gering" zu betrachten. Im einzelnen wird dieses Prinzip der statistischen Prüfung z.B. für den einfachen Fall des Vergleichs zweier Parameter Θ_1, Θ_2 folgendermaßen umgesetzt:

1. Formulierung der statistischen Hypothesen über die zu vergleichenden Parameter

   H_A: $\Theta_1 \neq \Theta_2$ z.B. $p_A \neq p_B$

   H_0: $\Theta_1 = \Theta_2$ z.B. $p_A = p_B$

2. Festlegung der Grenzwahrscheinlichkeit α (*Signifikanzniveau*)
3. Erhebung der Beobachtungen entsprechend der formulierten Hypothese anhand von Zufallsstichproben
4. Durchführung des statistischen Tests

- Wahl der *Testfunktion (Prüfgröße) T* entsprechend der Hypothese

  T ist eine Funktion der Parameterschätzwerte und deren Standardabweichungen und somit eine Zufallsvariable. Sie ist so konstruiert, daß, unter der Annahme der Richtigkeit der Nullhypothese, ihre Verteilungsfunktion einer gewissen Prüfverteilung entspricht, deren Quantile exakt oder näherungsweise bestimmt werden können. In den meisten Fällen ist T wenigstens approximativ normal-, t-, F- oder χ^2(Chiquadrat)-verteilt.

- Vergleich des berechneten Prüfgrößenwertes T mit den jeweiligen Quantilen der Prüfverteilung (kritische Schranken) $C_{\alpha/2}$, $C_{1-\alpha/2}$ zum Signifikanzniveau α. Die gebräuchlichen kritischen Schranken findet man in den Statistikbüchern tabelliert vor.

- Entscheidung über die Nullhypothese.

- Die Nullhypothese wird abgelehnt, d.h. die Alternativhypothese bestätigt, wenn gilt: $T < C_{\alpha/2}$ oder $T > C_{1-\alpha/2}$. Die Nullhypothese wird beibehalten, falls $C_{\alpha/2} \leq T \leq C_{1-\alpha/2}$ ist.

- Interpretation des Testergebnisses

  Das Nichtablehnen der Nullhypothese bedeutet nicht, daß H_0 bewiesen ist. Es gibt lediglich nicht genügend Beweismaterial, um sie abzulehnen. Das kann verschiedene Ursachen haben. Entweder ist tatsächlich kein Unterschied vorhanden, oder aber die Anzahl der Beobachtungen genügt nicht, die Variabilität der Daten ist zu groß, um eine vorhandene Differenz nachzuweisen. Wenn H_0 abgelehnt wird, sagt man auch, das Testergebnis ist *„statistisch signifikant auf dem Niveau α“*, d.h. eine Differenz zwischen den zu vergleichenden Parametern, mindestens so groß wie die beobachtete, ist unter der Annahme, daß die beiden Parameter gleich sind, sehr unwahrscheinlich, nämlich kleiner α. Die Wahrscheinlichkeit, unter Gültigkeit von H_0 die Stichprobendaten oder noch extremere Beobachtungen zu erhalten, heißt *Irrtumswahrscheinlichkeit oder Fehler 1. Art.* Man kann diese auch interpretieren als Wahrscheinlichkeit, die Nullhypothese fälschlich abzulehnen. Die Wahrscheinlichkeit, die Nullhypothese beizubehalten, obwohl die Alternativhypothese richtig ist, wird *Fehler 2. Art* (β-Fehler) genannt, während die Wahrscheinlichkeit, eine richtige Entscheidung für H_0 zu treffen, als *Teststärke $1-\beta$ (Power)* bezeichnet wird. Bei einem Signifikanztest wird der Fehler 1. Art kontrolliert, während der Fehler 2. Art häufig unbekannt ist.

5.2.1 Ein- und zweiseitige Fragestellungen

Wenn in der Alternativhypothese lediglich das Vorhandensein eines Unterschiedes postuliert wird, spricht man von *zweiseitigen Fragestellungen*. Über die Richtung des Unterschiedes kann dann nichts ausgesagt werden. Hat man berechtigte Vermutungen (aus vorherigen Untersuchungen oder existierendem Fachwissen), daß einer der zu vergleichenden Parameter nur kleiner bzw. größer sein kann, handelt es sich um eine *einseitige Fragestellung*. Sie enthält gegenüber der zweiseitigen Hypothese mehr Information. Die kritischen Schranken werden bei gleichem Signifikanzniveau kleiner. H_0 : $\Theta_1 \leq \Theta_2$ bzw. $\Theta_1 \geq \Theta_2$ wird abgelehnt, falls gilt: $T < C_\alpha$ oder $T > C_{1-\alpha}$. H_0 wird beibehalten, falls $C_\alpha \leq T$ oder $T \leq C_{1-\alpha}$ ist.

5.2.2 Äquivalenzentscheidungen

In manchen Situationen ist nicht der Nachweis der Überlegenheit des einen Parameters über den anderen wichtig, sondern die Entscheidung, ob z.B. die Wirksamkeit einer neuen Interventionsmethode gegenüber einer Standardmethode im Rahmen zulässiger Abweichungen als gleichwertig angesehen werden kann, wenn die neue Interventionsmethode weniger aufwendig oder kostengünstiger ist. Ein anderes Beispiel beinhaltet den Nachweis, daß ein Risikofaktor hinsichtlich einer bestimmten Krankheit ebenso gesundheitsschädigend wirkt wie ein anderer Risikofaktor. In beiden Fällen handelt es sich um den *statistische Beweis von Äquivalenz.* Dieser ist nicht erbracht, wenn durch einen Signifikanztest die Nullhypothese, welche die Gleichheit der Parameter postuliert, nicht abgelehnt werden kann, solange der Fehler 2. Art, die Wahrscheinlichkeit des fälschlichen Beibehaltens der Nullhypothese, unbekannt ist. Ein Nichterkennen einer tatsächlich vorhandenen Differenz könnte in den oben genannten Beispielen zu negativen Folgen für die Probanden führen. Das Risiko dafür, der Fehler 2. Art, ist deshalb klein zu halten. Eine Kontrolle des β-Fehlers ist aber nur möglich, wenn die tolerierbaren Differenzen d explizit festliegen. Je kleiner d bei festem α und β, desto größer wird der erforderliche Stichprobenumfang. Er wächst in das Unendliche bei sehr kleinem α und β sowie sehr schmalem d. Derartige Studien müssen dann aus praktischen Gründen scheitern. Eine andere Möglichkeit der statistischen Prüfung von Äquivalenz ist, das bisher gebräuchliche Konzept der Hypothesenformulierung zu verlassen. Man setzt anstelle von H_0 die um d *verschobene Nullhypothese*

H'_0: $\Theta_1 - \Theta_2 \geq d$ und anstelle von H_A H'_A: $\Theta_1 - \Theta_2 < d$

H'_0 ist dann wie bei einem gewöhnlichen Signifikanztest zu widerlegen. Allerdings ist in einigen Fällen die Konstruktion der entsprechenden Testfunktion komplizierter (Victor 1987).

5.2.3 Spezifische Tests

Zunächst ist zwischen zwei Stichprobensituationen zu differenzieren. Man unterscheidet zwischen *abhängigen (verbundenen)* und *unabhängigen (unverbundenen) Stichproben.* Abhängige Stichproben liegen vor, wenn die Verteilungen der Stichprobenwerte nicht unabhängig voneinander sind. Dies ist z.B. der Fall, wenn man an einer Gruppe von Probanden einen physiologischen Parameter vor der Intervention (Stichprobe 1) und nach der Intervention (Stichprobe 2) beobachtet. Auch die Situation der künstlichen *Paarbildung (Matchen)* führt zu verbundenen Stichproben. Man stellt der Beobachtung an einem Individuum eine Beobachtung an einem zweiten Individuum gegenüber, daß jedoch in allen wesentlichen Eigenschaften mit dem ersten Beobachtungsobjekt übereinstimmt. Von unabhängigen Stichproben spricht man, wenn die Stichprobenwerte unabhängig voneinander verteilt sind, z.B. wenn der physiologische Parameter an einer Gruppe von Probanden nach Intervention A (Stichprobe 1) und einer anderen Gruppe von Probanden nach Intervention B (Stichprobe 2) gemessen wird.

5.2.3.1 Mittelwertvergleiche

Es werden normalverteilte Zufallsvariable betrachtet. Über die Erwartungswerte können folgende Hypothesen betrachtet werden:

1. $H_0: \mu = \mu_N$ (Vergleich eines Mittelwertes mit einem Normwert)

Prüfgröße T: $T = \frac{|\bar{x} - \mu_N|}{s} \cdot \sqrt{n}$

$\bar{x}$ ist das arithmetische Mittel der Stichprobe vom Umfang n und s ihre Standardabweichung.

T folgt einer t-Verteilung mit (n–1) Freiheitsgraden.

2. $H_0: \mu_1 = \mu_2$ *(Vergleich zweier Mittelwerte)*

1. Fall: Die Differenz $D = X_1 - X_2$ sei normalverteilt und die Beobachtungswerte entstammem abhängigen Stichproben.

Prüfgröße T: $T = \frac{|\bar{d}|}{s_d} \cdot \sqrt{n}$ *(gepaarter t-Test).*

Dabei ist $\bar{d}$ der Mittelwert der Differenzen $d_i = x_{1i} - x_{2i}$, i = 1,...,n, n der Stichprobenumfang und s_d die zugehörige Standardabweichung. T folgt einer t-Verteilung mit (n–1) Freiheitsgraden.

2. Fall: Es werden zwei unabhängige Stichproben mit den Umfängen n_1, n_2 aus den Grundgesamtheiten $N(\mu_1;\sigma_1^2)$ bzw. $N(\mu_2;\sigma_2^2)$ betrachtet. Es gelte: $\sigma_1^2 = \sigma_2^2$.

Prüfgröße T: $T = \frac{|\bar{x}_1 - \bar{x}_2|}{\sqrt{s^2(1/n_1 + 1/n_2)}}$ mit $s^2 = \frac{(n_1 - 1) \cdot s_1^2 + (n_2 - 1) \cdot s_2^2}{n_1 + n_2 - 2}$

(t-Test für unabhängige Stichproben mit unbekannter, aber gleicher Varianz)

$\bar{x}_1$ bzw. $\bar{x}_2$ bezeichnen die Sichprobenmittelwerte und s^2 die *gepoolte Varianz.* T ist t-verteilt mit (n_1+n_2-2) Freiheitsgraden.

3. $H_0: \mu_1 = \mu_2 = ... = \mu_k$

H_A: Mindestens zwei der k Mittelwerte unterscheiden sich

(Vergleich der Mittelwerte mehrerer unabhängiger Stichproben bei unbekannten aber gleichen Varianzen - *einfache Varianzanalyse*).

Unter der Annahme, daß die Nullhypothese richtig ist, würden alle k Stichproben einer gemeinsamen Grundgesamtheit N (μ ; σ^2) entstammen und somit zu einer Stichprobe zusammengefaßt werden können. Die Gesamtvarianz s^2 aller $n_1 + ... + n_k = n$ Stichprobenwerte läßt sich zerlegen in die Varianz MQI innerhalb der Stichproben und die Varianz MQZ zwischen den Stichproben. Wenn H_0 richtig ist, müssen beide Varianzen die Varianz der gemeinsamen Grundgesamtheit schätzen. Je größer MQZ im Vergleich zu MQI ist, desto weniger spricht für H_0. Zur Prüfung der Nullhypothese wird die Testfunktion T = MQZ/MQI benutzt. T folgt einer F-Verteilung mit entsprechenden Freiheitsgraden (zur Berechnung von MQZ und MQI siehe z.B. Sachs 1992) (Bortz 1993, Sachs 1992, Guggenmoos-Holzmann & Wernecke 1995, Kreienbrock & Schach 1995).

5.2.3.2 Weitere Methoden mit varianzanalytischen Ansätzen

Die hier vorgestellten einfachsten Mittelwertvergleiche in normalverteilten Grundgesamtheiten schöpfen natürlich bei weitem nicht alle Situationen aus. Zu betrachten wäre weiter der Fall, daß die Voraussetzung der Varianzhomogenität verletzt ist. Alternative Möglichkeiten im Falle des Vergleichs zweier Mittelwerte (Welch-Test), aber auch für den Vergleich mehrerer Mittelwerte (Methode der Wichtung) sind bei Fleiss (1986) oder Armitage et al. (1987) dargestellt. Auf die Literatur sei ebenfalls verwiesen, wenn die Meßwerte nicht nur hinsichtlich eines Faktors gruppiert werden. Falls eine Klassifizierung bezüglich zweier oder mehrerer Faktoren vorgenommen wird (z.B. der systolische Blutdruck in bezug auf 3 verschiedene Ernährungsstrategien und zwei verschiedene Körpergewichtsklassen), kann man nach dem Einfluß jedes einzelnen Faktors auf die Meßgröße (unabhängig von den übrigen) fragen bzw. nach ihren *Wechselwirkungen*, die gegenseitige Beeinflussung der untersuchten Faktoren hinsichtlich ihrer Wirkung auf die Zielgröße. Die zugehörigen statistischen Testmethoden sind *mehrfaktorielle Varianzanalysen*.

Ein weiterer Methodenkomplex bezieht sich auf Varianzanalysen mit Faktoren, deren Stufen definiert sind durch wiederholte Beobachtungen desgleichen Typs. Typisch hierfür ist der Verlauf eines Beobachtungsmerkmals in Abhängigkeit von der Zeit (z.B. Blutdruckmessungen an 5 aufeinanderfolgenden Tagen). Zum Problem der *Verlaufskurven* sei auf Lehmacher (1987) verwiesen. Eine ausführliche Darstellung der mehrfaktoriellen Varianzanalysen findet man bei Bortz 1993, Fahrmeir & Hamerle 1984, Miller 1986, Armitage et al. 1987.

5.2.3.3 Rangverfahren für den Vergleich der Lageparameter

Wenn man nicht voraussetzen kann, daß zwei Zufallsvariable normalverteilt sind, trotzdem aber die Aufgabe besteht, die Verteilungen hinsichtlich ihrer Lage zu vergleichen, können *Rangtests* benutzt werden. Dabei geht man von den Originaldaten zu ihren Rängen über und prüft die Hypothese, daß sich die beiden Verteilungen lediglich durch Verschiebung unterscheiden, ihre Form bleibt die gleiche. Die Nullhypothese postuliert somit die Übereinstimmung der Lokationsparameter.

- Entstammen die Beobachtungen unabhängigen Stichproben, so wendet man den *Man-Whitney-Wilcoxon Test* an im Falle zweier Stichproben bzw. bei mehreren Stichproben in Analogie zur Varianzanalyse den *Kruskal-Wallis-Test.*
- Die zentrale Lage der Verteilungen abhängiger Stichproben wird mit dem *Wilcoxon- bzw. Friedman-Test* geprüft.

Hinsichtlich detaillierter Ausführungen zu diesen Tests sei auf die Standardliteratur verwiesen. (Sachs 1992, Guggenmoos-Holzman et al. 1995)

5.2.3.4 Zweidimensionale Kontingenztafelanalyse

Es seien zwei nominalskalierte Merkmale A, B mit den Stufen A_i, $i = 1,...,a$, (z.B. Bronchitis: ja, nein) sowie B_j, $j = 1,...,b$ (z.B. Wohngebiete, die bestimmten Schadstoffbelastung entsprechen) gegeben.

Man unterscheidet zwei Stichprobenmodelle:

Modell 1 : A und B werden an einer Zufallsstichprobe vom Umfang n unabhängig voneinander beobachtet (zum Beispiel wird in einer Querschnittsstudie an einer Stichprobe von zufällig ausgewählten Kindern das Wohngebiet und das Auftreten von Bronchitis erfragt). Der Vektor der beobachteten Häufigkeiten n_{ij} folgt einer Multinomialverteilung, die durch die Parameter n und die Zellwahrscheinlichkeiten p_{ij} bestimmt wird. p_{ij} bezeichnet die Wahrscheinlichkeit, daß ein Kind aus der Zielpopulation die Ausprägung i des Merkmals A und die Ausprägung j des Merkmals B hat. Die *Unabhängigkeit* zwischen Bronchitis und Wohngebiet (Schadstoffbelastung) wird anhand der Unabhängigkeitsbedingung für zufällige Ereignisse über die p_{ij} definiert. Man erhält folgende Nullhypothese: H_0: $p_{ij} = p_{i.} \cdot p_{.j}$ für alle i, j .

$p_{i.}$ ist die Wahrscheinlichkeit, daß ein Kind Bronchitis hat (i = 1) bzw. nicht hat (i = 2),

$p_{.j}$ die Wahrscheinlichkeit, im Wohngebiet B_j zu leben.

Modell 2 : Von den beiden Merkmalen sei nur das Merkmal B ein zufälliges Merkmal. Das Auftreten von Bronchitis wird an a unabhängigen Zufallsstichproben vom Umfang n_i (den Kindern aus den einzelnen Wohngebieten) beobachtet. Die Verteilung der beobachteten Häufigkeiten ist jetzt ein Produkt von Multinomialverteilungen. Über die Zellwahrscheinlichkeiten p_{ij}, die in diesem Modell als bedingte Wahrscheinlichkeiten des Auftretens bzw. Nichtauftretens der Krankheit in der i-ten Stichprobe interpretiert werden, kann folgende Nullhypothese formuliert werden:

$H_0 : p_{1j} = p_{2j} = ... = p_{aj}$ für alle $j = 1,...,b$.

Die Wahrscheinlichkeit des Auftretens von Bronchitis ist in allen Stichproben gleich (*Homogenitätshypothese).*

Die Nullhypothesen in beiden Modellen lassen sich mit folgenden Testfunktionen prüfen:

$$X^2 = \sum_{i,j} \frac{(n_{ij} - E_{ij})^2}{E_{ij}} \quad \text{(Pearson'sche } \chi^2\text{-Statistik)}$$

oder

$$Y^2 = \sum_{i,j} 2 \cdot n_{ij} \cdot \ln(n_{ij} / E_{ij}) \quad \text{(Log-Likelihood-Quotienten-Test)}$$

Hierbei bezeichnet

$$E_{ij} = \frac{n_{i.} \cdot n_{.j}}{n_{..}}$$

die unter der Nullhypothese *erwartete Häufigkeit* in der Zelle i, j. Sowohl X^2 als auch Y^2 ist approximativ χ^2-verteilt mit (a–1) x (b–1)-Freiheitsgraden.

Um eine gute Näherung an die χ^2-Verteilung zu erreichen, sollte für alle i,j gelten: $E_{ij} > 5$. Ist die Bedingungen nicht erfüllt, erreicht man durch die *Stetigkeitskorrektur nach Yates* eine hinreichende Näherung, oder man wendet bei sehr kleinen Stichprobenumfängen in Vierfeldertafeln den *exakten Test von Fisher an*. Die Idee von Fisher wurde von Freeman und Halton (1951) auch auf a x b-Tafeln erweitert. (Bishop, Fienberg & Holland 1975, Sachs 1992, Kreienbrock et al. 1995, Mehta & Patel 1986).

5.2.3.5 Residualanalyse

Der Unabhängigkeitstest ist ein Globaltest, der es nicht gestattet, diejenigen Zellen zu identifizieren, die die Nullhypothese verletzen, und die somit die Ursache für den statistischen Zusammenhang bilden. Häufig sind aber gerade jene Merkmalskombinationen, bei denen die Abweichung der beobachteten von den unter H_0 erwarteten Häufigkeiten sehr groß ist, von Interesse. Dazu prüft man für jede Zelle diese Abweichung (*das Residuum*) gegen Null. Der exakte Test hierzu ist ein Binomialtest. Asymptotische Versionen sind der χ^2-Komponenten-Test oder der *Test der adjustierten Residuen* nach Haberman (Lienert 1986 Bd. II, Haberman 1978, Reynolds 1977).

5.2.3.6 Mehrdimensionale Kontingenztafelanalyse

Wie im zweidimensionalen Fall lassen sich auch zwischen mehreren nominalskalierten Merkmalen Unabhängigkeiten über einfache mathematische Bedingungen an die Zellwahrscheinlichkeiten definieren. Allerdings wird mit steigender Merkmalszahl die Beziehungsstruktur komplizierter, und es lassen sich eine Vielzahl verschiedener Unabhängigkeitshypothesen formulieren. Betrachtet man die 3-dimensionale Kontingenztafel, die durch die Merkmale Alter A, Geschlecht B und das Auftreten einer bestimmten Krankheit C definiert wird (alle 3 Merkmale seien Beobachtungsmerkmale), so kann man z.B. folgende Nullhypothesen postulieren:

- Geschlecht, Alter und Krankheit beeinflussen einander nicht. Sie sind vollständig unabhängig *(totale Unabhängigkeit)*.
- Das Auftreten der Krankheit ist in jeder Altersstufe unabhängig vom Geschlecht *(paarweise bedingte Unabhängigkeit)*.

Die Prüfung der Hypothesen erfolgt analog zum zweidimensionalen Fall mit der Pearson'schen χ^2- oder Log-Likelihood-Quotienten-Statistik, wobei allerdings die Formeln zur Berechnung der erwarteten Häufigkeiten in Abhängigkeit von den Unabhängigkeitshypothesen variieren (siehe z.B. Bishop et al. 1975).

Von besonderer Bedeutung für die Formulierung und Prüfung von Zusammenhängen in einer Kontingenztafel ist der Zugang über das *log-lineare Modell* für die erwarteten Zellhäufigkeiten (siehe auch Abschnitt 10.2) (Bishop et. al. 1975, Haberman 1978, Fahrmeir et al. 1984).

5.2.3.7 Tests für nominalskalierte Daten abhängiger Stichproben

Es wird ein Merkmal mit 2 Ausprägungen betrachtet, das in zwei verschiedenen Situationen (z.B. zu verschiedenen Zeitpunkten) an einer Stichprobe vom Umfang n beobachtet oder an gepaarten Objekten erhoben wird. Geprüft werden soll z.B. die Wirkung einer Intervention A mit den Stufen A_1 (stark) und A_2 (schwach) gegenüber einem „Placebo" B mit den gleichen Wirkungsstufen an n gematchten Paaren. Die Nullhypothese lautet demzufolge: H_0 : $p_{i.} - p_{.i} = 0$, i = 1, 2.

$p_{i.}$ bezeichnet die Wahrscheinlichkeit, daß die Intervention die Wirkung A_i hat und $p_{.i}$ die Wahrscheinlichkeit, daß das „Placebo" die Wirkung B_i hat.

Die Hypothese kann mit Hilfe des *McNemar-Tests* geprüft werden (siehe hierzu Sachs 1992, Guggenmoos-Holzmann et al. 1995).

Betrachtet man anstelle eines alternativen Merkmals eine mehrstufige Zufallsgröße mit a Ausprägungen in zwei abhängigen Stichproben, so lassen sich die im 2 x 2-Fall aufgestellten Hypothesen über die Gleichheit der Randwahrscheinlichkeiten $p_{i.}$ und $p_{.i}$ analog übertragen (Fleiss 1981, Bishop et al. 1975, Reynolds 1977).

5.2.3.8 Multiple Tests

Bei der statistischen Analyse einer Studie kommt es häufig vor, daß mehrere Hypothesen gleichzeitig an ein- und demselben Datenmaterial geprüft, d.h. mehrere statistische Tests simultan durchgeführt werden. Man hat die Situation, daß mehrere Zielmerkmale in bezug auf Verteilungsunterschiede in zwei Grundgesamtheiten oder mehrere Populationen hinsichtlich eines Merkmals miteinander zu vergleichen sind. In beiden Fällen setzt sich der Gesamtvergleich aus mehreren Einzelvergleichen zusammen. Bei jedem einzelnen Test wird der Fehler 1.Art durch das *lokale Signifikanzniveau* α kontrolliert. Allerdings ist das globale Signifikanzniveau, die Wahrscheinlichkeit, daß bei Gültigkeit der Gesamtnullhypothese (die Richtigkeit aller Einzelhypothesen) wenigstens eine Einzelhypothese fälschlich verworfen wird, nicht mehr gleich α. Es kann beträchtlich über dem lokalen Signifikanzniveau liegen. Aus diesem Grunde sind *multiple Testprozeduren* anzuwenden, die ein vorgegebenes globales α garantieren. Häufig wird auch die Bonferoni-Korrektur, eine konservative Methode, angewendet. Um ein globales Niveau von α zu erreichen, wird für das lokale Niveau α/N gewählt. N bezeichnet die Zahl der Einzelvergleiche (Sachs 1992, Bortz 1993, Miller 1966, Lehmacher 1987).

6. Beurteilung von diagnostischen Tests

Der *diagnostische Test* T (z.B. ein Screening-Verfahren) ist ein Verfahren zur Diagnose einer bestimmten, fest umschriebenen Krankheit K. Mit T sei dabei nur zu entscheiden, ob die Kankheit K vorliegt (positives Testergebnis T^+) oder nicht (negative Testentscheidung T^-).

Wenn man die *Validität (die Güte, die Richtigkeit)* eines diagnostischen Tests beurteilen will, muß der tatsächliche Krankheitsstatus unabhängig von dem zu bewertenden Test bekannt sein (*golden standard*). Die bekanntesten Kriterien für die Bewertung der Validität sind die bedingten Wahrscheinlichkeiten *Sensitivität* (Se) und *Spezifität* (Sp), die definiert sind als:

$Se = P(T^+ \mid K^+)$ (Wahrscheinlichkeit P, einen Patienten mit K (K^+) durch T als solchen zu diagnostizieren)

$Sp = P(T^- \mid K^-)$ (Wahrscheinlichkeit P, einen Patienten ohne K (K^-) durch T als solchen zu identifizieren)

Eine Sensitivität nahe dem Wert 1 beinhaltet, daß bei nur wenigen Patienten die Krankheit nicht erkannt wird, eine Spezifität nahe 1 schließt aus, daß T auch für nicht an K Erkrankte positive Ergebnisse liefert.

Geschätzt werden die beiden bedingten Wahrscheinlichkeiten Se und Sp durch die entsprechenden relativen Häufigkeiten, und zwar wird die Sensitivität der Stichprobe durch den Anteil der Richtig-Positiven an der Gesamtzahl der Kranken wiedergegeben und die Spezifität schätzt man durch den Anteil der Richtig-Negativen an der Gesamtzahl der Gesunden.

Sensitivität und Spezifität alleine genügen jedoch noch nicht zur vollständigen Beurteilung des diagnostischen Verfahrens, da sie nichts über die diagnostische Wertigkeit aussagen, nämlich über die Wahrscheinlichkeit, daß tatsächlich die Krankheit vorliegt (oder nicht vorliegt), wenn die Diagnose positiv (oder negativ) ist. Diese beiden bedingten Wahrscheinlichkeiten heißen *positiv prädiktiver Wert* (PRW^+) bzw. *negativ prädiktiver Wert* (PRW^-). Wenn Sensitivität und Spezifität des diagnostischen Verfahrens bekannt sind, und man auch die Prävalenz (Präv) der Krankheit in der Population kennt auf die das Verfahren angewandt werden soll, dann lassen sich die prädiktiven Werte mit Hilfe des Satzes von Bayes folgendermaßen bestimmen:

$$PRW^{+} = P(K^{+}|T^{+}) = \frac{Se \cdot \Pr äv}{Se \cdot \Pr äv + (1 - Sp) \cdot (1 - \Pr äv)}$$

$$PRW^{-} = P(K^{-}|T^{-}) = \frac{Sp \cdot (1 - \Pr äv)}{Sp \cdot (1 - \Pr äv) + (1 - Se) \cdot \Pr äv}$$

Schätzen lassen sich PRW^{+} und PRW^{-} nur aus einer unselektierten Stichprobe, die den realen Anteil der Kranken in der betrachteten Population widerspiegelt, da ihre Werte wesentlich durch die Prävalenz der Krankheit in der realen Situation bestimmt werden. Der Schätzwert für den postiv prädiktiven Wert ergibt sich dann als Quotient aus der Anzahl der Richtig-Positiven und der Gesamtzahl der Testpositiven, während der Quotient aus der Anzahl der Richtig-Negativen und der Gesamtzahl der Testnegativen den negativ prädiktiven Wert schätzt.

Wenn der diagnostische Test zunächst nur Meßwerte liefert und eine Einteilung in positive und negative Befunde nicht unmittelbar gegeben ist, kann mit Hilfe einer statistischen Methodik (*ROC-Kurve*) ein Grenzwert festgelegt werden, der eine solche Trennung vornimmt. Des weiteren findet man in spezifischer Literatur alternative Verfahren zur Evaluierung diagnostischer Tests, wenn der *golden standard* nicht bekannt ist (siehe hierzu Walter & Irwig 1988) (Guggenmoos-Holzmann et al. 1995, Kramer 1988, Fleiss 1986).

7. Fehlerquellen in der analytischen Forschung

Zufällige und systematische Meßfehler sind eine Ursache für die Variation der Schätzwerte von Parametern. Ebenso bedeutsam, aber weitaus komplizierter zu behandeln sind diejenigen Fehler, die aufgrund falscher Studienplanung, durch falsche Stichproben zu fehlerhaften Schätzungen, Vergleichen und Schlüssen führen. Die Hauptfehlerquellen des Schätzens und vergleichenden Schließens von Stichproben auf Grundgesamtheiten (*analytische Fehler*) lassen sich wie folgt zusammenfassen:

1. Hauptquelle des *zufälligen Fehlers der Schätzung* ist die Variation der Schätzwerte von Zufallsstichprobe zu Zufalsstichprobe, entnommen aus ein- und derselben Grundgesamtheit, bedingt durch biologische Variabilität der Individuen und zufällige Beobachtungsfehler.

2. Ein systematischer Fehler (*Bias*) einer Schätzung, die Differenz zwischen dem durchschnittlichen Schätzwert aus wiederholten Stichproben und dem zu schätzenden wahren Wert, kann entstehen durch:

   – Verzerrte, nicht repräsentative Stichproben (*Selection Bias*).

     Die Studienobjekte unterscheiden sich systematisch von der Grundgesamtheit, z.B. verursacht durch eine unpassende Stichprobenauswahl, durch eine hohe Ausfallrate bei Verlaufsbeobachtungen oder durch Nichtbereitschaft, an der Studie teilzunehmen.

– Verzerrungen aufgrund äußerer Störgrößen (*Confounding Bias*).

  Die Schätzung des Effektes, den möglicherweise eine Einflußgröße auf eine Zielgröße ausübt, kann durch Hintergrundfaktoren verzerrt werden. Dies geschieht, wenn Einflußgröße und Hintergrundfaktor assoziiert sind, der Hintergrundfaktor selbst die Zielgröße beeinflußt, jedoch selbst nicht auf dem hypothetischen kausalen Pfad zwischen Einfluß- und Zielgröße liegt. Derartige Hintergrundfaktoren heißen *Störgrößen* (*Confounder*). Der Einfluß unbekannter Confounder läßt sich nur durch *Zufallszuteilung (Randomisierung)* auf die Ausprägungen der Einflußgröße begrenzen. Die Kontrolle bekannter Störgrößen erfolgt durch *Matchen (künstliche Paarbildung)* der Studienobjekte bzw. *Stratifizierung (Schichtung)* der Individuen entsprechend der Stufen des Confounders oder durch Anwendung *multivariater statistischer Verfahren*. Hintergrundfaktoren, die den Zusammenhang zwischen Einfluß- und Zielgrößen verändern, ohne den Gesamteffekt zwischen beiden zu verzerren, heißen *Effektmodifier*.

– Informationsfehler (*Information Bias*).

  Systematische fehlerhafte Messungen bzw. Erhebungen, nicht-blinde, nicht-standardisierte (bezogen auf die Stufen der Einflußgröße) Beobachtungen der Zielgröße oder falsche Zuordnungen der Individuen hinsichtlich der Ausprägungen der Ziel-, Einfluß- oder Störgrößen (*Fehlklassifikation*) können verzerrte Schätzungen hervorrufen.

– Verkennen der Kausalitätsrichtung.

  Die erfolgreiche Suche nach Ursachen in bezug auf eine Wirkung ist abhängig von einem richtigen Erkennen der entsprechenden zeitlichen Abfolgen: eine Ursache muß immer einer Wirkung vorangehen. In Unkenntnis der zeitlichen Abfolge kann es geschehen, daß Ursache und Wirkung falsch benannt werden (Andersen, Auquier, Hauck, Oakes, Vandaele & Weisberg 1980, Kramer 1988, Kleinbaum, Kupper & Morgenstern 1982).

8. Studientypen

Die Anwendung statistischer Methoden beginnt nicht erst bei der Auswertung der erhobenen Daten, sondern schon viel früher bei der Planung der Studie, in der das Studienziel, der Aussagebereich, die zu untersuchenden Variablen sowie die Methoden und der Verlauf ihrer Erfassung, der Umfang und die Art und Weise der Stichprobenauswahl, Ein- und Ausschlußkriterien für die Untersuchungsobjekte usw. festgelegt werden. Valide Studienergebnisse erhält man nur durch sorgfältige *Studienplanung*, durch Ausschaltung möglichst vieler Quellen, die zu großen zufälligen und systematischen Fehlern führen. Je nach sachlicher Fragestellung und Realisierungsmöglichkeit gibt es verschiedene

Arten, eine Studie durchzuführen. Man unterscheidet grundsätzlich zwischen *vergleichenden und nicht vergleichenden Studien*.

Ziel nicht vergleichender Studien ist die Bestimmung einzelner Parameter oder Kurvenverläufe, wie Normalwerte, Prävalenzen, Inzidenzen, Mortalitäten, Sterbeprozesse, Krankheitsverläufe usw. Man stützt sich dabei auf Fallsammlungen oder andere repräsentative Erhebungen.

Bei den vergleichenden Studien geht es darum, die Überlegenheit bestimmter Verfahren bezüglich gewisser Kriterien nachzuweisen oder Ursache-Wirkungsbeziehungen bzw. Zusammenhänge herauszufinden und zu bestätigen. Man differenziert zwischen deskriptiven und analytischen Studien, wobei letztere die wichtigeren sind. Vergleichende Studien setzen grundsätzlich voraus, daß ein eindeutiges Trennmerkmal zwischen den zu vergleichenden Stichproben definiert ist. Bezüglich aller weiteren wesentlichen Merkmale, die einen Effekt auf die zu untersuchenden Größen haben können, müssen die Stichproben dann homogen sein. Sie sollten:

- *beobachtungsgleich* (z.B. bzgl. Zeit, Ort, Untersucher, Meßgerät),
- *strukturgleich* (z.B. bzgl. Alter, Geschlecht, soziale Stellung) und
- *repräsentationsgleich* (z.B. Arbeitsumfeld) sein.

8.1 Experimentelle vergleichende Studien

Bei einer *experimentellen Studie* werden dem Studienobjekt die Versuchsbedingungen durch den Untersucher zugeordnet. Ein typisches Beispiel hierfür sind die kontrollierten klinischen Therapiestudien *(Controlled Clinical Trial)* oder *Interventionsstudien* in der Epidemiologie, die z.B. die Prüfung der Wirkung präventiver Maßnahmen (Impfungen etc.) beinhalten können. Die jeweilige Therapieart oder Versuchsbedingung wird durch den Studienleiter dem Patienten zugeteilt. Diese Zuteilung kann randomisiert oder nicht randomisiert erfolgen. Kontrollierte klinische Therapiestudien sind randomisierte Studien. Nur durch eine *Randomisierung* (Zufallszuteilung der Patienten auf die Therapien) kann erreicht werden, daß mögliche unbekannte Confounder zufällig auf die Therapiegruppen verteilt werden und ihr verzerrender Einfluß auf den Therapieeffekt somit ausgeschaltet wird. Die Randomisierung kann auf unterschiedliche Art und Weise, nach verschiedenen Plänen erfolgen. Selektions- und Informationsfehler werden vermieden, in dem die Studie *doppeltblind* durchgeführt wird, d.h. weder der Patient noch der behandelnde Arzt wissen, welche Therapie speziell zugeordnet worden ist. (Schwartz, Flamant & Lelouch 1980, Friedman, Furberg & DeMets 1985, Pocock 1983)

8.2 Vergleichende Beobachtungsstudien

In vielen Fällen, besonders bei epidemiologischen Studien, ist es nicht möglich, die Ausprägung der zu untersuchenden Einflußgröße dem Studienobjekt zu zuordnen. Sie ist mit dem Untersuchungsobjekt selbst gegeben und kann nur durch Beobachtung des Merkmals bestimmt werden. Wenn man beispielsweise den Zusammenhang zwischen Blutdruck und Alter oder den Einfluß des Rauchens auf die Entstehung von Lungenkrebs untersuchen will, so kann weder ein bestimmtes Alter, noch ein bestimmter Blutdruck oder das Rauchen einem Individuum zugeteilt werden. Die einzige Möglichkeit für die Analyse solcher Beziehungen sind *Beobachtungsstudien*. Je nachdem unter welchem Aspekt man beobachtet

- entsprechend der Zeitrichtung (prospektiv oder retrospektiv),
- der Beziehung zwischen dem Zeitpunkt der Realisation der zu untersuchenden Merkmale und dem Zeitpunkt der Studie folgend (historisch, gegenwärtig, gemischt) oder entsprechend
- der Kausalitätsrichtung

kann man verschiedene Studienanlagen planen.

Die wichtigste grobe Differenzierung, die gleichzeitig mehrere der genannten Aspekte vereinen kann, ist die Einteilung in:

- Kohortenstudien,
- Fall-Kontrollstudien und
- Querschnittsstudien.

Kohortenstudien

Aus einer Zielpopulation, in der das zu betrachtende Zielereignis (Outcome) zu Studienbeginn nicht aufgetreten ist und an der die Einflußgröße in verschiedenen Ausprägungen beobachtet werden kann, wird entweder eine repräsentative Stichprobe gewählt, oder es werden entsprechend der Ausprägungen des zu untersuchenden Einflußfaktors (Risikofaktors, Interventionsfaktors) mehrere Stichproben selektiert. Dies setzt voraus, daß über alle in die Studie einbezogenen Individuen die Information über die Ausprägung des Einflußfaktors und der Outcome-Variablen zu Studienbeginn sowie alle sonstigen Grunddaten, die mit der zu untersuchenden Fragestellung im Zusammenhang stehen können (*Baseline-Status*), bekannt sind. Jedes Individuum, daß zu einer Stichprobe (*Kohorte*) gehört, wird dann über eine festgesetzte Zeitspanne beobachtet und das Auftreten des Zielereignisses registriert bzw. die Werte des Zielmerkmals bestimmt *(follow-up)*.

Fall-Kontroll-Studien

Ausgangspunkt der Stichprobenwahl bei Fall-Kontroll-Studien ist das Zielmerkmal. Die Grundgesamtheiten, aus denen die Stichproben selektiert werden, sind entsprechend der Stufen der Outcome-Variablen definiert (z.B. eine Population mit einer definierten Krankheit, aus der die *Fälle* gewählt werden, und eine Population, die diese Krankheit nicht besitzt, aus der sich die *Kontrollen* rekrutieren). Beobachtet wird dann rückwirkend das Vorhandensein des Einflußfaktors.

Querschnittsstudien

Anhand einer repräsentativen Stichprobe wird simultan das Auftreten der Ausprägungen des Einfluß- und Zielmerkmals beobachtet. Querschnittsstudien können nur einen zum Studienzeitpunkt bestehenden, also augenblicklichen Zusammenhang zwischen beiden Größen herstellen. Eine Aussage über zeitliche und somit über Ursache-Wirkungs-Beziehungen ist meist nicht möglich.

Ausführliche Beschreibungen der einzelnen Studientypen findet man bei Kramer 1988, Kleinbaum et al. 1982, Kelsey, Thompson & Evans 1986).

9. Analyse des Zusammenhangs zwischen Risikofaktor und Krankheit

Die meisten epidemiologischen Studien haben das Ziel, zwischen dem Auftreten bestimmter Krankheiten und dem Vorhandensein gewisser *Risikofaktoren* ursächliche Beziehungen herzustellen. Als Risikofaktor bezeichnet man eine zufällige Variable, von der man glaubt, daß sie die Wahrscheinlichkeit, unter bestimmten Bedingungen und in einer festgelegten Zeitspanne eine definierte Krankheit (oder einen Wechsel im Gesundheitsstatus) zu entwickeln, maßgeblich beeinflußt. Die Wahrscheinlichkeit selbst nennt man *Risiko*.

Es sei R_1 das Risiko der Exponierten und R_2 das Risiko der Nichtexponierten. Für den Vergleich von Risiken sind verschiedene Maße gebräuchlich:

- Die *absolute Risikodifferenz* RD: $RD = R_1 - R_2.$
- Das *relative Risiko* RR: $RR = R_1 / R_2.$
- Das *Quoten-Verhältnis (odds ratio)* OR : $OR = \dfrac{R_1/(1-R_1)}{R_2/(1-R_2)}$

Weitere Maßzahlen ergeben sich aus der Risikodifferenz, wenn diese auf verschiedene Art und Weise normiert wird, so z.B. das attributable Risiko (siehe z.B. Kreienbrock et al. 1995).

Unter *Quote (Odds)* versteht man das Verhältnis der Wahrscheinlichkeit, daß ein Ereignis eintritt, zu der, daß es nicht eintritt. Das Quoten-Verhältnis ist dann das Verhältnis der Quoten in zwei verschiedenen Situationen. Man kann zeigen, daß das Quoten-Verhältnis mit nur geringer Verzerrung das relative Risiko schätzt, wenn die Erkrankungswahrscheinlichkeiten sehr klein sind.

Wenn zwischen Risikofaktor und Krankheit kein Zusammenhang besteht ist die Risikodifferenz gleich Null und das relative Risiko als auch der Quoten-Quotient nehmen den Wert 1 an.

Während bei Kohorten- und repräsentativen Querschnittsstudien die einzelnen Risiken direkt aus den beobachteten Häufigkeiten der 2 x 2-Tafel schätzbar sind, ist dies bei Fall-Kontroll-Studien nicht möglich, da die Anzahl der Kranken und die der Nichtkranken vom Untersucher festgelegt wird. Man beobachtet nur das Auftreten der Exposition. Zur Beschreibung des Zusammenhangs zwischen Risikofaktor und Krankheit kann nur das Quoten-Verhältnis OR verwendet werden.

Für alle Risikovergleichsmaße findet man in der Literatur Verfahren zur Bestimmung der Konfidenzintervalle, die zum Teil auf unterschiedlichen Ansätzen beruhen. Es seien hier nur die gebräuchlichsten einfachen Formeln zur Bestimmung der Konfidenzgrenzen für das relative Risiko RR und den Quoten-Quotienten OR nach Miettinnen (1985) aufgeführt:

$$\hat{RR}^{1-z_\alpha/\sqrt{\chi^2}} \leq RR \leq \hat{RR}^{1+z_\alpha/\sqrt{\chi^2}} \quad ; \quad \hat{OR}^{1-z_\alpha/\sqrt{\chi^2}} \leq OR \leq \hat{OR}^{1+z_\alpha/\sqrt{\chi^2}}$$

$\hat{RR}, \hat{OR}$ stehen für die Schätzwerte von RR und OR, während χ^2 den Wert der Pearson'schen χ^2-Statistik und z_α wiederum den zweiseitigen Tafelwert der Standardnormalverteilung zur Überschreitungswahrscheinlichkeit α bezeichnet. Für $\hat{RR}, \hat{OR} < 1$ sind die oberen und unteren Grenzen zu vertauschen.

Die zufallskritische Prüfung von Risikounterschieden bzw. des Zusammenhangs von Krankheit und Risikofaktor verlangt das Testen einer der Nullhypothesen H_0: RD = 0 oder RR =1 oder OR = 1. Hierfür können die gebräuchlichen Tests für 2 x 2-Kontingenztafeln angewandt werden.

(Guggenmoos-Holzmann et. al. 1995, Kreienbrock et al. 1995, Reynolds 1977, Kleinbaum et al. 1982, Miettinnen 1985, Fleiss 1981)

10. Möglichkeiten zur Adjustierung der Studienergebnisse bei bekannten Confoundern

10.1 Stratifizierung und Standardisierung

Wenn die Beziehung zwischen einem Risikofaktor B und einer Krankheit K durch einen potentiellen Confounder C mit den Stufen C_1,. ..,C_k beeinflußt wird, muß der Confoundereffekt bei der Analyse der Studienergebnisse berücksichtigt werden. Eine Möglichkeit der *Confounderkontrolle* besteht darin, den Zusammenhang zwischen B und A in den k Schichten (Strata) von C zu betrachten, z.B. die Quoten-Verhältnisse OR_i oder die relativen Risiken RR_i, i = 1,...,k. Der von Confoundereinflüssen bereinigte Gesamteffekt OR bzw. RR wird dann mit Hilfe der *Mantel-Haenszel-Prozedur* aus den schichtspezifischen Zusammenhangsmaßen geschätzt, und zwar ist der zusammenfassende Mantel-Haenszel-Schätzer ein durch die Stichprobenumfänge in den einzelnen Schichten gewichtetes Mittel der individuellen Maße. Ebenso basiert der Mantel-Haenszel-χ^2-Test auf einem gewichteten Durchschnitt der χ^2-Testwerte in den k 2 x 2-Tafeln.

Ein anderes Verfahren zur Eliminierung von verzerrenden Confoundereffekten ist die *Standardisierung*. Die Ursache des störendenden Einflusses der dritten Variablen, nämlich die unterschiedliche Verteilung ihrer Ausprägungen in den zu vergleichenden Gruppen wird dadurch beseitigt, daß die zu schätzenden Risiken mit Hilfe einer Standardpopulation bezüglich des Confounders adjustiert werden. Dabei unterscheidet man zwischen *direkter* und *indirekter Standardisierung*. Bei der direkten Methode ist die Kenntnis der Verteilung des Confounders in einer Standardpopulation notwendig, hinsichtlich derer dann aus den beobachteten schichtspezifischen Risiken diejenigen bestimmt werden, die bei Annahme der Gültigkeit der Verteilung des Auftretens des Confounders in der Standardpopulation in den Gruppen zu erwarten wären. Bei der indirekten Methode sind umgekehrt schichtspezifische Standardrisiken bekannt, aus denen dann zusammen mit den beobachteten Häufigkeiten des Auftretens des Confounders die „erwarteten" Risiken geschätzt werden (Fleiss 1981, Kleinbaum et al. 1982, Miettinnen 1985)

10.2 Multivariate statistische Verfahren

Sind bei der Analyse eines Zusammenhangs mehrere Confounder gleichzeitig zu berücksichtigen, so kann die Anzahl der zu bildenden Schichten sehr schnell so groß werden, daß die Durchführung der Stratifizierung rechnerisch aufwendig und schwerfällig bzw. überhaupt unmöglich wird, da die vorhandenen Stichprobenumfänge nicht ausreichen. Das mathematisch leicht zu überblikkende und einfach zu handhabende Konzept der bivariaten Analyse ist ausgeschöpft und durch eine multivariate Betrachtungsweise zu ersetzen. Bei multivariaten Methoden werden Parameter geschätzt und Hypothesen geprüft, die sich auf das simultane Zusammenwirken mehrerer abhängiger und unabhängiger Variablen beziehen. Einen umfassenden Zugang hierfür bietet die Familie der *verallgemeinerten linearen Modelle*, die spezielle funktionale Beziehungen zwischen ein oder mehreren abhängigen und unabhängigen Variablen herstellen. Die Verteilungen der abhängigen Größen müssen der Familie der Exponentialverteilungen angehören (z.B. Normal-, Poisson-, Multinomialverteilung). Eine Reihe wichtiger Fragestellungen lassen sich in diese gemeinsame Struktur einbetten und als verallgemeinerte lineare Modelle schreiben, u.a.

- die lineare Abhängigkeit einer Zielgröße von ein oder mehreren Einfluß- und Störgrößen (*multiple lineare Regression*),
- die Analyse des Zusammenhangs zwischen mehreren qualitativen Merkmalen mit Hilfe *log-linearer-Modelle* oder durch *kategoriale Regression*,
- der simultane Effekt mehrerer Einflußgrößen (Risikofaktoren) auf eine Binomialwahrscheinlichkeit (z.B. das Erkrankungsrisiko) unter Berücksichtigung potentieller Confounder (*logistische Regression*),
- die zusammenfassende Beschreibung der Einflüsse mehrerer Faktoren (z.B. prognostische Faktoren) auf die Überlebenszeit oder auf andere Ereignisse, bei denen der Zeitpunkt ihres Eintretens von Bedeutung ist *(Cox-Regression* für *proportionale Risiken (Hazards))*.

Für das Problem der Confounderkontrolle bei Fragestellungen, die den Zusammenhang von Risikofaktor und Krankheit betreffen, ist insbesondere die logistische Regression von Bedeutung. Sie basiert auf der *Logittransformation*, y = logit P = ln P/(1–P) (ln bezeichnet den natürlichen Logarithmus). Das Logit der Erkrankungswahrscheinlichkeit P für eine gegebene Kombination von Stufen der in die Analyse einbezogenen Merkmale wird als lineare Funktion dieser Ausprägungen der Risiko- und Confoundervariablen betrachtet wird. Die Logits von P sind identisch mit den natürlichen Logarithmen der Erkrankungsquoten und die Regressionskoeffizienten entsprechen im Falle 2-stufiger nominalskalierter Risikofaktoren den logarithmierten Erkrankungs-Quoten-Quotienten der jeweiligen Exponierten zu den Nichtexponierten, wenn die übrigen Faktoren konstant gehalten werden. Somit lassen sich für alle möglichen Kombinationen von Risikofaktorstufen die adjustierten relativen Risiken bestimmen (Fahrmeir et al. 1984, Kreienbrock et al. 1995, Breslow & Day 1980, Kleinbaum et al. 1982, Backhaus, Erichson, Plinke & Weiber 1996, Afifi & Clarke 1996).

11. Explorative Datenanalyse

Die *explorative Datenanalyse* ist als ein methodisches Prinzip zur Generierung von Hypothesen, zum Aufspüren und Darstellen unbekannter Strukturen und Auffälligkeiten aus vorgegebenen Daten anzusehen. Sie umfaßt das Methodenspektrum der deskriptiven Statistik und wendet darüber hinaus auch Verfahren der analytischen Statistik an, deren Ergebnisse jedoch nicht mehr verallgemeinerungsfähig sind, da es nicht korrekt ist, Hypothesen an ein- und demselben Datenmaterial gleichzeitig zu erzeugen und zu prüfen (siehe Abschnitt Multiple Tests). Explorative Datenanalysen sind jedoch in vielen praktischen Fällen unumgänglich. So begegnet man häufig der Situation, daß zunächst nur unpräzise, grobe Fragestellungen existieren, die noch keine Studienplanung erlauben. Zur Gewinnung weiterer Informationen werden dann meist Datensammlungen genutzt, die eigentlich zu ganz anderen Zwecken erstellt wurden (z.B. Krankenblattdaten). Informationsgewinnung im Rahmen solcher Datenanalysen kann dann bedeuten:

- die Elimination redundanter Informationen, sowohl Daten als auch Merkmale sollen auf das Wesentliche reduziert werden,
- die Beschreibung von Zusammenhängen zwischen den Merkmalen,
- die Zerlegung der Daten in homogene Bestandteile.

Zur Lösung derartiger Aufgaben existiert ein umfangreiches Reservoir von Verfahren, die grob umrissen folgendermaßen eingeteilt werden können:

- elementare deskriptive Verfahren,
- *Faktorielle Methoden*, die dem Ziel dienen, für hochdimensionale Beobachtungsvektoren eine niedrigdimensionale Darstellung zu finden, so daß die

wesentliche Struktur sichtbar wird (Haupkomponenten- und Faktoranalyse, Zuordnungs(Correspondence)analyse)),

- *Klassifikationsmethoden* zur Homogenisierung einer inhomogenen Datenmenge (Clusteranalyse, Chart, Konfigurationsfrequenzanalyse),
- *Klassenidentifikationsverfahren*, die die Zuordnung einer mehrdimensionalen Beobachtung zu einer oder mehreren Populationen ermöglichen (Diskriminanzanalysen),
- *Modellanpassungverfahren*, die prüfen inwieweit bestimmte Strukturen oder Funktionen die Daten anpassen bzw. passende Modelle suchen (sämtliche Regressionsmethoden, Zeitreihenanalyse, usw.) (Heiler et al. 1994, Bortz 1993, Mosteller, Fienberg & Rourke 1983, Fahrmeir et al. 1984, Tuckey 1977).

Literatur

Afifi, A.A. & Clarke, V. (1996): Computer-Aided Multivariate Analysis. London: Chapman & Hall.

Andersen, Sh., Auquier, A., Hauck, W.W., Oakes, D., Vandaele, W. & Weisberg, H.I. (1980): Statistical Methods for comparitive studies. New York: Wiley and Sons

Armitage, P. & Berry, G. (1987): Statistical methods in medical research. Oxford: Blackwell Scientific Publications

Backhaus, K., Erichson, B., Plinke, W. & Weiber, R. (1996): Multivariate Analysemethoden. Berlin: Springer-Verlag.

Bishop, Y.M.M., Fienberg, St.E. & Holland, P.W. (1975): Discrete multivariate analysis: Theory and practice. Cambridge: MIT Press

Bortz, J. (1993): Statistik für Sozialwissenschaftler. Berlin: Springer-Verlag

Breslow, N.E. & Day, N.E. (1980): Statistical Methods in Cancer Research, Vol. I: The analysis of Case-Control Studies. IARC Scientific Publications No. 32: Lyon

Fahrmeir, L. & Hamerle, A. (Hrsg.) (1984): Multivariate statistische Verfahren. Berlin: de Gruyter

Fleiss, J.L. (1981): Statistical methods for rates and proportions. New York: Wiley and Sons

Fleiss, J.L. (1986): The design and analysis for clinical experiments. New York: Wiley and Sons

Friedman, L.M., Furberg, C.D. & DeMets, D.L. (1985): Fundamentals of clinical trials. Littleton, Mass.: PSG Publishing Company

Goodman, L.A. & Kruskal, W.H. (1979): Measures of association for cross classifications. J. Amer. Statist. Assoc. 74, 537-552

Guggenmoos-Holzmann, I. & Wernecke, K.D. (1995): Medizinische Statistik. Berlin; Wien: Blackwell Wissenschafts-Verlag

Haberman, Sh.J. (1978): Analysis of qualitative data. Bd.I Introductory topics. San Diego: Academic Press

Heiler, S. & Michels, P. (1994): Deskriptive und Explorative Datenanalyse. München; Wien: Oldenbourg Verlag

Kelsey, J.L., Thompson, W.D. & Evans, A.S. (1986): Methods in observational epidemiology. New York: Oxford University Press

Kleinbaum, D.G., Kupper, L.L. & Morgenstern, H. (1982): Epidemiologic Research. Principles and quantitative methods. London: Lifetime Learning Publications

Kreienbrock, L. & Schach, S. (1995): Epidemiologische Methoden. Jena, Gustav Fischer Verlag

Kramer, M.S. (1988): Clinical epidemiology and biostatistics. Berlin: Springer-Verlag

Kramer, M.S. & Feinstein, A.R. (1981): Clinical biostatistics. LIV. The biostatistic of concordance. Clin. Pharmacol. Ther. 29 (1), 111-123

Lehmacher, W. (1987): Verlaufskurven und Crossover. In: Überla, K., Reichertz, P.L. & N. Victor (Hrsg.): Medizinische Informatik und Statistik. Berlin: Springer-Verlag

Lienert, G. (1986): Verteilungsfreie Methoden in der Biostatistik, Bd. I und II, Meisenheim, Königstein/Ts.: Verlag Anton Hain

Mehta, C.R. & Patel, N.R. (1986): A hybrid algorithm for Fisher´s exact test on unordered rxc-contingency tables. Comm. Stat. 15 (2), 387-403

Miettinnen, O.S. (1985): Theoretical epidemiology. Principles of occurrence research in medicine. New York: Wiley and Sons

Miller, R.G. (1966): Simultaneous statistical inference. New York: McGraw-Hill

Miller, R.G. (1986): Beyond ANOVA, basics of applied statistics. New York: Wiley and Sons

Mosteller, F., Fienberg, St.E. & Rourke, R.E.K. (1983): Beginning statistics with data analysis. Reading, Mass.: Addison-Wesley

Pocock, St.J. (1983): Clinical trials. Chichester: Wiley and Sons

Reynolds, H.T. (1977): The analysis of cross-classifications. New York: The Free Press, A Division of Macmillan Publishing Co., Inc.

Sachs, L. (1992): Angewandte Statistik. Anwendung statistischer Methoden. Berlin: Springer-Verlag

Schwartz, D., Flamant, R. & Lelouch, J.(1980): Clinical Trials. London: Academic Press

Sprent, P. (1990): Applied nonparametric statistical methods. New York: Chapman and Hall

Tuckey, J.W. (1977): Exploratory data analysis. Reading, Mass.: Addison-Wesley Publishing Company

Victor, N. (1987): On clinical relevant differences and shifted nullhypotheses. Meth. Inform. Med. 26, 109-116

Walter, S.D. & Irwig, L.M. (1988): Estimation of test error rates, disease prevalence and relative risk from misclassified data: a review. Journal of Clinical Epidemiology 41, 923-937

Woolson, R.F. (1987): Statistical methods for analysis of biomedical data. New York: Wiley and Sons

Wolfgang Hellmeier, Helmut Brand, Ulrich Laaser und Angela Hort

Epidemiologische Verfahren in den Gesundheitswissenschaften

1. Bedeutung der Epidemiologie für die Gesundheitswissenschaften

Gesundheitswissenschaften befassen sich mit Gesundheit und Krankheit unter bevölkerungsweiten Aspekten. Nicht die optimale und sachgerechte Behandlung eines Individuums steht im Vordergrund des Interesses, sondern die Entwicklung und Steuerung eines Gesundheitssystems, das der Gesellschaft und ihren Teilgruppen eine möglichst gleichmäßige und gute Versorgung bietet. Dieses Ziel kann nur auf der Basis solider Informationen über die gesundheitliche Lage der Bevölkerung, über spezifische Anforderungen der verschiedenen Bevölkerungsgruppen und über die Wirksamkeit von Programmen und Maßnahmen erreicht werden. Wesentliche Teile dieser Informationen werden mit epidemiologischen Methoden erarbeitet. Die Epidemiologie ist eine der Basisdisziplinen der Gesundheitswissenschaften. Kaum jemand, der als Gesundheitswissenschaftler tätig ist, kommt an der Verarbeitung und Bewertung epidemiologischer Daten vorbei; viele werden selbst epidemiologische Projekte durchführen.

1.1 Definitionen von Epidemiologie

Die klassische Definition, die sich in den meisten Lehrbüchern für Epidemiologie findet, lautet:

Epidemiologie ist das Studium der Verteilung und der Determinanten von Krankheitshäufigkeiten in menschlichen Populationen

Diese Formulierung beschreibt die Anfänge epidemiologischer Arbeiten im neunzehnten Jahrhundert, wie sie u.a. durch Snow und Semmelweis durchgeführt wurden. Snow fand in London Hinweise auf die Auslösung der Cholera durch die Verknüpfung von Sterbefällen pro Haus mit Daten über die Herkunft des Leitungswassers, das in dem Haus benutzt wurde. Er veröffentlichte seine Ergebnisse 1855 unter dem Titel: „Über die Verbreitungsweise der Cholera“.

Semmelweis fand die Kontaktinfektion als Ursache des Kindbettfiebers, indem er die unterschiedliche Häufigkeit von Kindbettfieber in mehreren Kreissälen mit den dort herrschenden hygienischen Zuständen in Beziehung setzte (veröffentlicht 1847).

Beide Mediziner hatten sich von der Fixierung auf das zu kurierende Individuum gelöst und versuchten durch die Betrachtung von Gruppen und durch den Vergleich unterschiedlicher Gruppen, medizinische Probleme zu lösen. Diese Denkweise ist der Kern der Epidemiologie. Lediglich die Inhalte, mit denen sich Epidemiologie beschäftigt, sind weiter geworden. Eine moderne Definition lautet etwa:

Epidemiologie ist die Bearbeitung von Fragen aus dem Bereich der Medizin, der Gesundheitssystemforschung und der Gesundheitswissenschaften mit Methoden der empirischen Sozialforschung und der Statistik

Der Breite dieser Definition entspricht die Tatsache, daß inzwischen eine Vielzahl von Professionen sich epidemiologisch betätigen. Die ursprüngliche Dominanz der Medizin hat sich stark abgeschwächt und ist zu einem Miteinander der unterschiedlichsten Disziplinen geworden. Sozialwissenschaftler, Pädagogen, Statistiker und andere setzen jeweils andere Schwerpunkte und sehen Epidemiologie aus einem anderen Blickwinkel.

Die Erscheinungsformen der Epidemiologie und das Selbstverständnis der darin Tätigen sind vielfältig. Auf der einen Seite steht die deskriptive Richtung, die sich mit der Beschreibung von Krankheiten aus Bevölkerungssicht befaßt. Ihre Ergebnisse finden sich z.B. in den ersten Kapiteln medizinischer Lehrbücher, unter Titeln wie „Epidemiologie des Bluthochdrucks“ oder „Epidemiologie der Krankheit X“. Sie enthalten Angaben zur Häufigkeit der jeweiligen Krankheit, zeitliche Entwicklungen, die Beschreibung besonders betroffener Bevölkerungsgruppen und evtl. Angaben zur Ätiologie. Mit einfachen Ansätzen der deskriptiven Statistik werden die Bedeutung und der Stellenwert der Krankheiten dargestellt. Auch Teile der Medizinalstatistik, u.a. die Todesursachenstatistik, kann unter deskriptiver Epidemiologie gefaßt werden.

Das andere Ende der Bandbreite markiert die Theorie der Epidemiologie. Sie entwickelt und definiert die Größen, mit denen gesundheitliche Sachverhalte beschrieben werden können, unabhängig von der speziell betrachteten Krankheit oder der zu bearbeitenden Aufgabe. Dazwischen liegen Disziplinen, die sich als spezielle Epidemiologien bezeichnen, z.B. Umweltepidemiologie, Arzneimittelepidemiologie, Krebsepidemiologie u.a. Diese Zweige unterscheiden sich durch das unterschiedliche medizinische und sonstige Fachwissen, das sie benötigen. Außerdem steht jedes Teilgebiet vor einer eigenen Ausgangssituation, so daß andere Schwerpunkte der Methodik gesetzt werden müssen. Alle speziellen Epidemiologien sind unter der allgemeinen Definition integriert und basieren auf der theoretischen Epidemiologie.

1.2 Anwendungsgebiete der Epidemiologie

Epidemiologische Methoden und Definitionen kommen zur Anwendung, sobald gesundheitliche Fragestellungen mit Bevölkerungs- oder Gruppenbezug bearbeitet werden.

An erster Stelle, sowohl historisch als auch in der logischen Reihenfolge von Arbeitsschritten, steht die *deskriptive Epidemiologie* als Beschreibung von Krankheiten bzgl. ihrer Verbreitung und der betroffenen Gruppen. Die hier gewonnenen und dargestellten Daten bilden eine notwendige Basis für alle Bereiche der Gesundheitswissenschaften. Sie liefern Angaben zur Zahl der zu versorgenden Patienten und identifizieren Gruppen, die besondere Aufmerksamkeit benötigen. Auch als Hintergrundwissen für den praktischen Arzt sind Informationen über die Verbreitung von Krankheiten wichtig.

Ein weiterer Anwendungsbereich ist die *Ätiologieforschung* auf Bevölkerungsbasis (analytische Epidemiologie). Hierzu werden Bevölkerungsgruppen mit unterschiedlichen Krankheitshäufigkeiten gebildet bzw. gesucht und es wird verglichen, ob bzgl. der Umgebung, der Lebensweise und ggf. bzgl. besonderer Belastungen durch spezielle Situationen Unterschiede zu erkennen sind, die etwas mit der betrachteten Krankheit zu tun haben können. Damit kann nicht die biologische Ursache einer Krankheit gefunden werden, es können aber Lebensumstände identifiziert werden, die mit einem erhöhten Anteil an Erkrankungen verknüpft sind. Durch Analyse der Situationen mit großem Krankheitsaufkommen können Hypothesen über Ursachen formuliert werden. Besonders auf dem Gebiet der Ätiologieforschung sind epidemiologische Ergebnisse allein nicht ausreichend. Vielmehr werden parallel zur Epidemiologie auf der medizinisch-biologischen Ebene Forschungen durchgeführt. Beide Richtungen regen einander an, unterstützen sich und helfen bei der Hypothesenbildung. Die schon oben erwähnte Untersuchung von Snow über die Verbreitungsweisen der Cholera ist ein gutes Beispiel dafür, daß aufgrund epidemiologischer Analysen die Verbreitung einer Krankheit gestoppt werden kann, ohne daß notwendigerweise die biologischen Ursachen und Wirkungsmechanismen bekannt sind. John Snow schloß aus seinen Untersuchungen, daß Cholera durch verschmutztes Wasser übertragen wird. Der naturwissenschaftliche Beweis durch die Entdeckung der Cholera-Bazillen wurde erst später von Koch erbracht.

Auch (primäre) *Prävention*, ein wesentlicher Teil gesundheitswissenschaftlicher Arbeit, ist ohne die Methoden und Ergebnisse der Epidemiologie nicht denkbar. Eine Verhinderung von Krankheitsfällen durch vorbeugende Aktionen im Bereich der Lebensumstände und Verhaltensweisen ist sowohl im Stadium der Planung als auch bei der Bewertung von Programmen auf die Epidemiologie angewiesen. Eine erfolgversprechende Prävention muß das Ausbreitungsmuster der Krankheit und ihrer Risikofaktoren (d.h. die Charakteristika von häufig erkrankten Bevölkerungsgruppen) kennen, um die richtigen Zugangswege zu den betroffenen Menschen entwickeln zu können. Diese Daten werden durch epidemiologische Studien erhoben. Sowohl zur Planung als auch zur Evaluation präventiver Maßnahmen werden epidemiologische Daten benötigt.

Entscheidungen im Gesundheitswesen erfolgen immer unter dem Druck, Prioritäten zu setzen. Aus einer großen Zahl von sinnvollen und positiven gesundheitspolitischen Maßnahmen können nur einige ausgeführt werden, die meisten müssen aus finanziellen Gründen verworfen werden. Dies ist auch nicht durch eine drastische Erhöhung der Mittel für das Gesundheitswesen zu ändern. Es wird immer wieder Heilverfahren und Methoden geben, die für einige Kranke sinnvoll und ggf. lebensrettend wären, die aber aus finanziellen Gründen nicht als Leistung im Gesundheitssystem angeboten werden können. Eine Entscheidungsgröße für politische Planungen im Gesundheitswesen ist der Nutzen für die Gesamtbevölkerung. Dieser hängt davon ab, wie stark Krankheiten verbreitet sind, welche Altersgruppen betroffen sind und bei welcher Maßnahme insgesamt die größte Verbesserung an Lebensqualität für die größte Gruppe - allerdings unter Beachtung bestimmter ethischer Prinzipien - erreicht werden kann. Die Entscheidungsmethoden bedienen sich u.a. der Ansätze aus der Kosten-/Nutzentheorie, die Basisdaten werden jedoch zum überwiegenden Teil mit Hilfe der Epidemiologie erhoben, aufbereitet und bewertet.

Die *Gesundheitssystemforschung* (siehe dort) beschäftigt sich u.a. mit Effektivität und Effizienz in allen Sparten des Gesundheitswesens, angefangen bei der Wirksamkeit von Medikamenten und Maßnahmen über Untersuchungen zur Verschreibungspraxis oder zur Effektivität von Rehabilitationsmaßnahmen bis hin zur Erforschung der Wirkungen gesetzlicher Vorgaben und politischer Entscheidungen. Die Qualität all dieser gesundheitswissenschaftlichen Aktionen muß letztlich daran gemessen werden, welchen Nutzen sie für die Bevölkerung erbringen. Auch hier ein Anwendungsfeld für Epidemiologie.

Unter Screening (sekundäre Prävention, Früherkennung) versteht man eine Methode, Krankheiten in einem sehr frühen Stadium zu entdecken, i.a. bevor die Betroffenen selbst Symptome bemerken und zum Arzt gehen. Dahinter steckt der Gedanke, daß eine Krankheit im präklinischen Stadium erfolgversprechender und mit weniger Aufwand bekämpft werden kann, als wenn der Prozeß schon weiter fortgeschritten ist. Bei einigen Krankheiten, wie z.B. Brustkrebs, ist eine wirksame Behandlung praktisch nur im Anfangsstadium möglich. Wenn die erkrankten Frauen von selbst zum Arzt gehen, weil sie Beschwerden haben, sind die Heilungschancen bereits deutlich verringert.

2. Elemente epidemiologischen Arbeitens

2.1 Grundstruktur

Epidemiologische Arbeit gliedert sich in mehrere Abschnitte. Am Anfang steht das Erkennen eines Problems und die Formulierung von Fragestellungen. Dazu gehört die Entwicklung eines Modells über den zu bearbeitenden Sachverhalt und eine Spezifizierung der inhaltlich begründeten Hypothesen. Hieraus können die Entscheidungen für die praktische Durchführung der Studie abgeleitet werden. Außerdem dient das Modell zur Interpretation und Bewertung der Stu-

… zwischen explorativen Studien
…rierung von Hypothesen auf der
…vorher formulierter Hypothesen

… der zu untersuchenden Größen
…uation und der Fragestellung an-
…n Aufbereitung der Daten folgt
…stgelegten Zielgrößen und ihre
…ulierten Hypothesen.

…hl unter dem Gesichtspunkt der
…t als auch auf seine statistische

Ein wesentlicher Schritt der Datenaufbereitung besteht in der Berechnung von Indizes und dem Vergleich mehrerer Gruppen.

So sagt z.B. die absolute Zahl der Sterbefälle des Jahres 1988 in Nordrhein-Westfalen nichts aus, solange die Zahl der Einwohner nicht bekannt ist. Der Bezug wird hergestellt durch die Berechnung von Sterbefällen pro 100.000 Einwohner. Zur Bewertung der Mortalität in Nordrhein-Westfalen ist zusätzlich der Vergleich mit anderen Gebieten oder mit Zahlen aus früheren Jahren nötig. Erst im Kontext kann die nordrhein-westfälische Situation von 1988 beurteilt werden.

2.2 Standardisierung

Die Aussagekraft von Vergleichen ist ganz wesentlich davon abhängig, daß identische Größen vorhanden sind. Hier liegt ein wesentlicher Unterschied zwischen epidemiologischen Arbeiten und kurativer Medizin an Individuen. Im Einzelfall ist es sinnvoll und wünschenswert, daß der behandelnde Arzt die jeweilige Situation seines Patienten in seine Diagnose einfließen läßt. Bei epidemiologischen Untersuchungen ist es demgegenüber wichtig, vergleichbare identische Befunde zu haben. Es reicht nicht, daß jeder Untersucher nach eigener Einschätzung etwa einem Patienten zu hohen Blutdruck bescheinigt, es muß vielmehr eine exakte Grenze festgelegt werden. Nur dann sind die Ergebnisse vergleichbar und Aussagen verwertbar.

Ähnliches gilt bei dem Vergleich mehrerer Gruppen. Für eine Bewertung der gesamten Mortalität ist es z.B. wenig aussagekräftig, wenn man die Mortalitätsrate von Bevölkerungen mit extrem unterschiedlichen Altersverteilungen vergleicht. Es ist klar, daß in einer Industriegesellschaft mit einem hohen Anteil älterer Personen höhere Mortalitätsraten zu beobachten sind, als in einer Bevölkerung, deren größerer Anteil unter 20 oder 30 Jahren alt ist. Ebenso ist der Unterschied in der Lungenkrebshäufigkeit bei Rauchern und Nichtrauchern nicht interpretierbar, wenn sich die beiden Gruppen bzgl. einiger Lebensumstände deutlich unterscheiden, die mit dem Auftreten von Krebs assoziiert sein könnten. (Man denke etwa an berufliche Exposition oder an das Wohnumfeld.)

Die Vergleichbarkeit von Meßwerten oder anderen erhobenen Daten erfordert identische Vorschriften für alle Beteiligten und intensive Schulung der Personen, die Daten erheben. Unterschiede in der Gruppenstruktur können mit zwei Methoden berücksichtigt werden. Entweder die Gruppen werden durch Einschränkung angeglichen oder die Unterschiede werden in Variablen erhoben und die Auswertungen danach standardisiert. Die bekannteste Standardisierung ist die nach dem Alter, da die meisten medizinischen Sachverhalte sich für unterschiedliche Altersgruppen verschieden darstellen. Ebenso kann man nach Geschlecht, Wohnort, Hautfarbe oder bestimmten bekannten Lebensumständen standardisieren.

Es wird niemals möglich sein, zwei identische Gruppen für eine Studie zusammenzustellen. Dagegen spricht zum einen die Unterschiedlichkeit der Menschen, verursacht durch die Variabilität und die Streuung biologischer Parameter, zum anderen auch der Mangel an Information. Jeder Mensch hat im Laufe seines bisherigen Lebens bestimmte Lebensumstände und Umwelteinwirkungen erlebt, an die er sich selbst nicht mehr erinnert und die auch mit größtem Aufwand nicht erhoben werden können. Es ist daher nie auszuschließen, daß im bisherigen Lebensverlauf Ursachen für die betrachtete Krankheit verborgen sind.

Diese beiden Tatsachen, die Variabilität menschlicher Eigenschaften, Konstitutionen und Krankheitsanfälligkeiten sowie die immer unvollständige Information über relevante Ereignisse im Lebenslauf der Studienteilnehmer führen dazu, daß in epidemiologischen Studien keine eindeutigen Zusammenhänge zwischen vermuteten Ursachen und dem Ausbruch einer Krankheit auftreten. Auch Nichtraucher bekommen Lungenkrebs, und auch unter den starken Rauchern sterben mehr an anderen Ursachen als an Lungenkrebs. Im Einzelfall ist nicht festzustellen, ob der Nichtraucher an Lungenkrebs erkrankt ist, weil er eine schwache Konstitution hatte, oder ob er anderen Expositionen ausgesetzt war, z.B. Arbeit in einer Umgebung mit Kfz.-Abgasen oder in einer verräucherten Gastwirtschaft. Epidemiologische Studien können nur aufzeigen, daß Raucher sehr viel häufiger als Nichtraucher Lungenkrebs bekommen. Rauchen ist weder die einzige, noch eine zwingende Ursache des Krebses. Es erhöht offensichtlich lediglich die Anfälligkeit für Lungenkrebs oder verursacht ihn bei Menschen mit bestimmter Disposition oder unter bestimmten Umständen. Epidemiologen sprechen daher nicht von Ursachen einer Krankheit, sondern von Risikofaktoren für eine Krankheit.

2.3 Kausalität in der Epidemiologie

Bei bevölkerungsbezogenen Untersuchungen von Zusammenhängen zwischen Eigenschaften und Situationen auf der einen Seite und Krankheiten auf der anderen ist nicht jeder gefundene Zusammenhang kausal. Es kann sein, daß die betrachteten Merkmale eine Gruppe definieren, in der durch Zufall oder systematische Zusammenhänge ein Risikofaktor für die untersuchte Krankheit besonders häufig vorkommt, der jedoch nicht bekannt ist und nicht in der Studie berücksichtigt wird. So wurde z.B. unter Kaffeetrinkern ein erhöhtes Risiko für Herzinfarkte festgestellt. Anschließende Studien zeigten jedoch, daß Kaffee selbst kein Risikofaktor ist, sondern daß unter den Kaffeetrinkern der bekannte Risikofaktor Rauchen überdurchschnittlich häufig vertreten war. Inzwischen ist gerade der Risikofaktor Kaffeetrinken noch mehrfach problematisiert worden.

Solche Probleme, verbunden mit der Unsicherheit durch die Stichprobensituation, werfen die Frage auf, ob man mit epidemiologischen Methoden überhaupt Ursachen oder Risikofaktoren von Krankheiten identifizieren kann. Es ist klar, daß die Ergebnisse einer einzigen Studie nicht dazu ausreichen. Es gibt einen Kriterienkatalog, der in wesentlichen Teilen erfüllt sein sollte, bevor ein epidemiologisch gefundener Zusammenhang zwischen Faktoren und Krankheiten als kausal bewertet wird. Je nach Einzelfall kann eine oder können einige der Bedingungen verletzt sein, wenn entsprechende Gegengewichte vorhanden sind.

Ein wesentlicher Punkt ist die *Stärke des Zusammenhangs*. Der als Ursache vermutete Faktor sollte mit einer deutlichen Erhöhung in der Krankheitshäufigkeit einhergehen, als Faustregel gilt etwa das Doppelte der Kontrollgruppe. Diese Forderung erscheint plausibel vor dem Hintergrund der möglichen Störungen durch Zufallsschwankungen und Unterschiede in den beobachteten Menschen und Situationen.

Zweitens sollte die Beobachtung *konsistent* sein. Der Zusammenhang zwischen Faktor und erhöhter Krankheitshäufigkeit sollte in mehreren unabhängigen Studien aufgetreten sein. Auch diese Forderung sichert ab, daß die beobachtete Krankheitshäufigkeit nicht von unbekannten Ursachen abhängt, sondern tatsächlich von dem vermuteten und untersuchten Faktor. Wenn ein Zusammenhang in mehreren völlig verschiedenen Situationen und bei unterschiedlichen Bevölkerungsgruppen auftritt, ist die Gefahr gering, zufällig einen Drittfaktor übersehen zu haben, der ja in allen Studien aufgetreten sein müßte.

Es spricht für eine kausale Beziehung, wenn ein Faktor *spezifische Wirkungen* erzielt. Die Verbindung Rauchen - Lungenkrebs kann danach eher als Ursache-Wirkungs-Beziehung gelten als eine Aussage der Form: Rauchen erzeugt schlechtes Allgemeinbefinden. Diese Forderung birgt allerdings die Gefahr, daß viele Kausalzusammenhänge unter den Tisch fallen, besonders, wenn es um soziale Risikofaktoren geht. Hier ist nämlich zu beobachten, daß bestimmte soziale Bedingungen offensichtlich krank machen, jeder Mensch aber in Abhängigkeit von seiner Konstitution mit anderen Symptomen darauf reagiert. Gleiches gilt auch für Umwelteinflüsse. Diese Bedingung sollte daher relativ gering gewichtet werden, wenn alle anderen Punkte erfüllt sind.

Wichtig ist der *zeitliche Ablauf*. Eine Ursache muß zeitlich immer vor der Wirkung liegen. Dies ist eine unbedingte Voraussetzung für Kausalität. Wenn Anzeichen vorliegen, daß diese zeitliche Reihenfolge nicht immer gegeben ist, widerspricht dies einem Ursache-Wirkungs-Zusammenhang.

Ein starker Indikator für Kausalität ist ein *Dosis-Wirkungs-Zusammenhang*. Dahinter steht das Konzept, daß ein krankheitsverursachender Faktor um so stärker wirkt, je höher die Dosis ist. Eine solche Beziehung liegt z.B. für den Zusammenhang zwischen Rauchen und Lungenkrebs vor. Es ist erwiesen, daß das Lungenkrebsrisiko mit der Anzahl der täglich konsumierten Zigaretten steigt.

Ein starkes Argument für kausale Zusammenhänge ist die *Umkehrbarkeit*. Wenn ein Symptom verschwindet, nachdem der vermutliche Auslöser eliminiert wird, ist ein kausaler Zusammenhang sehr wahrscheinlich.

Auch wenn epidemiologische Studien auf die Einbeziehung von biologischen Wirkungsmechanismen verzichten, sollten ihre Ergebnisse mit dem gesicherten biologischen und medizinischen Wissen abgeglichen werden. Erscheint ein epidemiologisch gefundener kausaler Zusammenhang *biologisch plausibel*, stärkt das die Kausalität. Liegen biologische Erkenntnisse darüber vor, daß die epidemiologische Vermutung unplausibel ist, sollte man von einer kausalen Bewertung absehen. Dies heißt nicht, daß biologische Plausibilität als unbedingte Voraussetzung für die Anerkennung epidemiologischer Befunde gefordert wird. Wie schon mehrfach erwähnt, sind epidemiologische Aussagen zur Ursache-Wirkungs-Beziehung oft erst später biologisch bestätigt worden. Das Kriterium sollte so verstanden werden, daß die Frage der Kausalität vorerst offen bleibt, wenn biologische Plausibilitätsüberlegungen dagegen sprechen.

In dieselbe Richtung führt die Forderung nach *Bestätigung* der Ursache-Wirkungs-Vermutung *durch Tierexperimente*. Hier wird versucht, durch Arbeit mit höheren Dosen des verursachenden Faktors unter kontrollierten Bedingungen die biologische Plausibilität zu überprüfen.

Das statistische Argument eines *signifikanten Ergebnisses* ist ebenfalls eine Stütze für die Vermutung von kausalen Zusammenhängen. Es ist jedoch zurückhaltend zu bewerten, da Signifikanz ihre Bedeutung eher in klar definierten Umgebungen mit identisch wiederholbaren Versuchen erhält. Genau diese Bedingungen sind aber bei epidemiologischen oder sozialwissenschaftlichen bevölkerungsbezogenen Studien meist nicht gegeben.

2.4 Exemplarischer Ansatz epidemiologischer Arbeit

Aus den theoretischen Überlegungen schält sich als epidemiologischer Grundansatz der Vergleich zweier Gruppen heraus. Dieser Ansatz und die Basisergebnisse lassen sich sehr gut in einer Vierfeldertafel darstellen. Sie stellt die Ausgangszahlen gegenüber, aus denen alle weiteren Größen berechnet werden können.

Vierfeldertafel als exemplarische Darstellung einer Studie			
	Krankheit (Outcome)		
Exposition	ja	nein	Summe
ja	a	b	a+b
nein	c	d	c+d
Summe	a+c	b+d	a+c + c+d

3. Begriffsdefinitionen

Im folgenden sollen für das weitere Verständnis notwendige Begriffe definiert werden.

Exposition

Die Exposition spiegelt die Situation oder den Faktor wider, dessen Auswirkung beobachtet werden soll. Dies kann im klassischen Sinn eine Belastung durch Schadstoffe oder durch Krankheitserreger sein. Der Begriff umfaßt aber auch andere Effekte wie z.B. Streß als Risikofaktor für das Auftreten von Herzkrankheiten oder Maßnahmen einer Intervention.

Outcome

Unter Outcome wird das klar definierte Ereignis verstanden, das als Effekt beobachtet wird. Dies kann der Tod an einer bestimmten Krankheit, aber auch eine Verhaltensänderung auf Grund eines Interventionsprogrammes sein.

Zielpopulation

Zielpopulation ist die Bevölkerung, für die eine Aussage getroffen werden soll. Statistiker sprechen auch von der Grundgesamtheit. Im allgemeinen wird nur eine Teilgruppe der Zielpopulation in eine Studie einbezogen werden. Die Bildung der zu beobachtenden Teilgruppe muß berücksichtigen, auf welche Grundgesamtheit verallgemeinert werden soll.

Studienpopulation

Die Studienpopulation bezeichnet die Teilgruppe, die in die Studie einbezogen wird.

Stichprobe

Unter einer Stichprobe versteht man die Teilgruppe aus der Studienpopulation, an der im Rahmen der Studie tatsächlich Untersuchungen vorgenommen werden. Die Unterteilung in Studienpopulation und Stichprobe wird hauptsächlich bei groß angelegten Studien - meistens Interventionsstudien - wichtig.

Eine typische Ausprägung der drei Gruppen ist z.B. bei der Deutschen Herzkreislauf-Präventionsstudie (DHP) zu erkennen. Die Zielpopulation bildete die Bevölkerung der BRD, die Studienpopulation bestand aus den Einwohnern mehrerer Orte, an denen Präventionsprogramme durchgeführt wurden, und Befragungen und Untersuchungen wurden an einer Stichprobe aus diesen Orten vorgenommen.

Risikofaktor

Unter Risikofaktoren einer Krankheit versteht man Situationen oder Expositionen, die als Ursache eines erhöhten Krankheitsrisikos gelten. Rauchen ist ein Risikofaktor für Lungenkrebs, Übergewicht ein Risikofaktor für die Hypertonie. Auch Alter und Geschlecht werden manchmal als Risikofaktoren für Krankheiten bezeichnet. Da es sich hier aber um nicht beeinflußbare Eigenschaften handelt, sollte besser von Determinanten gesprochen werden.

Ursache

Im umgangssprachlichen Bereich bezeichnet der Begriff Ursache eine feste deterministische Beziehung zwischen einer auslösenden Situation und einem Effekt. Solche strengen und eindeutigen Kausalitäten existieren in der Epidemiologie nicht. Hier ist das Wort Ursache eher ein Synonym für stark durchschlagende Risikofaktoren.

Indikator

Von einem Indikator redet man, wenn eine Gruppe durch ein Merkmal besonders gekennzeichnet werden soll, ohne daß irgendeine Wirkungsbeziehung zwischen dem Indikator und dem Outcome gemeint ist. Diese Situation findet sich häufig bei sozioökonomischen Variablen wie Einkommen oder sozialer Stellung. Das Einkommen selbst führt nicht zum Ausbruch oder zur Vermeidung einer Krankheit. Es kennzeichnet aber Bevölkerungsgruppen, die bestimmten Risiken unterliegen.

4. Maße von Krankheitshäufigkeiten

Die Häufigkeit und Verteilung einer Krankheit in einer Bevölkerung ändert sich im Zeitverlauf. Die Beschreibung der Häufigkeit kann auf zwei Aspekte abheben:

- den Bestand an Kranken zu einem definierten Zeitpunkt
- den Neuzugang an Fällen in einem definierten Zeitraum

4.1 Prävalenz

Die Prävalenz (P) beschreibt den Bestand an Kranken. Sie ist definiert als:

$$P = \frac{\text{Anzahl Fälle zu einem Zeitpunkt in einer Population}}{\text{Anzahl Personen in der Population}}$$

4.2 Inzidenz

Die Inzidenz beschreibt die Neuerkrankungen in einem bestimmten Zeitraum. Sie soll ein Maß dafür sein, wie schnell sich eine Krankheit ausbreitet bzw. wie groß die Wahrscheinlichkeit für eine Person ist, die Krankheit zu bekommen. Daher bezieht man die Zahl der Neuerkrankungen nur auf die Zahl der Personen, die die Krankheit überhaupt bekommen können (Personen unter Risiko, „at risk"). Es gibt zwei Methoden der Inzidenzberechnung.

Die *kumulative Inzidenz (= cumulative incidence = CI)* bezieht sich auf alle Personen, die zu Beginn des Zeitraums „at risk" waren.

$$CI = \frac{\text{Anzahl der Neuerkrankungen im Beobachtungszeitraum}}{\text{Anzahl Personen at risk (zu Beginn des Zeitraumes)}}$$

Eine Person kann aus mehreren Gründen nicht „at risk" für die untersuchte Krankheit sein. Biologische Gründe (Männer können keinen Gebärmutterkrebs bekommen) können dafür ebenso verantwortlich sein wie Immunität durch eine frühere Erkrankung. Da die Inzidenz durch Neuerkrankungen definiert ist, sind Personen, die am Anfang des Studienzeitraums die betrachtete Krankheit schon haben, ebenfalls nicht „at risk".

Während der Studie können Mitglieder der Studienpopulation aus mehreren Gründen aus der Risikogruppe herausfallen.

Eine Person unterliegt nicht mehr dem Risiko einer Erkrankung, wenn sie

- aus der betrachteten Bevölkerung wegzieht,
- aus Gründen stirbt, die nicht mit der beobachteten Krankheit im Zusammenhang stehen,
- die Voraussetzung für das Entstehen der Krankheit verliert (durch die Entfernung der Gallenblase entfällt das Risiko, an Gallenblasenkrebs zu erkranken),
- an der untersuchten Krankheit erkrankt.

Je nach Struktur der Population und nach Länge des Berichtszeitraums kann sich die Zahl der Personen „at risk" im Lauf der Studie beträchtlich ändern. Besonders gravierend ist dieser Effekt bei klinischen Studien, die Überlebenszeiten nach komplizierten Operationen untersuchen oder bei Bevölkerungsstudien, die große Kollektive über lange Zeiträume beobachten.

Um hier zu realitätsnahen Maßzahlen zu kommen, definiert man die Inzidenzdichte. Zu ihrer Berechnung wird im Nenner nicht die Zahl der Personen „at risk" benutzt, sondern die Summe der Jahre, die alle beteiligten Personen während der Studienzeit „at risk" sind.

Inzidenzdichte (ID)

$$ID = \frac{\text{Anzahl der Neuerkrankungen im Beobachtungszeitraum}}{\text{Personenjahre at risk}}$$

Der Begriff „Personenjahre at risk" ist analog zu dem Begriff „Mannjahre" definiert, der aus der Betriebswirtschaft bekannt ist. Wenn eine Arbeit 5 Mannjahre erfordert, so bedeutet dies, daß so viel Arbeitszeit benötigt wird, wie eine Person in 5 Jahren zur Verfügung hat. Diese Zeit kann auch durch mehrere Personen aufgebracht werden, die dann jeweils einen Teil der 5 Jahre beitragen. Die Inzidenzdichte gibt entsprechend an, wie viele Neuerkrankungen in einer bestimmten Anzahl von Personenjahren aufgetreten sind. Auch hier kann die Gesamtzeit von vielen Personen mit kleinen Einzelbeiträgen stammen oder von wenigen Personen, die jeweils längere Zeiten in der Studie „at risk" waren.

Die kumulative Inzidenz erfordert immer zusätzlich die Angabe des Berechnungszeitraums. Die Inzidenzdichte enthält den Zeitfaktor per definitionem. Eine Inzidenzdichte von 2 Fällen auf 40 Personenjahre „at risk" ist eindeutig, unabhängig von der Studiendauer. Trotzdem ist eine Angabe der Studienzeit aus inhaltlichen Gründen wichtig. Von der Verursachung einer Krankheit durch eine Exposition bis zum Ausbruch der Krankheit vergeht immer eine gewisse Latenzzeit, die von der untersuchten Krankheit abhängt. Die Studiendauer ist so zu wählen, daß sie diese inhaltlichen Zusammenhänge berücksichtigt. So sind Zusammenhänge zwischen Rauchen und Lungenkrebs z.B. nicht sinnvoll in einjährigen Studien zu beschreiben.

4.3 Zusammenhang zwischen Prävalenz und Inzidenz

Die Prävalenz einer Krankheit, d.h. die Zahl der Kranken zu einem bestimmten Zeitpunkt, wird bestimmt durch Neuerkrankungen und durch die Dauer der Krankheit.

Der Zusammenhang zwischen diesen beiden Einflußgrößen läßt sich näherungsweise wie folgt beschreiben:

Prävalenz = Inzidenz x Krankheitsdauer

Die Gleichung kann dazu dienen, aus zwei Größen die dritte zu berechnen. Ist etwa die Dauer einer Krankheit aus individual-medizinischen Untersuchungen bekannt und liegen Inzidenzdaten aus offiziellen Statistiken vor, kann die Prävalenz und damit die aktuelle Relevanz der Krankheit für die Gesamtbevölkerung geschätzt werden.

Der Zusammenhang ist auch bei der Bewertung von Studienergebnissen zu berücksichtigen. Er erklärt Ergebnisse, die auf den ersten Blick paradox erscheinen. Nehmen wir an, es wird eine Therapie für eine bis jetzt immer tödlich endende Krankheit entwickelt. Die Therapie heilt nicht, verhindert aber den Tod und führt statt dessen zu einem chronischen Krankheitsverlauf bei guter Lebensqualität. Die Behandlungsmethode ist also als Erfolg der Medizin zu werten.

Was passiert nun mit den Maßzahlen der Gleichung? Die Inzidenz bleibt konstant, die Dauer der Krankheit erhöht sich. Dadurch wird die Prävalenz der

Krankheit ansteigen, was bei isolierter Betrachtung dieser Zahl als negativ gewertet würde. In Wirklichkeit hat aber die neue Therapie eine Verbesserung herbeigeführt.

5. Studienformen/Studiendesigns

5.1 Systematik

Es gibt verschiedene Studienformen, die sich für epidemiologische Fragen etabliert haben. Die Auswahl des Designs für ein bestimmtes Projekt berücksichtigt

- die Fragestellung, also das Ziel der Arbeit,
- die finanziellen und zeitlichen Ressourcen,
- die Datenlage bzw. die Möglichkeiten der Datenerhebung,
- Art und Häufigkeit der zu beobachtenden Situation,
- vorhandene Literatur zum Thema.

Eine Einteilung der Studien nach dem folgenden Schema ist üblich:

- deskriptive Studien
    - ökologische Studien
    - Fall-Serien
    - Querschnittstudien
- analytische Studien
    - beobachtend
        - Kohortenstudien
        - Fall-Kontroll Studien
    - intervenierend
        - klinische Versuche
        - bevölkerungsbezogene Studien
- Meta-Analysen

5.2 Deskriptive Studien

Ökologische Studien

Ökologische Studien beruhen im Gegensatz zu allen anderen Designs nicht auf Individualdaten, sondern auf Aggregatdaten. Die beiden epidemiologischen Größen „Exposition“ und „Outcome“ sind nur für Gruppen bekannt, nicht für die Individuen. Man stellt z.B. für verschiedene Gruppen den durchschnittlichen Blutfettspiegel und die Inzidenz von Dickdarmkrebs gegenüber. Man stellt dann fest, daß in Gruppen mit hohem Blutfettspiegel häufiger Dickdarmkrebs vorkommt. Eine Aussage für Individuen kann nicht getroffen werden, da nur der durchschnittliche Blutfettspiegel der Gruppenmitglieder bekannt ist und auch Personen mit niedrigen Werten zur Gruppe gehören können. Aus den Aggregatdaten ist nicht zu erkennen, ob nicht gerade die Personen an Krebs erkrankt sind, die niedrige Blutfettspiegel hatten.

Ökologische Studien sind schnell und preiswert zu erstellen, weil sie fast immer Sekundäranalyse mit schon vorhandenen Daten betreiben. Sie werden für exploratives Vorgehen und zur Generierung von Hypothesen benutzt. Eine wachsende Bedeutung bekommen sie in der Umweltepidemiologie, weil dort die Exposition meist nur für Gruppen zu erheben ist.

Fall-Serien

Diese Studien sind im strengen Sinn nicht epidemiologisch. Sie bilden vielmehr das Bindeglied zwischen Individualmedizin und einer gruppen- bzw. bevölkerungsbezogenen Betrachtungsweise. Fall-Serien können als Indikator für Auffälligkeiten bzw. Zusammenhänge epidemiologische Arbeiten initiieren.

Querschnittstudien

Eine Querschnittstudie erhebt Daten zu einem definierten, festen Zeitpunkt. Der Begriff suggeriert einen Schnitt quer zum Zeitverlauf.

Es werden Individualdaten erhoben, d.h. Exposition und Outcome werden gleichzeitig an einer Person festgestellt. Im Gegensatz zu ökologischen Studien kann in der Querschnittstudie für einzelne Personen festgestellt werden, wie stark sie exponiert waren und ob sie die Krankheit haben.

Die bisher vorgestellten Designs sind rein deskriptiv. Ursächliche Zusammenhänge sind nicht ableitbar, da keine Aussagen über die zeitliche Abfolge der beobachteten Phänomene getroffen werden können.

Ökologische und Querschnittstudien sind in erster Linie zur Formulierung von Hypothesen und für versorgungsepidemiologische Fragestellungen geeignet. Sie sind relativ preiswert durchzuführen.

5.3 Analytische Studien

Um Ursache-Wirkungs-Beziehungen untersuchen zu können, werden Studienformen benötigt, die Probanden über einen Zeitraum beobachten. Hier findet sich das Prinzip epidemiologischen Vorgehens, wie es oben beschrieben wurde. Es werden zwei Gruppen gebildet und die unterschiedlichen Expositionen und Outcomes analysiert. Die zwei Ansätze Kohorten-Studie und Fall-Kontroll-Studie unterscheiden sich in der zeitlichen Richtung (prospektiv bzw. retrospektiv), in der Zusammenhänge analysiert werden.

Kohorten-Studien

Die Kohorten-Studie analysiert prospektiv von der Exposition zum Outcome. Der Ausgangspunkt einer Kohorten-Studie besteht typischerweise aus zwei Personengruppen, von denen eine exponiert ist, die andere nicht.

– Raucher/Nichtraucher für die Frage nach Lungenkrebs durch Rauchen;
– Übergewichtige/Normalgewichtige, um zu untersuchen, ob Übergewicht einen Risikofaktor für die Hypertonie darstellt.

Die Mitglieder der beiden Gruppen werden über den Studienzeitraum beobachtet und die definierten Outcomes registriert. Das Ergebnis kann in einer Vierfeldertafel zusammengefaßt werden. Die Inzidenzen der untersuchten Krankheit für die Gruppen werden berechnet und verglichen.

Fiktive Kohorten-Studie zu Übergewicht und Hypertonie über 5 Jahre

	Outcome (Hypertonie)		
Exposition (Übergewicht)	ja	nein	Summe
ja	20	180	200
nein	4	96	100
Summe	24	276	300

Aus diesen Daten können drei Inzidenzen berechnet werden. Die Summenzeile ergibt die Krankheitshäufigkeit für die gesamte Studienpopulation, die beiden Zeilen in der Matrix dienen zur Berechnung der Inzidenz unter den Exponierten und in der Vergleichsgruppe. Für die Exponierten beträgt die kumulative Inzidenz für den beobachteten Zeitraum $CI_+ = 20/200 = 10\ \%$. Die Wahl der Inzidenz - kumulative Inzidenz oder Inzidenzdichte - hängt vom Studiendesign und von der Datenlage ab. Im Beispiel sind nur Personenzahlen angegeben, so daß nur die kumulative Inzidenz berechnet werden kann.

Fall-Kontroll-Studien

Im Gegensatz zur Kohorten-Studie geht die Fall-Kontroll-Studie vom Outcome aus und fragt retrospektiv nach Unterschieden in der vorausgegangenen Exposition. Die beobachteten Gruppen bestehen aus Fällen bzw. aus gesunden Kontrollen. Dabei bezieht sich „gesund" nur auf die Krankheit die untersucht werden soll. Andere unabhängige Krankheiten spielen keine Rolle.

Die beiden Gruppen der Fälle und Kontrollen werden daraufhin untersucht, wie viele Personen exponiert waren. Das Ergebnis ist wieder eine Vierfeldertafel, allerdings in anderer Reihenfolge und anders zu interpretieren.

Fiktive Daten einer Fall-Kontroll-Studie zu Rauchen und Lungenkrebs

Studie 1 (200 Kontrollen)			
	Outcome (Lungenkrebs)		
Exposition (Rauchen)	ja	nein	Summe
ja	30	12	42
nein	70	188	258
Summe	100	200	300

Studie 2 (400 Kontrollen, sonst wie 1)			
	Outcome (Lungenkrebs)		
Exposition (Rauchen)	ja	nein	Summe
ja	30	24	54
nein	70	376	446
Summe	100	400	500

Die jeweiligen Inzidenzen für Lungenkrebs können in diesem Fall für die Gruppe der Raucher und Nichtraucher nicht direkt berechnet werden. Der Grund liegt darin, daß die Zeilensummen, die den Nenner der Inzidenz bilden, durch die frei wählbare Zahl der Kontrollen beeinflußt werden und keine inhaltliche Bedeutung haben (s. Studie 1 und Studie 2).

In einer Fall-Kontroll-Studie kann aber berechnet werden, wie hoch der Anteil an Exponierten bei Fällen und den Kontrollen ist.

In obigem Beispiel ergibt sich für beide Studien:

30 % der Fälle waren Raucher

6 % der Kontrollen waren Raucher

Entscheidung zwischen Kohorten- und Fall-Kontroll-Design

Folgende Faktoren bedingen die Wahl des jeweiligen Studiendesigns:

Prävalenz der Krankheit und der Exposition

Bei seltenen Krankheiten sind für eine Kohortenstudie große Probandenzahlen und ein langer Beobachtungszeitraum notwendig. In diesem Fall ist es sinnvoller, eine Fall-Kontroll-Studie durchzuführen, bei der gezielt Fälle gesucht und in die Studie einbezogen werden können. Tritt die Exposition nur sehr selten auf, bietet eine Kohortenstudie Vorteile, weil hier die Probanden nach Exposition ausgewählt werden.

Ethische Gründe

Wird z.B. vermutet, daß ein bestimmter Umweltfaktor schädlich ist, ist eine Kohorten-Studie nicht zu verantworten, da durch diesen Studientyp Neuerkrankungen auftreten, die es gerade zu vermeiden gilt. Man wird mit vorhandenen Daten und Fällen eine Fall-Kontroll-Studie durchführen.

Bei Interventionsstudien wird von den Bearbeitern der Studie in den natürlichen Ablauf der Ereignisse eingegriffen. Die Probanden werden aktiv einer Exposition ausgesetzt und die Auswirkungen werden geprüft. Dies ist nur bei „positiven" Expositionen, also Präventions- oder Heilmaßnahmen, möglich.

Es gibt zwei Arten von Interventionsstudien, den klinischen Versuch und die bevölkerungsbezogene Intervention.

Kontrollierte klinische Versuche

Diese Studien sollen z.B. neue Medikamente oder Behandlungsmethoden überprüfen. Die Bedingungen ähneln stark denen eines Experiments. Es gibt eine randomisierte Zuordnung der Probanden zu den Studiengruppen und die Versuchsbedingungen können von äußeren, unvorhergesehenen Einflüssen weitgehend freigehalten werden. Auch die Auswahl der Teilnehmer kann gut gesteuert werden, so daß relativ homogene Gruppen entstehen. Moderne Studien werden heute in der „doppelblind-Technik" durchgeführt. Damit ist gemeint, daß weder die Probanden noch die Untersucher wissen, wer zur Gruppe der Exponierten gehört (bei Medikamenten: Verumgruppe) und wer nicht (Plazebogruppe). Damit sollen Fehler durch psychologische Effekte minimiert werden.

Bevölkerungsbezogene Studien

Bevölkerungsbezogene Interventionsstudien sollen die Wirksamkeit von Verfahren, die sich in klinischen Tests und kleineren Studien bewährt haben, in der Bevölkerung überprüfen. Klinische Studien haben z.B. ergeben, daß die Einnahme von Fluor gegen Karies schützt. Die entsprechende Bevölkerungsstudie sollte klären, ob Fluor-Zusätze im Trinkwasser eine Schutzwirkung für die gesamte Bevölkerung bewirkten. Die speziellen Problemfelder bei solchen Studien bestehen u.a. darin, daß die Teilnehmer nur schlecht über längere Zeiträume verfolgt werden können, und daß Probanden sich unterschiedlich verhalten. Durch unterschiedlich hohen Gebrauch von Trinkwasser ist z.B. die Höhe der Fluorexposition für den Einzelnen kaum nachvollziehbar. Außerdem ist durch hohe Fluktuation der Teilnehmer und sehr unterschiedliche Ausgangssituationen zu Beginn der Studie ein Zusammenhang zwischen Exposition und Outcome schwer nachweisbar.

Eine bevölkerungsbezogene Interventionsstudie stellt einen Eingriff in die Lebensweise größerer Gruppen dar. Insbesondere sind viele Gesunde betroffen, die für sich keinen Nutzen aus den Aktionen erwarten können. Aufwand und Bevölkerungsbelastung großer Interventionsstudien sollten nur dann in Kauf genommen werden, wenn die Krankheit eine große Bürde für die Bevölkerung darstellt und gute und effektive Interventionsmittel verfügbar sind.

5.4 Meta-Analysen

Unter Meta-Analysen versteht man die quantitative Zusammenfassung der Ergebnisse unabhängiger Studien, normalerweise auf der Basis veröffentlichter Literatur. Aus den Schätzern der Einzelstudien wird unter Berücksichtigung der jeweiligen Stichprobengrößen ein gewichteter Gesamtschätzer mit einem Konfidenzintervall ermittelt. Zur Berechnung der Varianz des Meta-Schätzers gibt es zwei Modelle. Das Modell fester Effekte geht davon aus, daß in allen Studien derselbe Wert geschätzt wird und Unterschiede zwischen den Studien nur durch Zufallseinflüsse entstehen. Das Modell zufälliger Effekte nimmt an, daß auch die wahren Größen in den Populationen der verschiedenen Studien unterschiedlich sind. Divergenzen zwischen den Studien entstehen dann durch die Variation des wahren Parameters und durch Zufallseinflüsse. Auch im Modell der zufälligen Effekte wird allerdings angenommen, daß der wahre Wert in einem gewissen Sinn „zufällig" variiert. Systematische Abweichungen kommen in beiden Modellannahmen nicht vor.

Meta-Analysen sind in der Epidemiologie erst in den letzten Jahren verstärkt durchgeführt worden. Für klinische Studien sind sie akzeptiert, für Beobachtungsstudien werden sie noch kontrovers diskutiert. Da die Studienpopulationen und Methoden unabhängiger Bevölkerungsstudien sich immer unterscheiden, liegt in einem solchen Fall der Schwerpunkt einer Meta-Analyse auf dem Versuch, Differenzen in den Ergebnissen der Einzelstudien durch Unterschiede in den Voraussetzungen zu erklären. Gelingt dies, ist die Validität der Aussage gestärkt.

6. Assoziationsmaße

Die bisher behandelten Maßzahlen Inzidenz und Prävalenz erlauben eine Beurteilung des Krankheitsvorkommens in der Bevölkerung. Die kumulative Inzidenz ist dabei die Umschreibung dessen, was eine Person in einer Bevölkerung als ihr persönliches Risiko bezeichnen würde.

In den folgenden Abschnitten werden Maßzahlen vorgestellt, die Risiken verschiedener Gruppen (Exponierte und nicht Exponierte) vergleichen.

6.1 Relatives Risiko

Unter dem *relativen Risiko (RR)* versteht man den Quotienten aus zwei Risiken bzw. Inzidenzen.

$$RR = I_e/I_o = R_e/R_o$$

Der Index e bezeichnet dabei die Gruppe der Exponierten, der Index o die Vergleichsgruppe.

Ebenso wie die Inzidenzen läßt sich das relative Risiko aus der Vierfeldertafel berechnen. Mit den Benennungen wie oben gilt:

$$I_e = a/(a+b) \qquad I_o = c/(c+d)$$

$$RR = I_e/I_o = \qquad [a/(a+b)]/[c/(c+d)]$$

Das relative Risiko RR ist ein Maß für die Stärke des Zusammenhangs von Exposition und Krankheit. Ein RR von 10 in einer Studie über Rauchen und Lungenkrebs bedeutet, daß das Lungenkrebsrisiko eines Rauchers zehn mal so hoch ist wie das eines Nichtrauchers.

Das relative Risiko kann nach Definition jeden Wert über 0 annehmen. Ein Relatives Risiko von 1 bedeutet, daß beide Gruppen dasselbe Risiko haben, ein Relatives Risiko < 1 bedeutet, daß die Exponierten ein kleineres Risiko haben und ein Relatives Risiko > 1 zeigt ein größeres Risiko der exponierten Gruppe auf.

6.2 Odds Ratio

Neben dem Begriff des Risikos und dem daraus abgeleiteten relativen Risiko, das in seiner Definition den intuitiven Vorstellungen eines individuellen Risikos entspricht, gibt es in der Epidemiologie noch ein anderes Maß, nämlich die Odds. Sie entsprechen in etwa der „Quote" beim Wetten.

Während Risiko den Anteil der Erkrankten zu der Gesamtheit in Beziehung setzt, ist Odds der Quotient aus der Anzahl der Erkrankten und der nicht Erkrankten.

Beispiel: Eine Gruppe besteht aus 200 Personen. Davon sind 30 erkrankt, 170 sind zur Zeit der Untersuchung gesund.

Es ergibt sich:

Odds = Erkrankte/Gesunde = 30/170 = 0,18

Risiko = Erkrankte/Gesamt = 30/200 = 0,15

Analog zur Definition des relativen Risikos gibt es den Begriff der relativen Odds bzw. *Odds Ratio (OR).*

$$OR = Odds_e/Odds_o$$

Odds und Risiko sind mathematisch auseinander zu berechnen. Es wird also derselbe Sachverhalt betrachtet, nur die Darstellung ist anders.

Die Werte von OR und RR stimmen nicht überein. OR überschätzt das relative Risiko, sein Wert ist weiter von 1 entfernt. Bei seltenen Ereignissen sind die Unterschiede zwischen OR und RR zu vernachlässigen. Dann kann OR als Schätzer für das relative Risiko benutzt werden. In der Epidemiologie wird in letzter Zeit vermehrt die Odds Ratio angegeben. Dies geschieht aus folgenden Gründen:

- Odds Ratios ergeben kompatible Ergebnisse, wenn bei einer gegebenen Situation die komplementären Outcomes betrachtet werden. Bei einer klinischen Studie sind z.B. zwei Sichtweisen denkbar: Die Überlebenschance nach einer Operation oder die Gefahr, bei der Operation zu sterben. Mit OR geben beide Ansätze kompatible Ergebnisse. d.h., eine Überlebenschance von zwei Dritteln entspricht der Gefahr zu sterben von einem Drittel. Wenn RR benutzt wird, gilt das nicht.
- Für Fall-Kontroll-Studien kann kein Relatives Risiko berechnet werden, die Berechnung einer Odds Ratio ist jedoch möglich.
- Die Odds Ratio ist mit höheren mathematischen Verfahren besser zu behandeln als das Relative Risiko.

6.3 *Attributives Risiko*

Das relative Risiko mißt die Stärke des Zusammenhangs zwischen Risikofaktor und Krankheit. Es ist damit geeignet, ätiologische Fragen zu beantworten, sagt aber nichts über die u.a. versorgungsepidemiologisch wichtige Bedeutung einer Krankheit für die gesamte Bevölkerung aus. Dafür muß neben der Prävalenz der Krankheit auch bekannt sein, wie viele Erkrankungen auf die Exposition zurückführbar sind.

Für solche Fragen ist das *attributive Risiko AR* anzuwenden.

$$AR = I_e - I_o$$

Die Maßzahl zieht von der gesamten Inzidenz in der exponierten Gruppe (I_e) diejenigen Erkrankungen ab, die auch in einer nicht exponierten Bevölkerung zu erwarten wären (I_o). Nur diese Differenz ist der betrachteten Exposition zuzuschreiben. Werden z.B. in einer Gruppe von Rauchern 30 Fälle von Herzinfarkten auf 1.000 Personen beobachtet, in der Vergleichsgruppe von Nichtrauchern 20 Fälle auf 1.000 Personen, ist die Differenz von 10 Fällen direkt dem Risikofaktor Rauchen anzulasten. Diese Fälle könnten durch Elimination der Noxe Tabak vermieden werden.

Um einen Bezug zwischen dem „Grundaufkommen" einer Krankheit, also der Inzidenz ohne die Einwirkung des untersuchten Risikofaktors, und der attributiven bzw. expositionsbedingten Inzidenz herzustellen, kann das *prozentuale attributive Risiko* berechnet werden:

$$AR\% = (I_e - I_o)/I_e$$

Es drückt das attributive Risiko als Anteil des Gesamtrisikos der Exponierten aus. AR = 10 im obigen Beispiel bedeutet ein AR% = 0,33 oder 33 Prozent.

AR und AR% beziehen sich nur auf die Bevölkerungsgruppen, die der Exposition unterliegen. In dieser Gruppe sind Krankheitsfälle in der berechneten Höhe zu vermeiden, wenn die Exposition wegfällt. Wenn in obigem Beispiel alle Raucher zu Nichtrauchern würden, könnten in dieser Gruppe 33 % aller Herzinfarkte vermieden werden. Wie stark sich dies auf die Gesamtbevölkerung auswirkt, hängt von der Prävalenz der verursachenden Noxe ab. Wenn alle Einwohner der BRD rauchen würden, würde ein totaler Rauchstop auch für die Gesamtbevölkerung die Zahl der Herzinfarkte um ein Drittel senken. Geht man von einem Raucheranteil von 10 % aus, kann natürlich auch nur bei diesen 10 % der Bevölkerung das Einstellen des Rauchens eine Verringerung der Herzinfarktinzidenz bewirken. Bezogen auf die Gesamtbevölkerung wären die Auswirkungen eines Rauchstops in diesem Fall sehr viel geringer.

Diese Zusammenhänge erfaßt das *attributive Risiko für die Gesamtbevölkerung (= population attributable risk = PAR).*

$$PAR = I_t - I_o$$

I_t bezeichnet die Inzidenz der Krankheit in der Gesamtpopulation, der sowohl exponierte als auch nicht exponierte Personen angehören. Analog zur Gruppe der Exponierten wird auch für die Bevölkerung ein prozentuales attributives Risiko berechnet:

$$PAR\% = PAR/I_t = (I_t - I_o)/I_t$$

In Fall-Kontroll-Studien sind normalerweise die Inzidenzen des Outcomes nicht bekannt. Attributive Risiken können in diesem Fall nicht berechnet werden. Prozentuale attributive Risiken sind möglich, da AR% durch das relative Risiko RR und damit in Näherung durch OR dargestellt werden kann:

$$AR\% = (RR - 1)/RR \times 100 \approx (OR - 1)/OR \times 100$$

6.4 Aussagekraft der Assoziationsmaße

Wie stark sich die Eliminierung einer Noxe auf die Verringerung der Krankheitshäufigkeit in der gesamten Bevölkerung auswirkt, hängt von der Stärke des Risikofaktors, also vom relativen Risiko, und von ihrer Verbreitung in der Bevölkerung ab. Die Elimination von sehr verbreiteten Expositionen mit kleinem relativem Risiko kann mehr Krankheitsfälle verhindern als die Abschaffung einer sehr wirksamen Exposition, der nur wenige Menschen ausgesetzt sind.

7. Interaktionen mehrerer Risikofaktoren

Chronisch degenerative Krankheiten sind nicht monokausal sondern haben mehrere Risikofaktoren. Es stellt sich die Frage, was geschieht, wenn zwei oder mehrere Risikofaktoren in einer Person zusammentreffen. Wirken sie unabhängig voneinander oder entstehen Wechselwirkungen (Interaktionen)? Bei Medikamenten und auch Umweltbelastungen wird oft angenommen, daß sich die Wirkungen gegenseitig verstärken, d.h. zwei Risiken zusammen sind deutlich schädlicher als die Zusammenfassung der beiden Einzelrisiken. Für Asbest und Rauchen als Risikofaktoren für Lungenkrebs ist eine solche Verstärkungs-

Interaktion nachgewiesen. Für Raucher stellt die Arbeit mit Asbest also eine größere Gefährdung dar als für Nichtraucher.

Um Interaktionen von Risikofaktoren zu testen, muß definiert werden, was unter unabhängiger Wirkung verstanden werden soll. Es gibt das additive und das multiplikative Modell.

Im *multiplikativen Modell* werden zwei Risikofaktoren als unabhängig voneinander betrachtet, wenn das relative Risiko beim Vorliegen beider Faktoren dem Produkt der einzelnen relativen Risiken entspricht.

$$RR_{(beide)} = RR_{F1} \times RR_{F2}$$

Dabei besteht die Referenzpopulation immer aus denjenigen Personen, die keiner Exposition unterliegen.

Wenn beispielsweise Raucher ohne Asbestexposition ein RR = 10 haben und nicht rauchende Asbestarbeiter ein RR = 3, hat nach dem multiplikativen Modell ein rauchender Asbestarbeiter ein RR = 30, wenn beide Expositionen unabhängig voneinander wirken. Die oben erwähnte verstärkende Interaktion müßte sich in einem relativen Risiko über 30 äußern.

Im *additiven Modell* wird angenommen, daß sich die relativen Risiken der betrachteten Expositionen bei unabhängiger Wirkung addieren, also

$$RR_{(beide)} = RR_{F1} + RR_{F2} - 1$$

Wieder ist die Referenzpopulation ohne Exposition.

In diesem Modell beträgt das relative Risiko eines rauchenden Asbestarbeiters bei unabhängiger Wirkung der beiden Faktoren 13. Hier würde schon ein relatives Risiko über 13 als verstärkende Interaktion interpretiert.

Die Beurteilung der Interaktion zweier Risikofaktoren hängt deutlich davon ab, welches Wirkungsmodell unterstellt wird. Im Beispiel würden alle relativen Risiken zwischen 13 und 30 unter Annahme des multiplikativen Modells als kompensierende Interaktion, im additiven Modell als verstärkende Interaktion eingestuft. Die Wahl des Modells muß aus der Theorie und den Annahmen über die Wirkungsmechanismen begründet sein. Die Lehrmeinung dazu ist nicht eindeutig, meistens wird das multiplikative Modell vorausgesetzt.

Häufig werden die Ergebnisse einer Studie mit multivariaten Verfahren auf Interaktionen untersucht, ohne das Modell näher zu spezifizieren. Das häufig angewandte Verfahren der logistischen Regression arbeitet mit dem multiplikativen Modell.

8. Confounding

Bei der Durchführung einer Studie wird man nicht verhindern können, daß bei einigen der Probanden auch andere Risikofaktoren als die in der Studie untersuchten vorliegen. Bei einer Untersuchung über den Zusammenhang zwischen

Ernährung und der Höhe des Blutdrucks hat auch mangelnde Bewegung oder berufsbedingter Streß einen Einfluß. Das beeinflußt die Ergebnisse der Studie nicht, wenn die Drittfaktoren bei den Exponierten und bei den nicht Exponierten etwa gleich häufig auftreten. In diesem Fall ändert sich durch die Drittfaktoren zwar evtl. die absolute Krankheitshäufigkeit in der Studie, die Unterschiede zwischen den Exponierten und der Vergleichsgruppe bleiben aber vorhanden und sind dem untersuchten Faktor, hier dem Ernährungsverhalten, zuzuordnen.

Die Situation ändert sich, wenn die Drittfaktoren nur (bzw. deutlich häufiger) in einer der Studiengruppen auftreten. In dem obigen Beispiel ist zu vermuten, daß falsche Ernährung häufig mit mangelnder Bewegung zusammenfällt. Die Gruppenbildung nach den Ernährungsgewohnheiten erzeugt automatisch eine nach Bewegungsintensität. Der evtl. vorhandene Unterschied in der Höhe des Blutdrucks zwischen den Gruppen ist in diesem Fall zu einem Teil auf die unterschiedlichen Bewegungsmuster zurückzuführen.

Solche Drittvariablen heißen Störvariablen oder Confounder. Es sind Faktoren, die einerseits Risikofaktoren für die beobachtete Krankheit sind und außerdem mit der Exposition verknüpft sein müssen. Die Verknüpfung des Confounders mit dem Risikofaktor ist keine medizinische Gesetzmäßigkeit, sondern entsteht durch die Zusammensetzung der Studienpopulation. Benutzt man zur Untersuchung der Wirkung von Ernährung auf den Blutdruck in beiden Gruppen nur Probanden mit ähnlichen Bewegungsprofilen, ist das Bewegungsverhalten kein Confounder mehr.

Damit ist ein Weg aufgezeigt, Confounder bei der Anlage der Studie zu vermeiden, nämlich entweder Beschränkung der Studienpopulation auf homogene Untergruppen oder Angleichen der Strukturen. Die extremste Form der Angleichung besteht im sogen. Matchen. Hier wird jeder Person aus der Gruppe der Exponierten ein Partner in der Vergleichsgruppe zugeordnet, der bis auf die Exposition möglichst identische Eigenschaften hat. Die beim Matchen am häufigsten berücksichtigten Faktoren sind Alter, Geschlecht, Konstitution, berufliche Situation, Wohnsituation, Leben in städtischer oder ländlicher Umgebung.

Wenn in einer Studie Informationen über die potentiellen Confounder erhoben wurden, kann auch in der Analyse die Wirkung der zu untersuchenden Risikofaktoren noch isoliert werden. Eine Möglichkeit besteht in der Stratifizierung der Daten nach den Ausprägungen des Confounders. Man untersucht etwa die Wirkung der Ernährung auf den Blutdruck getrennt in Gruppen mit gleichen Bewegungsmustern. Sind die Ergebnisse in den Strata gleich (bzw. ähnlich), kann ein Gesamtschätzer (z.B. mit dem Mantel-Haenszel-Schätzer) berechnet werden, der um die Wirkung des Confounders bereinigt ist. Ist die Wirkung der Ernährung deutlich unterschiedlich, liegt eine Interaktion zwischen Ernährungsverhalten und Bewegungsintensität vor. In diesem Falle ist ein gemeinsamer Schätzer des durch Ernährung verursachten relativen Risikos sinnlos. Die Ergebnisse sollten für die Strata getrennt präsentiert und die Interaktion spezifiziert werden.

Weitere Möglichkeiten zur Behandlung und Kontrolle von Confoundern bieten multivariate Verfahren, mit denen auch Interaktionen überprüft werden können.

9. Screening

Unter Screening versteht man die vorbeugende Untersuchung großer Bevölkerungsgruppen mit dem Ziel, Krankheiten in einem frühen Stadium zu entdekken, in dem die Betroffenen noch keine Auswirkungen spüren. Screening beruht auf der Annahme, daß frühzeitig erkannte Erkrankungen bessere Heilungschancen haben und durch frühe Behandlung weniger Kosten für das Gesundheitswesen entstehen.

Eine Screening-Untersuchung erbringt kein absolut sicheres Ergebnis sondern eine Verdachtsdiagnose. Alle diejenigen, bei denen das Screening Hinweise auf die gesuchte Krankheit liefert, werden einer weitergehenden Untersuchung zugeführt.

Da ein Screening-Programm große Bevölkerungsgruppen betrifft, ist genau zu prüfen, ob es ethisch und finanziell vertreten und sinnvoll durchgeführt werden kann. Zumindest sollten die folgenden Voraussetzungen überprüft werden:

Kriterien für ein sinnvolles Screening

- Es muß sich um eine Erkrankung mit bedeutsamen Auswirkungen handeln, die den Aufwand für ein Screening-Programm lohnt.
- Die Krankheit muß eine asymptomatische Phase haben, in der eine Frühdiagnose möglich ist.
- Der natürliche Verlauf der Krankheit und effektive Behandlungsmethoden müssen bekannt sein.
- Die Behandlung in der frühen Phase muß Vorteile gegenüber der Behandlung in einer späteren Phase haben.
- In der untersuchten Bevölkerung muß die Prävalenz der gesuchten Krankheit ausreichend hoch sein.
- Es muß ein Untersuchungsverfahren geben, das als Screening-Methode geeignet ist. D.h., die Untersuchung muß einfach, ohne Nebenwirkungen, nicht invasiv und preiswert sein.

Untersuchungen, die den Screening-Bedingungen genügen, heißen Tests. Solche Tests sind nicht so genau und sicher wie ausführliche klinische Untersuchungen so daß in einem Screening auf der einen Seite viele Gesunde einen positiven Befund haben (falsch Positive) und einige Personen, die unter der Krankheit leiden, im Screening nicht erkannt werden (falsch Negative).

...g eines Tests	
...r	
nein	Summe
b	a+b
d	c+d
b+d	a+c + c+d

... beurteilt, wie häufig falsche Er- ... können mit Hilfe der Vierfelder- ... n Maßzahlen definiert:

	:	Anteil der Kranken, die durch ein positives Testergebnis gefunden werden
Spezifität	Spez = d/(b+d) =:	Anteil Gesunder, die durch ein negatives Testergebnis erkannt werden
Anteil falsch Positiver = 1 - Spez		Anteil falsch Negativer = 1 - Sens
Positiver prädiktiver Wert	PPW = a/(a+b) =:	Anteil der positiv Getesteten, die tatsächlich krank sind
Negativer prädiktiver Wert	NPW = d/(c+d) =:	Anteil der negativ Getesteten, die gesund sind

Spezifität und Sensitivität sind Eigenschaften des jeweiligen Tests. Die prädiktiven Werte hängen auch von der Prävalenz der untersuchten Krankheit ab. Qualitätsanforderungen an ein Screening sind möglichst hohe Sensitivität und Spezifität. In der Praxis sind Werte von 90 % schon als sehr gut zu bewerten.

10. Regressionsmodelle in der Epidemiologie

Bei der Untersuchung chronischer Erkrankungen, die alle multifaktoriell sind, wird es in der Studienpopulation jeder epidemiologischen Studie Faktoren geben, die mit der zu untersuchenden Fragestellung in Verbindung stehen. Eine Studie zur Häufigkeit von Atopien versucht z.B. den Einfluß von Autoabgasen abzuschätzen, indem eine Gruppe von Personen, die an verkehrsreichen Straßen wohnen, mit Probanden aus verkehrsarmen Wohngebieten verglichen wird. Diese Gruppen werden sich zusätzlich zur Wohngegend in einer Vielzahl von Eigenschaften unterscheiden, von denen einige auch mit dem Auftreten von Atopien assoziiert sind. Ein wichtiger Unterschied ist die soziale Schicht, die u.a. mit unterschiedlichen Luftverschmutzungen am Arbeitsplatz, differierendem Rauchverhalten, anderen Wohnverhältnissen usw. verbunden ist. Nach den bereits erwähnten Ansätzen könnte man die Störfaktoren entweder durch Stratifizieren ausblenden oder nach ihnen standardisieren. Man kann auch versuchen, ein mathematisches Modell (also eine Formel) zu beschreiben, die als abhängige Variable das Atopierisiko einer Person enthält und als unabhängige Variablen alle bekannten und erhobenen möglichen Einflußfaktoren. Die Art der Funktion ist grundsätzlich frei. Gebräuchlich ist die lineare und die logistische Regression. *Lineare Regressionsmodelle* sind geeignet, wenn eine stetige Größe als Outcome betrachtet wird. Ein Modell zur Abhängigkeit des Blutdrucks von Alter und Gewicht könnte z.B. lauten:

$$\text{Blutdr} = a_0 + a_1 * \text{Alter} + a_2 * \text{Gewicht}$$

Die Koeffizienten a_0, a_1 und a_2 sind das Ergebnis der Modellrechnung, Alter und Gewicht bezeichnen die Werte einer Person. Mit der Gleichung kann aus dem Alter und dem Gewicht eines Menschen eine Schätzung zur Höhe seines Blutdrucks berechnet werden.

In der Epidemiologie werden als Outcome meist dichotome (zweiwertige) Variablen benutzt, die angeben, ob ein bestimmter Zustand vorliegt oder nicht. Solche Situationen können mit *der logistischen Regression* modelliert werden, wobei die abhängige Variable des Modells angibt, wie wahrscheinlich für eine Person mit den angegebenen Werten für die unabhängigen Variablen eine Erkrankung ist. Die Angabe erfolgt als Odds. Die Studie zum Einfluß der Autoabgase auf Atopien könnte dann wie folgt modelliert werden.

$$\text{Odds(Atopie)} = \exp(a_0 + a_1 \text{ x Rauchen} + a_2 \text{ x Wohnen}) \quad \text{oder}$$

$$\ln(\text{Odds(Atopie)}) = a_0 + a_1 \text{ x Rauchen} + a_2 \text{ x Wohnen}$$

Welches Modell der Realität am besten entspricht und ob weitere Variablen oder Ausdrücke wie Alter^2 oder (Alter x Gewicht) benutzt werden sollten, kann durch Vergleich mehrerer Modelle festgestellt werden.

Mit Regressionsmodellen können die erhobenenen Faktoren auf mehrere Arten berücksichtigt werden. Insgesamt liefert jede Regressionsrechnung eine Angabe, wie gut die Variation in der Zielgröße durch die benutzten unabhängigen Faktoren erklärt wird. Dies kann darauf hinweisen, ob alle wichtigen Faktoren erfaßt sind. Durch Vergleich der Zielvariable für verschiedene Werte einer der untersuchten Variablen (z.B. Rauchen = 1 für Raucher und Rauchen = 0 für Nichtraucher) unter Konstanz der anderen Variablen kann die Auswirkung dieses Faktors „bereinigt um die Wirkung der anderen Faktoren" berechnet werden. Dies entspricht einer Standardisierung nach den Faktoren, die unverändert gelassen wurden. Zusätzlich kann noch direkt die Wirkung der anderen Faktoren abgelesen werden.

Regressionsmodelle sind mit mehreren Statistikprogrammen zu berechnen. Die korrekte Interpretation der ausgegebenen Ergebnisse ist jedoch nicht ohne Fachkenntnisse möglich.

Literatur

Afifi, A.A. & Clark, V. (1990): Computer-Aided Multivariate Analysis, 2nd edn. Van Nostrand Reinhold Company: New York.

Barker, D.J.P. & Rose G. (1984): Epidemiology in Medical Practice, 3rd edn. Churchill Livingston: Edinburgh London New York.

Frentzel-Beyme, R.F. (1985): Einführung in die Epidemiologie. Wissenschaftliche Buchgesellschaft: Darmstadt.

Hennekens, C.H. & Buring, J.E. (1987): Epidemiology in Medicine. Little, Brown and Company: Boston.

Kahn, H.A. (1989): Statistical Methods in Epidemiology. Oxford University Press: New York Oxford Toronto.

Kelsey, J.L. (1986): Methods in Observational Epidemiology. Oxford University Press: New York Oxford Toronto.

Kleinbaum, D.G., Kupper, L.L. & Morgenstern, H. (1982): Epidemiologic Research. Lifetime Learning Publ.: Belmont, Cal..

Last, J.M. (1988): A Dictionary of Epidemiology. Oxford University Press: New York Oxford Toronto.

Lilienfeld, A.M. & Lilienfeld, D.E. (1980): Foundations of Epidemiology. Oxford University Press: New York Oxford Toronto.

Miettinen, O.S. (1985): Theoretical Epidemiology. Wiley: Chichester.

Pflanz, M. (1973): Allgemeine Epidemiologie. Thieme: Stuttgart.

Rothmann, K.H. (1986): Modern Epidemiology. Little, Brown and Co: Boston, MA.

Wassertheil-Smoller, S. (1995): Biostatistics and Epidemiology. 2nd edn. Springer: New York.

Siegfried Geyer und Johannes Siegrist

Sozialwissenschaftliche Verfahren in den Gesundheitswissenschaften

1. Einführung

Die überwiegende Mehrzahl von Forschungsfragen, welche durch die Gesundheitswissenschaften beantwortet werden sollen, erfordern den Einsatz empirischer Forschungsmethoden. Die sozialwissenschaftlichen Meßverfahren spielen hierbei eine wachsende Bedeutung, insbesondere unter dem Aspekt bevölkerungsbezogener Forschungen, die in der Regel Beobachtungsstudien an größeren Kollektiven beinhalten. Sozialwissenschaftliche Meßmethoden besitzen den Vorteil, daß sie subjektive Bewertungen, Einstellungen und Verhaltensweisen, wenn auch mit teilweise eingeschränkter Validität der Daten, erfassen können und damit der Handlungs- oder Subjektorientierung im Rahmen wissenschaftlicher Analysen einen systematischen, und häufig zentralen, Platz einräumen.

Wie in jedem wissenschaftlichen Arbeitsgebiet muß auch im Bereich der Anwendung sozialwissenschaftlicher Meßverfahren die Qualitätssicherung durch die Gemeinschaft der Forschenden einen besonderen Vorrang haben. Die nachfolgenden Ausführungen sind daher zu dem Zweck verfaßt, Basiskenntnisse und Qualitätserfordernisse bezüglich der Anwendung sozialwissenschaftlicher Meßverfahren auf verständliche Weise darzustellen und zu diskutieren. Der Schwerpunkt der inhaltlichen Ausführungen liegt auf der Darstellung solcher Meßverfahren der empirischen Sozialforschung, die besonders geeignet sind, häufige Fragestellungen der Gesundheitswissenschaften zu bearbeiten. Damit wird nicht das gesamte Methodenspektrum der empirischen Sozialforschung abgedeckt. Für entsprechende Überblicksarbeiten seien die Leser auf die Standardwerke von Friedrichs (1990), Atteslander (1984) sowie Schnell, Hill & Esser (1995) verwiesen. Gegenstand der nachfolgenden Analysen ist das Vorgehen beim Sammeln sog. Primärdaten durch Forscher sowie eine kurze Diskussion von Vorgehensweisen und Prinzipien bei der Bearbeitung bzw. Beurteilung bereits vorliegender Daten (sog. Sekundärdaten, beispielsweise administrativ gesammelte Daten). Schließlich wird gezeigt, welche Entwicklungsschritte und Kontrollprozesse bei einer qualitätsgesicherten Anwendung von Fragebögen erforderlich sind. Probleme der Stichprobenziehung sowie der statistischen Analyse vorliegender Daten werden in diesem Kapitel nicht behandelt, da diese Fragen an anderen Stellen des Handbuchs bearbeitet werden.

2. Primärdaten

Von allen Methoden sozialwissenschaftlicher Datengewinnung nehmen die unterschiedlichen Formen der Befragung in der Forschungspraxis den breitesten Raum ein. Befragungen können in standardisierter (quantitativer) oder in unstandardisierter (qualitativer) Form durchgeführt werden, wobei die beiden Kategorien eine Reihe von Zwischenformen (höhere oder geringere Grade der Standardisierung) aufweisen.

2.1 Qualitative Verfahren

2.1.1 Befragung

In qualitativen Studien sind die Fragen, bzw. die Frageformulierungen nicht fest vorgegeben. Ein Interviewer setzt den Eingangsstimulus und stellt ergänzende Fragen, um ein Thema weiter zu explorieren. Ein Zeitlimit wird nicht vorgegeben, so daß die resultierenden Gespräche sehr lang werden können. Ein solches Vorgehen ist dann zielführend, wenn das vorliegende Wissen über einen Gegenstandsbereich noch wenig differenziert ist, oder wenn er vor einer genaueren Hypothesenbildung oder der Zusammenstellung eines Leitfadens erst noch umrissen werden muß. Die Übergänge zwischen Interviews, die den Befragten Art und Ausführlichkeit der Beantwortung überlassen und solchen, die mit strukturierten Fragevorgaben durchgeführt werden, sind fließend. In allen Fällen sind die Antworten nicht standardisiert, was es erforderlich macht, sie auf Band aufzunehmen oder sie wenigstens genau zu protokollieren.

Zur Datenanalyse muß die erhaltene Information mit Hilfe vorgegebener Kategorien geordnet werden. Diese können entweder im Verlauf einer Untersuchung gebildet werden, was die Datenanalyse sehr zeitaufwendig macht, oder es wird mit einer vorgegebenen Klassifikation gearbeitet. Zwei Beispiele sollen dies verdeutlichen.

In einer Studie zur Langzeitrehabilitation chronisch Kranker (Gerhardt 1991) wurden in Anlehnung an theoretische Vorarbeiten von Weber (1904/1968) und Schütz (1974) durch Konstruktion Idealtypen gebildet, die z.B. einen idealtypisch positiven bzw. negativen Verlauf von Erkrankung und Rehabilitation eines Patienten darstellen. Diese Ausprägungen können entweder den beobachteten Gegebenheiten sehr nahe kommen (beispielsweise in Form kontrastierender 'Fallbeschreibungen' einzelner Patienten) oder sie können theoriegeleitete Konstruktionen des Forschers zum Zwecke eines heuristischen Fallvergleiches darstellen. Kriterien für eine Idealtypen-Konstruktion in der vorliegenden Studie können z.B. der Grad der Wiederherstellung der Lebensführung vor der Erkrankung oder der Grad der Reintegration ins Arbeitsleben nach der Krankenhausentlassung sein. Die vorliegenden Fälle werden mit den gebildeten Idealtypen hinsichtlich ihrer Ähnlichkeit bzw. Unähnlichkeit auf den vorgegebenen Dimensionen verglichen. Damit entsteht - im Fall der genannten Studie - ein Kontinuum erfolgreicher oder weniger erfolgreicher Rehabilitationsverläufe.

Dieses hier nur sehr verkürzt wiedergegebene Verfahren kann durch eine Schulung von Beurteilern bezüglich des Gebrauchs der Kategorien bei der Datenauswertung standardisiert und damit prinzipiell einer Reliabilitätsprüfung (d.h. hier einer Untersuchung der Kategorisierungen auf den intra- und intersubjektiv konsistenten Gebrauch der Interpretationsregeln) zugänglich gemacht werden.

Die Analyse qualitativer Daten ist deutlich weniger aufwendig, wenn die Kategorien bereits vor Untersuchungsbeginn vorliegen und über mehrere Untersuchungen hinweg verwendet werden können. Ein solches Instrumentarium wurde z.B. für die Einschätzung der Schwere lebensveränderender Ereignisse und deren Bewältigung (Brown & Harris 1978) entwickelt. Die im leitfadengesteuerten Interview erhobenen und auf Band dokumentierten Informationen zu aufgetretenen Lebensereignissen werden anhand eines ausführlichen Beispielkatalogs bezüglich ihres Schweregrades kategorisiert. Die Beurteilung der Schwere einer einzuschätzenden Lebensveränderung orientiert sich an deren Ähnlichkeit mit bereits klassifizierten Ereignissen. Es stehen mehrere Beurteilungsdimensionen zur Verfügung, so z.B. der Verlust- oder Bedrohungscharakter eines Ereignisses oder die Reichweite künftiger Konsequenzen. Der Gebrauch eines Instruments dieser Art setzt eine sorgfältige und ausführliche Schulung voraus, wobei auch hier eine konsistente Verwendung der Interpretationsregeln durch die Beurteiler die Voraussetzung für eine befriedigende Reliabilität der Daten bildet.

Qualitative Methoden der empirischen Sozialforschung sind zeitaufwendig und daher insbesondere bei der Untersuchung umfangreicherer Bevölkerungskollektive kaum einsetzbar. Auf der anderen Seite bilden sie, insbesondere in frühen Phasen eines Forschungsprozesses, eine unverzichtbare Basis eines verstehenden Zugangs zur sozialen Wirklichkeit, der sich aus der interpretativverstehenden Arbeit des Forschers an sinnhaften, sprachlich vermittelten Äußerungen ergibt. Trotz der methodologischen Differenzen der Traditionen qualitativer und quantitativer Sozialforschung zeigt es sich, daß beide Zugänge nicht nur ihren eigenen Geltungsbereich besitzen, sondern sich häufig produktiv ergänzen können. Wenn wir nachfolgend den quantitativen Methoden einen größeren Stellenwert der Darstellung einräumen, so ist dies auf dem Hintergrund der besprochenen Zielsetzung zu sehen.

2.1.2 Fokusgruppen

In Fokusgruppeninterviews wird eine Gruppe von Personen zu einer bestimmten Thematik befragt. Dabei geben die Interviewer das Thema vor, bzw. sie strukturieren das Gespräch oder die entstehende Diskussion. Eine Thematik für Fokusgruppeninterviews könnte die Verbesserung, bzw. die Beschleunigung der Notfallversorgung von Unfallverletzten sein, als Teilnehmer kommen Angehörige von Rettungsdiensten, Notfallambulanzen und Krankenhäusern in Frage. Als Themenvorgabe sind denkbar zunächst eine Analyse des Istzustands, die Aufdeckung von Defiziten, bzw. Koordinationsmängeln und Möglichkeiten der Abhilfe.

Die Gruppengröße sollte idealerweise zwischen acht und zehn Teilnehmerinnen und Teilnehmern variieren (Morgan 1988; 1996). Um kompetente Informanten zu gewinnen, kann es geboten sein, mit potentiellen Teilnehmerinnen und Teilnehmern Vorinterviews zu führen. Durch die Zahl der beteiligten Personen und zur Vermeidung einer funktionalen Überlastung der Interviewer/Diskussionsleiter ist es sinnvoll, die Sitzungen auf Band aufzunehmen und sie in zwei Stufen auszuwerten. Im ersten Schritt werden die Gespräche und Diskussionen mittels inhaltsanalytischer Techniken ausgewertet. Dies kann durch Klassifikation der Informationen anhand vorher erstellter Kategoriensysteme und der Verwendung von Interpretationsregeln erfolgen. Auf der zweiten Stufe werden die Muster der Diskussion herausgearbeitet; dies kann sich z.B. auf die Art von Meinungsbildungsprozessen oder die Rolle von Meinungsführern beziehen.

Fokusgruppeninterviews können als Kombination von Elementen persönlicher Interviews mit Aspekten der teilnehmenden Beobachtung betrachtet werden. Mit der erstgenannten Methode teilen sie die Vorgabe eines Themas, die strukturierende Rolle von Interviewern und damit eine Asymmetrie in der Rollenverteilung, wobei hinsichtlich der Intervention von Interviewern unterschiedliche Grade der Restriktivität denkbar sind.

Mit teilnehmender Beobachtung verbindet Fokusgruppeninterviews, daß die Interviewer letztlich Beobachterstatus haben, da sie die Antworten der Teilnehmerinnen und Teilnehmer registrieren. Gegenüber persönlichen Einzelbefragungen ergibt sich als Nachteil, daß in der Gruppe bestimmte Informationen und Äußerungen persönlicher Art zurückgehalten werden. Der Gruppenrahmen ermöglicht es andererseits, die Bildung von Einstellungen zu beobachten und gemeinsame Erfahrungs- und Reaktionsmuster aufzudecken (Calder 1977). Wenn es jedoch, wie im Eingangsbeispiel beschrieben, um die Erarbeitung von Lösungen geht, sind Gruppen produktiver als Einzelpersonen (Morgan 1988). Fokusgruppen können als eigenständige Methode eingesetzt werden, aber auch zur Generierung zusätzlicher Information zu Individualinterviews dienen. Gegenstand eines Vergleichs könnten Überschneidungen und Unterschiede von mit unterschiedlichen Methoden gewonnenen Informationen sein.

Nachteile der Fokusgruppenmethode ergeben sich daraus, daß eine künstliche Situation hergestellt wird; die Teilnehmerinnen und Teilnehmer sind nicht zufällig, sondern das Ergebnis einer Auswahl der Forscher. Die beobachteten und registrierten Interaktionen sind nicht naturalistisch, denn Verhalten ist nur als verbale Reaktion möglich, und durch das vorhandene Setting ist eine Verallgemeinerung auf andere Umgebungsbedingungen schwierig. Dies ist durch eine Verringerung situativer Kontrolle durch Interviewer/Diskussionsleiter nur bedingt korrigierbar.

2.2 Quantitative Verfahren

2.2.1 Formen der Befragung

Persönliches Interview

Im persönlichen Interview sitzen sich Interviewer und Befragte gegenüber. Dies ist die klassische Form des Interviews, die auch als „Königsweg der Sozialwissenschaften" bezeichnet wurde. Dessen Vorteile liegen in der Möglichkeit, Verständigungsschwierigkeiten, die bei geschlossenen Fragevorgaben auftreten können, schnell zu beseitigen. In vielen Fällen, z.B. bei der Befragung von Patienten im Krankenhaus, ist der persönliche Kontakt auch ein Element der Compliance. Nachteile sind hohe Personalkosten und Zeitaufwände durch Reisen, insbesondere dann, wenn wiederholte Kontaktaufnahmen erforderlich sind.

Dieses Vorgehen eröffnet dann, wenn Interviewer nach der Zahl der realisierten Befragtenkontakte bezahlt werden, die Möglichkeit der Manipulation durch teilweises oder vollständiges Selbstausfüllen oder Nichterfüllung von Stichprobenplänen (Reuband 1990; Koch 1995).

Von Seiten der Untersucher wird versucht, dem durch Kontrollstrategien zu begegnen. Diese beginnen mit Plausibilitätskontrollen und reichen bis zu Kontakten mit den Befragten, etwa durch stichprobenartige Anrufe oder durch Zusendung einer Karte mit der Frage, ob sie von einem Interviewer besucht wurden. Keine dieser Strategien hat sich in Untersuchungen als vollständig erfolgreich erwiesen.

Telefoninterview

Diese Form der Befragung bietet sich dann an, wenn die Versorgung von Haushalten mit Telefonanschlüssen flächendeckend ist und damit die Ziehung repräsentativer Stichproben über Zufallsauswahl möglich wird. Dies ist z.B. in Skandinavien der Fall, in Deutschland trifft dies derzeit wenigstens auf die alten Bundesländer zu. Die Vorteile einer steigenden Telefondichte werden dadurch wieder reduziert, daß sich eine zunehmende Zahl der Fernsprechteilnehmerinnen und Teilnehmer nicht ins Telefonverzeichnis aufnehmen läßt (Häder 1996). Dies macht es erforderlich, auf andere Stichprobenziehungsverfahren auszuweichen. Trotzdem sind Repräsentativumfragen per Telefon möglich. Diese Vorgehensweise bietet eine Reihe von Vorteilen:

- Die Wegezeiten und Reisekosten für Interviewer entfallen.
- Umzüge führen nicht mehr dazu, daß Befragte aus der Stichprobe fallen.
- Bei Mehrfachbefragungen (z.B. bei einer Langzeituntersuchung des Erfolgs stationärer Rehabilitationsmaßnahmen) können auch Personen befragt werden, die weit vom Erhebungsort entfernt wohnen.

Telefonbefragungen werden zunehmend automatisiert. Dies ist möglich durch die Verbindung einer computergestützten Fragepräsentation mit direkter Dateneingabe in den Rechner. Repräsentative Telefonsurveys mit mehreren hundert oder tausend Befragten können innerhalb weniger Tage durchgeführt werden. Dieses „CATI"- (Computer Assisted Telephone Interview) Verfahren beinhaltet die folgenden Möglichkeiten:

- Stichprobenauswahl: Es werden entweder Zufallszahlen generiert oder es wird jede n-te Nummer automatisch angewählt, so daß die Anonymität der Befragten gesichert ist. Dadurch werden Stichprobenfehler ausgeschaltet, die durch Auswahlen der Interviewer (z.B. Befragung von Familienangehörigen oder Bekannten statt der Zielperson) entstehen können. Probleme ergeben sich dadurch, daß z.B. Geschäftsnummern oder Ämter nicht vorher identifiziert werden können. Ein reines „random digit dialing" ist in Deutschland aufgrund der Modalitäten der Nummernvergabe nicht möglich (Häder 1996).
- Durch Filterfragen können Frageoptionen an die Lebensbedingungen der Respondenten angepaßt werden.
- In die Eingaberoutine sind Fehlersuchstrategien integriert, indem
  - die Eingabe falscher/ungültiger Werte zurückgewiesen wird,
  - bei inkonsistenten Eingaben automatisch Zusatzfragen geschaltet werden.
- Da Telefonumfragen üblicherweise zentralisiert durchgeführt werden, ist eine durchgängige Supervision der Interviewer möglich. Fehler bei der Durchführung können schneller erkannt und korrigiert werden.
- Unmittelbar nach dem Ende der Studie, d.h. nach dem letzten Interview, liegt ein maschinenlesbarer und korrigierter Datensatz vor, der statistisch ausgewertet werden kann.

Es empfiehlt sich vor der Durchführung des Interviews, den Anruf (z.B. durch ein Anschreiben) anzukündigen und über die Thematik der Untersuchung zu informieren. Wird dieser Schritt unterlassen, sind hohe Verweigerungsraten durch mißtrauische Befragte zu erwarten. Amerikanische Untersuchungen haben gezeigt, daß der größte Teil der Verweigerungen in der ersten Minute des Interviews auftritt (Oksenberg & Cannel 1988). Die Gründe dafür sind vielfältig; sie reichen von genereller Ablehnung bis zu Eigenheiten der Stimmführung des Interviewers.

An Telefonsurveys wurde bemängelt, daß sie hinsichtlich der Kommunikationssituation anonym bleiben und daher schlechte Daten liefern. Diese Kritik hat sich in neueren Vergleichsstudien als unbegründet erwiesen. Früher waren Daten aus telefonischen Befragungen häufig von begrenzter Brauchbarkeit, jedoch haben sich mit fortschreitender Entwicklung die Qualitätsunterschiede zwischen persönlichem Interview und Telefoninterview weitgehend eingeebnet (Groves 1990). Als Vorteil der telefonischen Umfrage muß auch gewertet werden, daß die Beantwortung sensibler Fragen manchen Befragten leichter fällt als im persönlichen Gespräch.

Zur Frage, welche Untersuchungsform in der Bevölkerung die größte Akzeptanz findet, liegen heute ebenfalls Ergebnisse aus verschiedenen Ländern vor. So fand z.B. Groves (1990), daß die Mehrzahl der Befragten das persönliche Interview vorzieht, gefolgt von postalischen Befragungen, während das Telefoninterview erst an dritter Stelle aufgeführt wird. Personen, deren erste Präferenz das persönliche Interview war, nannten als Hauptgrund den direkten Interviewerkontakt. Personen, welche das Telefoninterview vorzogen, machten vorwiegend Bequemlichkeitsgründe geltend. Befürworter des postalischen Surveys führten an, daß sie bei dieser Form der Befragung einer größere Freiheit besäßen, über Teilnahme und Zeitpunkt der Mitwirkung an einer Studie zu entscheiden.

Die Erstellung von Befragungsunterlagen für telefonische und persönliche Interviews kann nicht auf gleiche Weise erfolgen. Die nachfolgenden Hinweise zeigen, welche Unterschiede bei der Konstruktion der Instrumente und Präsentation der Fragen berücksichtigt werden müssen:

- Material, das für persönliche Interviews erzeugt wurde, ist u.U. nicht verwendbar, da es z.T. auf eine rein optische Representation baut. Beim Telefon stehen statt zwei Medien nur eines (Gehör) zur Verfügung. Sortieren von Items auf Karten, wie es für die Bildung von Rangfolgen praktiziert wird, ist nicht möglich.

- Die Fragebogenkonstruktion muß oftmals vereinfacht werden, was die Komplexität zu untersuchender Inhalte reduziert, es muß häufiger auf kategoriale Antworten (ja/nein) ausgewichen werden. Dies erfordert eine Veränderung des Instrumentariums, was u.U. die Ergebnisse verändert (geringere Präsentationszeit des Urteilsmaterials durch Sprache als einzigem Medium).

- Die Reliabilitäten (im Sinn von Replizierbarkeit) sind niedriger als von anderen Verfahren her gewohnt.

- Die Antworten auf offene Fragen sind kürzer als bei Interviews mit direkter persönlicher Anwesenheit der Interviewer.

- Mehrstufige, verbal differenzierte Skalen sind kaum verwendbar, da die Befragten die vorgegebenen Kategorien im Gedächtnis behalten müssen. Ein Ausweg kann die Zerlegung von Fragen mit Einschätzungsskalen in mehrstufige Antwortvorgaben sein (Groves 1990). Das folgende Beispiel verdeutlicht diesen Punkt. Die Frage wurde ursprünglich mit einer siebenstufigen Antwortskala dargeboten.

„Wenn Sie nun an Ihre Gesundheit oder an ihre körperliche Verfassung allgemein denken, würden sie sagen, daß Sie zufrieden sind, unzufrieden oder ordnen Sie sich irgendwo in der Mitte ein?“

(WENN ZUFRIEDEN) Wie zufrieden sind Sie mit Ihrer Gesundheit oder mit Ihrer körperlichen Verfassung- „vollständig zufrieden", „überwiegend zufrieden" oder „etwas zufrieden"?

(WENN IN DER MITTE) Wenn Sie zu wählen hätten, geht Ihre Einschätzung eher in Richtung „zufrieden" oder „unzufrieden", oder sind Sie direkt in der Mitte?

(WENN UNZUFRIEDEN) Wie unzufrieden sind Sie mit Ihrer Gesundheit oder mit Ihrer körperlichen Verfassung- „vollständig unzufrieden", „überwiegend unzufrieden" oder „etwas unzufrieden"?

Es entsteht ein „Entscheidungsbaum", der die ursprüngliche siebenstufige Skala reproduziert.

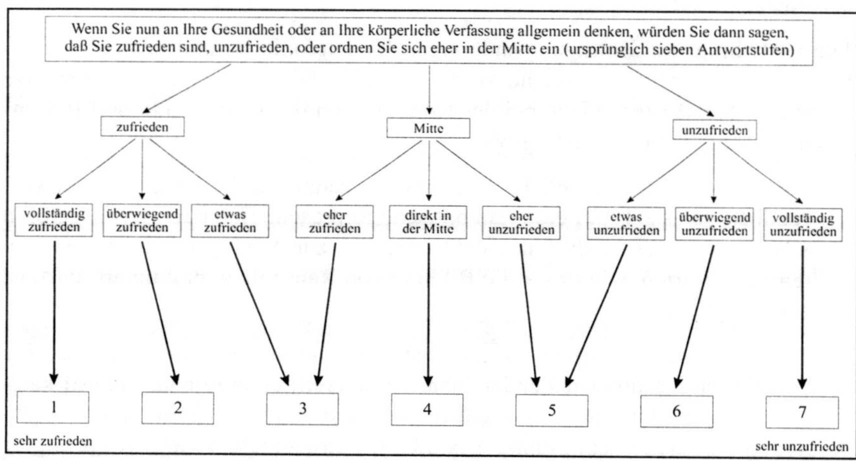

Abbildung 1: Zerlegung einer siebenstufigen Skala zur Verwendung als mündliche Präsentation in einem Telefoninterview (nach Miller 1984)

Schriftliche Befragung

Schriftliche Surveys hatten bis vor einigen Jahren in den USA den größten Anteil an allen Befragungsformen. Mit zunehmender Telefondichte und mit der Entwicklung der CATI-Technologie hat sich der Schwerpunkt auf telefonische Interviews verlagert, die schriftliche Form wird aber noch immer sehr häufig angewandt. Bekanntlich erfolgt die schriftliche Befragung in anonymisierter, d.h. aber auch unkontrollierbarer, Situation. Sie ist faktisch nur möglich anhand standardisierter und geschlossener Frageabfolgen und läßt keine Möglichkeit der Rückmeldung bzw. einer modifizierenden Intervention zu. Trotz dieses schwerwiegenden Nachteils handelt es sich um ein besonders kostengünstiges Verfahren der empirischen Sozialforschung, das insbesondere dort gerechtfertigt erscheint, wo Faktenfragen und hochgradig standardisierte Einschätzungsfragen zu beantworten sind.

In schriftlichen Befragungen werden die Bögen meist per Post verschickt. Sofern nicht spezifische Zielgruppen befragt werden (z.B. Patienten nach einem Krankenhausaufenthalt oder Absolventen einer Ausbildungsinstitution kurz nach dem Abschluß), sind die Rücklaufquoten meist niedrig, manchmal nicht höher als 35 %. In der Literatur wird diese Form deshalb als wenig effizient und für ernsthafte wissenschaftliche Forschung als nicht akzeptabel bezeichnet. Das Problem entsteht dadurch, daß Antwortverweigerungen systematisch auftreten. Fragebögen werden beispielsweise häufig wegen einer mittelschichtspezifischen Sprachgestaltung von Personen mit niedriger Qualifikation nicht verstanden, Befragte mit höherer Qualifikation dagegen lehnen eine Beantwortung ab, weil ihnen die Fragen zu trivial erscheinen. Bestimmte Untergruppen haben eine geringere Chance, in einer Stichprobe repräsentiert zu sein.

Ein weiteres Problem systematischer Stichprobenfehler bildet die Größe einer Subgruppe. So sind beispielsweise Angehörige höherer Einkommensschichten (Jahreseinkommen über DM 200.000) in postalischen Surveys mit Zufallsauswahl kaum repräsentiert. Der Grund dafür liegt meist in der Größe der Gesamtstichprobe, die nicht beliebig ausgedehnt werden kann.

Angehörige bestimmter Bevölkerungsgruppen können auch durch die Art der Stichprobenziehung von einer gleichmäßigen Einbeziehung in die Untersuchungsgesamtheit ausgeschlossen werden, wie im folgenden Fall:

Bei einer Untersuchung zum Gesundheitsstatus einer Stadtbevölkerung werden Adreßbücher zur Sampleauswahl verwendet. Bei einer solchen Vorgehensweise werden einerseits Obdachlose (eine Gruppe mit überdurchschnittlich schlechtem Gesundheitsstatus), andererseits sehr mobile Personen, die aus beruflichen Gründen häufig umziehen (eine Gruppe mit einem überdurchschnittlich guten Gesundheitsstatus) nicht erfaßt.

Die genannten Probleme können durch sorgfältige Planung und die Wahl angemessener Stichprobenverfahren verringert werden, das zentrale Problem niedriger Stichprobenausschöpfung können sie nicht lösen.

Ein Ansatz zur Verbesserung der hier aufgezeigten Schwierigkeiten besteht in der von Dillman (1978; 1991) entwickelten „Total Design Method“ (TDM), die eine Reihe von Elementen aufweist, die Antwortmotivation der angesprochenen Zielpersonen zu erhöhen. Hierzu zählen die folgenden Vorgehensweisen:

- Die gestellten Fragen sollen sich eng an die den Befragten mitgeteilten Untersuchungsthemen anlehnen; danach verbietet es sich, Fragen zu stellen, die einem anderen Thema zugehörig sind und nur aufgenommen wurden, um z.B. für eine andere Studie zusätzliche Daten zu erheben.
- Die *Anordnung der Fragen* soll sicherstellen, daß die interessanten Themen sich am Anfang des Bogens befinden, die weniger interessanten sind im hinteren Teil unterzubringen.

- Das Lesen und Bearbeiten des Bogens ist durch ein *graphisches Design* zu erleichtern, d.h. ein Bogen soll nicht auf eine leichtere Codierbarkeit, sondern auf Anwenderfreundlichkeit hin gestaltet werden.
- Der Fragebogen sollte als *gebundenes Heft* mit einem interessanten, aber neutralen Deckblatt gestaltet werden. Die häufig anzutreffende Praxis, daß ein Fragebogen einseitig oben geklammert, ohne Deckblatt oder Einführung in die Untersuchungsthematik bei den Befragten ankommt, ist eher kontraproduktiv.
- Zu lange Bögen erhöhen ebenfalls die Rate der Nonresponder. Hippler (1988) empfiehlt, bei postalischen Befragungen 12 Seiten nicht zu überschreiten.
- Der Bogen sollte eine *Erklärung der Identifikationsnummer* und Erläuterungen enthalten, daß die Angaben vertraulich behandelt werden. Das Begleitschreiben einer anerkannten Autorität sollte der Untersuchung Seriosität und Legitimation verleihen.
- Wenn ein Bogen versandt wird, sollte er von einem Anschreiben der Forscher, bzw. der Institution begleitet sein und ein kleines Geschenk enthalten, etwa einen Kugelschreiber. Die Befragten, die nach einer Woche noch nicht geantwortet haben, erhalten eine Erinnerung auf einer Postkarte, begleitet von einem zweiten Fragebogen. Vier Wochen später sollte sich ein Brief anschließen. Sieben Wochen nach dem ersten Versenden erhält der Teil der Stichprobe, der noch nicht geantwortet hat, einen weiteren Bogen mit frankiertem Rückumschlag und einer weiteren freundlichen Aufforderung.

Das Befolgen der genannten Regeln erbringt nach Dillman (1991), in Abhängigkeit von der Zielpopulation und dem Aufmerksamkeitswert bzw. der Relevanz für die Befragten konsistent hohe Antwortraten zwischen 50-80 %; damit kann auch in postalischen Befragungen eine zufriedenstellende Stichprobenausschöpfung erreicht werden. Dillman macht seine Angaben hinsichtlich der Ausschöpfungsraten für die Einhaltung *aller* Elemente der TDM, er macht keine Angaben über Komponenten, die die Antwortbereitschaft in besonderem Maß verbessern.

In einer deutschen Studie (Thoma & Zimmermann 1996) wurden die einzelnen Elemente variiert, um eine ökonomischere Anwendung der Methode zu entwickeln.

Insgesamt zeigen die vorliegenden Erfahrungen mit der TDM, daß ein häufig als defizitär angesehenes Befragungsverfahren in seiner Effizienz so optimiert werden kann, daß aussagekräftige Daten gewonnen werden können.

2.2.2 Antwortskalen

Der überwiegende Teil empirischer Studien, die in den Gesundheitswissenschaften unter Verwendung sozialwissenschaftlicher Methoden durchgeführt werden, verwenden quantitative, bzw. standardisierte Methoden. Das Grundprinzip ist dabei die Abbildung von Antworten auf einer vorgegebenen Skala. Die meistverwendete Variante ist die *Likertskala*, die bereits in den 30er Jahren entwickelt wurde (Likert 1932). Eine Likertskalierung beinhaltet die Vorgabe abgestufter, in der Regel sprachlich definierter Antwortkategorien. Diese werden so formuliert, daß sie im allgemeinen Sprachverständnis möglichst gleiche Abstufungen repräsentieren. Die Zahl der Stufen liegt nicht fest, doch werden in der Regel zwischen 5 und 7 Antwortvorgaben je Item gewählt. Manche Forscher plädieren sogar dafür, 7±2 Abstufungen zu verwenden (Rohrmann 1978). In jedem Fall muß zwischen den Differenzierungserfordernissen des Beurteilungsgegenstands und den Fähigkeiten der Befragten ein praktikabler Kompromiß geschlossen werden.

Das nachfolgende Beispiel zeigt vier alternative Typen von Likert-skalierten Items auf.

Frageformulierung: „Eine allgemeine, regelmäßige HIV-Testung sollte für alle Bürgerinnen und Bürger verpflichtend werden."

Antwortformate (für die Dimension „Bewertung"):

1) Alle Teilpunkte sind verbal bezeichnet

❐	❐	❐	❐	❐
lehne sehr ab	lehne ab	teils teils	stimme zu	stimme sehr zu

2) Alle Teilpunkte sind numerisch und verbal bezeichnet

❐	❐	❐	❐	❐
1	2	3	4	5
lehne sehr ab	lehne ab	teils teils	stimme zu	stimme sehr zu

3) Nur die Endpunkte sind verbal bezeichnet

❐	❐	❐	❐	❐
lehne sehr ab				stimme sehr zu

4) Die Antwortalternativen sind durch Symbole bezeichnet

❐	❐	❐	❐	❐
☹	☹	😐	☺	☺

Die in Antwortskalen verwendeten Begriffe zur Bezeichnung der Skalenpunkte sind nicht willkürlich. Sie sollten von den Befragten als semantisch gleichabständig wahrgenommen werden, um die Interpretierbarkeit der Daten zu erleichtern, und um die Anwendung parametrischer statistischer Verfahren zu ermöglichen,. Eine solche Skalierung wurde von Rohrmann (1978) für drei Bewertungsdimensionen 'Häufigkeit', 'Intensität' und 'Bewertung' durchgeführt. Wenn mit einer Frage die Antwortmöglichkeiten über die ganze Skalenbreite abgedeckt werden sollen, haben sich hinsichtlich der Anwendung in Verbindung mit Fünfpunktskalen die folgenden Begriffe als semantisch gleichabständig erwiesen:

- Dimension *Häufigkeit:*
  Nie/selten/gelegentlich/oft/immer
- Dimension *Intensität:*
  nicht/wenig/mittelmäßig/ziemlich/sehr
- Dimension *Bewertung von Aussagen:*
  stimmt nicht/stimmt wenig/stimmt mittelmäßig/stimmt ziemlich/stimmt sehr

Neben semantischen Verfahren zur Wahrnehmung der Äquidistanz von Begriffen wurden statistische Verfahren entwickelt (nichtlineare Hauptkomponentenanalyse) (Gifi 1981), um die Abständigkeit von Kategorien zu untersuchen. Dies ist jedoch nur anhand bereits vorliegender Datensätze durchführbar. Da die Darstellung der Anwendung über den Rahmen dieser Darstellung hinausgeht, sei auf entsprechende Literatur verwiesen (Gifi 1981; Kohlmann 1988; Matschinger 1989).

Kategorialskalen enthalten als Antwortalternativen qualitativ unterschiedliche Kategorien. Sie werden dann verwendet, wenn eine Antwort keine Beurteilung oder Bewertung beinhaltet, wie z.B. bei folgender Frage:

„Konsultieren Sie beim Auftreten von Symptomen üblicherweise einen *Allgemeinpraktiker* oder einen *Facharzt?"*

Die Zahl der Kategorien ist natürlich nicht auf zwei beschränkt. Um eine interpretierbare Datenanalyse zu ermöglichen, sollten sie idealerweise so formuliert sein, daß sie sich wechselseitig ausschließen.

Falls eine direkte Bewertung oder eine beurteilende Stellungnahme nicht möglich ist, oder eine große Zahl von Antwortverweigerungen zu erwarten ist, kann es sinnvoll sein, zur Beantwortung einer Frage eine direkte Herangehensweise zur wählen. Eine solche Option bietet die *Skala der sozialen Distanz* (Bogardus 1925), die als Antwortmöglichkeiten Aussagen beinhaltet, die eine unterschiedliche soziale Nähe implizieren. Das folgende Beispiel stammt aus einer Untersuchung zu Stigmatisierung und Einschätzung psychisch Kranker (Angermeyer & Matschinger 1997):

„Möchten Sie einen (bzw. einem) ehemals psychisch Kranken ... (Antwortvorgabe: „ja/nein").

1) ...nach dem Weg fragen?"

2) ...in der Nachbarschaft wohnen haben?"

3) ...in der Verwandtschaft haben?“

4) ...Ihr Kind für einige Stunden zur Betreuung übergeben?“

5) ...zum Schwiegersohn haben?“

Die stillschweigende Annahme bei der Anwendung dieser Art von Skala ist, daß die dargebotenen Antwortalternativen mindestens eine Rangreihe (Ordinalität) aufmachen. Im obenstehenden Beispiel sollte dies bedeuten, daß eine Person, die die fünfte Alternative mit „ja“ beantwortet, die zweite Alternative ebenfalls bejaht. Allerdings ist der Geltungsbereich einer solchen Annahme begrenzt, da nicht notwendigerweise davon ausgegangen werden kann, daß die Kategorien von Forschern und Befragten gleich interpretiert werden.

Das semantische Differential (Osgood, Suci & Tannenbaum 1957) ist ein Verfahren, verschiedene Dimensionen eines Gegenstandes gemeinsam einzuschätzen und das Ergebnis graphisch darzustellen. Wenn Patienten die Pflegedienste eines Krankenhauses beurteilen sollen, haben sie die Aufgabe, sie zwischen Begriffspaaren einzuordnen, die das jeweils gegenüberliegende Ende eines Kontinuums darstellen und das Personal des in Frage stehenden Krankenhauses beschreiben, z.B. „zuvorkommend... wenig zuvorkommend“ oder „freundlich... unfreundlich“. Jedem einzelnen Punkt ist ein Wert zugeordnet, der über die Personen der befragten Stichprobe gemittelt wird. Das Profil (aus den Mittelwerten der Befragtenscores) wird durch die untereinandergesetzten Begriffspaare gezeichnet, es entsteht eine visuelle Darstellung des Antwortmusters.

2.2.3 Die Entwicklung und Kontrolle von Fragebögen

Die Entwicklung eines erfolgreich einsetzbaren standardisierten Befragungsinstruments stellt einen mehrstufigen, die sorgfältige Beachtung von Qualitätskriterien erfordernden Prozeß dar. Es kann nicht häufig genug darauf hingewiesen werden, daß Fehler der Instrumentenentwicklung, die bereits bei einer unbefriedigenden Übersetzung von Forschungsfragen in Untersuchungs- oder Testfragen (Prinzip der Operationalisierung) beginnen, im späteren Forschungsprozeß nicht mehr korrigierbar sind. Im folgenden erläutern wir daher die wichtigsten Verfahren, welche zur Qualitätssicherung dieses Entwicklungsprozesses, insbesondere bei sog. Pretestverfahren, verfügbar sind.

Expertenbeurteilung

Sehr häufig wird ein Instrument vor der Feldphase Experten vorgelegt, welche die gestellten Fragen auf Praktikabilität und Verständlichkeit hin überprüfen sollen. Diese Vorgehensweise kann jedoch nur besonders grobe Fehler aufdecken, es ist nicht möglich, alle in der Befragungsphase auftretenden Probleme zu erkennen. Eine vorläufige Testung (Pretest) des einzusetzenden Instrumentariums zur Sicherung seiner Reliabilität und Validität ist daher unerläßlich. In der Umfrageforschung haben sich die folgenden Vorgehensweisen als nützlich erwiesen.

Einfacher Pretest

Der zur Untersuchung vorgesehene Fragebogen wird unter Bedingungen angewendet, wie sie in der Hauptstudie zu erwarten sind. Der Umfang einer Pretestbefragung hängt von der Zielsetzung und dem Umfang einer Hauptstudie ab, jedoch werden in der Regel 20-50 Interviews als ausreichend angesehen. Die Befragten sollten aus der Zielpopulation stammen, jedoch ist eine Zufallsauswahl nicht notwendig. Dagegen ist auf die Repräsentation unterschiedlicher Subgruppen zu achten, z.B. nach Bildungsgrad.

Beim einfachen Pretest melden die Interviewer nach der Durchführung aufgetretene Schwierigkeiten und Probleme an die Forscher zurück. Da die Interviewer die Rolle des passiven Beobachters einnehmen, können die Gründe für aufgetretene Probleme sowie evtl. ein unterschiedliches Frageverständnis nicht mit wünschenswerter Klarheit ermittelt werden (zur Kritik siehe Belson 1986 sowie Prüfer & Rexroth 1996). Daher wird ein weitergehendes, nachfolgend kurz beschriebenes Verfahren empfohlen.

Verhaltenscodierung

Eine Verbesserung eines einfachen Pretests besteht in der Codierung des Verhaltens von Interviewern und Befragten (Behaviour Coding). Das gesamte Interview wird auf Band aufgenommen und mittels eines festgelegten Codesystems kategorisiert, Interviewer und Beurteiler sind nicht identisch. Die Beurteilungsdimensionen beziehen sich auf die Genauigkeit, mit der Interviewer eine Frage vorlesen, bzw. ob sie Modifikationen der vorgegebenen Formulierungen vornehmen. Das Verhalten von Befragten kann danach beurteilt werden, ob sie vorzeitig antworten oder den Interviewer ausreden lassen, ob eine Klärung der Frage erforderlich ist, oder ob eine Antwort adäquat ist (Oksenberg, Cannell & Kalton 1991). Dieses Verfahren wurde von Presser und Blair (1994) als den vorgenannten überlegen bezeichnet, denn durch die standardisierte Beurteilung ergibt sich für jedes Interview der gleiche Vergleichsstandard. Dies macht „Behaviour Coding" einem einfachen Pretest überlegen. Die Gründe für inadäquates Verhalten werden jedoch nicht erfaßt, ebenso können formal korrekte, aber auf einem falschen Fragenverständnis basierende Antworten nicht entdeckt werden.

Solche Probleme können mit Nachfragen nach der Bedeutung der Antwort entdeckt werden.

Ein standardisiertes Verfahren zur Frageüberprüfung (Random Probe) wurde bereits 1966 von Schuman vorgeschlagen. Interviewer wählen aus den Fragen in einem Survey eine vorher festgelegte Zahl von Fragen per Zufall aus (je nach Länge des Bogens 5-10 %) und stellen eine der drei folgenden Fragen (Schuman 1966, 241; Original in Englisch):

1) „Würden Sie mir ein Beispiel geben, was sie meinen?"
2) „Ja, Warum sagen Sie das?"
3) „Könnten Sie mir etwas mehr darüber erzählen?"

Die Interviewer registrieren die Antworten, und durch das Aggregieren der zusätzlichen Angaben entsteht ein Gesamtbild der Verständlichkeit der eingesetzten Fragen.

Belson (1981) empfiehlt eine intensivere Form des Nachfragens, indem eine bereits gestellte und beantwortete Frage nochmals gestellt wird. Die Befragten werden gebeten, das Zustandekommen der Antwort genau zu rekonstruieren; dabei ist eine genaue Exploration und ein Nachfragen wie in einem qualitativen Interview möglich. In einem zweiten Schritt wird mittels fest vorgegebener Fragen das Frageverständnis genauer untersucht.

Eine Variante der beiden beschriebenen Verfahren ist die „think aloud"-Methode (Sudman, Bradburn & Schwarz 1996). Die Befragten werden aufgefordert, bei der Beantwortung laut zu sprechen. Dies kann sowohl während der Beantwortung geschehen („concurrent think aloud") als auch danach („retrospective think aloud"). Da es während eines Interviews sehr häufig schwierig ist, den Weg, der zu einer Antwort führt, genau anzugeben, sollte der letztgenannten Methode der Vorzug gegeben werden. Es ist jedoch offen, ob damit der tatsächlich abgelaufene Prozeß erfaßt wird oder eine Rekonstruktion, die einen großen Anteil an ex-post-Rationalisierungen enthält.

Neben den genannten Verfahrensweisen, die in einer Modifikation des Interviewverlaufs durch Nachfragen bestehen, gibt es Ansätze, die darauf abzielen, Mängel eingesetzter Instrumente aus der Datenstruktur abzuleiten.

Die Analyse von Häufigkeitsverteilungen erlaubt relativ unspezifische Schlüsse auf die Qualität von Fragen. So ist die Antwortstruktur problematisch, wenn einzelne Alternativen zu oft oder zu selten gewählt wurden, oder wenn sich Verweigerungen, bzw. „weiß nicht"- Antworten häufen. Dieses Vorgehen setzt allerdings voraus, daß die zu untersuchende Einstellung oder ein Sachverhalt auch tatsächlich eine gleichmäßige Verteilung aufweisen.

Split Ballot

Der Vergleich mehrerer Fragevariationen wird als „Split Ballot" bezeichnet (Schuman & Presser 1981) Das Ziel dieses Verfahrens ist es, auf empirischer Basis eine Entscheidung für eine Fragevariante herbeizuführen. Es werden mehrere Versionen einer Surveyfrage formuliert und diese nach dem Zufallsverfahren auf die Befragten eines Pretests verteilt. Die Beurteilung hinsichtlich der Brauchbarkeit eines Items wird ebenfalls auf der Basis seiner Antwortverteilung vorgenommen. Es wird dann die Fassung akzeptiert, die einem vorab festgelegten Kriterium (z.B. Gleichverteilung der Antworten auf den dargebotenen Kategorien oder Schiefe nach einem Ende der Skala) am ehesten genügt.

Bei allen bisher genannten Erhebungsverfahren können systematische Fehler auftreten, deren Kontrolle im Rahmen bestehender Möglichkeiten zur Sicherung der Datenqualität unerläßlich ist. So ist beispielsweise beim Antwortverhalten in der mündlichen wie auch in der telefonischen Befragung die soziale

Wünschbarkeit zu beachten. Bei schriftlichen Befragungen sind automatische Ankreuztendenzen (sog. response-sets) zu vermeiden (vgl. Friedrichs 1990).

Das Kernproblem sozialwissenschaftlicher Datengewinnung besteht, wie allgemein bekannt, in der begrenzten Überprüfbarkeit der Validität erfaßter Informationen. Umso dringlicher erscheint es, dort, wo es die Anlage einer Studie erlaubt, das Verfahren der sogenannten Triangulation anzuwenden (Denzin 1978). Damit wird die Kombination unterschiedlicher Methoden zur Erfassung ein und desselben Untersuchungsgegenstandes bezeichnet, so beispielsweise in einer Betriebsstudie die Kombination von Interviewdaten bei Beschäftigten und objektivierten betrieblichen Meßdaten (z.B. Lärm) oder in einer Studie zum Gesundheitsverhalten bei Jugendlichen die Kombination von teilnehmenden Beobachtungs- und qualitativen Befragungsdaten.

Abschließend soll an dieser Stelle darauf hingewiesen werden, daß bei jedem der beschriebenen Verfahren der Primärdatenerhebung eine gewissenhafte Kontrolle der elektronisch abgespeicherten Information erfolgen muß, zumindest in stichprobenartiger Form.

3. Sekundärdatenanalyse

Befragungsdaten, z.B. zu Determinanten sozial ungleicher Verteilung von Mortalität und Morbidität sind nur dann brauchbar, wenn die Zielpersonen erreichbar sind, oder wenn es um Erkrankungen geht, von denen angenommen werden kann, daß sie in einer Repräsentativstichprobe mit mehreren tausend Befragten ausreichend häufig vorkommen, und daß ihre Verteilung über die gesamte Schichtungsskala betrachtet werden kann. Auch wenn eine differenzierte Diagnose Gegenstand einer Untersuchung ist, wird eine Befragung schnell an Grenzen stoßen, die z.B. durch die Fähigkeit der Befragten, ihre Erkrankung präzise zu bezeichnen oder zu erinnern, begrenzt wird.

In derartigen Fällen ist es sinnvoll, Sekundärdaten in Betracht zu ziehen. Sekundärdatenanalyse bezeichnet die Verwendung von Daten, die unter anderen Fragestellungen, bzw. zu anderen als zu Forschungszwecken gesammelt wurden. Die Möglichkeiten dazu haben sich in den letzten Jahren kontinuierlich verbessert. Die routinemäßige Abspeicherung von Informationen auf Datenträger und der Aufbau von Instituten, die derartige Daten vorhalten (z.B. das Zentralarchiv für Empirische Sozialforschung in Köln oder das Roper Public Opinion Research Center in den USA), erleichtern den Zugang und ermöglichen Vergleiche zwischen bereits durchgeführten Studien zur gleichen Thematik.

Für die Gesundheitsforschung besonderes relevant sind Daten von Krankenkassen, da sie für große Populationen und über lange Zeiträume Daten erfassen. Wie bei allen anderen Sekundärdatenanalysen ist die Menge möglicher Fragestellungen dadurch eingeschränkt, daß sie nicht zu Forschungszwecken gesammelt wurden. Eine Ergänzung durch subjektive Maße mittels Fragebogenerhebungen ist in Deutschland nicht möglich, da dies eine Verletzung datenschutzrechtlicher Bestimmungen bedeuten würde. Neben der Unmöglichkeit der Ergänzung können bei Daten einer gegebenen Studie auch Fehler der Primärerhebung nicht mehr korrigiert werden (sie sind wahrscheinlich auch nicht mehr nachvollziehbar oder sichtbar), sondern sie müssen in Kauf genommen werden.

Da die Datenverarbeitung mittels statistischer Verfahren sich in der Vorgehensweise nicht vom Vorgehen bei der Behandlung von Primärdaten unterscheidet, werden in den folgenden Überlegungen nur Probleme erörtert, die für Sekundärdaten spezifisch sind. Diese werden wiederum exemplarisch aus dem Blickwinkel von Fragestellungen zu sozial ungleichen Verteilungen von Morbidität und Mortalität behandelt. Das zentrale Problem bei der Verwendung bereits vorhandener Datensätze ist das ihrer Evaluation. Es soll anhand von sechs Leitfragen entwickelt werden (s. Stewart & Kamins 1993).

Zu welchem Zweck wurden die Daten gesammelt?

Bei Krankenkassendaten ist der primäre Zweck die Abrechnung von Versicherungsleistungen. Dies bedeutet, daß damit nicht verbundene Informationen nicht erfaßt sind. So ist z.B. der genaue Todestag nicht verfügbar, stattdessen liegt das Datum der Sterbegeldauszahlung vor. Eine Differenz von wenigen Tagen sollte tolerierbar sein, jedoch ist die Todesursache nicht erfaßt, weil sie für die Erledigung der Aufgaben einer Krankenkasse nicht erforderlich ist. Wenn Gesamtmortalität als Kriteriumsvariable gewählt wurde, ist auch dies nicht gravierend, eine Untersuchung schichtenspezifischer Todesursachen ist aber nicht möglich.

Wer war verantwortlich für das Sammeln der Daten?

Während bei Studien, die im Auftrag von Institutionen oder Interessengruppen durchgeführt wurden, Verzerrungen z.B. durch Frageformulierungen, Antwortvorgaben oder durch das Abdecken eines bestimmten Themenspektrums auftreten können, ist diese Gefahr bei Kassendaten weniger gegeben, auch wenn die Daten aus unterschiedlichen Quellen stammen (Diagnosedaten aus der Klinik sollten von den behandelnden Ärzten stammen, Berufsinformationen stammen aus dem Betrieb, dem ein(e) Beschäftigte(r) angehört, allgemeine Versicherungsdaten wurden von den Angestellten der Versicherung erfaßt).

Trotzdem dürfen sie nicht unkritisch als valide Information interpretiert werden, denn auch Abrechnungsdaten können Fehler enthalten. So können ambulant erfaßte Daten (sofern vorhanden) fehlerhafte Diagnosen enthalten, z.B. weil ein Arzt für einen Patienten bei einer bestimmten Diagnose Nachteile vermuten könnte und er eine andere(weniger verfängliche) auf dem Krankenschein vermerkt.

Welche Informationen wurden gesammelt?

Für die hier interessierenden Ungleichheitsfragestellungen zentral ist das Vorliegen von Variablen, die eine Klassifikation nach sozialer Schicht zulassen.

Wünschbar wären die üblicherweise verwendeten Parameter beruflicher Position, Schulbildung und Einkommen. Indikatoren sozialer Schichtzugehörigkeit sind bei den Daten gesetzlicher Kassen verfügbar; die berufliche Position ist sehr differenziert erhoben, aber die Schulausbildung ist nur in Kombination mit beruflichem Ausbildungsstatus verfügbar, wodurch eine Indexbildung, wie sie in diversen Skalen vorgenommen wird, erschwert wird (s. Wolf 1995). Einkommen ist schließlich nur bis zur Versicherungspflichtgrenze erfaßt, was eine Differenzierung in den oberen Verdienstgruppen unmöglich macht. Die vorliegenden Angaben erlauben es nicht, auf das Haushaltseinkommen zu schließen, da sie auf einen Hauptversicherten bezogen sind.

Ein weiteres Problem bei der Durchführung von Morbiditätsstudien ergibt sich daraus, daß nur Krankenhausdiagnosen vollständig erfaßt sind; ambulante Behandlungen und damit z.B. schichtenspezifisches Inanspruchnahmeverhalten können nicht untersucht werden. Dies begrenzt die Aussagen auf das Auftreten gravierenderer gesundheitlicher Störungen.

Wann wurden die Daten erfaßt?

Querschnittsdaten zeigen die Ausprägungen von Variablen zu einem bestimmten Zeitpunkt, oder es werden Informationen retrospektiv erfaßt. Krankenkassendaten sind Longitudinaldaten, d.h. sie enthalten im Idealfall ganze Krankengeschichten, und es kann das Inanspruchnahmeverhalten ganzer Versicherungspopulationen über einen langen Zeitraum betrachtet werden. Nachfragemuster der Versicherten oder externe Bedingungen wie die gesamtwirtschaftliche Situation sind jedoch nicht die einzigen nachfragesteuernden Parameter. So kann sich durch Veränderungen in den gesetzlichen Rahmenbedingungen (z.B. durch Veränderungen bei Zuzahlungsregelungen) das Inanspruchnahmeverhalten verändern; ebenso sind Krankenhausaufenthaltsdauern vor und nach der Einführung von Fallpauschalen nicht vergleichbar.

Die genannten Beispiele betreffen gut datierbare Veränderungen, da sie auf Regelungen zurückgehen, die für alle Versicherten bindend sind. Durch über Medien vermittelte Ereignisse kann sich das Antwortverhalten ganzer Personengruppen für eine kürzere Zeitspanne verändern, und die Umstände, die dazu geführt haben, könnten in einer Sekundäranalyse einer bereits durchgeführten Studie in Vergessenheit geraten. So zeigte sich in einer Serie von repräsentativen Querschnittsuntersuchungen (Angermeyer & Matschinger 1997), daß die Einschätzung von psychisch Erkrankten zwischen zwei Studien sich deutlich in Richtung größerer Gefährlichkeit verändert hatte, weil zwischen der ersten und einer späteren Erhebungswelle von einem psychisch gestörten Mann ein Attentat auf den Politiker Wolfgang Schäuble verübt wurde.

Wie wurden die Daten erfaßt?

Daten einer Krankenkasse entstehen nicht im Rahmen eines Forschungsprozesses, sondern als Teil der Erledigung alltäglicher Aufgaben innerhalb einer Versicherungsverwaltung, einer betrieblichen Verwaltung oder eines Krankenhauses. Fehlerhafte Angaben sind bei einer Sekundäranalyse erst dann als solche erkennbar, wenn sie logische Widersprüche aufweisen, z.B. wenn Fälle mehrfach mit den genau gleichen Daten auftreten, oder wenn Datenfelder manifest falsch ausgefüllt wurden.

Wenn eine Sekundärdatenanalyse auf dem Datensatz einer bereits durchgeführten Studie basiert, muß geprüft werden, wie sich die Stichprobe zusammensetzt, welche Einschlußkriterien zugrundeliegen, und aus den Verweigerungsraten kann auf die Repräsentativität der Stichprobe geschlossen werden. Wenn Fragebögen, Intervieweranweisungen und Untersuchungsprotokolle vorliegen, sollten auch diese in die Prüfung der Studie und in die Entscheidung über die Verwendung eines Datensatzes eingehen. Wenn in einer Untersuchung bereits entwickelte Fragebogeninstrumente verwendet werden, sollten sie hinsichtlich ihrer Brauchbarkeit überprüft werden. Grundsätzlich gilt für jeden Schritt, daß ein Datensatz umso geeigneter ist, je vollständiger und nachvollziehbarer die zugrundeliegende Studie dokumentiert ist. Andernfalls muß über mögliche Artefaktquellen spekuliert werden, was wiederum die Interpretierbarkeit eines Datensatzes beeinträchtigt.

Konsistenz der Befunde

Dieser letzte Punkt bezieht sich wiederum primär auf Studien, die unter spezifischen Fragestellungen anhand von Stichproben durchgeführt wurden. Wenn mehrere gleichartige Studien zum selben Ergebnis kommen, ist der Grad an Glaubwürdigkeit höher, als wenn die Ergebnisse große Variationen aufweisen. Dies ist jedoch ein eher konservatives Argument, da es innovativer sein kann, an Inkonsistenzen anzusetzen, als bereits existierende Befunde zu replizieren.

Wenn die obenstehenden Punkte hinreichend geklärt werden konnten, sind die Voraussetzungen gegeben, tiefergehende und an konkreten Untersuchungsfragestellungen orientierte Analysen durchzuführen. Die Reanalyse von Daten wissenschaftlicher Untersuchungen sollte üblicherweise weniger problematisch sein, weil sie bereits einmal für statistische Auswertungen verwendet wurden. Bei Material aus der amtlichen Statistik, von Krankenversicherungen oder anderen nichtwissenschaftlichen Quellen ist mit Problemen bei der Datenaufbereitung zu rechnen, die von der korrekten Formatierung bis zur Notwendigkeit einer vollständigen Neustrukturierung reichen können. Sie können aufgrund der Vielfalt möglicher Hindernisse hier nicht dargestellt werden. In jedem Fall müssen vor der statistischen Analyse fundierte Kenntnisse in der technischen Behandlung von Daten erworben werden.

4. Abschließende Bemerkungen

In diesem Kapitel wurden sozialwissenschaftliche Methoden beschrieben, die für die Verwendung in gesundheitswissenschaftlichen Untersuchungen geeignet sind. Mit un- und teilstandardisierten Interviews und Fokusgruppen wurden zwei qualitative Methoden vorgestellt, standardisierte Verfahren waren mit dem persönlichen Interview, dem Telefoninterview und der schriftlichen Befragung vertreten. Mit den unterschiedlichen Arten von Antwortskalen wurden standardisierte Verfahren näher beschrieben, und es wurden Vorgehensweisen für die Überprüfung dieser Datengenerierungsinstrumente vorgeschlagen. Abschließend wurden Leitlinien für die Auswahl und die Verwendung von Sekundärdaten vorgestellt.

Damit wurde ein Instrumentarium beschrieben, mit dem sich der größte Teil der empirischen Studien in den Gesundheitswissenschaften durchführen läßt, sofern sozialwissenschaftliche Methoden erforderlich sind.

Literatur

Angermeyer, M.C. & Matschinger, H. (1997): Social distance towards the mentally ill: results of representative surveys in the Federal Republic of Germany. Psychological Medicine, 27, 131-41.

Atteslander, P. (1984): Methoden der empirischen Sozialforschung. Berlin: de Gruyter.

Belson, W.A. (1981): The Design and Understanding of Survey Questions. Aldershot: Gower.

Belson, W.A. (1986) Validity in Survey Research. Aldershot: Gower.

Bogardus, E.S. (1925): Measuring social distances. In: Journal of Applied Sociology 9, 299-308.

Brown, G.W. & Harris, T. (1978): Social Origins of Depression. London: Tavistock.

Calder, B.J. (1977): Focus groups and the nature of qualitative marketing research. In: Journal of Marketing Research 14, 353-364.

Denzin, N.K. (1978): The Research Act. New York: McGraw-Hill.

Dillman, D.A. (1978): Mail and Telephone Surveys: The Total Design Method. New York: Wiley.

Dillman, D.A. (1991): The design and administration of mail surveys. In: Annual Review of Sociology 17, 225-249.

Friedrichs, J. (1990): Methoden empirischer Sozialforschung. Opladen: Westdeutscher Verlag.

Gerhardt, U. (1991): Idealtypische Analyse von Statusbiographien bei chronisch Kranken. In: Gerhardt, U. (Hrsg.) Gesellschaft und Gesundheit. Frankfurt: Suhrkamp, 9-60.

Gifi, A. (1981): Nonlinear mulitvariate analysis. Research Report, Leiden: Department of Data Theory.

Groves, R.M. (1990): Theories and methods of telephone surveys. In: Annual Review of Sociology 16, 221-240.

Häder, S. (1996): Wer sind die „Nonpubs“? Zum Problem anonymer Anschlüsse bei Telefonumfragen. In: ZUMA-Nachrichten 39, 45-68.

Hippler, H.-J. (1988): Methodische Aspekte schriftlicher Befragungen: Probleme und Forschungsperspektiven. In: Planung und Analyse 6, 244-248.

Hormuth, S. & Brückner, E. (1985): Telefoninterviews in Sozialforschung und Sozialpsychologie. In: Kölner Zeitschrift für Soziologie und Sozialpsychologie 37, 526-545.

Koch, A. (1995): Gefälschte Interviews: Ergebnisse der Interviewerkontrolle beim ALLBUS 1994. In: ZUMA-Nachrichten 36, 89-105.

Kohlmann, T. (1988): Nichtlineare Hauptkomponentenanalyse. In: Zeitschrift für Soziologie 17, 474-482.

Likert, R.A. (1932): A technique for the measurement of attitudes. In: Archives of Psychology 140, 5-53.

Matschinger, H. (1989): Die Beurteilung fehlender Werte duch nicht-lineare Hauptkomponentenanalyse. In: Zeitschrift für Sozialpsychologie 20, 130-140.
Miller, P.V. (1984): Alternative question forms for attitude scale questions in telephone interviews. In: Public Opinion Quarterly 48, 766-778.
Morgan, D.L. (1988): Focus Groups as Qualitative Research. Newbury Park: Sage.
Morgan, D.L. (1996): Focus groups. In: Annual Review of Sociology 22, 129-152.
Oksenberg, L. & Cannell, C.F. (1988): Effects of interviewer vocal characteristics on nonresponse. In: Public Opinion Quarterly 51, 257-271.
Oksenberg, L., Cannell, C.F. & Kalton, G. (1991): New strategies for pretesting survey questions. In: Journal of Official Statistics 7, 349-365.
Osgood, C.E., Suci, G.J. & Tannenbaum, P.H. (1957): The Measurement of Meaning. Urbana: The University of Illinois Press.
Presser, S. & Blair, J. (1994): Survey testing: Do different methods produce different results? In: Sociological Methodology 24, 73-104.
Prüfer, P. & Rexroth, M. (1996): Verfahren zur Evaluation von Survey-Fragen: Ein Überblick. In: ZUMA-Nachrichten 39, 95-115.
Reuband, K.-H. (1990): Interviews, die keine sind. Erfolge und Mißerfolge beim Fälschen von Interviews. In: Kölner Zeitschrift für Soziologie und Sozialpsychologie 42,706-733.
Rohrmann, B. (1978): Empirische Studien zur Entwicklung von Antwortskalen für die empirische Forschung. In: Zeitschrift für Sozialpsychologie 9, 222-245.
Schuman, H. (1966): The random probe: A technique for evaluating the validity of closed questions. In: American Sociological Review 31, 218-222.
Schuman, H. & Presser, S. (1981): Questions and Answers in Attitude Surveys: Experiments on Question Form, Wording, and Context. New York: Academic Press.
Scheuch, E.K. (1973): Entwicklungsrichtungen bei der Analyse sozialwissenschaftlicher Daten. In: König, R. (Hrsg.): Handbuch der empirischen Sozialforschung, Band 1: Geschichte und Grundprobleme der empirischen Sozialforschung. Stuttgart: Enke.
Schnell, R., Hill, P.B. & Esser, H. (1995): Methoden der empirischen Sozialforschung. München: Oldenbourg.
Schütz, A. (1974): Der sinnhafte Aufbau der sozialen Welt. Frankfurt: Suhrkamp.
Stewart, D.W. & Kamins, M.A. (1993): Secondary Research. Information Sources and Methods. Newbury Park: Sage.
Sudman, S., Bradburn, N.M. & Schwarz, N. (1996): Thinking About Answers. The Application of Cognitive Processes to Survey Methodology. San Francisco: Jossey-Bass.
Thoma, M. & Zimmermann, M. (1996): Zum Einfluß der Befragungstechnik auf den Rücklauf bei schriftlichen Umfragen- Experimentelle Befunde zur „Total-Design-Methode“. In: ZUMA- Nachrichten 39, 141-157.
Weber, M. (1904/1968): Die „Objektivität“ sozialwissenschaftlicher und sozialpolitischer Erkenntnis. In: Gesammelte Aufsätze zur Wissenschaftslehre. Tübingen: Mohr, 146-214.
Wolf, C. (1995): Sozio-ökonomischer Status und berufliches Prestige. In: ZUMA-Nachrichten 37, 102-136.

Wilhelm van Eimeren und Gerd Mann

Methoden der Informatik in den Gesundheitswissenschaften

1. Einführung

Die *Informatik* befaßt sich mit der Entwicklung und Anwendung von Methoden zur systematischen Verarbeitung von Informationen. Methoden der Informatik sind aus verschiedenen Gründen für die Gesundheitswissenschaftler von Interesse.

Wenn man sich vor Augen führt, daß

– die Durchführung einer Systemanalyse, insbesondere zur Darstellung in Modellen und Simulatoren von Informationsflüssen,

– die Erstellung eines Pflichtenheftes auf der Basis der zuvor durchgeführten Analyse und (nach der Implementation)

– Evaluation und Redesign

zu den praktischen Schritten der Informatik gehören, so wird die methodische Nähe zu Fächern wie der Biometrie oder der sozioökonomischen Systemforschung offensichtlich - wenn auch wesentlich stärker ingenieurwissenschaftlich verstanden, weil am Instrument Computer und seiner Vernetzung festgemacht und somit durch dessen Leistungs- und Entwicklungsstand wesentlich geprägt.

Die historische Entwicklung des Rechners führte von der Rechenhilfe - also einem Gerät, das im Umgang mit Zahlen seine Stärke zeigte - bis zur heutigen häufig vernetzten Infrastruktur informations- und wissensverarbeitender Systeme, die in fast allen Lebensbereichen präsent und in vielen unabdingbar geworden ist. Dies führte zu einer immer größeren Isomorphie von Informationssystemen und ihren Leistungen mit den Leistungen der Systeme, in denen sie Anwendung finden. Informationssysteme werden zum zeitnahen Abbild, zur virtuellen Realität, der gesellschaftlichen Systeme (die die Informatik selbst als ihr Objektsystem begreift und beschreibt), in denen sie funktionieren. Sie verändern dabei das Objektsystem in intendierter und nicht intendierter Weise. Schlagworte wie „Informationsgesellschaft“ oder „globales Dorf“ heben - übertreibend - auf diese Aspekte ab.

Ohne das Verstehen wesentlicher Grundlagen der Informatik und Kommunikation (zusammen im folgenden auch als *Telematik* bezeichnet (Coiera 1997, van Bemmel & Musen 1997) wird der Gesundheitswissenschaftler somit

– Gesundheit und Gesundheitswesen nicht angemessen beschreiben,

- seinen eigenen professionellen Beitrag nicht optimal erstellen und nicht optimal einbringen können.

2. Die wesentlichen Produktionseigenschaften von Telematiksystemen

Telematiksysteme erbringen ihren Dienst in folgenden grundsätzlichen Leistungsformen, die im konkreten Ablauf ihrer Nutzung optimal ineinandergreifend angeboten werden sollten:

- die zeitnahe, möglichst zwischenschrittlose („online") Erfassung und Speicherung von Daten bzw. Information. *Daten* sind Zeichen oder kontinuierliche Funktionen, die aufgrund von bekannten oder unterstellten Abmachungen oder vorrangig zum Zwecke der Verarbeitung Informationen darstellen. Unter *Information* versteht man die symbolische Beschreibung eines Sachverhaltes in standardisierter Semantik und Syntax, so daß für die spätere Nutzung (Retrieval, Lesen) die gleiche „Pragmatik" resultiert: d.h., bei späterer Nutzung durch die gleichen oder andere Nutzer gleicher Sprache die gleiche Bedeutung verstanden wird;
- die Bereitstellung von Information im benötigten oder gewünschten Umfang auf Anforderung oder auf der Basis einer Prozedur an eine dafür geeignete Nutzerschnittstelle (Bildschirm, Ausdruck). (Die „richtige Information");
- die - möglichst aus dem zeitlichen oder inhaltlichen Arbeitskontext spontan oder automatisch veranlaßte - Übermittlung von Information an einen anderen Ort. („Die richtige Information zur richtigen Zeit am richtigen Ort");
- die Bereitstellung von Prozeduren, die irrelevante und/oder redundante Informationen fernhalten, d.h., die *Präzision* der Information steuern können, und andererseits alle (gespeicherten) relevanten Informationen auffinden und abbilden (*Recall*);
- die Generierung neuer Information aus verfügbarer auf der Basis expliziten (wissensbasierte Systeme) oder impliziten (in Programmen niedergelegten, z.B. solchen der Bild- und Signalverarbeitung) *Wissens*.

Ein *Programm* ist eine zum Ablauf auf konkreten Rechnern in konkreten, d.h. auf diesen in Einzelschritten ausführbaren, Befehlen (Programmiersprache) zusammengefaßte Anweisung zur Lösung einer Aufgabe. Ehe das Programm erstellt wird, wird diese Anweisung allgemein anwendbar dargestellt (wie ein Kochrezept). Diese Darstellungsebene der Lösungsschritte wird *„Algorithmus"* genannt. Es gibt verschiedene *Programmiersprachen*. Die Wahl der formalen Sprachen, in denen man die Lösung programmiert, hängt vom Problem, von der verfügbaren Rechnersoftware, Programmierexpertise und der Einsatzhäufigkeit/Dauer ab.

2.1 Konventionelle Vorläufer der Telematik und ihre Ablösung

Einleitend zur Behandlung der medizinischen, ökonomischen und organisatorischen Folgen des Telematikeinsatzes im Gesundheitswesen sollten folgende Betrachtungen dienen:

Verwaltungsabläufe sind zur Erreichung von Ablaufsicherheit in größeren Systemen, und dazu gehören ein Krankenhaus, eine kassenärztliche Vereinigung und erst recht das übergreifende System der gesetzlichen Krankenversicherung, durch vertragliche, finanztechnische und medizinische Komplexitäten auf ein beträchtliches Maß formaler Informationsabläufe angewiesen (die *„Bürokratie"*). Die papiergebundene Form der Kommunikation und Dokumentation, gemeinsam als *„Informationsmanagement"* zu bezeichnen, erzeugt den papierenen Medien auf den Leib geschriebene Formen bürokratischen Umgangs, wie

- Formulare mit festen Merkmalssätzen und festen Formen der Kennzeichnung ihrer Gültigkeit (Stempel, Unterschrift);
- Akten, in denen diese Formulare (Aktenstücke) objektspezifisch (z.B. Patient, Lieferant, Abteilung) gehalten werden;
- Kopien/Durchschriften von Formularen für verschiedene Bearbeitungswege und Akten, wobei Mehrfacherfassung gleicher Daten dennoch nicht vermieden werden kann;
- Ablage/Archive, in denen diese Akten gehalten und auch gesichert (Verschlußsache) werden, solange sie nicht in Bearbeitung sind.

Um immer wiederkehrende Informationen oder solche mit unüberschaubarer Vielfalt administrativ handhabbar zu machen, werden *Schlüssel* entwickelt, mit denen diese Informationen verkürzt abgebildet oder auch die Vielfalt reduziert wird (Cimino 1995).

Diese Schlüssel werden in Verzeichnissen entsprechend einer Telefonliste geführt und der Umgang mit diesen Schlüsseln für die *„Verschlüsselung"* (*Codierung*) mit Codieranweisungen versehen. Typische Felder für die Verwendung von Schlüsseln in medizinischen Versorgungssystemen sind Verfahren, Leistungen, *ICPM* (international classification of procedures in medicine), Leistungsstellen, Gebühren und Vergütungen, Diagnosen, oder auch Stadieneinteilungen wie die *TNM*-Klassifikation für Tumoren. Um diese Schlüssel sinnvoll nutzen zu können, müssen sie nicht nur verpflichtend gemacht werden, sondern nehmen auch nach Verwendungszweck und organisatorischem Kontext unterschiedliche Formen an. So gibt es bei der Diagnose u.a. die *ICD* (international classification of disease), *SNOMED* (systematized nomenclature of medicine) und die *DRG's* (diagnostic related groups). Innerhalb einer Systematik lösen sich mit der Zeit unterschiedliche Versionen ab, die sich durchaus in Form einer grundsätzlichen Revision vollziehen können (z.B. von ICD-9 auf ICD-10).

Die mit solchen administrativen Abläufen verknüpften Arbeitsgänge erhalten so eine hohe Komplexität, die nur durch Spezialisierung in Arbeitseinheiten und entsprechenden Hierarchien und Regelungsdichten den Zusammenhalt der Organisation und die Zusammenführung in einen abschließenden Vorgang (z.B. eine konkrete Entscheidung) garantieren können.

Ablaufsicherheit wird dabei mit gewissen Verlusten auf der Seite der Ablaufschnelligkeit und der fallbezogenen Flexibilität erkauft.

Mit der Informatik und Kommunikation bieten sich - wenigstens zu wichtigen Teilen - Lösungen, die Ablaufsicherheit, geringere Dokumentationslasten und damit Ablaufschnelligkeit verbinden. Moderne Verfahren haben jedoch in vielen Bereichen vorgefundene Standards übernommen. In vielen Fällen ist dies weniger aus der Notwendigkeit der Informatik, sondern aus der Übertragung papiergebundener Arbeits- und Kooperationsformen auf die Rechnerlösung entstanden. Neben bestehenden Vorschriften gibt hierzu das meist anzutreffende Nebeneinander von Papier und Elektronik den Anlaß, wobei nur in einem engeren Bereich die Übergänge zwischen Papier und Elektronik, etwa über Belegleser, effizient gemeistert werden können.

Die *Versichertenchipkarte* zur Identifikation des Versicherten und seines Versichertenstatus, die Einführung von technisch ähnlichen Ausweiskarten für den beruflichen Einsatz (etwa die Ablösung des Arztausweises durch eine Chipkarte) hält sich so noch eng an das papiergebundene Vorbild. Ähnliches gilt für Entwicklungen, wie die elektronische Unterschrift, die den Inhalt eines elektronischen Dokumentes fixieren sowie dessen Herkunft kennzeichnen und somit einem schriftlichen „Original“ äquivalent machen soll. Zusätzlich sollen elektronische Dokumente den Bestimmungen des *Datenschutzes* genügen, mit denen die Gesetzgeber (Bundes- und Landesdatenschutzgesetze) vor Informationsmißbrauch schützen wollen, soweit es sich um *personenbezogene Daten* handelt.

Personenbezogen sind Daten, wenn in ihnen eine bestimmte natürliche Person beschrieben ist oder sich aus ihnen bestimmen läßt. Entfernt man dazu geeignete Daten, sind die Daten erfolgreich *anonymisiert.*

Auch die elektronische Kommunikation wirft Fragen der Standardisierung auf, hierzu gehört etwa *EDIFACT* (electronic data interchange for administration, commerce and transport). Für den Bereich Gesundheit hat eine ursprünglich auf private Initiative (in den USA 1987) zurückgehende Beschreibung von Standards für den elektronischen Datenaustausch klinischer, finanzieller und administrativer Information sich in die Nähe eines de-facto-Standards entwickelt. Die Bezeichnung *HL7* (Health Level 7) bezieht sich auf das Schichtenmodell der ISO (International Organisation for Standardisation) für die Normierung der Kommunikation (*OSI* = open system interconnection), in dem die oberste, siebte Schicht, die „Anwendungsschicht“, anwendungsspezifische Aufgaben unterstützt.

Mit der Ablösung konventioneller Verfahren durch und die Einführung neuer Verfahren der Telematik im Gesundheitswesen werden medizinische, ökonomische und organisatorische Änderungen erwartet, die als Chancen und Risiken verstanden werden können.

2.2 Medizinische Chancen und Risiken

Von medizinischer Seite werden sehr unterschiedliche Hoffnungen an den Einsatz der Telematik herangetragen, die auch alle zumindest in Pilotprojekten ihre Begründung gefunden haben.

1. Erreichen einer neuen diagnostischen bzw. therapeutischen Qualität über innovative Systeme, z.B. im Bereich der Bild- und Signalverarbeitung.

2. Verbesserung der professionellen Versorgungsqualität durch schnellere und leichtere Verfügbarkeit medizinischen Wissens. *Wissen* wird dabei als Information verstanden, die erforderlich ist um zu einem definierten Problem eine Problemlösung zu erarbeiten. Das benötigte *Wissen* kann dabei über „Expertensysteme" (die patientenbezogene Problemlösungsvorschläge ableiten), „wissensbasierte Nachschlagewerke" (die einem Anwender das zur Problemlösung benötigte Wissen anbieten) oder über die Konsultation eines menschlichen Experten verfügbar gemacht werden. Eine Qualitätsverbesserung kann erreicht werden durch:

– die mit einer Weiterentwicklung der klinischen Dokumentation verbundene Reduzierung von Fehlerraten (Vermeidung falscher oder unvollständiger Problembeschreibungen);

– die *Telekonsultation* mit anderen Spezialisten.

Die Telekonsultation ist dabei um so anspruchsvoller in ihren technischen Anforderungen,

- je mehr synchrone Beratung, d.h. gleichzeitige Systemunterstützung durch Ratsuchende und Beratende, benötigt wird;
- je mehr Daten begleitend übertragen werden müssen, etwa Übertragung neuer Bilder aufgrund von Ergebnissen im Rahmen der Konsultation, insbesondere wenn diese hohe räumliche, farbliche und/oder zeitliche Auflösung verlangen;
- je mehr apparative Interaktion eingebunden werden soll, z.B. Steuerung einer komplexen Apparatur in der Praxis des ratsuchenden Kollegen durch den beratenden Kollegen;

und entsprechend einfacher, wenn

- lediglich eine elektronisch hinterlegte Anfrage vom Berater später abgearbeitet werden kann (mail box);

- Bilder oder Bildsequenzen vorab übertragen werden können und dann für die Konsultation nur noch die interessierenden Bildabschnitte von beiden Rechnern lokal synchron der Beratung unterlegt werden;
- nur geringe Anforderungen an die Auflösung zu übertragender Bilder gestellt werden;

– der Zugriff auf medizinische Informationssysteme, z.B. die von Fachgesellschaften und anderen Anbietern zusammengestellten Leitlinien zur Diagnostik und Behandlung von Krankheiten, Arzneimitteldatenbanken, Arzneimittel-Risiko-Kontrolle, also alles Informationsleistungen mit dem Ziel der Unterstützung einer „evidence based medicine".

Auskunftssysteme werfen die Frage leichter Zugänglichkeit und Benutzerfreundlichkeit auf, da nicht nur die Präzision und die Vollständigkeit und Richtigkeit der Daten eines Auskunftssystems das Kosten-Nutzen-Verhältnis beeinflußt, sondern auch die technischen Voraussetzungen für den Zugang von unterschiedlichen Rechnern aus, sowie das richtige Verhältnis zwischen leichter Bedienbarkeit und der Formulierbarkeit auch komplizierter Abfragen.

Zur Benutzerfreundlichkeit gehören sehr viele Eigenschaften, die von der Berücksichtigung physischer bis zu psychischen Eigenschaften des Benutzers gehen, die im Idealfall ein „an die Hand genommen werden" genauso unterstützen wie den gewollten direkten Zugriff eines Bedienungsexperten auf eine einzelne ganz spezifische Funktion (d.h. ohne Menü-Cascaden). Bei Systementwürfen hoher Anforderung wird man um eine Benutzerforschung im Vorfeld nicht herumkommen. Die Zugänglichkeit beinhaltet nicht nur eine sorgfältige Auswahl der Trägersysteme auf der Anbieterseite, sondern auch eine gute Wahl auf der Anwenderseite. Diese Fragen der *Kompatibilität* zwischen Systemelementen, die sich zunächst ganz elementar im Miteinander der Hardware stellt (Verträglichkeit von Rechner, Bildschirm, Tastatur, Drucker), stellt sich nämlich genauso unerbittlich auf höheren Ebenen im Bereich der Anwendersoftware, etwa wenn sich der Vernetzung der Ärzte und ihrem einheitlichen Zugriff auf Informationsangebote die Verschiedenheit der Praxisrechnersystemsoftware in den Weg stellt.

Während in vielen Marktbereichen der Wert eines Systems nicht davon abhängt, wie viele andere Käufer sich ebenfalls für ein System entschieden haben und inwieweit Elemente des Systems analog in anderen existieren (wettbewerblich ist hier oft eher das Gegenteil der Fall), ist dies in der Kommunikation ganz besonders ausgeprägt, je mehr man andere mit gleich hoher Funktionalität erreichen kann, um so wertvoller wird das Rechnersystem für den einzelnen.

Kompatibilität ist somit nicht nur für die Produktlinie einer Firma („Aufwärtskompatibilität" wie etwa bei Windows von Microsoft) von Bedeutung, sondern auch im Sinne von Standards für die Verwendung von Systemelementen verschiedener Hersteller. Denkt man dabei an die Einfachheit der Übernahme einer Anwendung von einer Rechnerplattform (Hard- und Software) auf eine andere, spricht man auch von ihrer *Portabilität.* Darüber hinaus behindern unterschiedliche Gestaltungskonzepte aber auch die unterschiedliche Terminologie verschiedener Informationssysteme ihre wechselnde Benutzung in der elektronischen Arbeitsumgebung fast genauso wie im konventionellen Schrifttum der unterschiedliche Aufbau fachlicher Literatur der gleichen Gattung (z.B. jedesmal verschieden aufbereitete klinische Leitlinien verschiedener klinischer Fachrichtungen).

- durch die Vernetzung der regionalen Versorgungseinrichtungen und damit für eine effiziente Grundlegung für integrierte Versorgungskonzepte wie Fall-Management in komplexeren Institutionen oder Krankheitsmanagement zwischen Versorgungseinrichtungen z.B. im Rahmen eines Hausarztkonzeptes;
- Informatisch werden solche komplexen Beziehungen gerne in *Ablaufdiagrammen* dargestellt. In solchen Ablaufdiagrammen werden die organisatorischen Abläufe mit Betonung der Rolle der Informationsweitergabe mit nach DIN normierten Symbolen graphisch dargestellt (siehe DIN 66 001);
- durch eine verbesserte Rückkopplung zwischen Forschung und Praxis und damit einer Beschleunigung der Innovation in der Praxis, einer Beschleunigung der Evaluation wissenschaftlichen Fortschritts und einer Erweiterung der wissenschaftlichen Erfahrungsgrundlage (z.B. für klinische Versuche, Phase-IV-Studien, Studien zur Community Effectiveness);
- durch eine verbesserte und verbessert nutzbare Fortbildung (Fortbildung im Netz und Lernen an der Telekonsultation);
- in weiterer Zukunft: durch telemedizinisch gesteuerte Eingriffe. Hierbei würden Geräte oder Roboter einfache (Wundversorgung) oder komplexe Aufgaben (Hirnchirurgie) über Fernüberwachung und -steuerung ermöglichen.

Diese Chancen werden dann zum Risiko, wenn das so zur Verfügung gelangende „Wissen“ zweifelhafter Qualität ist oder im Sinne der Leistungsausweitung im Versorgungsnetz medizinisch fehlgenutzt wird. Zweifelhaft kann der Wert nicht nur über Fehler in den eingegebenen medizinischen Einzelfakten werden, sondern auch durch die *Abstraktion*, d.h. die Reduktion der Komplexität, mit der die Einzeltatbestände im Rechner geordnet und wiedergefunden werden.

3. Verbesserung der sozialen und rechtlichen Rahmenbedingungen im Sinne von Telematik zur Erreichung einer größeren Nähe zwischen Versorgten und Versorgern bzw. einer besseren Patienteninformation;

- durch Information des Patienten über existierende Versorgungsmöglichkeiten und ihre regionalen Alternativen, auch durch die bessere Nutzung von Laieninformationssystemen, wie sie etwa seitens Selbsthilfegruppen angeboten werden;

- durch die größere Wohnortnähe qualifizierter Versorgung durch deren telemedizinische Anbindung, damit auch
- durch eine Milderung des Stadt-Land-Gefälles im Versorgungsangebot,
- durch die leichtere Einbindung von professionellen Zweitmeinungen und Leitlinien, eine sowohl größere rechtliche Absicherung des Versorgers als auch ein verbesserter Schutz des Versorgten vor Scharlatanerie,
- durch eine verbesserte Arzt-Patienten-Kommunikation im Sinne größerer Betreuungsnähe/-dichte und gleichzeitig größerer Flexibilität und damit größerer räumlicher Ungebundenheit des Versorgten durch den Einsatz von Telemonitoring- und Telesteuerungsmöglichkeiten, insbesondere bei
  - Risikopatienten, ggf. unter Einsatz von Lokalisationssystemen für Notruf-Signale (über GPS - global positioning system), häuslichen und Heimpflegefällen sowie
  - Behinderten. Dabei geht es nicht nur um vereinfachte Steuerung personendienlicher Systeme wie Geräte für Beruf und Alltag, sondern auch ganzer Systembereiche (Zubereitung ganzer Speisen in der Behindertenküche unter Nutzung natürlichsprachlicher Steuerung).

In beiden Bereichen werden sehr große Einsparungen erwartet, sowohl durch kürzere stationäre Aufenthalte als auch geringeren Bedarf an Pflegepersonal.

Diese Chancen sind aber mit der Einführung einer Technologie nicht automatisch gegeben, sondern können sich auch in Richtung einer kaum noch beherrschbaren Verunsicherung oder Probiersucht seitens der Patienten auswirken. Seitens der Versorger ist die Gefahr gegeben, daß sie über die Nutzung telematischer Dienste nicht nur ihre Leistungsfähigkeit erweitern lernen, sondern auch ihre diesbezüglichen Möglichkeiten fehlein- und überschätzen.

2.3 Ökonomische Chancen und Risiken

Im Bemühen um eine bessere Effizienz der Versorgung werden auch Hoffnungen auf die Telematik gesetzt. Erwartet wird dies

- durch schlankere Versorgungsabläufe;
  - Verbleiben des Patienten auf niedrigerer Versorgungsstufe;
    * mehr Haus- als Facharzt;
    * mehr ambulant als stationär;
    * mehr Allgemein- als Spezialkrankenhaus;
  - gezielterer Mitteleinsatz mit Wegfall von Doppeluntersuchungen, unnötigen Untersuchungen und auch verspäteten oder unwirksamen Behandlungsansätzen;

- durch bessere Auslastung (auch der Bereitschafts- und Notdienste) und stärkere Konzentration von Versorgungseinrichtungen auf ausgewählte Expertisenfelder. Selbst auf ein und demgleichen Versorgungsniveau, z.B. dem Niveau von Universitätskliniken, kann durch die elektronische Vernetzung eine bessere Rollentrennung zwischen klinischen Zentren und damit eine verbesserte Allokation erreicht werden (Stichwort: Meta-Universität). Die Auslastung kann lokal auch schon mit einfachen Mitteln wie Arbeitsplatzlisten vorbereitet werden;
- durch niedrigeren medizinisch-administrativen Aufwand. Hierzu zählen die medizinischen Verwaltungsvorgänge der Dokumentation, Befunderstellung, Vorbefund-Recherche, Überweisungs-, Einweisungs- und Entlassungsbriefe, Rezepturen und vieles mehr (Beispiel Versichertenkarte).
- durch geringere Fahrtkosten und Arbeitsausfallzeiten;
- durch geringeren Raumbedarf für Archivierung.

Auch ökonomisch kann die Telematik in Abhängigkeit von den Rahmenbedingungen die genannten Erwartungen verfehlen,

- indem eine erhöhte „Auslastung" auch über eine Vermehrung von Untersuchungen erreicht wird;
- indem neue Verfahren neben alten lange Zeit koexistieren;
- wenn wegen der Freiwilligkeit und Wettbewerblichkeit von Verfahren elektronische und papierene Verwaltungsvorgänge nebeneinander existieren und so infrastrukturell eher erhöhte Aufwendungen zu erwarten wären. Als Beispiel könnte eine elektronische Rezeptur gelten, wenn sie mit der herkömmlichen koexistieren müßte, was z.B. die Apotheken zur Bearbeitung nach beiden Verfahren zwingen würde.

2.4 Organisatorische Chancen und Risiken

Die Möglichkeiten einer Umgestaltung der organisatorischen Abläufe und somit der organisatorischen Zusammenhänge durch den Telematikeinsatz lassen Verbesserungen erwarten:

- durch eine Milderung der professionellen Isolierung im Rahmen der Möglichkeiten von Diskussionsforen im Internet;
- durch eine Verbesserung der sozialen Einbindung von Patienten und Behinderten im Rahmen solcher Diskussionsforen;
- durch einen schnelleren und vollständigeren Überblick über Anbieter;
- durch das Entstehen sogenannter „virtueller" Organisationen, indem verschiedene Leistungsträger je nach aktueller Aufgabenstellung als „ein" Versorgungsangebot imponieren;

- durch mehr dezentrale Entscheidungen und insgesamt flachere Organisationsstrukturen;
- durch Ausweitung des Versorgungsangebotes über regionale und nationale Grenzen hinaus.

3. Die einzelnen Einsatzgebiete der medizinischen Telematik

Wenn man die Einsatzgebiete der medizinischen Telematik im einzelnen beschreibt, sind

- der Einsatz für die Gesamtfunktionalität einer Institution in der Versorgung oder der integrierten Versorgung eines Patienten getrennt zu sehen;
- vom Einsatz der Telematik am Arbeitsplatz einer einzelnen professionalen Position (Stationsarzt, Pflegedienst);
- vom Einsatz in einer speziellen Anwendungsumgebung etwa dem klinisch-chemischen Labor, der Radiologie oder gar in einer einzelnen Technologie wie EKG, EMG;
- vom Einsatz in allgemeinen oder auf Nutzergruppen beschränkte Informationsdienste.

Wenn auch im folgenden so aufgegliederte Spezifika von Einsatzgebieten angesprochen werden, sollte doch nicht übersehen werden, daß im Rahmen einer gesamtheitlichen Leistung der Gesundheitsversorgung auch die Gesamtheitlichkeit im Informationsmanagement beachtet werden muß (Coiera 1997).

Auf jeder dieser Ebenen stellt sich jedoch die Frage, ob Telematik eine höhere Qualität und eine größere Effizienz der Versorgung erreicht. Dies hängt von der Technik selbst, aber auch von ihrer wirtschaftlich-organisatorischen Einordnung ab.

Für die Kosten-Nutzen-Analyse einer telematisch gestützten Leistung sind zwei Größen von spezifischem Interesse:

Nutzungsgrad, d.h., wie ausgelastet ist das jeweilige telematisch gestützte Angebot (z.B. eine Telekonsultation) und

Nutzungsprofil, d.h., welche Leistungsanlässe führen zu welchen medizinischen Leistungen *und* ersetzen, ergänzen oder duplizieren dadurch welche konventionellen (z.B. Wegfall eines Helikopterfluges). Der Wegfall von Überweisung/Einweisung an/in eine andere Einrichtung ist ein relevanter Einsparbereich. Es wird dadurch aber auch die wirtschaftliche Basis der bisher überweisenden Einrichtung sicherer, indem sie über Telematik Dienstleistungen, die sie sonst nicht anbieten könnte, in ihr Angebotsprofil „hereinholt“. Schließlich kann die Rationalisierung darin liegen, daß ein Leistungsprofil mit geringer qualifiziertem Personal aufrechterhalten werden kann, z.B. über Wachraum-Telekonsultation von Schwestern und Pflegern durch diensthabende Ärzte außerhalb des Wachraums. An diesem Beispiel kann man deutlich machen, daß telematische Lösungen auch forensische, weil Fragen der Sicherstellung und Verantwortung für die Qualität der Versorgung aufwerfen.

Die Kosten der Verwendung der Telematik und deren Übernahme oder Aufteilung in Vergütungssystemen spielt bei der ökonomischen Bilanz selbstverständlich eine wesentliche Rolle. Die lokalen Kosten betreffen u.a.:

- Gerätekauf- oder Mietpreise,
- Softwaremiete/-kauf,
- Netzinstallation,
- Übertragungskosten,
- Ausbildungskosten,
- Unterhaltskosten.

3.1 Der Telematikeinsatz in Institutionen (Beispiel: Krankenhaus)

Komplexe Informationssysteme, die ganze Organisationen in ihren Aufgaben unterstützen, lassen sich aufgrund der Größe und Komplexität des jeweils avisierten Systems nicht in einem Zug planen und realisieren. Krankenhausinformationssysteme ließen sich so z.B. nicht am Reißbrett entwerfen und dann implementieren, weil alleine im Zuge der Zeit sowohl die technologische Grundlage wie der Wandel der Anforderungen wesentliche Annahmen, die die Basis für den Entwurf bilden, ungültig werden lassen. Dies haben somit Informationssysteme mit sozialen Systemen gemeinsam.

Die Entwicklung am Reißbrett würde die Erstellung eines Pflichtenheftes seitens des Auftraggebers voraussetzen. Da dies jedoch bedeutet, daß im einzelnen die erwarteten Eigenschaften des Informationssystems quantitativ wie qualitativ beschrieben werden müßten (denn das macht ein *„Pflichtenheft"* aus), würde sich eher der Auftraggeber als der Auftragnehmer überfordern.

Überschaubare Teile lassen sich in Meilenstein-orientierten Phasen entwickeln, ihr Zusammenfügen zu größeren interagierenden Komplexen ist eher ein evolutionärer Prozeß, in dem rasche Realisierungen (Prototypen) getestet und danach in Lösungen für bestimmte Funktionsbereiche der Interaktion in einer Organisation umgesetzt werden. Im Rahmen der Wartung bestehender oder auch in der Entwicklung bzw. Beschaffung neuer Systeme werden dann die aus den vorhandenen Systemen herrührenden Störungen der Kommunikation beseitigt. Die Fragen der *Systementwicklung* sind jedoch in Grunde in der Informatik ähnlich offen wie in der Organisationslehre selbst, indem entweder die Spezifikation der Anforderungen (vorweg) und die konkrete Konstruktion des Systems (danach) stärker als getrennte Schritte gesehen werden oder stärker als miteinander ablaufende Prozesse, die im Sinne einer experimentellen Kultur mit „organisatorischem Vorwissen" zurückhaltender umgehen.

Ganz in diesem Sinne lassen sich auch die Marktentwicklungen in der medizinischen Telematik verstehen. Dort, wo relativ einfache inhaltliche und wirtschaftliche Gegebenheiten existieren, sind sowohl inzwischen viele Systeme im Einsatz als auch die Kommunikationsfähigkeit weitgehend sachgerecht gestaltet. Dies gilt etwa für die Ausstattung der Apotheken mit Warenbewirtschaftungssystemen, die ihnen den Verkauf aus dem Bestand in Bestellungen beim Großhandel so umsetzt, daß weder ein versehentliches „Ausgehen" von Medikamenten noch deren unnötig große Lagerhaltung („just in time") resultiert. In vielen Apotheken beginnt diese elektronische Unterstützung bereits beim Verkauf an der Kasse.

Ähnlich lassen sich ärztliche Tätigkeiten je nach Komplexität bzw. Vielfalt der Vorgänge im Fachgebiet elektronisch leichter oder schwerer realisieren.

Auch hier werden idealisierte Informationsqualitäten unterstellt, die dann zu den beschriebenen positiven organisatorischen Effekten führen. Bei abgesenkter Informationsqualität würden die beschriebenen Effekte sich entsprechend negativ auswirken.

3.2 Telematik am Arbeitsplatz

Wesentliche Grundlage der medizinischen Zusammenarbeit und der kontinuierlichen medizinischen Arbeit des Einzelnen ist die *Dokumentationspflicht* des behandelnden Arztes. Im Rahmen dieser Pflicht obliegt es dem Arzt, die wichtigen Daten seiner Patientendiagnostik und -therapie schriftlich festzuhalten und aufzubewahren (bis zu 10 Jahre nach Abschluß der Behandlung). Diese Pflicht entsteht unmittelbar mit der Konsultation beim niedergelassenen Arzt bzw. mit der Aufnahme ins Krankenhaus. Darüber hinaus gehende Aufbewahrungspflichten bestehen für spezielle Dokumentationen (z.B. Durchgangsarzt). Diese Pflicht ist als gesetzlich vorgeschriebene Dokumentation nicht von der Einwilligung des Patienten abhängig. Diese Dokumente, zu einem Patienten zusammengefaßt, werden als *Krankengeschichte*, *Krankenblatt* oder *Krankenakte* bezeichnet.

Krankengeschichten werden entweder in freier Form oder halbstandardisiert geführt. Ihr computergeführtes Pendant wird als *elektronische Krankengeschichte* bezeichnet. Die elektronische Krankengeschichte legt aus verschiedenen Gründen sehr viel stärkeres Gewicht auf eine standardisierte Form der Erfassung über sogenannte *„Masken"* (auf dem Bildschirm dargestelltes Formular). Die Abbildung der in die Masken eingegebenen Information in eine leistungsfähige Datenbank ist Voraussetzung für ein zielsicheres Wiederauffinden von Information. In der *Patientendatenbank* einer Praxis, Abteilung, Klinik oder im vernetzten Fall einer verteilten elektronischen Patientendatenbank mehrerer Versorger sind die Daten aller versorgten Patienten strukturiert gespeichert und in Zugriff. Je nach gewählter technischer Form der logischen Repräsentation der Daten und ihrer Relationen (dem gewählten *„Datenmodell"*; z.B. hierarchisch, relational etc.) ist die Datenbanksoftware auszuwählen.

Für den elektronischen medizinischen Arbeitsplatz (nicht nur ambulant, sondern auch stationär) lassen sich für einen höheren Leistungsstand folgende sieben Funktionsbereiche nennen:

1. Organisation der lokal geführten Daten der elektronischen Krankengeschichte um die medizinischen Probleme eines Patienten herum, dabei zwischen aktiven und z. Zt. nicht-aktiven Problemen unterscheidend;
2. Verbindung zu Informationssystemen (Quellen, Adressaten) wichtiger Versorgungspartner innerhalb und außerhalb der eigenen Organisation, z.B. extern: zur Arzneimittelverordnung; intern: Labordaten-, Bilddatenübernahme;
3. Unterstützung der Datensammlung, Archivierung und des Wiederauffindens von Daten u.a. mit
   - standardisiertem Vokabular;
   - nach den medizinischen Problemen des Patienten (siehe 1.);
   - Unterstützung der Definition von unterschiedlichen Datenuntermengen über dem gleichen Datenraum (für Datenübernahme und -übergabe): Unterschiedliche Nutzer brauchen unterschiedliche Daten.

Die konzeptionellen Standards hierzu, denen konkrete Systeme am Markt folgen müßten, um Versorgern zu erlauben, untereinander zu einem konkreten Patienten ohne besondere menschliche Interventionen kommunizieren zu können, werden zusammengefaßt als *„verteilte elektronische Krankengeschichte"* bezeichnet.

Die logische Aufbereitung nach 1. bis 3. müßte in Vorbereitung zum Übergang zur elektronischen Krankengeschichte auch bei herkömmlichen Dokumenten und Archiven erfolgen.

4. Verknüpfung zu wissensbasierten Nachschlagewerken und Referenzdatenbanken für
   - Arbeitsablaufhilfen;
   - Qualitätssicherung;
   - Entscheidungsunterstützungssysteme;
   - Fort- und Weiterbildung;
   - Kostenkontrollen u.a.
5. Gewährleistung von Datensicherheit und Zugriffssicherheit.
6. Robustheit: funktionale Einsatzfähigkeit 7 Tage die Woche, 24 Stunden am Tag.
7. Geeignete Schnittstellen zu und aus administrativen DV-Systemen (Abrechungssysteme, Einbestellsysteme, Warenwirtschaftssysteme, Küchen- bzw. Diätsysteme etc.).

Eine Reihe von Studien haben die beträchtlichen Zeitaufwendungen (bis zu 50 % der Arbeitszeit) belegt, die von der Arbeitszeit der Ärzte aber auch seitens anderen medizinischen Personals, wie z.B. Krankenschwestern, auf die Suche, Erfassung, Aufbereitung und Weitergabe von schriftlicher Patienteninformation entfällt.

Je nach der Qualität der papiergeführten Krankengeschichten und der Organisation der Dokumentenflüsse kann allein auf die Suche nach Information (früheren Befunden von Patienten) bis zu 20 % der Arbeitszeit entfallen. Zu diesem Aspekt des Arbeitsaufwandes der Informationshandhabung treten die Störungen im Informationsfluß hinzu, die entweder zu Fehlern im Verständnis, zur erneuten Erhebung der Information oder zum Handeln unter Verzicht auf möglicherweise wichtige Informationen führen. So erreichen vielerorts in bemerkenswerten Prozentsätzen (10 %) Laborergebnisse die behandelnden Stationsärzte nicht. Bei Patientenübergaben, Patientenaufnahmen und Patientenentlassungen und ähnlichen Vorgängen, bei denen der Status des Patienten umfassend zusammengestellt und beschrieben wird, fehlen in hohem Prozentsatz (in manchen Studien hierzu in bis zu 80 % der Fälle) entscheidende Informationen.

Ein direkter Übergang von einer relativ unstrukturierten papiergeführten Dokumentation auf eine stringente elektronische ist mit hoher Sicherheit zum Scheitern verurteilt.

Probleme mit der Einführung und Aufrechterhaltung einer elektronischen Dokumentation von Krankendaten decken somit auch den menschlichen Verhaltenskern auf, den man damit beschreiben kann, daß man viel lieber sucht als ordnet.

Stimmen jedoch die konzeptionellen Voraussetzungen („verteilte elektronische Krankengeschichte“) und werden die betroffenen Mitarbeiter entsprechend vorbereitet, kann man von dem systematischen Einsatz klinischer Dokumentations- und Kommunikationssoftware eine wesentliche Verbesserung in dieser Situation erwarten. Im Zusammenhang mit *patientenorientierten* Ablauforganisationen oder anderen arbeitsorganisatorischen Neuerungen, insbesondere im Krankenhaus, werden in Studien Kostenreduktionen im Ressourcenverbrauch von 15-20 % gemeldet bei gleichzeitig beträchtlichen stationären und ambulanten Verweilzeitverkürzungen (bis zu 300%ige Erhöhung des Patientendurchsatzes). Diese neuen Organisationskonzepte sind ohne telematische Mittel gar nicht durchführbar. Andererseits ist wichtig zu erkennen, daß entsprechende Organisation und Dokumentation das notwendige Rückgrad für den Erfolg bilden.

3.3 Dedizierte Systeme

Die Methoden der digitalen Informationsverarbeitung erreichen eine besonders hohe Leistungsfähigkeit in der Signal- und Bildverarbeitung. Durch die Bereitstellung von ausgereiften Methoden zur Analyse, Datenhaltung und Datendarstellung wird großes Detail- und Spezialwissen vor dem Anwender versteckt, d.h. es steht ihm zur Verfügung, ohne daß er seine Kenntnisse fundiert vertiefen muß. Die Methoden werden in Form von Software auf einer geeigneten Plattform, d.h. in einer dafür ausgerichteten Hardware, als unabhängiges System dem Anwender zur Verfügung gestellt (*dediziertes System*).

Im medizinischen Sektor kommt der Signal- und Bildverarbeitung ein hoher Stellenwert zu. Zum einen werden technische Neuerungen in der Datengewinnung rasch eingeführt, sofern sie diagnostisch oder therapeutisch wertvoll sind, wodurch die zu beurteilenden Datenmengen stark expandieren, und zum zweiten werden hohe Anforderungen an die Signal- und Bildverarbeitung gestellt, um nicht den Patienten durch die Nutzung falscher Ergebnisse zu gefährden. Beide Ziele dienen dazu, die Qualität in der Gesundheitsversorgung auf einem hohen Niveau zu halten. Dies sichert derzeit in verstärktem Maße wirtschaftliche Interessen auf verschiedenen Ebenen (Praxis, Krankenhaus, Wirtschaft).

Unter *Signalinformation* im weiteren Sinne werden die gesamten gerätetechnischen Informationen über einen Patienten, also z.B. auch sein Aufnahmedatum, verstanden, und unter Signalinformation im engeren Sinne die zeitabhängigen Signale, die von Geräten online registriert werden. Die *Bildinformation* wird als Spezialfall der Signalinformation angesehen. Es steht neben der korrekten Analyse die Umsetzung in eine optimale Darstellung im Vordergrund. Diese wird zur präzisen Steuerung von Geräten herangezogen (Roboting) oder direkt zu diagnostischen Zwecken.

3.3.1 Signalverarbeitung im engeren Sinne

3.3.1.1 Computergestützte Analyse von Elektrokardiogrammen (EKG)

Die *Computer-EKG*-Analyse gehört zu den frühesten und am weitesten gediehenen Entwicklungen diagnoseunterstützender Systeme in der Medizin.

Kernstücke der Analyse-Software sind Mustererkennungsalgorithmen zur Ermittlung charakteristischer EKG-Signalsegmente (P-Welle, QRS-Komplex, T-Welle) und daraus abgeleiteter Meßwerte (Zeitdauern, Winkel, Amplituden) einerseits und die Wissensbasis für die Interpretation dieser Meßwerte andererseits. Zwei Typen von Klassifikationsverfahren kommen hier zum Einsatz: Regelbasierte Verfahren und probabilistische Verfahren.

Die Nutzung der computergestützten EKG-Auswertung bietet verschiedene Vorteile. Sie entlastet den Arzt von der zeitaufwendigen Routinearbeit der manuellen EKG-Vermessung, stellt bei der Befundung Expertenwissen von gleichbleibender Qualität sicher und bietet darüber hinaus neue Visualisierungsmöglichkeiten von Signal, Meßergebnissen und Befund.

Die *Reproduzierbarkeit* der Analyse, d.h. die Vermeidung jeglicher Inter- und Intra-Untersucher-Variabilität machen sie in Verbindung mit der elektronischen Archivierung von Signal, Meßergebnissen und Befund auch zu einem hervorragenden Instrumentarium für klinische und epidemiologische Studien.

Gute Computer-EKG-Systeme, so ergaben Validierungsstudien, liefern ähnlich gute Resultate wie qualifizierte Kardiologen.

So sind beim konventionellen Ruhe-EKG und auch beim Belastungs-EKG - dies entspricht dem überwiegenden Teil der in klinischer Routine und ärztlicher Praxis durchgeführten Untersuchungen - durch Methoden der Informatik bedeutende Beiträge zur Qualitätssicherung möglich. In anderen Bereichen der EKG-Diagnostik werden darüber hinaus völlig neue Möglichkeiten erschlossen. Dies betrifft z.B. die Analyse sog. Spätpotentiale beim hochauflösenden EKG und die Analyse von Langzeit-EKGs.

3.3.1.2 Automatische Analyse des Elektroenzephalogramms (EEG)

Die digitale Datenerfassung bei der Ableitung eines *EEG* entwickelt sich derzeit zur Standardmethode. Bei der Aufzeichnung eines EEG werden die an der Schädeloberfläche bestehenden elektrischen Potentialdifferenzen mit geeigneten Elektroden abgeleitet. Die resultierenden Kurven geben ein räumlich grobes Bild der elektrischen Hirnaktivität wider, das als diagnostisches Hilfsmittel sowohl in der klinischen Routine als auch beim niedergelassenen Neurologen insbesondere in der Epilepsiediagnostik und -verlaufskontrolle eingesetzt wird.

3.3.2 Signalverarbeitung im weiteren Sinne

3.3.2.1 Monitoring

Durch die Ablösung der papiergebundenen Patienteninformation durch die digitale Datenhaltung wird die Information an verschiedenen Orten zum gleichen Zeitpunkt verfügbar. Benötigt wird die technische Ausstattung (Computer, Bildschirme), über die die Information abrufbar ist. Darüber hinausgehend können weitere Geräte an die digitale Ausstattung angeschlossen und überwacht werden. Anders formuliert, der Bildschirm wird zum Fenster für patientenbezogene Daten, sei es, daß sie einer Datenbank entnommen werden, sei es, daß sie online von Geräten (EKG, Respirator) generiert werden.

Die abgerufene Information erlaubt die Überwachung des Patienten, das *Monitoring*. Die Tatsache, daß digitale Information über digitale Netze mobil ist, führt dazu, daß das Monitoring von einem zentralen Ort erfolgen kann. Somit können über die Gestaltung des Monitorings neue Organisationsformen in der Kliniktätigkeit entwickelt werden (Schleutermann, Heindl & Pollwein 1997).

Die Frage zur Gestaltung des 'richtigen' Monitorings kann kaum in allgemeiner Form gelöst werden. Die Problemlösung bewegt sich in dem Rahmen, der allgemein für die Anschaffung von digitaler Ausrüstung betrachtet werden muß. Hierzu müssen in wesentlichem Maße die Organisationsformen des späteren Benutzers in Betracht gezogen werden. Es gilt zu prüfen, wie viele Patienten und wie viele Geräte von welcher Personalstärke in welchen zeitlichen Abständen und Zeiträumen überwacht werden sollen. Dies ergibt das Leistungsspektrum. Es muß beachtet werden, welche Leistungspitzen von dem System abgefedert werden müssen und in welche Richtung das System erweiterbar sein muß. Grenzen werden derzeit weniger durch die technische Realisierbarkeit gesetzt, sondern eher durch die Kosten für ein System und durch die vernünftige ergonomische Gestaltung, die ein rasches und zielgerichtetes Handeln insbesondere in kritischen Situationen erlaubt. Ähnliche Probleme sind aus der Gestaltung von Armaturen in der Flugtechnik bekannt, bei der der Pilot ausschließlich nach Instrumenten entscheiden muß.

3.3.2.2 Analyse und Darstellung von Bildinformation: Virtuelle Realität

„Ein Bild sagt mehr als tausend Worte“ (chinesisches Sprichwort) bedeutet, daß der Mensch über die visuelle Wahrnehmung eine sehr hohe Leistung in der Informationsverarbeitung erreicht. Dies findet in der Medizin seinen Ausdruck darin, daß ein bedeutsamer Anteil der patientenbezogenen Information von *bildgebenden Verfahren* generiert wird. Hierzu gehören die zweidimensionale Bildgebung (Röntgenbild, Szintigramm, Ultraschall) und die dreidimensionale Bildgebung (MRT, CT, 3D-Sonographie, PET).

Mit dem anschwellenden Angebot an Bilddaten steigt auch die Notwendigkeit ihrer Auswertung gegenwärtig unter der Prämisse, daß hierfür immer weniger Zeit zur Verfügung steht. Dies hat zur Folge, daß die Bildanalyse besser und die Bildpräsentation einfacher werden muß, ohne daß das Bildmaterial eine Darstellung bekommt, die mit einer „vernünftigen“ Vorstellung von der Realität nicht mehr vereinbar ist.

Neben der Bildanalyse ergibt sich als letzter Schritt die effiziente Betrachtung des Bildmateriales. Eine Lösung ist, die Einbindung des Anwenders in die präsentierte Szene zu optimieren. Durch entsprechende Techniken der *virtuellen Realität* bekommt der Anwender eine maximal realistische Darstellung des 3D-Datensatzes und kann somit leichter die unnötige Umgebungsinformation ausschalten, um dann in optimaler Weise die gebotene Information aufzunehmen und zu analysieren (van Eimeren, Englmeier, Haubner & Lösch 1996).

3.3.3 Maschinengestütztes Behandeln: Roboting

Die Tatsache, daß *Roboter* ihre maximale Leistungsfähigkeit bei häufig wiederkehrenden und bei hochkomplexen und technisch präzisen Vorgängen haben, legt die Vermutung nahe, daß sich auf dem medizinischen Sektor Bereiche finden lassen, in denen die Patientenbehandlung durch Roboter an Qualität gewinnen kann.

Bei den rein technischen Arbeitsvorgängen setzen sich technische Lösungen rasch durch (Labor). Roboter lassen sich aber auch für den pflegerischen Bereich nutzen. Das Pflegepersonal wird insbesondere von der hohen Belastung durch das Heben von Patienten in der täglichen Routine entlastet. Probleme ergeben sich aus der Nutzbarkeit eines oft räumlich ausladenden Roboters in der Enge des klinischen Alltages und aus dem Akzeptanzproblem beim Patienten.

Ein Wunschziel ist es, robotergestütztes Operieren zu ermöglichen, das die Operationszeiten und die Nebenwirkungsrate senken soll. Derzeit gibt es bescheidene Anfänge. Die einzige vollautomatische Methode beschränkt sich auf das Einsetzen eines künstlichen Femurkopfes, nachdem der Patient in der Maschinerie fixiert worden ist (Robodoc (Boerner, Bauer & Lahmer 1997)). Bei anderen Methoden kann der Operateur das Ergebnis einer Bildanalyse über spezielles Equipment auf die Operationsszene projizieren, um die Bildinformation in der Operation zu nutzen. Ein Beispiel hierfür ist die zielgerichtete Plazierung und Orientierung von Schrauben in den Epikondylen der Wirbelkörper, die eine erheblich höhere Treffsicherheit aufweist als die rein handwerkliche Technik.

3.4 Informationsdienste

Unter den Angeboten medizinischen Wissens - entweder auf Datenträgern, wie CD-ROM (off-line) oder über Rechnernetze (on-line) zugänglich - sind solche, die sich nur an den professionellen medizinischen Nutzer wenden (Haux, Grothe, Runkel, Schackert, Windeler, Winter, Wirtz, Herfarth & Kunze 1996), von solchen zu unterscheiden, die bewußt (auch) den Laien ansprechen. Dabei ist ein fließender Übergang bei Angeboten gleicher Inhalte von klassischen Druckmedien über Hörfunk und Fernsehen bis in die computergestützten Informationszugänge zu beobachten: Gleiche Inhalte werden, jeweils mediengerecht aufbereitet, vielfältig vermarktet.

Praktisch alle Medienanbieter werben heute um den Kunden auch mit seinem Interesse an Themen aus Gesunderhaltung und Krankheit. In diesen Markt treten seit einigen Jahren elektronische Medien, wie CD-ROM, Internet und digitales Fernsehen ein.

Die sich mit den elektronischen Medien ergebende neue Dimension ist das Angebot dialoger oder doch dialogähnlicher Nutzungsmöglichkeiten. Diese sollen es dem Kunden erlauben, wesentlich gezielter als bisher, die ihn interessierenden Themenfelder selbst anzusteuern, zu verwerten und mit Hinzugabe eigener Gesundheitsdaten die Systemleistung von der reinen Information und Bildung in die Gesundheitsberatung, Versorgungsunterstützung und Behandlungsempfehlung umzuwandeln und damit individuell zu optimieren.

Die interaktiven Möglichkeiten, die mit CD-ROM und bereits jetzt punktuell auch im Internet angeboten werden, haben zwar nominell meist zum Ziel, Tele-Unterricht und gelegentlich auch die kritische Begleitung einer gesundheitlichen Versorgung anzubieten. Inhaltlich ist es jedoch oft auch möglich, sich von solchen Programmen persönlich medizinisch leiten zu lassen. Daß dieses geschieht, ist aus Einzelberichten bekannt, wie oft und mit welchem Ergebnis nicht. Es ist vermutlich mehr die bisher geringe Erfahrungsbreite und anderseits die ethische und rechtliche Unsicherheit, die die vorsichtigen Formulierungen der Anbieter zur Möglichkeit der individuellen Nutzung bedingen.

Dennoch sollte man den mit den neuen Medien sich auftuenden Chancen für eine erheblich bessere Einbeziehung des Patienten in Entscheidungsprozesse der Versorgung und damit auch seine wesentlich stärkere Einflußnahme auf die Weiterentwicklung der Versorgung mit großer Aufgeschlossenheit begegnen.

Eine ähnliche Vorbedeutung im Sinne des Aufbaus ganz neuer Strukturen der Zusammenarbeit haben die elektronischen *Diskussionsforen*, in denen - oft unter Beteiligung klinisch-akademischer Zentren - klinische Fallbeispiele diskutiert werden. Unter Nutzung multimedialer Möglichkeiten sind dabei praktisch alle relevanten klinischen Informationen zu dem diskutierten Fall im Dialog verfügbar.

Die Vermarktung von Wissen in Online-Diensten kann noch nicht als gelöst angesehen werden. Sicher spielt dabei auch eine Rolle, daß die Integration in die Arbeitsabläufe und damit der praktische Alltagswert des Informationsangebotes noch sehr gering ist. Am ehesten wäre eine solche Integration im Rahmen von Versorgungsverträgen oder über genossenschaftliche Organisationsformen denkbar (z.B. HealthNet Canada).

Eine bedeutende Rolle in der Bereitstellung medizinischer Literatur spielen seit langem national das DIMDI und weltweit die National Library of Medicine. Neuere Tendenzen zeigen, daß sich auch dieses „klassische“ Angebot immer interaktiver nutzen läßt und auch einer breiteren Öffentlichkeit zugänglich wird.

Die Rolle des *DIMDI* läßt sich dem Informationskasten DIMDI entnehmen. Diese Texte stammen aus dem Internet, also einer Selbstdarstellung des DIMDI.

Deutsches Institut für Medizinische Dokumentation und Information

Gesetzliche Aufgaben des DIMDI - Überblick

Die Aufgaben des DIMDI umfassen im wesentlichen drei Bereiche:

- Bereitstellung von Informationen auf dem Gesamtgebiet der Medizin und ihrer Randgebiete lt. Errichtungserlaß vom 01. September 1969 (Text: s. Anhang);
- Einrichtung und Betrieb von datenbankgestützten Informationssystemen für Arzneimittel und Medizinprodukte und Herausgabe amtlicher Klassifikationen im Rahmen gesetzlicher Aufgaben;
- Aufbau einer Dokumentation und eines datenbankgestützten Informationssystems zur gesundheitsökonomischen Evaluation medizinischer Verfahren und Technologien.

Die Ergebnisse dieser Aufgabenbereiche überschneiden bzw. ergänzen sich. So haben die Arbeiten aufgrund des Errichtungserlasses zu einem umfassenden Angebot biomedizinischer Datenbanken mit zur Zeit über 70 Mio. Dokumenteinheiten geführt.

Die Arbeiten im Rahmen gesetzlicher Aufgaben haben in den letzten Jahren zunehmend an Bedeutung gewonnen. DIMDI ist inzwischen in wichtige Gesetze, Bekanntmachungen und Verordnungen einbezogen worden und hat damit das Spektrum seiner wahrzunehmenden Aufgaben wesentlich erweitert. Die folgende Auflistung gibt einen Überblick über die maßgeblichen Gesetze und Verordnungen:

Gesetzliche Grundlagen

- Errichtungserlaß vom 01. September 1969
- Gesundheitsstrukturgesetz (GSG) vom 21. Dezember 1992 und Bekanntmachungen vom 17. Juni 1993, 27. Juli 1995, 14. Oktober 1994, 19. September 1995 und 20. Februar 1996
- Krebsregistergesetz (KRG) vom 04. November 1994
- Medizinproduktegesetz (MPG) vom 02. August 1994
- Allgemeine Verwaltungsvorschrift zur Durchführung des Arzneimittelgesetzes vom 07. Dezember 1990
- Allgemeine Verwaltungsvorschrift zur Durchführung des Lebensmittel-Monitoring (AVVLM) vom 30. Mai 1995
- GKV-Sozialdatenbank: Viertes Buch Sozialgesetzbuch (SGB IV) vom 23. Dezember 1976 und Erlaß des BMG vom 18. Oktober 1993
- 2. GKV-Neuordnungsgesetz vom 23. Juni 1997

(Auszüge der o.g. Gesetze, Verordnungen, Vorschriften etc. finden sich im Anhang.)

Herausgabe amtlicher Klassifikationen lt. Gesundheitsstrukturgesetz (GSG) und Krebsregistergesetz (KRG)

Das Gesundheitsstrukturgesetz ist am 01. Januar 1993 in Kraft getreten. Unter anderem wird in diesem Gesetz die Verschlüsselung von Diagnosen und Prozeduren mit internationalen medizinischen Klassifikationen vorgeschrieben, die vom DIMDI im Auftrage des Bundesministeriums für Gesundheit herauszugeben sind. Dabei handelt es sich um die jeweils gültigen Ausgaben der Internationalen Klassifikation der Krankheiten (ICD) sowie um den Operationenschlüssel (OPS-301) auf der Grundlage der Internationalen Klassifikation der Prozeduren in der Medizin.

Die Auszüge aus dem Gesetzestext und die zugehörigen Bekanntmachungen im Anhang dieses Artikels geben die Bestimmungen wieder, die bisher für die Umsetzung des GSG erlassen wurden.

Vergleichbar mit den Regelungen im GSG hat DIMDI auch für die Durchführung des Krebsregistergesetzes vom 04. November 1994 Klassifikationen für die Verschlüsselung von Tumordiagnosen herauszugeben. Der entsprechende Auszug des Gesetzestextes ist im Anhang wiedergegeben.

Einrichtung und Betrieb eines Informationssystems über Medizinprodukte lt. Medizinproduktegesetz (MPG)

Das **Medizinproduktegesetz (MPG)** vom 2. August 1994 schreibt in § 36 (siehe Anhang) die Einrichtung eines Informationssystems über Medizinprodukte vor.

Zur Unterstützung des Gesetzesvollzuges hat DIMDI die Aufgabe, Datenbanken aufzubauen und bereitzustellen:

- Aufbau von Datenbanken für zuständige Behörden mit Informationen, die sich aus den §§ 17, 25, 29, 31 und 36 ergeben:
  - Anzeigen über das erstmalige Inverkehrbringen von Medizinprodukten
  - Meldungen von Vorkommnissen/Beinahe-Vorkommnissen mit Medizinprodukten
  - Anzeigen über Sicherheitsbeauftragte für Medizinprodukte
  - Anzeigen über klinische Prüfungen mit Medizinprodukten
- Zugang zu Datenbanken für zuständige Behörden anderer Mitgliedstaaten und Institutionen der Europäischen Gemeinschaft und anderer Vertragsstaaten des Abkommens über den Europäischen Wirtschaftraum
- Bereitstellung von allgemein zugänglichen Datenbanken über Medizinprodukte, Normen etc.

Zur Unterstützung dieser Aufgaben gibt DIMDI eine Nomenklatur für Medizinprodukte (UMDNS = Universal Medical Device Nomenclature System) heraus, erstellt und bietet Datenerhebungsbögen und PC-Erfassungsprogramme an.

EUDAMED - European database on medical devices

Für die Durchführung dieses Projektes der Europäischen Kommission ist DIMDI verantwortlich. Im Rahmen von EUDAMED werden folgende Datenbanken über Medizinprodukte aufgebaut:

1. Datenbank der Anzeigen der Hersteller für Produkte der Klasse I gemäß Artikel 14 und 12 der Richtlinie über Medizinprodukte (93/42/EWG)
2. Datenbank der Zertifikate der Benannten Stellen für Produkte der Klassen IIa, IIb und III und aktive implantierbare medizinische Geräte gemäß Anhängen der Richtlinien über aktive implantierbare medizinische Geräte (90/385/EWG) und über Medizinprodukte (93/42/EWG).

Einrichtung und Betrieb eines Informationssystems über Arzneimittel (AMIS) lt. Allgemeiner Vewaltungsvorschrift zur Durchführung des Arzneimittelgesetzes (AMG)

In der Allgemeinen Verwaltungsvorschrift vom 07. Dezember 1990 (s. Anhang) ist geregelt, daß bestimmte Informationen über Arzneimittel von den für die Durchführung des AMG zuständigen Bundesoberbehörden den Überwachungs- und Untersuchungsstellen der Länder zur Verfügung gestellt werden müssen.

Unter der Bezeichnung „BfArM-AMIS für die Bundesländer" stehen den zuständigen Behörden Daten des Bundesinstitutes für Arzneimittel und Medizinprodukte (BfArM), des Paul-Ehrlich-Institutes (PEI) und des Bundesinstitutes für gesundheitlichen Verbraucherschutz und Veterinärmedizin (BgVV) online über DIMDI für die Abfrage zur Verfügung.

In dem Informationssystem „BfArM-AMIS für die Spitzenverbände und die medizinischen Dienste der GKV“ werden ausgewählte AMIS-Daten auch diesem Nutzerkreis zur Verfügung gestellt.

Ein weiterer Teilbestand „BfArM-AMIS-öffentlicher Teil“ steht seit dem 12.02.97 allen Nutzern des DIMDI zur Verfügung. Er enthält insbesondere Informationen lt. § 34 AMG.

Einrichtung und Betrieb eines Informationssystems zum Lebensmittel-Monitoring lt. Verwaltungsvorschrift zum Lebensmittel-Monitoring (AVVLM)

§ 13 der Allgemeinen Verwaltungsvorschrift zur Durchführung des Lebensmittel-Monitoring (AVVLM, Auszug s. Anhang) regelt ein Informationssystem des Bundes. Im Rahmen dieses Informationssystems stellt DIMDI den beteiligten Ländereinrichtungen und deren zuständigen Mitarbeitern die aggregierten bundesweiten Daten aus dem Lebensmittelmonitoring und den jeweiligen Ländern ihre aggregierten Daten online oder auf Datenträgern zur Verfügung. Die aggregierten bundesweiten Daten werden vom DIMDI darüber hinaus entgeltlich für die online-Nutzung durch die interessierte Öffentlichkeit bereitgehalten.

Die Organisation des Monitoring, die Erfassung und Auswertung der Monitoringergebnisse sowie die Berichterstattung liegen beim BgVV (Bundesinstitut für gesundheitlichen Verbraucherschutz und Veterinärmedizin). Das BgVV hat Ende September 1997 den Bericht über das Monitoringjahr 1995 (Titel: Lebensmittel-Monitoring 1995) veröffentlicht. In einem gesonderten Heft sind die nach den Lebensmittel-/ Stoffkombinationen aggregierten Darstellungen der Ergebnisse der Monitoringuntersuchungen zusammengefaßt (Titel: Lebensmittel-Monitoring Tabellen-Band zum Bericht über das Jahr 1995). Beide Broschüren können bei der Pressestelle des BgVV (Postfach 330013, 14191 Berlin, Telefax: 030/8412-4970, E-Mail: pressestelle@ bgvv.de) gegen eine Schutzgebühr angefordert werden.

Betrieb der GKV-Sozialdatenbank lt. Viertem Buch Sozialgesetzbuch (SGB IV)

Mit Erlaß vom 18. Oktober 1993 (Auszug: s. Anhang) wurde die Sozialdatenbank der Gesetzlichen Krankenversicherungen vom Rechner des Bundesministeriums für Arbeit und Sozialordnung (BMA) auf den Rechner des DIMDI überführt. Diese Datenbank wird von DIMDI online gehalten und u.a. zur regelmäßigen Erstellung der Krankheitsarten-Statistik verwendet.

Einrichtung und Betrieb eines Informationssystems „Gesundheitsökonomische Evaluation“ lt. 2. GKV-Neuordnungsgesetz

Aufgrund der Neuregelung des § 135 Abs. 1 SGB V im Rahmen des 2. GKV-Neuordnungsgesetzes vom 23. Juni 1997 (s. Anhang) sind die Aufgaben des Bundesausschusses der Ärzte und Krankenkassen wesentlich erweitert und präzisiert worden:

– Der Bundesausschuß wird ausdrücklich verpflichtet, Entscheidungen über die Aufnahme neuer Verfahren und Technologien zur Diagnose und Therapie in die vertragsärztliche Versorgung - und damit ihre Regelfinanzierung im Rahmen der

Gesetzlichen Krankenversicherung - auf der Grundlage des jeweiligen Standes der wissenschaftlichen Erkenntnisse über den diagnostischen bzw. therapeutischen Nutzen sowie über die medizinische Notwendigkeit und die Wirtschaftlichkeit des jeweiligen Verfahrens zu treffen;

- die systematische Evaluierung unter den o.a. Aspekten wird auch auf solche Verfahren und Technologien erstreckt, die bereits zu Lasten der Krankenkassen erbracht werden.

Die Erfüllung dieser Aufgabe setzt voraus, daß der Bundesausschuß bzw. der hierfür eingerichtete Arbeitsausschuß „Ärztliche Behandlung" einen unmittelbaren Zugang zu den relevanten wissenschaftlichen Erkenntnissen im nationalen und internationalen Bereich erhält und sich interessenunabhängig über den aktuellen Erkenntnisstand in bezug auf das jeweils zur Entscheidung anstehende Verfahren informieren kann. Ein solches umfassendes und laufend zu aktualisierendes Informationsangebot ist nur im Rahmen eines entsprechend strukturierten Informationssystems, in dem die relevanten Datengrundlagen aufbereitet werden, realisierbar.

Das Bundesministerium für Gesundheit hat daher DIMDI angewiesen, ein solches Informationssystem „Gesundheitsökonomische Evaluation medizinischer Verfahren und Technologien" einzurichten und zu betreiben. Das Informationssystem soll in erster Linie wissenschaftlich fundiertes Erkenntnismaterial bereitstellen, das als Entscheidungsgrundlage für den Bundesausschuß der Ärzte und Krankenkassen und die Vertragspartner der Selbstverwaltung im System der Gesetzlichen Krankenversicherung verwendet werden kann. Darüber hinaus sollen, in Abstimmung mit dem BMG, entsprechende Informationen auch einem größeren Kreis von Entscheidungsträgern und Akteuren im Gesundheitswesen zur Verfügung gestellt werden.

4. Telematik im Kontext des Gesundheitswesens

Vor dem Hintergrund dieser differenzierteren Erläuterungen sollte deutlich geworden sein, daß die Telematik im Gesundheitswesen ein umfassendes Verständnis verlangt, davon

1. wie die „elektronische Krankengeschichte" im Sinne einer verteilten Information
   - am eigenen Arbeitsplatz;
   - an anderen Arbeitsplätzen in der eigenen Organisation;
   - in anderen Organisationen;
   - auf Patienten-Chipkarten;
   - zu verstehen ist und zusammen gesehen werden muß mit
2. Organisationswissen über das Versorgungsnetz und andere Anbieter und deren Erreichbarkeit (z.B. für Konsultationen);

3. medizinischem Wissen und Datenbeständen, wie Arzneimittelverzeichnisse, Schlüssel wie ICD-10, Leitlinien bis hin zu Expertensystemen und schließlich
4. technischen Informationen (bestehende Normen, Protokolle, etc. bis hin zu Verfahren des Datenschutzes, Datensicherheit).

Der jeweils elektronisch realisierbare Anteil der Dokumentation, Information und Kommunikation muß ergänzt gesehen werden um die jeweils so nicht darstellbare, um die ganze Wirklichkeit der Informationsflüsse abzubilden und damit den Erfordernissen der Patientenversorgung gerecht zu werden.

Die Telematik bietet große Chancen, die unter keinen Umständen unterschätzt werden sollten; sie können aber nicht losgelöst von den Versorgungsverantwortlichkeiten umgesetzt und genutzt werden.

Wenn auch die grundsätzlich umwälzende Bedeutung der Telematik für die zukünftige Versorgungswirklichkeit abzusehen ist, ist es sehr schwer, die Schnelligkeit abzuschätzen, mit der diese Umwälzung stattfinden wird. Dies ist weniger bis gar nicht eine Frage technischer Möglichkeiten, als vielmehr der gesellschaftlichen und politischen Bewußtseinsbildung.

Literatur

Boerner, M., Bauer. A. & Lahmer, A. (1997): Computer-guided robot-assisted hip endoprosthesis. Orthopäde 26 (3), 251-257.

Cimino. J.J. (1995): Coding Systems in Health Care. In: v.Bemmel, J.H. & McCray, A.T. (Hrsg.): Yearbook of Medical Informatics - The Computer-based Patient Record, 71-85. Stuttgart: Schattauer.

Coiera, E. (1997): Guide to medical informatics : the internet, communication, and information technologies in healthcare. New York: Chapman & Hall.

Haux, R., Grothe, W., Runkel, M., Schackert, H.K., Windeler, H.J., Winter, A., Wirtz, R., Herfarth, C. & Kunze, S. (1996): Knowledge retrieval as one type of knowledge-based decision support in medicine: results of an evaluation study. Int J Biomed Comput 41 (2), 69-85.

Schleutermann, S.E., Heindl, B. & Pollwein, B. (1997): Wissensbasierte Funktionalität und WWW-orientierte Technolgie am Beispiel des Nierenmonitorings auf der Intensivstation. In: Muche, R., Büchele, G., Harder, D. & Gaus, W. (Hrsg.): Medizinische Informatik, Biometrie und Epidemiologie GMDS '97, 230-235. München: MMV Medizin Verlag.

van Bemmel, J. & Musen, M.A. (1997): Handbook of Medical Informatics. Berlin: Springer.

van Eimeren, W., Englmeier, K.H., Haubner, M. & Lösch, A. (1996): Der virtuelle Mensch: Techniken - Erwartungen - Analysen. Bremerhaven: Wirtschaftsverlag NW.

3. Krankheitsprävention und Gesundheitsförderung

Konrad Tietze, Dieter Schön und Thomas Ziese

Epidemiologie von Gesundheit und Krankheit

1. Epidemiologische Modelle der Krankheitsentstehung und Gesundheitsförderung

Epidemiologie bedeutete anfänglich die Wahrnehmung häufiger Krankheiten in einer Region und die gleichzeitige Beobachtung möglicher Einflüsse der Luft, des Wassers und der Erde (z.B. Diller 1934). Diese Betrachtungsweise wird nach der (alt)griechischen Bezeichnung für 'Wohnung' auch heute noch als 'ökologischer' Ansatz bezeichnet. Beobachten und Registrieren sind heute wie damals vordringliche Aufgaben des Epidemiologen. Seine Tätigkeit ist des weiteren mit der 'Statistik' als Staatswissenschaft verbunden, der *zahlenmäßigen Erfassung, Untersuchung und Auswertung von Massenerscheinungen* (Duden). Dieser Teil der Epidemiologie wird 'deskriptive Epidemiologie' genannt. Die dabei durchgeführte Gliederung der Beobachtungen an der Bevölkerung (an den Probanden) nach Alter, Geschlecht und Region ist der erste Schritt zu einer zumindest explorativen Analyse. Moderne Epidemiologie ist mit der Tatsache verbunden, daß in den letzten Jahrzehnten diese Ansätze wesentlich durch andere Disziplinen, zum Beispiel durch die Sozialwissenschaften und die Mathematik, bereichert worden sind. Der Beitrag, den die schließende Statistik als Teil der Mathematik leistet, führt zur Bezeichnung 'analytische Epidemiologie'.

Die „Forschungsfrage" wird aus dem aktuellen Wissensstand entwickelt. Ihre Beantwortung soll die Voraussage bestimmter zukünftige Ereignisse erlauben. Der Epidemiologe sammelt dazu in geplanten Studien Informationen oder er benutzt andere zugänglichen Datenquellen wie zum Beispiel die von der öffentlichen Statistik zur Verfügung gestellten Zahlen. Epidemiologische Register enthalten eine systematische möglichst vollständige Sammlung von allgemein vereinbarten Informationen zu allen Krankheitsfällen einer bestimmten Art. Beispiele sind Fehlbildungsregister und Krebsregister. In jedem der genannten Ansätze geht es um die Analyse der Verbreitung von Krankheit und der Verbreitung möglicher Bestimmungsgrößen dieser Krankheit. Lilienfeld (Lilienfeld & Stolley 1994) bezeichnet die Epidemiologie als die wissenschaftliche Untersuchung von

– Verteilung von Krankheit in der Bevölkerung, zum Beispiel der Schätzung der Inzidenz von Herzinfarkten und des Schlaganfalls oder der Prävalenz des Diabetes;

- Verteilung von physiologischen Bedingungen, zum Beispiel der Messung von Serumcholesterin, Blutdruck und Blutzucker bei Teilnehmern einer epidemiologischen Studie;
- Verteilung von Faktoren, die diese Bedingungen beeinflussen können und die aus dem Verhalten des einzelnen oder denVerhältnissen abgeleitet werden.

Bei der Analyse wird heute das Risikofaktorenkonzept zugrunde gelegt. In diesem wird davon ausgegangen, daß ein Faktor oder eine Kombination von Faktoren die Wahrscheinlichkeit (das Risiko) für das Auftreten einer Krankheit erhöht (probabilistisches Modell). Krankheit manifestiert sich dann, wenn ein *hinreichender* Satz von Ursachen (sufficient cause = hinreichende Verursachung) zusammengetreten ist. Bei einer gegebenen Krankheit ist keine der Komponenten der Verursachung überflüssig (minimale Kombination). Fehlt eine, so entsteht die Krankheit nicht. Die verursachende Kombination kann jedoch für eine und dieselbe Krankheit verschieden sein, wenngleich auch immer eine Komponente *notwendig* oder unabdingbar zu sein scheint (necessary cause). Für die meisten Formen des Herzinfarktes ist zum Beispiel der erhöhte Cholesterinspiegel eine notwendige Ursachenkomponente. Je unspezifischer jedoch das ist, was wir als Krankheit bezeichnen wollen (z.B. 'Wachstumsverzögerung'), desto unterschiedlicher dürften die zugrunde liegenden hinreichenden Ursachen und auch die notwendige Ursache sein. Die Komponenten treten zugleich oder nacheinander auf. Die Zeit bis zum Auftreten der letzten Komponente, die eine hinreichende Verursachung und die Manifestation einer bestimmten Krankheit bewirkt, kann verschieden lang sein (Vorphase oder Latenzzeit). Weiterhin ist anzunehmen, daß die Wahrscheinlichkeit für das Auftreten der Krankheit von dem Vorkommen (Prävalenz) und der Stärke der einzelnen Komponenten abhängt. Wir sind auf Wahrscheinlichkeitsaussagen in Bezug auf das (relative) Risiko einer Krankheit angewiesen, da wir meist nur einige Komponenten kennen und für den einzelnen auch jeweils andere Kombinationen gelten können. Rothman (1986) geht soweit zu sagen, daß die Tatsache, Wahrscheinlichkeitsaussagen machen zu müssen, lediglich Ausdruck unserer Unwissenheit sei, und daß mit zunehmender Kenntnis der Risiken das Krankheitsmodell zunehmend bestimmbar wird. Ein eindrucksvolles Beispiel für die Auswirkungen unseres Wissenstandes zum Beispiel auf präventive Maßnahmen ist die geringe Kenntnis der Entstehung des Plötzlichen Kindstodes und die schließlich daraus gezogenen Konsequenzen (s. erstes Beispiel).

Das „Kochsche Dreieck" zur Entstehung der Infektionskrankheiten schildert den theoretischen Zusammenhang zwischen 'Agens' (Erreger), 'Vektor' („Umwelt") und 'Wirtsorganismus' (Mensch). Es hat lange Zeit allein als ein Paradigma für Krankheitsentstehung und -prävention gegolten (Tietze & Bellach 1997). Im Allgemeinen zeichnet sich die Genese der Infektionskrankheiten durch ein höheres Maß an epidemiologischer Bestimmbarkeit aus, außerdem durch eine kurze Latenzzeit und durch die Tatsache, daß die *notwendige* Ursache, das Vorhandensein des Erregers, eindeutig ist und meist zur Bezeichnung der Krankheit verwendet wird. So wird die Tuberkulose nach ihrem Erreger, dem Mycobacterium tuberculosis, benannt. Gemeinsamkeiten mit dem oben beschriebenen multikausalen Modell gibt es insofern, als man bei der Prävention sich oft auf die Eliminierung von Komponenten der Krankheitsentstehung beschränken muß. Rauchen ist eine Komponente einer Reihe von chronischen, im allgemeinen nicht übertragbaren Krankheiten. Nichtrauchen verbessert den Schutz vor diesen Krankheiten. Seine Durchsetzung in der Bevölkerung gilt als eine weitreichende präventive Maßnahme.

Auch bei den Infektionskrankheiten braucht der Erreger als die notwendige Ursache nicht identifiziert zu sein. Durch hygienische Maßnahmen, die gegen die Komponenten des als *hinreichend* geltenden Ursachengeflechtes gerichtet sind, lassen sich Epidemien eindämmen. Dafür gibt es in der Medizingeschichte frühe Beispiele. Die bekanntesten betreffen die Eindämmung des Kindbettfiebers durch Ignaz Philipp Semmelweis 1847 und die Bekämpfung der Cholera durch John Snow 1854. Den 'Wirtsorganismus' kann man durch Immunisieren stärken, wozu allerdings meist der Erreger bekannt sein muß. Heute wächst mit den Möglichkeiten moderner Kommunikation die Gefahr von Epidemien - aber nicht nur dadurch: zahlreiche neue Infektionskrankheiten wurden weltweit in den letzten Jahren identifiziert. Auch ist die Gefahr gewachsen, daß Erreger gegenüber den bisher gegen sie benutzten Substanzen resistent werden. Somit ergibt sich die Notwendigkeit, auch „global“ auf die neue Bedrohung zu reagieren.

Mit zunehmender Entwicklung von Konzepten der Krankheitsverhütung und Gesundheitsförderung im Bereich Public Health (z.B. Ottawa Charta) können bevölkerungsweite Bestimmungsmaße von Gesundheit zunächst in dem Sinne verstanden werden, daß sie Wirkungen von gesundheitsfördernden Maßnahmen abbilden. Freilich ist dieses Verständnis nur Ausdruck einer veränderten Aufmerksamkeit, die sich bei gleicher Sachlage auf das Mehr an Gesundheit richtet, das von der Früherkennung und dem präventiven Verhalten erwartet wird. In einem epidemiologischen Modell der „Gesundheitsentstehung“ nehmen diese beiden Faktoren den Platz der Komponenten im *hinreichenden* Ursachengeflecht ein. Sie ersetzen den Risikofaktor, gegen den sie gerichtet sind. Das erste Beispiel liefert dafür eine einleuchtenden Beweis: Die Vermeidung der Bauchlage setzt das Risiko des Plötzlichen Säuglingstodes herab. Auch im zweiten Beispiel geht es darum, daß durch die Früherkennung und Beseitigung von Krankheitsvorstufen das Risiko vermindert wird, an einem bestimmten Krebs zu erkranken. Anders läßt sich „Epidemiologie von Gesundheit“ zur Zeit nicht verstehen. Die im Zusammenhang mit 'New Public Health' immer wieder angeführte Salutogenese (Antonovsky) ist ein psychologisches Konzept, dessen Umsetzung in epidemiologische Empirie noch in den Anfängen steht.

2. Epidemiologie von Gesundheit und Krankheit

In epidemiologischen Lehrbüchern wird die Vielfalt methodischer Ansätze dadurch dargestellt, daß unter den vergleichenden analytischen Studien 'Experimente' von 'Beobachtungen' unterschieden werden. Epidemiologische Experimente sind zum Beispiel Therapiestudien im Bereiche der Klinik oder Interventionsstudien im Bereiche von Gemeinden oder Regionen. Beobachtungsstudien werden unterteilt in Kohortenstudien, Fall-Kontrollstudien und Querschnittsstudien. Eine weiterer originärer Ansatz bei Beobachtungsstudien ist der schon erwähnte ökologische Ansatz, der sich darin von den anderen unterscheidet, daß 'Exposition' und 'Krankheit' an Gruppen von Personen durch zusammenfassende Indizes dargestellt und analysiert werden. Diese Darstellung der epidemiologischen Methoden erweckt den Eindruck, man habe es mit einem Arsenal von Werkzeugen zu tun, aus dem man lediglich das jeweils richtige auszuwählen braucht. Um Inzidenzen zu schätzen, ist eine Kohortenstudie nötig, und für die Aufklärung der Entstehung von Krebs ist eine Fall-Kontroll-Studie erforderlich. In Wirklichkeit handelt es sich - besonders im Bereich der Aufgabengebiete und unter den Bedingungen von Public Health - darum, auf der Basis von zur Verfügung stehenden Daten oder finanzieller Mittel zur Schaffung neuer Datensätze in oft begrenzten Zeiträumen eine Lösung für ein epidemiologisches Problem anzubieten.

Die Epidemiologie von Gesundheit und Krankheit wird daher im Folgenden mit zwei Beispielen beleuchtet, die - oberflächlich betrachtet - nicht dem typischen Kanon epidemiologischer Methoden zu entsprechen scheinen. Entwicklungen und Verläufe werden im ersten Beispiel der Evaluation der Effekte öffentlicher Diskussionen zu Fragen der Gesundheit durch Querschnittsstudien bearbeitet - ein pragmatischer Ansatz, der sich aus den zur Verfügung stehenden Möglichkeiten ergibt und theoretisch gerechtfertigt ist. Im zweiten Beispiel wird die Wirksamkeit von Vorsorgemaßnahmen, sowie die Entstehung der zugehörigen Krebsform durch einen ökologischen Ansatz analysiert. Mit der Analyse regionaler Unterschiede des Gebärmutterhalskrebses und seiner Vorstufe wird außerdem der Nutzen von Registerdaten gezeigt. Die Betrachtung der gegenseitigen Beziehung kleinräumig aggregierter Daten führt zu Ergebnissen, die in der Bundesrepublik Deutschland auf andere Weise bisher nicht erbracht wurden. Die kartografische Darstellung weist auf neuere, inzwischen allgemein zugängliche Möglichkeiten der Wiedergabe von epidemiologischen Ergebnissen hin. Mathematische Details können überlesen werden, ohne daß die Verstehbarkeit leidet.

Die Beispiele werden nicht als 'lehrbuchmäßig' bezeichnet. Die hier gefundenen Lösungen entsprechen vielmehr der Praxis im Bereich Public Health. Daher muß auf Einschränkungen aufmerksam gemacht werden, die sich aus dieser Praxis ergeben - auch hinsichtlich der Interpretation. Das letzte Beispiel macht mit einer europäischen Netzwerkentwicklung im Public-Health-Bereich bekannt, das der wieder zunehmenden Gefahr von Infektionskrankheiten entgegenwirken soll. „Aufsuchende Epidemiologie“ heißt das Stichwort. Damit entspricht es einem aktuellen, möglicherweise zeitgebundenen Zusammenhang. Es läßt sich jedoch insofern verallgemeinern, als zukünftig der Bedarf an europäischer und internationaler Zusammenarbeit auch zu anderen Public-Health-Themen noch wachsen wird. Dafür konnte hierzulande bisher noch zu wenig getan werden.

2.1 Ärztliche Empfehlungen, öffentliche Diskussion und elterliche Verhaltensänderung im Zusammenhang mit der Prävention des plötzlichen Todes im Säuglingsalter

Forschungsprozesse im Public-Health-Bereich sind nicht immer geradlinig. Sie folgen Impulsen, die sich aus Tagesfragen und aus Finanzierungsfragen ergeben. Die im Bundesgesundheitsamt 1991 und später im Robert Koch-Institut 1995 durchgeführten sog. „Bauchlagen-Studien" hatten ihren Ursprung in der eigenen Beschäftigung mit dem Phänomen des Plötzlichen Säuglingstodes (SID = Sudden Infant Death). Diese Diagnose wird in etwa einem Drittel der Todesfälle im Säuglingsalter gestellt. Sehr verschiedene Vorstellungen sind bisher zur Ätiologie des Plötzlichen Säuglingstodes entwickelt worden, ohne daß schließlich mehr festgestellt werden konnte, als daß er „plötzlich und unerwartet auftritt und auch durch eine sorgfältige Obduktion das Eintreten des Todes nicht erklärt wird". Durch die Forschung am Plötzlichen Kindstod sind Erkenntnisse zur Atemregulation, zum Schlafverhalten und zur Infektiologie im Säuglingsalter befördert worden. Aber eine schlüssige ätiologische Erklärung für das Phänomen selbst fand sich nicht. Epidemiologische Studien zeigten aber, daß unspezifische ätiologische Komponenten wie elterliches Rauchen und frühes Abstillen eine bedeutende Rolle beim plötzlichen Kindstod einnehmen. Dazu kam, daß in der Bundesrepublik Deutschland, in England, in den Niederlanden und in Australien festgestellt wurde, daß etwa 80 % der plötzlich verstorbenen Säuglinge in Bauchlage aufgefunden wurde, während in der übrigen Säuglingspopulation nur 40 % aller Säuglinge auf dem Bauch liegend schliefen.

In der Bundesrepublik Deutschland war es vor allem eine Arbeitsgruppe in Münster (Jorch, Findeisen, Brinkmann, Trowitzsch & Weihrauch 1991), die sich für die Abkehr von der Bauchlage besonders in zwei Regionen (Regierungsbezirk Münster und Regierungsbezirk Detmold) einsetzte. Das Bundesgesundheitsamt führte 1991 postalische Befragungen zum Verhalten der Eltern und zu Symptomen bei den Säuglingen in diesen beiden Bezirken Nordrhein-Westfalens, in Niedersachsen und in Berlin durch (Nolting, Schlegelmilch, Trumann & Tietze 1993), und empfahl in einer Presseerklärung (9. Juni 1992). „...Babys sicherheitshalber nicht mehr auf den Bauch schlafen zu lassen". Ob die beiden anderen Risikofaktoren, Rauchen und frühes Abstillen, in der nun verstärkt fortgeführten öffentlichen Diskussion ebenso berücksichtigt wurden, läßt sich nicht beurteilen. Das Stillen geriet durch die Innocenti Deklaration (Innocenti Declaration, Florenz 1990) und durch die Resolution 45.34 der Weltgesundheitsversammlung (WHA) zur Förderung des Stillens im Jahre 1992 in die öffentliche Diskussion. Ein systematische Kampagne ist aber in

Deutschland im Gegensatz zu den anderen oben genannten Ländern für keinen der beiden Risikofaktoren 'Bauchlage' und 'frühes Abstillen' durchgeführt worden.

Der Ende des Jahres 1995 vom Robert Koch-Institut gemeinsam mit einer Arbeitsgruppe der Medizinischen Hochschule Hannover (Schlaud, Eberhard, Trumann, Kleemann, Poets, Tietze & Schwartz 1998; Tietze, Trumann, Schlaud, Kleemann & Poets 1998) durchgeführte zweite Survey sollte die folgende Frage klären: Welche Veränderungen elterlichen Verhaltens sind durch die öffentliche Diskussion zum plötzlichen Kindstod und zum Stillen zwischen 1991 und 1995 bewirkt worden?

Zu den beiden o.g. Beobachtungszeitpunkten erhielten ungefähr 5.000 Familien mit Säuglingen im Alter bis zu sieben Monaten (zur Methode Nolting et al. 1993) einen 4seitigen Fragebogen. Ausschöpfungsraten und realisierte Stichproben gehen aus der Tabelle 1 hervor.

Beobachtungszeitpunkt	Deutsche Bevölkerung			Türkische Bevölkerung			Gesamte realisierte Fälle
	Aussendungen	Antworten	Rate	Aussendungen	Antworten	Rate	
1991	4.492	3.007	66,9 %	801	323	40,3 %	3.330
1995	4.449	2.989	67,2 %	809	200	24,7 %	3.199

Tabelle 1: Realisierte Stichproben der postalischen Befragungen zur Schlaflage von Säuglingen, Stillen usw. BGA 1991/RKI und MHH 1995

Für den Fragebogen war 1991 das Format DIN A 4 gewählt worden, und es gab eine ins Türkische übersetzte Fassung des Fragebogens. Aus Kostengründen wurde der Fragebogen 1995 auf das Format DIN A5 reduziert. Auf die Übersetzung mußte verzichtet werden. Folgende Bereiche wurden u.a. abgefragt: Schlaflage beim Hinlegen und beim Aufwachen, Schlafplatz, Stillverhalten, Rauchverhalten, banale Atemwegsinfekte und Durchfall, Verfärben der Haut, Erbrechen, Schwitzen beim Aufwachen.

1991 haben in der deutschen Bevölkerung 37,6 % der Eltern ihre Säuglinge zum Schlafen auf den Bauch gelegt. 1995 taten dies nur noch 8,7 %. Zwischen den Ländern bestehen Unterschiede. In Niedersachsen lagen die Hälfte aller Säuglinge 1991 zum Schlafen auf dem Bauch, in Nordrhein-Westfalen und Berlin nur ein Drittel. Die Verminderung des Anteiles beträgt zwischen 1991 und 1995 in Niedersachsen 43,1, in Nordrhein-Westfalen 26,2 und in Berlin 23,7 Prozentpunkte. Aufgrund nicht ausreichender Informationen können für die türkische Bevölkerung entsprechende Werte nur in Berlin angegeben werden: 46,9 % der Säuglinge lagen 1991 zum Schlafen auf dem Bauch, 1995 waren es noch 32,0 %. Die Zunahme des Stillens ist nicht so drastisch wie die Abnahme der Bauchlage. Insgesamt betrug sie knapp 10 Prozentpunkte. Nur in Berlin betrug die Zunahme 12 Prozentpunkte.

Der bloße Vergleich von prozentuierten Häufigkeiten der Jahre 1991 und 1995 würde voraussetzen, daß beide Populationen strukturgleich sind. Dies kann nicht sein: Änderungen in den Zielpopulation (z.B. Altersverteilung der Mütter) und andere, mit der unterschiedlichen Durchführbarkeit und Durchführung der Studie verbundene Faktoren können sich auf die Ergebnisse auswirken. Soweit dies nach der Datenlage möglich war, sind solche Inhomogenitäten durch die Einbeziehung von bestimmten Störfaktoren (Confounder) in einer logistischen Regression vermindert worden. Dies gilt nur soweit, als nicht andere unbekannt gebliebene 'Confounder' das Ergebnis noch beeinflußt haben, zum Beispiel die Sozialschicht-Verteilung, die nicht in beiden Populationen zur Verfügung steht.

Kontrolliert werden die Einflüsse der Variablen 'Alter des Kindes', 'Alter der Mutter', 'Schlafplatz des Säuglings' und - für die Änderung der Lagerung und des Stillens - auch 'Raucherhaushalt'. Die Verhaltensänderung wird durch die Höhe der Abweichung von 1 der Odds Ratio (OR) wiedergegeben (logistische Regression; Tabelle 2).

	Bauchlagerung			Stillen			Elterliches Rauchen		
	OR	95 %-CI		OR	95 %-CI		OR	95 % CI	
		von	bis		von	bis		von	bis
gesamt	0,182	0,158	0,21	1,33	1,185	1,493	n.s.		
Deutsche	0,158	0,135	0,184	1,3	1,154	1,463	0,866	0,777	0,964
Niedersachsen	0,081	0,060	0,110	1,56	1,238	2,477	n.s.		
NRW	0,142	0,010	0,201	n.s.			n.s.		
Berlin deutsch	0,228	0,185	0,281	1,301	1,098	1,542	0,754	0,646	0,880
Berlin, türkisch.	0,578	0,376	0,887	n.s.			3,828	2,505	5,850

Tabelle 2: Zu- bzw. Abnahme der Bauchlagerung, des Stillens und des elterlichen Rauchens (Odds Ratios) in Querschnittsbeobachtungen, kontrolliert nach Alter des Kindes, Alter der Mutter, Raucherhaushalt und Schlafplatz. Postalische Befragungen zur Schlaflage von Säuglingen, Stillen usw. BGA 1991/RKI und MHH 1995

Nach Tabelle 2 beträgt die Abnahme der Lagerung von Säuglingen zum Schlafen auf den Bauch insgesamt das 0,18-fache. Das heißt, dieses Verhalten der Eltern hat auf 20 % des Ausgangswertes abgenommen. Stillen hat insgesamt um ein Drittel (OR = 1,33) zugenommen. Beim Rauchverhalten hat sich insgesamt nichts verändert. Die Sicherheit des Schätzwertes OR wird durch den Konfidenzbereich CI (confidence interval) angegeben, der 1 nicht einschließen darf, wenn OR von 1 signifikant verschieden ist. Die Interval-Grenzen schließen mit 95 % Sicherheit den wahren Wert ein.

Die für die Änderung der Variable 'Zeitpunkt der Untersuchung' errechneten Kennzahlen OR geben die Veränderung wieder, die im Verlaufe der Zeit durch die Diskussion in den Medien und durch ärztliche Beratung eingetreten ist.

Die regionale Analyse ergibt, daß in Niedersachsen der Rückgang der Lagerung der Säuglinge zum Schlafen auf den Bauch seit 1991 am stärksten ausgeprägt ist. Niedersachsen hatte allerdings auch den höchsten Ausgangswert unter den untersuchten Regionen (50 % gegenüber 30 % in NRW und Berlin). Weniger deutlich ist der Rückgang in Berlin, besonders gering bei der dortigen türkischen Bevölkerung. Auch die Zunahme des Stillens ist in Niedersachsen am deutlichsten zu erkennen. In keiner Region ist die Zunahme des Stillens so deutlich, wie die Abnahme der Lagerung auf den Bauch. In Berlin gibt es in Bezug auf elterliches Rauchen bemerkenswerte gegenläufige Unterschiede zwischen der deutschen und der türkischen Bevölkerung: das Rauchen war in den deutschen Familien mit Säuglingen 1995 seltener als 1991; in den türkischen Familien war es 1995 häufiger als 1991.

Querschnitte bilden den Verlauf beim Älterwerden des Neugeborenen ab. Dieser „Verlauf" besteht aus den von Müttern (Eltern) verschieden alter Säuglinge gegebenen Antworten auf Fragen in einem mit der Post zugeschickten Fragebogen. Die Fragen beziehen sich auf das aktuelle Verhalten der Eltern und Symptome ihres Kindes. Jeder einzelne der so erhaltenen Datensätze schildert einen bestimmten Zeitpunkt im Leben eines bestimmten Säuglings, so daß die Beobachtungen an gleichaltrigen Säuglingen ein Urteil über die Verteilung des elterlichen Verhaltens und der Symptome in diesem Alter zuläßt.

Querschnittsstudien haben in der epidemiologischen Ätiologieforschung und Argumentation weniger Gewicht als Fall-Kontroll-Studien und Kohortenstudien. Diese zuletzt genannten sind jedoch für die Aufgabe der Messung von Wahrnehmungen gesundheitlicher Erfordernisse durch die Bevölkerung nicht geeignet. In der beschriebenen Studie macht die Zusammenschau aller Querschnitte eine durchschnittliche Entwicklung sichtbar, die nach bestimmten Bedingungen differenziert werden kann, zum Beispiel nach dem Alter der Mutter, wenn es um das Verhalten geht. Ältere Mütter sind im allgemeinen besser informiert und gesundheitsbewußter. Auch beim Älterwerden der Säuglinge gibt es Veränderungen u.a. in Bezug auf Mobilität, Schlafplatz, Ernährungsweise und Symptome. Ihr Einfluß kann die Ergebnisse verfälschen, wenn sie in den beiden Bevölkerungen ungleich verteilt sind. Sie werden als Confounder berücksichtigt. Will man für zukünftige Prävention Unterschiede erkennen, zum Beispiel auch in Bezug auf Mobilität der Säuglinge beim Älterwerden und auf den positiven Einfluß des Schlafplatzes des Säuglings auf das Stillverhalten, wenn sein Schlafplatz in der Nähe der Mutter ist, so muß das Gewicht dieser Faktoren beim Zustandekommen des gesundheitlichen Gesamteffektes bestimmt werden. Darauf ist in dieser Darstellung verzichtet worden. Unterschiede zwischen Regionen sind für unterschiedliche gesundheitspolitische Maßnahmen in Flächenländern und Stadtstaaten von Bedeutung. Migranten haben eine andere Anbindung an die Gesundheitsversorgung und meist einen schlechteren Zugang zu gesundheitlichen Informationen. Das gilt auch für Angehörige sozial benachteiligter Schichten in unserer Bevölkerung, wie hier nicht gezeigt werden konnte. Deswegen ist neben 'Vergleichbarkeit' auch 'Repräsentativität' bei der Evaluation insofern anzustreben, als das Ausmaß der

Wahrnehmung gesundheitsfördernder Empfehlungen und die Möglichkeiten, diesen nachzukommen, in den verschiedenen Bevölkerungsschichten und -gruppen verschieden ist. In unserer Untersuchung ist dies an den Ergebnissen zur türkischen Bevölkerung in Berlin zu sehen, die ihre Säuglinge 1991 zu 47 % zum Schlafen auf den Bauch legte und 1995 immer noch zu 32,0 %. Die niedrigen Response-Raten in diesem Teil der Studien bedeuten, daß die Unterschiede zur deutschen Bevölkerung eher noch größer sind. Zu fragen ist in diesem Zusammenhang auch, ob denn die deutsche Bevölkerung genügend 'repräsentativ' geantwortet hat. Leider wurden im Survey von 1991 keine Schichtmerkmale abgefragt, da wir durch eine solche Abfrage damals eine Verminderung der Response-Rate befürchteten. Im Vergleich zur Grundgesamtheit (Statistische Landesämter) liegt der Medianwert der Altersverteilung der Mütter, die geantwortet haben, in unseren Daten höher. Erstgebärende ältere Mütter gehören häufiger der Mittelschicht oder Oberschicht an. So ist zu vermuten, daß der Teil der 'Non-responders' mehr Angehörige der einfacheren Schichten enthält als der erfaßte. An dieser Stelle wäre zur Verbesserung ein höherer Einsatz von Mitteln notwendig gewesen - möglicherweise unter Verminderung der Zahl der angeschriebenen Eltern.

In dem beschriebenen Beispiel erfolgt die Beantwortung der Forschungsfrage durch den Vergleich der Messungen an zwei Zeitpunkten unabhängig von einander. Es wird ein Unterschied erwartet, der aufgrund ziemlich unbestimmter Einflüsse (öffentliche Diskussion, Zeitungsnachrichten, ärztliche Empfehlungen) in der Zwischenzeit eingetreten sein soll. Gemeinde- oder bevölkerungsweite Gesundheitsförderung durch Massenmedien sind hierzulande besonders im Bereiche der AIDS-Bekämpfung, aber auch in Bezug auf Verkehrssicherheit oder in Bezug auf die Schädlichkeit des Rauchens mit Unterstützung der zuständigen Ministerien durchgeführt worden (Bundeszentrale für gesundheitliche Aufklärung, BzgA). Vereinzelt ist ein möglicher Effekt auch geprüft und nachgewiesen worden (Safer Sex). Weder zum Problem der Bauchlage beim Plötzlichen Säuglingstod noch zur Förderung des Stillens sind in Deutschland Kampagnen in den Massenmedien systematisch durchgeführt worden. In England wurde 1991 von der Regierung (Department of Health) eine Kampagne zur Vermeidung von Risiken des Plötzlichen Kindstodes („Back to Sleep" campaign) durchgeführt und in begrenzten Regionen mit geringerem Aufwand erfolgreich durch postalische Befragung evaluiert (Hiley & Morley 1994). Die Kampagne bewirkte eine weitaus deutlichere Reduzierung der Bauchlage und eine Halbierung der Häufigkeit des Plötzlichen Kindstodes.

Trotz der oben gemachten kritischen Überlegungen ist die postalische Befragung aufgrund unserer und anderer Erfahrungen ein brauchbares Instrument, die Entwicklung von intendierten Änderungen im Bereich der öffentlichen Gesundheit zu beurteilen. Damit wird sie auch zu einem Instrument der Gesundheitsberichterstattung. Einerseits kann auf diese Weise ein Gesamteffekt unter Berücksichtigung von Störfaktoren errechnet werden, anderseits kann aber auch das Gewicht einzelner Komponenten beim Zustandekommen von Gesundheit geschätzt werden.

Das nächste Beispiel zeigt, wie mit Hilfe von Registerdaten bei Einhaltung einschränkender datenschutzrechtlicher Bestimmungen auf die Wirkung von Früherkennungsmaßnahmen beim Gebärmutterhalskrebs und auf andernorts auch beschriebene ätiologische Faktoren dieser Krankheit geschlossen werden kann.

2.2 Untersuchung der regionalen Unterschiede im Erkrankungsrisiko für Gebärmutterhalskrebs

Die Erkrankungsraten an Gebärmutterhalskrebs in den neuen Bundesländern, gemessen an denen in der früheren DDR, gehören zu den höchsten in Europa. Die Ursachen dafür sind weitgehend ungeklärt.

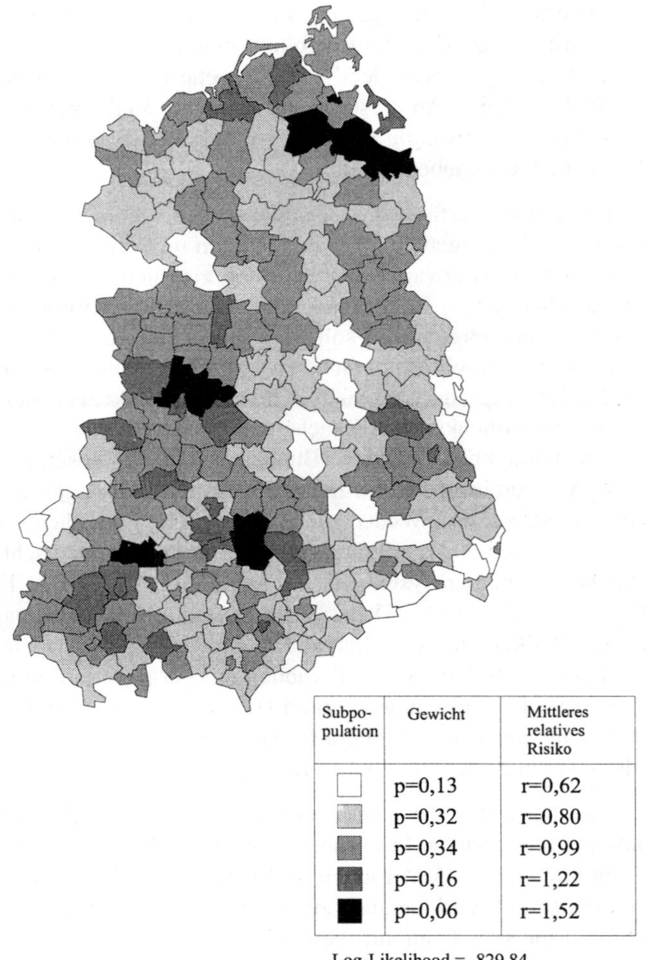

Abbildung 1: Regionale Verteilung des mittleren Erkrankungsrisikos für Gebärmutterhalskrebs 1984-1988

Auch innerhalb der DDR war das relative Erkrankungsrisiko für Gebärmutterhalskrebs unterschiedlich verteilt. Zur Ermittlung der Heterogenität in der regionalen Verteilung des Erkrankungsrisikos für Gebärmutterhalskrebs wurde ein Mischverteilungsansatz verwendet, mit dessen Hilfe man die einzelnen Komponenten (Subpopulationen) in der räumlichen Verteilung des relativen Erkrankungsrisikos sowohl in ihrer Anzahl, in ihrem mittleren relativen Risiko als auch ihrer geographischen Lage errechnen kann (Schlattmann & Böhning 1996). Für den Zeitraum 1984 bis 1988 ließen sich damit 5 Subpopulationen mit unterschiedlichem mittleren relativen Erkrankungsrisiko finden (Abbildung 1): In 6 % der Kreise der früheren DDR ergab sich ein hohes mittleres relatives Erkrankungsrisiko von 1,52, in 16 % der Kreise, ein erhöhtes mittleres relatives Erkrankungsrisiko von 1,22, in etwa einem Drittel der Kreise entsprach das Risiko etwa dem Durchschnitt und in insgesamt 45 % der Kreise war das mittlere relative Erkrankungsrisiko mit unter 0,8 oder weniger eher niedrig.

Die Untersuchung des Erkrankungsrisikos basierte auf den Daten des Gemeinsamen Krebsregisters der neuen Länder, die auf Kreisebene der Dachdokumentation Krebs im Robert Koch-Institut zur Verfügung gestellt wurden. Um für Kreise mit kleiner Bevölkerungszahl wegen der geringen Fallzahl Zufallsschwankungen weitestgehend ausschließen zu können, wurden Mittelwerte für drei 5-Jahresintervalle, 1974 bis 1978, 1979 bis 1983 und 1984 bis 1988 gebildet.

Um aus der Erklärung der regionalen Unterschiede im Erkrankungsrisiko für Gebärmutterhalskrebs Hinweise darauf zu erhalten, warum die Erkrankungsraten in der DDR so vergleichsweise hoch lagen, mußte der Einfluß der Früherkennung berücksichtigt werden. Denn die regionalen Unterschiede können nicht nur vom regional unterschiedlichen Vorhandensein der Risikofaktoren abhängen, sonders in erster Linie von Unterschieden in der Effektivität der Früherkennungsmaßnahmen für den Gebärmutterhalskrebs.

Eine frühe Erkennung eines 'Carcinoma in situ' (Vorstufe des Gebärmutterhalskrebses) sowie dessen ausreichende Behandlung verhindert die Entwicklung eines invasiven Karzinoms des Gebärmutterhalses zu einem späteren Zeitpunkt. Um diesen Zusammenhang zu untersuchen, wurde für die Bezirke der DDR die zeitliche Entwicklung der altersstandardisierten Erkrankungsraten für das Carcinoma in situ des Gebärmutterhalses verglichen mit denen für den Gebärmutterhalskrebs mit dem Ergebnis, daß die Bereitstellung entsprechender Kapazitäten für das Früherkennungsprogramm in der DDR nicht gleichmäßig erfolgte, was sich auch in der regionalen Verteilung des Erkrankungsrisikos für das Carcinoma in situ des Gebärmutterhalses zeigte. Da die Kontrolle dieses Einflusses durch die Einbeziehung der Erkrankungsrate an Carcinoma in situ allein kein adäquates Maß für die Effektivität der Früherkennung ist, wurden Früherkennungs- und Behandlungsraten für den 5-Jahreszeitraum vor der Erkrankung an Gebärmutterhalskrebs im Zeitraum 1984-1988 (FBR_{79-83}) und den 10-Jahreszeitraum vor der Erkrankung an Gebärmutterhalskrebs (FBR_{74-78}) gebildet, die die Wirkung von Früherkennung und Behandlung näherungsweise abbilden können (Schön 1995):

$$FBR_{74\text{-}78} = \frac{S233_{74-78}}{S233_{74-78} + S180_{84-88}} \quad (4)$$

und

$$FBR_{79\text{-}83} = \frac{S233_{79-83}}{S233_{79-83} + S180_{84-88}} \quad (5),$$

wobei S233 die alterstandardisierte (Weltstandard) Erkrankungsrate für Carcinoma in situ des Gebärmutterhalses im Zeitraum 1974-1978 bzw. im Zeitraum 1979-1983 bezeichnet und $S180_{84\text{-}88}$ die alterstandardisierte (Weltstandard) Erkrankungsrate an Gebärmutterhalskrebs im Zeitraum 1984-1988.

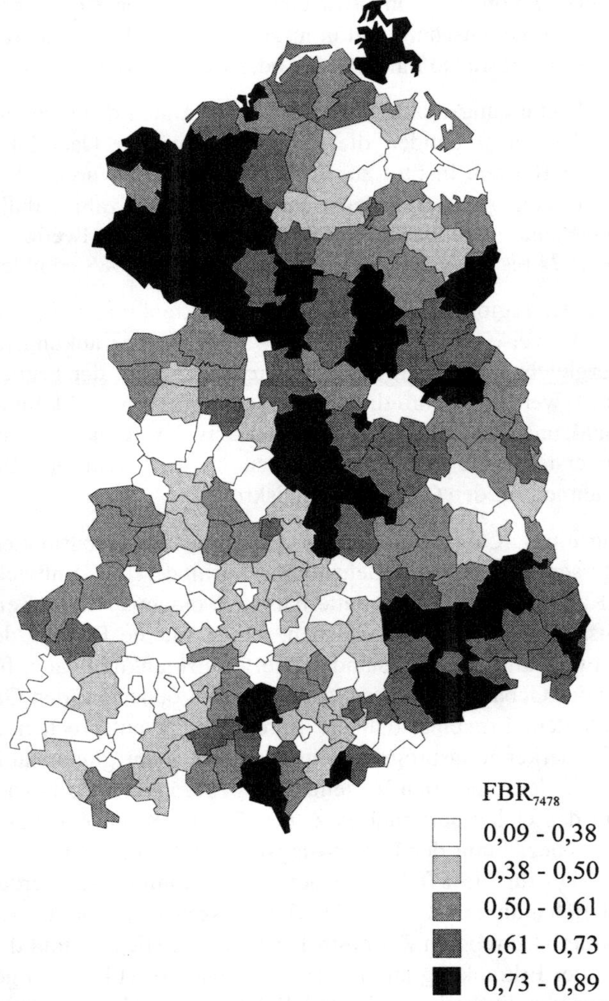

Abbildung 2: Regionale Verteilung der Früherkennungs- und Behandlungsrate für Gebärmutterhalskrebs FBR_{7478}

Die zeitliche Staffelung dieser Raten sollte darüber hinaus Einblick in die zeitliche Beziehung zwischen Früherkennung und dem Auftreten des invasiven Karzinoms geben.

Die Raten wurden so gebildet, daß sie Werte zwischen 0 und 1 annehmen können. Sie geben den Anteil der Carcinoma-in-situ-Fälle an den insgesamt sowohl durch Früherkennung verhinderten bzw. verhinderbaren Krebsfällen und als invasives Karzinom nach 10 bzw. 5 Jahren gefundenen Fälle an. Der Anteil ist dort höher, wo die frühe Erfassung und die Behandlung besser war, und er ist dort niedriger, wo sie weniger erfolgreich war. Die regionalen Unterschiede in der Früherkennungs- und Behandlungsrate für den 10-Jahreszeitraum vor der Erkrankung an Gebärmutterhalskrebs (FBR_{74-78}) sind in Abbildung 2 dargestellt.

Diese Früherkennungs- und Behandlungsrate wies eine zum mittleren relativen Erkrankungsrisiko für Gebärmutterhalskrebs 1984/88 (Abbildung 1) fast komplementäre Verteilung auf. In vielen Regionen mit Hinweis auf eine gute und sehr gute Früherkennung war das relative Erkrankungsrisiko für Gebärmutterhalskrebs niedrig (z.B. Region Oranienburg, Gransee, Region Gera, Region Riesa, Großenhain, Kamenz, Hoyerswerda, Spremberg, Region Jüterbog, Wittenberg, Belzig, Brandenburg, Potsdam oder der ehemalige Bezirk Schwerin), und in Regionen mit dem Hinweis auf eine weniger gute Früherkennung war das relative Erkrankungsrisiko hoch (z.B. Region Demmin, Anklam, Ueckermünde, Region Haldensleben, Wolmirstedt, Burg, Zerbst, Region Leipzig, Region Sömmerda, Erfurt, Riesa).

Mit Hilfe einer gemischten Poissonregression wurde der Einfluß der Früherkennung auf die gefundene Heterognität im Erkrankungsrisiko an Gebärmutterhalskrebs ermittelt. Dazu wurde das Programm DismapWin verwendet (Schlattmann & Böhning 1996). Das Verfahren ist ausführlich bei Schlattmann, Dietz & Böhning (1996) beschrieben.

Das Ergebnis ist in Abbildung 3 dargestellt: Die Heterogenität im Erkrankungsrisiko für Gebärmutterhalskrebs hatte sich wesentlich von 5 Subpopulationen unterschiedlichen mittleren relativen Risikos auf 3 Subpopulationen verringert, es blieben nach Berücksichtigung des Einflusses der Früherkennung nur noch drei Kreise mit einem hohen Risiko, an Gebärmutterhalskrebs zu erkranken (die Stadtkreise Greifswald, Leipzig und Erfurt). Das hohe mittlere Erkrankungsrisiko in den übrigen Kreisen konnte somit im wesentlichen durch die dort weniger gute Früherkennung erklärt werden.

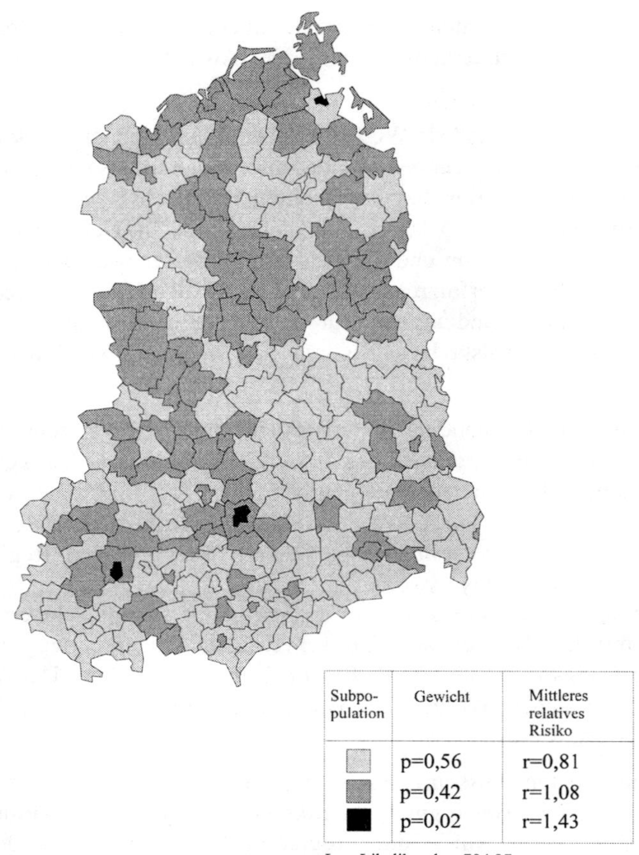

Abbildung 3: Regionale Verteilung des mittleren Erkrankungsrisikos für Gebärmutterhalskrebs nach Berücksichtigung von $FBR_{74\text{-}78}$ + $FBR_{79\text{-}83}$

Ein hier nicht dargestellter Vergleich des Einflusses der Früherkennungsraten für einen Zeitraum 10 Jahre vor der Erkrankung an Gebärmutterhalskrebs mit dem 5 Jahre davor wies darauf hin, daß der Einfluß der 10 Jahre zuvor bei der Früherkennung gefundenen Fälle an Carcinoma in situ des Gebärmutterhalses wesentlich stärker ist als der für 5 Jahre zuvor gefundene Fälle. Dies stimmt mit in den USA gefunden Ergebnissen überein, die zeigten, daß bei 30-70 % der mit Carcinoma in situ des Gebärmutterhalses gefundenen, aber nicht behandelten Frauen nach 10-12 Jahren ein Gebärmutterhalskrebs auftrat (National Cancer Institute 1994).

Eine Erklärung für die in der DDR vergleichsweise hohen Erkrankungsraten an Gebärmutterhalskrebs kann mit der dargestellten Untersuchung nicht gegeben werden. Es läßt sich aber die andere wichtige Aussage ableiten, daß der größte Teil der gefundenen regionalen Unterschiede im relativen Erkrankungsrisiko an Gebärmutterhalskrebs durch die Intensität der Früherkennung erklärt werden kann.

Um die nach Berücksichtigung der Einflüsse der Früherkennung verbleibende Heterogenität in der regionalen Verteilung des Erkrankungsrisikos für Gebärmutterhalskrebs zu erklären, wäre eine epidemiologische Studie erforderlich, die die auf die erkrankten Personen einwirkenden Einflüsse vergleicht mit denen von nicht erkrankten. Solche Studien sind einerseits sehr aufwendig und zum anderen nur dann möglich, wenn die Namen der erkrankten Personen bekannt sind. Aus Datenschutzgründen konnte das Krebsregister diese jedoch zum Zeitpunkt der Untersuchung nicht zur Verfügung stellen. Um dennoch, zwar mit eingeschränkter Beweiskraft, Ansatzpunkte zur Erklärung der räumlichen Unterschiede im Erkrankungsrisiko für Gebärmutterhalskrebs zu finden, wurde ein ökologischer Untersuchungsansatzes gewählt, in dem Einflußgrößen und Erkrankungsrisiken in geographischen Einheiten, hier in Kreisen, in Beziehung gesetzt werden. Hierbei wird davon angenommen, daß in den Kreisen Prävalenzen bzw. Mittelwerte für bestimmte Kennziffern vorhanden sind, die einerseits mit den vermuteten Risikofaktoren korreliert sind und sich andererseits auf genau den Teil der erkrankten Population des Kreises beziehen.

Ausgehend von dem in der internationalen Literatur nahezu übereinstimmend genannten ursächlichen Faktor, der frühen Aufnahme sexueller Beziehungen und/oder häufigem Partnerwechsel und dem damit verbundenen erhöhten Risiko einer Infektion mit menschlichen Papillomaviren, wurde für die Untersuchung eine Kennziffer gewählt, die mit einer höheren Zahl von Sexualpartnern korreliert ist, der Anteil der Einpersonenhaushalte an allen Haushalten im Kreis. Dieser Anteil ist in Gebieten mit höherer Scheidungsneigung und niedrigerer Heiratsneigung höher (Bundesministerium für Raumordnung, Bauwesen und Städtebau, 1994). In vielen Studien wird auch Rauchen als weiterer unabhängiger Risikofaktor für Gebärmutterhalskrebs genannt. Deshalb wurde ebenfalls eine mittlere altersstandardisierte Raucherrate für Frauen im Altersbereich zwischen 20 und 60 Jahren in die Untersuchung einbezogen.

Mit Hilfe einer gemischten Poissonregression konnte unter Verwendung dieser beiden Kennziffern die verbleibende Heterogenität noch weitgehend erklärt werden. Den bedeutendsten Einfluß hatte dabei der Anteil der Einpersonenhaushalte, mit dem insbesondere die hohen mittleren relativen Erkrankungsrisiken an Gebärmutterhalskrebs in den 3 Kreisen mit einem erhöhten Wert von 1,42 auf ein kaum noch über dem Durchschnitt liegendes relatives Risiko von 1,09 reduziert wurde. Nach zusätzlicher Einbeziehung des Rauchens konnte die verbleibende Heterogenität fast vollständig erklärt werden: Sie ließ sich reduzieren auf nur noch zwei Subpopulationen unterschiedlichen Risikos, die nur gering über bzw. unter dem durchschnittlichen Risiko liegen.

Dieses Ergebnis weist darauf hin, daß die bereits in anderen internationalen Studien vermuteteten Risiken Promiskuität und Rauchen auch für eine deutsche Population zutreffend sind. Nimmt man an, daß alle gemachten Annahmen zutreffend sind, kann aus dem Ergebnis die Vermutung abgeleitet werden, daß eine höhere Zahl von Sexualpartnern in der DDR zumindest mitverantwortlich ist für die vergleichsweise hohen Erkrankungsraten an Gebärmutterhalskrebs.

Vor der Zeit der Entwicklung primärpräventiver Konzepte war 'Früherkennung' eine große Hoffnung bei dem Bemühen um eine Verbesserung der gesundheitlichen Verhältnisse in der Bevölkerung. Sie ist es auch heute noch. Allerdings ist es schwierig, den Effekt der dazu durchgeführten Bevölkerungscreenings nachzuweisen. In der Bundesrepublik ist die Evaluation der Effektivität von Früherkennung des Gebärmutterhalskrebses nicht durchgeführt worden. Man betrachtete das Verfahren und die Konsequenzen eines als 'positiv' befundeten Scheidenabstriches als so effektiv, daß die Mittel für eine solche Untersuchung im Gegensatz zu dem Vorgehen in skandinavischen Ländern bisher nicht zur Verfügung gestellt wurden. Die theoretischen und praktischen Implikationen bei der Bewertung von Screening-Verfahren sind jedoch so komplex, daß eigene Untersuchungen notwendig gewesen wären. Für die Brustuntersuchungen auf dem Gebiete der Krebsvorsorge bei der Frau hat sich die Notwendigkeit solcher Evaluationen nachweisen lassen. Registerdaten unter einschränkenden datenschutzrechtlichen Bestimmungen dazu zu benutzen, um mit speziellen, für den Bereich ökologischer Studien geeigneten Verfahren auf die Wirkung von Früherkennungsmaßnahmen beim Gebärmutterhalskrebs zu schließen, ist bisher noch nicht versucht worden. Der Erfolg dieses Ansatzes zeigt, welche Möglichkeiten der Analyse mit Registerdaten zur Verfügung stehen. Einschränkend muß festgestellt werden, daß die Assoziation zwischen Exposition und Krankheit in solchen Studien im allgemeinen schwächer ist, als in Studien, in denen die Information über beides an der einzelnen Person gewonnen werden kann. Auch lassen sich Confounder nicht kontrollieren. Im Forschungsprozeß sind Ergebnisse aus ökologischen Studien wegen der aus ihnen ableitbaren Hinweise auf weitere Forschungsfelder jedoch unverzichtbar.

Im Beispiel wird die Rolle einer Infektion mit menschlichem Papillomavirus bei der Entstehung des Gebärmutterhalskrebses erwähnt. Das zeigt, daß sich die Trennung zwischen einer Epidemiologie nicht übertragbarer Krankheiten und einer Epidemiologie von Krankheiten, die aufgrund von Infektionen entstehen, in der Forschung und auch in der Umsetzung ihrer Ergebnisse nicht länger als sinnvoll erweist. Denn der Bevölkerungsaspekt gilt beiden als maßgebend, und in einigen zunächst als nichtinfektiös betrachteten Krankheiten waren infektiöse Erreger als mutmaßlicher oder gesicherter Bestandteil einer vielschichtigen Ätiologie beteiligt. Dazu gehört auch der Gebärmutterhalskrebs. Dieses und weitere in diesem Zusammenhang anderenorts diskutierte Beispiele (Magenulcus und Helicobacter pylori, Herzinfarkt und Clamydien) sollten allerdings nicht dazu führen, die infektiöse Genese als die einzig mögliche zu betrachten. Das epidemiologische Modell der Multikausalität (Rothman 1986; Tietze & Bellach 1997) gilt auch weiterhin für Krankheiten, die wir bisher als 'nichtinfektiös' und 'chronisch' zu bezeichnen gewohnt waren. Mehrere Ursachenkombinationen können zu dem selben Krankheitsbild führen, und unterschiedliche Krankheiten können gleiche (Teil-) Ursachen haben. Infektiöse Erreger sind bei den unter diesem Modell betrachteten Krankheiten als zu den *hinreichenden* Komponenten gehörig zu bewerten, nach den bisherigen Forschungsergebnissen nicht dagegen als unbedingt *notwendige* Ursachen.

Infektionskrankheiten sind die Krankheiten, bei denen die infektiösen Erreger als notwendiger Bestandteil der Entstehung anzusehen sind. Sie haben in letzter Zeit wieder in der Krankheitslandschaft auf der ganzen Welt eine größere Bedeutung erlangt. Die Gefahr ihrer zunehmenden Verbreitung verlangt die internationale Zusammenarbeit von Epidemiologen. Das letzte Beispiel macht mit einer Entwicklung bekannt, die diesem Ziel dienen soll. Es macht darüber hinaus auf die Notwendigkeit der Bildung von Netzwerken aufmerksam, die auch für andere Bereiche wie zum Beispiel Fehlbildungsforschung und Krebsforschung gilt.

2.3 Das EPIET-Programm (European Programme for Intervention Epidemiology Training) und der Aufbau von Netzwerken zur Verhinderung der Ausbreitung von Infektionskrankheiten

Nach den Zahlen der Weltgesundheitsorganisation (WHO) wurden weltweit in den letzten Jahren mehr als 30 neue Infektionskrankheiten identifiziert. Eine der bekanntesten hiervon ist Ebola, eine Virus-Erkrankung aus der Gruppe der Hämorrhagischen Fieber. Andere, lange bekannte Krankheiten wie Tuberkulose und Diphterie nehmen weltweit wieder zu. Für das Auftreten neuer Infektionskrankheiten und das Wiederaufflammen lange bekannter Krankheiten wurde der Begriff *emerging infectious diseases* geprägt. Diese *emerging infectious diseases* stellen besonders für die Entwicklungsländer eine erhebliches Problem dar.

Auch innerhalb der Europäischen Union (EU) mit ihrem freien Handel von Nahrungsmitteln, mobilen Arbeitnehmern, steigendem Reiseverkehr und nicht zuletzt Änderungen im Sexualverhalten steigt das Risiko des grenzüberschreitenden Ausbruchs von Infektionskrankheiten. Länderübergreifende Ausbrüche von Infektionskrankheiten kamen in den letzten Jahren relativ häufig vor. Die EU liegt in einem Kontinent, in dem soziale und ökonomische Ereignisse zu einem Zusammenbruch der öffentlichen Gesundheitssysteme einiger angrenzender Länder geführt haben. Die Wiederausbreitung der Diphtherie in den Folgestaaten der UdSSR und die Cholera-Ausbrüche am Schwarzen Meer, am Kaspischen Meer und am Mittelmeer sind nur einige Beispiele für Risiken, die die Bevölkerung der EU potentiell bedrohen. Vor diesem Hintergrund müssen infektionsepidemiologische Netzwerke auch auf internationaler Ebene geknüpft werden, um Infektionskrankheiten effektiver zu überwachen und deren Verbreitung zu verhindern.

Eine Voraussetzung für die frühzeitige Erkennung von Krankheitsausbrüchen ist eine möglichst einheitliche Surveillance innerhalb einer Region. Surveillance ist zum einen die kontinuierliche Beobachtung des Auftretens wichtiger Krankheiten, zum anderen aber auch die fortlaufende Information über das aktuelle Geschehen an alle, die an der Verhütung und Behandlung dieser Erkrankung beteiligt sind. Die Erkennung eines Ausbruchs kann in der Praxis schwierig sein, da es häufig vorkommt, daß in einem Krankenhaus oder in der Arztpraxis nur wenige Fälle beobachtet werden und der Umfang des ganzen Krankheitsgeschehen nicht zu erkennen ist. Informationen müssen daher an einer zentralen Stelle ausgewertet und anhand von Vergleichswerten interpretiert werden. Diese Auswertungen werden dann zusammen mit aktuellen Informationen zu Veränderungen in der Prävention oder Therapie regelmäßig auch an die Personen berichtet, die an der Datensammlung beteiligt sind. So wird ein kontinuierlicher Informationsfluß zwischen allen Beteiligten erreicht, der zum einen Voraussetzung für eine effektive Bekämpfung von Infektionskrankheiten ist, zum anderen durch die Einbeziehung aller Akteure sicherstellt, daß die Meldung von Krankheiten nicht nur als vom Gesetz verlangte lästige Pflicht verstanden wird, sondern ein wesentlicher und gut genutzter Baustein des Gesundheitsschutzes ist.

Innerhalb der Mitgliedsländer der EU werden zur Zeit Netzwerke verschiedener Natur auf- bzw. ausgebaut, um rasch und effektiv auf mögliche Ausbrüche neuer und alter Infektionskrankheiten reagieren zu können.

Diese Netzwerke sollen am Beispiel von angewandter Infektionsepidemiologie und europaweiter Datennetze beschrieben werden.

Für eine EU-weite Überwachung und Bekämpfung von Infektionskrankheiten werden erfahrene Mitarbeiter benötigt, die eine gemeinsame Fachsprache sprechen, vergleichbare epidemiologische Methoden anwenden und in direktem Informationsaustausch stehen. Das European Programme for Intervention Epidemiology Training (EPIET) soll hierzu beitragen. EPIET hat das Ziel, Epidemiologie länderübergreifend in Europa zu vernetzen und einheitlich in den Gesundheitssystemen Europas anzuwenden. EPIET wird von der Europäischen Kommission finanziert und vom Réseau National de Santé Publique in Paris koordiniert.

In Kooperation der jeweiligen nationalen Institute der EU-Mitgliedsstaaten, die für die Überwachung von Infektionskrankheiten verantwortlich sind, wurde dieses Trainingsprogramm entwickelt und gestaltet. Als Vorbild dient das Epidemic Intelligence Service Programme (EIS) der Centers for Disease Control and Prevention (CDC) der USA. Dieses wurde bereits 1951 als kombiniertes Trainings- und Serviceprogramm ins Leben gerufen. Bisher wurden in diesem Programm etwa 2.000 Ärzte weitergebildet. Weit über 3.000 Felduntersuchungen reichten von der Untersuchung der Hongkong-Grippeepidemie bis zur Entdeckung von AIDS.

Im Rahmen von EPIET werden Wissenschaftler, in der Regel Ärzte, zu epidemiologischen Detektiven ausgebildet. Sie werden als Multiplikatoren im Public-Health-Bereich tätig, wo sie infektionsepidemiologische Arbeitsmethoden initiieren und unterstützen. Jeder „Trainee“ soll am Ende der Ausbildung in der Lage sein, die folgenden Aufgaben zu bewältigen:

– Gesundheitsprobleme in der Bevölkerung zu erkennen und zu bewerten sowie Lösungsstrategien zu entwickeln;

- Fähigkeiten und Kenntnisse auf dem Gebiet der Infektionsepidemiologie und der Surveillance zu verbessern;
- an der Entwicklung eines europäischen Netzwerkes von Epidemiologen, die auf fachlicher Ebene zusammenarbeiten können, mitzuwirken;
- sich am Aufbau einer europäischen Expertise, die bei länderübergreifenden Ausbrüchen eingesetzt werden kann, zu beteiligen;
- zur Entwicklung eines europäischen Surveillance-Netzwerkes mit weitgehend einheitlicher Methodik beizutragen.

EPIET bietet angewandtes Training in Interventionsepidemiologie an nationalen Zentren für Epidemiologie, Public Health, Umweltepidemiologie oder Surveillance und Kontrolle von Infektionskrankheiten. Jährlich werden 8-9 Trainees aus Mitgliedsstaaten der EU in das Programm aufgenommen. Es richtet sich vor allem an Mediziner mit Erfahrung in Public Health und einem ausgeprägten Interesse an Epidemiologie. Zusätzliche Qualifikationen, wie ein Aufbaustudium in relevanten Fachgebieten, werden begrüßt. Der Schwerpunkt der Ausbildung liegt im Bereich der angewandten Epidemiologie. Besonderer Wert wird auf ergebnisorientierte Arbeit mit Public Health Relevanz gelegt.

Das Robert Koch-Institut (RKI) in Berlin ist als die verantwortliche nationale Institution in Deutschland sowohl bei der Auswahl deutscher Kandidaten als auch als Ausbildungsstätte aktiv eingebunden. Die Ausbildungszeit beträgt jeweils 22 Monate. Formale Trainingskurse nehmen mindestens 10 % dieser Zeit in Anspruch. Diese theoretische Weiterbildung findet in Modulen von ein bis drei Wochen an verschiedenen Orten in Europa statt. Während der übrigen Zeit arbeiten die Trainees an einem europäischen nationalen Institut außerhalb ihrer Heimat.

Parallel zu dem europäischen EPIET-Programm wurde mit Unterstützung des Bundesministeriums für Gesundheit ein nationales Trainingsprogramm begonnen, in dessen Rahmen zur Zeit zusätzlich eine Ärztin und ein Arzt aus dem öffentlichen Gesundheitsdienst in Deutschland im RKI ausgebildet werden. Die Ausbildung geschieht nach den Richtlinien des EPIET-Programmes, wobei die Trainees aus dem deutschen Programm auch an den Fortbildungsveranstaltungen von EPIET teilnehmen. Persönliche Betreuung, Anleitung und Seminare vor Ort stellen sicher, daß die Ausbildungsziele für jeden einzelnen Trainee erreicht werden. Während des knapp zweijährigen Praktikums hat der Trainee folgende Aufgabengebiete:

- selbständige Durchführung von Untersuchungen zu Krankheitsclustern und Ausbrüchen (*outbreak investigation*);
- Design und Durchführung von Studien mit Public-Health-Relevanz;
- Analyse, Evaluation oder Implementierung eines nationalen Surveillance-Systems;

- Mitarbeit beim Aufbau eines internationalen infektionsepidemiologischen Netzwerkes;
- Mitwirkung bei Public-Health-Entscheidungsanalysen sowie Beratung von Entscheidungsträgern;
- Aufbereitung von Informationen und Kommunikation mit Medien und Fachöffentlichkeit;
- zielgruppenspezifische Präsentation von epidemiologischen Daten;
- Verfassen von Publikationen und Berichten für nationale oder europäische Bulletins sowie Zeitschriften mit *peer review*;
- Sammeln von Erfahrungen bei der Anwendung verschiedener Labortechniken;
- Mitarbeit als Multiplikator bei Kursen und Workshops zur Infektionsepidemiologie.

Während des Trainingsprogramms haben die Teilnehmer die Möglichkeit, im Rahmen international koordinierter Einsätze oder Forschungsvorhaben in verschiedenen Ländern als Feldepidemiologen zu arbeiten. Dieses geschieht in Zusammenarbeit mit verschiedenen Organisationen, wie zum Beispiel der WHO oder den CDC.

Im Juni 1997 fand der Einführungslehrgang für die dritte Gruppe von Epidemiologen in Veyrier-du-Lac (Frankreich) statt. Die Erfahrungen aller beteiligten Institutionen und Wissenschaftler sind sehr positiv. Der direkte Kontakt, der sich durch den Aufbau von EPIET ergibt, führt Fachleute der EU-Mitgliedsstaaten auf einer persönlichen Ebene zusammen und intensiviert damit den Informationsaustausch und die länderübergreifende Kooperation. Die Trainees, die Erfahrungen und Kontakte aus verschiedenen Ländern haben, nehmen bereits jetzt eine Brückenfunktion zwischen den nationalen Institutionen ein. So werden bereits EPIET-Forschungsvorhaben länderübergreifend realisiert.

Im Juni 1996 fand das erste EPIET-Wissenschaftsseminar, die jährliche Tagung zu Themen der Interventionsepidemiologie, statt. Sowohl EPIET-Trainees als auch Trainees aus nationalen Programmen trugen Ergebnisse eigener Untersuchungen vor. Die Vorträge gaben einen Überblick über Inhalte und Stand interventionsepidemiologischer Forschung in Europa. Diese jährlich stattfindende Tagung, die ein Forum für einen internationalen Austausch bietet, steht sowohl gegenwärtigen und ehemaligen EPIET-Trainees als auch anderen Interessierten offen. Ein regelmäßig aktualisiertes Register zu epidemiologischen Fort- und Weiterbildungsseminaren in allen Gastländern wurde von den EPIET-Trainees erstellt.

Zusätzlich zu dem EPIET-Netzwerk von Infektionsepidemiologen unterstützt die EU den Aufbau eines Informationsnetzwerkes, daß den Zugriff auf verfügbare Informationen über Infektionskrankheiten, deren Häufigkeit und Charakteristika erleichtern. In den letzten Jahren hatten sich Informationsnetze zu speziellen Infektionskrankheiten entwickelt, so zum Beispiel für Salmonellosen (SALM-NET), für Legionellosen (European Working Group for Legionella Infections (EWGLI) oder für AIDS (ENAADS). Diese krankheitsspezifischen Netzwerke sollen für alle nationalen Surveillance-Einrichtungen verfügbar gemacht werden und um weitere Informationssysteme zu anderen Infektionskrankheiten sowie Referenzdatenbanken ergänzt werden.

Neben diesen beiden Beispielen bilden sich zur Zeit eine Vielzahl von anderen Netzwerken sowohl auf EU, auf gesamteuropäischer und weltweiter Ebene. So wurde eine G7-Task-Force gegründet, in denen Epidemiologen als Mitglieder vertreten sind, die innerhalb von 24 Stunden weltweit eingesetzt werden können.

3. Zusammenfassung

Im Vorangegangenen wurde das Thema „Epidemiologie von Gesundheit und Krankheit" im Anschluß an einen Rückgriff auf einige theoretische Voraussetzungen an zwei Studien beleuchtet. Sie sind Beispiele für wechselnde Forschungsbedingungen im Public-Health-Bereich und für die sich daraus ergebenden Lösungen. Beide betrafen Forschungen auf dem Gebiete der Praxis von Prävention. Im Besonderen wurde auf die Verwendung bestimmter Datenquellen und Verfahren aufmerksam gemacht, nämlich die postalische Befragung zur Evaluation von Kampagnen und die Nutzung von Registerdaten in der Präventions- und Ätiologieforschung. Es sollte gezeigt werden, daß die Aufgaben, die dem Epidemiologen gestellt werden, die Entwicklung jeweils eigener Ansätze und Methoden erfordert. Im Public-Health-Bereich sind manchmal Grenzen gesetzt (Finanzierung, Datenschutz), die den Forschenden zwingen, mit Machbarem sich zu begnügen und sich besondere Lösungen zu überlegen. Diese Lösungen müssen einer kritischen Prüfung zugänglich sein, um die aus der Praxis sich immer ergebenden Einschränkungen machen zu können.

Die Entstehung und Organisation aufsuchender Epidemiologie im europäischen Rahmen war der Gegenstand des zuletzt beschriebenen Beispiels. Es sollte die Notwendigkeit internationaler Netzwerke für die Bewältigung bestimmter epidemiologischer Aufgaben unterstreichen.

Literatur

Bartlett, C. & Gill, N. (1993): Communicable disease control after Maastricht: germs and subsidiarity. Lancet 341, 997-998.

Bundesministerium für Raumordnung, Bauwesen und Städtebau (Hrsg.) (1994): Raumordnungsbericht 1993. Bonn.

Diller, H. (1934): Wanderarzt und Aitiologe. Studien zur hippokratischen Schrift. Philologus, Supplementband 26 [3], 1-121.

Goodman, R.A., Bauman, C.F., Gregg, M.B., Videtto, J.F., Stroup, D.F. & Chalmers, N.P. (1990): Epidemiologic field investigations by the Centers for Disease control and Epidemic Intelligence Service, 1946-87. Public Health Rep 105 [6]: 604-10.

Hiley, C.M.H. & Morley, C.J. (1994): Evaluation of government's campaign to reduce risk of cot death. Brit. med. J. 309: 703-4.

Jorch, G., Findeisen, M., Brinkmann, B., Trowitzsch, E. & Weihrauch, B. (1991): Bauchlage und plötzlicher Säuglingstod. Eine Zwischenbilanz in Thesen. Dt. Ärzteblatt 88 [48] B2767-B2771.

Lilienfeld, D.E. & Stolley, P.D. (1994): Foundations of Epidemiology. New York: Oxford University Press.

Moren, A., Rowland, M., Van Loock, F. & Giesecke, J. (1996): The European Programme for Intervention Epidemiology Training. Eurosurveillance; 1[4]: 30-31.

National Cancer Institute (1994): Office of Cancer Communications, Public Inquiries, Antwort auf eine Anfrage.

Nolting, H.-D., Schlegelmilch, S., Trumann, B. & Tietze, K.W. (1993): Schlaflagen, Schlafumgebung und Schlafverhalten von Säuglingen. bga-Schriften 92/6, München: MMV Medizin Verlag.

Rothman, K. (1986): Modern Epidemiology. Boston Toronto: Little, Brown and Company.

Schlattmann, P., Dietz, E. & Böhning, D. (1996): Covariate adjusted mixture models and disease mapping with the programm DismapWin. Statistics in Medicine, 15, 919-929.

Schlattmann, P. & Böhning, D. (1996): Software Description. The computer package DismapWin, Statistics in Medicine, 15, 931.

Schlaud, M., Eberhard, C., Trumann, B., Kleemann, W.J., Poets, C.F., Tietze, K.W. & Schwartz, F.W. (1998): Prevalence and Determinants of the Prone Sleeping Position in Infants - Results from Two Cross-Sectional Studies in Germany (in print).

Schön, D. (1995): Regionale Unterschiede in der Krebsinzidenz, RKI-Hefte 9/1995, Berlin: Robert Koch-Institut.

Thacker, S.B., Goodman, R.A. & Dicker, R.C. (1990): Training and service in public health practice, 1951-90 - CDC's Epidemic Intelligence Service. Public Health Rep 105 [6] 599-604.

Tietze K.W. & Bellach, B.-M. (1997): Über den Zusammenhang von Prävention und Epidemiologie. In: Klotter, C. (Hrsg.): Prävention im Gesundheitswesen. Schriftenreihe Organisation und Medizin. Göttingen: Verlag für angewandte Psychologie.

Tietze, K.W., Trumann, B., Schlaud, M., Kleemann, W.J., Poets, C.J. (1998): Stillbereitschaft und öffentliche Diskussion. Evaluation von Gesundheitskampagnen zum Stillen zwischen 1991 und 1995. Gesundheitswesen 60, 154-158.

Doris Bardehle und Rolf Annuß

Gesundheitsberichterstattung

1. Einleitung

Ausgangslage und inhaltliche Zielsetzung einer Gesundheitsberichterstattung hat der Sachverständigenrat für die konzertierte Aktion im Gesundheitswesen wie folgt dargestellt: „Um die längerfristige Entwicklung der gesundheitlichen Versorgung und ihre medizinischen, vor allem aber ihre wirtschaftlichen Auswirkungen analysieren zu können, muß der zugrundeliegende Versorgungsprozeß beschrieben, in die Zukunft projiziert und schließlich anhand von Zielsetzungen bewertet werden. Nur so kann beurteilt werden, ob bestimmte gegenwärtige oder für die Zukunft erwartete Entwicklungen im Hinblick auf bestimmte gesundheitspolitische Ziele als „positiv“ oder „negativ“ einzustufen sind, und nur so können längerfristige Prioritäten für den Abbau von Versorgungsdefiziten und bestehender Überversorgung auf rationaler Basis entwickelt werden“ (Sachverständigenrat 1987).

Fünf Jahre später wurden folgende Grundsätze für eine entscheidungsorientierte Gesundheitsberichterstattung (nachfolgend: GBE) herausgestellt:

1. GBE ist Analyse- und Prognoseinstrument einer differenzierten, den dezentralen Entscheidungsstrukturen unseres Gesundheitssystems folgenden Darstellung
2. GBE ist ordnungsneutral im gegenwärtigen Ordnungsrahmen angelegt
3. GBE ist auf parlamentarisch untermauerte und an prioritäten Zielen ausgerichtete Gesundheitspolitik wie auch stärker an der marktwirtschaftlichen Gesundheitsversorgung für die Ergebniskontrolle orientiert
4. GBE nimmt der Politik und Selbstverwaltung nicht die Setzung von Prioritäten für gesundheitspolitische Entscheidungen ab, sondern dient vorzugsweise als verbesserte Grundlage für die ökonomische und medizinische Orientierung und somit zur gesundheitspolitischen Entscheidungsfindung (Sachverständigenrat 1992).

Kellerhof charakterisiert Gesundheitsberichterstattung als Lagebeschreibung und Ermittlung von vordringlichen Handlungsbedarfen im Hinblick auf die gesundheitliche Lage und Versorgung von Bevölkerungsgruppen (Praxishandbuch Gesundheitsberichterstattung 1996).

Im Jahre 1992 versuchten Laaser und Schwartz eine Abgrenzung zwischen Public Health und Gesundheitsberichterstattung vorzunehmen bzw. die wechselseitigen Beziehungen darzustellen: „Wenn Public Health die Summe der gesundheitlichen Einflüsse auf die Bevölkerung in Forschung und Lehre in multidisziplinärer Kooperation analysiert, dann läßt sich Gesundheitsberichterstattung als unerläßliche Infrastruktur von Public Health verstehen.“ (Laaser & Schwartz 1992, VI).

Gesundheitsberichterstattung ist nicht nur ein Instrument von Public Health, sondern dient mit dem methodischen Hintergrund der Statistik der Aufdeckung relevanter Zusammenhänge und reflektiert wichtige Sachverhalte, die Anlaß für gesundheitspolitische Entscheidungen sein können (Bardehle 1995).

Vertreter aller Public-Health-Studiengäng legten im Rahmen des Lehrinhaltes für das Kernstudium „Biometrie und Epidemiologie“ fest, daß im Abschnitt „Deskriptive Epidemiologie“ über die Gesundheitsberichterstattung der Länder, des Bundes, über Gesundheitsziele und über gebräuchliche Datenquellen gelehrt wird und zwar in Verbindung mit epidemiologischen Kennzahlen und Strukturdaten (Empfehlung der Deutschen Public-Health-Studiengänge 1966).

2. Definitionen wichtiger Begriffe der Gesundheitsberichterstattung

Gesundheitsberichterstattung

Unter Gesundheitsberichterstattung verstehen wir die systematische Darstellung und Analyse des Gesundheitszustandes der Bevölkerung, der Gesundheitsgefährdungen und der Gesundheitsversorgung.

Die Funktionen der Gesundheitsberichterstattung bestehen vor allem

- in der Bereitstellung der nötigen Informationsbasis für Entscheidungs- und Handlungsschritte der Gesundheitspolitik und
- in der Produktion von Informationen über Gesundheitszustand, Gesundheitsgefährdungen und Gesundheitsversorgung der Bevölkerung und somit trägt die GBE zur Entwicklung und Umsetzung gesundheitspolitischer Programme bei (Murza & Hurrelmann 1996).

Das Europäische Parlament und die Kommission der Europäischen Gemeinschaften definierten Gesundheitsberichterstattung als Festlegung gemeinschaftlicher Gesundheitsindikatoren sowie die Sammlung, Verbreitung und Analyse gemeinschaftlicher Gesundheitsdaten und -indikatoren.

Gesundheitsberichterstattung umfaßt demzufolge drei Elemente:

- Sammlung von Gesundheitsdaten auf Gemeinschaftsebene und Festlegung gemeinschaftlicher Gesundheitsindikatoren,
- Aufbau von Kapazitäten für die Analyse von Daten, die durch die Beobachtung der Entwicklungen von Gesundheit, Krankheiten, anderen Gesundheitsproblemen und Gesundheitsdeterminanten erlangt wurden,

– Verbreitung von Informationen über Gesundheit und ihre Determinanten mit dem Ziel, die Gemeinschaft sowie die Mitgliedstaaten in die Lage zu versetzen, Prioritäten aufzustellen, Politiken und Maßnahmen zu überprüfen und sie bei der Entscheidung über die Ressourcenzuteilung zu unterstützen (Europäisches Parlament 1997).

Basisberichterstattung bezieht sich auf Themen oder Zusammenhänge, die von allgemeinem Interesse und für mehrere Nutzergruppen relevant und zugleich für die Volksgesundheit oder die Volkswirtschaft so bedeutend sind, daß regelmäßig über sie berichtet werden sollte. Es handelt sich dabei in der Regel um eine Berichterstattung mit hohem Verdichtungsgrad (Sachverständigenrat 1987).

Der Basisgesundheitsbericht soll in Buchform über Themen und Zusammenhänge von allgemeinem Interesse berichten und regelmäßig inkl. Tabellenanhang erscheinen. Der Basisgesundheitsbericht soll dem Nutzer einen Überblick zum Status quo und zur Entwicklung aller wichtigen gesundheitsrelevanten Sachverhalte verschaffen (Hoffmann & Böhm 1995, Hoffmann 1993).

Spezialberichte dienen der wissenschaftlichen Vertiefung von Themen mit hoher gesundheitspolitischer Bedeutung und Aktualität. Sie gehen in Umfang und wissenschaftlichem Problemaufriß weit über den Standard bei der Bearbeitung von Berichtskapiteln des Basisberichts hinaus (Hoffmann & Böhm 1995; Hoffmann 1993).

Gesundheitsindikatoren beschreiben relevante Sachverhalte und werden in einer Datenbank vorgehalten, die einen zwischen allen Ebenen (Kreis, kreisfreie Stadt, Region, Land, BRD, EU, WHO), zwischen Politikern und Statistikern abgestimmten Indikatorensatz enthält.

Unter einem *Indikator* wird dabei eine (physikalische) Meßgröße verstanden, die durch die Angabe einer Zahl und einer Einheit bestimmt wird. Das, was mit Indikatoren angezeigt werden soll, wird als „Indikandum" bezeichnet (Statistisches Bundesamt 1995).

Kernindikatoren (core indicators) beschreiben grundsätzliche Sachverhalte (to identify the minimum level information needed to monitor health status in the Community as well as to reflect key public health priorities) und haben folgende vier Kriterien zu erfüllen:

1. Indikatoren, die sowohl für die EU und die Mitgliedstaaten den Vergleich zwischen den Ländern ermöglichen.
2. Indikatoren, die den Gesundheitszustand und seine Determinanten in der EU messen, inkl.der Gesundheitsversorgung.
3. Indikatoren, die den Einfluß der EU-Politik und von Aktionen im Rahmen der öffentlichen Gesundheit messen.
4. Indikatoren, die Gesundheitstrends beschreiben können (Ministry of Health, Denmark, 1994).

Hintergrundindikatoren (background indicators) dienen der zusätzlichen Informationsversorgung (to provide more in-depth information and to cover a wider range of areas) und sind nicht im core indicator set enthalten. Sie haben folgende drei Kriterien zu erfüllen:

1. Sie ermöglichen die Messung des Gesundheitszustandes und wichtiger Determinanten der Gesundheit durch zusätzliche Informationen für die EU.
2. Sie versorgen die Mitgliedsstaaten mit Informationen für Vergleiche auf Gebieten, die durch Kernindikatoren nicht abgedeckt werden.
3. Sie versorgen die Mitgliedstaaten durch zusätzliche Informationen, die durch die Kernindikatoren erkennbar geworden sind (Ministry of Health, Denmark, 1994).

Nationale/regionale Indikatoren sind für die nationalen und/oder regionalen Administrationen gedacht; eine Koordinierung durch die EU wird wegen der Vergleichbarkeit und Konvergenz dieser Indikatoren zu den Kern- und Hintergrundindikatoren für sinnvoll erachtet (Ministry of Health, Denmark, 1994).

Der *Indikatorensatz für die Gesundheitsberichterstattung der Länder*, auch GMK-Indikatorensatz genannt, ist gegenwärtig für die Bundesländer die Basis für die Bearbeitung unterschiedlicher Daten nach vereinbarten Standards, die Datenspeicherung und die Datenpräsentation.

Indikatorengestützte Gesundheitsberichterstattung ist objektive Forderung der Gesundheitspolitik nach Transparenz der Prozesse im Gesundheitswesen, Analyse der gesundheitlichen Lage der Bevölkerung und Einschätzung zukünftiger Entwicklungen.

Datenhalter sind verantwortlich für Statistiken, die entweder amtlichen Charakter haben oder durch andere gesetzliche Grundlagen geregelt sind. Wichtigster Datenhalter ist das Landesamt für Datenverarbeitung und Statistik (LDS). Weitere Datenhalter sind z.B.: die Gesetzlichen Krankenkassen, die Kassenärztlichen Vereinigungen, die Kassenzahnärztlichen Vereinigungen, die Ärztekammern, die Zahnärztekammern, die Apothekerkammern, der Verband Deutscher Rentenversicherungsträger (VDR), das Epidemiologische Krebsregister, das Robert-Koch-Institut u.a.

Datenhalter sind für die Qualität der Daten zuständig (Bardehle 1995).

Datenquellen (Forschungsgruppe) sind amtliche Statistiken oder andere autorisierte Zahlenzusammenstellungen, veröffentlicht oder unveröffentlicht, aus denen Daten für die Erstellung von Gesundheitsindikatoren übernommen werden. Datenquellen haben in der Regel eine Bezeichnung. Als Datenquelle können auch Surveydaten verwendet werden, wenn sie genügend zuverlässige Daten liefern und auf wissenschaftlich fundierter Basis beruhen (Forschungsgruppe Gesundheitsberichterstattung 1990).

Gesundheitsstatistik ist ein Zweig der Statistik, der sich mit der Gesundheit von Populationen und den Einrichtungen zur Gesundheitsversorgung befaßt, inkl. der Beschäftigten und der Finanzen.

Das ENS-CARE-Projekt (European Health Nervous System) wurde von der Europäischen Gemeinschaft im Rahmen des III. Rahmenforschungsprogramms gefördert und beinhaltete den Aufbau eines Telekommunikationsnetzwerkes für die Mitgliedsländer der EU für Daten zu den Anwendungsgebieten Frühwarnsystem, Nahrungsmittelsicherheit, Arzneimittelüberwachung und Gesundheitsstatistik. Das Projekt konnte ab 1995 nicht weitergeführt werden; die mit dem Projekt gesammelten Erfahrungen wurden in das IDA-CARE-Projekt eingebracht (Bardehle & Annuß 1995).

Das IDA-CARE-Projekt (EUPHIN) (Interchange of Data between Administrations), Folgeprojekt von ENS CARE mit den beiden Teilprojekten HIEMS (Health Information Exchange and Monitoring System) und HSSCD (Health Surveillance System for Communicable Diseases), dient der Einführung einer technischen Infrastruktur für das IDA-CARE Netzwerk und die Berücksichtigung der Nutzerbedürfnisse bezüglich der vorzuhaltenden Datenbasis, die aus Daten zu Infektionskrankheiten, Bevölkerungs-, Todesursachen-, Krankenhausdiagnosedaten und Daten zu Freizeitunfällen bestehen soll. Das Projekt ist für die Jahre 1996-2000 geplant (EC, DG III und V, IDA CARE Project 1996).

3. Internationaler Entwicklungsstand der Gesundheitsberichterstattung

3.1 Die Weltgesundheitsorganisation

Die Weltgesundheitsorganisation (World Health Organization, nachfolgend WHO genannt) wurde im Jahre 1945 gegründet und betrachtete von Anfang an Grundfragen internationaler Gesundheitsstatistik als wichtiges Aufgabengebiet. Im Jahre 1948 wurde von der WHO die 6. Revisionskonferenz der Internationalen Klassifikation der Todesursachenstatistik einberufen. Mit der Übernahme der Revision der Internationalen Klassifikation von Todesursachen und Krankheiten durch die WHO begann ein neuer Abschnitt in der Geschichte der internationalen Bevölkerungs-, Todesursachen- und Gesundheitsstatistik.

Die Vertreter von 134 Ländern und 67 Verbänden einigten sich im Jahre 1978 in Alma Ata, daß „eine gesundheitliche Grundversorgung der Schlüssel zur Erreichung des Ziels ‚Gesundheit für alle bis zum Jahre 2000' ist und Teil einer umfassenden Entwicklung im Sinne menschlicher Gerechtigkeit sein sollte". Im Jahre 1981 wurde dazu die weltweite Strategie „Gesundheit für alle bis zum Jahr 2000" aufgestellt, die zur Festlegung von 38 Gesundheitszielen und ca. 100 quantifizierbaren Gesundheitsindikatoren führte. Publikationen im Sinne von Fortschrittskontrolle werden im festgelegten Abstand von 3 Jahren publiziert, z.B. im World Health Statistical Annual 1992, als Publikation des WHO-

Regionalbüros Europa „Health in Europe" 1993/1994 oder im Health for All Monitoring Report (World Health Organization 1995, 1994, 1992, 1991).

Somit hat sich die WHO als erste länderübergreifende Organisation der Definition von Gesundheitszielen und mit einem programmorientierten Berichtswesen befaßt.

Die Gesundheitsziele der WHO, die letztmalig im Jahre 1991 revidiert wurden, beinhalten folgende Indikatorengruppen:

– Für eine bessere Gesundheit (wichtigste Endziele).
– Gesundheitsförderliche Lebensweise (strategische Zielstellungen).
– Eine gesunde Umwelt schaffen (strategische Zielstellungen).
– Bedarfsgerechte Versorgung (strategische Zielstellungen).
– „Gesundheit für alle" - Entwicklungsstrategien (unterstützende Maßnahmen).

Den einzelnen Gesundheitszielen sind quantifizierbare oder auch qualitative Indikatoren zugeordnet, die von den Mitgliedsländern in nationale Zielstellungen übernommen werden können und für eine Gesundheitsberichterstattung im Sinne von Fortschrittskontrolle genutzt werden sollten. Viele europäische, neuerdings auch osteuropäische Länder, haben sich diesen Vorschlägen angeschlossen. Als Beispiel sei die als Health Reporting in England praktizierte Gesundheitsberichterstattung genannt, die wissenschaftlich legitimierte Gesundheitsziele und Gesundheitsindikatoren in die Analyse des Gesundheitszustandes einbezieht und zunehmend für die Gesundheitsplanung genutzt wird. Auch das Konzept „Healthy People 2000" der Vereinigten Staaten folgt diesem Prinzip (U.S. Department of Health and Human Services 1995).

3.2 Gesundheitsberichterstattung der Europäischen Union

Entsprechend dem Beschluß der Europäischen Gemeinschaft (nachfolgend: EG) vom Januar 1992 in Maastricht wurde erstmals festgelegt, daß zur Tätigkeit der EG auch offiziell „die Mitwirkung an der Erreichung eines hohen Gesundheitsschutzniveaus" gemäß Artikel 3 gehört (Sachverständigenrat 1992).

Auf der Grundlage von Artikel 129 wird der Europäischen Union (nachfolgend: EU) das Mandat für

– die Verhütung von Krankheiten, insbesondere der weitverbreiteten schwerwiegenden Krankheiten einschließlich der Drogenabhängigkeit,

– die Erfassung der Ursachen dieser Krankheiten,

– die Unterrichtung in Gesundheitsfragen und die Gesundheitserziehung sowie

– die Prüfung der Gesundheit entsprechend den Erfordernissen übertragen.

Im Oktober 1994 wurden von einer Arbeitsgruppe der EU unter Leitung des Ministeriums für Gesundheit Dänemark „Recommendations to the High Level Committee on Health" from the Working Party on Community Health Data and Indicators" herausgebracht. Die Arbeitsgruppe hatte den Auftrag

- die Validität und Vergleichbarkeit der verfügbaren Daten in den EU-Staaten zu prüfen,
- die Möglichkeit des Aufbaus eines vereinheitlichten Basisdatensatzes zum Zwecke der Beobachtung des Gesundheitszustandes und den Einfluß von Präventionsmaßnahmen zu prüfen,
- zu prüfen, ob vorhandene Daten in effektive Gesundheitsindikatoren konvertiert werden können,
- mögliche Aktionen für die weitere Kooperation auf der Ebene der EU vorzuschlagen.

Indikatoren sollten auf Empfehlung der Arbeitsgruppe in Kernindikatoren (core indicators), Hintergrundindikatoren (background indicators) und nationale/regionale Indikatoren (national/regional indicators) für die Nutzung sowohl auf EU- als auch auf nationaler Ebene gegliedert werden (Ministry of Health, Denmark, 1994).

Im Rahmen des Aktionsprogramms im Bereich der öffentlichen Gesundheit (Public Health) liegt ein Aktionsprogramm der Gemeinschaft für Gesundheitsberichterstattung (1997-2001) vor. Ziel ist, bis zum Jahre 2001 eine Europäische Gesundheitsberichterstattung mit drei Elementen aufzubauen:

A: Festlegung gemeinschaftlicher Gesundheitsindikatoren, bestehend aus Kern-, Hintergrund- und nationalen Indikatoren,

B: Entwicklung eines gemeinschaftsweiten Netzes für die Weitergabe von Gesundheitsdaten,

C: Analysen und Berichterstattung (Europäisches Parlament 1997).

Die Bereiche, in denen im Rahmen eines künftigen gemeinschaftlichen Gesundheitsberichterstattungssystems möglicherweise Gesundheitsindikatoren festgelegt werden sollten, sind:

A: Gesundheitszustand,
B: Lebensweise und gesundheitsrelevante Gewohnheiten,
C: Lebens- und Arbeitsbedingungen,
D: Gesundheitsschutz,
E: Demographische und soziale Faktoren,
F: Verschiedenes.

Von der EU wird das IDA-CARE-(EUPHIN)-Projekt gefördert, das dem europaweiten Aufbau eines Datennetzes für übertragbare und nichtübertragbare Krankheiten dienen soll (EC, DG III und V 1996).

Das Ziel des Projektes besteht darin:

- epidemiologische Datenanalysen über die gesundheitliche Lage und die Gesundheitsversorgung durchzuführen,
- die Entwicklung der gesundheitlichen Lage innerhalb der EU zu beobachten,

– die Planung, Kontrolle und die Evaluation von EU-Programmen und Aktionen zu ermöglichen,

– die Mitgliedsländer mit vergleichbaren Indikatoren zu versorgen und ihre nationalen politischen Strategien untersetzen und entwickeln zu helfen.

3.3 Bericht über den Gesundheitszustand in der Europäischen Gemeinschaft

Ohne auf die Ergebnisse des Aktionsprogramms für Gesundheitsberichterstattung zu warten, haben die Europäischen Gemeinschaften im Jahre 1996 den ersten Bericht über den Gesundheitszustand in der Europäischen Gemeinschaft (Datenlage 1994) herausgegeben. Die Schwerpunkte des Berichtes

– die Gesundheit der Bevölkerung,
– Gesundheits-, Krankheits- und Behinderungsmuster,
– die Determinanten der Gesundheit,
– für ein gesünderes Europa,

folgen den vorausgegangenen programmatischen Erklärungen über den Aufbau einer Gesundheitsberichterstattung auf der Ebene der EU. Die geäußerte Kritik an der Vielfalt der Themen (80), die auf knapp 50 Seiten dargestellt werden, trifft nur teilweise den Kern. Im letzten Kapitel: „Für ein gesünderes Europa“ werden Schlußfolgerungen gezogen, die sich auf Hauptpotentiale zur weiteren Steigerung der Lebenserwartung beziehen, die künftig keine so erheblichen Anstiege mehr wie in den letzten Jahrzehnten aufweisen wird. Die Vorbereitung des Berichts wurde vom Regionalbüro Europa der Weltgesundheitsorganisation koordiniert. Diese Berichte sollen künftig jährlich erstellt werden und sich in angemessenen Abständen mit allgemeinen Übersichtsberichten zur Entwicklung des Gesundheitszustandes befassen. Die Datenbereitstellung für die Gesundheitsberichte der EU erfolgt gegenwärtig noch über koordinierte Aktivitäten zwischen den EU-Projekten wie IDA CARE, ESSOSS (integrierte Sozialschutzstatistik), die europäische Unfallstatistik, mit der Europäischen Beobachtungsstelle für Drogen und Drogensucht, mit den europaweiten AIDS-Epidemiologie-Zentren usw. sowie durch das Statistische Amt der EU (Eurostat) (Europäische Kommission 1996).

Bericht über den Gesundheitszustand der Frauen in der EG

Der zweite Gesundheitsbericht der EU, der im Mai 1997 herausgekommen ist, beschäftigt sich mit

– Trends der gesundheitlichen Lage,

– der Mortalität und Morbidität,

– wichtigen Gesundheitsdeterminanten bei Frauen,

– und einigen speziellen Gesundheitsthemen für Frauen unterschiedlicher Altersgruppen.

In sechs relevanten Themenkomplexen (soziale und demographische Trends, ausgewählte Gesundheitsindikatoren, Morbidität, Trend der weiblichen Mortalität, Gesundheitsdeterminanten und Gesundheitsförderung, spezielle Frauengesundheitsthemen) wird die gesundheitliche Lage der Frauen folgendermaßen charakterisiert: Frauen leiden ungeachtet ihrer höheren Lebenserwartung häufiger an chronischen Erkrankungen als Männer, sie schätzen ihre Gesundheit schlechter ein als die Männer. Krankheitsmuster ändern sich gegenwärtig bei Frauen durch einen Anstieg des Lungenkrebses und höhere Raucherraten vor allem bei jungen Frauen. Frauen nehmen Gesundheitsdienste häufiger in Anspruch, Frauen verfügen auf Grund familiärer Belastungen über weniger Freizeit, sie sind häufiger auf Unterstützung angewiesen und von Armut bedroht als Männer. Diese Tatsachen haben dazu beigetragen, der Frauengesundheit in den letzten 20 Jahren mehr Beachtung beizumessen. Durch die Union wurden bereits einige Maßnahmen zum Gesundheitsschutz der Frauen verabschiedet, z.B. zum Mutterschaftsurlaub, zu älteren Frauen und zum Brustkrebsscreening im Rahmen des „Europe Against Cancer Programme" (Europäische Kommission 1997).

4. Stand der Gesundheitsberichterstattung in der Bundesrepublik Deutschland

4.1 Konzeptionelle Grundlagen der Gesundheitsberichterstattung

Die Forderung nach einer Gesundheitsberichterstattung auf Bundesebene begann bereits im Jahre 1969, nachdem in der Regierungserklärung der Bundesregierung 1969 eine verbesserte Aufklärung zur Gesundheitslage in der Bundesrepublik angekündigt wurde. Die publizierten Zahlen des Statistischen Bundesamtes oder die „Daten des Gesundheitswesens" des damaligen Bundesministeriums für Jugend, Familie und Gesundheit konnten die permanent genannten Kritikpunkte nicht überwinden:

- Zu vielen Themen der Gesundheitsberichterstattung fehlen Informationen völlig oder liegen nur lückenhaft vor;
- es mangelt an einer systematischen Zusammenführung und Verknüpfung der Angaben mit anderen amtlichen und nichtamtlichen Datenquellen;
- die Darstellung ist aus der Sicht der Nutzer oft willkürlich, nicht themenbezogen und zu wenig oder überhaupt nicht analytisch interpretierend angelegt;
- die Validität der Daten ist entweder nicht bekannt oder für eine handlungsorientierte Umsetzung nicht ausreichend;
- es mangelt an prognostischen Ansätzen und Verknüpfungen;
- die Zugänglichkeit zu den Daten ist unzureichend, die regionale Auswertung unterentwickelt.

Die Datenzugänglichkeit sollte für die breite Öffentlichkeit erfolgen (Deutscher Bundestag 1970).

Mit dem *Gesundheitsbericht des Deutschen Bundestages* aus dem Jahre 1970 wurde nach mehr als 60 Jahren seit dem Erscheinen der Publikation „Das Deutsche Reich in gesundheitlicher und demographischer Beziehung“ ein Dokument vorgelegt, das sowohl Programmatik für die Entwicklung der Gesundheitsberichterstattung in der Bundesrepublik Deutschland beinhaltete als auch den ersten Gesundheitsbericht seit Gründung der BRD im Jahre 1949 darstellte. Folgende grundsätzlichen Abschnitte werden auf knapp 200 Seiten abgehandelt:

1. Grundsätze zur Gesundheitspolitik,
2. Schwerpunkte moderner Gesundheitspolitik,
3. Bestandsaufnahme,
4. Aufgaben der Gesundheitspolitik,
5. Probleme der Heilberufe,
6. Spezialfragen des Gesundheitswesens,
7. Internationale Zusammenarbeit,
8. Zukunftsperspektiven.

Für Forschungsaufgaben auf dem Gebiet der Gesundheitsberichterstattung wurde das beim Bundesgesundheitsamt bestehende Institut für Sozialmedizin und Epidemiologie mit folgenden Aufgaben empfohlen:

– Beobachtung von Gesundheitszustand und Krankheitshäufigkeit in der Bevölkerung und in deren Schichten und Gruppen und die Erforschung der wechselseitigen Beziehungen zwischen Gesundheit, Gesundheitsgefahren und Krankheit einerseits, den sozialen, wirtschaftlichen und ökologischen Verhältnissen andererseits (Sozialmedizin) einschließlich Beobachtung und Analyse der Funktionen und des Wirkungsgrades der Einrichtungen des Gesundheitswesens hinsichtlich der Erhaltung und Wiederherstellung von Gesundheit, Leistungsfähigkeit und der Verhütung und Behandlung von Krankheiten;

– Analyse der Bedingungen für die Entstehung und Verbreitung von Umweltschäden und Zivilisationskrankheiten (Epidemiologie) unter Einbeziehung auch klinischer Forschungsarbeit;

– Entwicklung von Verfahren zur Verhütung von Gesundheitsschäden zur Früherkennung von Krankheiten (Gesundheitsvorsorge) und zur Gestaltung und Erprobung von Modellen für die praktische Anwendung solcher Verfahren. Zur Erreichung dieses Ziels sollten auch Stichproben der Bevölkerung untersucht werden (Deutscher Bundestag 1970).

Die postulierten Ziele übertrafen sowohl die Bereitschaft der Öffentlichkeit, eine umfassende Gesundheitsberichterstattung aufzubauen als auch die Ressourcen am damaligen Bundesgesundheitsamt und die Möglichkeiten der unzureichenden Datenlage als Ausgangssituation.

Zur GBE in den Jahresgutachten der Konzertierten Aktion im Gesundheitswesen

Ab dem Jahre 1987 wird die Entwicklung der Gesundheitsberichterstattung auf Bundesebene durch die richtungsweisenden Jahresgutachten des Sachverständigenrates für die Konzertierte Aktion im Gesundheitswesen geprägt. In den Jahresgutachten 1987, 1992 und 1994 wird Grundsätzliches zum Aufbau der Gesundheitsberichterstattung in Deutschland gesagt, von der kommunalen Ebene bis zur internationalen Vergleichbarkeit.

Die Jahresgutachten befassen sich mit der Rolle ökonomischer und medizinischer Orientierungsdaten und den Grundlinien einer Gesundheitsberichterstattung.

Zu den unverzichtbaren Bestandteilen einer Gesundheitsberichterstattung sollten zählen:

- Bevölkerungsentwicklung, auch gesondert für die Versicherten der GKV
- Gesundheitszustand (Morbidität, Mortalität)
- Angebot an Gesundheitseinrichtungen bzw. -leistungen (Kapazität)
- Inanspruchnahme von Gesundheitseinrichtungen bzw. -leistungen (Nutzung)
- finanzielle Situation im Gesundheitswesen (Finanzlage)
- Krankenversicherungsschutz (Versichertenstatus) (Sachverständigenrat 1987, 1992).

Der Sachverständigenrat empfahl die Entwicklung medizinisch-ökonomischer Orientierungsdaten als Beitrag zur Bestimmung von Zielen und Prioritäten im Gesundheitswesen. Orientierungsdaten werden aus dem § 405 der RVO abgeleitet und sollen nicht nur der kurzfristigen, sondern auch der mittel- und längerfristigen Analyse des Leistungsgeschehens dienen.

Trotz der mutigen Stellungnahme für den Aufbau einer Gesundheitsberichterstattung wird nur eine Kompromißlösung angestrebt, die z.B. nicht vorsieht, daß im Aufgabenbereich des öffentlichen Gesundheitsdienstes Aufgaben der Gesundheitsberichterstattung im erforderlichen Umfang wahrgenommen und koordiniert werden, daß sektorenübergreifende Darstellungen der gesundheitlichen Lage und Gesundheitsversorgung „aus einem Guß" produziert werden und Basis einer künftigen Berichterstattung zu prioritären Gesundheitszielen sind. Die Zusammenführung der Datenbasis im Informations- und Dokumentationszentrum Gesundheitswesen im Statistischen Bundesamt wurde erst in den 90er Jahren in Angriff genommen.

Bis in die 90er Jahre wird die Entwicklung durch andere Institutionen geprägt, wodurch zwar Anschubleistungen, nicht aber ausreichender Konsens und internationale Beachtung erzielt wurden.

Die Forschungsgruppe Gesundheitsberichterstattung

In den 80er Jahren wurde eine Forschungsgruppe Gesundheitsberichterstattung tätig, die eine Bestandsaufnahme und einen Konzeptvorschlag zum Aufbau einer Gesundheitsberichterstattung erarbeitete und im Jahr 1990 in drei Bänden publizierte. Es erfolgte eine Bestandsaufnahme von über 276 Datenquellen mit dem Fazit, daß in Deutschland nur soziodemographische Datenquellen Qualitätsstandards gerecht werden. Die größten Defizite wurden im Themenbereich Gesundheitszustand der Bevölkerung angetroffen. Die Gesundheitsberichterstattung sollte in Form einer Basis-Gesundheitsberichterstattung (regelmäßige Herausgabe eines Gesundheitsberichtes nach den vom Sachverständigenrat im Jahr 1987 vorgeschlagenen Themenkomplexen) und einer Spezialberichterstattung für spezielle Themen und einen eingegrenzten Nutzerkreis aufgebaut werden. Die Forschungsgruppe schätzte ein, daß für die Aufbauphase der dezentralen Organisation einer Gesundheitsberichterstattung der Vorzug gegeben werden sollte. Trotz hohen Stellenwertes der Forschungsgruppe und häufiger Zitate aus den „drei blauen Büchern" fehlten die objektiven Möglichkeiten, den theoretischen Ansatz praktisch umzusetzen (Forschungsgruppe Gesundheitsberichterstattung 1990).

Die Projektgruppe „Prioritäre Gesundheitsziele"

Viel Aufmerksamkeit hat auch die Projektgruppe „Prioritäre Gesundheitsziele" mit dem Buch „Dringliche Gesundheitsprobleme der Bevölkerung in der BRD" erfahren, das im Jahre 1990 veröffentlicht wurde. Nach demselben Gliederungsschema wurde das Buch „Indikatoren zum Gesundheitszustand der Bevölkerung in der ehemaligen DDR" erstellt, das stärker der historischen Betrachtung und zu statistischen Vergleichen dient (Bundesministerium für Gesundheit 1993).

Die Projektgruppe „Prioritäre Gesundheitsziele" versuchte zeitgleich mit der Projektgruppe „Aufbau einer Gesundheitsberichterstattung", nicht nur ein Konzept für eine Bundes-Gesundheitsberichterstattung, sondern bereits einen Gesundheitsbericht zu erstellen, der dringliche Gesundheitsprobleme der Bevölkerung nach ausgewählten Altersgruppen wie

- Gesundheitsprobleme der Säuglinge und Kleinkinder,
- Gesundheitsprobleme der Schulkinder,
- Gesundheitsprobleme der Jugendlichen und jungen Erwachsenen,
- Gesundheitsprobleme der Erwachsenen in der Erwerbsphase,
- Gesundheitsprobleme der Erwachsenen im Ruhestand,
- Zur gesundheitlichen Lage der ausländischen Bevölkerung in der Bundesrepublik Deutschland: Erste Erkenntnisse (Projektgruppe „Prioritäre Gesundheitsziele" 1990),

behandelte. In dem vorgelegten Buch wurden keine Gesundheitsziele festgeschrieben, „da sich Ziele letztlich nur auf der Basis gesicherter wissenschaftlicher Grundlagen in einem Konsens zwischen staatlichen Einrichtungen und Organisationen der Selbstverwaltung finden lassen" (ebd., 7).

Da auf dem Gebiet der Gesundheitsberichterstattung auf der Bundesebene nur mäßiger Fortschritt registriert wurde, in den Ländern und Kommunen teilweise neue Formen der Gesundheitsberichterstattung eingeführt wurden, empfahl der Sachverständigenrat für die Konzertierte Aktion im Gesundheitswesen den dringend erforderlichen Aufbau einer Bundesgesundheitsberichterstattung mit den Elementen Basisgesundheitsbericht, Spezialgesundheitsberichte und Schaffung einer Datenbasis (Sachverständigenrat 1992).

4.2 Aufbau der Gesundheitsberichterstattung des Bundes

Seit dem Jahre 1994 wird der Aufbau einer Bundes-Gesundheitsberichterstattung (nachfolgend Bundes-GBE) gefördert, der bis zur Überführung in die Routine im Jahre 1998 vom Statistischen Bundesamt, unterstützt durch einen Projektbeirat „Gesundheitsberichterstattung" beim Bundesministerium für Gesundheit betreut wird. Das mit dem Forschungsprojekt entwickelte Berichtssystem für die Bundesebene soll gleichermaßen der Gesundheitspolitik für ihre Entscheidungen sowie der Öffentlichkeit und der Wissenschaft als gesicherte Informationsbasis zur Verfügung stehen.

Die Bundes-GBE wird folgende Gliederungsstruktur erhalten:

- Rahmenbedingungen des Gesundheitswesens;
- Gesundheitliche Lage (Länge des Lebens, individuelle Aspekte von Gesundheit, Krankheitsfolgen);
- Gesundheitsverhalten und Gesundheitsgefährdungen;
- Krankheiten;
- Ressourcen der Gesundheitsversorgung;
- Leistungen und Inanspruchnahme des Gesundheitswesens;
- Ausgaben, Kosten und Finanzierung des Gesundheitswesens (volkswirtschaftliche Gesamtrechnung: Gesundheit) (Hoffmann & Böhm 1995; Hoffmann 1993).

Einbezogene Experten können sich auf Gesundheitsindikatoren und Daten stützen, die in einem Informations- und Dokumentationszentrum für Gesundheitsdaten schrittweise verfügbar gemacht werden. Die Berichterstattung wird sich auf Basisberichte zu allgemein interessierenden und sich regelmäßig wiederholenden Problemstellungen und auf Spezialberichte zu Themen von besonderem Interesse beziehen, die sich an ausgewählte Zielgruppen wenden.

Nur durch Integration von Daten, die in Deutschland reichlich oder auch spärlich (zur Morbidität) vorhanden, unzureichend validiert und verstreut sowie auch unübersichtlich sind, kann dem Anspruch auf Vergleichbarkeit und Kontinuität für die Gesundheitsberichterstattung Rechnung getragen werden. Die Entwicklung eines Indikatorensatzes für die Gesundheitsberichterstattung des Bundes wird neben dem Zugriff auf aggregierte und Einzeldatenbestände (die bei den Datenhaltern verbleiben sollen) favorisiert.

Es ist absehbar, daß die Bundes-GBE, die künftig anteilig im Robert-Koch-Institut in Berlin und im Statistischen Bundesamt bearbeitet wird, die Entwicklung der Gesundheitsberichterstattung in den Bundesländern nachhaltig beeinflussen wird. Die Verfügbarkeit von Daten des IDG für die Länder-GBE wird eine wesentliche Unterstützung für die Länder darstellen.

4.3 Gesundheitsberichterstattung auf Landesebene

Die Gesundheitsberichterstattung der Länder hat das Ziel, für landesspezifische gesundheitspolitische Aufgaben Orientierungshilfen zu liefern und - wie von der AGLMB postuliert - durch gleichartig gestaltete Berichtsteile länderübergreifende Vergleiche und Zusammenfassungen auf Bundesebene zu fördern (Sachverständigenrat 1992).

Im Jahre 1991 wurde von der Gesundheitsministerkonferenz (GMK) der Länder in der Bundesrepublik Deutschland ein Indikatorensatz für den Gesundheitsrahmenbericht beschlossen, der die Grundlage für eine neu aufzubauende Gesundheitsberichterstattung in allen Bundesländern darstellt (AGLMB 1996).

Der Indikatorensatz für die Gesundheitsberichterstattung der Länder besteht aus 12 Themenfeldern, denen in der ursprünglichen Fassung 190, in der überarbeiteten Fassung 140 Indikatoren zugeordnet sind. Gesundheitsziele wurden bisher im GMK-Indikatorensatz nicht definiert.

Während Gesundheitsberichterstattung problemorientiert ausgerichtet ist, bildet der Indikatorensatz die Grundlage für eine einheitliche Datenerhebung, Datenhaltung und Datenpräsentation. Im Indikatorensatz werden verschiedene Datenquellen genutzt, die für das Land Nordrhein-Westfalen von über 50 Datenhaltern bereitgestellt werden.

Vom Entwicklungsstand der Landesgesundheitsberichterstattung ist die kommunale Gesundheitsberichterstattung abhängig, die zwar andere Inhalte hat, aber bei der Bereitstellung von Daten auf die Qualität der Gesundheitsstatistik des Landes angewiesen ist.

Engpässe bestehen nach wie vor in der eindeutigen Zuordnung von Datenbeständen einiger Datenhalter nach Ländern, speziell der Daten der Krankenkassen.

Reiners beschreibt die Ursachen der Schwierigkeiten folgendermaßen: „Laut Grundgesetz sind die Länder für die gesundheitliche Versorgung und den Gesundheitsschutz ihrer Bürger verantwortlich. Einem regionalisierten Versorgungssystem steht jedoch ein für die Steuerung des Gesundheitswesens maßgebendes Krankenkassensystem gegenüber, das der Bundesgesetzgebung unterliegt, auch wenn die Länder über den Bundesrat erhebliche Mitspracherechte haben" (Murza & Hurrelmann 1996, 240).

Publikationen zur Gesundheitsberichterstattung werden in allen Bundesländern veröffentlicht, in *Nordrhein-Westfalen* in Form von Gesundheitsreports, der Serie Gesundheitsberichterstattung als kommentierte Gesundheitsindikatoren, denen Expertenberichte vorangestellt sind und im Internet (MAGS 1991, 1995; Bardehle & Annuß 1993 ff.).

Weitere Anforderungen ergeben sich durch das Gesundheitsziele-Konzept des Landes Nordrhein-Westfalen und die Integration des Landes in internationale Telematik- und Gesundheitsberichterstattungsprojekte.

Das Land *Rheinland-Pfalz* publiziert Einzelberichte zu ausgewählten Themen, z.B. zum Thema Herzinfarkt oder zu vermeidbaren Todesfällen, Sachstandsberichte sowie Basisdaten zur Gesundheitsberichterstattung (Kern, Kniesche & Schräder 1994). In *Berlin* erscheint weiterhin ein Jahresgesundheitsbericht, der sowohl die umfassende Datenbasis des Landes Berlin, inkl. der ehem. Ostberliner-Stadtbezirke nutzt als auch den GMK-Indikatorensatz berücksichtigt. Mit der jährlichen Publikation ist eine kontinuierliche Übersicht über die Entwicklung, die auch die Berliner Stadtbezirke einbezieht, gegeben. In *Baden-Württemberg* wurde erstmals für die Gesundheitsberichterstattung in den Ländern der Bericht in Form einer CD und auch im Internet zur Verfügung gestellt (Pfaff & Krämer 1996).

Hamburg hat im Jahre 1992 einen Gesundheitsbericht unter dem Titel „Stadtdiagnose" auf der Basis des GMK-Indikatorensatzes publiziert. Inzwischen sind weitere Publikationen wie „Die Gesundheit älterer Menschen" hinzugekommen. Zwischenzeitlich wurde der Schritt über die Bearbeitung von Gesundheitszielen zu einer handlungsorientierten Gesundheitsberichterstattung gegangen.

Alle *neuen Bundesländer* haben in den vergangenen Jahren Gesundheitsberichte publiziert, die entweder jährlich oder im Abstand bis zu drei Jahren veröffentlicht werden.

Auch die Länder *Hessen, Niedersachen, Schleswig-Holstein, Bremen und weitere Bundesländer* haben Gesundheitsberichte herausgegeben, deren Periodizität unterschiedlich ist.

4.4 Regionale bzw. kommunale Gesundheitsberichterstattung

Seit Jahren gibt es eine Vielzahl von Aktivitäten auf dem Gebiet der regionalen und kommunalen Gesundheitsberichterstattung ohne Anspruch auf Vollständigkeit. In den regionalen Gebietskörperschaften wird der Druck größer, mit einem Berichtswesen Planungs- und Entscheidungsgrundlagen für politisches Handeln zur Verfügung zu stellen (Thiele & Trojan 1990). Die bislang noch ausstehende gesetzliche Grundlage für die kommunale GBE sowie fehlende institutionelle und konzeptionelle Modelle und Routinen haben zur Folge, daß Gesundheitsstatistik und GBE in den einzelnen Kommunen sehr unterschiedlich gehandhabt werden. Exemplarisch seien Gesundheitsberichte von Kommunen des Landes Nordrhein-Westfalen von Essen, Mülheim/Ruhr, Köln, Herne, Minden-Lübbecke, Bielefeld, Borken, Gelsenkirchen, Hamm, Hochsauerlandkreis, Mühlheim, Münster, Neuss, Oberhausen, Paderborn, Recklinghausen, Soest, Unna genannt (LÖGD 1996).

Bei detaillierter Betrachtung wird erkennbar, daß Themen, Zugänge, Reichweite und Defizite in der regionalen Gesundheitsberichterstattung wesentlich breiter gestreut sind als auf der Landesebene. Deshalb benötigen die Kommunen und Kreise, aber auch Betriebe, Schulen, Hochschulen u.a. Hilfe und Unterstützung bei der Erstellung von Gesundheitsberichten wie auch bei der Datenbereitstellung.

Gegenwärtig werden als Ziele regionaler Gesundheitsberichterstattung aufgeführt:

- die Verbesserung gesundheitlicher Versorgungsnetze,
- die Analyse von Versorgungslücken und die Gestaltung neuer Versorgungsstrukturen,
- die stärkere Hinwendung zu sozial benachteiligten Bevölkerungsgruppen,
- die Intensivierung der Gesundheitsförderung.

Kommunale Gesundheitsberichterstattung hat erheblichen Nachholbedarf, Konzepte und Routinen sind noch nicht ausreichend entwickelt. Unterstützung hat z.B. der Public-Health-Forschungsverbund Nordrhein-Westfalen geleistet, der die Bereitstellung methodischer Grundlagen für die kommunale Gesundheitsberichterstattung unterstützt hat. Das in Nordrhein-Westfalen geförderte Projekt der „Ortsnahen Koordinierung" gibt Impulse, methodische und praktische Hilfe bei der Entwicklung der regionalen Gesundheitsberichterstattung. Die Kommunen erwarten eine regionale Gesundheitsberichterstattung, die den politischen Gremien Entscheidungshilfen für gesundheitspolitische Planungen liefert. Es ist erkennbar, daß viele Gesundheitsämter Hilfe bei der Bewältigung so umfassender Aufgaben benötigen, dies betrifft sowohl personelle Anforderungen als auch die technische Ausstattung. Kommunale Gesundheitsberichterstattung ist eine Gemeinschaftsaufgabe im Gesundheitswesen und setzt die Koordinatorenrolle der Kommunen zwingend voraus (Murza & Hurrelmann 1996).

4.5 Gesundheitsziele und Gesundheitsberichterstattung

Gesundheitsziele werden als Voraussetzung einer ergebnisorientierten Gesundheitspolitik bezeichnet. Ein Interesse an Gesundheit besteht für die einzelne Person, die Familie, Betriebe und auch den Staat. Aus unterschiedlichen Gesundheitsinteressen des Staates, des Bürgers, des Gesundheitswesens und seiner Mitarbeiter lassen sich Gesundheitsziele formulieren, die jedoch in der Regel nur schwer miteinander in Einklang gebracht werden können. Deshalb ist die

Formulierung von übergreifenden Gesundheitszielen notwendig, an denen sich wiederum Prioritäten und gewünschte Ergebnisse gesundheitlicher Versorgung leichter bestimmen und weniger konfliktträchtig durchsetzen lassen (Sachstandsbericht 1994). Als Beispiel wurde bereits das Konzept „Health For All" der WHO angeführt. Die Unterschiede bestehen im wesentlichen zwischen unterschiedlichen Akteuren im Gesundheitswesen (Individuum, Familie, Selbsthilfegruppen, Selbstverwaltung der GKV bis zur staatlichen Ebene) als auch zwischen den Handlungsebenen (von der Gesundheitsförderung über Prävention, Früherkennung, Behandlung, Rehabilitation bis Pflege). Die Entwicklung von Gesundheitszielen kann im pluralistisch angelegten Gesundheitssystem in Deutschland nur im Prozeß einer Konsensbildung erfolgen, an dem prinzipiell alle gesundheitspolitisch Verantwortlichen und im Gesundheitswesen tätigen Organisationen beteiligt werden.

Wie kommen wir zu Gesundheitszielen? Adler u.a. gehen davon aus, daß Gesundheitsberichterstattung über die gesundheitliche Lage der Bevölkerung informiert und darüber hinaus einen Orientierungsbeitrag leisten soll. Das erfordert jedoch Fokussierung auf Problemschwerpunkte des Gesundheitszustandes der Bevölkerung und auf Defizite gesundheitlicher Versorgung. Demzufolge können aus der Gesundheitsberichterstattung, die wiederum eine valide Datenbasis voraussetzt, gesundheitspolitische Programme und Maßnahmen erstellt werden. Solche Programme werden letztendlich daran gemessen, ob sie tatsächlich zu einer verbesserten gesundheitlichen Lage der Bevölkerung beitragen. Zu einer gesundheitspolitischen Programmatik gehören Gesundheitsziele, die quantitativen und qualitativen Charakter haben können (Murza & Hurrelmann 1996).

Gesundheitsziele sind bisher für Hamburg (1992), für Nordrhein-Westfalen (1995) und für Berlin (1996) formuliert worden.

Hamburg hat bereits im Jahre 1992 aus dem Bericht „Die Gesundheit der Kinder und Jugendlichen in Hamburg" 14 quantitative und qualitative Gesundheitsziele abgeleitet, die im Jahre 1994 im Bericht „Gesundheit von Kindern und Jugendlichen in Hamburg. Zwischenbilanz 1994" evaluiert wurden (BAGS 1991, 1994). Es konnte festgestellt werden, daß nicht alle Ziele erreicht wurden und somit Fragen nach ausgelösten Aktionen und Veränderungen sowie nach der Qualität der Maßnahmen und Zielvorgaben auf ihre Angemessenheit und Realisierbarkeit ständig neu zu prüfen sind (in: Murza & Hurrelmann 1996).

Nordrhein-Westfalen

Die im Jahre 1995 von der Landesgesundheitskonferenz des Landes Nordrhein-Westfalen verabschiedeten 10 Gesundheitsziele umfassen Grundlagen für die nordrhein-westfälische Gesundheitspolitik wie

1. Herz-Kreislaufkrankheiten reduzieren,
2. Krebs bekämpfen,
3. Rahmenbedingen zur Förderung der Gesundheit,

4. Tabak, Alkohol und psychoaktive Substanzen,
5. Umwelthygiene-Management,
6. Primäre Gesundheitsversorgung,
7. Krankenhausversorgung,
8. Bürgernahe Dienste für besondere gesundheitliche Bedürfnisse,
9. Forschung und Entwicklung im Gesundheitswesen,
10. Unterstützung durch Gesundheitsinformation.

Die gesundheitspolitische Bedeutung der Ziele wurde durch die Landesgesundheitskonferenz folgendermaßen formuliert:

- Förderung der Verzahnung von Gesundheitspolitik mit anderen Politikfeldern,
- Definition von Prioritäten für die Entwicklung langfristiger Perspektiven der Gesundheitspolitik,
- Effizienzkontrolle eingesetzter Ressourcen,
- Schaffung eines gemeinsamen Verständnisses der Partner im Gesundheitswesen über die Zielrichtung von Gesundheitspolitik als Grundlage für die Zusammenarbeit (MAGS, NRW, 1995).

Die Gesundheitsziele „Krebs bekämpfen", „Tabak, Alkohol und psychoaktive Substanzen" und „Bürgernahe Dienste für besondere gesundheitliche Bedürfnisse" werden vordergründig durch Erstellung von Konzepten, Landesprogrammen, Sonderberichte und Handbücher sowie begleitende Evaluation umgesetzt.

Aus dem GMK-Indikatorensatz und den WHO-Indikatoren zur Evaluation der HFA-2000-Strategie wurde eine Indikatorenauswahl zur Evaluation der Gesundheitsziele in Nordrhein-Westfalen vorgenommen, auf deren Grundlage quantifizierbare Parameter formuliert werden sollen.

Am Beispiel des Gesundheitszieles 1: „Herz-Kreislaufkrankheiten reduzieren" konnte durch Trendextrapolationen festgestellt werden, daß die Herzinfarktsterblichkeit im Zeitraum 1980-1993 für die 35-64jährigen Männer in NRW um 50 % gesenkt werden konnte, ohne daß formulierte Gesundheitsziele für NRW vorgelegen haben. Für die Sterblichkeit an Hypertonie und Schlaganfall wurde eine sinkende Tendenz von 1980-1992 und seitdem ein Anstieg beobachtet, so daß eine Mortalitätssenkung um 15 % bis zum Jahre 2000 entsprechend der HFA-Zielsetzung (35) nur erreicht werden kann, wenn der steigende Mortalitätstrend bei den 35-64jährigen Männern nicht weiter anhält; bei Frauen wird die Zielstellung mit hoher Wahrscheinlichkeit nicht erreicht (Nolte, Laaser, Bardehle & Annuß 1997; WHO 1994).

In *Berlin* wurde im Rahmen der Public Health-Forschung das Projekt „Ziele und Zielindikatoren für den Gesundheitsbereich in Berlin-Ost und -West" gefördert. Berlin eigne sich nach Meinung der Autoren deshalb gut als Modellgebiet, weil es seit vielen Jahren über eine differenzierte Gesundheitsberichterstattung verfügt und als Beispiel für die Vereinigung Deutschlands dient. Die Autoren, die 19 Gesundheitsziele vorgeschlagen haben, vertreten den Standpunkt, daß sich die Entwicklung von Gesundheitszielen und Gesundheitsberichterstattung gegenseitig bedingen (Bergmann, Baier & Meinlschmidt 1996).

Somit zeichnet sich gegenwärtig für die Gesundheitsberichterstattung ab, daß folgende Tendenzen bestehen:

1. Konsolidierung der Datenbasis auf der Grundlagen von validierten Daten und Gesundheitsindikatoren
2. Thematisierung der Gesundheitsberichterstattung und Ausrichtung auf Gesundheitspolitik und Ergebnisevaluation von gesundheitspolitischen Programmen
3. Formulierung von Gesundheitszielen und Evaluation von Gesundheitszielen
4. Harmonisierung der Gesundheitsberichterstattung mit internationalen Anforderungen, Integration in die Entwicklung einer EU-Gesundheitsberichterstattung.

5. Ausgewählte statistische Methoden in der Gesundheitsberichterstattung

5.1 Altersstandardisierung von Daten zur Sterblichkeit und zu Krankheitshäufigkeiten

Ein wesentlicher Zweck der Bildung von Gesundheitsindikatoren im Rahmen der Gesundheitsberichterstattung ist die Möglichkeit, spezifische gesundheitspolitisch relevante Kennziffern über eine längere Zeitperiode hinweg oder zwischen verschiedenen Regionen vergleichen zu können. So lassen sich beispielsweise Fragen nach einem Anstieg bestimmter Erkrankungen innerhalb der letzten Jahre oder nach Unterschieden der Sterblichkeitsziffern zwischen den Verwaltungsbezirken eines Bundeslandes untersuchen.

Solche Analysen können sich allerdings nicht auf die sogenannten „rohen", unbereinigten Krankheits- oder Sterbeziffern stützen, die die Anzahl der Sterbefälle (bzw. Erkrankungen) je 100.000 Einwohner der mittleren Jahresbevölkerung angeben:

Rohe Sterberate

$$MR = \frac{Anzahl\ Verstorbener}{Mittlere\ Bevölkerung} \cdot 100.000$$

Diese rohe Sterberate berücksichtigt nicht die Geschlechtsverteilung und den Altersaufbau der untersuchten Populationen, die deutliche Unterschiede z.B. zwischen städtischen und ländlichen Regionen aufweisen können. Beide Faktoren haben jedoch einen starken Einfluß auf das Mortalitätsgeschehen.

Der Einfluß der Geschlechtsverteilung läßt sich in der Regel dadurch kontrollieren, daß die entsprechenden Raten für beide Geschlechter getrennt berechnet und angegeben werden. Die Frage nach der Altersstruktur einer bestimmten Bevölkerung gewinnt besondere Bedeutung durch die derzeit in Mitteleuropa zu beobachtenden Wanderungsbewegungen. So gibt es Regionen, die einen verstärkten Zuzug jüngerer Altersgruppen zu verzeichnen haben, während in ländlichen Regionen die Jüngeren eher abwandern und eventuell zusätzlich ältere Menschen aus den Ballungsgebieten ihren Alterswohnsitz hierhin verlegen. Vergleicht man die rohen Mortalitätsraten dieser Regionen, wird man in denjenigen Landesteilen mit einer jüngeren Bevölkerung niedrigere Raten finden als in den Bezirken mit höherem Altersdurchschnitt. Die Einflüsse der Altersstruktur überlagern dann alle übrigen Faktoren, die als Ursachen regionaler Mortalitätsunterschiede in Frage kommen könnten. Ähnliches gilt für Zeitreihenanalysen, die in gleicher Weise durch Veränderungen im Altersaufbau (zunehmende Alterung der Bevölkerung) beeinflußt werden.

Es gibt verschiedene Wege, die den verzerrenden Effekt unterschiedlicher Altersstrukturen auf Sterbeziffern und Krankheitsraten umgehen. Der direkteste, aber nicht unbedingt gangbarste Weg ist die Berechnung altersspezifischer Sterbeziffern. Diese geben die Anzahl der Gestorbenen *einer* Altersgruppe je 100.000 Einwohner der gleichen Altersgruppe an:

Altersspezifische Sterberate

$$\mathrm{MR}_i = \frac{\textit{Anzahl Verstorbener in Altersgruppe i}}{\textit{Mittlere Bevölkerung in Altersgruppe i}} \cdot 100.000$$

In der Regel werden diese Ziffern auf der Basis von 5-Jahres-Altersgruppen gebildet. Es wird unterstellt, daß die Altersverteilung *innerhalb* von 5-Jahresgruppen nicht nennenswert zwischen verschiedenen Populationen differiert. Unter dieser Annahme können altersspezifische Sterbeziffern einem direkten Vergleich für verschiedene Bevölkerungsgruppen, Regionen oder Zeiträume unterzogen werden.

Allerdings ist eine in dieser Weise differenzierte Darstellung z.B. für die 54 Verwaltungsbezirke Nordrhein-Westfalens wegen der immensen Datenmenge eher erdrückend als erhellend. Daher dienen altersspezifische Sterbeziffern in der Regel nur als Ausgangsbasis für weitergehende statistische Analyseverfahren.

Der übliche Weg zur Gewinnung summarischer, vergleichbarer Maßzahlen zur Morbidität und Mortalität ist die Standardisierung der Häufigkeitsziffern nach derjenigen Variablen, deren Einfluß man ausschließen oder, genauer gesagt, kontrollieren möchte. So ist neben der Altersstandardisierung eine Standardisierung nach anderen Merkmalen in gleicher Weise durchführbar.

Es werden zwei Methoden der Standardisierung unterschieden, die im folgenden näher erläutert sind:

1. Direkte Standardisierung
2. Indirekte Standardisierung

5.1.1 Direkte Altersstandardisierung - Standardbevölkerungen

Das Verfahren der direkten Alterstandardisierung bezieht die zu untersuchenden altersspezifischen Raten, beispielsweise die Mortalitätsraten, auf eine (frei wählbare) „Standardpopulation". In der Tabelle am Ende des Kapitels (5.3) werden als Standardbevölkerungen die „alte" Europabevölkerung aus dem Jahre 1966 und die „neue" Europabevölkerung aus dem Jahre 1990 sowie die Bevölkerung der alten Bundesländer zum Stichtag der letzten Volkszählung im Jahre 1987 und eine berechnete Standardbevölkerung inkl. der neuen Bundesländer für das Jahr 1987 angeführt. Aus der Tabelle ist ersichtlich, daß nur die „alte" Europabevölkerung, die gegenwärtig noch sehr breite Anwendung findet, keine Differenzierung nach dem Geschlecht aufweist. Für Vergleiche zwischen Männern und Frauen ist es zweckmäßig, nur *eine* Standardbevölkerung zu wählen, also keine „weibliche" und „männliche" Standardbevölkerung zu verwenden. Werden dagegen Kennziffern aus verschiedenen Statistiken und Ländern nur für Frauen oder nur für Männer verglichen, kann eine geschlechtsspezifische Standardbevölkerung gewählt werden.

Es wird üblicherweise eine Bevölkerungsunterteilung nach 5-Jahres-Altersgruppen verwendet. Die Mortalitätsraten der einzelnen Altersgruppen in der beobachteten Bevölkerung werden hierbei mit den Bevölkerungsanteilen der Standardpopulation gewichtet entsprechend der Formel:

Altersstandardisierte Sterberate

$$\mathrm{MR}_{\mathrm{st}} = \frac{\sum\left(N_i \cdot mr_i\right)}{\sum \mathrm{N}_{\mathrm{i}}}$$

wobei N_i die Zahl der Personen in der Altersgruppe i der Standardbevölkerung ist , mr_i für die altersspezifischen Mortalitätsraten je 100.000 der untersuchten Bevölkerung steht und $\sum$ die Summation über allen Altersgruppen anzeigt. (In dieser und den folgenden Formeln beziehen sich großgeschriebene Variablen auf die Standardbevölkerung, kleingeschriebene auf die Zielpopulation.)

Es wird also die Sterberate jeder Altersgruppe mit der Zahl der Personen in der entsprechenden Gruppe der Standardpopulation multipliziert; die Produkte werden summiert und durch die Gesamtpersonenzahl der Standardpopulation dividiert. Die rohen Sterberaten, beispielsweise der 54 Kreise und kreisfreien Städte Nordrhein-Westfalens, werden demnach so neuberechnet, als wäre die Altersverteilung aller Bezirke identisch mit derjenigen einer bestimmten Standardbevölkerung, in unserem Fall der „neuen Europäischen Standardbevölkerung" der WHO. Ein Vergleich der standardisierten Sterberaten verschiedener Bezirke bzw. unterschiedlicher Zeiträume wird daher nicht mehr durch Unterschiede im Altersaufbau der Bevölkerungen beeinträchtigt.

Der Effekt einer Altersstandardisierung läßt sich gut an der geschlechtsspezifischen Sterblichkeit in Nordrhein-Westfalen in den Jahren 1980 bis 1996 ablesen. Während die rohe Mortalitätsrate der Frauen innerhalb der beobachteten 17 Jahre einen geringfügig ansteigenden Trend aufweist, zeigen die altersstandardisierten Raten einen deutlichen Rückgang der Mortalität. Somit ist der Verlauf der rohen Sterblichkeitsraten in erster Linie durch Veränderungen der Altersstruktur - vor allem die Zunahme des älteren Bevölkerungsanteils bei den Frauen - zu erklären, welche den rückläufigen Trend in der Gesamtgruppe der Frauen neutralisieren.

Es ist zu beachten, daß altersstandardisierte Raten fiktive Kennziffern darstellen, die nur als Vergleichsgrößen zwischen verschiedenen Populationen dienen sollten. Wie weit diese fiktiven Werte von den rohen, unbereinigten Raten abweichen, wird durch die Wahl der Standardbevölkerung entschieden. Theoretisch ist die Wahl dieser Population beliebig, vorausgesetzt, man benutzt bei allen Vergleichen immer dieselbe Standardpopulation. In der Praxis sollte man einen Bevölkerungsstandard vorziehen, der den Aufbau der untersuchten Bevölkerungsgruppe widerspiegelt. So wird erreicht, daß der Vergleich nicht zu artifiziell wirkt und eine gewisse Interpretationsmöglichkeit der standardisierten Ziffer erhalten bleibt.

Vor diesem Hintergrund wurde von der UNO 1990 eine „neue" Europäische Standardbevölkerung vorgeschlagen, da die „alte" Standardbevölkerung von 1976 mittlerweile deutliche Abweichungen vom realen Altersaufbau der Bevölkerungen in den europäischen Staaten aufweist. Probleme ergeben sich vor allem aus einer fehlenden Geschlechtsdifferenzierung der alten Europabevölkerung, die die ungleiche Geschlechtsverteilung in den oberen Altersgruppen (bedingt durch die höhere Lebenserwartung der Frauen) nicht reflektiert. Dies führt dazu, daß für das Jahr 1995 die nach der alten Europabevölkerung standardisierte Mortalitätsrate der Frauen in Nordrhein-Westfalen nur etwa 50 % der rohen Rate beträgt (591,9 gegenüber 1.120,7):

Mortalitätsrate je 100.000 Einwohner					
standardisiert an Europabevölkerung alt		standardisiert an Europabevölkerung neu		roh	
m	w	m	w	m	w
1.014,8	591,9	967,1	883,7	1.039,7	1.120,7

Gleichzeitig liegt bei dieser Berechnung die Sterblichkeitsrate der Frauen um 40 % unter derjenigen der Männer. Eine Gegenüberstellung der altersstandardisierten Raten von Männern und Frauen ist zwar in dieser Form nicht sinnvoll interpretierbar; sie wird jedoch einen statistisch weniger bewanderten Leser u.U. zu falschen Schlußfolgerungen führen.

Aus der obigen Tabelle läßt sich ablesen, daß die neue Europabevölkerung die realen Bevölkerungsverhältnisse, die sich in den rohen Raten ausdrücken, deutlich besser abbildet. Die Standardisierung nach der neuen Europabevölkerung liefert zwar keine „richtigeren" Ergebnisse, sie verbessert aber für die Mehrzahl der Leser die Lesbarkeit der Daten.

5.1.2 Indirekte Altersstandardisierung - SMR

Die Methode der indirekten Altersstandardisierung kann als eine Umkehrung der Vorgehensweise bei der direkten Standardisierung verstanden werden: Hierbei werden die altersspezifischen Sterberaten der Standardbevölkerung mit der Altersverteilung der jeweils untersuchten Population gewichtet. Es resultiert im ersten Rechenschritt die Anzahl der Sterbefälle, die man in der jeweils untersuchten Bevölkerung erwarten würde, wenn das Sterbeverhalten das gleiche wäre wie in der Standardbevölkerung:

$$(1)\ \text{Erwartete Sterbefälle} = \sum \frac{n_i \cdot MR_i}{100.000}$$

wobei n_i die Zahl der Personen in der Altersgruppe i der beobachteten Bevölkerung ist und MR_i für die Mortalitätsrate je 100.000 der Altersgruppe i in der Standardbevölkerung steht.

Die erwarteten Sterbefälle, die sich aus der Summe über allen Altersgruppen ergeben, werden nun im zweiten Schritt in Beziehung gesetzt zu den tatsächlich in der untersuchten Bevölkerung aufgetretenen Todesfällen: Die Division der beobachteten durch die erwarteten Fälle führt zur sogenannten

Standardized Mortality Ratio (SMR)

$$(2)\ \text{SMR} = \frac{\text{Anzahl beobachteter Fälle}}{\text{Anzahl erwarteter Fälle}} = \frac{\text{d}}{\sum \frac{n_i \cdot MR_i}{100.000}}$$

wobei d die Summe aller Sterbefälle in der untersuchten Population angibt. (In der deutschsprachigen Literatur sind die Begriffe standardisierte Mortalitätsratio bzw. -Verhältniszahl und standardisierter Mortalitätsindex im Gebrauch. Die Übersetzung „standardisierte Mortalitätsrate“ ist nicht zutreffend, da es sich um einen Ratenquotienten handelt.)

In einem dritten Schritt kann man nun die SMR mit der rohen Sterberate der Standardpopulation multiplizieren und erhält die

Indirekt standardisierte Mortalitätsrate

$$(3)\ \text{MR}_{\text{is}} = MR \cdot SMR$$

- allerdings interessiert bei der indirekten Standardisierung in erster Linie der SMR-Quotient. Üblicherweise wählt man bei dieser Methode die Summe aller untersuchten Regionen als Standardpopulation; so kann beispielsweise die Sterblichkeit in den 54 Verwaltungsbezirken mit der Sterblichkeit in Gesamt-Nordrhein-Westfalen indirekt standardisiert werden. Die SMR von Nordrhein-Westfalen als Standardpopulation ist dann definitionsgemäß exakt 1 (beobachtete = erwartete Fälle); die Ergebnisse für die einzelnen Kreise und kreisfreien Städte lassen sich als prozentuale Abweichung von diesem Landesdurchschnitt interpretieren und können auf statistische Signifikanz getestet werden. Wie bei der direkten Altersstandardisierung wird auch hier durch das Rechenverfahren ausgeschlossen, daß Mortalitätsunterschiede zwischen den einzelnen Regionen durch die unterschiedliche Altersstruktur bedingt sind.

Wir benötigen für die indirekte Altersstandardisierung nur den Altersaufbau und die Gesamtzahl der Todesfälle in der beobachteten Bevölkerung, während in die direkte Standardisierung die altersspezifischen Sterberaten dieser Population mit eingehen. Dies erscheint zunächst wie eine überflüssige Reduktion der Ausgangsdaten, die die Genauigkeit des Ergebnisses gegenüber der direkten Methode zwangsläufig einschränkt. Allerdings hat die indirekte Standardisierung durchaus ihre Berechtigung, insbesondere bei Vergleichen von kleineren Grundgesamtheiten mit geringen Fallzahlen. Wenn beispielsweise an einer seltenen Todesursache in einer Untersuchungsregion nur 10 Personen pro Jahr versterben, verteilen sich die Sterbefälle rein zufällig auf die einzelnen Altersgruppen, so daß keine verläßlichen altersspezifischen Mortalitätsraten erwartet werden können. Führt man in dieser Situation eine direkte Altersstandardisierung durch, so erhalten diese Zufallsschwankungen einen unzulässig großen Einfluß auf das Gesamtergebnis, während die indirekte Methode hier durch die Verwendung der zuverlässigeren Gesamtfallzahl den Fehler gering hält und stabilere Schätzungen erbringt.

SMR-Quotienten, die anhand der Mortalitätsraten der einzelnen Bundesländer berechnet werden, sind für die Landesgesundheitsberichterstattung sehr nützlich; sie lassen allerdings keinen Vergleich mit den anderen Bundesländern zu. Um dies zu erreichen, müßten z.B. altersspezifische Sterblichkeitsraten der Bundesrepublik Deutschland als gemeinsamer Standard verwendet werden.

Wenn man Kenngrößen der Gesundheitsstatistik wie z.B. Sterblichkeitsraten einem regionalen Vergleich unterzieht, ist für die sinnvolle Interpretation von Differenzen zwischen einzelnen Kreisen oder von Abweichungen gegenüber dem Landesdurchschnitt eine statistische Signifikanzprüfung der Differenzen unerläßlich. Der Signifikanztest überprüft, ob Datendifferenzen im Bereich zufälliger Schwankungen liegen oder aber mit großer Wahrscheinlichkeit einen tatsächlichen Unterschied anzeigen (Bardehle & Annuß 1996).

5.2 Verlorene Lebensjahre (PYLL)

Der Gesundheitsindikator „Verlorene Lebensjahre" wird als „Potential Years of Life Lost (PYLL)" seit rund 50 Jahren in der Epidemiologie diskutiert und eingesetzt, hat allerdings im deutschsprachigen Raum bisher keine große Verbreitung gefunden. Er eignet sich besonders für die Bewertung der vorzeitigen Sterblichkeit, wenn er - wie allgemein üblich - für die Altersgruppe der 1- bis 64jährigen berechnet wird. Ausgehend von der vorgegebenen Altersobergrenze werden für alle vor Erreichung der Altersgrenze Verstorbenen die nicht gelebten Jahre, das verlorene Potential, aufsummiert sowie als Rate je 100.000 Einwohner gebildet. Rein quantitativ kann eine relativ seltene Todesursache wie z.B. AIDS einen ähnlichen Verlust an Lebenszeit bedingen wie eine häufige, wenn die erstere in jüngeren Altersgruppen und letztere in höheren bevorzugt beobachtet wird.

Die absolute Zahl der „Verlorenen Lebensjahre“ (VLJ) läßt sich relativ schwer interpretieren, wenn auch eine Zahl wie 11.507 VLJ durch AIDS in Nordrhein-Westfalen im Jahr 1995 eine wichtige zusätzliche Information zu einer an sich sehr seltenen Todesursache liefert. Von besonderem Interesse ist der prozentuale Anteil verschiedener Todesursachen an der Gesamtzahl der VLJ, der es erlaubt, das präventive Potential der wichtigsten Ursachen für vorzeitigen Tod in unserer Gesellschaft zu bewerten.

Die Berechnung der VLJ für eine bestimmte Todesursache bzw. Ursachengruppe beruht auf der Summierung der betreffenden Sterbefälle in den einzelnen Altersgruppen, multipliziert mit den in der jeweiligen Altersgruppe verbleibenden Lebensjahre bis zur vorgegebenen oberen Altersgrenze. Der Mittelwert verlorener Lebensjahre je Todesfall in einer Altersklasse ergibt sich bei einem Grenzwert von 65 Jahren (gestorben vor Vollendung des 65. Lebensjahres) wie folgt:

$$\text{Mittlerer Verlust an Lebensjahren in Altersgruppe i} = 65 - \left(\frac{UG_i + OG_i}{2} \right) - 0{,}5$$

wobei UG_i und OG_i die unteren und oberen Grenzwerte der jeweiligen Altersgruppe sind. Für die Altersgruppe der 40- bis 44jährigen ergäbe sich somit ein mittlerer Verlust von 22,5 Lebensjahren durch Tod vor Vollendung des 65. Lebensjahres. Die Formel zur Berechnung der VLJ (zwischen 1 und 64 Jahren) lautet dann

Verlorene Lebensjahre

$$VLJ_{(1-64)} = \sum_{i=1}^{64} d_i \cdot \left(65 - \frac{UG_i + OG_i}{2} - 0{,}5 \right)$$

d_i steht hier für die Anzahl der Sterbefälle in der Altersgruppe i.

Die Gruppe der Säuglinge wird bei dieser Berechnung ausgeklammert, da die Säuglingssterblichkeit zum größten Teil speziellen Todesursachen zuzuschreiben ist, die in späteren Lebensabschnitten nicht mehr auftreten. Da die Säuglinge in der unter 55jährigen Bevölkerung die höchste Sterblichkeitsrate aufweisen und jeder Sterbefall 64 VLJ entspricht, würden die speziellen Diagnosen der Neo- und Postneonatalperiode die Statistik der VLJ sehr stark beeinflussen.

Die VLJ werden in der Regel als Rate je 100.000 Einwohner angegeben und lassen sich mit der weiter oben vorgestellten Methode altersstandardisieren. Es existieren weitere, komplexe Verfahren der Berechnung von VLJ auf der Basis von Sterbetafeln, allerdings weichen die hiermit gewonnenen Ergebnisse nur geringfügig von denen der einfachen Methode ab.

5.3 *Ausgewählte Standardbevölkerungen*

Alter von ... bis ... Jahre	„Alte“ Europa-Standard-Bevölkerung	„Neue“ Europa-Standard-Bevölkerung			Bevölkerung der Bundesrepublik Deutschland (alte Bundesländer) 25. Mai 1987			Bevölkerung der Bundesrepublik Deutschland (alte und neue Bundesländer) 1987		
		männlich	weiblich	insgesamt	männlich	weiblich	insgesamt	männlich	weiblich	insgesamt
0-1	1.600	1.345	1.218	1.305	318.932	302.284	621.216	433.978	412.028	846.006
1-4	6.400	5.303	4.800	5.021	1.212.628	1.150.900	2.363.528	1.677.504	1.592.361	3.269.865
5-9	7.000	6.800	6.160	6.472	1.502.515	1.426.522	2.929.037	2.090.884	1.987.719	4.078.603
10-14	7.000	7.108	6.452	6.772	1.532.798	1.456.460	2.989.258	2.002.744	1.904.217	3.906.961
15-19	7.000	7.570	6.863	7.208	2.249.951	2.140.639	4.390.590	2.837.797	2.699.867	5.537.664
20-24	7.000	8.163	7.438	7.792	2.733.325	2.593.076	5.326.401	3.438.432	3.260.414	6.698.846
25-29	7.000	8.206	7.552	7.871	2.518.300	2.394.816	4.913.116	3.209.666	3.052.454	6.262.120
30-34	7.000	7.811	7.258	7.528	2.192.311	2.120.719	4.313.030	2.840.935	2.743.284	5.584.219
35-39	7.000	7.448	6.986	7.212	2.138.355	2.067.701	4.206.056	2.693.695	2.605.007	5.298.702
40-44	7.000	7.068	6.661	6.860	1.934.441	1.828.585	3.763.026	2.383.997	2.278.699	4.662.696
45-49	7.000	5.997	5.739	5.865	2.525.431	2.386.988	4.912.419	3.169.028	3.035.226	6.204.254
50-54	7.000	5.937	5.817	5.876	2.069.907	1.994.339	4.064.246	2.604.586	2.541.134	5.145.720
55-59	6.000	5.521	5.585	5.553	1.795.124	1.820.903	3.616.027	2.236.172	2.312.863	4.549.035
60-64	5.000	5.015	5.463	5.245	1.396.196	1.925.187	3.321.383	1.688.679	2.396.826	4.085.505
65-69	4.000	4.139	5.196	4.680	1.010.315	1.639.067	2.649.382	1.230.499	2.046.598	3.277.097
70-74	3.000	2.449	3.392	2.932	832.189	1.489.474	2.321.663	1.006.643	1.848.154	2.854.797
75-79	2.000	2.228	3.536	2.897	742.136	1.484.489	2.226.625	920.218	1.867.749	2.787.967
80-84	1.000	1.094	2.076	1.606	424.156	950.908	1.375.064	530.988	1.188.914	1.719.902
85 u. mehr	1.000	798	1.808	1.305	193.913	581.062	774.975	239.413	708.968	948.381
Insgesamt	**100.000**	**100.000**	**100.000**	**100.000**	**29.322.923**	**31.754.119**	**61.077.042**	**37.235.858**	**40.482.482**	**77.718.340**

Quelle: Cancer incidence in five continents, Lyon, IARC,1976,Vol.3

nach: United Nations World Population Prospects 1990

Quelle: Statistisches Bundesamt Volkszählung 1987

Quelle: Statistisches Bundesamt, Fachserie 12, Reihe 4, 1995

Literatur

Akademie für öffentliches Gesundheitswesen in Düsseldorf (Hrsg.) (1996): Praxishandbuch Gesundheitsberichterstattung. Hamburger Projektgruppe Gesundheitsberichterstattung. Schriftenreihe Band 18. Düsseldorf.

Arbeitsgemeinschaft der Leitenden Medizinalbeamten der Länder (AGLMB) (1996): Indikatorensatz für die Gesundheitsberichterstattung der Länder. Zweite, überarbeitete Fassung. Bielefeld: LÖGD (ND).

Bardehle, D. (1995): Gesundheitsberichterstattung des Bundes und der Länder. Forum Public Health. Public Health in Deutschland. Kongreß der Forschungsverbünde. Nr. 10, 42-43.

Bardehle, D. & Annuß, R. (1993 ff.): Serie Gesundheitsberichterstattung, Band 3-9. Bielefeld: LÖGD.

Behörde für Arbeit, Gesundheit und Soziales (BAGS) der Freien und Hansestadt Hamburg (Hrsg.) (1991, 1994): Gesundheitliche Beeinträchtigung von Kindern im Umweltzusammenhang. Gesundheit von Kindern und Jugendlichen in Hamburg. Zwischenbilanz 1994. Hamburg: BAGS.

Bergmann, K.E., Baier, W. & Meinlschmidt, G. (Hrsg.) (1996): Gesundheitsziele für Berlin. Berlin New York: de Gruyter.

Bundesministerium für Gesundheit (Hrsg.) (1993): Indikatoren zum Gesundheitszustand der Bevölkerung in der ehemaligen DDR. Band 23 Schriftenreihe des Bundesministeriums für Gesundheit. Baden-Baden: Nomos.

Deutscher Bundestag, 6. Wahlperiode (1970): Gesundheitsbericht. Drucksache VI/1667. Bundesrepublik Deutschland. Der Bundeskanzler. Bonn: Universitäts-Buchdruckerei.

EC, DG III und V, IDA CARE Project (1996): Project Management plan., Brüssel: Cap Volmac.

Europäische Kommission (1966) (Hrsg.) Der Gesundheitszustand in der Europäischen Gemeinschaft. Brüssel: Amt für amtliche Veröffentlichungen der Europäischen Gemeinschaften.

Europäische Kommission (1997) (Hrsg.): Report from the Commission on the state of women´s health. COM (97) 224 final. Brüssel.

Europäisches Parlament (Hrsg.) (1997): Beschluß Nr. 1400/97 des Europäischen Parlaments und des Rates vom 30. Juni 1997 über ein Aktionsprogramm der Gemeinschaft für Gesundheitsberichterstattung innerhalb des Aktionsrahmens im Bereich der öffentlichen Gesundheit, 1997-2001. Amtsblatt der Europäischen Gemeinschaften. Brüssel

Forschungsgruppe Gesundheitsberichterstattung (1990): Aufbau einer Gesundheitsberichterstattung - Bestandsaufnahme und Konzeptvorschlag. Endbericht. Band I-III. Sankt Augustin: Asgard Verlag.

Hoffmann, U. & Böhm, K. (1995): Fortschritte beim Aufbau der Gesundheitsberichterstattung des Bundes. Wirtschaft und Statistik Heft 2, 113-125.

Hoffmann, U. (1993): Zum Aufbau einer nationalen Gesundheitsberichterstattung. Wirtschaft und Statistik Heft 1, 33-42.

Kern, K.D., Kniesche, A.R. & Schräder, W.F. (1994): Innovationsorientierte Gesundheitsberichterstattung in Rheinland-Pfalz - zur Entwicklung der Gesundheitsberichterstattung auf Länderebene. Gesundheitswesen 56 (1994) 155-158.

Laaser, U. & Schwartz, F.W. (Hrsg.) (1992): Gesundheitsberichterstattung und Public health in Deutschland. Berlin New York: Springer.

Landesinstitut für den Öffentlichen Gesundheitsdienst NRW (LÖGD) (Hrsg.) (1996): Kommunale Gesundheitsberichte. Eine Zusammenstellung von Titeln und Inhaltsverzeichnissen der z.Z. im LÖGD vorhandenen Berichte. Bielefeld: LÖGD.

Ministerium für Arbeit, Gesundheit und Soziales des Landes Nordrhein-Westfalen (MAGS) (Hrsg.) (1995): Zehn vorrangige Gesundheitsziele für NRW. Bielefeld: LÖGD.

Ministerium für Arbeit, Gesundheit und Soziales des Landes Nordrhein-Westfalen (MAGS) (1991, 1995): Gesundheitsreport Nordrhein-Westfalen 1990 und 1994. Bielefeld: LÖGD.

Ministry of Health, Denmark (Hrsg.) (1994): Working Party on Community Health Data and Indicators: Recommendations to the High Level Committee on Health. Kopenhagen.

Murza, G. & Hurrelmann, K. (Hrsg.) (1996): Regionale Gesundheitsberichterstattung. Gesundheitsforschung. Weinheim, München, Juventa.

Nolte, E., Laaser, U., Bardehle, D. & Annuß, R. (1997): Die gesundheitliche Lage der Bevölkerung in Nordrhein-Westfalen 5 Jahre vor der Zielstellung der WHO. Gesundheit für alle im Jahr 2000. Bundesgesundheitsblatt 40 (1997), Heft 9, 322-332.

Pfaff, G. & Krämer, D. (1996): Grenzen der Gesundheitsberichterstattung in der Gesundheitsplanung. Gesundheitswesen 58, 602-605. Stuttgart, New York: Thieme.

Projektgruppe „Prioritäre Gesundheitsziele" beim Zentralinstitut für die kassenärztliche Versorgung im Auftrag des Bundesministers für Jugend, Familie, Frauen und Gesundheit (Hrsg.) (1990): Dringliche Gesundheitsprobleme der Bevölkerung in der Bundesrepublik Deutschland. Baden-Baden: Nomos.

Sachverständigenrat für die Konzertierte Aktion im Gesundheitswesen (Hrsg.) (1987): Jahresgutachten 1987. Medizinische und ökonomische Orientierung. Baden-Baden: Nomos.

Sachverständigenrat für die Konzertierte Aktion im Gesundheitswesen (Hrsg.) (1992): Jahresgutachten 1992. Ausbau in Deutschland und Aufbruch nach Europa. Baden-Baden: Nomos.

Sachverständigenrat für die Konzertierte Aktion im Gesundheitswesen (Hrsg.) (1994): Sachstandsbericht 1994. Gesundheitsversorgung und Krankenversicherung 20000. Eigenverantwortung, Subsidiarität und Solidarität bei sich ändernden Rahmenbedingungen. Baden-Baden: Nomos.

Statistisches Bundesamt (1995): Arbeitskreis Gesundheitsberichterstattung Indikatorengrundsatzpapier. Wiesbaden.

Teilnehmer am Treffen zur Abstimmung der Lehrinhalte Biometrie für die Studiengänge Public Health in Deutschland (1996): Empfehlung der Deutschen Public-Health-Studiengänge für die Lehrinhalte Biometrie und Epidemiologie im Kernstudium. Beschluß der Konferenz der Vertreter aller Public-Health-Studiengänge in Deutschland am 20 und 21. Juni 1996 in München.

Thiele, W. & Trojan, A. (1990): Lokale Gesundheitsberichterstattung. St. Augustin: Asgard-Verlag.

U. S. Department of Health and Human Services (Hrsg.) (1995): Healthy People 2000 Review 1994. Hyattsville/Maryland.

Weltgesundheitsorganisation. Regionalbüro für Europa (Hrsg.) (1992): Ziele zur „Gesundheit für alle". Die Gesundheitspolitik für Europa. Aktualisierte Zusammenfassung. Hamburg: Konrad-Verlag.

World Health Organization (Hrsg.) (1993): World Health Statistics Annual. Genf.

World Health Organization Europe (Hrsg.) (1994): Health in Europe. The 1993/1994 health for all monitoring report. WHO Regional Publications. European Serie, Nr. 56. Kopenhagen.

Ulrike Maschewsky-Schneider, Birgit Babitsch und Antje Ducki

Geschlecht und Gesundheit

1. Warum brauchen wir eine geschlechtsspezifische Sicht in den Gesundheitswissenschaften?

Fragen der geschlechtsspezifischen Gesundheit sind mit der Frauengesundheitsbewegung in den 70er Jahren aufgeworfen worden (Boston Women's Health Book Collective 1980; Kickbusch 1981). In Auseinandersetzung mit der Dominanz der Medizin über die reproduktive Gesundheit der Frauen, also den körperlichen Funktionen der Frauen, die mit Menstruation, Schwangerschaft, Geburt, Menopause oder gynäkologischen Erkrankungen zusammenhängen, formulierte die Frauengesundheitsbewegung den Anspruch auf die Selbstbestimmung der Frauen über ihren Körper. Gegen ein technisches, organ- und funktionsbezogenes Verständnis der Medizin setzten die Frauen die Bedeutung sozialer und psychischer Bedingungen, unter denen Krankheit entsteht und behandelt wird und unter denen Gesundheit erhalten bleibt (s. z.B. Schneider 1981). War es bislang die Gynäkologie und Onkologie, die sich mit Krankheiten bei Frauen befaßten, wurden nun von den Sozialwissenschaften gesellschaftlich orientierte Konzepte in die Auseinandersetzung mit der Gesundheit von Frauen hineingetragen. Dieser Prozeß entstand mit der Rückbesinnung auf die soziale Verantwortung der Medizin, die Rolle der Gesellschaft für die Entstehung von Krankheit bzw. den Erhalt von Gesundheit und erfolgte damit parallel zur Entwicklung der Gesundheitswissenschaften in Deutschland.

In der Kritik der Medizin wurden wichtige Prinzipien für einen frauenspezifischen Blick in den Gesundheitswissenschaften formuliert (s.a. Helfferich & v. Troschke o.J.): dem am Defizitmodell orientierten Krankheitsbegriff (Krankheit als Fehlfunktion des Körpers) wurde ein positiver Gesundheitsbegriff gegenüber gestellt (Gesundheit als Wohlbefinden, Selbstwertgefühl und Handlungsfähigkeit); die Gesundheit der Frauen sollte nicht auf ihre reproduktive Gesundheit und in einem erweiterten Sinne auf ihre soziale Verantwortung für die Gesundheit anderer, insbesondere der Familie, reduziert werden; Frauen sollten lernen, den Anspruch auf Gesundheit zu stellen und durchzusetzen; nicht nur spezifische medizinische oder biologische Risiken, sondern auch die Arbeits- und Lebensbedingungen von Frauen in Beruf und Familie sollten in den Mittelpunkt gerückt werden; der potentiellen Medikalisierung und Pathologisierung der Frauen in der Medizin wurde ein Konzept der Gesundheitsförderung entgegengesetzt, nach dem für Frauen gesundheitsförderliche Lebenswelten geschaffen werden, und sie die Chance erhalten, sich selbst aktiv für ihre Gesundheit einzusetzen. In diesem Sinne waren die Frauengesundheitsbewegung und -forschung ein wesentlicher Promotor für die Entwicklung der Selbsthilfebewegung in Deutschland und hat zur Entstehung neuer Public Health-Konzepte einen wichtigen Beitrag geleistet.

Wissenschaftliche Bestandsaufnahmen in Ländern mit einem hohen Stand der Public Health-Forschung wie in den USA zeigten ebenfalls, daß Frauengesundheitsprobleme bislang unzureichend untersucht worden waren (z.B. Institute of Medicine 1994; National Heart, Lung, and Blood Institute 1990; Rodin & Ickovicz 1990). In Auseinandersetzung mit der Epidemiologie, der klinischen Forschung, der Versorgungsforschung, der Gesundheitspsychologie und -soziologie zeigten sich gravierende Wissensdefizite: Unterschiede in der Mortalität und Morbidität zwischen Männern und Frauen waren bislang nicht ausreichend in Hinblick auf ihre Bedeutung für die zukünftige gesundheitliche Versorgung beider Geschlechter bewertet worden; wenig war über die unterschiedliche Bedeutung der Risiken für chronische Krankheiten (z.B. Herz-Kreislauf-, Krebserkrankungen, Rheuma) über die Genese und Verlauf dieser Krankheiten bei beiden Geschlechtern bekannt; Unterschiede in der Diagnostik und Therapie bei Männern und Frauen wurden beobachtet, ohne daß die Ursachen dafür bekannt und die daraus resultierenden Konsequenzen für die Versorgung abschätzbar gewesen wären (Eaker, Johnson, Loop & Wenger 1992; Wenger, Speroff & Packard 1993). Ergebnisse klinischer Studien, z.B. für medikamentöse Therapien, wurden in der Versorgungspraxis auf Frauen übertragen, obwohl die Wirkungen nur an männlichen Populationen untersucht worden waren (Institute of Medicine 1994). Daß diese Gesichtspunkte zu Fehlsteuerungen im Gesundheitssystem führen und mit immensen Kosten verbunden sind, liegt auf der Hand.

In den USA wurden vor diesem Hintergrund in Forschung und Lehre Strukturen geschaffen, die einen systematischen Einbezug von Frauen in die Forschung gewährleisteten und dazu beitragen sollten, Forschungsdefizite aufzuholen. Hiervon ist die junge Disziplin der Gesundheitswissenschaften in Deutschland jedoch noch weit entfernt. Die systematische Bearbeitung aller Bereiche von Public Health unter einer geschlechtsspezifisch differenzierenden Sicht ist - trotz einiger Fortschritte im Einzelnen - bislang noch nicht erfolgt und würde ein interdisziplinär zu bearbeitendes Forschungsprogramm voraussetzen. In diesem Artikel werden deshalb im folgenden beispielhaft drei Bereiche herausgegriffen, an denen eine frauen- und geschlechtsspezifische Herangehensweise deutlich gemacht werden soll.

2. Zur gesundheitlichen Lage von Frauen und Männern

Frauen haben eine deutlich höhere Lebenserwartung als Männer (ca. 7 Jahre), was insbesondere auf die Frühsterblichkeit der Männer an Herz-Kreislauf-Krankheiten (v.a. Herzinfarkt) zurückzuführen ist (Überblick s. z.B. Maschewsky-Schneider 1997). Haupttodesursachen für beide Geschlechter sind die Herz-Kreislauf-Krankheiten (45 % aller Todesursachen bei Männern, 53 % bei Frauen; Herzinfarkt 21 % zu 18 %) und Krebserkrankungen (26 % zu 23 %). Für die Frühsterblichkeit (hier: Verstorbene 35-64 Jahre) spielen - gerade auch in Hinblick auf Geschlechterdifferenzen - die Krebserkrankungen eine große Rolle. Für 48 % der Frauen und 33 % der Männer in dieser Altersgruppe sind sie die Todesursache, wobei für die Frauen der Brustkrebs (13 %) von großer Bedeutung ist. 10 % der verstorbenen Männer und 4 % der Frauen sind an Lungenkrebs gestorben; an ischämischen Herzkrankheiten waren es 19 % bei den Männern und 9 % bei den Frauen. Obwohl auf dem Hintergrund der längeren Lebenserwartung der Frauen eine Übersterblichkeit der Männer in nahezu allen Altersgruppen und für alle Todesursachen zu beobachten ist, variiert diese also erheblich nach Alter und Todesursachen. Sie ist z.B. für ischämische Herzkrankheiten in jüngeren Altersgruppen bei den Männern ca. sechsmal höher als bei den Frauen, bei den älteren dagegen nur ca. doppelt so hoch. Der Lungenkrebs tritt bei den Männern in den hohen Altersgruppen ca. siebenmal häufiger auf, während in den jungen Jahren die gesamte Krebssterblichkeit der Frauen leicht über der bei den Männern liegt.

	Prozent an allen Gestorbenen (Alle Altersgruppen)		Prozent an allen Gestorbenen (35-64 Jahre)	
Todesursache (ICD)	Männer	Frauen	Männer	Frauen
Krebs (140-208)	26	23	33	48
– Dick-/Mastdarm (153, 154)	3	4	3	5
– Lunge (162)	7	1,5	10	4
– Brust (174-175)	–	4	–	13
– Gebärmutter/Eierstöcke (179-183)	–	3	–	7
Herz-Kreislauf-Krankheiten (390-459)	45	53	34	23
– Ischämische (410-414)	21	18	19	9
– Zerebrovaskuläre (430-438)	9	14	4	5

Quelle: Daten des Gesundheitswesens 1991

Tabelle 1: Anteil der Gestorbenen an den wichtigsten Todesursachen bezogen auf alle Todesursachen zusammen, (alte) BRD 1989 (%)

In der epidemiologischen und medizinischen Forschung wurden Risiken und Schutzfaktoren für chronische Krankheiten untersucht und zunehmend auch geschlechtsspezifische Unterschiede berücksichtigt. So spielen für Herz-Kreislauf-Krankheiten die „klassischen“ Risikofaktoren Rauchen, Bluthochdruck, Übergewicht und Cholesterin und damit Ernährung eine wichtige Rolle (Eaker, Packard & Thom 1989). Für Krebserkrankungen sind je nach Lokalisation unterschiedliche Risiken relevant (Greenwald, Kramer & Weed 1995; Havard Report on Cancer Prevention 1996; Tomatis 1990). Während für einige Krebse die wichtigsten Risiken schon lange bekannt sind (z.B. Rauchen für Lungenkrebs), sind diese für andere frauenspezifische Krebserkrankungen, wie z.B. den Brustkrebs noch weitgehend unerforscht (ebd.; Kelsey 1993).

Eine wichtige Rolle spielen die weiblichen Hormone für die Entstehung chronischer Krankheiten. Ihre Schutzfunktion gegen Herz-Kreislauf-Krankheiten und Osteoporose scheint recht gut nachgewiesen zu sein; neuere Analysen belegen jedoch, daß die Langzeitbehandlung von Frauen in und nach der Menopause mit Östrogenen (Hormonsubstitutionstherapie) mit einem erhöhten Risiko für Brustkrebs einhergeht (Collaborative Group on Hormonal Factors in Breast Cancer 1997). Dies ist ein besonders gravierendes Ergebnis, wenn man berücksichtigt, daß der Anteil der Frauen im mittleren Lebensalter, die Hormone einnehmen, von Mitte der 80er Jahre bis Beginn der 90er von 5 % auf 22 % angestiegen ist. Weiterhin werden Umweltnoxen als Risiken für Krebs untersucht, wobei für den Brustkrebs der Einfluß chlorierter Kohlenwasserstoffe diskutiert, bislang aber noch unzureichend beforscht wird. Auch scheint der Einfluß einer fettreichen und hochkalorischen Nahrung auf das Herz-Kreislauf-Risiko oder den Darmkrebs zwar wissenschaftlich als gesichert zu gelten; ob es einen Zusammenhang zum Brustkrebsrisiko gibt, werden erst Langzeitstudien (Women's Health Initiative's Principle Investigators 1993) zeigen können. In gleicher Weise ist die Rolle psychischer Faktoren für die Krebsentstehung - gerade auch unter Berücksichtigung geschlechtsspezifischer Besonderheiten - unzureichend beforscht (Shumaker & Smith 1996).

Neben der Untersuchung des Einflusses bestimmter Risiken auf die Krankheitsentstehung ist das Wissen um die Belastung der Bevölkerung durch diese Risiken von Bedeutung. So läßt sich z.B. zeigen, daß die Zunahme der Lungenkrebsmortalität bei Frauen durch den Anstieg des Anteils rauchender Frauen bedingt ist. Heute rauchen ca. 30 % aller Frauen zwischen 25-69 Jahren (Männer 39 %); in den unteren Altersgruppen sind die Raten sogar deutlich höher (1990-92, 25-34 Jahre: West 42 %, Ost 38 %). In dieser Altersgruppe sind es ca. 40 % aller Frauen, die nie regelmäßig geraucht haben; bei den älteren Frauen (55-69 Jahre) sind das 71 % im Westen und 80 % im Osten. Hohe Raucherinnenraten zeigen sich ganz besonders bei Frauen aus unteren sozialen Schichten.

Diese Beispiele geben einen kurzen Einblick in geschlechtsspezifische Unterschiede und Besonderheiten in der gesundheitlichen Lage.

3. Erklärungsansätze für Unterschiede in der gesundheitlichen Lage von Männern und Frauen

Männer und Frauen zeichnen sich also durch ein unterschiedliches Krankheitsspektrum und verschiedene Risiko- und Belastungskonstellationen aus. Ihre Erfahrungen im System der gesundheitlichen Versorgung sind verschieden, prägen ihrerseits wieder das Inanspruchnahmeverhalten und wirken auf die Gesundheits- und Krankheitskonzepte von Frauen zurück. Wie sind diese Unterschiede zu erklären und welche Wege muß die Forschung gehen, um nach Ursachen dafür zu suchen? Die amerikanische Gesundheitswissenschaftlerin

Verbrugge (1990) benennt fünf Ebenen, die im Prinzip ein ganzes Forschungsprogramm umreißen und eine gute Orientierung darstellen:

- Sie benennt erstens unterschiedliche biologische Risiken, insbesondere genetische und hormonelle Faktoren.
- Zweitens spielen Risiken aus der Arbeits- und sonstigen Umwelt eine Rolle. Hierunter faßt sie auch Risiken, die, gesellschaftlich induziert, sich als gesundheitsbezogenes Verhalten (z.B. Rauchen oder Ernährung) auf das Krankheitsgeschehen niederschlagen.
- Drittens nennt sie psychosoziale Risiken. Diese umfassen Aspekte des Krankheitsverhaltens wie die Wahrnehmung und Zuschreibung von Symptomen, Suche nach Behandlung und Umgang mit Behinderung und Beeinträchtigung. Hier ist v.a. die psychosozial vermittelte Sichtweise und Bewertung von Gesundheit und Krankheit gemeint.
- Viertens spielt die Bereitschaft, über Krankheit, Gesundheit und Befinden zu berichten bzw. diese nach außen darzustellen (health-reporting-behavior) eine wichtige Rolle. Dies ist z.B. unter methodischen Gesichtspunkten von Bedeutung, wenn Frauen und Männer in Befragungen oder in der Anamnese ihre Symptome in unterschiedlicher Weise präsentieren, so daß der Arzt oder Forscher daraus für Männer und Frauen unterschiedliche Konsequenzen ziehen mag, auch wenn vielleicht die zugrunde liegende Gesundheitsstörung dieselbe ist.
- Fünftens werden die bisherigen Erfahrungen mit dem Gesundheitssystem und der gesundheitlichen Versorgung als wichtige Einflußfaktoren für die Beurteilung der eigenen Gesundheit genannt.

Diese fünf Erklärungsebenen sind nicht als losgelöst voneinander zu verstehen. Das soll an einem Beispiel erläutert werden. Für die Entstehung von Herz-Kreislauf-Krankheiten scheinen zunächst einmal biologische Unterschiede bei Männern und Frauen eine Rolle zu spielen. Bis zur Menopause sind Frauen durch ihre Östrogene vor dem Herzinfarkt besser geschützt. Auch unterscheiden sich Männer und Frauen, wie wir bereits gesehen haben, in Hinsicht auf ihr Gesundheitsverhalten und damit verbundene Risiken. Ob Streßbelastungen oder Persönlichkeitscharakteristika als primäre Risikofaktoren oder Auslöser für den Herzinfarkt eine Rolle spielen, konnte wissenschaftlich bislang nicht endgültig gezeigt werden. Fakt ist jedoch, daß z.B. fehlende soziale Beziehungen das Risiko für einen Infarkt auch bei Frauen erhöhen, und daß sozial benachteiligte Frauen ein höheres Infarktrisiko haben als sozial besser gestellte Frauen. In US-amerikanischen Studien konnte gezeigt werden, daß Unterschiede in der Diagnostik und Rehabilitation des Herzinfarkts bei Männern und Frauen bestehen (Shumaker & Smith 1996). Es gibt auch begründete Hypothesen darüber, daß die nach einem Infarkt entstehenden psychischen Reaktionsweisen (z.B. Depressionen, Angstzustände) bei Männern und Frauen verschieden sind (ebd.). Ob dabei unterschiedliche Konzepte über Krankheit und Gesundheit, unterschiedliche Selbstwertvorstellungen oder Bewältigungsmuster bei beiden Geschlechtern eine Rolle spielen, wäre weiter zu beforschen. Das Beispiel macht aber deutlich, wie wichtig das Zusammenspiel der Erklärungszusammenhänge auf allen diesen fünf Ebenen ist.

4. Lebenslagen und Gesundheit

4.1 Soziale Lage und Gesundheit von Frauen

In zahlreichen Studien konnte nachgewiesen werden, daß ein Zusammenhang zwischen sozialer Ungleichheit und Gesundheit besteht, in dem Sinne, daß Menschen die sozial schlechter gestellt sind, auch kränker sind bzw. früher sterben (Fox 1990; Marmot, Kogevinas & Elston 1991; Feinstein 1993; Mielck & Helmert 1994). Dieser Zusammenhang läßt sich auch dann zeigen, wenn den Studien unterschiedliche Konzeptionen der Beschreibung sozialer Ungleichheit (bspw. soziale Schicht, soziale Klasse bzw. nur einzelne Dimensionen sozialer Ungleichheit, wie Einkommen, berufliche Stellung und Bildung) zugrunde liegen. Dieser Befund wird in der Literatur unter den Begriff sozialer Gradient gefaßt.

Die Forschungsergebnisse belegen übereinstimmend für Frauen und Männer einen sozialen Gradienten in der Mortalität und Morbidität (Marmot et al. 1991; Feinstein 1993; Helmert 1994). Feinstein (1993) zeigte in seinem Übersichtsartikel auf, daß sowohl hinsichtlich Unterschieden im Bildungsniveau als auch hinsichtlich Einkommensunterschieden für Frauen und Männer ein sozialer Gradient bei der Mortalität vorliegt, der für Frauen als geringfügig schwächer zu charakterisieren ist. Im Gegensatz dazu deuten die Ergebnisse des Black Reports auf keine geschlechtsspezifischen Unterschiede (Townsend & Davidson 1982) bzw. die Ergebnisse von Koskinen & Martelin (1994) auf einen schwächeren sozialen Gradienten bei der Mortalitätsrate bei den verheirateten Frauen hin. Bei den nicht verheirateten bzw. geschiedenen und verwitweten Frauen hingegen ließ sich ein ebenso starker sozialer Gradient wie bei den Männern dieser Untersuchungspopulation feststellen.

Auswertungen des Nationalen Untersuchungssurveys verweisen ebenfalls auf einen sozialen Gradienten bei Männern und Frauen. Hinsichtlich des Verlaufs des Gradienten zeigen sich jedoch geschlechtsspezifische Unterschiede (vgl. z.B. Maschewsky-Schneider 1997). Geschlechtsspezifische Unterschiede lassen sich für das Risiko eines Herzinfarktes zwar nicht für alle sozialen Schichten, aber in der Relation des Risikos zwischen der Unterschicht und der Oberschicht, die für diese Extremgruppen bei den Frauen höher als bei den Männern ausfällt, aufzeigen (Helmert, Maschewsky-Schneider, Mielck & Greiser 1993). Andere Auswertungen der Daten des Nationalen Gesundheitssurveys zu „selbstberichteten Krankheiten und Beschwerden“ (nach Beschwerdenliste von v. Zerssen) deuten auf geschlechtsspezifische Unterschiede hin (Helmert 1994). Bei chronischer Bronchitis, Rheuma, Bandscheibenschäden und Magenerkrankungen besteht ein stärkerer sozialer Gradient bei den Männern als bei den

Frauen. Hingegen ist beim Diabetes ein stärkerer sozialer Gradient bei den Frauen zu verzeichnen. Deutliche Unterschiede zeigen sich auch bei der Belastung durch Beschwerden. Weitaus mehr Frauen als Männer fühlen sich durch psycho-vegetative Beschwerden stark belastet (22 % zu 16 %), wobei sich die Prävalenz starker Beschwerden mit abnehmender Sozialschicht erhöht (Helmert 1994).

Obgleich den geschlechtsspezifischen Unterschieden eine verstärkte Aufmerksamkeit gewidmet wird, läßt sich die Literatur zu sozialer und gesundheitlicher Ungleichheit im großen und ganzen durch Auswertungen, die lediglich nach Geschlecht stratifiziert sind, charakterisieren. Systematische Analysen der geschlechtsspezifischen Unterschiede sozialer und gesundheitlicher Ungleichheit, in denen Aspekte geschlechtsspezifischer Ungleichheit berücksichtigt sind, stehen noch aus (Lahelma & Arber 1994). Bislang fokussieren nur wenige Studien die geschlechtsspezifischen Unterschiede bei der Beschreibung sozialer Ungleichheit und der Gesundheit (respektive Krankheit) bzw. gesundheitsbezogener Lebensstile (vgl. z.B. Arber 1989 und 1990; Pugh & Moser 1990; Popay, Bartley & Owen 1993). Auch liegen nur vereinzelt Studien vor, die sich explizit mit der sozialen Lage und der Gesundheit von Frauen beschäftigen (vgl. z.B. Klesse, Sonntag, Brinkmann & Maschewsky-Schneider 1992; Borchert & Collatz 1992; Macran, Clarke & Joshi 1996).

Damit sind weitergehende insbesondere auch methodisch ungelöste Probleme verknüpft. Im Mittelpunkt steht dabei sicherlich die Frage der Operationalisierung sozialer Ungleichheit von Frauen und dies in zweifacher Hinsicht. Zum einen erfolgt die Beschreibung der sozioökonomischen Lage von Frauen in der Literatur uneinheitlich. In der Mehrzahl der Studien wird eine haushaltsbezogene Beschreibung sozialer Ungleichheit von Frauen vorgenommen. Dies impliziert eine unterschiedliche Beschreibung der sozioökonomischen Lage von Frauen, dadurch daß nicht für alle Frauen eine Beschreibung über den Status des (Ehe-)Partners möglich ist, was auch bei der Beurteilung der Forschungsergebnisse zu berücksichtigen ist. Daß eine unterschiedliche Operationalisierung einen Effekt auf den Zusammenhang zwischen sozialer und gesundheitlicher Ungleichheit bei Frauen hat, konnte Arber (1989) mit ihrer Analyse des 'General Household Survey' eindrucksvoll aufzeigen. Der soziale Gradient nimmt bei einer individuellen Beschreibung der sozialen Lage von Frauen einen anderen Verlauf als bei einer haushaltsbezogenen Beschreibung.

Die haushaltsbezogene Herangehensweise ist insbesondere dem bei den Frauen höheren Anteil der nie bzw. nicht erwerbstätigen Frauen geschuldet. Gesellschaftliche Veränderung, insbesondere die erhöhte und die im Lebenslauf längere Erwerbsbeteiligung von Frauen, legen zukünftig jedoch eine individuelle Herangehensweise bei der Beschreibung sozialer Ungleichheit nahe.

Zum anderen ist kritisch zu hinterfragen, ob die üblicherweise verwendeten klassischen Konzepte (z.B. soziale Schicht und soziale Klasse) eine ädaquate Beschreibung sozialer Lagen von Frauen leisten können, insbesondere wenn Aspekte geschlechtsspezifischer Ungleichheit einbezogen werden. So werden schon bei einer Betrachtung der klassischen Dimensionen (wie Bildung, Einkommen und berufliche Stellung) erhebliche geschlechtsspezifische Unterschiede deutlich. Besonders prägnant sind diese bei der Erwerbssituation von Frauen, da sich hier eine enge Verknüpfung mit der gesellschaftlichen Arbeitsteilung und damit mit der Verantwortlichkeit für den familiären Bereich zeigt. In der Folge lagert sich „Geschlecht (...) nicht nur in die Verfaßtheit der Berufe (und entsprechender Verteilungspraxis auf berufliche Laufbahnen) ein, sondern schiebt sich damit als Strukturkategorie zwischen das Verhältnis von Bildungsniveau und Ungleichheitsstruktur“ (Krüger 1995: 139).

Diese Problematik aufgreifend liegen inzwischen verschiedene Ansätze einer individuellen Beschreibung sozialer Ungleichheit von Frauen vor (vgl. z.B. Moser et al. 1988; Pugh & Moser 1990; Macran et al. 1996). Die Frage nach einer Operationalisierung von sozialer Ungleichheit von Frauen und deren Bedeutung für den Zusammenhang zwischen sozialer und gesundheitlicher Ungleichheit ist aber abschließend noch nicht geklärt.

Über diese Ansätze hinausgehend wurde eine Beschreibung sozialer Ungleichheit von Frauen auf der Basis neuerer Modelle der Sozialstrukturanalyse insbesondere den Ansätzen von Hradil (1987, 1994) mit einer Reanalyse der Daten des Nationalen Untersuchungssurveys vorgenommen (Babitsch 1998). Einbezogen in die Beschreibung sozialer Ungleichheit wurden neben den klassischen Dimensionen auch neue Dimensionen (z.B. Arbeitsplatzbedingungen) sowie für Frauen relevante Aspekte der beruflichen Tätigkeit (z.B. kontinuierliche vs. diskontinuierliche Erwerbstätigkeit) aber auch der familiären Situation (z.B. Anzahl der Kinder). Mit dem Verfahren der Clusteranalyse konnten 10 typische Soziallagen von Frauen identifiziert werden. Diese unterscheiden sich deutlich hinsichtlich der verschiedenen Dimensionen sozialer Ungleichheit als auch hinsichtlich des Gesundheitszustandes und intervenierend wirkender Faktoren (wie gesundheitliche Beanspruchung und Versorgung, gesundheitsrelevante Lebensstile) auf der sog. Meso-Ebene nach dem integrativen Modell von Elkeles & Mielck (1993). Die Erweiterung der Dimensionen sozialer Ungleichheit ermöglicht eine spezifische Betrachtungsweise der Lebenslagen von Frauen, insbesondere von Frauen, die aktuell nicht erwerbstätig sind. Zudem wurden in der Beschreibung der Soziallagen nicht nur strukturelle sondern auch rollenspezifische Aspekte einbezogen.

Zusammenfassend ist festzuhalten, daß in der Sozialepidemiologie eine systematische geschlechtsspezifische Betrachtung des Forschungsfeldes „soziale Ungleichheit und Gesundheit“ insbesondere eine Analyse der verwendeten theoretischen Konzeptionen und deren Operationalisierung in Hinblick auf ihre Angemessenheit, weibliche und männliche Lebenslagen adäquat zu erfassen, noch aussteht. Eine standardmäßige Stratifizierung nach Geschlecht greift zu kurz, da sie die geschlechtsspezifischen Unterschiede in der sozialen Lage unberücksichtigt läßt. Mit der Reanalyse von Babitsch (1998) konnte aufgezeigt werden, daß die neueren Ansätze der Sozialstrukturanalyse die Möglichkeit einer geschlechtsspezifischen Beschreibung sozialer Ungleichheit eröffnen, da diese weitere Indikatoren, die nicht nur an die Erwerbsarbeit gebunden sind, aufgreifen. Unzureichend beschrieben sind zudem die Vermittlungsprozesse von sozialer und gesundheitlicher Ungleichheit, insbesondere hinsichtlich geschlechtsspezifischer Unterschiede, und damit den Männern und Frauen zur Verfügung stehenden Ressourcen aber auch bestehende Belastungen. Diese intervenierenden Faktoren wurden in verschiedenen Modellen der Meso-Ebene zugeordnet (vgl. hierzu Elkeles & Mielck 1993; Steinkamp 1993). Die Relevanz der Einbeziehung der sog. Meso-Ebene legen auch die Ergebnisse von Babitsch (1998) nahe, da hier deutliche Unterschiede bei den Frauen in den unterschiedlichen Soziallagen in Hinblick auf ihre Ressourcen und Belastungen aufgezeigt werden konnten.

4.2 Beruf und Familie

Die spezifische Lebenslage von Frauen wird grundlegend durch die Erwerbsarbeit und den Lebensbereich Familie determiniert. Erwerbstätigkeit ist zunehmend ein fester Bestandteil weiblicher Lebensbiographien. Die Erwerbsquote von Frauen im erwerbsfähigen Alter[1] lag im Jahr 1960 in der Bundesrepublik bei 49 % und ist laut Datenreport des statistischen Bundesamtes auf 59,9 % im Jahr 1995 angestiegen. In den Altersgruppen zwischen 20 und 50 Jahren sind fast 2/3 aller verheirateten Frauen erwerbstätig. Gleichzeitig belegen die Daten der Wohlfahrtsforschung, daß dem Lebensbereich Familie nach wie vor von beiden Geschlechtern ein zentraler Stellenwert zugemessen wird (Statistisches Bundesamt 1997). In Hinblick auf die Vereinbarung dieser beiden Lebensbereiche zeigen sich extreme geschlechtsspezifische Unterschiede: Brüderl (1992) stellt hierzu fest, daß nach der Familiengründung die meisten Paare trotz veränderter Einstellungen zu Arbeitsteilung und Berufstätigkeit in die herkömmlichen Rollenmuster zurückfallen. Männer streben besonders nach dem Übergang zur Elternschaft das sog. 'Normalarbeitsverhältnis' an, das ein kontinuierliches, rechtlich abgesichertes, abhängiges Vollzeit-Beschäftigungsverhältnis beschreibt. Bei Frauen sind hingegen Diskontinuität und Differenzierungen im Erwerbsmuster vorherrschend. Neben zeitweiliger Nichtbeschäftigung wählen Frauen deutlich häufiger als Männer die Teilzeitarbeit als Möglichkeit, Beruf und Familie zu verbinden (Schupp 1991). Während beispielsweise 1995 nur 6,2 % der erwerbstätigen Männer Teilzeit[2] arbeiten, sind es bei den Frauen 37,4 % (Statistisches Bundesamt 1996). In der aktuellen Bedürfnislage kann Teilzeitarbeit zwar häufig die 'beste der möglichen Lösungen' sein, allerdings ist sie langfristig mit gravierenden Nachteilen verbunden: Teilzeitarbeit zementiert die geschlechtliche Arbeitsteilung, führt häufig zu einem unterqualifizierten Arbeitseinsatz und verringert Karrierechancen. Das Einkommen ist geringer, was auch eine schlechtere Altersversorgung zur Folge hat und schließlich wird Teilzeitarbeit zunehmend in ungeschützten Beschäftigungsverhältnis-

[1] In den Altersgruppen zwischen 15 und 65 Jahren

[2] Erwerbstätige mit einer normalerweise je Woche geleisteten Arbeitszeit von weniger als 36 Stunden

sen angeboten, was Frauen in Abhängigkeit und unsichere Lebensperspektiven treibt[3].

In der Frauengesundheitsforschung wird die gesundheitliche Bedeutung des 'Spannungsfeldes Beruf und Familie' auf dem Hintergrund verschiedener theoretischer Modelle untersucht. Es werden das 'job stress-model', das 'health benefits-model' und das 'mutiple role-model' unterschieden (Sorensen & Verbrugge 1987). Während auf dem Hintergrund des 'job stress-models' vor allem die belastenden Aspekte der Erwerbsarbeit für die Gesundheit untersucht werden, stehen im 'health benefits-model' die positiven und gesundheitsförderlichen Aspekte von Arbeit im Mittelpunkt. Im Rahmen des 'multiple role-models' werden die gesundheitlichen Effekte der Rollenvielfalt untersucht: Hier steht vor allem die Verbindung von Erwerbsarbeit mit anderen Rollen im Zentrum des Interesses. Neben der Analyse von Rollenüberlastung und Rollenkonfikten betonen neuere Untersuchungen die Bedeutung der Rollen*qualität* für die Gesundheit (z.B. Baruch & Barnett 1986; Klesse et al. 1992).

Für die Erwerbsarbeit haben zahlreiche Untersuchungen einen wesentlichen Einfluß auf die Gesundheit belegt (vgl. Ulich 1994). Ob dieser eher positiv oder negativ ist, hängt von den jeweils vorhandenen Belastungen und Ressourcen ab. Zu den gesundheitsförderlichen Ressourcen der Arbeit zählen Handlungs-, Entscheidungs- und Zeitspielräume, Kooperations- und Kommunikationserfordernisse und soziale Unterstützung. Sie fördern die Persönlichkeitsentwicklung, indem Kompetenzen und Fähigkeiten erweitert werden und sorgen dafür, daß mit bestimmten Belastungen besser umgegangen werden kann. Als Belastungen gelten neben ergonomischen und chemisch-physikalischen Risikofaktoren vor allem psychomentale Belastungen wie z.B. Zeitdruck, Unterforderung durch monotone Arbeitsbedingungen, ständige Unterbrechungen oder widersprüchliche Arbeitsanforderungen. Extremformen sozialer Belastungen, unter denen Frauen besonders häufig leiden, sind Mobbing und sexuelle Belästigung am Arbeitsplatz (Beermann & Metschkutat 1995). Belastungen führen je nach Art und Ausprägung zu verschiedenen körperlichen und psychosozialen Beeinträchtigungen. Welche Belastungs-Ressourcenkonstellationen in der Arbeit vorliegen, ist u.a. abhängig von der jeweiligen gesellschaftlichen Organisation, dem Arbeitsinhalt und den konkreten Ausführungsbedingungen: Die gesundheitsrelevante Ressource 'Handlungs- und Entscheidungsspielraum' findet sich beispielsweise nur bei Arbeitsaufgaben, die eigenständiges Denken, Planen und Entscheiden verlangen. Aufgrund der geschlechtsspezifischen Segregation des Arbeitsmarktes, die sowohl vertikal als auch horizontal verläuft, befinden sich jedoch viele Frauenarbeitsplätze an den unteren Enden betrieblicher Hierarchien, ihre Arbeitsplätze sind dadurch gekennzeichnet, daß hier häufig keinerlei Möglichkeiten zu eigenständigem Planen und Entscheiden gegeben sind. Un-

[3] Das Wissen um diese Nachteile ist sicherlich auch ein Grund, warum bei Frauen in den neuen Bundesländern die Bereitschaft, auch in Kinderbetreuungsphasen vollzeit zu arbeiten, stärker ausgeprägt ist als in den alten Bundesländern (Schulze Buschhoff 1996).

tersuchungen von Arbeitsplätzen, an denen häufig Frauen eingesetzt werden, ergaben, daß dies überwiegend Arbeitsplätze sind, die nicht nur geringe Entscheidungsspielräume, sondern gleichzeitig besonders viele Belastungen (z.B. Zeitdruck *und* Lärm *und* unzureichende Ergonomie) aufweisen (Ellinger, Karmaus, Kaupen-Haas, Schäfer, Schienstock & Sonn 1985; Demmer & Küpper 1984; Lüders & Resch 1995). Das heißt, an vielen für Frauen typischen Arbeitsplätzen unterer Hierarchiestufen findet sich ein Ressourcen-Belastungsprofil (geringe Ressourcen *und* hohe Belastungen), das *doppelt negativ* auf die Gesundheit wirkt: Es verhindert persönliche Weiterentwicklung und führt zu körperlichen und psychosozialen Beschwerden (vgl. auch Karasek & Theorell 1990).

In der Betrachtung der Zusammenhänge von Frauenarbeit und Gesundheit ist weiterhin die Tatsache zu berücksichtigen, daß Frauen neben der Erwerbsarbeit auch den größten Anteil der Haus- und Erziehungsarbeit leisten. Dieser Sachverhalt ist bislang überwiegend unter dem Stichwort der 'Doppelbelastung' untersucht worden. Neuere Untersuchungen bemühen sich demgegenüber um eine Betrachtung von Arbeit, die neben den gesundheitsbeeinträchtigenden auch die gesundheitsförderlichen Potentiale der jeweiligen Arbeitsform berücksichtigt. Klesse et al. (1992) kommen beispielsweise in einer qualitativen Untersuchung zu dem Schluß, daß das Gesundheitshandeln und die Lebenszufriedenheit von erwerbstätigen und nicht erwerbstätigen Frauen wesentlich von den bisherigen Erfahrungen in den jeweiligen Lebensbereichen abhängt, von den gelernten Handlungsmöglichkeiten und von der Tatsache, ob längerfristige Perspektiven in den jeweiligen Lebensbereichen verfolgt werden.

Ob die Kombination von Beruf und Familie die Gesundheit beeinträchtigt oder fördert, ist somit von einer Vielzahl gesellschaftlicher, arbeitsorganisatorischer und lebensgeschichtlicher Bedingungen abhängig.

5. Ausblick: Gender Bias - Gender Research

Die dargestellten Forschungsergebnisse zeigen die Bedeutung einer geschlechtsspezifischen Sicht in der Gesundheitsforschung. Rosser (1993) formulierte Phasen der Entwicklung der Frauen(gesundheits)forschung, beginnend mit der Phase der Leugnung von Unterschieden zwischen den Geschlechtern, über die Untersuchung geschlechtsspezifischer (methodisch und theoretisch begründeter) Verzerrungseffekte in der Forschung (gender bias), bis hin zu einer systematischen Berücksichtigung der Unterschiede zwischen beiden Geschlechtern (gender sensitive research). Um zu diesem letzten Stadium zu gelangen, sind in der gesundheitswissenschaftlichen Forschung in Deutschland noch viele Arbeitsschritte nötig. Dieser Weg setzt eine gründliche und laufende Bewertung der gesundheitswissenschaftlichen Forschung und die Entwicklung und Anwendung von methodologischen Standards in einer solchen Bewertung (s.a. Eichler 1991; Institute of Medicine 1994) voraus. Die strukturelle Verankerung der Frauengesundheitsforschung in den Gesundheitswissenschaften und der Medizin, die Überbrückung der Kluft zwischen beiden in Hinsicht auf Beurteilung der gesundheitlichen Belange der Frau und die Vernetzung der bestehenden wissenschaftlichen Ressourcen sind Schritte, die in Deutschland alsbald gegangen werden müssen, wollen wir nicht hinter internationalen Entwicklungen zurückstehen.

Literatur

Arber, S. (1989): Gender and class inequalities in health. Understanding the differentials. In: Fox, J. (ed.): Health inequalities in European countries. Gower Press, Aldershot, 250-279.

Arber, S. (1990): Revealing women's health. Re-Analysing the General Household Survey. In: Roberts, H. (ed.): Women's Health Counts. Routledge, London, 63-92.

Babitsch, B. (1998): Soziale Ungleichheit und Gesundheit bei Frauen in Westdeutschland. Eine Re-Analyse der dritten nationalen Untersuchung über Lebensbedingungen, Umwelt und Gesundheit in der Bundesrepublik Deutschland und Berlin (West). In: Ahrens, W., Bellach, B.-M., Jöckel, K.-H. (Hrsg.): Messung soziodemographischer Merkmale in der Epidemiologie. Schriftenreihe des Robert Koch Instituts, Band 1, MMV Medizin Verlag, München, 95-112.

Baruch, G.K. & Barnett, R. (1986): Role Quality, Multiple Role Involvement and Psychological Well-Being in Midlife Women. In: Journal of Personality and Social Psychology, 51 (3), 578-585.

Beermann, B. & Metschkutat, B. (1995): Psychosoziale Faktoren am Arbeitsplatz unter Berücksichtigung von Streß und Belästigung. Schriftenreihe der Bundesanstalt für Arbeitsschutz, Sonderschrift 38, Wirtschaftsverlag NW, Bremerhaven.

Borchert, H. & Collatz, J. (1992): Empirische Analysen zu weiblichen Lebenssituationen und Gesundheit. In: Brüderl, L. & Paetzold; B. (Hrsg.): Frauenleben zwischen Beruf und Familie. Psychosoziale Konsequenzen für Persönlichkeit und Gesundheit. Juventa Verlag, Weinheim, München, 189-209.

Boston Women's Health Book Collective (1980): Unser Körper, unser Leben. RoRoRo, Reinbek bei Hamburg.

Brüderl, L. (1992): Beruf und Familie: Frauen im Spagat zwischen zwei Lebenswelten. In: Brüderl, L. & Paetzold, B. (Hrsg.): Frauenleben zwischen Beruf und Familie. Juventa, Weinheim, München, 11-34.

Collaborative Group on Hormonal Factors in Breast Cancer (1997): Breast Cancer and Hormone Replacement Therapy: Collaborative Reanalysis of Data from 51 Epidemiological Studies of 52 705 Women with Breast Cancer and 108 411 Women without Breast Cancer. The Lancet 350 (October 11): 1047-1059.

Demmer, H. & Küpper, B. (1984): Belastungen an Arbeitsplätzen, die überwiegend mit Frauen besetzt werden. Fb 383, Bundesanstalt für Arbeitsschutz, Dortmund.

Eaker, E.D., Packard, B. & Thom, T.J. (1989): Epidemiology and Risk Factors for Coronary Heart Deisease in Women. Haymarket Doyma INC., New York.

Eaker, E.D., Johnson, W.D., Loop, F.D. & Wenger, N.K. (1992): Heart disease in women: how different? Patient Care 325 (February 15): 191-204.

Eichler, M (1991): Non-sexist research methods. A practical guide. Routledge (New York, London).

Elkeles, T. & Mielck, A. (1993): Soziale und gesundheitliche Ungleichheit. Theoretische Ansätze zur Erklärung von sozioökonomischen Unterschieden in Morbidität und Mortalität. WZB-Papers. Berlin.

Ellinger, S. Karmaus, W. Kaupen-Haas, H. Schäfer, K.H.; Schienstock, G. & Sonn, E. (1985): Büroarbeit und Rheuma. Schriftenreihe 'Humanisierung des Arbeitslebens', Band 59, Campus, Frankfurt/Main, New York.

Feinstein, J. (1993): The relationship between socioeconomic status and health. A review of the literature. The Milbank Quarterly 71 (2): 279-322.

Fox, A.J. (1990): Socio-economic differences in mortality and morbidity. In: Scand. J. Soc. Med. 18, 1-8.

Greenwald, P., Kramer, B.S. & Weed, D.L. (1995): Cancer Prevention and Control. Marcel Dekker, New York.

Harvard Report on Cancer Prevention, Vol 1: Causes of Human Cancer. Cancer-Causes&Control 7, Suppl. 1 (November 1996): S3-S59.

Helfferich, C. & Troschke, J. v.(Hrsg.) (o. J.): Der Beitrag der Frauengesundheitsforschung zu den Gesundheitswissenschaften/Public Health in Deutschland. Schriftreihe der „Koordinierungsstelle Gesundheitswissenschaften/Public Health“ an der Abteilung Medizinische Soziologie, Freiburg.

Helmert, U. (1994): Sozialschichtspezifische Unterschiede in der selbst wahrgenommenen Morbidität und bei ausgewählten gesundheitsbezogenen Indikatoren in West-Deutschland. In: Mielck, A. (Hrsg): Krankheit und soziale Ungleichheit. Sozialepidemiologische Forschungen in Deutschland. Leske + Budrich, Opladen, 187-207.

Helmert, U., Maschewsky-Schneider, U., Mielck, A. & Greiser, E. (1993): Soziale Ungleichheit bei Herzinfarkt und Schlaganfall in West-Deutschland. Soz Präventivmed 38: 123-132.

Hradil, S. (1987): Sozialstrukturanalyse in einer fortgeschrittenen Gesellschaft. Von Klassen und Schichten zu Lagen und Milieus. Leske + Budrich, Opladen.

Hradil, S. (1994): Neuerungen der Ungleichheitsanalyse und die Programmatik künftiger Sozialepidemiologie. In: Mielck, A. (Hrsg.): Krankheit und soziale Ungleichheit. Leske + Budrich, Opladen, 375-392.

Institute of Medicine, Mastroianni, C., Faden, R. & Federmann, D. (eds.) (1994): Women and health research. Ethical and legal issues of including women in clinical studies. Vol. 1. National Academy Press (Washington, D.C.).

Karasek, R.A. & Theorell, T. (1990): Healthy Work. Stress, Productivity, and the Reconstruction of Working Life. Basic Books, New York.

Kelsey, J.L. (1993): Breast cancer epidemiology: summary and future directions. Epidemiologic Reviews 15, 256-263.

Kickbusch, I. (1981): Die Frauengesundheitsbewegung - ein Forschungsgegenstand? In: Schneider, U. (Hrsg.): Was macht Frauen krank? Ansätze zu einer frauenspezifischen Gesundheitsforschung. Campus, Frankfurt, New York.

Klesse, R., Sonntag, U., Brinkmann, M. & Maschewsky-Schneider, U. (1992): Gesundheitshandeln von Frauen. Leben zwischen Selbst-Losigkeit und Selbst-Bewußtsein. Campus, Frankfurt am Main, New York.

Koskinen, S. & Martelin, T. (1994): Why are socioeconomic mortality differences smaller among women than among men?. Soc. Sci. Med. 38 (10): 1385-1396.

Krüger, H. (1995): Prozessuale Ungleichheit. Geschlecht und Institutionenverknüpfung im Lebenslauf. In: Berger, P. & Sopp, P. (Hrsg.): Sozialstruktur und Lebenslauf. Leske + Budrich, Opladen, 133-153.

Lahelma, E. & Arber, S. (1994): Health inequalities among men and women in contrasting welfare states. European Journal of Public Health 4 (3): 213-226.

Lüders, E. & Resch, M. (1995): Betriebliche Frauenförderung durch Arbeitsgestaltung. In: Zeitschrift für Arbeitswissenschaft, 49 (21 NF), 197-204.

Macran, S., Clarke, L. & Joshi, H. (1996): Women's health. Dimensions and differentials. Soc. Sci. Med. 42 (9): 1203-1216.

Marmot, M., Kogevinas, M. & Elston, M.A. (1991): Socioeconomic status and disease. In: Badura, B. & Kickbusch, I. (eds.): Health promotion research. Towards a new social epidemiology. WHO Regional Publication. No. 37. Copenhagen.

Maschewsky-Schneider, U. (1997): Frauen sind anders krank. Zur gesundheitlichen Lage der Frauen in Deutschland. Juventa Verlag, Weinheim, München.

Maschewsky-Schneider, U. (Hrsg.) (1996): Frauen - das kranke Geschlecht? Mythos und Wirklichkeit. Leske + Budrich, Opladen.

Mielck, A. & Helmert, U. (1994): Krankheit und Soziale Ungleichheit. Empirische Studien in West-Deutschland. In: Mielck, A. (Hrsg.): Krankheit und soziale Ungleichheit. Sozialepidemiologische Forschungen in Deutschland. Leske + Budrich, Opladen, 93-124.

Moser, K., Pugh, H. & Goldblatt, P. (1988): Inequalities in women's health. Looking at mortality differencials using an alternative approach. In: BMJ 296, 1120-1220.

National Heart, Lung and Blood Institute (1990): Women's Health Issues. U.S. Department of Health and Human Services, Public Health Service, National Institute of Health.

Popay, J., Bartley, M. & Owen, C. (1993): Gender inequalities in health. Social Position, affective disorders and minor physical morbidity. Soc. Sci. Med. 36 (1): 21-32.

Pugh, H. & Moser, K. (1990): Measuring women's mortality differences. In: Roberts, Helen (ed.): Women's Health Counts. Routledge, London, 93-112.

Rodin, J. & Ickovics, J.R. (1990): Women's Health. Review and research agenda. We approach the 21st Century. American Psychologist 45 (9): 1018-1034.

Rosser, S.V. (1993): A model for a speciality in women's health. Journal of Women's Health 2 (2): 222-224.

Schneider, U. (Hrsg.) (1981): Was macht Frauen krank? Ansätze zu einer frauenspezifischen Gesundheitsforschung. Campus, Frankfurt, New York.

Schulze Buschhoff, K. (1996): Der Konflikt Familie und Erwerbsarbeit - die Situation in West- und Ostdeutschland. In: Zeitschrift für Frauenforschung, 14.Jahrgang, Kleine Verlag, Bielefeld, 115 -127.

Schupp, J. (1991): Teilzeitarbeit als Möglichkeit der beruflichen (Re-)Intergration. In: K.U. Mayer, J. Allmendinger, J. Huinink (Hrsg.). Vom Regen in die Traufe: Frauen zwischen Beruf und Familie. Campus, Frankfurt, New York, 207-232.

Shumaker, S.A. & Smith, T.R. (1996): Frauen und koronare Herzkrankheiten - eine psychologische Perspektive. In: Maschewsky-Schneider, U. (Hrsg.): Frauen - das kranke Geschlecht? Mythos und Wirklichkeit. Leske + Budrich, Opladen, 19-42.

Sorensen, G. & Verbrugge, L.M. (1987): Women, Work and Health. In: Annual Review of Public Health, 8, 235-251.

Statistisches Bundesamt (Hrsg.) (1996): Bevölkerung und Erwerbstätigkeit. Fachserie 1, Reihe 4.1.2., Stuttgart: Metzler-Poeschel.

Statistisches Bundesamt (Hrsg.) (1997): Datenreport 1997. Bundeszentrale für politische Bildung, Bonn.

Steinkamp, G. (1993): Soziale Ungleichheit, Erkrankungsrisiko und Lebenserwartung. Kritik der sozialepidemiologischcen Ungleichheitsforschung. Soz. Präventivmed 38: 111-122.

Tomatis, L. (ed) (1990): Cancer: Causes, Occurence and Control. IARC Sci Publ 100., Lyon: Oxford University Press.

Townsend, P. & Davidson, N. (1982): The Black Report., London: Penguin Books.

Ulich, E. (1994): Arbeitspsychologie (3. Aufl.), Stuttgart: Schäffer-Poeschel.

Verbrugge, L.M. (1990): Pathways of health and death: Apple RD. (ed) Women, health and medicine in America. A historical handbook., Rutgers University Press, New Brunswick: NJ, 41-79.

Wenger, N.K., Speroff, L. & Packard, B. (1993): Cardiovascular health and disease in women. New England Journal of Medicine 329 (July 22): 247-256.

Women's Health Initiative's Principle Investigators (1993): Protocol for clinical trial and observational study components of the Women's Health Initiative.

Jürgen Frhr. v. Troschke

Gesundheits- und Krankheitsverhalten

1. Einleitung

Verhalten kann beitragen zur Erhaltung von Gesundheit, zur Entwicklung von Krankheiten, aber auch zu deren Bewältigung und Heilung. Diese Erkenntnis hat dazu geführt, daß vielfältige Versuche unternommen wurden, auf das Verhalten von Menschen einzuwirken, um Krankheiten zu verhindern oder die Bewältigung von Beschwerden und Befindlichkeitsstörungen zu fördern.

Mit dem Begriff Gesundheitsverhalten (Health behavior) bezeichnet man Verhaltensweisen, die vor dem Hintergrund medizinischer Erkenntnisse als für deren Gesundheit förderlich, riskant oder schädlich (im Sinne der potentiellen Verursachung von Krankheiten) bewertet werden können.

Der Begriff des Krankheitsverhaltens (Illness behavior) bezieht sich auf Verhaltensweisen in der Auseinandersetzung mit eigenen Beschwerden und Befindlichkeitsstörungen, die als Krankheit interpretiert werden.

Davon abzugrenzen ist das Krankenrollenverhalten (Sick role behavior) als Verhalten eines Erkrankten unter dem Einfluß der Selbst- und Fremdwahrnehmung in seiner Rolle als Kranker.

Die diesbezüglichen Verhaltensweisen und Lebensstile (Life styles) von Bevölkerungsgruppen sind von entscheidender Bedeutung für die Volksgesundheit. Prävention und Gesundheitsförderung als Strategien zur direkten oder indirekten Beeinflussung des Gesundheits- und Krankheitsverhaltens haben deshalb in den Definitionen von Public Health einen besonderen Stellenwert.

In diesem Kapitel werden wir uns zuerst mit sozialen Bewertungen von Gesundheit und Krankheit befassen. Anschließend werden Erkenntniszugänge zum Verständnis der gesundheitsrelevanten Wirkungen von Verhaltensweisen dargestellt. Verschiedene Erklärungsansätze für Gesundheitsverhalten werden beschrieben, auf denen Strategien zur Verhaltensbeeinflussung aufbauen können. Nach der Darstellung der Grundlagen des Krankheitsverhaltens schließt das Kapitel mit einer Zusammenfassung.

2. Soziale Bewertungen von Gesundheit und Krankheit

Grundlegend sind die jeweiligen Kenntnisse über die Entstehung von Krankheiten, die Möglichkeiten zu deren Verhinderung bzw. zur Gesundheitsförderung sowie deren kulturell-gesellschaftliche Bewertung. Mit anderen Worten:

Gesundheitsrelevantes Verhalten von Individuen oder sozialen Gruppen wird bewertet vor dem Hintergrund sozialer Normen, die sowohl medizinisch wie kulturell-religiös und gesellschaftlich legitimiert werden. Drei Perspektiven treffen sich im jeweils geltenden Verständnis von Gesundheit und Krankheit.

- Aus der Perspektive der Medizin definiert sich Gesundheit als statistische Norm im Vergleich von Organstrukturen und deren Funktionen. Dabei wird Krankheit als Normabweichung verstanden. Gesundheit wird entsprechend als das geordnete Zusammenspiel normaler Funktionsabläufe und des normalen Stoffwechsels definiert (F. Hartmann).
- Aus der Perspektive der Gesellschaft ist Gesundheit die Fähigkeit der Mitglieder zur Wahrnehmung der Rollen und Aufgaben, für die sie sozialisiert sind. Krankheit ist dann von diesen Normen abweichendes Verhalten, in der Regel Arbeits- und Leistungsunfähigkeit; z.B. definiert T. Parsons Gesundheit „als den Zustand optimaler Leistungsfähigkeit des Individuums für die wirksame Erfüllung der Rollen und Aufgaben, für die es sozialisiert worden ist“ (Parsons 1967).
- Aus der Perspektive der Religionen wird Gesundheit als Ausdruck und Folge'gottgefälligen' Verhaltens interpretiert, das im Kontext des geltenden Wertesystems die vorgegebenen Gebote und Verbote achtet. Krankheit wird als Bestrafung einer 'höheren' Macht für sündhafte Normübertretungen verstanden; z.B. sind nach Jores Krankheiten „Folgen der Sünde..., das gilt nicht nur für die Neurose, sondern auch für organische Krankheiten..., sie sind nicht sinnlos, sie verlangen Deutung als von Gott gesandte Versuchungen“ (Jores 1950).

Diese drei Bewertungsebenen sind mehr oder weniger stark bestimmend für die unterschiedlichen Definitionsansätze. Im Zusammenhang mit der Gründungsresolution der Weltgesundheitsorganisation wurde eine neue Kategorie eingeführt mit der Feststellung, daß „Gesundheit mehr ist als das Fehlen von Krankheiten und Gebrechen“, sondern darüber hinaus „vollkommenes körperliches, geistiges und soziales Wohlbefinden“ umfaßt.

Es ist charakteristisch für unsere pluralistische Gesellschaft Ende des 20. Jahrhunderts, daß keine Einigkeit über eine allgemein verbindliche Definition von Gesundheit und Krankheit besteht. Je nach Interessenlage und Betrachtungsweise stehen entweder der medizinische, der gesellschaftliche oder der religiöskulturelle Aspekt im Vordergrund.

Betrachtet man das jeweils vorherrschende Interesse an Gesundheit und Krankheit im historischen Prozeß, dann zeigen sich große Unterschiede in den kollektiven bzw. gruppenspezifischen Bewertungen und den daraus hergeleiteten Verhaltensnormen. Gesundheit und Krankheit werden solange als persönliches Problem des Betroffenen bewertet, wie sich daraus keine relevanten Konsequenzen für die soziale Gruppe, die Gemeinschaft oder den Staat ergeben. Je geringer der soziale 'Nutzen' des einzelnen bewertet wird, desto geringer ist das soziale Interesse an seinem Gesund- oder Kranksein, bzw. Gesundheits-

und Krankheitsverhalten. Nachdem im 18. Jahrhundert in Preußen bei den Musterungen für das Militär der Wert des Gesundheitszustandes für die Wehrkraft erkannt wurde, engagierte sich der Staat für die Gesundheitserziehung und -vorsorge in Schulen. Nachdem man die Bedeutung der Hygiene für die Ausbreitung von Epidemien erkannt hatte, wurden staatliche Hygienemaßnahmen zur Gesundheitsvorsorge erlassen. Nachdem in der Industriegesellschaft der Wert der Arbeitskraft deutlich wurde, organisierten Staat und Arbeitgeber Programme zur Gesundheitsvorsorge und -aufklärung. Nachdem die Bedeutung der sogenannten Zivilisationskrankheiten für die Morbiditäts- und Mortalitätsraten und damit die Kosten im Gesundheits- bzw. Sozialversicherungssystem offenkundig wurden, stieg das öffentliche Interesse an einer Intensivierung von Prävention und Prophylaxe. Je mehr der kollektive Nutzen der Gesundheit bzw. der kollektive Schaden der Krankheit des einzelnen Bürgers deutlich wurde, desto größer wurden die gesellschaftlichen Interessen, das verfügbare Wissen zur Vermeidung von Krankheiten bzw. Erhaltung von Gesundheiten möglichst effektiv und effizient umzusetzen. Nüssel (1987) propagierte diesbezüglich eine Umgewichtung der Ressourcenverteilung von der Kuration zur Prävention.

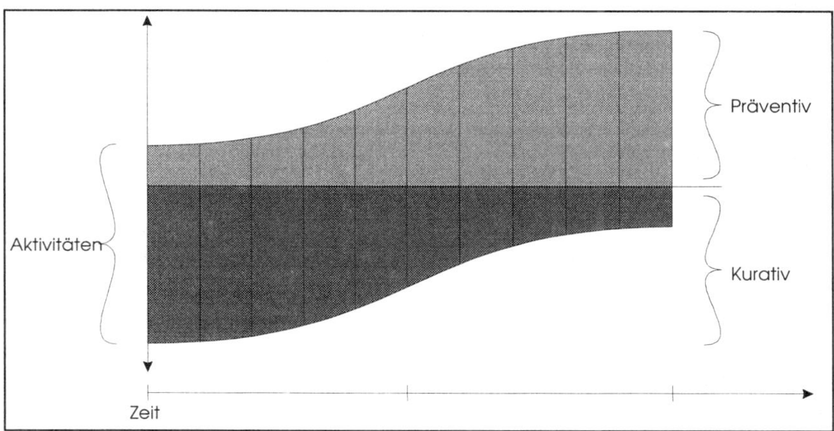

Quelle: nach Nüssel und Leparski 1987

Abbildung 1: Entwicklung von Aktivitäten aus den Bereichen Prävention und Kuration

Unabhängig davon, ob man eine derartige Prognose zur Umgewichtung im Kontext der Machtverteilung im Gesundheitssystem für realistisch hält, ist offenkundig, daß die Stärkung der Kompetenz des Bürgers zur eigenverantwortlichen Erhaltung seiner Gesundheit bzw. Bewältigung alltäglicher Beschwerden und Befindlichkeitsstörungen zu einer der zentralen Aufgaben für die Public Health in den entwickelten Industriegesellschaften geworden ist.

Schipperges et al. schrieben 1988: „Gesundheit ist längst zum Leitbegriff der heraufziehenden neuen Epoche der Medizin geworden. Gesundheit ist nicht nur der dringlichste unserer Wünsche, nicht nur die meistgebrauchte Deklarationsformel der Sozialreformer, nicht nur die wirksamste aller Zielvorstellungen, der sich die

Medizin in Reklame und Werbung bedient, Gesundheit ist ein Grundwert und rechtfertigt beinah alles, was in ihrem Namen getan und gefördert wird“ (s. 174).

Dem entspricht eine Prognose von L.A. Nefiodow (1997), nach der ‘psychosoziale Gesundheit’ als zentrale Basisinnovation für einen möglichen, langfristigen Wirtschaftszyklus mit dem Beginn des 20. Jahrhunderts prognostiziert wird. Mit der Eröffnung eines breiten Gesundheitsmarktes bekommen gesundheitsbezogene Verhaltensweisen von Bürgern als potentielle Konsumenten gesundheitsbezogener Waren und Dienstleistungen eine besondere Bedeutung.

3. Kenntnisse über gesundheitsrelevante Wirkungen von Verhaltensweisen

Am Anfang stand das Erfahrungswissen über gesundheitsrelevante Wirkungen von Verhaltensweisen, das über Generationen weitergegeben (tradiert) wurde und in der Kindheit sozialisiert wird. Jedes Lebewesen macht Erfahrungen, welche Verhaltensweisen positive Befindlichkeiten auslösen und welche mit negativen Folgen verbunden sind. Interessanterweise ernähren sich Kinder richtig, wenn man sie ihre eigenen Erfahrungen machen läßt. Über 100jährige geben an, daß sie relativ früh gelernt haben, welche Nahrungsmittel ihnen gut tun und sich daran gehalten haben (Franke 1985). Auch das medizinische Wissen über den Einfluß menschlicher Verhaltensweisen auf die Entstehung von Krankheiten (Pathogenese) war lange Zeit Erfahrungswissen. Erst mit der Verbreitung naturwissenschaftlicher Forschungsstrategien konnte die Medizin weitergehende Erkenntnisse über pathogene Wirkungsketten gewinnen. Die moderne Medizin kann als das Ergebnis der Kombination klinischen Erfahrungswissens mit naturwissenschaftlichen Analysen bezeichnet werden. Die Entwicklung und Anwendung epidemiologischer Methoden führte zur Entwicklung der Risikofaktorentheorie, d.h. der Identifikation von Merkmalen (u.a. Verhaltensweisen), die statistisch überzufällig mit der Entwicklung von Krankheiten korreliert sind.

Die krankheitsbezogene Betrachtungsweise führt zu einer Konzentration auf pathogenetische Prozesse. Ausgehend von Menschen, die krank geworden sind, wird deren Krankheitsgeschichte analysiert, um daraus Erkenntnisse zur Krankheitsvermeidung herzuleiten.

Eine andere Perspektive ist die der Salutogeneseforschung, die zu ermitteln versucht, wodurch sich Menschen charakterisieren, die trotz Exposition mit pathogenen Noxen (physikalisch, chemisch), Krankheitserregern (Viren, Bakterien, Pilzen, Würmern etc.) und Risikofaktoren (Konsum von Nahrungsmitteln, Genußmitteln, Drogen, Medikamenten, körperlicher Aktivität, Sexualverhalten, Körper- und Psychohygiene etc.) gesund bleiben und ein hohes Lebensalter erreichen. H.A. Maslow (1977) konnte feststellen, daß gesunde Menschen sich durch besondere Einstellungen und Verhaltensweisen charakterisieren (Kreativität, Humor, Spontaneität, Problemorientierung u.a.). A. Antonovsky hat die

Bedeutung des Kohärenzsinns (Sense of coherence) für Gesundheitsprozesse beschrieben (1979, 1987). Darunter versteht er die Fähigkeit, die eigenen Lebenserfahrungen sich selbst erklären zu können als Voraussetzung für eine erfolgreiche Lebensgestaltung. Darauf aufbauend wurde in der Gesundheitspsychologie eine Reihe von Einstellungen und Verhaltensweisen herausgearbeitet, die als Protektivfaktoren bezeichnet und den traditionellen Risikofaktoren gegenübergestellt werden können; z.B. Gesundheitskontrollüberzeugung (Health locus of control), positiver Streß (Positive stress uplifts), Selbstwirksamkeitserwartung (Self-efficacy), positive Illusionen (Positive illusions), Widerstandsfähigkeit (Hardiness) und dispositioneller Optimismus.

Die saluto- bzw. pathogenetische Wirkung menschlicher Verhaltensweisen entfaltet sich häufig erst mittel- und langfristig, wobei eine Vielzahl intervenierender Variablen (Confounding factors) die Identifikation kausaler Zusammenhänge erschweren. Grundsätzlich ist festzustellen, daß im Kontext der Entwicklung einer New Public Health neben der weiteren Untersuchung gesundheitsriskanter und gesundheitsschädigender Verhaltensweisen die wissenschaftliche Analyse von Einstellungen und Verhaltensweisen, die der Gesundheit förderlich sind bzw. diese erhalten, verstärkt bearbeitet werden sollten.

A) Individuelle, personenbezogene Bedingungen
- genetische Faktoren (u.a. Geschlecht)
- Lebensalter, Lebensgeschichte und Lebenssituationen (u.a. Krankheitserfahrungen, life-events)
- Lebenseinstellungen
- Kenntnisse und Fähigkeiten

B) Sozialgruppenspezifische Lebensbedingungen
- Lebenslage (Beruf, Einkommen, Bildung, Wohnung etc.)
- Norm- und Wertsystem (positionsspezifische Verhaltenserwartungen und Anforderungen)
- Lebensstile, Lebensweise (u.a. psychosoziale Belastungen)
- soziale Unterstützung (primäre soziale Netzwerke)

C) Präventionsangebote auf Gemeindeebene
- Verfügbarkeit und Erreichbarkeit gesundheitsrelevanter Dienstleistungen (Gesundheitserziehung, -aufklärung und -beratung)
- gesundheitsrelevante Gemeindepolitik

D) Allgemeine gesellschaftliche, kulturspezifische Bedingungen
- weltanschaulich-religiöse Wertsysteme und ihre Geltung
- wirtschaftliche Bedingungen
- staatliche Ressourcenallokation
- Rechtssysteme

E) Bedingungen der materiellen Umwelt
- Klima
- Landschaft
- Siedlungsdichte
- regionale Lage und Infrastruktur
- Industriebesatz etc.

Tabelle 1: Bedingungsebenen gesundheitsrelevanter Verhaltensweisen

4. Erklärungsansätze für Gesundheitsverhalten

Grundsätzlich können wir drei Erklärungsansätze voneinander unterscheiden:

(1) Psychologische Erklärungsansätze
(2) Soziologische Erklärungsansätze
(3) Anthropologische Erklärungsansätze

4.1 Psychologische Erklärungsansätze

Die Psychologie versucht Verhalten in Abhängigkeit von Einstellungen und Kenntnissen zu verstehen. Ihre Erklärungen lauten: Menschen verhalten sich ...,

...weil sie die potentiellen Folgen ihres Verhaltens kennen und über Kompetenzen für Verhaltensalternativen verfügen (Ansatz der kognitiven Psychologie);

...weil ihre Einstellungen, Attitüden bzw. stereotypen Systeme ihnen dieses Verhalten nahelegen (einstellungspsychologische Ansätze);

...weil die diesbezüglichen Verhaltensmuster konditioniert, d.h. in Prozessen positiver bzw. negativer Verstärkung erlernt wurden (verhaltenspsychologischer Ansatz).

Daraus ergibt sich die klassische Trias der Prävention: Die zugrundeliegende Hypothese ist, daß richtiges Wissen und richtige Einstellungen richtiges Verhalten bewirken.

Die Konsequenzen für Maßnahmen zur Beeinflussung des Gesundheitsverhaltens sind:

- Die Verbreitung medizinischen Wissens über pathogene Noxen, Gesundheitsrisiken sowie Möglichkeiten der Gesundheitsförderung als Strategie der gesundheitlichen Aufklärung;
- Appelle und Ermahnungen im Kontext der geltenden Wertsysteme als Strategie der Volksbelehrung;
- das Einüben bzw. Trainieren der erwünschten Verhaltensweisen als bevorzugte Strategie der Hygiene.

Diese Erklärungsansätze und die daraus hergeleiteten Strategien waren lange Zeit bestimmend für die Gesundheitserziehung und -aufklärung. Man versuchte, Wissen zu vermitteln, Einstellungen zu beeinflussen und Verhalten zu trainieren, mit dem Ziel, dadurch das gewünschte Gesundheitsverhalten zu bewirken.

Die Praxis hat nicht nur die frustrierende Ineffektivität dieser Strategien, sondern auch die unzureichende Aussagekraft der diesbezüglichen Erklärungsmodelle deutlich gemacht.

Empirische Untersuchungen belegen, daß Dissonanzen häufiger sind als Konsonanzen:

- Trotz 'richtigen' Wissens verhalten sich Menschen nicht, wie sie es für 'richtig' halten;
- trotz 'richtiger' Einstellungen zeigt sich 'falsches' Verhalten;
- trotz antrainierter Verhaltenskompetenz praktizieren viele nicht das erwünschte Verhalten.

Festinger hat sich 1957 mit seiner Theorie der kognitiven Dissonanz systematisch mit diesen Problemen befaßt und dabei festgestellt, daß Dissonanzen zwischen Wissen, Einstellungen und Verhalten dadurch gelöst werden können, daß eher die Einstellungen und Wissensbestände als Verhaltensweisen geändert werden. Über die Interdependenzen zwischen den drei Variablen (Wissen - Einstellungen - Verhalten) und deren Abhängigkeit von äußeren Faktoren wissen wir trotz umfangreicher psychologischer Forschungsarbeit noch relativ wenig.

Für die traditionellen Ansätze zur Beeinflussung gesundheitsrelevanter Verhaltensweisen ist diese Erkenntnis besonders schmerzlich. So zeigt sich, daß medizinische Experten sich im Vergleich zur 'Laienbevölkerung' selber eher gesundheitsriskant als gesundheitsförderlich verhalten. Als Beispiel hierzu können wir die Ergebnisse einiger empirischer Untersuchungen zum Tabakkonsum bei medizinischen Berufen anführen (Tab. 2):

Medizinische Berufsgruppe	N =	Untersuchungsgruppe	Altersgruppe	Raucherquote	Raucherquote in vergleichbaren Bevölkerungsgruppen
Krankenpflegeschülerinnen	510	1989	18-30	44,6%	41,2%
Medizinstudentinnen	1.242	1987-1991	18-30	37,1%	41,2%
Medizinstudenten	1.671	1987-1991	18-30	44,3%	48,8%
Krankenschwestern einer Univ.-Klinik	281	1990	20-40	50,9%	36,4%
Krankenhausärzte einer Univ.-Klinik	94	1990	25-60	35,1%	37,2%
Niedergelassene Ärzte	251	1991	30-60	22,2%	35,9%
Apotheker	344	1991	30-60	24,4%	35,9%

Tabelle 2: Alters- und geschlechtsspezifische Vergleichsgruppen in der BRD (alte Bundesländer, empirische Untersuchungen von J.v.Troschke)

Obwohl diejenigen, die in medizinischen Handlungsfeldern berufstätig sind, alltäglich in ihrer Arbeit die Krankheitsfolgen des Tabakrauchens vor Augen haben, ziehen viele für sich selber daraus nicht die medizinisch notwendigen Konsequenzen.

Selbst in Organisationen zur Prävention und Gesundheitsförderung zeigen die Mitarbeiter ein gesundheitsriskantes Verhalten, das abweicht von den Empfehlungen und Appellen für 'richtiges' Gesundheitsverhalten, die sie für andere verbindlich machen wollen.

Im Bemühen um die Entwicklung komplexer Erklärungsmodelle hat die von Fishbein und Ajzen entwickelte Theorie zur Verhaltensbeeinflussung eine große Verbreitung gefunden. Dabei werden normative, motivationale und situative Variablen berücksichtigt.

Eine Weiterentwicklung ist das Modell gesundheitlicher Überzeugungen (Health belief model) (Rosenstock 1966, Becker 1974).

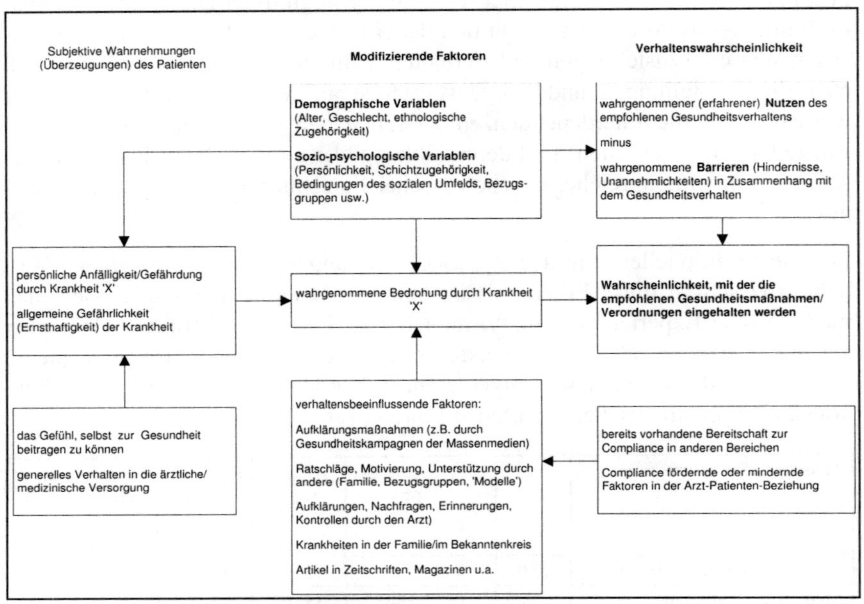

Abbildung 2: Das „Health-Belief-Model"

Die zentralen Abnahmen in diesem Modell sind:

- die wahrgenommene Gefährlichkeit (Schwere und Bedrohlichkeit): je größer eine Person die Gefährlichkeit der zu verhindernden Krankheit insgesamt einschätzt, desto größer ist die Wahrscheinlichkeit, daß sie sich präventiv verhält;
- die wahrgenommene Gefährdung (Anfälligkeit) durch die Krankheit: Zur Einschätzung der Gefährlichkeit muß die Einschätzung des persönlichen Risikos hinzukommen, d.h. inwieweit eine Person annimmt, selber dadurch gefährdet zu sein;
- der wahrgenommene Nutzen des präventiven Verhaltens: je höher eine Person die Wirksamkeit einer bestimmten präventiven Maßnahme einschätzt, desto größer ist die Bereitschaft, an ihr teilzunehmen;
- die wahrgenommenen Barrieren/Kosten, die dem präventiven Verhalten entgegenstehen: Diese Barrieren können individueller Art sein (z.B. Gewohn-

heiten, Abhängigkeiten) oder sich aus den sozialen Lebensbedingungen ergeben (z.B. Arbeits-, Wohn-, Ernährungsbedingungen).

Die Wahrscheinlichkeit, mit der Präventionsmaßnahmen durchgeführt werden, wird als abhängig gesehen von der subjektiven Wahrnehmung des Bedrohtseins durch die Krankheit, die verhindert werden soll. Diese ist wiederum abhängig von modifizierenden Faktoren.

Je nach den Umständen oder den Gegebenheiten der Handlungssituation, aber auch abhängig von personenbezogenen Merkmalen (bzw. Alter, Geschlecht, Status, Intelligenz u.a.) können die Einstellungen der normativen Überzeugungen zum Tragen kommen. Dabei ist die Bewertung der ausführenden Handlung von entscheidender Bedeutung.

Auf der Basis einer systematischen Auswertung der Literatur über Motive zum Tabakrauchen haben Wetterer und v. Troschke (1986) die 10 wichtigsten Rauchmotive und ihre gesellschaftlichen Bedingungsfaktoren schematisch zusammengestellt (Abb. 3).

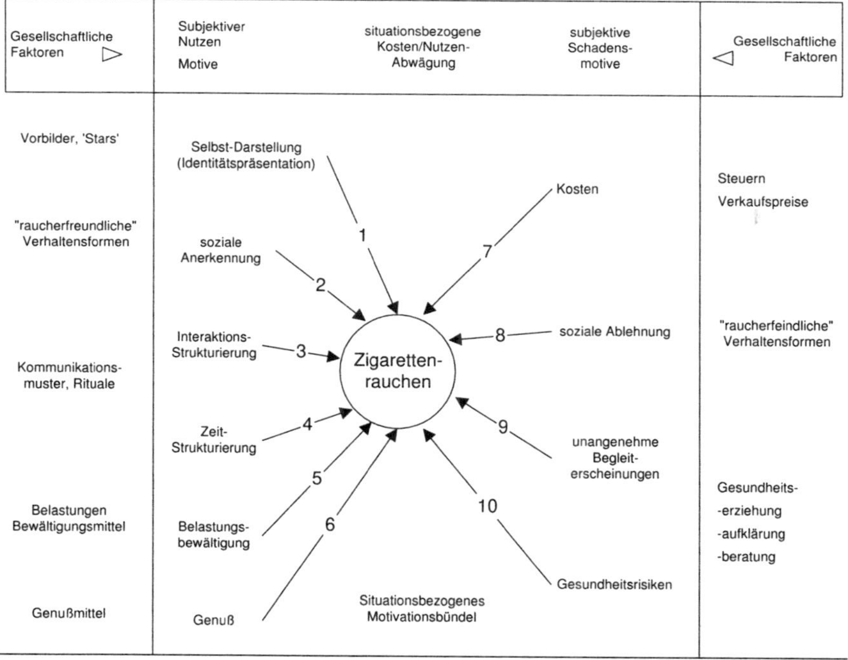

Abbildung 3: Rauchmotive und ihre Bedingungsfaktoren

Das Modell geht von der subjektiven Abwägung der potentiellen Folgen eines Verhaltens im Sinne einer Bilanzierung von Kosten und Nutzen aus.

Motive des subjektiven Nutzens

Ad 1: Selbstdarstellung (Identitätspräsentation)

Rauchen als soziales Handeln bietet vielfältige Möglichkeiten, insbesondere durch die damit verbundenen Rituale, sich selbst in der Öffentlichkeit bzw. gegenüber anderen darzustellen (Self image, Best und Hakstian 1978). Besonders junge Menschen orientieren sich an Vorbildern und 'Stars' und imitieren deren Verhalten. Gerade in der Jugend hat das sogenannte Imitationslernen am Verhaltensmodell eine besondere Bedeutung (Bandura 1977).

Ad 2: Soziale Anerkennung

Die Anpassung an gruppenspezifische Verhaltenserwartungen vermittelt soziale Anerkennung, die verbal oder nonverbal gezeigt wird. Innerhalb einer Gruppe von Rauchern wird derjenige positiv verstärkt, der sich an die gruppenspezifischen Rauchrituale anpaßt.

Ad 3: Strukturierung von Interaktionen

Rauchen ist als soziales Handeln auch ein Kommunikationsmittel. Häufig wird das Anbieten einer Zigarette zur Überwindung sozialer Barrieren oder zur Kontaktaufnahme genutzt.

Ad 4: Strukturierung von Zeit- und Handlungsabläufen

Die Funktion des 'Time Structuring' bedeutet, daß Rauchen eingesetzt werden kann, um Wartezeiten zu überbrücken. Die Zeiteinheit 'einer Zigarettenlänge' kann genutzt werden, um Handlungsabläufe zu strukturieren (z.B. eine Zigarettenpause).

Ad 5: Bewältigung von psychosozialen Spannungen (Negative Effect Smoking)

Rauchen kann helfen, mit negativen Gefühlen und Stimmungen umzugehen, wie Nervosität, Frustration, Rastlosigkeit oder Langeweile. Dabei werden die pharmakologischen Wirkungen des Nikotins (je nach Inhalationstiefe anregend oder beruhigend) wirksam. Wenn der Raucher erlebt, daß er durch das Rauchen mit Streßsituationen besser fertig wird, wird dieses Verhalten für ihn positiv verstärkt, was dazu führt, daß er auf die nächste Belastungssituation mit dem Anzünden einer Zigarette reagiert.

Ad 6: Genuß (Positive Effect Smoking)

Durch die entspannende und euphorisierende Wirkung des Nikotins werden ebenso wie durch das Zelebrieren von Rauchritualen positive Gefühle vermittelt. Zigaretten werden als Genußmittel genutzt und unter anderem im Sinne einer Selbstbelohnung eingesetzt.

Motive des subjektiven Schadens

Ad 7: Kosten

Rauchen ist mit finanziellen Kosten und Zeitaufwand verbunden (z.B. das Besorgen von Zigaretten). Erhöhungen der Tabaksteuer und die damit verbundene Kostensteigerung führen erfahrungsgemäß mittelfristig zu Veränderungen im Rauchverhalten.

Ad 8: Soziale Ablehnung

Im Zusammenhang mit der zunehmenden sozialen Diskriminierung des Rauchens wächst der soziale Druck, und Raucher müssen damit rechnen, daß sie Ablehnungsreaktionen provozieren. In diesem Zusammenhang werden auch öffentliche Diskussionen zu den Gesundheitsrisiken des sogenannten Passivrauchens wirksam.

Ad 9: Unangenehme Begleiterscheinungen

Tabakrauchen kann mit Unlustgefühlen (Gefühl von Abhängigkeit) und körperlichen Beschwerden (Husten, Kopfweh, Übelkeit, Händezittern, Magenschmerzen etc.) verbunden sein.

Ad 10: Gesundheitsrisiken

Last but not least ist inzwischen fast allen Rauchern bekannt, daß das Zigarettenrauchen ein medizinisch eindeutig belegter Risikofaktor ist, der mittel- und langfristig Krankheiten verursachen kann.

Die genannten Motive werden in unterschiedlicher Weise und Gewichtung situationsbezogen wirksam und ändern sich in ihrer Bedeutung im Lebensverlauf. Am Anfang der Raucherkarriere stellen sich die 'Nutzenmotive' häufig als überzeugender dar; mit zunehmendem Alter gewinnen die 'Schadensmotive' an Gewicht.

Zur Optimierung dieses Modells kann die Theorie gesundheitsbezogener Kontrollüberzeugungen (Health locus of control) (Wallston 1978) verwandt werden, nach der persönliche Ansprüche und Fähigkeiten zur Kontrolle des eigenen Verhaltens wirksam werden können.

Diesen Modellen hat man die unangemessen hohe Bewertung kognitiver Anteile vorgeworfen, mit dem Hinweis darauf, daß ein Großteil von Verhaltensentscheidungen eher emotional bestimmt, spontan reaktiv abläuft und erst retrospektiv rational logisch erklärt wird.

Andere Erklärungsmodelle fokussieren auf die individuelle Kompetenz zur Bewältigung von Belastungen und Konflikten und verstehen gesundheitsriskante Verhaltensweisen als inadäquate Versuche der aktuellen situationsbezogenen Bewältigung von Konfliktspannungen.

In einer Vielzahl von empirischen Untersuchungen wurde ein hoher statistisch signifikanter Zusammenhang aufgezeigt zwischen subjektiv erlebten Belastungen und gesundheitsriskanten Verhaltensweisen (Abb. 4)

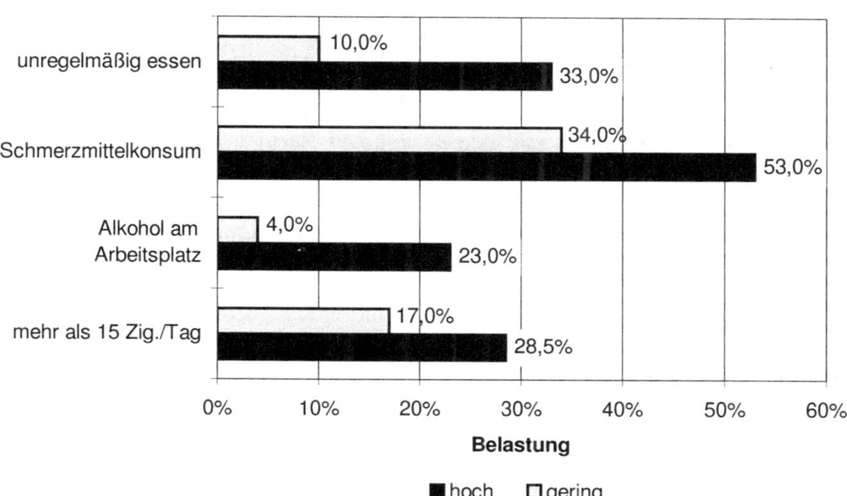

Quelle: BZgA von 1984
Abbildung 4: Einfluß von Arbeitsplatzbelastungen

Vor diesem Hintergrund lassen sich auch die hohen Raucherquoten in den medizinischen Berufen erklären. Insbesondere in der Krankenhaushierarchie zeigt sich eine starke Statusabhängigkeit der Raucherquoten. Je niedriger der soziale Status, d.h. je höher die alltäglichen Arbeitsbelastungen, desto höher die Raucherquoten. In besonders belasteten Arbeitsfeldern wie Notfall- und Intensivstationen finden sich gerade beim Krankenpflegepersonal besonders hohe Raucherquoten. Untersucht man Raucherbiographien, dann findet man immer wieder Hinweise auf die Abhängigkeit des täglichen Zigarettenkonsums von der Intensivität der Alltagsbelastungen sowie die Wahrscheinlichkeit von Rückfällen bei Entwöhnungsversuchen in akuten Belastungssituationen.

In diesem Zusammenhang werden Theorien zur Bewältigung (Coping) psychosozialer Belastungen und sogenannte life-events (u.a. Waltz 1981, Pearlin 1978, Filipp 1981) anwendbar, um gesundheitsriskantes Verhalten besser zu verstehen (siehe auch v. Troschke/v. Stünzner 1984, Horn 1983, Badura 1983).

4.2 Soziologische Erklärungsansätze

Die Soziologie befaßt sich mit sozialem Handeln von Individuen als Reaktion auf andere Menschen und gesellschaftlich vermitteltem Phänomen. Gesundheitsverhalten ist unter dieser Perspektive abhängig von sozialen Lebensbedingungen, sozialen Normen bzw. kollektiven Verhaltenserwartungen. Empirische Untersuchungen zur sozialen Ungleichheit haben nachgewiesen, daß statistisch signifikante Zusammenhänge bestehen zwischen der sozialen Schichtzuordnung und dem praktizierten Gesundheitsverhalten. Die Zuordnung zu einer *sozialen* Schicht wird dabei üblicherweise nach drei Kriterien vorgenommen: der Schulbildung, dem ausgeübten Beruf sowie dem verfügbaren Einkommen. Epidemiologische Untersuchungen haben die Abhängigkeit von Morbiditäts- und Mortalitätsraten von der sozialen Schichtzugehörigkeit belegt. Bei der epidemiologischen Analyse von Risikofaktoren bestätigt sich dieser Zusammenhang.

Die über die *Schulbildung* und den ausgeübten Beruf vermittelte Verhaltenskompetenz wirkt sich auf das Gesundheitsverhalten aus. Je höher die Schulbildung und um so differenzierter die Berufstätigkeit, desto größer ist die Wahrscheinlichkeit, daß die gesellschaftlich vermittelten Kenntnisse und Fähigkeiten in inidividuelles Gesundheitsverhalten umgesetzt werden.

Das verfügbare *Einkommen* bestimmt die individuell verfügbaren finanziellen Ressourcen zur Alltagsbewältigung und damit das Gesundheitsverhalten. Je mehr Geld zur Verfügung steht, desto größer ist der Verhaltensspielraum, unter anderem im Nahrungs- und Genußmittelbereich.

Aus den *Arbeits- und Wohnbedingungen* sowie den Familienverhältnissen ergibt sich das Ausmaß der alltäglichen psychosozialen Belastungen, die der einzelne zu ertragen und zu bewältigen hat. Je höher die Belastungen, desto größer ist die Wahrscheinlichkeit gesundheitsriskanter Verhaltensweisen zu deren Bewältigung. Berufsbezogene Untersuchungen haben einen engen Zusammenhang mit gesundheitsrelevanten Verhaltensmustern gezeigt. Je höher der soziale Status, desto größer ist die Wahrscheinlichkeit einer gesundheitsfördernden Lebensweise.

Bezogen auf die Ernährungsgewohnheiten hat Ch. v. Ferber (1980) drei Fragen in den Mittelpunkt einer Soziologie der Ernährung gestellt:

- Inwieweit wird das Ernährungsverhalten über seine räumlichen und zeitlichen Bedingungen stabilisiert und als Gewohnheit umweltresistent (institutioneller Aspekt sozialen Handelns)?
- Ist das Ernährungsverhalten in schichtspezifische Formen der Ernährung eingebettet (schichtspezifischer Aspekt sozialen Handelns)?
- In welcher Form ist das heutige Ernährungsverhalten soziogenetisch aus dem sozialen Wandel des Industrialisierungsprozesses hervorgegangen (soziogenetischer Aspekt sozialen Handelns)?

Gesundheitsrelevante Kenntnisse, Einstellungen und Verhaltensweisen werden sozialisiert und von Verhaltensvorbildern in der Kindheit und Jugend übernommen. Die Jugendforschung hat herausgearbeitet, daß insbesondere Entwicklungsprozesse in der Pubertät in engem Zusammenhang stehen mit der Übernahme gesundheitsriskanter Verhaltensmuster (Franzkowiak 1986).

Bezogen auf den Prozeß der Sozialisation zum Rauchen lassen sich sechs Phasen unterteilen (v. Troschke 1987).

1. Phase: Im Alter zwischen 2 und 6 Jahren imitieren Kleinkinder im Rollenspiel das Verhalten von Erwachsenen. Dabei bekommt auch das Spielen mit Zigarettensymbolen seine Bedeutung. Das Kind verarbeitet im Rollenspiel die Erfahrungen mit seiner sozialen Umwelt.

2. Phase: Zwischen 7 und 12 Jahren probieren die meisten Jugendlichen zum ersten Mal das Rauchen von Zigaretten mit den typischen physiologischen Reaktionen (Husten, Übelkeit, Durchfall etc.). Zumeist bleibt es bei einigen frustrierenden Versuchen.

3. Phase: Die eigentliche Sozialisation zum Rauchen beginnt mit den 'Verführungen' durch ältere Jugendliche, die Zigaretten zum Mitrauchen anbieten. Dabei läßt man sich vor allem durch das Verhalten der ein bis zwei Jahre Älteren beeindrucken, an denen sich die Jüngeren orientieren. Das Image des Rauchers bzw. des Nichtrauchers ist von entscheidender Bedeutung.

4. Phase: Nach einiger Zeit des Mitrauchens entsteht der soziale Druck, selber auch einmal eine Schachtel Zigaretten zu kaufen, um diese anderen anbieten zu können. In diesem Zusammenhang gewinnen die Botschaften der Zigarettenwerbung an Bedeutung. Mit den dargestellten Personen und Situationen verbindet sich das Image einer Zigarettenmarke, mit dem der rauchende Jugendliche seine Gesinnung nonverbal mitteilen und mit den Rauchern der gleichen Zigarettenmarke solidarisch erleben kann.

5. Phase: Die Entwicklung zum Erwachsenen ist geprägt durch die Suche nach einer sozialen Identität und das Ausprobieren von Verhaltensmustern zur Selbstdarstellung (Identitätspräsentation) und Kommunikation. In diesem Zusammenhang sind die Rituale des Rauchens für Jugendliche besonders attraktiv. Bei Unsicherheit kann man sich an der Zigarette festhalten, wenn man mit anderen kommunizieren will, kann man um eine Zigarette bzw. Feuer bitten oder diese anbieten.

6. Phase: Mit dem Auszug aus dem Elternhaus ist zumeist eine Zunahme des Zigarettenkonsums sowie der Übergang zu regelmäßigem Rauchen verbunden. Je stärker im Elternhaus das Rauchen verboten war, desto größer ist die Wahrscheinlichkeit, daß die Zigarette zum Symbol der nun erlangten Freiheit und Selbständigkeit wird. Mit dem Wehrdienst, dem Eintritt in das Berufsleben oder dem Beginn des Studiums steigt die Konsummenge.

In der Regel ist die Sozialisation zum Rauchen bis zum 25. Lebensjahr abgeschlossen. Abbildung 5 zeigt den kontinuierlichen Anstieg der Raucherquoten zwischen dem 12. und 21. Lebensjahr, wobei charakteristischerweise die Bereitschaft, sich als Raucher zu bekennen, abhängig ist von der Art der Fragestellung.

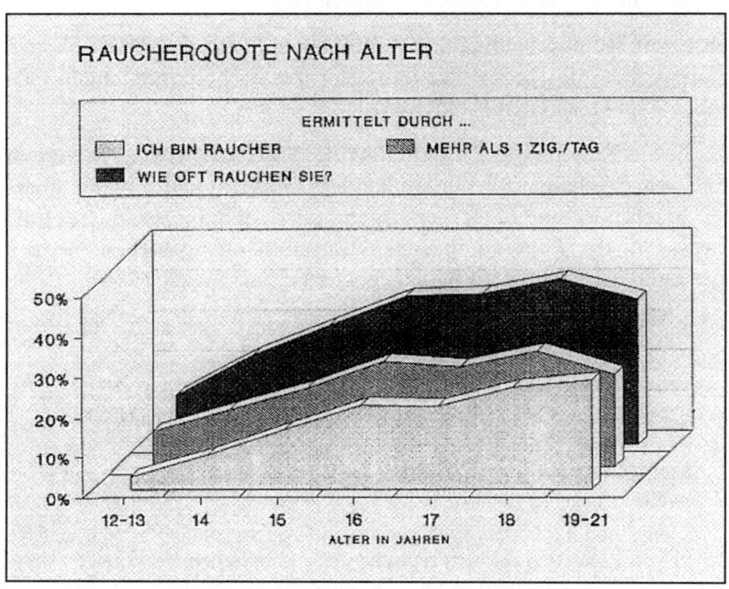

Abbildung 5: Raucherquote nach Alter (v. Troschke 1987)

Unter dem Aspekt der zunehmenden sozialen Diskriminierung des Rauchens in unserer Gesellschaft ist festzuhalten, daß je nach der Art der Fragestellung die ermittelten Raucherquoten schwanken. In allen Altersgruppen ist die Zahl derjenigen, die sich als Raucher bekennen („ich bin Raucher") geringer als derjenigen, die angeben, mindestens eine Zigarette pro Tag zu rauchen. Diese wiederum werden übertroffen von denjenigen, die auf einer fünfstufigen Skala ankreuzen, nicht 'nie', sondern 'selten' und mehr zu rauchen.

Vergleichbares gilt für den Alkoholkonsum, wobei hier insbesondere bei Jungen das ritualisierte gemeinsame Trinken mit den dadurch ausgelösten Bewußtseinsveränderungen eine besondere Bedeutung hat.

Regeln der körperlichen Hygiene werden ebenso wie Ernährungsstile vom Elternhaus übernommen bzw. von den Verhaltensvorbildern der älteren Familienmitglieder und den familientypischen Ritualen.

Vergleicht man die Raucher-, Exraucher- und Nie-Raucher-Quoten über die verschiedenen Altersstufen, dann zeigen sich große Unterschiede.

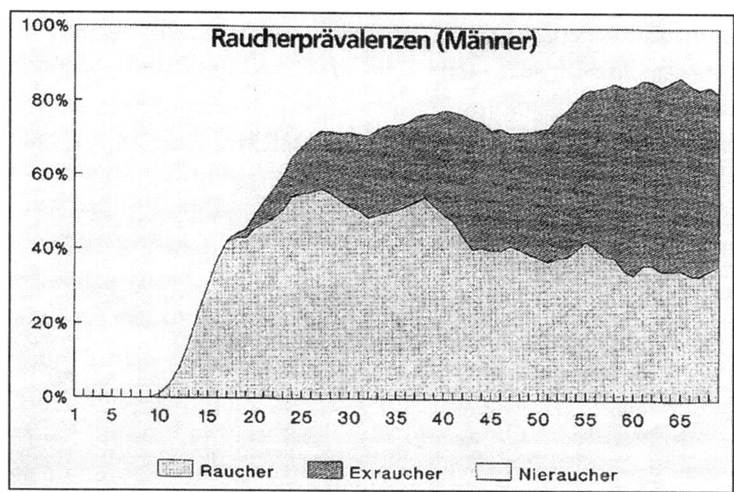

Abbildung 6: Raucherprävalenzen (Männer) (v. Troschke 1987)
Daten des Gesundheitssurvey der DHP

Abbildung 6 belegt die geringe Aussagekraft von statistisch ermittelten Durchschnittswerten, insbesondere, wenn diese mit unterschiedlichen Altersgruppierungen arbeiten. Der in einer Untersuchung von 25-69jährigen Männern ermittelte Durchschnittswert einer Raucherquote von 41,5 % charakterisiert nur die 41-45jährigen sowie die Gruppe der 54jährigen zutreffend. In der Altersgruppe zwischen 25 und 40 Jahren liegen die Raucherquoten sehr viel höher, in den Altersgruppen über 55 Jahren sehr viel niedriger.

Betrachtet man die Gesamtquote derjenigen, die in der BRD über Erfahrungen mit dem Tabakrauchen (d.h. Raucher und Exraucher) verfügen, dann zeigt sich, daß der Anteil der Bevölkerung zwischen der Altersgruppe der 25-50jährigen weitgehend gleichgeblieben ist. In den höheren Altersgruppen zeigt sich ein Niveauanstieg um etwa 10 %. Geht man davon aus, daß das Rauchen in der Regel in der Pubertät gelernt wird, dann läßt sich diese Niveauveränderung dahingehend erklären, daß Männer, die zwischen 1928 und 1933 geboren wurden, zwischen 1944 und 1950 in dem Alter waren, in dem man sich das Rauchen angewöhnt. In dieser Zeit waren Zigaretten eine Mangelware und wurden nur auf Lebensmittelkarten abgegeben. Die Zigarettenknappheit hat offenkundig zu einer stabilen Reduzierung des Gesamtniveaus beigetragen.

Bezogen auf das Tabakrauchen lassen sich grob fünf Phasen voneinander unterscheiden:

Lebensphasenmodell der Raucherkarriere

1) Nichtraucherphase

2) Sozialisationsphase der Gewöhnung an das Rauchen (durchschnittliche Dauer 10 bis 20 Jahre)

Rollenspiel mit Zigarettensymbolen

'Proberauchen' einer Zigarette

'Verführungen' zum Mitrauchen

Kauf der ersten Zigarettenschachtel

Rauchen als Identitätsprävention

Zigarette als 'Freiheits'-Symbol

physiologische Gewöhnung an die Nikotinwirkungen

3) Phase des Gewohnheitsrauchens mit situationsbezogenen Nutzen/Kosten-Abwägungen (Habitualisierungsphase)

(durchschnittliche Dauer 20 bis 30 Jahre)

Sukzessive Steigerung des Zigarettenkonsums bis auf ein individuelles Plateau

Lebenssituationsbezogene Schwankungen des Zigarettenkonsums

Sukzessive Reduzierung des Zigarettenkonsums bis auf ein individuelles Plateau

Modell der situationsbezogenen Entscheidungen für oder gegen das Anzünden einer Zigarette

4) Phase der Problematisierung des Rauchens mit multiplen Entwöhnungsversuchen

(Dauer 2 bis 5 Jahre)

Demonstration der Unabhängigkeit vom Rauchen

Spielerische Entwöhnungsversuche

Ernsthafte Entwöhnungsversuche

Endgültiges Aufhören zum 'richtigen' Zeitpunkt

Modell der sukzessiven wechselseitigen Verstärkung von Kostenmotiven

5) Exraucherphase des stabilen Entwöhntseins

(Dauer 30 bis 40 Jahre)

Situationsbezogene Bedürfnisse nach einer Zigarette, die nicht befriedigt werden

Latentes Gefühl der Rückfallgefährdung

Sicherheit der Stabilität des Entwöhntseins

Modell der physiologischen Entwöhntheit vom Nikotin

In den unterschiedlichen Altersphasen haben Gesundheit ebenso wie gesundheitsbezogene Verhaltensweisen verschiedenartige Bedeutungen. Für den Säugling oder das Kleinkind ist Gesundheit die Überlebensfähigkeit. Für das Schulkind und den Auszubildenden Lern- und Arbeitsfähigkeit, für den Berufstätigen Arbeits- und Konsumfähigkeit. Für den alten Menschen schließlich reduziert sich Gesundheit wiederum auf Überlebensfähigkeit und entwickelt sich zu einer Kategorie der Herausforderung im Sinne der Verwirklichung des eigenen Lebens angesichts des Todes.

Dabei lassen sich entscheidende Übergänge im Lebenszyklus beschreiben:

- die Pubertät
- die Lebensmitte
- das Ausscheiden aus der Arbeitswelt.

In diesem stellt die Frage „Gesundheit - wozu?“ das daraus entwickelte Gesundheitsbewußtsein und Gesundheitsverhalten in unterschiedlicher Weise dar.

Der Säugling und das Kleinkind kennen kein „Gesundheitsbewußtsein“. Gesundheit ist für sie etwas Selbstverständliches und wird deshalb nicht bewußt wahrgenommen. Dagegen entwickelt das Kind „Krankheitsbewußtsein“, indem es wahrnimmt, wie Erwachsene auf seine Befindlichkeitsstörungen reagieren. Wenn der Schmerz, das Leiden fort sind, ist auch das Krankheitsbewußtsein vorbei. Gesundheitsbewußtsein entwickelt sich dagegen weniger durch eigene Erfahrungen als vielmehr durch die Ermahnungen der Erwachsenen.

In der Pubertät entstehen Einstellungen zur eigenen Körperlichkeit sowie das Selbstverständnis in dieser Welt. In dieser Lebensphase ist Gesundheit gleichbedeutend mit Vitalität und Lebensstärke, die überschätzt werden muß, um den Kampf der Selbstfindung zu wagen. Gesundheitsbewußtsein heißt in diesem Zusammenhang Bewußtsein der eigenen Kraft. Das Motiv, sich dem Risiko zu stellen und im Erleben der Gefahr sich selbst und das Leben zu finden, ist charakteristisch für Jugend schlechthin.

Der Mensch lebt solange in der Selbstverständlichkeit seiner Gesundheit, wie er nicht schwere und dauerhafte Krankheitserfahrungen gemacht hat. Der Wert der Gesundheit erschließt sich am leichtesten durch die Erfahrung von Krankheit.

Normalerweise wird Gesundheit und Gesundheitsbewußtsein erst relevant in der Phase der Lebenswende, d.h. zwischen dem 30. und 50. Lebensjahr - für den einen früher, für den anderen später. Jeder Mensch, der dieses Alter erreicht, muß sich den Einsichten stellen, die damit verbunden sind, die Grenzen des eigenen Lebens akzeptieren zu müssen. In dieser Phase wird man risikobewußter, reduziert die Ansprüche an das Leben und verzichtet auf Chancen, weil die Gefahren zu groß erscheinen. Man spürt seine körperlichen Grenzen, die nachlassenden Kräfte, die mit dem Alter verbundenen Beschwerden. Man ändert sein Gesundheitsverhalten, hört endlich mit dem Rauchen auf oder entschließt sich zu regelmäßigem Körpertraining.

Der alte Mensch schließlich muß lernen, mit seinen Altersbeschwerden zu leben, zu akzeptieren, daß Gesundheit im Sinne von Wohlbefinden immer weniger und Befindlichkeitsstörungen immer alltäglicher werden. Nach dem Ausscheiden aus dem aktiven Berufsleben entfallen viele Herausforderungen, die abgelenkt haben von der eigenen Körperlichkeit; diese rückt jetzt immer mehr in den Mittelpunkt des Lebens.

Ausgehend von der Kritik an einer einseitigen Betrachtung isolierter Risikofaktoren hat sich in den letzten Jahren die Auseinandersetzung mit der Einbettung gesundheitsrelevanter Verhaltensweisen in sozialgruppenspezifische Lebensstile durchgesetzt. Dabei geht man davon aus, daß im Kontext der sozialen Lage einer Gruppe sich spezifische Verhaltensmuster als Lebensstile herausbilden, in denen wiederum gesundheitsrelevante Verhaltensweisen eine jeweils spezifische Bedeutung haben.

E.K. Scheuch bezeichnet den Wandel in der Bedeutung sozialer Schichten als „eine der wichtigsten Veränderungen der letzten 30 Jahre“ und stellt fest, daß „über zwei Drittel der Deutschen... heute in mittleren Lagen zu orten“ sind. An die Stelle der vertikalen Differenzierung der Schichtung sei die horizontale der Lebensstilgruppen getreten. Lebensstil ist eine Vergesellschaftung von Konsumweisen, Überzeugungen und Verhaltensweisen, die nicht sachlich, sondern durch Anmutungsqualitäten begründet sind. Das Konzept des ‘Life style’ wurde in den USA um 1969 von William D. Wells und Douglas J. Tibert erarbeitet und Anfang der 70er Jahre von Leo Burnett weiterentwickelt. Eine Vielzahl psychographischer Merkmale wird zur Entwicklung von Life-style-Profilen benutzt und mit dem Konsumverhalten der Verbraucher korreliert. Kernstück der Forschung ist die Ermittlung von Persönlichkeitstypen, die Aussagen zum Konsumverhalten und dessen zielgerichteter Beeinflussung liefern sollen.

Von diesen Typologien, die vorwiegend in der Marktforschung Verwendung finden, ist der Lebensweisenansatz der WHO abzugrenzen, der im Zusammenhang mit der Entwicklung von Konzepten zur Gesundheitsförderung ausdifferenziert wurde. Lebensweisen werden verstanden als Konsequenzen, die sich aus der sozialen Lage der Menschen ergeben und deren Gesundheitschancen bestimmen.

Der Vorteil der soziologischen Betrachtung liegt darin, daß sich die individuelle Verantwortung für gesundheitsriskantes Verhalten relativiert im Kontext der jeweiligen sozialgruppen- und gesellschaftsspezifischen Verhaltensbedingungen und Verhaltensspielräume. Für den pensionierten Oberstudienrat in einer Kleinstadt im Schwarzwald ergeben sich andere Lebensbedingungen und Chancen für eine gesundheitsförderliche Lebensweise als für einen arbeitslosen Hilfsarbeiter in einer norddeutschen Großstadt. Gesundheitschancen sind ungleich verteilt und abhängig von Privilegien, die sich ergeben aus den Bildungschancen, den Einkommenschancen, der sozialgruppenspezifischen und kulturellen Einbindung sowie der allgemeinen Wirtschaftslage.

4.3 Anthropologische Erklärungsansätze

Gesundheitsverhalten kann verstanden werden als Folge der jeweils geltenden kulturell vermittelten Wertsysteme.

Zuerst ist auszugehen von einem individuellen Bedürfnis nach Gesundsein als Grundbefindlichkeit, was nicht immer und unbedingt Wohlbefinden heißen muß. Hier liegt ein Irrtum der Gesundheitsdefinition der WHO. Aus der Perspektive des Betroffenen muß Gesundheit nicht identisch sein mit ‘vollständigem körperlichen, psychischen und sozialen Wohlbefinden’. Gerade die Auseinandersetzung mit Befindlichkeitsstörungen, das Leiden und die Überwindung von Mißbefindlichkeiten und der Kampf gegen Behinderungen können ein Leben lebenswert machen. Die Konfrontation mit dem Leiden kann den Menschen zu besonderen Leistungen befähigen. Siegmund Freud hat auf den Abwehrmechanismus der Sublimierung hingewiesen, nach dem aus der positiven Verarbeitung von Leid Kulturgüter geschaffen werden können. So stellt der zeit seines Lebens mit Krankheiten geplagte Goethe fest: „Ich habe viel in der Krankheit gelernt, das ich nirgends in meinem Leben hätte lernen können". Von Berthold Brecht stammt eine bittere Absage an die Heilslehren vieler Gesundheitsapostel: „Es gibt wirklich, allen Turnlehrern zum Trotz, eine beachtliche Zahl von Geistesprodukten, die von kränklichen oder zumindest körperlich stark verwahrlosten Leuten hervorgebracht wurden, von betrüblich anzusehenden menschlichen Wracks, die gerade aus dem Kampf mit dem widerstrebenden Körper einen ganzen Haufen Gesundheit in Form von Musik, Philosophie und Literatur gewonnen haben. Freilich wäre der größte Teil der kulturellen Produktion der letzten Jahrzehnte durch einfaches Turnen und zweckmäßige Bewegung im Freien mit großer Leichtigkeit zu verhindern gewesen". Ivan Illich stellte fest: „Die bewußte gelebte Gebrechlichkeit, Individualität und soziale Offenheit des Menschen machen Erfahrungen von Schmerz, Krankheit und Tod zu einem integralen Bestandteil seines Lebens".

Damit stellt sich die Frage nach dem Wert von Gesundheit im Kontext alternativer Wertsysteme und schließlich die Frage nach der Bedeutung von Gesundheit und Krankheit für ein sinnvolles, erfülltes Leben.

Claudine Herzlich und Jeanine Piéret haben eine Untersuchung über „die Gesellschaft und das Leiden" veröffentlicht (1991). Sie analysieren, wie das jeweils geltende Krankheitsverständnis gesellschaftlich vermittelt wird und welche Wandlungsprozesse stattgefunden haben. In Zeiten, in denen epidemische Infektionskrankheiten vorherrschend waren, an denen eine große Zahl von Menschen in kurzer Zeit starben, ohne daß man dagegen viel ausrichten konnten, war Krankheit ein kollektives und soziales Phänomen. Hilflosigkeit und der unausweichliche Tod waren charakteristisch für die absolute Herrschaft der Krankheit, vor der man sich mit Hygienemaßnahmen und der sozialen Isolation der Erkrankten zu schützen versuchte. Die Erfolge der naturwissenschaftlichen Medizin in der Aufdeckung pathogenetischer Prozessse und der Entwicklung effektiver Interventionsmaßnahmen wurden unterstützt durch die sich für große Bevölkerungsgruppen verbessernden Lebensbedingungen. Infektionskrankheiten wurden beherrschbar. Kollektives Leiden reduzierte sich auf individuelle Betroffenheit. Im Zusammenhang mit den politischen Auseinandersetzungen im 19. Jahrhundert bei der Entwicklung demokratischer Staatsformen spielten Forderungen nach der solidarischen Absicherung von Krankheitsrisiken und dem Anspruch jedes Bürgers auf eine angemessene medizinische Versorgung eine zentrale Rolle.

Mit dem Anstieg der chronischen Erkrankungen in den Mortalitätsstatistiken der entwickelten Industriegesellschaften vollzog sich ein neuer Verhandlungsprozeß. Krankheit ist für viele Betroffene nicht mehr eine vorübergehende Episode, die mit dem Tod oder der Heilung endet, sondern ein dauerhafter Zustand, mit dem zu leben man lernen muß. Als Folge der begrenzten Behandlungs- und Heilungsmöglichkeiten entwickelt sich die soziale Rolle des Gesunden mit der normativen Verhaltenserwartung, alles mögliche zu tun, um Krankheiten zu vermeiden und gesund zu bleiben. Herzlich und Piéret kommen zu dem Schluß, daß „die Pflicht zur Gesundheit... mehr und mehr das Recht auf Krankheit" verdrängt. Sie stellen fest: „Heute umfaßt das 'Recht auf Gesundheit' die Verantwortung jedes Individuums, das sich angesichts krankmachender Wirkungen seiner Lebensweise gesundheitsbewußt verhalten soll" (ebd., 275). Sie zitieren die Aussage eines Arbeiters als Beispiel für die normative Auffassung von der 'Pflicht, gesund zu sein': „Jeder tut, was er kann, um gesund zu sein und die Gesundheit zu erhalten, weil es sich für den Menschen nicht schickt, krank zu sein. Wenn jemand oft krank ist, dann stimmt irgend etwas nicht, die Kollegen schauen einen schief an, aber wenn man dagegen ganz gesund ist, wird man von allen geschätzt und geachtet" (ebd., 277).

Der in England lebende Gesundheitserzieher L. Baric hat die Entwicklung einer 'At risk role' vorgeschlagen, nach der jeder Bürger sich seiner Gesundheitsrisiken bewußt sein und diese wo immer möglich vermeiden soll. H. Kühn (1993) hat demgegenüber auf die Gefahren eines 'Healthismus', einer Ideologisierung des Gesundheitsverhaltens hingewiesen.

Gesundheit und darauf bezogene Verhaltensweisen verstehen sich im Kontext sozialer Normen und Werte. Maßnahmen zur Prävention und Gesundheitsförderung müssen, wenn sie wirksam sein sollen, die Komplexität der Einflüsse auf individuelles Gesundheitsverhalten berücksichtigen. Von besonderer Bedeutung dafür sind:

- die sozialgruppenspezifischen Sozialisationsprozesse und Verhaltensnormen, Belastungen und Bewältigungsformen, eingebettet in relativ zeitstabile Lebensstile;
- die jeweils individuellen Lebensziele, auf die bezogen Gesundheit im Zusammenhang mit altersspezifischen Lebensphasen ihren jeweiligen Stellenwert erhält;
- gesellschaftliche Norm- und Wertsysteme, aus denen sich der soziale Nutzen von Gesundheit und die sozialen Kosten von Krankheiten herleiten.

5. Krankheitsverhalten

Mit dem Begriff des Krankheitsverhaltens bezeichnet man Verhaltensweisen von Menschen in der Auseinandersetzung mit eigenen Beschwerden und Befindlichkeitsstörungen, die als Krankheit interpretiert werden. Die Abgrenzung vom Gesundheitsverhalten ist dann schwierig, wenn dieses nicht gesundheits-, sondern krankheitsbezogen ist. Im Kontext des Risikofaktorenmodells stellt sich die Frage, inwieweit z.B. Übergewicht oder erhöhter Blutdruck als Krankheit verstanden werden und das darauf bezogene Verhalten eher als Krankheitsverhalten, denn als Gesundheitsverhalten interpretiert werden muß. Eine Lösung besteht darin, von der subjektiven Bewertung des Handelnden auszugehen und danach eine Zuordnung vorzunehmen.

Üblicherweise wird der Begriff des Krankheitsverhaltens im Zusammenhang mit der Selbstbehandlung medizinischer Laien verwandt, wobei das medizinsoziologische Modell der Krankenkarriere zugrunde gelegt wird. Manfred Pflanz stellte fest: „Ehe ein Patient zum Arzt kommt, hat er seine 'Selbstdiagnose' gestellt, ob eine bestimmte Empfindung oder ein Ereignis als 'Symptom' aufzufassen ist. Er hat einige Entscheidungen im Rahmen des Laiensystems getroffen, und erst am Ende einer Vielzahl verschiedener Schritte steht der Gang zum Arzt“ (v. Troschke 1985). Empirische Untersuchungen haben gezeigt, daß in unserer Gesellschaft Beschwerden und Befindlichkeitsstörungen häufig nicht zur Konsultation eines Arztes führen, sondern im Laiensystem selbstbehandelt werden: mit Hausmitteln oder freikäuflichen Arzneimitteln, die zu diesem Zweck in der Apotheke gekauft, bzw. in der Hausapotheke aufbewahrt werden. Nach Angaben der Beschwerden ist diese Selbstbehandlung in über 90 % der Fälle erfolgreich im Sinne einer Linderung bzw. Beseitigung der Beschwerden. In der Schnittstelle zwischen Laiensystem und medizinischem System kommt der Apotheke bei der Information und Beratung ihrer Kunden in der Selbstbehandlung eine immer größere Bedeutung zu (Küpper 1989).

T. Parsons (1976) hat im Rahmen der von ihm entwickelten strukturell-funktionalen Theorie als Beispiel für soziale Rollen bzw. normative Verhaltenserwartungen an Positionsträger korrespondierend zur Rolle des Arztes die Rolle des Kranken in den modernen Industriegesellschaften beschrieben. Danach werden der Krankenrolle zwei Rechte und zwei Pflichten zugeordnet. Der Kranke hat das Recht der Befreiung von Pflichten, die mit den Rollen verbunden sind, die er als Gesunder zu erfüllen hat; insbesondere in seiner Berufsrolle (durch das 'Krankschreiben' eines Arztes). In Abgrenzung in den in traditionellen Gesellschaften üblichen Schuldzuschreibungen (Krankheit als Folge von Tabubrüchen bzw. Übertretungen göttlicher Gebote) werden Kranke im Kontext der Aufklärung 'entschuldigt'. Selbst wenn eine (Mit-) Verantwortung naheliegend oder offenkundig ist (z.B. bei Unfällen, gesundheitsriskanten Verhaltensweisen etc.), hat der Kranke ein Recht, als schuldlos zu gelten.

Den Rechten sind Pflichten zugeordnet. Von einem Kranken erwartet man den Willen, wieder gesund werden zu wollen und die Bereitschaft, fachkundige Hilfe in Anspruch zu nehmen. Die Entwicklung unseres umfassenden Sozialversicherungssystems korrespondiert zu diesem Rollenverständnis. Konflikte ergeben sich durch abweichendes Verhalten von Kranken, die die Privilegien der Krankenrolle unberechtigt ausnutzen. Als eine Strategie psychischer Konfliktlösung kennt die Psychosomatik die 'Flucht in die Krankheit' (primärer Krankheitsgewinn). Davon abgrenzen läßt sich ein sekundärer Krankheitsgewinn, der durch Simulation (Vortäuschen nicht vorhandener Krankheit) oder Krankfeiern (Inanspruchnahme der Rechte der Krankenrolle ohne Krankheit) mißbraucht werden kann. Die bei krankheitsbedingten Fehlzeiten (Absentismusraten) feststellbare Wochentagsabhängigkeit (am Wochenanfang besonders hohe und am Wochenende besonders niedrige Raten) wird als Indikator für Mißbrauch angeführt. Demgegenüber wird argumentiert, daß durch den Druck des Arbeitsmarktes kranke Arbeitnehmer auf das Recht des Krankschreibens verzichten, um ihren Arbeitsplatz nicht zu gefährden.

Die Pflichten der Krankenrolle können in Konflikt geraten mit der Selbstbehandlung und den damit verbundenen Gefahren einer Krankheitsverschleppung bzw. verzögerten fachkundigen Diagnose und Therapie. Die Verhaltenserwartung der Kooperation mit Ärzten und anderen Vertretern des medizinischen Expertensystems kann in Konflikt geraten mit der Nichtbefolgung medizinischer Ratschläge und Verordnungen (Non-Compliance). Bedingt durch die in den Beipackzetteln von Arzneimitteln angeführten Risiken ist deren Nichteinnahme insbesondere bei geringfügigen Krankheitsbeschwerden häufig (Non-Compliance zwischen 30 und 70 %).

Als Folge der zunehmenden Ausgliederung von Leistungen aus der Erstattungspflicht der Sozialversicherungen nimmt die Selbstbehandlung medizinischer Laien zu. Die damit verbundenen Folgen für die Volksgesundheit sind bisher nur unzureichend dokumentiert. Allgemein läßt sich eine zunehmende 'Emanzipation' medizinischer Laien von den Vorgaben medizinischer Experten feststellen. Mit der Ausweitung von Marktmechanismen bei der medizinischen Versorgung wird sich diese Tendenz verstärken.

Ein weiterer Aspekt des Krankheitsverhaltens, der in den letzten Jahrzehnten eine verstärkte wissenschaftliche Beachtung gefunden hat, ist die Auseinandersetzung und Bewältigung von Krankheitserfahrungen (Coping). In diesem insbesondere von der klinischen Psychologie bearbeiteten Feld wurde eine Vielzahl von Erkenntnissen gewonnen über den Einfluß der Krankheitsbearbeitung auf Krankheitsprozesse und Heilungsverläufe.

6. Zusammenfassung

Wissenschaftliche Arbeiten zum Verständnis gesundheits- und krankheitsbezogener Verhaltensweisen waren immer stark beeinflußt durch Interessen zur Optimierung von Strategien zur Prävention und Gesundheitsförderung. Die entwickelten Theorien und Modelle haben häufig vor allem die Funktion, Präventionsmaßnahmen zu begründen.

Trotz einer inzwischen kaum noch überschaubaren Vielzahl von wissenschaftlichen Veröffentlichungen muß festgestellt werden, daß die theoretischen Grundlagen zur Erklärung gesundheits- und krankheitsbezogener Verhaltensweisen immer noch unzureichend sind.

Im Zusammenhang mit der Institutionalisierung einer New Public Health an deutschen Hochschulen sollte die interdisziplinäre Zusammenführung verschiedener gesundheitswissenschaftlicher Ansätze genutzt werden zur Erarbeitung umfassender Theorien und Modelle, die der Komplexität ihres Gegenstandes gerecht werden können.

Literatur

Antonovsky, A. (1979): Health, Stress, and Coping. San Francisco: Jossy-Bass. Publ.
Antonovsky, A. (1987): Unraveling the mistery of health. How people manage stress and stay well. San Francisco: Jossy-Bass. Publ.
Ajzen, I. & Fishbein, M. (1980): Understanding attitudes and predicting social behavior. Prentice Hall, Englewood Cliffs.
Badura, B. (1983): Sozialepidemiologie in Theorie und Praxis. In: Europ. Monographien zur Forschung in Gesundheitserziehung, Nr. 5 (BZgA), Köln, 29-48.
Bandura, A. (1977): Social learning theory. Prentice Hall, Englewood Cliffs.
Baric, L. (1969): Recognition of the 'at-risk'-role. In: Journal of Health, Vol. 12, No. 1.
Beck, U. (1991): Politik in der Risikogesellschaft. Frankfurt a.M: Suhrkamp.
Becker, M.H., Maiman, L.A., Kirscht, J.P. et al. (1982): Wahrnehmungen des Patienten und Compliance: Neuere Untersuchungen zum 'Health-Belief-Model'. In: Haynes, R.B., Taylor, D.W. & Sackett, D.L. (Hrsg.): Compliance-Handbuch. München: Oldenbourg, 94-131.
Bengel, J. & Stößel, U. (1988): Gesundheitserziehung. In: Koch, U. et al. (Hrsg.): Handbuch der Rehabilitationspsychologie. Berlin: Springer, 298-320.
Berger, P.A. & Hradil, S. (Hg.) (1990): Lebenslagen, Lebensläufe, Lebensstile. Göttingen: Otto Schwartz.
Bundesvereinigung für Gesundheitserziehung (Hg.) (1989): 40 Jahre Gesundheitserziehung in der Bundesrepublik Deutschland: Rückblick - Ausblick - Perspektiven. Bonn: B & T.
Bundeszentrale für gesundheitliche Aufklärung BzgA (Hrsg.) (1984): Ergebnisse einer Repräsentativerhebung der Bevölkerung ab 14 Jahre der Bundesrepublik Deutschland. Köln.
Elkeles, Th., Niehoff, J.U., Rosenbrock, R. & Schneider, F. (Hg.) (1991): Prävention und Prophylaxe. Berlin: edition Sigma.
Ferber, Ch. v. (1980): Ernährungsgewohnheiten: Zur Soziologie der Ernährung. In: ZfS 9 (3), 221-235.
Festinger, L. (1957): The theory of cognitive dissonance. New York.
Filipp, S.-H. (1990): Kritische Lebensereignisse. München: Psych. Verlagsunion.
Franke, H. (1985): Auf den Spuren der Langlebigkeit. Stuttgart/New York: Schattauer.
Franzkowiak, P. (1986): Risikoverhalten und Gesundheitsbewußtsein bei Jugendlichen. Berlin: Springer.
Franzkowiak, P. (1988): Risiko und Ethik: Polemische Anmerkungen zur Legitimationsproblematik der Verhaltensprävention. In: Zeitschrift für Medizinische Soziologie 2 (2), 272-283.
Freud, S. (1989): Bildende Kunst und Literatur. Studienausgabe, Bd. 10. Frankfurt a.M.: Fischer.
Hartmann, F. (1959): Gesundheit und Krankheit. In: Hartmann, F., Linzbach, J., Nissen, R. & Schaefer, H. (Hrsg.): Das Fischer-Lexikon Medizin I. Frankfurt a.M.: Fischer.
Herzlich, C. & Piéret, J. (1991): Kranke gestern, Kranke heute: die Gesellschaft und das Leiden. München: Beck.
Horn, K., Beier, C. & Wolf, M. (1983): Krankheit, Konflikt und soziale Kontrolle: eine empirische Untersuchung subjektiver Sinnstrukturen. Opladen: Westdeutscher Verlag.
Hurrelmann, K. (1988): Sozialisation und Gesundheit. Weinheim: Juventa.
Illich, I. (1975): Die Enteignung der Gesundheit. Reinbek: Rowohlt.
Jores, A. (1950): Vom Sinn der Krankheit. Hamburger Universitätsreden, 11. Hamburg.
Kühn, H. (1913): Healthismus. Berlin: edition Sigma.

Küpper, K. (1989): Die beratungsaktive Apotheke. Information und Beratung durch den Apotheker. Frankfurt a.M.: Govi.

Maslow, H.A. (1977): Motivation und Persönlichkeit. Olten.

Nefiodow, L.A. (1997): Der 6. Kontratieff. Wege zur Produktivität und Vollbeschäftigung im Zeitalter der Information. St. Augustin: Rhein-Sieg-Verlag.

Nüssel, E. & Leparski, E. (Hrsg.) (1987): Countrywide Integrated Noncommunicable Diseases Intervention Programme (CINDI). Protocol and Guidelines for Monitoring and Evaluation Procedures. Berlin: Springer.

Parsons, T. (1967): Definition von Gesundheit und Krankheit im Licht der Wertbegriffe und der sozialen Struktur Amerikas. In: Mitscherlich, A. et al. (Hg.): Der Kranke in der modernen Gesellschaft. (Kiepenheuer & Witsch) Köln, 57-87.

Pearlin, L.I. & Schooler, C. (1978): The Structure of Coping. In: Journal of Health and Social Behavior 19, 2-21.

Rosenstock, I.M. (1966): Why people use health services? Milbank, Memorial Fund. Quarterly, 44, 94-124.

Scheuch, E.K. & Daheim, H. (1968): Sozialprestige und soziale Schichtung. In: Glass, D.V. & König, R. (Hrsg.): Soziale Schichtung und Mobilität. Kölner Zeitschrift für Soziologie und Sozialpsychologie, Sonderheft 5, 574-593.

Schipperges, H. et al. (1988): Die Regelkreise der Lebensführung. Gesundheitsbildung in Theorie und Praxis. Köln: Deutscher Ärzteverlag.

Schmidt, W. (1983): Planungsaspekte der Gesundheitserziehung. In: Europ. Monographien zur Forschung in Gesundheitserziehung, Nr. 5. (BZgA) Köln, 73-86.

Stark, W. (Hg.) (1989): Lebensweltbezogene Prävention und Gesundheitsförderung. Freiburg: Lambertus.

Troschke, J. v. (1985): Reflexionen und Anregungen zur sozialwissenschaftlichen Forschung über die Selbstbehandlung medizinischer Laien. In: Pharma Ind. 47 (10), 1026-1031.

Troschke, J. v. (1987): Das Rauchen. Genuß und Risiko. Basel/Boston: Birkhäuser.

Troschke, J. v. (1995): Gibt es einen Paradigmenwechsel in der Prävention? In: Zs. Prävention, H. 1, 18. Jg., 3-6.

Troschke, J. v. & Stünzner, W.v. (1984): Soziale Umwelt und Genußmittelkonsum. Freiburg: Gesomed.

Verres, R. (1991): Die Kunst zu leben. München: Piper.

Völker, K. (1988): Bertold Brecht. Eine Biographie. Reinbek: Rowohlt.

Wallstone, D.S., Walllstone, K.A., Kaplan, G.D. & Maides, S.A. (1976): Development and validation of the health lokus control (HLC) Scale. In: Journal of Consulting and Clinical Psychology, 44, 580-585.

Waltz, E.M. (1981): Soziale Faktoren bei der Entstehung und Bewältigung von Krankheiten - ein Überblick über die Literatur. In: Badura, B. (Hg.): Soziale Unterstützung und chronische Krankheit. Frankfurt a.M.: Suhrkamp, 40-119.

Wenzel, K. (1989): Kein kranker Mensch genießt die Welt. Traunstein: Ed. Rarissima.

Wetterer, A. & Troschke, J.v. (1986): Smoker motivation. A review of contemporary literature. New York: Springer.

Ulrich Laaser und Klaus Hurrelmann

Gesundheitsförderung und Krankheitsprävention

1. Definitionen

Nicht nur im deutschen Sprachgebrauch werden die Begriffe Krankheitsprävention und Gesundheitsförderung oft nebeneinander und austauschbar verwendet.

Für die weitere Argumentation wollen wir folgende klare begriffliche Abgrenzungen vornehmen:

Prävention bezeichnet alle Interventionshandlungen, die sich auf Risikogruppen mit klar erwartbaren, erkennbaren oder bereits im Ansatz eingetretenen Anzeichen von Störungen und Krankheiten richten. Die Interventionshandlungen lassen sich je nach Zeitpunkt des Eingriffs in einer Abfolge von Entwicklungsstufen der Störung in primäre, sekundäre und tertiäre Prävention unterscheiden.

Gesundheitsförderung bezeichnet alle vorbeugenden Aktivitäten und Maßnahmen, die die gesundheitsrelevanten Lebensbedingungen und Lebensweisen von Menschen zu beeinflussen suchen. Dabei sind sowohl medizinische als auch hygienische, psychische, psychiatrische, kulturelle, soziale, ökonomische und ökologische Ansätze angesprochen. Die Adressaten der Gesundheitsförderung sind nicht wie bei der Prävention Risikogruppen, sondern alle Gruppen der Bevölkerung, vor allem auch die Gesunden. Ziel ist die Bewahrung von Gesundheit, die Verbesserung und Steigerung von Gesundheitspotentialen. In diesem Sinne schließt Gesundheitsförderung den Begriff der Prävention ein. Dies gilt auch insofern als Gesundheitsförderung den Kompetenzbegriff und die Veränderung der Lebensbedingungen mit einschließt, also möglichst weitgehende Selbstbestimmung in einem günstigen sozialen Umfeld entsprechend dem WHO-Motto: „Make the healthier choice the easier one". Diese Ausrichtung wird im Rahmen der klassischen Präventionsterminologie auch als „primordiale Prävention" bezeichnet.

1.1 Die Konzeption der Gesundheitsförderung der Weltgesundheitsorganisation

Die Weltgesundheitsorganisation (WHO) hat seit der Konferenz von Alma Ata 1978 mehrere Anläufe zur Definition eines Programms der Gesundheitsförderung unternommen, das auf eine Neubestimmung der gesundheitspolitischen Konzepte für die Industrieländer und die Entwicklungsländer gleichermaßen hinausläuft. Im Mittelpunkt steht die Frage, wie und mit welchen Mitteln das Gesundheitspotential von Menschen durch strukturelle und politische Initiativen und durch persönliche Unterstützung gefördert werden kann (Kickbusch 1989; Laaser, Sassen, Murza & Sabo 1987).

Die Ottawa-Charta der Weltgesundheitsorganisation zur Gesundheitsförderung (WHO 1985) beschreibt Gesundheitsförderung als einen Prozeß, der allen Menschen ein höheres Maß an Selbstbestimmung über die eigene Gesundheit ermöglichen soll. Um jedem Menschen die Chance zu geben, ein individuelles Gesundheitsverständnis zu entwickeln und persönliche Gesundheitsziele zu definieren, ist es nach dieser Charta notwendig, daß sowohl Einzelne als auch Gruppen ihre Bedürfnisse befriedigen, ihre Wünsche und Hoffnungen wahrnehmen und verwirklichen sowie ihre Umwelt beeinflussen können. Gesundheit wird ausdrücklich als ein wesentlicher Bestandteil des alltäglichen Lebens verstanden, wobei in gleicher Weise die Bedeutung sozialer und individueller Ressourcen herausgearbeitet wird.

Die Charta betont, daß Gesundheitsförderung eine gesundheitsgerechte Gestaltung der sozialen und natürlichen Umwelt zum Ziel hat und zugleich jedem einzelnen Menschen die notwendigen Kompetenzen vermitteln möchte, um seine persönliche Gesundheit zu verbessern. Gesundheit wird als eine von mehreren Voraussetzungen für eine optimale Lebensqualität gewertet. Träger der Gesundheitsförderung können nicht nur professionelle Anbieter und Institutionen, sondern auch informelle Systeme sein. Die Verankerung der Gesundheitsförderung soll über institutionelle Grenzen hinweg angelegt sein und sowohl die frei praktizierenden Ärzte, die Krankenhäuser, Krankenkassen, den öffentlichen Gesundheitsdienst als auch die Sozialarbeit, die Erwachsenenbildung und die schulische und die Kindergartenerziehung einbeziehen. Ziel ist eine gleichberechtigte und konstruktive Arbeitsteilung und Zusammenarbeit auf mehreren Ebenen und über mehrere Berufsgruppen hinweg.

Dieses weite Konzept vorbeugenden Arbeitens hat inzwischen auch in der wissenschaftlichen Terminologie Resonanz gefunden. Die Folge ist eine Neubestimmung des Verhältnisses von Gesundheitsförderung und Prävention. Angeregt durch die WHO-Charta von Ottawa wird inzwischen deutlich zwischen gezielter Prävention von Krankheiten und breit angelegter Förderung von Gesundheit unterschieden.

1.2 Zum Verhältnis von Prävention und Gesundheitsförderung

Für die terminologische Abgrenzung von vorbeugenden Aktivitäten hat sich die interventionstheoretische Sicht bewährt, die Aktivitäten nach Zeitpunkt, Zielgruppe und Zielsetzung unterscheidet (Hurrelmann 1988; Künzel-Böhmer, Bühringer & Janik-Konecny 1993; Laaser 1986).

Dabei wird unterschieden zwischen

1. Interventionen, die sich auf die noch gesunde Bevölkerung und auf deren Alltagsleben - d.h. außerhalb des engeren medizinischen Bereichs - richten (primordiale Prävention bzw. Gesundheitsförderung),
2. Interventionen, die sich spezifisch auf Vorbeugung und Früherkennung bestimmter Risikofaktoren etwa des erhöhten Blutdrucks beziehen (Primärprävention),
3. Interventionen, die sich auf Entdeckung und Behandlung von Patienten mit Krankheitsfrühstadien etwa des Krebses oder der Koronarkrankheit (Veränderungen im Elektrokardiogramm, Linksherzhypertrophie, Angina Pectoris) richten (Sekundärprävention), und
4. Interventionen, die die möglichst weitgehende Wiederherstellung von Funktionsfähigkeit und Lebensqualität nach einem Krankheitsereignis bzw. seiner Akutbehandlung zum Ziel haben (Tertiärprävention).

Diese vier Schritte sind in Tabelle 1 einander zugeordnet. Ihre Abfolge geht von der Leitidee aus, möglichst vorbeugend (präventiv, prophylaktisch) zu wirken, um Störungen der Persönlichkeitsentwicklung und Beeinträchtigungen der Gesundheit schon in einem frühen Stadium zuvorzukommen oder einen bestehenden beeinträchtigenden gesundheitlichen (Zwischen)-Zustand zu verbessern. Je früher Unterstützung und Hilfe einsetzen, desto eher kann der Verfestigung einer Störung oder Beeinträchtigung und ihren möglichen Folgesfolgen vorgebeugt werden, die nicht nur in zunehmender Verschlimmerung des Leidens, sondern auch in nachfolgender sozialer Isolierung und Stigmatisierung bestehen können.

Die in Tabelle 1 vorgeschlagene Terminologie von Interventionsschritten orientiert sich also an einer unterstellten Abfolgesequenz: Je nachdem, zu welchem Zeitpunkt im Prozeß der Entstehung einer Gesundheitsstörung die Intervention einsetzt, kann sie als eine auf die Lebensbedingungen bzw. die Verhältnisse gerichtete „ökologische" Intervention bezeichnet werden oder als präventive, also „vorbeugende" Intervention, wenn sie sich auf bestimmte Risikogruppen richtet. Ist der eigentliche Krankheitsprozeß schon in Gang gekommen, können in diesem Krankheitsfrühstadium möglicherweise noch „korrektive" Maßnahmen ansetzen; um die Spätfolgen zu beeinflussen, sind ausgleichende, „kompensatorische" Interventionen sinnvoll.

	primordial	primär	sekundär	tertiär
Interventionszeitpunkt	im Gesundheitszustand	erkennbare Risikofaktoren	im Krankheitsfrühstadium	nach akuter Krankheitsbehandlung
Zielgruppe	Gesamtbevölkerung	Risikogruppen	Patienten	Rehabilitanden
Zielsetzung	Beeinflussung von Verhältnissen und Lebensweisen	Beeinflussung von Verhalten und Risikofaktoren	Beeinflussung der Krankheitsauslöser	Vermeidung von Folgeerkrankungen
Interventionsorientierung	Ökologischer Ansatz	Vorbeugender Ansatz	Korrektiver Ansatz	Kompensatorischer Ansatz
Bezeichnung	Gesundheitsförderung	Primärprävention	Sekundärprävention, Frühbehandlung	Tertiärprävention, Rehabilitation

Tabelle 1: Zur Terminologie von Interventionsschritten

2. Theoretische Konzeptionen von Förderprogrammen

Die theoretischen Grundlagen für Programme der Krankheitsprävention und Gesundheitsförderung stammen überwiegend aus zwei Theorietraditionen mit unterschiedlichem Hintergrund: der Verhaltenstheorie und der ökologischen Theorie. Verhaltenstheorien stehen dabei vor allem für personzentrierte und ökologische Theorien für kontext- und systemzentrierte Ansätze zur Verfügung.

2.1 Verhaltenstheoretische Ansätze

Theoretischer Hintergrund dieser Ansätze ist die Annahme, das Gesundheitsverhalten werde durch die Überzeugungen und das Wissen beeinflußt, die ein Mensch über Gesundheit und die Möglichkeiten der Verhinderung von Krankheit zur Verfügung hat. Den meisten Ansätzen liegt eine sozialpsychologische Theorie des intentionalen Handelns zugrunde, wonach jedes Verhalten, ob gesundheitsförderlich oder gesundheitsschädlich, auf einer vorsätzlichen Absicht beruht, die auf eine bestimmte persönliche und normative Überzeugung zurückzuführen ist (Flick 1990). Um Verhaltensänderungen zu bewirken, müssen dieser Theorie zufolge die Überzeugungen, Einstellungen und die subjektiven Normen geändert werden, um auf die Absicht Einfluß zu nehmen. Als gesundheitsrelevantes Verhalten wird im wesentlichen schädigungsvermeidendes und vorsorgendes Verhalten gewertet, das unter anderem im Aufsuchen medizinischer Beratung und Behandlung sowie im Befolgen ärztlicher Ratschläge besteht (Schwarzer 1992).

2.1.1 Theoretische Annahmen

Im „Health-Belief"-Modell wird zum Beispiel die Verbindung einer subjektiv wahrgenommenen Anfälligkeit für eine Erkrankung mit der wahrgenommenen Schwere und Bedrohlichkeit dieser Krankheit für die eigene Person als Ausgangspunkt für gesundheitsrelevantes Verhalten unterstellt. Grundannahme dabei ist, daß bei einer solchen wahrgenommenen Anfälligkeit auch die empfundene Bedrohung steigt und als Folge ein vorsorgliches und den ärztlichen Anweisungen Folge leistendes Verhalten eintritt. Nach dieser Theorie unterschätzen viele Menschen ihre Anfälligkeit für Krankheiten, fühlen sich durch sie nicht bedroht und unterlassen aus diesem Grund die erwünschten positiven Verhaltensweisen.

Die Rolle der Krankheitsprävention wird im wesentlichen darin gesehen, diese Menschen auf die Gefahren von Krankheiten nachdrücklich hinzuweisen, vor allem durch Aufklärung und Information, aber auch durch sensibilisierende Impulse für die eigene Einstellungsbildung. Dieser Denkansatz vertraut darauf, daß eine umfassende Information über gesundheitsgefährdende Faktoren und gesundheitsabträgliche Verhaltensweisen auch das tatsächliche Verhalten eines Menschen beeinflusse (Becker 1974; Bausell 1986) und setzt damit auf die Rationalität menschlichen (Gesundheits-)Verhaltens. Diese Annahmen sind aber nur teilweise realistisch. Deshalb werden in den letzten Jahren vielfältige Bemühungen unternommen, um die verhaltenstheoretischen Ausgangsannahmen für Gesundheitsverhaltensweisen zu erweitern. Im Vordergrund steht die Frage, welche kognitiven, motivationalen und emotionalen Vorgänge die Einleitung und Aufrechterhaltung gesundheitsrelevanten Verhaltens in sozialen Situationen beeinflussen.

Das theoretische Modell von Schwarzer (1992) berücksichtigt besonders die motivationale Dimension. Die Entscheidung für eine bestimmte Verhaltensweise oder die Korrektur einer bisher gepflegten Verhaltensweise muß demnach die aktuelle individuelle Motivationslage berücksichtigen. Zum Beispiel verfehlt der Hinweis an Jugendliche, die Fortsetzung des Risikoverhaltens „Rauchen“ würde in einer späteren Lebensphase, zumal nur mit einer gewissen Wahrscheinlichkeit, zu gesundheitlichen Belastungen führen, die erwünschte Wirkung, da dieser Hinweis mit den aktuellen attraktiven Verhaltensalternativen des Rauchens (Anerkennung, Aufmerksamkeit, Zugehörigkeit usw.) nicht erfolgreich in Konkurrenz treten kann, oder diese durch die jugendliche Präferenz für riskantes Verhalten sogar fördert.

Gesundheitsrelevantes Verhalten kann nach diesem Modell nicht allein durch Veränderung von Einstellung bewirkt werden, sondern muß in ein Bild von der eigenen Person und in ein Selbstkonzept des eigenen Handelns einbezogen sein. Ob gesundheitsrelevante Einstellungen auch wirklich verhaltenswirksam werden, entscheidet sich danach, ob sie als wichtiger Bestandteil der Selbstdefinition wahrgenommen werden und inwieweit sie mit anderen „Selbstschemata“ konkurrieren. Unter einem Selbstschema wird dabei die kognitive Repräsentation von bestimmten Aspekten der eigenen Person verstanden, also ein Bestand an selbstbezogenen Wahrnehmungen, die im Laufe des Lebens aufgrund von Erfahrungen und Bewertung dieser Erfahrungen erworben werden. Die geordnete Menge der gesundheitsrelevanten Selbstschemata wird als eine implizite Theorie, als „subjektive Gesundheitstheorie“ verstanden, d.h. als ein

System zur Verarbeitung gesundheitsrelevanter Informationen und zur Steuerung entsprechender Handlungen (Schwarzer 1992).

Diese theoretischen Überlegungen gelten für alle Lebensphasen. So geht es z.B. Kindern und Jugendlichen in ihrem Lebensalltag vor allem um die soziale und individuelle Identitätsbildung, den Erfolg im schulischen Bereich und im Freundeskreis. Es geht ihnen darum, beliebt, durchsetzungsfähig, erwachsen, stark, unabhängig, sicher, gut aussehend und intelligent zu sein. Verhaltensweisen, die die physische Gesundheit schädigen, wie z.B. Rauchen oder Drogenkonsum, werden in diesem Zusammenhang nach ihrem sozialen Einfluß als „Mittel zum Zweck“ eingesetzt, um z.B. bei den wichtigsten Bezugsgruppen bestimmte Anerkennungen zu forcieren. In der Kosten-Nutzen-Abwägung fällt die Entscheidung für eine bestimmte Verhaltensweise oft zugunsten der gesundheitsschädlichen Verhaltensweisen, da das aktuelle seelische und soziale Wohlbefinden höher bewertet wird als die potentielle Beeinträchtigung der physischen Gesundheit. Die Jugendlichen streben eine ideale Erfüllung ihres Selbstbildes an und orientieren sich dabei an den unmittelbaren Anforderungen, die sie vor sich sehen (Hurrelmann & Lösel 1990; Jessor 1984).

2.1.2 Konsequenzen für die Gesundheitsförderung

Am Beispiel der Krankheitsprävention bei Kindern und Jugendlichen kann gezeigt werden, wie ein Gesundheitskonzept nach diesen Vorstellungen angelegt werden muß. Gesundheit darf nicht allein über die Abwesenheit von Krankheitssymptomen definiert werden, sondern muß positive Konnotationen besitzen. Gesundheitsschädliches Verhalten wie etwa Zigarettenrauchen, Fehlernährung und mangelnde Bewegung muß mit negativen Konsequenzen verknüpft werden, die nicht nur im biologischen, sondern auch im sozialen und psychischen Bereich liegen („Sport bringt Anerkennung“; „zu viel Essen macht dick“; „Rauchen bringt unangenehme Folgen für Aussehen und Geruch mit sich“). Gleichzeitig müssen Verhaltensalternativen angeboten werden, die den gleichen psychosozialen Zweck erfüllen wie die gesundheitsschädlichen Verhaltensweisen, also ebenfalls zu sozialer Akzeptanz und zur Verbesserung des Selbstwertgefühls führen. Die Folgen des gesundheitsbewußten Verhaltens müssen positiv bewertbar sein: Körperliche Attraktivität, Vitalität, erhöhte Streßresistenz, größerer Lebensgenuß (Hurrelmann, Leppin & Nordlohne 1996).

Da Jugendliche sehr stark gegenwartsorientiert sind, muß die präventiv orientierte Gesundheitserziehung vor allem auf ihre körperliche Attraktivität und ihr aktuelles Wohlbefinden und nicht so sehr auf ihre spätere Lebenserwartung abstellen. Auch ist zu bedenken, daß das gesundheitsangemessene Verhalten oft zumindest vorübergehend starke Anforderungen an die eigene Steuerung des Verhaltens und das Ertragen von Verzichtshaltungen und Unlustzuständen (z.B. bei körperlicher Beanspruchung, beim Durchhalten eines Zeitplanes, beim Einhalten einer Diät) verlangt. Das gezielte und nicht-ausweichende Bewältigungsverhalten verspricht also in einer konkreten Situation nicht unbedingt die schnelle und streßfreie Lösung, sondern kann genau das Gegenteil bedeuten. Auch hieraus erklärt sich, warum die gesundheitsschädigenden Verhaltensweisen aktuell so attraktiv sein können (Hurrelmann 1990; Silbereisen & Kastner 1985).

Aktive Bewältigungsstrategien sind nicht nur mit einem hohen Maß von Selbststeuerung und Selbstsicherheit verbunden, sie setzen auch voraus, daß man sich von bestimmten Bezugsgruppen unabhängig machen kann. Die Fähigkeit, solche Bezugspersonen zu mobilisieren, die dem eigenen Bewältigungsverhalten entgegenkommen, gehört mit zum erfolgreichen „Coping"-Repertoire einer Person. Je nach Bezugsgruppe können mehr oder weniger gesundheitsförderliche oder gesundheitsgefährdende Verhaltensweisen erwünscht sein. Die Verhaltensweisen Alkoholtrinken, Zigarettenrauchen und Drogeneinnahme sind relativ leicht zugänglich und werden außerdem in gleichaltrigen Bezugsgruppen meist positiv bewertet; sie sind außerdem mit einem unmittelbaren Lustgewinn verbunden. Dagegen erfordern die gesundheitsförderlichen Handlungen erhebliche Anstrengungen und ein großes Maß an Selbstkontrolle (mäßiges Essen und Trinken, Sport treiben, festen Tagesrhythmus einhalten) und haben nicht sofort den gleichen Stellenwert in Bezugsgruppen (Coates, Perry & Killer 1981; Dlogusch & Schmidt 1990).

Was am Beispiel von Kindern und Jugendlichen besonders deutlich herausgearbeitet werden kann, gilt im Prinzip auch für Erwachsene. Verhalten wird nicht nur rational gesteuert, sondern unterliegt starken motivationalen und emotionalen Einflüssen. Vor allem können Verhaltensweisen selten isoliert betrachtet werden, zumeist sind sie Teil eines multifunktionalen Musters, in dem oft kurzfristige Erfordernisse der Alltagsbewältigung gegenüber langfristigen Aspekten der Gesundheitsrelevanz dominieren. Neben der rational orientierten Aufklärung und Kenntnisvermittlung sind daher für einen interventionstheoretischen Erfolg Aktivitäten erforderlich, die über soziale Zugänge die Motivation beeinflussen (z.B. Orientierung an Freundesgruppen) und die die Rahmenbedingungen für Gesundheitsverhalten so verändern, daß ein gesundheitsgerechtes Verhalten zur einfacheren, naheliegenderen Verhaltensalternative wird. Das leitet zu den ökologischen Ansätzen und zur umfassenden Gesundheitsförderung über, die sich um Hilfen bei der Bewältigung von Lebensproblemen im Alltag als Voraussetzung für ein verbessertes Gesundheitsverhalten bemühen (Leppin 1994).

2.2 Ökologische Ansätze

Ökologische Ansätze, die den Hintergrund für die kontextzentrierten Förderprogramme anbieten, gehen von der Hypothese aus, daß Zusammenhänge zwischen sozialen und ökologischen Umweltfaktoren einerseits und körperlichen, psychischen und sozialen Beeinträchtigungen der Gesundheit andererseits zu identifizieren sind. Nach dieser insbesondere in der „Sozialisationstheorie" entfalteten Hypothese ist es offensichtlich, daß auch Risikofaktoren und Belastungskonstellationen aus dem sozialen und dem ökologischen Umfeld direkt und indirekt die Gesundheitspotentiale von Menschen schädigen und beeinträchtigen können (Hurrelmann 1988).

Wie anfällig Menschen für bestimmte Beeinträchtigungen der Gesundheit sind, richtet sich demnach nach dem Verhältnis zwischen den Risiko- und den Schutzfaktoren und den zur Verfügung stehenden sozialen und individuellen Ressourcen, die den Bewältigungsprozeß tragen und steuern. Sind diese Ressourcen unzureichend, dann werden hierdurch die Bewältigungskapazitäten beeinträchtigt; sie reichen nicht aus, um mit sozialen, psychischen und physiologischen Anpassungsprozessen zurecht zu kommen. Ein Übermaß an Belastungen aus der sozialen und ökologischen Umwelt kann - so lautet die Kernannahme - zu einer so starken Strapazierung der Bewältigungskapazitäten eines Menschen führen, daß die Anpassungsleistungen nicht nur im sozialen und psychischen, sondern auch im physiologischen Bereich unzureichend werden.

2.2.1 Theoretische Annahmen

Gesundheit läßt sich in dieser theoretischen Tradition definieren als Zustand des objektiven und subjektiven Befindens einer Person, der gegeben ist, wenn diese Person sich in den physischen, psychischen und sozialen Bereichen ihrer Entwicklung in Einklang mit den eigenen Möglichkeiten und Zielvorstellungen und den jeweils gegebenen äußeren Lebensbedingungen befindet. Gesundheit ist beeinträchtigt, wenn sich in einem oder mehreren dieser Bereiche Anforderungen ergeben, die von der Person in der jeweiligen sozialen Situation und der jeweiligen Phase im Lebenslauf nicht erfüllt und bewältigt werden können. Die Beeinträchtigung kann sich in Symptomen der sozialen, psychischen und physisch-physiologischen Auffälligkeit manifestieren. Gesundheit ist demnach kein passiv erlebter Zustand des Wohlbefindens, sondern ein aktuelles Ergebnis der jeweils aktiv betriebenen Herstellung und Erhaltung der sozialen, psychischen und körperlichen Aktionsfähigkeit eines Menschen im gesamten Lebenslauf (Hurrelmann 1988, 16f.).

Mit diesem theoretischen Zugang stellt die ökologische Theorie stark auf Kontext- und Umweltgegebenheiten ab. Sie verweist auf die Risikofaktoren - beispielhaft für die Bevölkerungsgruppe der Kinder gesprochen - im sozialen Lebensbereich (gestörte Familienbeziehungen, hohe Anforderungen an Qualifikationen in institutionalisierten Erziehungs- und Bildungseinrichtungen) und in der dinglichen und medial vermittelten Umwelt. Hier liegen die Ursachen für viele gesundheitliche Beeinträchtigungen. Die alltäglichen Verkehrsräume Wohnung und Straße sind nicht den Bedürfnissen der Kinder entsprechend gestaltet, sie müssen vielfach geradezu als für die gesunde Entwicklung abträglich eingestuft werden. Außerdem bergen sie lebensgefährliche Risiken. Verkehrsunfälle sind die häufigste Todesursache im Kindesalter. Weiterhin ist die Welt der Kinder heute sehr stark von Medien geprägt; diese bieten einen Überschuß an visuellen und akustischen, meist elektronisch vermittelten Informationen, während emotionale und motorische Sinnesbereiche zuwenig stimuliert werden. Auch hier liegen erhebliche Risiken für die Entwicklung, weil spontane und alle Sinne ansprechende Aneignungsprozesse der sozialen und natürlichen Umwelt gestört sind (Hurrelmann 1990). Der Freizeitbereich schließlich ist sehr stark kommerzialisiert und zusätzlich durch die schwer vorhersagbare Dynamik der Freundschaftsbeziehungen in der Gleichaltrigengruppe geprägt. Dadurch herrschen in ihm verdeckte Wettbewerbs- und Prestigedynamiken, die Kinder und Jugendliche in für ihre Gesundheitsentwicklung riskante Situationen hineinmanövrieren können. Hinzu kommen erhebliche Verunsicherungen der psychosozialen und moralischen Wertorientierung, die im Zuge einer voranschreitenden Individualisierung und Pluralisierung von Lebensmustern zu psychischen Orientierungsschwierigkeiten und psychosozialen Störungen führen (Franzkowiak 1986).

Die ökologischen Ansätze betonen damit stark die soziale und dingliche Umwelt als Kontext für die gesundheitliche Entwicklung und ergänzen insofern die verhaltenstheoretischen Ansätze.

2.2.2 Konsequenzen für die Gesundheitsförderung

Im Unterschied zu den verhaltenstheoretischen betonen die ökologischen Ansätze den strukturellen „Makro-Bereich". Allgemeine Verbesserungen der Bildungs- und Entwicklungsbedingungen von Kindern und anderen Bevölkerungsgruppen gehören danach zu den Aktivitäten der Gesundheitsförderung: Das Angebot von qualitätsreichen Lebenswelten in Kindergärten, Schulen und Ausbildungseinrichtungen ebenso wie angemessene Spielmöglichkeiten und Räume für die Freizeitgestaltung und Möglichkeiten der Selbstbestimmung und Selbststeuerung im Verhältnis zu den eigenen Eltern. Die Möglichkeiten von Information, Aufklärung und Motivierung, die die Verhaltenstheorie betont, werden hierdurch nicht zurückgewiesen, aber relativiert. Es wird auf die kulturelle, soziale, wirtschaftliche, finanzielle und ökologische Basis allen menschlichen Handelns, damit auch des gesundheitsrelevanten Handelns, verwiesen. Insofern liefern die ökologischen Theorieansätze die eigentliche Legitimation für umfassende Strategien der Gesundheitsförderung und Gesundheitspolitik.

3. Modelle der Krankheitsprävention und Gesundheitsförderung in der Praxis

Am Beispiel von schulischer, betrieblicher und gemeindeorientierter Krankheitsprävention und Gesundheitsförderung sollen im folgenden die entsprechenden Arbeitsprogramme und Vorgehensweisen illustriert werden. Dabei werden Beispiele herausgegriffen, die die jeweiligen konzeptionellen Ansätze besonders gut veranschaulichen.

3.1 Schulische Prävention und Gesundheitsförderung

Wie schon erwähnt, sind im Kinder- und Jugendalter Gruppendruck, Machtbeziehungen, Prestige- und Einflußmotive, Neugierverhalten, Suche nach Erlebnis und Anregung der Anstoß dazu, daß ein schädigendes Verhalten das attraktivere gegenüber dem nichtschädigenden Verhalten sein kann. Es ist offensichtlich, daß es für Jugendliche - ganz im Sinne der ökologischen Theorieansätze - subjektiv in vielen Situationen weder sinnvoll noch attraktiv ist, sich gesundheitsförderlich zu verhalten, zumindest nicht, wenn dieses Kriterium allein an medizinischen Definitionen ausgerichtet wird. Indem man sich auf die Wissensvermittlung über potentielle Gesundheitsrisiken konzentriert, wird der spezifische Lebenskontext von Jugendlichen vernachlässigt (Nordlohne 1992; Schneider 1993). Aktuell und unmittelbar erfahrene Bedürfnisse haben fast zwangsläufig eine größere Bedeutung als die zeitlich viel entferntere und meist sehr abstrakte Zielsetzung „Gesundheit", zumal die Verknüpfung zwischen dem eigenen momentanen Verhalten und einer Gesundheitsgefährdung über ein für Jugendliche sowieso schwer realisierbares Wahrscheinlichkeitsprinzip hergestellt werden muß.

Zu den im Vergleich hierzu dringlicheren Bedürfnissen und Sorgen gehört vor allem die Suche nach der eigenen Identität. Dies bedeutet nicht zuletzt auch, sich gegen Erwartungen der Erwachsenen abzugrenzen, dabei jedoch gleichzeitig bestimmte als „erwachsen" erlebte Verhaltensweisen zu imitieren. Gerade Zigaretten und Alkohol erfüllen diese Doppelfunktion fast perfekt. Sie werden einerseits sowohl durch unmittelbares Modell-Lernen wie durch die Werbung mit „Erwachsensein" und mit Selbstbestimmung verknüpft, werden andererseits aber Jugendlichen durch Normen, die durch eben diese Erwachsenen gesetzt werden, verwehrt (Leppin 1995).

Weitere zentrale Bedürfnisse sind der Wunsch nach sozialer Anerkennung und Selbstakzeptanz, nach sinnvoller Betätigung und nach Erfüllung von intensiven und aufregenden Erlebnissen und Erfahrungen. Wenn auf diesen Gebieten ein Defizit erlebt wird, ist die Wahrscheinlichkeit hoch, daß jede Ressource, die verspricht, diese Bedürfnisse schnell und einfach zu befriedigen, genutzt wird. Von daher müssen alle Präventionsanstrengungen und Versuche der Gesundheitsförderung diese Grundbedürfnisse ins Kalkül ziehen und Kinder und Jugendliche in die Lage versetzen, mit ihnen auf eine konstruktive Art und Weise umzugehen.

3.1.1 Konzeptionelle Ausrichtung

Nach David und Williams (1987) muß es bei schulischer Gesundheitsförderung neben der Vermittlung von Informationen und Wissen über gesundheitsrelevante Themen vor allem um folgendes gehen:

1. gesunde Lebensstile zu fördern und realistische Möglichkeiten und Alternativen für ein gesundes Leben aufzuzeigen und anzubieten, indem Kinder und Jugendliche mit Kompetenzen ausgestattet werden, die es ihnen ermöglichen, ohne Restriktionen an allen sozialen Prozessen teilzunehmen;

2. die Fähigkeit auszubilden, das Optimum aus dem eigenen physischen, mentalen und sozialen Fähigkeitspotential zu machen und damit das Selbstkonzept zu stärken;
3. die Fähigkeit und Bereitschaft zu stärken, eigene Entscheidungen zu treffen und zu diesen zu stehen, konstruktiv mit Streß umzugehen und auch konfliktreiche Situationen zu meistern;
4. ein Gefühl der Verantwortung für die eigenen Gesundheit sowie die von Familie, Freunden und Umwelt zu entwickeln.

Aus der bisherigen Forschung lassen sich zwei übergeordnete Kriterien für schulische Präventionsprogramme in der Altersgruppe der Kinder und Jugendlichen ableiten (Leppin 1995):

1. Eine Konzeption der Gesundheitserziehung läßt sich nur dann aussichtsreich begründen, wenn sie an den Erfahrungen und Erlebnissen von Lebensfreude bei Kindern und Jugendlichen ansetzt und nicht etwa als Abwehr von Lebenslust angesehen wird. Gelingt dieser Zugang nicht, dann hat jede Gesundheitserziehung den Status des unattraktiven und restriktiv disziplinierenden Vorgehens. Sie ist damit zum Scheitern verurteilt. Gesundheitserziehung darf nicht als ein Oktroi, als ein Aufzwängen von offiziellen Erwachsenenverhaltensweisen empfunden werden, denn gerade im Jugendalter gehört es zu den wichtigsten Verhaltensimpulsen, sich gegen die vorherrschenden gesellschaftlichen Erwachsenennormen aufzulehnen und sich von ihnen abzusetzen. Setzt hier die Gesundheitserziehung falsch an, so kann sie von Jugendlichen negativ besetzt werden und richtet damit mehr Schaden an als Nutzen.
2. Die schulischen Präventionskonzepte müssen die vorherrschenden normativen und sozialstrukturellen Rahmenbedingungen berücksichtigen. Es wäre z.B. wirklichkeitsfremd, die objektiv gesundheitsfeindlichen Wertorientierungen, die in weiten Bereichen des Erwachsenenlebens dominieren, in der Gesundheitserziehung gegenüber Kindern und Jugendlichen zu verheimlichen. Dazu gehört insbesondere auch eine Analyse der Mechanismen der kommerziellen Werbung, die eindeutig und mit unterschwelligen sozialpsychologischen Einflußmethoden zugunsten gesundheitsgefährdenden Verhaltens (Rauchen, Alkoholkonsum, kalorienhaltige Speisen usw.) aktiv ist. Auch dürfen die strukturellen Belastungskomponenten des täglichen Lebens nicht ausgeklammert werden: Dauerbelastung durch lange Ausbildungszeiten, Verunsicherung von Jugendlichen und jungen Erwachsenen durch einen anforderungsreichen und strukturell schwierigen bis abweisenden Arbeitsmarkt, Verzögerung des Eintritts in verantwortungsvolle Rollen des Erwachsenenlebens und Irritation durch hohe Anforderungen an die Identitätsbildung.

Wichtigstes Postulat ist es demnach, den alltäglichen Lebensstil von Kindern und Jugendlichen, wie er durch soziale und kulturelle Einflüsse geprägt wird, in den Ansatz der Prävention einzubeziehen. Das Bestreben gerade junger Menschen, Selbständigkeit und Selbststeuerung zu erlangen, kann ein wichtiger Anknüpfungspunkt für die Gesundheitserziehung sein, der sie für die junge Generation interessant macht. Verstanden als Hilfe bei der Unterstützung eines individuellen Lebenskonzeptes, das sich von eingefahrenen Pfaden des Erwachsenenlebens unterscheidet, ist Gesundheitserziehung für Kinder, Jugendliche und junge Erwachsene ein interessantes und attraktives Konzept der Förderung von Selbstentfaltung und Selbstfindung (Franzkowiak 1986).

Viele der heute in Kindergärten und Schulen praktizierten Konzepte sind von diesen Postulaten noch weit entfernt. Bis in die 80er Jahre herrschten Programme vor, die auf Krankheiten und deren Verhütung fixiert waren, wobei meist Modelle der Abschreckung und der Aufklärung eingesetzt wurden. In der Altersgruppe ist dieser Ansatz aber kontraproduktiv. Das didaktische Konzept der Abschreckung beruht darauf, die negativen Folgen gesundheitswidrigen Verhaltens darzustellen und damit Furcht, Angst und Schuldgefühle zu erzeugen. Beispiele sind schockierende Bilder von jugendlichen Drogentoten oder von amputierten „Raucherbeinen". Die Adressaten sind emotional zwar schokkiert, es kommt allenfalls zu kurzfristigen Veränderungen des Verhaltens, die aber nach kurzer Zeit wieder den üblichen Verhaltensmustern weichen (Staeck 1989). Wie Staeck betont, bagatellisieren die Schüler oft in einer Art Abwehrreaktion die tatsächlichen Gefahren oder machen die dargestellten Situationen lächerlich oder setzen sich in einer daraus resultierenden Oppositionshaltung sogar einer verstärkten Gesundheitsgefährdung aus. Die abschreckenden Inhalte haben für sie kaum Bedeutung, da sie sie aufgrund ihrer Ich-Ferne nicht auf sich selbst beziehen. Schließlich ist es sowohl pädagogisch wie auch ethisch unbefriedigend, daß durch dieses didaktische Konzept Ängste ausgelöst werden und damit der Weg für den Aufbau von Kompetenzen und persönlicher Stärke blockiert ist (Leppin 1995).

Auch das didaktische Konzept der Aufklärung ist für Kinder und Jugendliche nicht ausreichend. Aufklärung ist im Unterschied zur Abschreckung nicht emotional, sondern kognitiv ausgerichtet. Hier liegen die Stärken und Schwächen. Schülerinnen und Schüler sollen durch Informationen und klare Aussagen überzeugt werden. Es wird unterstellt, auf diese Weise lasse sich ihr tatsächliches Verhalten beeinflussen. Das Aufklärungskonzept knüpft an die traditionellen Muster des Health-Belief-Modells an. Zunehmend wird in der didaktischen Diskussion erkannt, daß Aufklärung nur eine unterstützende Funktion gegenüber der Beachtung der individuellen und sozialen Bedürfnisse von Kindern und Jugendlichen haben kann. Als Ziel der Gesundheitserziehung wird gesehen, Kindern und Jugendlichen bei Entscheidungsprozessen und Problemlösungen zu helfen und damit zu ihrem persönlichen Entwicklungsprozeß beizutragen. Konzeptionen dieser Art sind nicht auf eine einzelne Altersstufe oder Entwicklungsphase zu begrenzen. Sie sollten vor allem früh in der Persönlichkeitsentwicklung einsetzen. In der Kindergarten- und Grundschulzeit kann durch das Einüben gesundheitsrelevanter Verhaltensweisen schon ein erheblicher Beitrag, zum Beispiel zur Drogen- und Suchtprävention, geleistet werden (Hesse & Hurrelmann 1991).

Lehrplanmäßig gehören die in Tabelle 2 aufgeführten Themenkomplexe zu den wichtigsten Gebieten der Krankheitsprävention und Gesundheitsförderung in Kindergärten, Schulen und anderen Bildungseinrichtungen.

– Natürliche Umwelt und Gesundheit – Seelische und soziale Gesundheit – Körperliche Gesundheit – Ansteckende und nicht ansteckende Krankheiten – Arzneimittel und Medikamente – Ernährung – Sexualität – Körperhygiene – Mund- und Zahnhygiene – Körperliche Fitneß – Verbraucherverhalten und Verbraucherschutz – Unfallverhütung – Tabak, Alkohol, Medikamente – illegale Drogen

Tabelle 2: Themenkomplexe der Gesundheitsförderung in Bildungseinrichtungen

Am zuletzt genannten Gebiet der substanzbezogenen „Suchtprävention" soll der heute erreichte Stand der Entwicklung beispielhaft erläutert werden.

- Einer der frühen Versuche, sowohl der Abschreckung wie der rein aufklärenden Wissensvermittlung etwas entgegenzusetzen, war das Konzept der „affektiven Erziehung" aus den siebziger Jahren. Hier stand eindeutig die persönliche und soziale Entwicklung der Jugendlichen im Vordergrund. Das Konzept beruhte auf der Annahme, daß Drogenkonsum durch individuelle Determinanten wie ein zu schwaches Selbstwertgefühl, einen Mangel an Entscheidungsfähigkeit oder ein instabiles Wertsystem verursacht wird. Dementsprechend setzte der daraus resultierende schulische Interventionsansatz an genau diesen Punkten an: Verbessert werden sollte das individuelle Selbstwertgefühl, es sollte eine positive Wertestruktur geschaffen werden, die Schüler und Schülerinnen sollten lernen, sich Ziele zu setzen und Entscheidungen zu treffen, um diesen Zielen näher zu kommen. Schon bei diesem Programmtyp stellte sich jedoch recht schnell heraus, daß zwar Wissensstände verändert wurden, die eigentlichen Zielvariablen (Selbstwertgefühl und Entscheidungsfähigkeit) jedoch ebenso wenig beeinflußt wurden wie der Drogenkonsum, wobei sogar teilweise kontraproduktive Effekte auftraten (Green & Kelley 1989; Tobler 1986).
- Sehr viel spezifischer ist dagegen der Ansatz der „sozialen Immunisierung" („social influence resistance"), den Evans und seine Mitarbeiter in Anlehnung an die Theorie der „sozialen Impfung" („social inocculation theory")

von McGuire (1968) entwickelt haben (Evans, Rozelle, Maxwell, Raines, Dill, Guthrie, Henderson & Hill 1981). Hier wurde die Vermittlung von Informationen verbunden mit der Bewußtmachung von sozialen Einflußprozessen durch Gleichaltrige, Erwachsene und Werbung und gleichzeitiger praktischer Einübung von sozialen Fertigkeiten, die es den Jugendlichen erlauben, „Nein" zum Drogenkonsum zu sagen. Diese „Nein-Sage-Strategien" werden jedoch nicht als isoliertes Verhalten trainiert, sondern als Bestandteil eines generellen sozialen Kompetenztrainings, bei dem es darum geht, zwar auf Argumente anderer einzugehen, die eigene Meinung jedoch konstruktiv zu behaupten. Techniken wie Rollenspiel und Lernen am Modell mit positiver Verstärkung sollen dazu führen, daß Jugendliche lernen, Gruppendruck zu erkennen und diesem zu widerstehen. Evaluationen dieses Ansatzes erbrachten, daß hier - zumindest kurzfristig - neben der Veränderung von Wissen und Einstellungen auch Verhaltensänderungen auftraten (Flay 1985).

– Ein weiterer Ansatz, der die psychosozialen Bedürfnisse von Jugendlichen in den Mittelpunkt stellt, ist das „Modell der alternativen Erlebnisformen". Drogen, so wird angenommen, vermitteln bestimmte positive Gefühlszustände wie Entspannung einerseits, positive Stimulation andererseits. Will man also Drogenkonsum verhindern, müssen positive Alternativen zur Verfügung gestellt werden, die den gleichen oder einen ähnlichen Zweck erfüllen (Dohner 1972; Cook, Lawrence, Morse & Roehl 1984), d.h. es geht letztlich darum, „funktionale Äquivalente" zum Drogenkonsum anzubieten. Hierzu gehören vor allem sportliche Aktivitäten und Entspannungsübungen, aber auch kreative Erfahrungen, soziale Verantwortung und positive zwischenmenschliche Beziehungen. Bei speziellen Hoch-Risiko-Gruppen und gleichzeitig hohem Programminput konnten positive Befunde nachgewiesen werden (Tobler 1986).

– Der bisher am sorgfältigsten ausgearbeitete Ansatz ist der „Life-skills-approach" von Botvin und seinen Mitarbeitern (Botvin & Tortu 1990), der Elemente aller bisher genannten Ansätze aufnimmt. Ziel ist die umfassende Vermittlung von generellen Lebensbewältigungsfertigkeiten, wobei wiederum der Rückbezug zu den verschiedenen gesundheitsriskanten Verhaltensweisen gesucht wird. Die Grundannahme ist, daß eine erfolgreiche Prävention von Risikoverhalten nur durch die Förderung von personalen und sozialen Kompetenzen möglich ist, da erst durch diese der oder die Jugendliche die Möglichkeit erhält, Verhaltensalternativen zu wählen und diese beizubehalten. Das sehr praktisch orientierte Kompetenztraining umfaßt z.B. die Fähigkeit, sich konstruktiv mit Streß- und Angsterleben auseinanderzusetzen und mit anderen - auch in konfliktträchtigen Situationen - konstruktiv zu kommunizieren sowie andere anzuhören, ihren Meinungen gegenüber offen zu sein, ohne dabei jedoch die eigene Position aufzugeben. Weiterhin gehört hierzu, Selbstsicherheit zu entwickeln und Gruppendruck standzuhalten, Entscheidungen selbständig zu treffen und das eigene Selbstbild zu verbessern. Der Unterschied zum affektiven Ansatz besteht vor allem darin, daß hier sehr viel stärker verhaltensorientiert gearbeitet wird, indem in Anlehnung an lerntheoretische Methoden vornehmlich praktische Übungen durchgeführt werden (Künzel-Böhmer, Bühringer & Janik-Konecny 1994).

Evaluationsstudien haben durchgehend positive Befunde erbracht, allerdings ist die zeitliche Stabilität der Effekte nach wie vor fraglich und, wie bei andern Programmen auch, scheinen Effekte auf den Tabakkonsum erheblich größer als solche für den Konsum von Alkohol (Rundall & Bruvold 1988).

3.1.2 Modellprojekte

Die Notwendigkeit breit angelegter, grundlegender und auf aktivem Training von Fertigkeiten basierender Programme wird inzwischen auch in Deutschland anerkannt (Priebe, Israel & Hurrelmann 1993). Seit 1990 hat es im deutschen Schulsystem eine deutlich sichtbare Zunahme an Anstrengungen in Richtung einer sowohl quantitativ als auch qualitativ verbesserten schulischen Gesundheitsförderung gegeben. Obwohl es jedoch einzelne systematische und koordinierte Anstrengungen gibt, wie z.B. ein Modellprojekt zur „Gesunden Schule" unter Beteiligung fast aller Bundesstaaten, scheint dieser positive Trend insgesamt eher auf eine Fülle von Einzelinitiativen individueller Schulen zurückzugehen als auf einen systematischen Wandel von Programmimpulsen.

Ein Modell, das zumindest im deutschen Bezugsrahmen als beispielhaft für ein modernes Interventionsprogramm gelten kann, ist das Suchtpräventionsprogramm des Landesinstitutes für Schule und Weiterbildung NRW, 1988 („Materialien und Medien zur Sucht- und Drogenvorbeugung in der Schule"). Das Programm betrachtet Drogenkonsum als einen funktionalen Bestandteil jugendlichen Alltagslebens, als Mittel zur Bewältigung entwicklungsbedingter Anforderungen und Probleme. Die Materialien erfüllen konsequenterweise den Anspruch einer umfassenden Gesundheitserziehung. Sie sind fächerübergreifend ausgerichtet, lebensweltbezogen, schüler- und verhaltensorientiert, ganzheitlich und präventiv gestaltet.

Das Programm versucht, über den Aufbau von sozialen und personalen Handlungskompetenzen und Problemlösefähigkeiten alternative Bewältigungsformen möglich zu machen. Angeknüpft wird dabei sowohl an affektive Konzepte (z.B. Elemente zur Selbstwahrnehmung, Entwicklung psychosozialer Identität, Reflexion von Werten und Normen, Treffen von Entscheidungen, Umgang mit Streß), als auch an Ansätze zur sozialen Resistenz (z.B. Elemente zum Widerstehen gegenüber Gruppendruck, Aufbau von Assertivität) wie den Ansatz der funktionellen Alternativen (z.B. Feste ohne Alkohol) oder das Prinzip der „life-skills-Vermittlung", in dem Fähigkeiten und Fertigkeiten in praktischen Übungen trainiert werden. Daneben werden auch Elemente der Wissensvermittlung einbezogen. Auch diese sollen den Schülerinnen und Schülern nicht im Sinne rein kognitiver Informationsvermittlung nahegebracht werden, sondern von diesen unmittelbar erfahren werden und deren eigener Lebenswelt entstammen (z.B. physiologische Versuche zur Wirkung von Tabakkonsum, Diskussion über eigene Erfahrungen oder Beobachtungen über die Wirkung von Tabak- und Alkoholkonsum). Das Programm enthält einen starken Anteil drogenunspezifischer Elemente, sucht aber immer wieder den Rückbezug auf die Funktion gesundheitsgefährdender Verhaltensweisen im jeweiligen Kontext. Zumindest auszugsweise ist dieses Programm inzwischen mit erfolgreichem Ausgang evaluiert worden (Hesse 1993; Leppin, Hurrelmann & Freitag 1994; Petermann, Müller, Kersch & Röhr 1997).

Neben der Frage, wie erfolgreich curriculare Interventionen überhaupt sind oder sein können, muß auch die Frage nach der potentiellen Reichweite solcher curricularer Ansätze überhaupt gestellt werden. Bis heute sind die meisten schulischen Ansätze individuums- und verhaltenszentriert. Soziale, ökonomische und ökologische Bedingungen als Voraussetzungen für effektive Gesundheitserziehung sind demgegenüber weitgehend vernachlässigt worden. Das Modifikationsziel ist in der Regel das Verhalten des einzelnen Schülers oder der einzelnen Schülerin, nicht das strukturelle Setting, in dem dieses Verhalten auftritt.

Die bisherigen Erfahrungen mit Gesundheitserziehung haben jedoch deutlich gemacht, daß hier nur Erfolge erzielt werden können, wenn die curricularen Anstrengungen eingebettet sind in einen strukturellen Kontext, der die Abhängigkeit der physischen und psychischen Gesundheit von den Umweltbedingungen einbezieht und der immer auch auf eine Verbesserung der Lebensbedingungen von Kindern und Jugendlichen abzielt. Theoretisch gesprochen, müssen der oben erwähnte Verhaltens- und der Ökologieansatz miteinander verbunden werden (Schneider 1993).

Auch das „ökologische Setting“ muß also zum integralen Bestandteil der schulischen Gesundheitsförderung werden. Hierzu gehört sowohl der bauliche Zustand und die Ausstattung der gesamten Schul-Infrastruktur, aber auch die Gestaltung des gesamten Tagesablaufes nach Länge der Arbeitsphasen, Wechsel von Anspannung und Entspannung, Integration von körperlicher Aktivität in den Schulalltag und das Angebot gesunder Ernährung. Verglichen mit der curricularen und der sozialen Dimension sind ökologische Maßnahmen bisher in der Diskussion weitgehend vernachlässigt worden, was sicherlich nicht zuletzt darauf zurückzuführen ist, daß Einzelinitiativen engagierter Lehrer und Lehrerinnen allein wenig ausrichten können, sondern mittel- und langfristige politisch-administrative Entscheidungen mit finanziellen Implikationen erforderlich sind. Trotz aller Restriktionen darf diese Dimension aber nicht ausgeklammert werden, denn sie stellt den Hintergrund, die „hardware“ dar, auf dem die „software“ der curricularen Programme überhaupt erst wirksam werden kann.

3.2 Betriebliche Prävention und Gesundheitsförderung

Für einen Großteil der Bevölkerung und über lange Perioden des (Arbeits-)Lebens gilt, daß der Alltag überwiegend durch die berufliche Tätigkeit oder durch die Vorbereitung darauf bestimmt wird. Dies trifft zu, auch wenn der Anteil der Arbeitstätigen in der Bevölkerung sinkt, die Arbeitslosigkeit strukturell hoch ist und die eindeutige Trennung zwischen Arbeitnehmer und Arbeitgeber einerseits und zwischen Arbeit und Freizeit andererseits in den modernen Mischberufen zunehmend aufgelöst wird.

Die Exposition gegenüber gesundheitsschädlichen Einflüssen am Arbeitsplatz hat ebenso wie die Arbeitsorganisation und der institutionelle Rahmen wesentlichen Einfluß auf die Krankheitsentwicklung. Die kollektive Organisationsform der Arbeitsprozesse bietet aber auch die Möglichkeit, Programme der Gesundheitsförderung und Prävention breitenwirksam und kostengünstig zu implementieren und dabei auch die mittleren Altersgruppen der Erwerbstätigen zu erreichen, die bei schulischen und kommunalen Gesundheitsaktionen und bei der Inanspruchnahme präventivmedizinischer Leistungen des Gesundheitssystems deutlich unterrepräsentiert sind.

Die Bereitschaft zur Teilnahme an Gesundheitsprogrammen am Arbeitsplatz ist sehr viel höher als in anderen Lebensbereichen. Dies gilt in besonderem Maße für Aktionen, die während der Arbeitszeit stattfinden. Aber auch andere Faktoren fallen hier ins Gewicht. So kann man eine Betriebsbelegschaft als soziales Netzwerk verstehen, welches den Einzelnen bei Veränderungen seines Gesundheitsverhaltens unterstützt. Hinzu kommt eine beträchtliche Breitenwirkung, die durch die indirekte (und auch direkte) Einflußnahme auf die Angehörigen der Beschäftigten erzielt werden kann.

3.2.1 Konzeptionelle Ausrichtung

Ohne Zweifel bietet der Arbeitsplatz wie kaum ein anderer Ort die Möglichkeit, ein umfangreiches, langfristiges Präventionsprogramm mit großen, relativ konstanten Personengruppen durchzuführen, die darüber hinaus eine aus präventivmedizinischer Sicht besonders günstige Alterstruktur aufweisen. Diese Überlegungen sollten allerdings nicht als Umorientierung - weg vom kommunalen Bereich, hin zum Betrieb - verstanden werden. Vielmehr wird langfristig eine Integration betrieblicher Präventionsprogramme in das Konzept der gemeindeorientierten Gesundheitsförderung angestrebt.

Sowohl aus der Sicht der Arbeitgeber wie der Beschäftigten bieten Gesundheitsprogramme am Arbeitsplatz Vorteile, die von einem Rückgang des Krankenstandes bis zu einer Verbesserung des Betriebsklimas und der Arbeitsleistung reichen. Die Größenordnung des interventiven Einflußpotentials läßt sich aus den Unterschieden im Krankenstand zwischen verschiedenen Ländern ebenso wie zwischen verschiedenen Branchen ablesen. So lag der Krankenstand 1994 in England bei 3,2 % gegenüber 5,5 % in Deutschland und 6,4 % in den Niederlanden (Badura, Münch & Ritter 1997). Die Zahl der Arbeitsunfähigkeitstage pro Kopf bewegt sich bei einem bundesdeutschen Durchschnitt von 21,0 zwischen 11,8 bei Banken und Versicherungen und 29,9 (also fast dem Dreifachen) bei kommunalen und regionalen Verwaltungen. Betriebliche Interventionen müssen sich, um erfolgreich zu sein, an den Wünschen der Belegschaft ausrichten.

Für eine konsensfähige Identifikation von Gesundheitsrisiken und Gesundheitschancen am Arbeitsplatz hat sich in den letzten Jahren das Instrumentarium der „Gesundheitszirkel" herausgebildet: Die Mitarbeiter in Gesundheitszirkeln erhalten Gelegenheit, eigene Probleme zu definieren und zu bearbeiten, und erleben ihre eigenen Kompetenzen zur Gestaltung der Arbeitsumwelt. Stellen sich dann Erfolge der eigenen Anstrengungen ein, ergibt sich daraus eine wichtige, auf eigener Erfahrung beruhende Verstärkung der selbstbestimmten Aktivitäten (Badura et al. 1997). Aus diesen Reflexionsprozessen ergeben sich gesundheitsförderliche wie vorbeugende Ansatzpunkte sowohl für organisationsbezogene wie mitarbeiterbezogene Interventionen. In Tabelle 3 sind diese Interventionen nach der Erschließung von Gesundheitspotentialen und der Reduzierung von Gesundheitsrisiken getrennt aufgeführt worden.

	Organisationsbezogene Interventionen	**Mitarbeiterbezogene Interventionen**
Erschließung von Gesundheitspotentialen	– Einführung eines Arbeitskreises Gesundheit – Einführung von Qualitätszirkeln – Einführung von Gesundheitszirkeln – Erhöhung der Transparenz betrieblicher Entscheidungen – Erweiterung von Handlungsspielräumen – partizipatorische Arbeits- und Organisationsgestaltung – Einführung von Gruppenarbeit – mitarbeiterorientierte Arbeitszeitregelungen	– Kommunikationstraining – Schulung der Führungskräfte – Qualifizierung für Gruppenarbeit – Streßbewältigungsprogramm – Schulung für Zeitmanagement – Gesundheitsberatung – Sportangebote
Reduzierung und Vermeidung von Gesundheitsrisiken	– Arbeitsplatzsicherheit – Vermeidung von Über- oder Unterforderung durch job-enrichment, job-enlargement, Prozeßoptimierung, Schnittstellenmanagement und Pausenzeitenregelungen – Arbeits- und Unfallschutz – Gesundheitsverträgliche Schichtsysteme – Vermeidung physikalischer und chemischer Gefährdungen	– Rückenschulen mit kombiniertem Arbeitsplatzprogramm – Schonarbeitsplätze – Bereitstellung bedarfsgerechter Arbeitsmittel – Schutz vor physikalischen und chemischen Gefährdungen – Aufklärung über Gefährdungen am Arbeitsplatz – Suchtpräventionsprogramme – Screnningprogramme in besonders exponierten Bereichen – Ernährungsprogramme – Nichtraucher-Programme

Tabelle 3: Ansatzpunkte und Maßnahmen in der betrieblichen Gesundheitsförderung (nach Badura et al. 1997, 18).

Trotz der einschränkenden Novellierung des § 20 des Sozialgesetzbuches V in dem zum 1.1.1997 in Kraft getretenen Beitragsentlastungsgesetz verbleiben den Krankenkassen weiterhin Gestaltungs- und Handlungsspielräume, die es ihnen erlauben, eine aktive Rolle in der arbeitsweltbezogenen Prävention zu übernehmen (Lenhardt 1997). Das in § 20.1 angesprochene „Gewinnen von Erkenntnissen" würde - zumindest in wohlwollender Auslegung - sowohl die Erstellung betrieblicher Gesundheitsberichte, Belegschaftsbefragungen und die Durchführung von Arbeitskreisen für Gesundheit und von Gruppenarbeit in Gesundheitszirkeln umfassen, soweit diese der Identifizierung und Bewertung betrieblicher Gesundheitsrisiken dienen. Durch die Neuregelung sind neben den Krankenkassen (und hier auch den Betriebskrankenkassen) die Träger der gesetzlichen Unfallversicherung in den Vordergrund getreten. Die Berufsgenossenschaften haben durch das Unfallversicherungs-Einordnungsgesetz vom 7.8.1996 einen beträchtlichen Aufgabenzuwachs erhalten, weil sie danach mit allen geeigneten Mitteln für die Verhütung von Arbeitsunfällen, Berufskrankheiten und arbeitsbedingten Gesundheitsgefahren zu sorgen haben (Lenhardt 1997).

3.2.2 Modellprojekte

Ein gut ausgearbeitetes Betriebsprogramm wurde Ende der achtziger Jahre vom Institut für Dokumentation und Information, Sozialmedizin und öffentliches Gesundheitswesen, IDIS (inzwischen in das Landesinstitut für den öffentlichen Gesundheitsdienst LÖGD überführt) entwickelt und seither mit dauerhaftem Erfolg eingesetzt (Murza & Laaser 1990): das Programmpaket „Hab' ein Herz für Dein Herz". Es ist inhaltlich an den häufigsten Herz-Kreislauf-Risikofaktoren orientiert (siehe Kuhn 1996). Die einzelnen Aktionen lassen sich drei Gruppen zuordnen:

(1) Screeninguntersuchungen, Kurse zu Gesundheitsthemen sowie Aktionen zur Beeinflussung von gesundheitsrelevanten Faktoren im Betriebsablauf. Im einzelnen umfassen die Screeningmaßnahmen Blutdruckmessungen, Ermittlung von Übergewicht, Cholesterinmessungen sowie ein Testprogramm zur körperlichen Fitness.

(2) Kursangebote umfassen unter anderem Raucherentwöhnungskurse, Ernährungsberatung sowie Programme zu Bewegung und Streßbewältigung.

(3) Veränderung gesundheitsrelevanter Bereiche der betrieblichen Infrastruktur. Hierzu zählen Aktionen wie „Rauchfreier Arbeitsplatz", „Herz-gesundes Kantinenmenü" und ein Programm mit gezielten Entspannungs- und Bewegungsübungen für spezifische Arbeitsplatzbelastungen.

Als Ziel der Screeninguntersuchungen wird nicht in erster Linie die Früherkennung von Personen mit hohem Risiko gesehen, wie es bei einer Vorsorgeuntersuchung durch den Betriebsarzt legitimerweise der Fall ist. Die Blutdruck- und Cholesterinmessungen sowie das Fitness-Screening sollen vor allem als Einstiegsmaßnahmen dienen, um bei allen - auch den gesunden Teilnehmern - einen Sensibilisierungsprozeß für den jeweils anvisierten Risikofaktor in Gang zu setzen. Die Erfahrung zeigt, daß die Screeningsituation in hohem Maße motivierend auf die Teilnehmer wirkt, so daß hier in vielen Fällen die Bereitschaft entsteht, an einem der angebotenen Kursprogramme teilzunehmen.

Von zentraler Bedeutung für diesen Motivationsprozeß ist das Beratungsgespräch während der Messung, bei dem alle Screeningteilnehmer durch das Meßpersonal über den jeweiligen Risikofaktor informiert werden. Zur Sprache kommen die Grenzwerte, nach denen das Ergebnis in die Kategorien „normal", „grenzwertig erhöht" oder „zu hoch" einzuordnen ist; bei hypertonen Blutdruckwerten bzw. bei Cholesterinwerten über 250 mg/dl wird den Betroffenen nachdrücklich empfohlen, das Ergebnis von ihrem Arzt überprüfen zu lassen. Es wird über Möglichkeiten berichtet, durch eine gesundheitsbewußte Lebensweise selbst etwas für die Reduktion erhöhter Werte bzw. das Beibehalten normaler Werte zu tun, und es wird auf bestehende Kursangebote hingewiesen. Personen mit grenzwertig erhöhten Meßergebnissen (Grenzwert-Hypertonie bzw. Cholesterinwerte zwischen 200 und 250 mg/dl) werden nicht zu einer umgehenden Kontrolluntersuchung beim Arzt aufgefordert. Ihnen wird empfohlen, sich vorab um Veränderungen ihres Gesundheitsverhaltens (Ernährung, Bewegung, Rauchen etc.) zu bemühen, um dann bei der nächsten sich ergebenden Gelegenheit zu überprüfen, ob sich ihre Werte normalisiert haben. Zusätzlich erhalten alle Teilnehmer eine kurzgefaßte Broschüre zum Thema „Blutdruck" bzw. „Cholesterin".

Das Arbeitsgebiet der betrieblichen Gesundheitsförderung ist in der Bundesrepublik noch sehr jung. Es steht jedoch zu erwarten, daß im Zuge einer Entwicklung, die den Präventionsgedanken mehr und mehr ins Blickfeld der mit Gesundheit befaßten gesellschaftlichen Gruppen rückt, die Aufmerksamkeit verstärkt auf den für Präventionsmaßnahmen idealen Handlungsort „Betrieb" gelenkt wird, auch wenn die zur Verfügung stehenden Mittel je nach dem Stand der gesundheitspolitischen Reformdiskussion in Deutschland Schwankungen unterliegen. Die Erfahrungen bei der Durchführung des vorgestellten Programmpakets zeigen, daß multifaktorielle, ganzheitliche Strategien und die Betonung eines positiven Gesundheitsbegriffs entscheidende Voraussetzungen für eine erfolgreiche Arbeit auf diesem Sektor der Gesundheitsförderung sind.

Langfristig sind hier die Ergebnisse der Programmevaluation ausschlaggebend. „Programmevaluation" läßt sich definieren als die systematische wissenschaftliche Untersuchung der Frage, in welchem Umfang eine einzelne Maßnahme oder eine Gruppe von Maßnahmen die angestrebten Ziele und Ergebnisse erreicht. Im vorliegenden Fall eines betrieblichen Gesundheitsförderungsprogramms stehen zwei Fragestellungen im Vordergrund:

- Läßt sich der Nachweis erbringen, daß das Programm tatsächlich zur Verbesserung der Gesundheit und des Gesundheitsverhaltens der Beschäftigten führt?
- Läßt sich der Nachweis einer positiven Kosten-Relation erbringen oder kann zumindest gezeigt werden, daß die verfügbaren Mittel so effektiv wie möglich eingesetzt wurden?

In der Praxis wird es häufig nicht möglich sein, alle genannten Aspekte zu untersuchen. Einschränkungen bestehen vor allem, wenn die programmbegleitende Evaluation nicht an eine externe wissenschaftliche Institution vergeben werden kann, sondern von den Programmorganisatoren selbst durchgeführt werden muß.

Vor allem wird es darum gehen, zwei Grundtypen von Evaluationsuntersuchungen einzuleiten (Bengel 1997), die sich nicht gegenseitig ausschließen, sondern zeitlich und inhaltlich aufeinander aufbauen:

- Prozeß-Evaluation: Untersucht wird der Programmablauf, die Frage, ob die Durchführung einer Maßnahme planungsmäßig erfolgt, welche organisatorischen und inhaltlichen Schwierigkeiten sich ergeben, ob die gewünschte Zielgruppe erreicht wird sowie die Qualität der eingesetzten Medien und Kursprogramme (auch unter dem Begriff „Programm-Monitoring").
- Ergebnis-Evaluation: Diese Analyse findet nach dem Abschluß des Programms statt, unter Umständen im Abstand von einem oder mehreren Jahren. Die Fragestellung lautet: Was hat das Progamm erreicht? Welche Veränderungen haben sich bei den Teilnehmern ergeben - und lassen sie sich gesichert auf das Programm zurückführen? Haben sich möglicherweise positive oder auch negative Ergebnisse gezeigt, die nicht als Programmziele definiert waren? Während bei kurzfristig nachweisbaren Zielen (z.B. Blutdruckveränderungen) der Zusammenhang mit der Interventionsmaßnahme in der Regel gut dokumentiert werden kann, bereitet dies bei langfristigen Zielen wie der Reduktion von Morbiditäts- und Mortalitätsraten beträchtliche Schwierigkeiten.

Grundvorausssetzung einer sinnvollen Ergebnisevaluation ist die exakte Beschreibung der mit einer Maßnahme angestrebten Zielpunkte. Diese Festlegung muß bereits in der Planungsphase des Programms erfolgen; nur so ist später eine zuverlässige quantitative Bewertung von Erfolg oder Nichterfolg einzelner Maßnahmen möglich. Von den Zieldefinitionen werden die für ihre Bewertung notwendigen Einzeldaten abgeleitet, die dann während der Maßnahme zu erheben sind. In dem Bemühen, möglichst schnell in die praktische Durchführungsphase des Programms zu gelangen, kann es leicht geschehen, daß diese wichtige Vorarbeit während der Planungsphase versäumt wird.

Für ein Programm zur Prävention von Herz-Kreislauferkrankungen sind hier einige denkbare Zielpunkte mit den relevanten Daten aufgeführt:

- Verbesserung des Gesundheits*zustandes* der Teilnehmer: Angestrebt wird eine Risikoreduktion, meßbar an medizinischen Daten wie Blutdruck, Cholesterin, Gewicht. Langfristige Ziele wie die Senkung von Morbiditäts- und Mortalitätsraten erfordern ein aufwendiges Studiendesign sowie die notwendigen finanziellen Mittel, um über Jahre hinweg Follow-up-Untersuchungen durchführen zu können. Der Nachweis eines kausalen Zusammenhangs zwischen der Intervention und den genannten Spätzielen wird neben dem Problem des großen zeitlichen Abstands auch durch den multifaktoriellen Charakter des kardiovaskulären Krankheitsgeschehens erschwert.

- Verbesserung des Gesundheits*bewußtseins* der Teilnehmer: Mit geeigneten Fragebögen werden die Auswirkungen von Broschüren, Informationsveranstaltungen, Beratungsgesprächen etc. auf den Kenntnisstand der Zielgruppe ggfs. auch langfristig überprüft.

- Verbesserung des Gesundheits*verhaltens* der Teilnehmer: Die Überprüfung von Verhaltensänderungen ist nicht unproblematisch, vor allem müssen kurzfristige von andauernden stabilen Veränderungen unterschieden werden. Hierzu sind Follow-up-Untersuchungen, z.B. 6 und 12 Monate nach Beendigung eines Kursprogramms (Raucherentwöhnung, Gewichtsreduktion etc.), notwendig.

- Zielgruppengerechtigkeit der Maßnahme: Es sollte nachgewiesen werden, daß die mittleren Altersgruppen (35- bis 55jährige), welche wahrscheinlich den größten Nutzen aus einem geänderten Gesundheitsverhalten ziehen, im gewünschten Umfang erreicht werden. Von besonderem Interesse ist die Frage, ob es gelingt, die Träger von Risikofaktoren als Teilnehmer zu gewinnen, oder ob vornehmlich besonders gesundheitsbewußte Personen angesprochen werden. Zur Bewertung der Zielgruppengerechtigkeit gehört auch die Prüfung, ob den Bedürfnissen und Erwartungen der Teilnehmer entsprochen werden konnte.

- Nutzen-zu-Kosten-Analyse: Es erscheint auf den ersten Blick plausibel, daß Herz-Kreislauf-Präventionsprogramme zu einer Reduktion der Risikofaktorenhäufigkeit in der angesprochenen Zielgruppe führen, und daß in der Folge durch sinkende Erkrankungszahlen Einsparungen bei den Gesundheitskosten erreicht werden. Allerdings ist der Beweis für diese Annahme bisher nur in wenigen Fällen erbracht worden. Die Ermittlung der exakten Kosten und Ersparnisse, die mit einer Maßnahme verbunden sind, erfordert komplexe Untersuchungen. So ist z.B. zu berücksichtigen, daß die Erstdiagnose von Bluthochdruck oder Fettstoffwechselstörungen in Rahmen von Screening-Aktionen zu einem anfänglichen Kostenanstieg durch neu zu behandelnde Fälle führen kann. Auch stellt sich das Problem, daß die erforderlichen Mittel für die Nutzen-Kosten-Evaluation durchaus die Kosten für das Gesundheitsprogramm übersteigen können. Es handelt sich hierbei allerdings um einmalige Vorleistungen, die bei einem für die Zukunft geplanten breiten Einsatz des Programms auch zu rechtfertigen sind.

Wir befinden uns in Deutschland in einer Situation, in der der Gesundheitssektor nicht im gleichen Umfang wie beispielsweise in den USA den Marktgesetzen unterworfen ist. Dies hat zur Folge, daß die Forderung nach einem monetären Nutzennachweis der Gesundheitsförderung hier weniger vehement vorgetragen wird. Es muß jedoch betont werden, daß gesicherte Daten zur Nutzen-Kosten-Relation notwendig sind, um Konzepte zur Prävention und Gesundheitsförderung zu etablieren und ihr vorzeitiges Ende durch schwindendes Interesse zu verhindern. In jedem Fall sollte untersucht werden, ob die im Rahmen einer Maßnahme zur Verfügung stehenden Mittel kosteneffektiv eingesetzt werden. Eine häufig gewählte Strategie zur Maximierung der Kosteneffektivität konzentriert sich allerdings auf die Durchführung von Kursprogammen bei weitestgehender Reduktion des Screeninganteils. Die Erfahrungen mit dem Programm „Hab' ein Herz für Dein Herz" zeigen, daß Screening-Aktionen als wichtiger auslösender Faktor für Veränderungen im Gesundheitsbewußtsein und -verhalten nicht vernachlässigt werden sollten.

3.3 Gemeindeorientierte Prävention und Gesundheitsförderung

Sowohl in der an individueller Verhaltensänderung orientierten Gesundheitserziehung als auch in der Gesundheitsförderung spielt seit etwas mehr als einem Jahrzehnt die „Gemeinde" eine zunehmend wichtige Rolle (Lemke-Goliasch, Füller & Laaser 1991). Dieser Betonung liegt keine genaue soziologische Definition zugrunde. Unter Gemeindeorientierung wird wahlweise der Bezug zur abgegrenzten Großkommune, zur Kleinstadt, zum Stadtteil, zur Kirchengemeinde oder auch zu einem Konglomerat von mehreren Kleingemeinden einer Region verstanden.

3.3.1 Konzeptionelle Ausrichtung

Mit der Orientierung an den organisationsstrukturellen Rahmenbedingungen und an den sozialen Bezügen und Erwartungen der in einem mehr oder weniger abgrenzbaren Raum ansässigen Bewohner wird versucht, die Effektivität präventiver Maßnahmen zu steigern. Die Vorzüge der Gemeinde werden dabei unter anderem in folgenden Merkmalen gesehen:

- Es wird angenommen, daß die Maßnahmen der Gesundheitserziehung in der Gemeinde (und in anderen vergleichbaren sozialen Gebilden, wie z.B. dem Betrieb) gebündelt und damit wirksamer präsentiert werden können.
- In den Gemeinden bieten verschiedene Organisationen Teilelemente der Gesundheitserziehung und -informationen an, auf die hier jeweils andere Anbieter ihre Adressaten verweisen können.
- Die hier präsenten Strukturen, Organisationen und einflußreichen Personen sowie das unter ihnen bestehende innerörtliche Beziehungsgeflecht können zur Förderung der Angebote genutzt werden.
- Eine Anknüpfung an spezifische örtliche Gebräuche, Normen und Orientierungen kann die Akzeptanz bei den Adressaten erhöhen, die sich bis zu einem gewissen Grad damit und mit ihrer Gemeinde insgesamt identifizieren. Dies gilt vor allem für Angehörige unterer sozialen Schichten. Infolge der Identifikation mit der Gemeinde wird von ihren Bewohnern ein erhöhtes Engagement für Maßnahmen erwartet, die der Gemeinde zugute kommen.
- In den Gemeinden können die präventiven Angebote und Maßnahmen auf die konkrete und unmittelbar erfahrbare Lebenssituation bezogen werden,

die sowohl gesundheitliche Risiken als auch Ansätze zur Veränderung beinhaltet.

Die Orientierung von Angeboten an Gemeindestrukturen wurde durch die Sozialpolitik schon Ende der sechziger Jahre in die Diskussion gerückt. Anstelle der lange Zeit vorherrschenden paternalistischen Umgangsformen setzte sich mit dem in den Sozialwissenschaften formulierten Postulat einer Umgestaltung zur „bürgernahen Sozialpolitik“ zunehmend die Auffassung durch, daß eine Beteiligung und Aktivierung der Adressaten die Inanspruchnahme positiv beeinflußt. Darüber hinaus wird damit beabsichtigt, Diskriminierung und Stigmatisierung der Adressaten sozialpolitischer Maßnahmen abzubauen. Dies gilt vor allem dort, wo Dienstleistungen im Vordergrund stehen, wie sie von Beratungsstellen, Jugend- und Frauenzentren, Begegnungsstätten und Treffpunkten für Kinder und Ältere angeboten werden.

Die Parallelität dieser sozialpolitischen Konzeption zu derjenigen der Gesundheitsförderung wird sichtbar: Auch hier bilden solche Einrichtungen, Angebote und Initiativen, die auf spezielle Zielgruppen ausgerichtet sind, Kristallisationspunkte des Handelns. Dies wird insbesondere an der Strategie sichtbar, die dem vom Regionalbüro Europa der WHO initiierten Schwerpunkt „Healthy Cities“ bzw. „Healthy Regions“ zugrundeliegt. Dieses Programm machte sich nicht zuletzt auch die Erfahrungen der Gemeindepsychiatrie mit der Integration von Behinderten und Außenseitern in ihrer unmittelbaren Umwelt nutzbar.

In der Gemeinde sind nicht nur die Anbieter ambulanter und stationärer Gesundheitsversorgung, Apotheken und Pflegedienste sowie deren Vertragspartner, die gesetzlichen Krankenkassen, vorhanden, sondern auch die Jugend-, Sozial- und Gesundheitsämter sowie die freien Verbände der Wohlfahrt und der Erwachsenenbildung. Darüber hinaus finden sich Gewerbeaufsichtsämter, Gewerkschaften, Industrie- und Handelskammern, arbeitsmedizinische Zentren, die vor allem auf der betrieblichen Ebene tätig sind. Im politischen Bereich existieren Ausschüsse für Gesundheit und Soziales. Zu erwähnen sind in diesem Zusammenhang auch die Frauenbeauftragten, für die mittlerweile in vielen Großstädten Dienststellen eingerichtet worden sind und zu deren Aufgabengebiet unter anderem auch die Thematisierung frauenspezifischer Gesundheitsprobleme gehört.

Daneben gibt es eine Vielzahl von Vereinen und Initiativen wie beispielsweise Sportvereine, Selbsthilfegruppen, Bürgerinitiativen, Umweltgruppen, die in zunehmenden Maße präventive Aufgaben zu ihrer Zielsetzung zählen. Vor allem in Großstädten hat sich neben solchen in den vergangenen 20 Jahren etablierten Strukturen eine basisorientierte Gesundheitsbewegung entwickelt, die teilweise gerade auch in kritischer Distanz Formen der Selbstorganisation, stärkere Beteiligung der Betroffenen an Entscheidungsprozessen wie auch Alternativen im Umgang mit Gesundheit/Krankheit entwickelt hat. Inzwischen wurde dadurch auch das Selbstverständnis des professionellen Systems beeinflußt.

Obwohl die auf Gemeindeebene vorhandenen Ressourcen sich entsprechend den lokalen Bedingungen zur Nutzung für die Realisierung eines bewohnernahen, kooperativen Präventionsansatzes geradezu anbieten, blieb bisher eine gemeindeorientierte Gesundheitsförderung, wie sie die WHO mit den „Healthy Cities" in die Wege leitete, vielfach bloße Programmatik. Schwierigkeiten bei der Umsetzung bestehen vor allem darin, die verschiedenen Anbieter trotz divergierender Interessenanlagen wie auch wettbewerbsstrategischer Gegensätze zu einem koordinierten Vorgehen zu motivieren.

Die Situation in Deutschland ist weitgehend dadurch gekennzeichnet, daß Prävention eher in Abgrenzung und Konkurrenz zu den jeweils anderen Anbietern betrieben wird. Dieser Umstand trägt dazu bei, daß bestimmte gesundheitsrelevante Thematiken entweder nur marginal oder unter ideologischen Vorbehalten aufgegriffen werden oder bei anderen ein Überangebot existiert. Hinzu kommt, daß Kenntnisse über lokal- und regionalspezifische gesundheitliche Belastungssituationen als wesentliche Voraussetzung für die Planung von Aktionsprogrammen häufig nicht berücksichtigt werden. Die Fülle von gesundheitsrelevanten Routinedaten, wie sie bei den verschiedenen Organisationen auf Gemeindeebene vorliegen, werden nur in den seltensten Fällen als Basis für eine zielgerichtete präventive Gesundheitsplanung herangezogen („Kommunale Gesundheitsberichterstattung").

In den Gemeinden bieten eine Vielzahl von Gruppen, Organisationen und Einrichtungen Maßnahmen und Dienstleistungen auf dem Sektor der Gesundheitsvorsorge an. Diese Organisationen kooperieren zum Teil miteinander oder sind zur Kooperation bereit, zum Teil befinden sie sich jedoch in Konkurrenz zueinander oder liegen sogar miteinander im Konflikt. Diese Gegensätze können durch Koordination nicht aufgehoben, sondern nur gemildert werden. Damit diese Koordination nicht von vornherein scheitert, sind sie ins Kalkül einzubeziehen.

Bemühungen zur Koordination von Angeboten zur Gesundheitsvorsorge in der Gemeinde stoßen immer wieder auf Konflikt- und Konkurrenzsituationen. Eine Kooperation angesichts solcher erschwerender Bedingungen ist vor allem dann durchsetzbar, wenn sie gegenüber einem vereinzelten Vorgehen der Anbieter größere Vorteile für diese bietet. Dies kann auch bedeuten, daß im Rahmen der Gesundheitsvorsorge nur bestimmte Gruppen von Anbietern miteinander koalieren oder daß solche Koalitionen nur über einen begrenzten Zeitraum andauern.

Einschränkungen bei der Zusammenarbeit in der Gesundheitsvorsorge ergeben sich vor allem dann fast zwangsläufig, wenn darunter - im Sinne der Gesundheitsförderung - mehr verstanden wird als nur eine Optimierung der zur Einleitung von Verhaltensänderungen vorteilhaften Angebote. Eine Gesundheitsförderung, die soziale, kulturelle und ökonomische Änderungen durch Initiativen der Betroffenen einschließt, impliziert von vornherein (offene oder latente) Konflikte und Widerstände von Organisationen, die den sozialen Status quo erhalten wollen und die entsprechenden Angebote auf das individuelle Verhalten der Adressaten hin fokussieren. Koordination im Sinne der Gesundheitsförderung (ökologischer Ansatz) setzt daher die Unterstützung durch einflußreiche Bündnispartner voraus, um ihre Ziele umsetzen zu können.

Aufgrund einer damit verbundenen Politisierung der Öffentlichkeit im Interesse der lokalen Gesundheitsprobleme ist eine solche im Ansatz konfliktorientierte, offene Koordination möglicherweise auf lange Sicht und im Sinne des oben skizzierten Konzepts der Gesundheitsförderung tragfähiger und stabiler als eine weithin abgeschottete Abstimmung zwischen etablierten Trägern traditioneller Präventionsangebote.

3.3.2 Modellprojekte

In den letzten Jahren sind eine Reihe von Modellprojekten sowohl der traditionellen, an der Verhaltensmodifikation orientierten Gesundheitserziehung als auch der Gesundheitsförderung durchgeführt worden, die einen gemeindebezogenen Handlungsansatz verfolgen.

Als aufwendigstes Vorhaben ist in diesem Zusammenhang die Deutsche Herz-Kreislauf-Präventionsstudie (DHP) zu nennen - eine epidemiologische Interventionsstudie, die in fünf Gemeinden der alten Bundesländer durchgeführt wurde (Laufzeit der Studie: Vorstudien- und Hauptstudienphase von 1982 bis 1991). Aufbauend auf Erfahrungen, wie sie in Finnland (Nordkarelien-Projekt), der Schweiz (Aarau) und in den USA (Pawtucket-, Minneapolis- und Stanford-Projekt) gewonnen wurden, bildet der „kooperative gemeindebezogene" Ansatz die organisatorische Grundlage für die Umsetzung eines ausdifferenzierten Programms zur Verhaltensprävention. Ansprechpartner in den Gemeinden für die Durchführung sind sowohl das professionelle System (Ärzteschaft, Krankenkassen, Wohlfahrtsverbände etc.) wie auch das Laiensystem (Selbsthilfegruppen, Bürgerinitiativen u.a.). Als Mediatoren und Multiplikatoren und damit als Transmissionsriemen zur Bevölkerung werden Lehrer, Apotheker, Ärzte, Ernährungsberaterinnen und andere „key persons" geschult und fortgebildet (Laaser 1986).

Ziel der DHP war es, über die Verbesserung der präventiven Angebotssituation in den Interventionsgemeinden das Gesundheitsverhalten der Bürger in eine positive Richtung zu verändern, vor allem im Bereich der für die Herz-Kreislauferkrankungen relevanten Risikofaktoren. Die lokalen Organisationen, Initiativen etc. sollen dazu angeregt werden, Programm-Module zu adaptieren, um die Fortführung und Weiterentwicklung auch nach Beendigung der Studie sicherzustellen.

Insbesondere im Bereich kleinerer Gemeinden ist das Modell der „kommunalen Prävention" (bzw. der gemeindeorientierten Verhaltensmedizin) angesiedelt. Ansatzpunkt ist die Aktivierung der Bürger bei der Entwicklung und Umsetzung von Präventionsmaßnahmen, wobei im Vorfeld auf eine Festlegung von Programmelementen verzichtet wird. Um zu gewährleisten, daß diese Aktivitäten wissenschaftlich und vor allem medizinisch vertretbar sind, wird in diesem Konzept der niedergelassenen Ärzteschaft eine besondere Funktion (Supervision) zugewiesen.

In der DHP wurde für beide Interventionsstrategien gezeigt, daß eine bevölkerungsweite Senkung der Risikofaktoren im Vergleich zum nationalen Trend möglich ist (Kreuter, Klaes, Hoffmeister & Laaser 1995): z.B. konnte die Prävalenz der Hypertonie insgesamt um ein Fünftel, die Hypercholesterinämie (>= 250 mg/dl) um ein Zehntel und das Rauchen immerhin noch um fast 7 % reduziert werden. Damit wurden die Studienziele für alle wesentlichen Risikofaktoren erreicht mit Ausnahme einer Gewichtsreduktion. Hier kam es teilweise sogar zu Anstiegen, die möglicherweise mit der Aufgabe des Rauchens in Teilen der intervenierten Populationen zusammenhängen.

Der abschließende Evaluationsbericht unter Einschluß der tatsächlich beobachteten kardiovaskulären Mortalität weist keine überzeugenden Reduktionen durch das Interventionsprogramm aus (Forschungsverbund DHP 1998). Die Gesamtmortalität ist in den Interventionsregionen zwischen 1984 und 1992 sogar weniger deutlich zurückgegangen als in der (alten) Bundesrepublik insgesamt. Die Gründe dafür können sowohl mit methodischen Fragen (z.B. Migrationsbewegungen) wie mit unerwünschten Interventionswirkungen (z.B. auf die Krebsmortalität) zu tun haben und müssen ausführlich wissenschaftlich diskutiert werden. Deutlich ist aber, daß die bevölkerungsweite Intervention ein sehr komplexer Prozeß mit vielen Auswirkungen ist, der einer sehr sorgfältigen Evaluierung bedarf.

Neben den gemeindeorientierten Ansätzen gibt es eine Reihe von Modellen, wie sie von den Krankenkassen oder den Erwachsenenbildungseinrichtungen durchgeführt werden. Beispielhaft ist hier eines der ersten Projekte, die „Aktion Gesundheit" der AOK Kreis Mettmann hervorzuheben, die schon Anfang der achtziger Jahre ein Programm für den Landkreis entwickelt hat, das auch wissenschaftlich begleitet wurde. Die AOK hatte dort, um die Distanz zwischen Angebot und Nachfragern zu überwinden, Gesundheitszentren eingerichtet, in denen - über den Kreis verteilt - vielfältige Angebote für verschiedene Alters- und Zielgruppen gemacht wurden.

Seither haben sich diese Ansätze v.a. im Rahmen der frühen Gesundheitsreformen Anfang der neunziger Jahre über ganz Deutschland verbreitet. In einer Vielzahl von Gemeinden wurden Gesundheitszentren eingerichtet und Gesundheitswochen, Gesundheitstage etc. veranstaltet. Die Intention dieser Aktivitäten besteht im Sinne des Konzepts der Gesundheitsförderung darin, Bürger schon im Vorfeld in die Planungs- und Durchführungsphase mit einzubinden. Als koordinative Ebene für alle diese Aktivitäten haben sich zunehmend die Runden Tische bzw. Gesundheitskonferenzen, meist unter Federführung der Gesundheitsämter, herausgebildet („gemeindenahe Koordination").

Literatur

Allhoff, P., Flatten, G. & Laaser. U. (Hrsg.) (1997): Krankheitsverhütung und Früherkennung, Handbuch der Prävention. 2. Auflage, Berlin, Heidelberg: Springer.

Annuß, R., Murza, G. & Laaser, U. (1994): Ergebnisse eines Programms zur Herz-Kreislauf-Prävention am Arbeitsplatz. Deutsches Ärzteblatt 91/6, C255-259.

Badura, B., Münch, E. & Ritter, W. (1997): Partnerschaftliche Unternehmenskultur und betriebliche Gesundheitspolitik. Gütersloh: Verlag Bertelsmann Stiftung.

Bengel, J. (1997): Evaluation und forschung in der Prävention. In: Allhoff, A., Flatten, G. & Laaser, U. (Hrsg.): Krankheitsverhütung und Früherkennung. Handbuch der Prävention, 2. Auflage. Berlin, Heidelberg: Springer, 40-48.

Bausell, B. R. (1986): Health seeking behaviors. Private versus public health perspectives. In: Psychological Reports 58, 187-190.

Becker, M. H. (1974): The health belief model and personal health behavior. Slack. Thorefare

Botvin, G. J. & Tortu, S. (1990): Preventing adolescent substance abuse through Life Skills Training. In: Price, R. H. et al. (eds.): 14 Ounces of Prevention: A casebook for practitioneers, Washington, 98-110.

Coates, T. J., Perry, C. L. & Killer, J. (1981): Primary prevention of cardiovascular disease among children and adolescents. In: Prokop, C. & Bradley, L. (eds.): Medical Psychology. Orlando: Academic Press.

Cook, R., Lawrence, H., Morse, C. & Roehl, J. (1984): An evaluation of the alternatives approach to drug abuse prevention. International Journal of the Addictions, 19, 767-787.

David, K. & Williams, T. (1987): Health education in schools. London: Harper & Roy.

Dlugosch, G. & Schmidt, L. (1990): Psychological aspects of health education. In: Hurrelmann, K. & Lösel, F.: Health hazards in adolescence. Berlin: de Gruyter.

Dohner, A. (1972): Alternatives to drugs - a new appraoch to drug education. Journal of Drug Education, 2, 3-22.

Evans, R.I., Rozelle, R.M., Maxwell, S.E., Raines, B.E., Dill, C.A., Guthrie, T.J., Henderson, A.H. & Hill, P.C. (1981): Social modeling films to deter smoking in adolescents: Results of a three-year field investigation. Journal of Applied Psychology, 66, 399-414.

Flay, B.R. (1985): Psychosocial appraoches to smoking prevention: A review of findings. Health Psychology, 4, 449-488.

Flick, U. (Hrsg.) (1990): Alltagswissen über Gesundheit und Krankheit. Heidelberg: Asanger.

Forschungsverbund DHP (1998): Die Deutsche Herz-Kreislauf-Präventionsstudie (DHP), Design und Ergebnisse. Bern: Hans Huber Verlag (im Druck).

Franzkowiak, P. (1986): Risikoverhalten und Gesundheitsbewußtsein bei Jugendlichen. Berlin, Heidelberg: Springer.

Green, J.J. & Kelley, J.M. (1989): Evaluating the effectiveness of a school drug and alcohol prevention curriculum: A new look at „Here's looking at you, two". Journal of Drug Education, 19, 117-132.

Hartmann, S.A.L. & Traue, H.C. (1997): Gesundheitsförderung und Prävention am Arbeitsplatz. In: Weitkunat, R., Haisch, J. & Kessler, M. (Hrsg.): Public Health und Gesundheitspsychologie. Bern: Hans Huber Verlag, 151-157.

Hesse, S. (1993): Suchtprävention in der Schule. Opladen: Leske & Budrich.

Hesse, S. & Hurrelmann, K. (1991): Gesundheitserziehung in der Schule. In: Prävention 14, 50-57.

Hurrelmann, K. (1988): Sozialisation und Gesundheit. Weinheim: Beltz.

Hurrelmann, K. (1990): Familienstreß, Schulstreß, Freizeitstreß. Gcsundheitsförderung für Kinder und Jugendliche. Weinheim: Beltz.

Hurrelmann, K. & Lösel, F. (1990): Health hazards in adolescence. Berlin: de Gruyter.

Hurrelmann, K., Leppin, A. & Nordlohne, E. (1996): Schulische Gesundheitsförderung. In: Rosenbrock, R., Kühn H. & Köhler, B. (Hrsg.): Prävention. Berlin: edition sigma.

Jessor, R. (1984): Adolescent development and behavioral health. In: Matarazzo, J.D., Weiss, J., Herd, A. & Müller, N.E. (Hrsg.): Behavioral health: A handbook of health enhancement and disease prevention. New York: Wiley, 69-90.

Kickbusch, I. (1989): Approaches to an ecological base for public health. In: Health Promotion 4, 265-269.

Kreuter, H., Klaes, L., , Hoffmeister, H. & Laaser, U. (1995): Prävention von Herz-Kreislaufkrankheiten, Ergebnisse und Konsequenzen der Deutschen Herz-Kreislauf-Präventionsstudie. Weinheim, München: Juventa.

Künzel-Böhmer, J., Bühringer, G. & Janik-Konecny, T. (1993): Expertise zur Primärprävention des Substanzmißbrauchs. Baden-Baden: Nomos.

Kuhn, K. (1996): Krankenstand im Betrieb als Alltagsproblem. Z. f. Arbeits- und Organisationssoziologie, 40, 200-203.

Laaser, U. (1986): Die Deutsche Herz-Kreislauf-Präventionsstudie (DHP): Das Modell einer kooperativen Prävention. In: Halhuber, C. & Traenkner, K. (Hrsg.): Die koronare Herzkrankheit - eine Herausforderung an Gesellschaft und Politik Erlangen: Perimed, 212-232.

Laaser, U., Sassen, G., Murza, G. & Sabo, R. (Hrsg.) (1987): Prävention und Gesundheitserziehung. Berlin, Heidelberg: Springer.

Laaser, U. & Lemke-Goliasch, P. (1994): Gesundheitsförderung in der Großstadt, Interventionspraxis und Evaluation zur Herz-Kreislauf-Prävention in der Gemeindestudie Stuttgart. Weinheim, München: Juventa.

Laaser, U., Breckenkamp, J., Meyer, S., Lemke-Golisch, P., Hellmeier, W. & Mensink, G.B.M. (1995): Die Ergebnisse der DHP-Intervention in den Hochrisikogruppen für Hypertonie und Hypercholesterinämie. Z. f. Gesundheitswiss. 3/3, 242-251.

Landesinstitut für Schule und Weiterbildung NRW (1988): Sucht- und Drogenvorbeugung in der Schule. Materialien und Medien. Soest: LSW.

Lemke-Goliasch, P., Füller, A. & Laaser, U. (1991): Organisation der Prävention. Forum Gesundheitswissenschaften 1, 86-103.

Lenhardt, U. (1997): Betriebliche Gesundheitsförderung unter veränderten gesetzlichen Rahmenbedingungen. Z.f. Gesundheitswiss., 5/3, 273-278.

Leppin, A. (1994): Bedingungen des Gesundheitsverhaltens. Weinheim, München: Juventa.

Leppin, A. (1995): Gesundheitsförderung in der Schule. In: Kolip, P., Hurrelmann, K. & Schnabel, P.E. (Hrsg.): Jugend und Gesundheit. Weinheim, München: Juventa, 235-250.

Leppin, A., Hurrelmann, K. & Freitag, M. (1994). Schulische Gesundheitsförderung im Kontext von Klassenklima und sozialem Rückhalt durch die Lehrer. Wirkungen eines Präventionsprogrammes auf gesundheitsrelevantes Wissen, Erwartungen und Verhalten. Zeitschrift für Pädagogik, 40, 894-913.

McAlister, A. L. (1982): Theory and action for health promotion. Illustrations from the North Karelia Project. In: American Journal of Public Health 72, 43-49.

McGuire, W.J. (1968): The nature of attitudes and attitude change. In: Lindzey, B. & Avonson, E. (Hrsg.): Handbook of social psychology. Addison-Wesley, Reading MA. 136-314.

Murza, G. & Laaser, U. (Hrsg.) (1990): „Hab ein Herz für Dein Herz“ - Der Betrieb als Interventionsort für Prävention und gesundheitsfördernde Maßnahmen. Gesundheitsförderung Band 2.

Nordlohne E. (1992): Die Kosten jugendlicher Problembewältigung. Alkohol-, Zigaretten- und Arzneimittelkonsum im Jugendalter. Weinheim, München: Juventa.

Nordlohne, E. & Hurrelmann, K. (1990): Health impairment, failure in school and the abuse of drugs. In: Hurrelmann, K. & Lösel, F. (Hrsg.): Health hazards in adolescence. Berlin: de Gruyter, 149-166.

Nüssel, E., Bergdolt, H., Grosse-Ruyken, F.-J., Wiesemann, A., Scheuermann, W. & Topf, G. (1992): Die „Drei-Ebenen-Konzeption der Praxisärzte“ - ein pragmatisches, vom Deutschen Ärztetag empfohlenes Leitprogramm der niedergelassenen Ärzte. In: Lebe mit Herz - 1. Sächsische Gesundheitstage, Symposiumsbericht. Sächsische Landesvereinigung für Gesundheitsförderung, 21-35.

Petermann, H., Müller, H., Kersch, B. & Röhr, M. (1997). Erwachsen werden ohne Drogen. Ergebnisse schulischer Drogenprävention. Weinheim, München: Juventa.

Priebe, B., Israel, G. & Hurrelmann, K. (1993): Gesundheitsförderung in der Schule: Schulentwicklung, schulinterne Lehrerfortbildung, Schulprogramm. In: Priebe, B., Israel, G. & Hurrelmann, K. (Hrsg.): Gesunde Schule. Gesundheitserziehung, Gesundheitsförderung, Schulentwicklung. Weinheim: Beltz, 98-144.

Puska, P., Vartiainen, E., Pallonen, U., Salonen, J.T., Pöyhia, P., Koskela, K. & McAlister, A. (1982): The North Karelia Youth Project: Evaluation of two years of intervention on health behavior and CVD risk factors among 13 to 15 year old children. In: Preventive Medicine, 11, 550-570.

Rose, G. (1985): Sick individuals and sick populations. International J. of Epidemiology 14, 32-38.

Rundall, T.G. & Bruvold, W.H. (1988): A meta-analysis of school-based smoking and alcohol use prevention programs. Health Education Quarterly, 15, 317-334.

Schneider, V. (1993): Entwicklungen, Konzepte und Aufgaben schulischer Gesundheitsförderung - Vom Konzept der Risikofaktoren zum Konzept der Förderung von Gesundheitsfaktoren. In: Priebe, B., Israel, G. & Hurrelmann, K. (Hrsg.): Gesunde Schule, Gesundheitserziehung, Gesundheitsförderung, Schulentwicklung. Weinheim: Beltz, 39-72.

Schröer, A. & Sochert, R. (1997): Gesundheitszirkel im Betrieb. Modelle und praktische Durchführung. Wiesbaden: Universum.

Schwarzer, R. (1992): Psychologie des Gesundheitsverhaltens. Göttingen: Hogrefe.

Schwarzer, R. & Leppin, A. (1989): Sozialer Rückhalt und Gesundheit: Eine Meta-Analyse. Göttingen: Hogrefe.

Silbereisen, R.K. & Kastner, P. (1985): Entwicklungstheoretische Perspektiven für die Prävention des Drogengebrauchs Jugendlicher. In: Brandstätter, J. & Gräser, H. (Hrsg.): Entwicklungsberatung unter dem Aspekt der Lebensspanne. Göttingen: Hogrefe, 83-102.

Staeck, K. (1989): Unser täglich Gift. Göttingen: Steidl.

Stock, Ch., Allgöwer, A., Prüfer-Krämer, L. & Krämer, A. (1997): Gibt es einen Bedarf für eine betriebliche Gesundheitsförderung für Studierende? Z. f. Gesundheitswiss., 5/3, 239-256.

Tobler, N.S. (1986): Meta-analysis of 143 adolescent drug prevention programs: Quantitative outcome results of program paricipants compared to a control or comparison group. Journal of Drug Issues, 16, 537-567.

Weltgesundheitsorganisation WHO (1986): Ottawa Charta for Health Promotion. Genf: WHO.

Rüdiger Bittner und Sonja Heller

Ethik in den Gesundheitswissenschaften

1. Was ist Ethik in den Gesundheitswissenschaften?

1.1 Ethik

Menschen haben oft Vorstellungen davon, was für sie selbst und für andere recht und gut zu tun ist. Sie äußern solche Vorstellungen in Geschichten, in Klatsch, in Urteilen über das, was sie und andere getan haben, in vielfältiger Weise. Auch ohne derartige Äußerungen läßt sich ihr Verhalten oft unter der Annahme besser verstehen, daß sie darin Vorstellungen von dem, was recht und gut zu tun ist, folgen. Die Gesamtheit dieser Vorstellungen bei einem einzelnen Menschen oder bei einer Gruppe von Menschen ist die Ethik oder Moral dieser Menschen. Man spricht in diesem Sinne von der Moral eines bestimmten Volksstammes, von der Moral des Bürgertums oder wie Nietzsche von einer vornehmen im Gegensatz zu einer Sklavenmoral.[1] Man meint dasselbe, wenn man in einer traditionellen Redeweise etwa vom „Ethos“ des Christentums oder moderner vom bäuerlichen „Wertsystem“ spricht.

Eine Ethik oder eine Moral in diesem ersten Sinne ist eine unter mehreren: ein Mensch oder eine Gruppe von Menschen hat diese, andere Menschen haben jene Ethik. (Manchmal hat auch ein und derselbe Mensch mehrere Ethiken in diesem Sinne, zum Beispiel eine für sein öffentliches, eine andere für sein Privatleben.) Dagegen ist nun zweitens Ethik das Unternehmen, herauszufinden, was in Wahrheit für Menschen, für einige oder für alle, recht und gut zu tun ist; welche jener Vorstellungen richtig sind und welche nicht. Ethik in diesem Sinne ist ein Fach, ein Geschäft: wer Physik betreibt, versucht herauszufinden, wie die Natur beschaffen ist, wer Ethik betreibt, versucht herauszufinden, wie Menschen in Wahrheit handeln sollen.

Innerhalb von Ethik in diesem zweiten Sinne gibt es wieder verschiedene Lehren, also verschiedene Antworten auf die Frage, was für Menschen in Wahrheit recht und gut zu tun ist, und auch diese Antworten, oder Theorien, werden, drittens, Ethiken genannt. In diesem Sinne spricht man etwa von der christlichen Ethik, wenn man nämlich nicht das gelebte und geäußerte Ethos der Christen, sondern die Antwort der christlichen Lehre auf die Frage der Ethik meint, und ebenso spricht man von einer stoischen oder existenzialistischen Ethik. Hier gibt es also wieder eine Mehrzahl von Ethiken, doch bloß in dem harmlosen Sinne, in dem es auch eine Mehrzahl von Physiken gibt, nämlich

[1] Friedrich Nietzsche, Zur Genealogie der Moral I, 10.

etwa eine aristotelische oder eine Newton'sche. Nur das unterscheidet die beiden Fälle, daß viele Leute es für eine ausgemachte Sache halten, welche Physik, nicht aber, welche Ethik richtig ist.

Diese Erklärung von Ethik-Begriffen ist selbst ethisch neutral, in dem Sinne nämlich, daß sie nicht von ethischen Wertsystemen, also Ethiken im ersten Sinne, die Erfüllung von Bedingungen verlangt, die in bestimmten ethischen Lehren, also Ethiken im dritten Sinne, geltend gemacht werden. So ist Altruismus nach weit verbreiteter Überzeugung eine gültige moralische Forderung. Aber das ist kein Grund, das Wertsystem eines Menschen oder einer Gruppe von Menschen dann nicht eine Ethik zu nennen, wenn Altruismus darin unbekannt ist. Denn in dieser ethisch neutralen Weise gebrauchen wir tatsächlich die Begriffe. Wir sagen etwa, daß in einer Branche absolute Wildwest-Moral herrscht, oder wir sprechen von der Moral des Volksstammes der Ik, bei denen es so etwas wie Altruismus praktisch nicht gibt.[2] Auch Nietzsches „vornehme Moral" ist bekanntlich moralisch einigermaßen zweifelhaft. Es sind also zwei Dinge: was die Ethik eines Menschen de facto ist, und wie sie unter bestimmten ethischen Gesichtspunkten, solchen, die von Ethiken im dritten Sinne bereitgestellt werden, zu beurteilen ist.

Ebenfalls im Anschluß an unsere normale Redeweise werden in diesen Erklärungen und auch im Weiteren die Ausdrücke „Ethik" und „Moral", samt ihren Ableitungen, als gleichbedeutend benutzt. Es hat in der Ethik immer wieder Vorschläge zur Differenzierung gegeben: bei Hegel[3], bei Bernard Williams[4], bei Habermas.[5] Aber diese Vorschläge, von den sachlichen Problemen, die sie mit sich führen, noch abgesehen, haben sich nie im allgemeinen Verständnis durchgesetzt. Es spart daher Verwirrung, eine solche Differenzierung nicht zu unterstellen.

1.2 Gesundheitswissenschaften

Der Ausdruck „Gesundheitswissenschaften" ist streng genommen semantisch nicht korrekt. Denn einerseits ist Medizin, von der mit diesem Ausdruck ja eine Abgrenzung markiert werden soll, keine Krankheitswissenschaft oder ein Verbund von solchen, wie man an Anatomie und Physiologie sieht, noch zu schweigen von Diätetik, die nach dem alten Verständnis einen Teil der Medizin ausmacht.[6] Andererseits ist auch das, was unter dem Namen „Gesundheitswissenschaften" betrieben wird, zu einem großen Teil Erforschung von Krankheit und von Bedingungen ihrer Entstehung, was schon durch die zentrale Stelle der

---

2 Siehe Colin Turnbull, The mountain people, New York 1972.

3 Hegel setzt Moralität und Sittlichkeit einander entgegen, Grundlinien der Philosophie des Rechts, (ed. Hoffmeister) Hamburg 1955 (zuerst 1821).

4 Bernard Williams, Ethics and the limits of philosophy, Cambridge Mass. 1985.

5 Jürgen Habermas, Diskursethik, Notizen zu einem Begründungsprogramm, in: Moralbewußtsein und kommunikatives Handeln, Frankfurt 1983.

6 Siehe etwa L. Edelstein, Antike Diätetik; wiederabgedruckt in: Medizinhistorisches Jahrbuch 1, 1966, 162 ff.

Epidemiologie in diesem Feld belegt wird. Man mag aber sagen, daß Gesundheitswissenschaften immerhin insofern Wissenschaften von der Gesundheit sind, als auch diese Forschungen in erster Linie im Dienst der Krankheitsvermeidung und damit eben der Gesundheitsförderung stehen.[7]

Problematisch ist der Ausdruck „Gesundheitswissenschaften" aber vor allem deshalb, weil damit ein anderer, wichtiger Aspekt nicht benannt wird. Treffender bezeichnet den Gegenstand der sogenannten „Gesundheitswissenschaften" in dieser Hinsicht der entsprechende englische Ausdruck: Public Health. Dabei ist „public" nicht als „öffentlich" im Sinne von „frei zugänglich" zu verstehen, auch nicht als „öffentlich" im Sinne von „staatlich". Gemeint ist Öffentlichkeit in dem Sinne dessen, was die gesamte Bevölkerung oder große Teile von ihr betrifft. „Public health" bedeutet also in erster Linie: Gesundheit der Bevölkerung, oder weiter Teile der Bevölkerung; und das ist es, was der Ausdruck „Gesundheitswissenschaften" nicht anspricht. Der traditionelle Ausdruck „Volksgesundheit" würde passend den Gegenstand dieser wissenschaftlichen Bemühungen bezeichnen, wenn nicht nach dem immer noch in Deutschland herrschenden Verständnis Volkszugehörigkeit eine Sache der Abstammung wäre. Aber natürlich geht es bei „public health" nicht ausschließlich um die Gesundheit der, in diesem Fall, Deutschstämmigen. Es geht um die Gesundheit aller oder vieler der Leute, die in einem bestimmten Territorium, etwa Deutschland, leben. „Bevölkerungsgesundheit" wäre die richtige Übersetzung von „public health", aber das ist unüblich und auch unschön, und so mag es bei dem einmal etablierten Ausdruck „Gesundheitswissenschaften" bleiben.

Die Wissenschaft von der Bevölkerungsgesundheit beschreibt aber nicht nur Gesundheitsstände. Es geht ihr vor allem um die Kenntnis von Faktoren, die auf den Gesundheitsstand einer Bevölkerung in einem signifikanten Ausmaß einwirken. Dabei handelt es sich einmal um Wirkungen von Seiten der Umwelt, zum anderen um Wirkungen der gesellschaftlichen Verhältnisse, in denen die betreffenden Menschen leben. Insbesondere aber handelt es sich um Wirkungen, die von der jeweiligen öffentlichen Gesundheitsfürsorge auf den Gesundheitsstand einer Bevölkerung ausgeübt werden. Auch hierbei wieder ist „öffentlich" nicht etwa im Sinne von „staatlich finanziert" zu verstehen, sondern im Sinne von „dem Publikum angeboten": die öffentliche Gesundheitsfürsorge ist diejenige, die eine Bevölkerung in einem bestimmten Gebiet vorfindet, und wäre es auch eine Gesundheitsfürsorge, die ohne jede staatliche Mitwirkung zustande kommt.

Die Kenntnis der Wirkungen, die eine öffentliche Gesundheitsfürsorge auf den Gesundheitsstand einer Bevölkerung hat oder eben nicht hat, mag nun auch Empfehlungen begründen, diese Gesundheitsfürsorge in bestimmter Weise zu verändern. Damit sind wir in Wirklichkeit bei der Ethik. Denn so technisch und

---

7 Siehe dazu K. Hurrelmann, U. Laaser, Health Sciences as an Interdisciplinary Challenge: The Development of a New Scientific Field; in: U. Laaser, E. de Leeuw, C. Stock (Hg.), Scientific Foundations for a Public Health Policy in Europe; insbesondere 111 ff.

wertfrei sich solche Empfehlungen auch geben mögen, in aller Regel gehen in sie auch Vorstellungen darüber ein, was in ethischer Hinsicht dringlich und was vernachlässigbar ist.

1.3 Ethik in den Gesundheitswissenschaften

In dem Ausdruck „Ethik in den Gesundheitswissenschaften" ist „Ethik" in dem zweiten vorhin unterschiedenen Sinne zu verstehen, als die Untersuchung dessen, was für Menschen zu tun recht und gut ist; und „in den Gesundheitswissenschaften" ist dazu die Angabe eines spezifischen Bereichs: „was zu tun recht und gut ist, nämlich soweit es bei diesem Tun um Dinge geht, die den Gesundheitsstand einer Bevölkerung betreffen". „Ethik in den Gesundheitswissenschaften" ist also zu lesen wie „Wirtschaftsethik", „Sexualethik", „Wissenschaftsethik": die Untersuchung ethischer Fragen, die für diesen besonderen Bereich des Handelns auftreten.

Als eine solche Bereichsethik ordnet sich Ethik in den Gesundheitswissenschaften einer weiter gespannten Bereichsethik ein, der medizinischen Ethik: der Untersuchung ethischer Fragen, die sich in dem ganzen Bereich desjenigen Handelns stellen, in dem es um die Gesundheit und Krankheit von Menschen geht. Medizinische Ethik in diesem weiten Sinne verstanden befaßt sich unter anderem mit den spezifischen ethischen Fragen, die sich angesichts bestimmter medizinischer Techniken und Praktiken stellen, wie etwa der Gehirnchirurgie, der Organverpflanzung, der Genmanipulation, der Euthanasie und dergleichen mehr.[8] Gewiß, auch ein engeres Verständnis von medizinischer Ethik ist geläufig: als Ethik bloß des ärztlichen Handelns.[9] Damit bleiben aber nicht nur Pflege und Rehabilitation ausgeblendet. Es bleibt vor allem die Tatsache außer acht, daß ärztliches Handeln in entscheidendem Maße den Determinanten der öffentlichen Gesundheitsfürsorge untersteht. Daher ist eine medizinische Ethik, die ihren Blick nur auf das gerichtet hält, was zwischen Arzt und Patient geschieht, der Sache nach unzureichend.[10]

Medizinische Ethik im weiten Sinne des Ausdrucks ordnet sich ihrerseits dem größeren Bereich der Bioethik ein, also der Untersuchung ethischer Fragen, die das Umgehen nicht nur mit menschlichem Leben, sondern mit Leben überhaupt

---

[8] „Medizinische Ethik" übersetzt somit passend den in der englischsprachigen Literatur gebräuchlichen Ausdruck „health care ethics". Vgl. J. Arras, R. Hunt (eds.), Ethical issues in modern medicine, Palo Alto ²1983; Th.M. Garrett, H.W. Baillie, R.M. Garrett, Health care ethics: principles and problems, Englewood Cliffs 1989; Annemarie Pieper, Einführung in die Ethik, Tübingen ²1991.

[9] Siehe etwa Bernhard Irrgang, Grundriß der medizinischen Ethik, München/Basel 1995.

[10] Es ist durchaus denkbar, daß die im deutschsprachigen Raum bestehende Unsicherheit über das Gebiet der Medizinethik daher rührt, daß sowohl „health care ethics" als auch „medical ethics" aus dem Englischen als „Medizinethik" übersetzt werden, wobei das weitere Verständnis von Medizinethik der „health care ethics" entspricht und das engere der „medical ethics". In diesem Fall könnte „medical ethics" etwa mit „Arzt-Ethik" übersetzt und die Unsicherheit behoben werden.

betreffen, wozu neben Menschen auch Pflanzen, Tiere und Mikroorganismen zählen.[11] Dies ist allerdings nur eine formelle Einordnung: Selbst wenn es moralische Prinzipien für das Umgehen mit Lebendigem überhaupt gibt, wird sich aus ihnen kaum ableiten lassen, was hinsichtlich der Gesundheit und Krankheit von Menschen, oder noch spezifischer, hinsichtlich der Institutionen öffentlicher Gesundheitsfürsorge, moralisch geboten, erlaubt oder verboten ist. Dies wird vielmehr nur aus einem Grundverständnis von Menschen begründet werden können: aus einem Verständnis dessen, was Menschen sind, oder aus einem Verständnis dessen, auf welche Handlungen und Unterlassungen sie grundsätzlich voneinander Anspruch haben.

Im übrigen sind diese begrifflichen Festlegungen keinesfalls Konsens. Angesichts der uneinhelligen Begrifflichkeit in der Literatur stellen sie nur einen Vorschlag dar, immerhin einen relativ aussichtsreichen.

2. Probleme der Ethik in den Gesundheitswissenschaften

Die ethischen Probleme im Bereich der öffentlichen Gesundheitsfürsorge sind zum größten Teil Probleme der Gerechtigkeit. Man kann sich die öffentliche Gesundheitsfürsorge in einem Gebiet als einen Apparat bestehend aus Menschen, Institutionen und Material vorstellen, der zu einem bestimmten Zeitpunkt qualitativ eine bestimmte Breite und quantitativ eine bestimmte Menge gesundheitsbezogener Leistungen auszustoßen vermag. Dem stehen Bedürfnis und Nachfrage nach gesundheitsbezogenen Leistungen auf Seiten der Bevölkerung gegenüber. Bedürfnis sowohl als Nachfrage, denn es gibt ausdrückliche Nachfrage nach gesundheitsbezogenen Leistungen, ohne daß wirklich ein entsprechendes Bedürfnis besteht[12], und umgekehrt gibt es Bedürfnisse, die sich nicht in einer entsprechenden Nachfrage artikulieren.[13] Ob nun die Summe aus Bedürfnis und Nachfrage prinzipiell über die Kapazität des jeweiligen Gesundheitsapparates hinausreicht, wie häufig angenommen wird[14], oder nicht, tatsächlich tut sie es in aller Regel. Tatsächlich besteht, wenn man die Bevölkerungen ganzer Staaten zu Bezugsgrößen nimmt, überall auf der Erde medizinische Unterversorgung. Da also nicht jeder alle die Gesundheitsleistungen bekommen kann, die er braucht oder will, entsteht die Frage, wer wieviel von diesen Leistungen bekommen soll. Das ist eine Frage der Gerechtigkeit: wie die

---

[11] Siehe etwa A. Pieper, Einführung in die Ethik; T. Beauchamp, J. Childress, Principles of biomedical ethics, New York [3]1989.

[12] Ein Beispiel mag hier die plastische Chirurgie sein, die häufiger aus Gründen reiner Eitelkeit nachgefragt wird als auf Grund eines wirklichen medizinischen Bedürfnisses.

[13] So besteht bei vielen Krankheiten Behandlungsbedarf, ohne daß eine Behandlung auch nachgefragt würde. Das ist beispielsweise bei Bluthochdruck häufig der Fall, da die Betroffenen nichts von ihrer Krankheit oder von deren Behandlungsbedürftigkeit wissen.

[14] Siehe etwa Franz Josef Illhardt, Helmut Piechowiak, Mittelverteilung, in: W. Kahlke, S. Reiter-Theil (Hrsg.), Ethik in der Medizin, Stuttgart 1995, 126-133, hier 126.

Leistungen des Apparates unter den möglichen Empfängern gerechterweise zu verteilen sind.

Aber es ist umstritten, welche Verteilung gesundheitsbezogener Leistungen unter einer Bevölkerung gerecht ist. Denn es ist umstritten, unter welchen Bedingungen überhaupt Institutionen oder Regelungen gerecht sind. Diese Frage ist in der westlichen Ethik praktisch seit ihrem Anfang diskutiert worden.[15] Wirksam geblieben sind davon im wesentlichen drei Antworten, die utilitarische, die vertragstheoretische, die libertäre. Wir skizzieren im Folgenden diese drei Konzeptionen, mitsamt möglichen Anwendungen auf die ethische Problematik in der öffentlichen Gesundheitsfürsorge.[16] Denn es sind diese Konzeptionen, an denen sich, positiv oder negativ, ein Großteil der ethischen Überlegungen heute orientiert.

2.1 Gerechtigkeitskonzeptionen

2.1.1 Die utilitarische Konzeption

Der Grundgedanke des Utilitarismus ist: das ist moralisch geboten, was zu tun den größten Nutzen bringt.

Das moralische Gebot, zu tun, was den größten Nutzen bringt, bedeutet freilich nicht, daß nun jeder tun soll, was ihm selbst den größten Nutzen bringt. Vielmehr soll das getan werden, was den Nutzen insgesamt maximiert, und das soll auch dann getan werden, wenn man selbst überhaupt keinen Nutzen davon hat.

Worin Nutzen besteht, darüber gibt es unter Utilitariern verschiedene Vorstellungen. Jeremy Bentham, der erste bedeutende Vertreter dieser Schule[17], identifiziert ihn mit dem Vergnügen. Neuere Theoretiker, insbesondere in den Wirtschaftswissenschaften, erklären ihn dagegen als die Realisierung von Präferenzen[18], wobei die Präferenzen eines Menschen wiederum durch sein aktuelles Wahlverhalten umschrieben sind.[19]

Utilitarier teilen sich ferner in Handlungs- und Regel-Utilitarier. Handlungs-Utilitarier halten die Handlung für moralisch geboten, die in der gegebenen Situation den größten Nutzen bringen wird, während Regel-Utilitarier ein Han-

---

[15] Mit Platons „Staat“, entstanden um 380 v.Chr. beginnt diese philosophische Tradition.

[16] Die drei Typen von Theorien der Gerechtigkeit sind in der Literatur verschiedentlich beschrieben worden. Eine sehr klare und prägnante Darstellung, die auch den Ertrag dieser Theorien für ein Urteil über die Gerechtigkeit der Verteilung von Gesundheitsleistungen betrachtet, bietet Allen Buchanan, Justice: A philosophical review, in: Earl Shelp (ed.), Justice and Health Care, Dordrecht 1981, 3-21.

[17] Jeremy Bentham, An introduction to the principles of morals and legislation, London 1789, chapter I, sections 2 and 3.

[18] Siehe etwa John Harsanyi, Morality and the theory of rational behaviour, in: A. Sen, B. Williams (eds.), Utilitarianism and beyond, Cambridge 1982, 39-62.

[19] Zu diesem Punkt insbesondere siehe Amartya Sen, Behavior and the concept of preference, zuerst erschienen 1973, nachgedruckt in: A. Sen, Choice, welfare and measurement, Oxford 1982, 54-73.

deln moralisch fordern, das solchen Regeln gehorcht, deren Befolgung im allgemeinen den größten Nutzen bringt - was eben im Einzelfall auch ein Handeln sein kann, das nicht den größten möglichen Nutzen bringt.[20]

Doch gleichgültig, für welche Analyse man sich in diesen (und in anderen) Streitfragen entscheidet, das Einleuchtende am Utilitarismus bleibt dies, daß er uns auffordert, Zustände herbeizuführen, in denen möglichst viel von dem realisiert wird, was Leute wollen.[21]

Der Utilitarismus besitzt nicht noch eine darüber hinausgehende Gerechtigkeitstheorie, sondern Handeln gilt als moralisch richtig und eben damit auch gerecht, soweit es dem utilitarischen Moralprinzip genügt. So denn auch Institutionen, und hier im besonderen Institutionen der Gesundheitsfürsorge: sie gelten als gerecht, wenn sie unter den gegebenen Umständen die größtmögliche Förderung des Wohlergehens aller mit sich bringen.

Tatsächlich widerspricht eine Verteilung von Gütern auf Grund utilitarischer Gerechtigkeitsvorstellungen oft dem, was wir normalerweise als gerecht empfinden. So spielt es in der utilitarischen Gerechtigkeitskonzeption lediglich eine Rolle, wieviel Nutzen insgesamt erzielt wird, nicht aber, wie der Nutzen auf die einzelnen Menschen verteilt ist. Eklatant ungleiche Verteilungen werden also vom Utilitarismus empfohlen, solange nur die Gesamtsumme des bewirkten Nutzens (abzüglich etwaiger Schädigungen) die höchste unter den Umständen erreichbare ist. Ebenso müßte die systematische Benachteiligung von Minderheiten als gerecht bezeichnet werden, wenn andere Menschen aus dieser Benachteiligung einen hinreichend großen Nutzen ziehen. Das aber wird normalerweise gerade nicht für gerecht gehalten.

2.1.2 Die vertragstheoretische Konzeption

Die berühmteste und interessanteste vertragstheoretische Antwort auf die Frage, unter welchen Bedingungen gesellschaftliche Regelungen und Institutionen gerecht sind, ist die von John Rawls.[22] Ihm zufolge ist eine Gesellschaft dann gerecht, wenn die an ihr Beteiligten dieser Einrichtung unter idealen Bedingungen, insbesondere Unwissenheit über die eigenen Eigenschaften und den eigenen Platz in ihr, zustimmen würden. Daher Vertragstheorie: Bevor die Gesellschaft eingerichtet wird, schließen alle Beteiligten einen imaginären Vertrag darüber, wie diese Gesellschaft aussehen soll. Imaginär deshalb, weil in Wirklichkeit natürlich niemand je einen solchen Vertrag geschlossen hat oder einmal

---

[20] Zu der Unterscheidung siehe J.J.C. Smart, Extreme and restricted utilitarianism, in: The Philosophical Quarterly 6, 1956, 344-354; deutsch erschienen in: O. Höffe (Hrsg.), Einführung in die utilitaristische Ethik, München 1975, 121-132.

[21] Amartya Sen, Bernard Williams, Introduction: Utilitarianism and beyond, in: A. Sen, B. Williams (eds.), Utilitarianism and beyond, Cambridge 1982, 1-21, hier 8.

[22] John Rawls, A theory of justice, 1971; deutsch: Eine Theorie der Gerechtigkeit, Frankfurt 1975. Als zusammenfassende Darstellung von Rawls' Theorie, wie sie in dem Buch von 1971 dargestellt und seither in wichtigen Punkten von Rawls selbst modifiziert wurde, ist zu empfehlen: Thomas Pogge, John Rawls, München 1994.

schließen wird. Der gesamte vorgesellschaftliche Prozeß zur Auswahl und allgemeinen Anerkennung von Gerechtigkeitsprinzipien ist lediglich eine Hilfskonstruktion. Die Unwissenheit über die eigenen Eigenschaften und den eigenen gesellschaftlichen Platz ist in Rawls' Konstruktion deshalb erforderlich, weil dadurch verhindert wird, daß die Beteiligten Gerechtigkeitsprinzipien durchzusetzen suchen, die Leute mit gerade diesen Eigenschaften und Positionen begünstigen.

Rawls meint nun, die unter idealen Bedingungen am Entscheidungsprozeß Beteiligten würden folgenden zwei Prinzipien zustimmen: Erstens, jeder hat ein gleiches Recht auf das größte Maß an Grundfreiheiten, das mit ebensolcher Freiheit anderer vereinbar ist. Zweitens, soziale und wirtschaftliche Ungleichheiten sind nur zulässig, wenn sie die am wenigsten begünstigten Gesellschaftsmitglieder noch am besten stellen (das sogenannte Differenzprinzip) und wenn die Ämter und Positionen, die ihren Inhabern Vorteile bringen, einem jeden unter Bedingungen fairer Chancengleichheit offen stehen.[23] Dabei genießt das erste Prinzip Priorität vor dem zweiten. Das heißt, die Gerechtigkeit einer Gesellschaftsordnung hängt zuerst davon ab, ob sie die Grundfreiheiten gleich verteilt, und dann erst, wenn diese Bedingung erfüllt ist, noch davon, ob jedem alle vorteilhaften Ämter und Positionen offenstehen und ob die wirtschaftlichen Ungleichheiten auf das Maß beschränkt sind, bei dem die am schlechtesten Gestellten sich im Vergleich zu anderen möglichen Gesellschaftsordnungen noch am besten stehen. Und innerhalb des zweiten Prinzips hat die Forderung fairer Chancengleichheit Priorität vor dem Differenzprinzip. Das heißt, auch eine Einkommensverteilung, die dem Differenzprinzip genügt, macht eine Gesellschaft nicht gerecht, solange in ihr keine faire Chancengleichheit besteht.

Sicherlich gelingt es der vertragstheoretischen Konzeption der Gerechtigkeit, viele unserer vortheoretischen Gerechtigkeitsvorstellungen verständlich zu machen und zu rechtfertigen. Andererseits ist die Theorie, wie sich in der Diskussion seither zeigte, ziemlich massiven Schwierigkeiten ausgesetzt. Bei näherem Hinsehen zeigt sich nämlich, um nur wenige Punkte zu nennen, daß der moralische Anspruch von unter idealen Bedingungen gewählten Prinzipien durchaus zweifelhaft, die Begründung für die Wahl gerade dieser Prinzipien keineswegs durchschlagend und die geltend gemachten Prioritäten unter den Prinzipien wenig einleuchtend sind. Um diesen und weiteren Einwänden zu begegnen, ist die Theorie seither auf vielerlei Art vom Autor und seinen Auslegern modifiziert, und zwar gewöhnlich eingeschränkt worden, so daß sie an Prägnanz und damit auch an Überzeugungskraft verloren hat.

2.1.3 Die libertäre Konzeption

Der einflußreichste Vertreter der libertären Gerechtigkeitsauffassung ist Robert Nozick.[24] Im Anschluß hauptsächlich an John Locke geht Nozick davon aus,

---

[23] Siehe A theory of justice, 60, 302 f. und vgl. Rawls, Political liberalism, New York 1993, 6.

[24] Robert Nozick, Anarchy, State, and Utopia, New York 1974.

daß alle Menschen natürliche Rechte besitzen, von denen das wichtigste das Eigentumsrecht ist, also das Recht, allein über die Verwendung rechtmäßigen Eigentums zu entscheiden. Rechtmäßig besitzt jemand etwas, entweder wenn er sich ein Ding aneignet, das noch niemandem gehört und von dessen Art noch hinreichend viele von mindestens gleicher Qualität für andere zur Aneignung übrigbleiben;[25] oder wenn er es durch Tausch, Kauf, Schenkung oder Vererbung ohne Zwang von jemandem erwirbt, der seinerseits es rechtmäßig besitzt. Immer dann, wenn Eigentum in dieser Weise rechtmäßig erworben wurde, ist die resultierende Eigentumsverteilung gerecht, sie mag im übrigen so ungleich sein wie sie will.

Ein Staat ist nach dieser Auffassung nur als ein von den Individuen bestellter und finanzierter Sicherheitsdienst zum Schutz ihres Eigentums moralisch zu rechtfertigen. Umverteilung durch Besteuerung ist ungerecht, weil sie Individuen einen Teil ihres rechtmäßig erworbenen Eigentums raubt. Natürlich hindert im libertären Staat niemand die Besitzenden an freiwilligen Wohltaten zu Gunsten der schlechter Gestellten. Unrecht ist es nur, solche Leistungen mit staatlicher Gewalt zu erzwingen.

Wiederum, manches an der libertären Konzeption kommt unseren Vorstellungen von Gerechtigkeit entgegen: wir halten es allerdings für ungerecht, in wohlerworbene Rechte von Individuen einzugreifen. Doch ist gerade in dieser Hinsicht die Attraktivität der Konzeption vielleicht eher rhetorisch. Denn daß in wohlerworbene Rechte nicht eingegriffen werden darf, darüber ist kein Streit. Die Streitfrage ist vielmehr, wann ein Recht, also etwa ein Eigentumsrecht, wohlerworben ist. Nozick meint, vereinfacht gesprochen: immer dann schon ist ein Eigentumsrecht wohlerworben, wenn die ursprüngliche Aneignung des betreffenden Gegenstandes nicht monopolistisch und die weiteren Übertragungen nicht durch Zwang zustande gekommen sind. Rawls dagegen meint, zu einem wohlerworbenen Eigentumsrecht gehört noch mehr, nämlich daß es innerhalb einer gesellschaftlichen Grundstruktur besteht, die bestimmte weitere Bedingungen, zum Beispiel das Differenzprinzip, erfüllt. Die auch in der politischen Diskussion häufig geführte Rede von „Umverteilung" ist darum irreführend. Keine Theorie fordert Umverteilung, nämlich daß das rechtmäßige Eigentum von jemandem einem anderen gegeben wird.[26] Umstritten ist genau, unter welchen Bedingungen etwas als rechtmäßiges Eigentum gelten kann.[27]

Damit verbunden ist der andere Punkt, der in der Kritik an Nozick verschiedentlich geltend gemacht wurde: Warum haben Menschen ein natürliches Recht darauf, daß in der beschriebenen Weise erworbenes Eigentum nicht angetastet wird? Und warum haben sie nicht ebenso, wenn es schon natürliche Rechte gibt, ein Recht auf ein Mindestmaß an Wohlfahrtsleistungen: Nahrung, Woh-

---

[25] Siehe John Locke, Second treatise of government, § 33.

[26] Dies etwa gegen die Darlegungen von H. Tristram Engelhardt, Jr., Health Care allocations: responses to the unjust, the unfortunate, and the undesirable, in: Earl Shelp (ed.), Justice and Health Care, Dordrecht 1981, 121-137, hier 129.

[27] Wir folgen hier Thomas Pogge, Realizing Rawls, Ithaca 1989, Kap. 1.

nung, Ausbildung? Also auch ein Recht auf ein Mindestmaß von Gesundheitsleistungen? Wenn dem so ist, muß gerechterweise ein Teil der erworbenen Güter so verteilt werden, daß jeder in den Genuß dieser Leistungen kommt. Das heißt dann aber: Es ist gerecht, Menschen dazu zu zwingen, die Verfügungsgewalt über einen Teil ihres Vermögens abzugeben, auch wenn sie es auf die von Nozick beschriebene Weise, ohne Monopol und ohne Zwang, erworben haben. Es ist dem gerechten Staat nicht nur nicht verboten, die einmal entstandene Vermögensverteilung zu verändern, es ist seine Pflicht.

2.2 Gerechtigkeit in der öffentlichen Gesundheitsfürsorge

Nun zu den möglichen Anwendungen der drei Konzeptionen: was für eine Art von ethischen Urteilen werden Utilitarier, Vertragstheoretiker und Libertarier über Systeme öffentlicher Gesundheitsfürsorge vorbringen?

Um bei den letzten zu beginnen, die libertäre Konzeption wird eine Verteilung von Gesundheitsleistungen allein über den Markt verlangen: kaufe sich jeder von den angebotenen Gesundheitsleistungen, oder von den Versicherungspaketen für Gesundheitsleistungen, all die, die er will und die er mit seinem rechtmäßig erworbenen Eigentum bezahlen kann. Nur ein solches System sei gerecht, denn nur ein solches System lasse sich autonomen Individuen, die selbst für ihre Zukunft Sorge tragen können, zumuten. Dieser Vorstellung kommt am nächsten das traditionelle Gesundheitssystem der Vereinigten Staaten.

Aber hier greift ein weiteres Bedenken. Vom Markt kann nur der eine gerechte Verteilung von Gütern und Diensten erwarten, der die Verteilung der Güter unter denen, die den Markt allererst betreten, für gerecht hält. Für diese Annahme aber besteht nach Nozicks eigenen Kriterien wenig Grund. Es ist unwahrscheinlich, daß die Verfügungsgewalt, die heute Menschen über Sachen haben, jemals auf einer moralisch untadeligen Ahnenreihe von Übertragungen bis hin zur ersten Aneignung beruht. Vermutlich tritt Gewalt in jeder dieser Vorgeschichten auf. Aber wenn eine gerechte Ausgangsverteilung nicht unterstellt werden kann, verliert der Markt seine moralische Empfehlung als Mechanismus der Verteilung von Gesundheitsleistungen.

Es ist eine andere Sache, die Verteilung von Gesundheitsleistungen über den Markt aus dem Grund zu empfehlen, daß der Markt Güter am effizientesten, also unter der geringsten Verschwendung von sachlichen und persönlichen Ressourcen verteilt.[28] Ob das so ist oder ob Gesundheitsleistungen Eigentümlichkeiten haben, die den Markt an ihrer effizienten Verteilung hindern[29], sei

[28] Das Argument ist etwa dargestellt bei Charles Dougherty, American Health Care, Oxford 1988, 136 f.

[29] Siehe Kenneth Arrow, Uncertainty and the welfare economics of medical care, American Economic Review 53, 1963, 941-973; und weitere Hinweise bei Kim Carney, Cost containment and justice, in: Earl Shelp (ed.), Justice and Health Care, Dordrecht 1981, 169 f.

dahingestellt. Nur sind das zweierlei Argumente: daß der Markt effizient arbeitet, und daß er die Verfügungsrechte von Individuen über ihr Eigentum nicht antastet.

Utilitarier mögen, beginnend mit der Allokation auf höchster Ebene, fragen, ob die gesamtgesellschaftlichen Aufwendungen für Gesundheitsleistungen sich in erhöhter Wohlfahrt angemessen auszahlen.

Die Aufwendungen für Gesundheitsleistungen belaufen sich in Deutschland auf über 300 Milliarden Mark im Jahr, ihr Anteil am Bruttosozialprodukt betrug 1993 laut OECD 8,6 %.[30] Aber wieviel Gesundheit der Bevölkerung mit diesem enormen Aufwand tatsächlich gekauft wird, ist zweifelhaft. Denn zum einen zeigt der Vergleich zwischen verschiedenen Ländern zwar erhebliche Unterschiede in den Gesundheitsausgaben pro Kopf der Bevölkerung, aber diese Unterschiede korrelieren nicht mit Unterschieden in den Indikatoren öffentlicher Gesundheit, wie vor allem der Lebenserwartung. Zum anderen macht der Rückblick etwa auf die letzten hundert Jahre wahrscheinlich, daß der heute erreichte Stand öffentlicher Gesundheit eher der Erhöhung des allgemeinen Wohlstands und der Verbesserung der Lebensbedingungen als der Verfügbarkeit spezifisch medizinischer Leistungen zu verdanken ist.[31] Das legt den Gedanken nahe, daß jedenfalls auf dem in der Bundesrepublik erreichten Niveau medizinischer Versorgung der von den Aufwendungen eingefahrene Nutzen vielleicht eher gering ist. Gewiß, in der Bundesrepublik herrscht wie überall sonst auch gemessen an dem, was die Menschen wollen und brauchen, medizinische Unterversorgung, siehe oben. Aber es herrscht auch, wiederum gemessen an dem, was die Menschen wollen und brauchen, Unterversorgung an Bildung, innerer Sicherheit, Kulturförderung, Rechtsprechung und Umweltschutz; und es könnte gut sein, daß die von der Gesundheitsfürsorge auf einen dieser Bereiche übertragenen Mittel hier mehr für das Wohlergehen der betreffenden Menschen ausrichten.

Betreffend die Verteilung von Mitteln unter den verschiedenen Bereichen von Gesundheitsleistungen liegt es Utilitariern nahe, Kritik an dem enormen Übergewicht kurativer Aufwendungen gegenüber präventiven zu üben. Impfungen, Aufklärung über Gesundheitsrisiken und Maßnahmen für eine gesündere Umwelt könnten, so ginge das Argument, bei gleichen Kosten weitaus mehr zur Hebung des Gesundheitsstandes der Bevölkerung tun als die aufwendigen Bekämpfungen bereits eingetretener Krankheiten.[32] Gewiß, eine solche Verlagerung von Ausgaben würde manchem Kranken die besten technisch möglichen

---

[30] Volker Schmidt, Veralltäglichung der Triage, in: Zeitschrift für Soziologie 25, 1996, 419-437, hier 421.

[31] Siehe Michael Arnold, Zum Umgang mit Knappheit in der medizinischen Versorgung, Köln 1995, 20, 23-26.

[32] Mit präventiven medizinischen Maßnahmen sind selbst wieder ethische Probleme verbunden. Dazu siehe etwa die Diskussion bei James Childress, Priorities in the allocation of Health Care resources, in: Earl Shelp (ed.), Justice and Health Care, Dordrecht 1981, 139-150.

Heilungsmaßnahmen versagen. Aber das nehmen Utilitarier in Kauf, wenn nur die statt dessen getroffenen präventiven Maßnahmen die Gewähr bieten, daß sie hinreichend viele andere Menschen vor hinreichend schweren Krankheiten bewahren.

Auf einer noch niedrigeren Allokationsebene, bei der Festlegung derjenigen Eigenschaften von Patienten, die einen Vorrang bei der Zuteilung einer knappen medizinischen Ressource, wie einer aufwendigen Operation oder eines transplantierbaren Organs, begründen, werden Utilitarier dazu neigen, alte Menschen und solche, die schon unter einer anderen schwerwiegenden Krankheit leiden, schlechter zu stellen als jüngere und ansonsten gesunde. Denn wenn es das Ziel medizinischer Bemühung ist, die gesamte Menge in Gesundheit gelebter Zeit zu vermehren, dann ist es auch vernünftig, knappe medizinische Ressourcen vorrangig dort einzusetzen, wo mehr solche Zeit in Aussicht steht. Tatsächlich denken auch viele Menschen so, die von Utilitarismus nichts gehört haben, und lehnen eine aufwendige Behandlung alter oder in anderer Weise schwer kranker Menschen ab, weil „es sich nicht lohnt". Andere wieder finden eine solche Denkweise empörend, weil jedes menschliche Leben, alt und krank oder nicht, gleiche Achtung, und folglich in gleicher Not gleiche Hilfe verdient.

Die Schwierigkeit bei solchen utilitarischen Argumenten liegt freilich darin, daß sie gewöhnlich auf starken faktischen Annahmen beruhen, die empirisch jeweils einzulösen enorm schwer fällt. So müßte eben noch erwiesen werden, daß eine Mark im Gesundheitssektor weniger Glück, Wohlergehen oder Erfüllung von Präferenzen kauft als eine Mark, sagen wir, in der Kulturförderung. Es müßte erst gezeigt werden, daß der Nutzen jedenfalls bestimmter Präventionsmaßnahmen den Nutzen kurativer Maßnahmen übertrifft. Nicht daß es grundsätzlich ausgeschlossen wäre, das zu zeigen. Aber man müßte dazu sehr viele Dinge wissen, die im Augenblick wohl niemand weiß. Hier kommen die ethischen Urteile an eine Grenze, die ihnen durch Unkenntnis über die relevanten Fakten gesetzt ist.

Doch wohlgemerkt, es sind ethische Urteile, nicht bloße Abschätzungen der Wirtschaftlichkeit, nach denen der Utilitarier hier sucht. Oder vielmehr, für den Utilitarier ist Wirtschaftlichkeit selbst eine ethische Forderung. Denn Verschwendung enthält Menschen ein erreichbares Glück vor.

Vertragstheoretiker nehmen zu den ethischen Fragen der Anordnung von Gesundheitssystemen nicht so eindeutig Stellung. Rawls' Theorie etwa sucht ja die Bedingungen auf, unter denen, nicht diese oder jene Institution, sondern die Grundstruktur einer Gesellschaft als gerecht gelten kann, und diese Bedingungen können erklärtermaßen nicht ohne weiteres auf Teilbereiche innerhalb einer Gesellschaft, etwa die Institutionen der Gesundheitsfürsorge, übertragen werden.[33] Das heißt, anders als die Utilitarier geben uns die Vertragstheoretiker

[33] Rawls macht diesen Punkt deutlich in „The basic structure as subject", sect. II, in: A. Goldman, J. Kim (eds.), Values and morals, Dordrecht 1978, 47-71; deutsch in: W. Hinsch (Hrsg.), Die Idee des politischen Liberalismus, Frankfurt 1992, 45-79. Die

kein Kriterium an die Hand, mit dessen Hilfe wir, wenn nur die faktischen Informationen vorliegen, unmittelbar Urteile darüber ableiten können, ob zum Beispiel das gesamtgesellschaftliche Gesundheitsbudget gerechterweise gegenüber dem Erziehungsbudget aufgestockt oder der Anteil präventiver Maßnahmen innerhalb des Gesundheitsbudgets gegenüber den kurativen erweitert werden sollte.

Doch ist versucht worden, Rawls' Theorie der Gerechtigkeit soweit zu konkretisieren oder zu modifizieren, daß sie entschiedene Forderungen an ein gerechtes Gesundheitswesen aufstellt. So hat auf der einen Seite Ronald Green vorgeschlagen[34], die Versorgung mit Gesundheitsleistungen im Gegensatz zu Rawls[35] als ein soziales Grundgut zu betrachten, dessen Verteilung demnach unter das Differenzprinzip fällt. Der Anwendung dieses Gedankens stellen sich freilich große Schwierigkeiten in den Weg. Denn wir sind hiernach zur Einrichtung derjenigen Gesellschaftsordnung verpflichtet, welche die am Schlechtestgestellten gegenüber anderen Gesellschaftsordnungen noch am besten stellt, und zwar die am schlechtesten mit ihrem ganzen Korb von sozialen Grundgütern Gestellten, darin eingeschlossen die Gesundheitsversorgung. Das aber heißt, daß wir die in diesem Korb befindlichen Güter irgendwie gewichten müssen, und es ist nicht offensichtlich, welche Gewichtung angemessen ist.[36]

Zum anderen hat Norman Daniels dafür plädiert[37], Bedürfnisse nach Gesundheitsleistungen (und zwar wirklich Bedürfnisse, nicht ein bloßes Verlangen nach Gesundheitsleistungen) als Bedürfnisse zu verstehen, deren Erfüllung unerläßlich für einen Zustand fairer Chancengleichheit zwischen den Individuen ist. Da nach Rawls faire Chancengleichheit aber Bedingung für die Gerechtigkeit einer gesellschaftlichen Ordnung ist, und zwar eine Bedingung, die auch noch der im Differenzprinzip formulierten vorgeordnet ist, so ergeben sich hier wiederum bedeutsame Forderungen an das Gesundheitswesen einer gerechten Gesellschaft.

Denn das Prinzip fairer Chancengleichheit betrifft nach Daniels nicht allein den Zugang zu vorteilhaften Ämtern und Positionen, sondern breiter, den Zugang zu dem normalen Spektrum von Lebensmöglichkeiten, das zu einer bestimmten Zeit in einer bestimmten Gesellschaft Menschen eines bestimmten Alters offensteht. Eine gerechte Gesellschaft muß daher Maßnahmen treffen, die eine Be-

---

Frage, was als eine gerechte Verteilung von Gesundheitsleistungen gelten kann, betrachtet Rawls tatsächlich als besonders schwierig, siehe „Social unity and primary goods", sect. IV, in: A. Sen, B. Williams (eds.), Utilitarianism and beyond, Cambridge 1982, 159-185.

[34] Ronald Green, Health Care and justice in contract theory perspective, in: R. Veatch, R. Branson (eds.), Ethics and health policy, Cambridge Mass. 1976, 111-126.

[35] Siehe etwa Rawls, Social unity and primary goods, 163: „primary goods are certain features of institutions or of the situation of citizens in relation to them."

[36] Siehe Allen Buchanan, Justice: A philosophical review, 18 f.

[37] Norman Daniels, Justice and health care, in: D. vandeVeer, T. Regan (eds.), Health Care Ethics, Philadelphia 1987, 290-325.

einträchtigung dieser Lebenschancen unwahrscheinlich machen (durch Umweltschutz, Präventionsmedizin, Überwachung der angebotenen Lebensmittel usw.), und sie muß bei gegebener Beeinträchtigung Heilung und Rehabilitation anbieten, die einem Menschen seine normalen Lebensmöglichkeiten ganz oder großenteils wieder zurückgeben. Wo allerdings eine solche Restitution auch nicht entfernt möglich ist, da greifen nach Daniels' Meinung Gesichtspunkte der Gerechtigkeit vielleicht nicht mehr, sondern die Wohltätigkeit ist aufgerufen.[38]

Dem Problem der angemessenen Gewichtung entgeht freilich auch dieser Vorschlag nicht. Denn wird die Versorgung mit Gesundheitsleistungen als Erfordernis des Prinzips fairer Chancengleichheit betrachtet, so konkurriert sie wieder mit anderen Erfordernissen dieses Prinzips, wie etwa einer angemessenen Ausbildung, die ja ebenfalls für eine realistische Chancengleichheit erforderlich ist; und wir brauchen erneut einen Schlüssel, nach dem gerechterweise den verschiedenen Erfordernissen Rechnung zu tragen ist. Dem halte man nicht entgegen, daß manchem die schönste Ausbildung ohne Gesundheitsleistungen nichts hilft. Das ist zwar wahr, aber hier geht es um die Verteilung von Ressourcen auf die Bedürfnisse ganzer Bevölkerungen; und wenn wir nicht sagen wollen, daß bei ganzen Bevölkerungen die Gesundheitsbedürfnisse vor allen anderen Bedürfnissen absolute Priorität genießen, was absurd wäre, müssen wir doch wieder eine vernünftige Aufteilung der Ressourcen unter die verschiedenen Arten von Bedürfnissen suchen.

3. Schluß

Wir haben einige der Überlegungen dargestellt, die aus systematisch verschiedenen Perspektiven zu der Frage angeboten werden, unter welchen Bedingungen eine öffentliche Gesundheitsfürsorge als gerecht gelten kann. Aber freilich, nur einige Überlegungen; und Gerechtigkeit selber ist wiederum nur einer der Begriffe, wenn auch ein besonders wichtiger, an denen sich die ethische Diskussion in diesem Feld orientiert. Der Gedanke der Menschenwürde etwa ist ein anderer, der Gedanke eines Menschenrechts auf Gesundheit ein weiterer. Eine einheitliche ethische Theorie, welche die verschiedenen Orientierungsbegriffe und die verschiedenen systematischen Perspektiven zusammenführt, gibt es derzeit nicht, und die Aussicht ist gering, daß wir eine solche Theorie bald finden. Ethik betreffend das öffentliche Gesundheitswesen ist, wie Ethik überall, Stückwerk. Dies ist kein Grund, sich vom Nachdenken darüber und von dem Versuch, das als recht und gut Erkannte zu realisieren, entmutigen zu lassen.

[38] Daniels, Justice and Health Care, 313.

Literatur

Arnold, Michael, *Zum Umgang mit Knappheit in der medizinischen Versorgung*, Köln 1995.

Arras, J., Hunt, R. (eds.), Ethical issues in modern medicine, Palo Alto ²1983

Arrow, Kenneth, „Uncertainty and the welfare economics of medical care", *American Economic Review* 53, 1963, S. 941-973.

Beauchamp, T., Childress, J., *Principles of biomedical ethics*, New York ³1989.

Buchanan, Allen, „Justice: A philosophical review", in: Earl Shelp (ed.), *Justice and Health Care*, Dordrecht 1981, S. 3-21.

Carney, Kim, „Cost containment and justice", in: Earl Shelp (ed.), *Justice and Health Care*, Dordrecht 1981.

Childress, James, „Priorities in the allocation of Health Care resources", in: Earl Shelp (ed.), *Justice and Health Care*, Dordrecht 1981, S. 139-150.

Daniels, Norman, „Justice and health care", in: D. vandeVeer, T. Regan (eds.), *Health Care Ethics*, Philadelphia 1987, S. 290-325.

Dougherty, Charles, *American Health Care*, Oxford 1988.

Edelstein, L., „Antike Diätetik"; wiederabgedruckt in: *Medizinhistorisches Jahrbuch 1*, 1966, S. 162ff.

Engelhardt, Jr., Tristram H., „Health Care allocations: responses to the unjust, the unfortunate, and the undesirable", in: Earl Shelp (ed.), *Justice and Health Care*, Dordrecht 1981.

Garrett, Th.M., Baillie, H.W., Garrett, R.M., *Health care ethics: principles and problems*, Englewood Cliffs 1989

Green, Ronald, „Health Care and justice in contract theory perspective", in: R. Veatch, R. Branson (eds.), *Ethics and health policy*, Cambridge Mass. 1976, S. 111-126.

Habermas, Jürgen, „Diskursethik, Notizen zu einem Begründungsprogramm", in: *Moralbewußtsein und kommunikatives* Handeln, Frankfurt 1983.

Harsanyi, John, „Morality and the theory of rational behaviour", in: A. Sen, B. Williams (eds.), *Utilitarianism and beyond*, Cambridge 1982.

Hurrelmann, K., Laaser, U., „Health Sciences as an Interdisciplinary Challenge: The Development of a New Scientific Field", in: U. Laaser, E. de Leeuw, C. Stock (Hg.), *Scientific Foundations for a Public Health Policy in Europe*

Illhardt, Franz Josef, Piechowiak, Helmut, „Mittelverteilung", in: W. Kahlke, S. Reiter-Theil (eds.), *Ethik in der Medizin*, Stuttgart.

Irrgang, Bernhard, *Grundriß der medizinischen Ethik*, München/Basel 1995.

Nozick, Robert, *Anarchy, State, and Utopia*, New York 1974.

Pieper, Annemarie, *Einführung in die Ethik*, Tübingen ²1991.

Pogge, Thomas, *John Rawls*, München 1994.

Pogge, Thomas, *Realizing Rawls*, Ithaca 1989.

Rawls, John, „Social unity and primary goods", sect. IV, in: A. Sen, B. Williams (eds.), *Utilitarianism and beyond*, Cambridge 1982, S. 159-185.

Rawls, John, „The basic structure as subject", sect. II, in: A. Goldman, J. Kim (eds.), Values and morals, Dordrecht 1978, S. 47-71; deutsch in: W. Hinsch (ed.), *Die Idee des politischen Liberalismus*, Frankfurt 1992, S. 45-79.

Rawls, John, A theory of justice, 1971; deutsch: *Eine Theorie der Gerechtigkeit*, übersetzt von Hermann Vetter, Frankfurt 1975.

Rawls, John, *Political liberalism*, New York 1993.

Schmidt, Volker, „Veralltäglichung der Triage", in: *Zeitschrift für Soziologie* 25, 1996, S. 419-437.

Sen, Amartya, Behavior and the concept of preference, zuerst erschienen 1973, nachgedruckt in: A. Sen, *Choice, welfare and measurement*, Oxford 1982.

Sen, Amartya, Williams, Bernard, „Introduction: Utilitarianism and beyond", in: A. Sen, B. Williams (eds.), *Utilitarianism and beyond*, Cambridge 1982, S. 1-21.

Smart, J.J.C., „Extreme and restricted utilitarianism", in: The Philosophical Quarterly 6, 1956, S. 344-354; deutsch erschienen in: O. Höffe (ed.), *Einführung in die utilitaristische Ethik*, München 1975, S. 121 -132.
Turnbull, Colin, *The mountain people*, New York 1972.
Williams, Bernard, *Ethics and the limits of philosophy*, Cambridge Mass. 1985.

4.
Lebenslage, Umwelt und Gesundheit

Barbara Griefahn

Arbeitswelt und Gesundheit

1. Einleitung

1.1 Belastung - Beanspruchung

Die Umwelt des Menschen ist durch eine Vielzahl psychosozialer, biologischer, physikalischer und chemischer Einwirkungen gekennzeichnet, auf die der Organismus mit akuten Funktionsänderungen, bei chronischer Einwirkung u.U. auch mit (bleibenden) gesundheitlichen Störungen reagiert, wobei zahlreiche intervenierende Variablen, individuelle und situative Determinanten eine Rolle spielen.

In der außerberuflichen Umwelt wirkt ein breites Spektrum von Reizen in unterschiedlicher Kombination und Konzentration auf den Menschen ein. Während die einzelnen Belastungen (zumindest in der üblicherweise auftretenden Konzentration) meist kein gesundheitliches Risiko darstellen, läßt sich deren Wirkung in der Kombination mit anderen Belastungen kaum beurteilen, da das hierfür notwendige methodische Instrumentarium noch völlig unzureichend ist.

Demgegenüber ist das Belastungsspektrum am Arbeitsplatz - bedingt durch Arbeitsteilung, Automatisierung und organisierte Fertigung - erheblich eingeschränkt; statt dessen ist die Konzentration einzelner Belastungen weit höher, was zu intensiven ‘einseitigen’ Belastungen und Beanspruchungen führt.

Mit der *Automatisierung* haben in den letzten Jahrzehnten die körperlichen zugunsten der mentalen Belastungen abgenommen. Der Beschäftigte übt vermehrt Kontrolltätigkeiten und Bildschirmarbeiten aus, er muß zahlreiche Informationen verarbeiten und Entscheidungen von z.T. weitreichender Bedeutung treffen.

In der *organisierten Fertigung* übernimmt der Einzelne nur noch eine Teilaufgabe im Produktionsprozeß. Repetitive monotone Tätigkeiten dominieren; sie erfordern nur noch kurze Einarbeitungszeiten und keine besondere Qualifikation. Der Beschäftigte bekommt das Endprodukt seiner Arbeit oft nicht mehr zu sehen und verliert das Interesse an seiner Tätigkeit.

Viele Berufsbezeichnungen verlieren an inhaltlicher Bedeutung, da sich die Tätigkeitsmerkmale, insbesondere nach Einführung der elektronischen Datenverarbeitung erheblich geändert haben. Der Bildschirmarbeitsplatz des Angestellten unterscheidet sich oft nur wenig von dem des Arbeiters, der Produktionsprozesse am Monitor verfolgt und steuert. Andererseits können sich unter einer bestimmten Berufsbezeichnung sehr unterschiedliche Tätigkeits- und Belastungsmerkmale verbergen. Während Chemiearbeiter in vollautomatischen Betrieben vorwiegend mit der Kontrolle von Temperatur, Dampfdruck etc. beschäftigt und keinerlei chemischen Einwirkungen ausgesetzt sind, wirken auf die Arbeiter in konventionellen Betrieben chemische Substanzen mit z.T. hoher Konzentration ein.

Gegenwärtig ist die Situation im Arbeitsleben durch immer kürzer werdende Zykluszeiten bestimmt. Der Beschäftigte muß sich nach jeweils kurzer Zeit wieder auf neue Bedingungen (Arbeitsinhalte, Arbeitsformen, Arbeitsmittel etc.) einstellen, wobei die Zunahme an informatorischer Arbeit zu einer entsprechenden Zunahme der mentalen und psychischen Beanspruchung führt.

2. Arbeitsschutz

Der Begriff Arbeitsschutz bezeichnet ein umfassendes Konzept zum Schutz der Beschäftigten (und unbeteiligter Dritter) vor gesundheitsgefährdenden Belastungen am Arbeitsplatz, die aus der Tätigkeit an sich und aus biologischen, chemischen und physikalischen Einwirkungen resultieren.

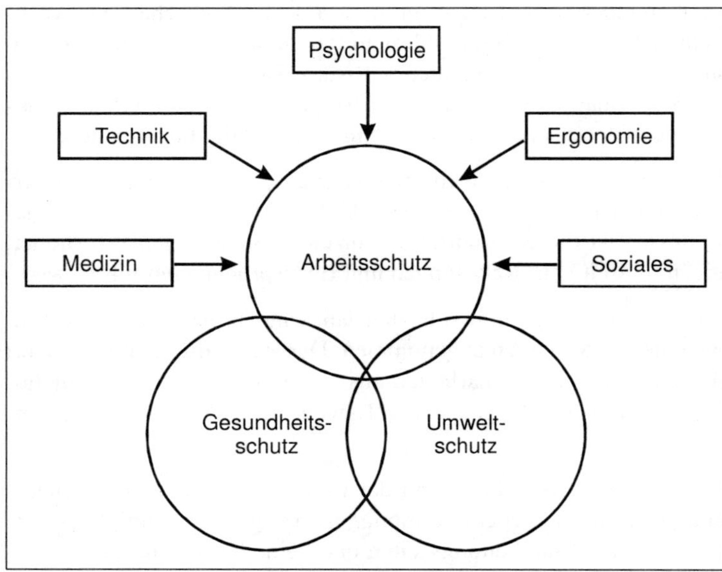

Abbildung 1: Komponenten des Arbeitsschutzes

Für die Durchführung des Arbeitsschutzes ist der Unternehmer verantwortlich, der hierbei einschlägige Rechtsvorschriften zu beachten hat. Staatliche und öffentlich-rechtliche Institutionen beraten ihn bei der Umsetzung dieser Vorschriften und überwachen deren Einhaltung. Der staatliche Arbeitsschutz wird durch die Gewerbeaufsicht und durch den Staatlichen Gewerbearzt, der öffentlich-rechtliche Arbeitsschutz durch die Träger der gesetzlichen Unfallversicherungen wahrgenommen.

2.1 Konzepte der Prävention

Grundlage des Arbeitsschutzes ist das Belastungs-Beanspruchungs-Modell. Die Vermeidung von Unfallgefahren und langfristig pathogen wirkenden Beanspruchungen erfordert die Entwicklung und Anwendung geeigneter Präventivmaßnahmen, wobei zwei sich gegenseitig nicht ausschließende Ansätze möglich sind.

Die *individuelle Risikoschwelle* läßt sich z.B. durch Akklimatisierung, durch Training oder durch Immunisierung anheben. Der Erfolg solcher Maßnahmen ist jedoch zu einem großen Teil von individuellen Variablen beeinflußt und setzt häufig die aktive Mitarbeit des Betroffenen voraus. Erfolgversprechender ist es, an der *Belastung* anzusetzen, die an der Quelle (Immission), auf dem Weg zum Individuum (Transmission) oder am Individuum (Immission) *reduziert* werden kann.

Wegen der individuell stark variierenden Risikoschwelle reagieren einige Personen bereits auf geringste, andere hingegen erst auf höchste Belastungen. Ein absoluter Schutz ist daher nur durch die Beseitigung der Belastung zu erzielen. Dies ist unerläßlich bei hohem Gefährdungspotential (z.B. kanzerogenen Stoffen). Einwirkungen mit geringem Gefährdungspotential sind so lange zulässig, wie sie bestimmte Grenzwerte nicht überschreiten (Kapitel 5.1).

Die Notwendigkeit der organisierten Prävention ergibt sich aus der Größe der betroffenen Population und aus dem Schweregrad der möglichen Folgen. Die Effektivität solcher Maßnahmen ist generell um so besser und die Anzahl der Geschützten um so größer, je weniger die Betroffenen selbst zum Erfolg beitragen müssen. Die Effizienz wird wiederum an der Größe der geschützten Population (z.B. Lärmschwerhörigkeit) und/oder am Gefährdungspotential der betreffenden Einwirkung (z.B. kanzerogene Stoffe) gemessen.

2.2 Arbeitsschutzmaßnahmen

Das Risiko einer Gesundheitsschädigung wird durch die gegenseitige Anpassung (Harmonisierung) zwischen Mensch und Arbeit reduziert. Technisch ist die Harmonisierung durch Anpassung der Arbeit an den Menschen zu erreichen. Die funktionsgerechte Gestaltung von Maschinen, Arbeitsmitteln und Umwelt, der räumlichen und zeitlichen Organisation des Arbeitsablaufs haben Vorrang vor dem medizinischen Arbeitsschutz, dessen Ziel die Anpassung des Menschen an die Arbeit ist. Er kommt (ergänzend) erst dann in Betracht, wenn das Risiko einer Gesundheitsgefährdung durch technische Maßnahmen nicht auszuschließen ist und solange deren Effektivität nicht zweifelsfrei ist. Der medizinische Arbeitsschutz wird durch Ausbildung und Training, durch Auswahl geeigneter bzw. Ausschluss ungeeigneter Personen und durch Vorsorgeuntersuchungen realisiert.

3. Rechtsgrundlagen des Arbeitsschutzes

Basierend auf dem in Artikel 2,2 des Grundgesetzes garantierten Recht auf Leben und körperliche Unversehrtheit werden die einzelnen Ziele des Arbeitsschutzes in einschlägigen Gesetzen formuliert, die ihrerseits zum Teil auf Rechtsverordnungen mit näheren Ausführungen für bestimmte Bereiche verweisen.

Gesetze und Rechtsverordnungen enthalten selten konkrete Angaben. Letztere finden sich in Durchführungsvorschriften, Technischen Regeln und Normen, die regelmäßig überprüft, ergänzt und dem jeweils aktuellen Entwicklungsstand angepaßt werden. Die Nichtbeachtung der Vorschriften wird - gemessen am Gefährdungspotential - als Ordnungswidrigkeit oder als Straftat eingestuft und unabhängig vom Eintritt eines Schadens entsprechend geahndet. Für den Schadensfall ist darüber hinaus die Haftung vorgesehen.

Die Verhütung von Unfällen und Berufskrankheiten hat grundsätzlich Vorrang vor der Entschädigung. Daher haben die meisten Gesetze einen präventiven Charakter und beziehen sich auf den Schutz der Allgemeinheit und des Erwerbstätigen, speziell auf den Arbeitnehmer, auf bestimmte Tätigkeiten und/ oder auf bestimmte Expositionen (Risikosituationen) und/oder auf bestimmte Personengruppen (Risikogruppen).

3.1 Schutz der Allgemeinheit und der Erwerbstätigen

Das *Bundes-Immissionsschutzgesetz* (BImschG) dient dem Schutz vor schädlichen Umwelteinwirkungen, die Gefahren, erhebliche Nachteile oder erhebliche Belästigungen mit sich bringen. Das Gesetz verweist u.a. auf die Störfall-Verordnung, in der die Betreiber genehmigungspflichtiger gewerblicher Anlagen zu wirksamen präventiven Maßnahmen und zur Vorsorge für den Störfall verpflichtet werden (Überwachung, Wartung etc.).

Die für den Arbeitsschutz entscheidenden, auf dem *Atomgesetz* (AtG) basierenden Verordnungen zum Strahlenschutz (StrlSchV) und zum Röntgenschutz (RöV) schreiben jeweils genaue Überwachungs- und Schutzmaßnahmen für den (beruflichen) Umgang mit ionisierenden Strahlen vor.

Das Gesetz zum Schutz vor gefährlichen Stoffen (*Chemikaliengesetz* - ChemG) ist die Rechtsgrundlage für die *Gefahrstoffverordnung* (GefStoffV), die den Umgang mit Gefahrstoffen etc. regelt (Kennzeichnung, Inverkehrbringen, Vorsorgeuntersuchungen exponierter Arbeitnehmer). Konkrete Angaben über Grenzwerte finden sich in den Technischen Regeln für Gefahrstoffe (TRGS), von denen die MAK-Liste und die TRK-Liste die größte Bedeutung haben (siehe Kap. 5.1).

Das *Gerätesicherheitsgesetz* (GSG) gilt weit über den Arbeitsbereich hinaus für technische Produkte (Arbeitsmittel, Sportgeräte, Haushaltgeräte, Spielzeug etc.), die den allgemein anerkannten Regeln der Sicherheitstechnik entsprechen müssen. Sind alle für ein bestimmtes Produkt geltenden EU-Richtlinien erfüllt, so wird dies mit dem CE-Kennzeichen dokumentiert, das aber im Gegensatz zum 'GS'-Zeichen keine Produktüberwachung beinhaltet. Beauftragte Prüfstellen für das 'GS'-Zeichen sind u.a. der TÜV und der VDE.

3.2 Spezieller Schutz der Erwerbstätigen

Das *Arbeitsschutzgesetz* (ArbSchG) regelt die Maßnahmen des Arbeitsschutzes zur Verbesserung der Sicherheit und des Gesundheitsschutzes, die Pflichten des Unternehmers sowie die Pflichten und Rechte der Beschäftigten. Der Unternehmer ist verantwortlich für die Durchführung des Arbeitsschutzes, insbesondere die Einhaltung von Grenzwerten, die Beurteilung von Arbeitsplätzen, die Organisation der Ersten Hilfe und der Vorsorgeuntersuchungen, die Unterweisung der Beschäftigten im Sinne eines sicherheitsgerechten Verhaltens etc. Der Beschäftigte hat sich entsprechend zu verhalten und die ihm bekannten Mängel zu melden.

Das Gesetz über Betriebsärzte, Sicherheitsingenieure und andere Fachkräfte für Arbeitssicherheit (*Arbeitssicherheitsgesetz* - ASiG) verpflichtet den Unternehmer, Betriebsärzte und Fachkräfte für Arbeitssicherheit zu bestellen, die ihn bei der sachgemäßen Durchführung des Arbeitsschutzes unterstützen (Kapitel 4.1).

Die Einsatzzeiten und die Qualifikation der Betriebsärzte und der Fachkräfte für Arbeitssicherheit sind Gegenstand der Unfallverhütungsvorschriften 'Betriebsärzte' (VBG 123) und 'Sicherheitsingenieure und andere Fachkräfte für Arbeitssicherheit' (VBG 122).

Das *Sozialgesetzbuch* (SGB VII), das die bis 1997 geltende *Reichsversicherungsordnung* (RVO) ablöste, ist die Rechtsgrundlage für die Gesetzliche Unfallversicherung, der alle Arbeitnehmer, Schüler, Studenten etc. angehören. Es enthält zahlreiche Vorschriften, wie etwa die Bestellung von Sicherheitskräften in Betrieben mit mindestens 20 Beschäftigten.

Zu den wesentlichsten Bestimmungen gehört der Auftrag an die Berufsgenossenschaften. Diese sind ermächtigt und verpflichtet (BG), Unfallverhütungsvorschriften (UVV) zu erlassen. Die UVV machen allgemeine, für alle Arbeitsplätze und Arbeitnehmer sowie für bestimmte Branchen, Geräte, Maschinen, technische Anlagen und Arbeitsverfahren geltende Vorschriften und nehmen Einfluss auf das Verhalten der Versicherten.

Das *Arbeitszeitgesetz* (ArbZG) regelt die zeitliche Organisation der Arbeit, die für die meisten Arbeitnehmer geltende tägliche Arbeitszeit, die Ruhepausen und die Freizeit zwischen 2 Schichten. Es läßt Ausnahmen für bestimmte Personengruppen (z.B. Bäcker, Jugendliche) zu.

Die *Gewerbeordnung* (GewO) bildet die Grundlage für die *Arbeitsstättenverordnung* (ArbStättV), deren Inhalt die Arbeitshygiene und die Gestaltung der Arbeitsräume sind. Sie wird ergänzt durch Arbeitsstättenrichtlinien (ASR) mit zahlreichen konkreten Vorgaben.

3.3 Bestimmte Tätigkeitsmerkmale oder Expositionen

Die UVV 'Arbeitsmedizinische Vorsorge' (VBG 100) verpflichtet alle Beschäftigten, die bestimmte gefährliche Tätigkeiten ausüben oder bestimmten biologischen, chemischen und physikalischen Einwirkungen ausgesetzt sind, sich innerhalb vorgegebener Zeiträume einer speziellen Vorsorgeuntersuchung durch einen ermächtigten Arzt zu unterziehen. (Die Organisation der Untersuchung obliegt dem Unternehmer, der hierfür auch die Kosten zu tragen hat).

3.4 Schutz besonderer Arbeitnehmergruppen

Das Gesetz zum Schutze der arbeitenden Jugend (*Jugendarbeitsschutzgesetz* - JArbSchG) untersagt die Erwerbstätigkeit von Kindern und regelt die Beschäftigung von Jugendlichen, insbesondere hinsichtlich der Arbeitszeit, der Ruhepausen und der Freizeit. Die Arbeit an Samstagen, Sonn- und Feiertagen sowie in der Zeit von 20 bis 6 Uhr ist ebenso untersagt wie Arbeiten unter Zeitdruck (Fließarbeit, Akkordarbeit) oder die Exposition gegenüber gesundheitsgefährdenden Einwirkungen. Vorsorgeuntersuchungen sind vor Beginn der Erwerbstätigkeit und 9-12 Monate nach der Arbeitsaufnahme vorgeschrieben.

Das Gesetz zum Schutze der erwerbstätigen Mutter (*Mutterschutzgesetz* - MuSchG) gewährt werdenden und stillenden Müttern einen besonderen Kündigungsschutz. Es untersagt Nachtarbeit, sowie die Exposition gegenüber Gefahrstoffen etc.

Nach dem Gesetz zur Sicherung der Eingliederung Schwerbehinderter in Arbeit, Beruf und Gesellschaft (*Schwerbehindertengesetz* - SchwbG) liegt eine Schwerbehinderung dann vor, wenn der Grad der Behinderung mindestens 50 % beträgt. Für diesen Personenkreis besteht ein besonderer Kündigungsschutz und ein zusätzlicher Urlaubsanspruch. In Betrieben mit mindestens 16 Arbeitnehmern sind 6 % der Arbeitsplätze mit Schwerbehinderten zu besetzen.

3.5 Rechtsnormen für den Schadensfall

Die wichtigste Grundlage für den Schadensfall ist das SGB VII mit den ergänzenden Rechtsverordnungen. Es definiert den Arbeitsunfall und die Berufskrankheit und regelt die Anzeigepflicht sowie das Verfahren zu deren Prüfung, Anerkennung und Entschädigung.

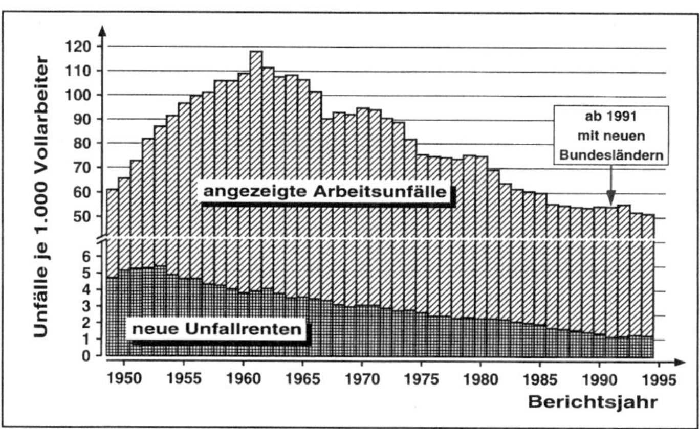

Abbildung 2: Angezeigte Arbeitsunfälle und neue Unfallrenten je 1 000 Vollarbeiter seit 1949 (Unfallverhütungsbericht '97) (gewerbliche und landwirtschaftliche BG, Eigenunfallversicherungen)

Arbeitsunfälle sind ursächlich mit der versicherten Tätigkeit verknüpfte Gesundheitsschäden, die sich in einem Zeitraum von maximal einer Arbeitsschicht entwickeln. Die Anzahl der Arbeitsunfälle im engeren Sinn erreichte 1994 rund 1.9 Millionen. Hinzu kamen rund 246 000 Wegeunfälle (auf dem direkten Weg zwischen Wohnung und Arbeitsstelle).

Berufskrankheiten sind den Arbeitsunfällen versicherungsrechtlich gleichgestellt. Sie werden durch besondere Einwirkungen verursacht, denen bestimmte Berufsgruppen durch ihre Arbeit in erheblich höherem Maße als die übrige Bevölkerung ausgesetzt sind.

Die Liste der Berufskrankheiten ist als Anhang der Berufskrankheitenverordnung (BeKV) beigefügt (BK-Liste). Die Liste enthält derzeit 64, teils nach ätiologischen Gesichtspunkten, teils nach betroffenen Organen eingeteilte Krankheiten. Die 6 Hauptgruppen sind:

1. durch chemische Einwirkungen verursachte Krankheiten
2. durch physikalische Einwirkungen verursachte Krankheiten
3. durch Infektionserreger oder Parasiten verursachte Krankheiten sowie Tropenkrankheiten
4. Erkrankungen der Atemwege und der Lungen, des Rippenfells und des Bauchfells
5. Hautkrankheiten
6. Krankheiten sonstiger Ursache.

Die Anerkennung und Entschädigung setzt den Nachweis eines doppelten Kausalzusammenhanges voraus. Die haftungsbegründende Kausalität zwischen der schädigenden Einwirkung und der Erwerbstätigkeit ermitteln die Träger der gesetzlichen Unfallversicherung. Zur haftungsausfüllenden Kausalität zwischen der schädigenden Einwirkung und der Erkrankung veranlasst der Staatliche Gewerbearzt eine medizinische Begutachtung.

Über die in der BK-Liste aufgeführten Erkrankungen hinaus können im Einzelfall auch weitere Gesundheitsschäden als Berufskrankheit anerkannt und entschädigt werden, wenn nach neueren Erkenntnissen eine kausale Verknüpfung zwischen Erkrankung und angeschuldigter Einwirkung wahrscheinlich ist und wenn die übrigen Voraussetzungen zur Anerkennung einer Berufskrankheit erfüllt sind (Quasi-Berufskrankheiten).

Arbeitsbedingte Erkrankungen sind weder auf spezifische Einwirkungen noch auf bestimmte Personen begrenzt. Es handelt sich vielmehr um multifaktoriell bedingte chronische Erkrankungen, in deren Genese die Erwerbstätigkeit bzw. die damit verbundenen Einwirkungen eine Rolle spielen. Es sind keine entschädigungspflichtigen Berufskrankheiten.

4. Organisation des Arbeitsschutzes

An der Organisation des Arbeitsschutzes sind Unternehmer, staatlich und öffentlich-rechtliche Institutionen beteiligt. Die Verantwortung für die Realisierung des technischen und des medizinischen Arbeitsschutzes liegt beim Unternehmer. Die Aufgabe der zuständigen staatlichen und öffentlich-rechtlichen Institutionen ist die Beratung des Unternehmers und die Überwachung der sachgerechten Einhaltung der Vorschriften.

4.1 Betrieblicher Arbeitsschutz

Zur Durchführung des technischen und des medizinischen Arbeitsschutzes hat der Unternehmer mit Zustimmung des Betriebsrates Fachkräfte für Arbeitssicherheit und Betriebsärzte zu bestellen (Arbeitssicherheitsgesetz). Deren Aufgabenbereich ist sehr umfangreich; Mediziner und Techniker wirken mit bei der Planung, Gestaltung und Überprüfung von Betriebsanlagen und Arbeitsplätzen, bei der Einführung neuer Arbeitsverfahren, bei der Auswahl, Beschaffung und Anwendung technischer Arbeitsmittel und persönlicher Schutzausrüstungen, bei der zeitlichen Arbeitsorganisation sowie bei der Unfallanalyse. Zu ihren Aufgaben gehört es auch, die Beschäftigten zu einem sicherheitsgerechten Verhalten und zur Benutzung von Körperschutzmitteln zu veranlassen.

Die Betriebsärzte haben darüber hinaus allgemeine Untersuchungen der Arbeitnehmer und (nach besonderer Ermächtigung) spezielle rechtsverbindliche Vorsorgeuntersuchungen vorzunehmen, die Erste Hilfe zu organisieren, bei der (Wieder-)Eingliederung Behinderter mitzuwirken und die Ursachen arbeitsbedingter Erkrankungen zu erforschen.

In allen Betrieben, in denen Betriebsärzte oder Fachkräfte für Arbeitssicherheit zu bestellen sind, ist ein Arbeitsschutzausschuss einzurichten, dem der Unternehmer, zwei Betriebsratsmitglieder, die Betriebsärzte, die Fachkräfte für Arbeitssicherheit und die Sicherheitsbeauftragten angehören.

Die Durchführung der Maßnahmen des Arbeitsschutzes sind weiterhin im Arbeitsschutzgesetz (Kapitel 3.2) geregelt.

4.2 Staatlicher Arbeitsschutz

Der technische Arbeitsschutz fällt in den Kompetenzbereich der Gewerbeaufsichtsämter. Sie beraten und kontrollieren den Unternehmer bei der Umsetzung der staatlichen Rechtsvorschriften (u.a. ArbStättV, GefStoffV). Die Gewerbeaufsichtsbeamten haben im wesentlichen die gleichen Aufgaben und Kompetenzen wie die technischen Aufsichtsbeamten der Berufsgenossenschaften (Kapitel 4.3).

Der Staatliche Gewerbearzt (bzw. Landesgewerbearzt) berät die Gewerbeaufsicht und überwacht den medizinischen Arbeitsschutz in den Betrieben, er ermächtigt fachkundige Ärzte zur Durchführung staatlich vorgeschriebener Vorsorgeuntersuchungen (DruckluftV, GefStoffV, RöV, StrlSchV), er wirkt mit bei der Ermächtigung zu Vorsorgeuntersuchungen nach Unfallverhütungsvorschriften und veranlaßt die medizinischen Begutachtungen im Rahmen des Berufskrankheitenverfahrens.

4.3 Öffentlich-rechtlicher Arbeitsschutz

Der öffentlich-rechtliche Arbeitsschutz liegt in der Verantwortung der gewerblichen und der landwirtschaftlichen Berufsgenossenschaften (BG) sowie der Eigenunfallversicherungen. Die BG haben auf die Vermeidung von Arbeitsunfällen und Berufskrankheiten hinzuwirken, für eine wirksame Erste Hilfe zu sorgen und die Wiedereingliederung Behinderter in Arbeit, Beruf und Gesellschaft zu betreiben.

Die Berufsgenossenschaften sind verpflichtet, Unfallverhütungsvorschriften (UVV) zum technischen und zum medizinischen Arbeitsschutz zu erlassen. In den UVV werden die Aufgaben des Unternehmers, das Verhalten der Beschäftigten, die Einsatzzeiten und die Qualifikation der Fachkräfte für Arbeitssicherheit und der Betriebsärzte geregelt.

Die Berufsgenossenschaften beraten den Unternehmer und bilden die Fachkräfte für Arbeitssicherheit und die Sicherheitsbeauftragten aus. Sie verfassen Broschüren, Plakate und Filme, um (potentielle) Gefahrenquellen aufzuzeigen und um die Beschäftigten so zu einem sicherheitsgerechten Verhalten zu veranlassen. Die Berufsgenossenschaften führen Prüfungen nach dem Gerätesicherheitsgesetz durch und vergeben die GS-Plakette (geprüfte Sicherheit).

Die Technischen Aufsichtsbeamten (TAB) der BG beraten und kontrollieren den Unternehmer bei der Umsetzung der Rechtsvorschriften. Hierzu können sie jederzeit die Betriebe betreten, Auskünfte verlangen und sofort vollziehbare Anordnungen treffen. Die TAB wirken auch bei der Unfallanalyse mit.

Die Berufsgenossenschaften legen die Anforderungen, Pflichten und Einsatzzeiten für Betriebsärzte fest. Sie verpflichten den Unternehmer, regelmäßige ärztliche Vorsorgeuntersuchungen für alle Beschäftigten zu veranlassen, die aufgrund ihrer Tätigkeit und/oder der damit verbundenen Expositionen besonders gefährdet sind oder unbeteiligte Dritte gefährden können. Die UVV 'Arbeitsmedizinische Vorsorge' (VBG 100) führt die hierunter fallenden Tätigkeitsmerkmale und Expositionen auf.

Für die meisten Vorsorgeuntersuchungen wurden spezielle Berufsgenossenschaftliche Grundsätze entwickelt, in denen der Untersuchungsumfang, die apparativen Voraussetzungen und die Beurteilungskriterien vorgegeben sind. Die Untersuchungen dürfen nur von fachlich qualifizierten und speziell ermächtigten Ärzten vorgenommen werden. Die Ermächtigung erteilen die Berufsgenossenschaften im Einvernehmen mit dem Staatlichen Gewerbearzt.

In der UVV 'Erste Hilfe' (VBG 109) werden die Voraussetzungen und Maßnahmen für eine wirksame Erste Hilfe formuliert. Die Berufsgenossenschaften organisieren und finanzieren die Ausbildung von Ersthelfern, die entsprechend der Unfallschwerpunkte im Betrieb einzusetzen sind.

Für das Verhalten bei Unfällen wurden besondere berufsgenossenschaftliche Verfahren entwickelt, um die Verletzten möglichst schnell einer effektiven Therapie und Rehabilitation zuzuführen. Für den Fall einer bleibenden Behinderung gewähren die BG umfangreiche Rehabilitationsleistungen zur Wiedereingliederung in Arbeit und Gesellschaft.

5. Durchführung des Arbeitsschutzes

Ein umfassender Arbeitsschutz ist darauf angelegt, das Risiko der Gesundheitsschädigung auszuschließen. Letzteres ist nur möglich, wenn die einzelnen Komponenten im System Mensch-Arbeit harmonieren. Wenn aber das Anforderungsprofil des Arbeitsplatzes nicht mit dem physiologischen und psychologischen Leistungsprofil des Beschäftigten übereinstimmt, dann sind Anpassungsmaßnahmen vorzunehmen, die an der Belastung (technischer Arbeitsschutz) und/oder am Beschäftigten ansetzen können (medizinischer Arbeitsschutz).

Die Kriterien des Arbeitsschutzes sind auf anatomisch-physiologischer Seite die Ausführbarkeit und die Erträglichkeit, auf soziologisch-psychologischer Seite die Zumutbarkeit und die Zufriedenheit. Ähnlich wie bei der WHO-Definition der Gesundheit wird hier ein nur selten erreichbares Ziel vorgegeben, das aber soweit wie möglich verfolgt werden sollte.

Zur Durchsetzung des Arbeitsschutzes in der konkreten Situation sind daher Vorgaben notwendig, die als Minimalforderung einzuhalten sind. Die Definition von Grenzwerten ist hierfür die entscheidende Basis des technischen und des medizinischen Arbeitsschutzes. Für die Einhaltung der Grenzwerte hat der Unternehmer zu sorgen.

Die Kontrolle bezieht sich meist auf die von außen einwirkende, seltener auf die innere, im Organismus wirksame Belastung, (Ambient/Biological Monitoring) oder auf die Beanspruchung (sekundäre Prävention, Vorsorgeuntersuchungen). Besondere Sorgfalt ist notwendig, um Personen mit individuell erhöhtem Risiko (Risikopersonen, Risikogruppen) von bestimmten Tätigkeiten oder Expositionen auszuschließen.

Die einander ergänzenden technischen und medizinischen Ansätze erfordern die Analyse des Ist-Zustandes, d.h. die Kenntnis der Qualität und Quantität der Belastung durch die Arbeitsaufgabe, die Kenntnis der materiellen und psychosozialen Umwelt, der Anforderung an die sensorischen Systeme (Informationsaufnahme), der zeitlichen und räumlichen Organisation des Arbeitsablaufs sowie der anatomisch-physiologischen Merkmale und der Leistungsfähigkeit 'normaler' oder bestimmter Arbeitnehmer.

5.1 Grenzwerte

Die Belastbarkeitsgrenze ist überschritten, sobald Gesundheitsgefahren nicht mehr auszuschließen sind. Allgemeingültige Grenzen lassen sich aber nur selten ziehen,

- weil zwischen Gesundheit und Krankheit bereits fließende Übergänge bestehen
- weil sowohl die Aufnahme von Schadstoffen in den Organismus als auch der Verarbeitungsprozess durch individuelle und situative Variablen beeinflusst wird (Konzentration der Stoffe, Arbeitsbedingungen, persönliches Verhalten, besondere Dispositionen, Metabolismus, Ausscheidungskinetik)
- weil die relativ leicht messbare äußere Belastung selbst oft noch keine pathogene Wirkung hat, diese aber im Organismus nach metabolischer Umsetzung entwickelt.

Die äußere Belastung korreliert oft nur schwach mit der inneren (entscheidenden) Belastung und hat dann eine unsichere prognostische Bedeutung, so daß sich das individuelle Risiko nicht aus dem oft genau bekannten kollektiven Risiko ableiten läßt.

Da die Kontrolle der inneren Belastung einen Eingriff am Menschen voraussetzt, also nicht allzu häufig vorgenommen werden kann, bleibt die Kontrolle der äußeren Belastung unerläßlich. Sie allein erlaubt im Zweifelsfall schnelle Reaktionen.

Grenzwerte werden auf der Basis von Dosis-Wirkungsbeziehungen zwischen Belastung und Beanspruchung (Gesundheitsbeeinträchtigung) definiert (Abbildung 3). Einwirkungen mit hohem Gefährdungspotential, die in jeder Konzentration ein Risiko darstellen (kanzerogene Stoffe) sind daher möglichst zu eliminieren. Auch Dosis-Wirkungsbeziehungen nach dem Alles-oder-Nichts-Gesetz lassen in der Regel keinen Entscheidungsspielraum.

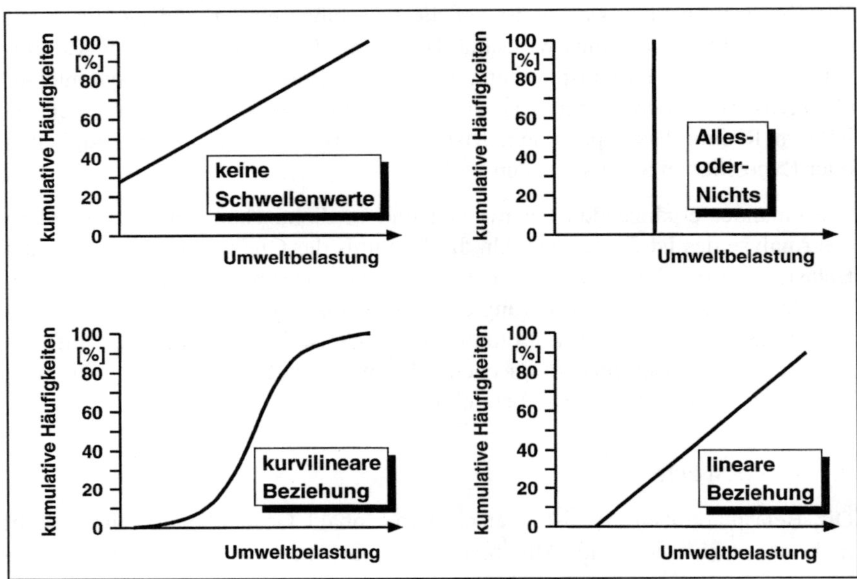

Abbildung 3: Dosis-Wirkungsbeziehungen zur Definition von Grenzwerten

Für alle anderen Formen der Dosis-Wirkungsbeziehungen sind Grenzwerte nur Kompromisse. Sie verbessern zwar die Situation aller Betroffenen und gewährleisten für die meisten einen ausreichenden Schutz, schließen aber die Gefährdung des Einzelnen nicht völlig aus. Die Festlegung und Einführung von Grenzwerten läßt daher immer einen bestimmten Anteil der Betroffenen unberücksichtigt.

Wegen der z.T. erheblich gesundheitsgefährdenden Wirkung chemischer Verbindungen ist die Grenzwertdefinition in der Toxikologie besonders wichtig. Größte Bedeutung haben in diesem Bereich die MAK- und die TRK-Liste.

MAK-Werte (Maximale Arbeitsplatzkonzentration) geben die höchstzulässigen Konzentrationen von Gasen, Dämpfen und Schwebstoffen in der Luft am Arbeitsplatz an, die nach heutiger Kenntnis selbst bei wiederholter und langfristiger Exposition im allgemeinen keine gesundheitliche Beeinträchtigung und keine unangemessene Belästigung darstellen.

Die in der MAK-Liste aufgeführten Werte gelten für reine Stoffe. Für kombinierte Einwirkungen sind derzeit noch keine fundierten Beurteilungskriterien verfügbar.

Die MAK-Liste ist Bestandteil der jährlich revidierten TRGS 903 (Technische Regeln für Gefahrstoffe). Die Definition der MAK-Werte basiert allein auf den

Wirkungscharakteristika der Gefahrstoffe und auf wissenschaftlich begründeten Kriterien des Gesundheitsschutzes. Technische Möglichkeiten der Gefahrstoffbegrenzung spielen keine Rolle.

Der TRGS 903 weist darüber hinaus krebserzeugende Arbeitsstoffe aus. Gruppe A1 umfaßt die für den Menschen nachgewiesenermaßen kanzerogenen Stoffe, Gruppe A2 die Stoffe, die bislang nur im Tierversuch Krebs erzeugt haben, allerdings unter Bedingungen, die der realen Exposition am Arbeitsplatz entsprechen. Gruppe B enthält Stoffe, für die ein begründeter Verdacht auf krebserzeugendes Potential besteht.

Krebserzeugende Stoffe haben in der Regel keinen Schwellenwert, sie stellen also schon in der geringsten Konzentration eine potentielle Gefahr dar. Das Risiko der Gesundheitsschädigung läßt sich deshalb nur durch die Beseitigung des Stoffes ausschließen.

Aus technischen Gründen ist der völlige Verzicht auf solche Stoffe nicht immer möglich. Deren Konzentration ist daher so gering wie möglich zu halten und die exponierten Personen sind besonderen Vorsorgeuntersuchungen zu unterziehen. Die Festlegung der Belastungsgrenzen orientiert sich an den aktuellen Möglichkeiten der technischen Prävention und an arbeitsmedizinischen Erfahrungen mit dem gefährlichen Arbeitsstoff. Die als *TRK-Werte* (Technische Richtkonzentration) bezeichneten Grenzwerte geben die Konzentrationen an, die als Anhaltswerte für besondere Schutzmaßnahmen dienen.

Die TRGS 903 enthält die *BAT-Werte* (Biologische Arbeitsstofftoleranzwerte), d.h. die höchstzulässige Konzentration eines Stoffes oder seiner Metaboliten im Organismus oder die dadurch verursachte Abweichung eines biologischen Indikators von der Norm, die nach heutiger Kenntnis im allgemeinen auch bei Dauerbelastungen nicht zu einer gesundheitlichen Beeinträchtigung führen.

Während die MAK-Werte die Grenzen für äußere Belastungen setzen, gelten die BAT-Werte für innere Belastungen und sind daher nur durch einen Eingriff am Menschen zu kontrollieren.

5.2 Technischer Arbeitsschutz

Die Anpassung der Arbeit an den Menschen ist die Aufgabe der Ergonomie, die heute wesentlich über den zunächst rein technisch orientierten Ansatz hinausgeht. Die moderne Ergonomie umfaßt die Gestaltung der Arbeitsaufgaben, deren Verteilung im System Mensch-Arbeit (Automatisierung, Mechanisierung), die funktionsgerechte Gestaltung des Arbeitsplatzes, der Maschinen, der Bedienteile und sonstiger (technischer) Hilfsmittel unter Berücksichtigung der anatomisch-physiologischen Merkmale der Beschäftigten, die Gestaltung der Arbeitsumwelt (Luftverunreinigung, Lärmbelastung), die räumliche und zeitliche Organisation der Arbeit sowie die Gestaltung des sozialpsychologischen Arbeitsklimas.

Die Ergonomie setzt also an der Belastung durch die Arbeitsaufgabe und durch die Arbeitsumwelt an und versucht diese im Sinne einer Beanspruchungsminderung zu senken. Die vollständige Beseitigung einer gesundheitsgefährlichen Belastung erfordert den Verzicht auf bestimmte Verfahren und Arbeitsstoffe, den Ersatz gefährlicher Arbeitsstoffe durch weniger gefährliche Substanzen, die Automatisierung und Mechanisierung sowie die Anwendung geschlossener Systeme bei schädlichen Dämpfen, Stäuben oder strahlenden Substanzen.

Die Belastung läßt sich an der Quelle (Kapselungen), auf dem Ausbreitungsweg (Absaugvorrichtungen, Filter) oder durch Anwendung persönlicher Schutzausrüstungen (Atemschutzgeräte, Gehörschutzmittel, Schutzbrillen etc.) reduzieren. Sie läßt sich weiterhin durch Vergrößerung der räumlichen Distanz zwischen Belastungsquelle und Arbeitnehmer (Schutzzonen bei Strahlenbelastungen) sowie durch zeitliche Begrenzung, d.h. durch Verkürzung der täglichen, der jährlichen oder der lebenslangen Expositionszeit verringern (kürzere Arbeitszeit, zusätzlicher Urlaub, vorzeitige Berentung, Job-Rotation).

Die Kriterien einer erfolgreichen ergonomischen Gestaltung sind geringere Fehlzeiten, abnehmende Unfallraten und weniger Berufskrankheiten, geringere Ermüdungen, höhere Zufriedenheit und Arbeitsfreude.

Die meisten Arbeitsplätze sind für 90 bis 95 % der Menschen normiert. Die entsprechenden Maße sind in zahlreichen Normen und Richtlinien aufgeführt. Darüber hinausgehende individuelle Anpassungen werden oft mit geringem Aufwand ermöglicht (schwenkbare Bildschirme, verstellbare Sitze etc.). Aufwendige, auf eine bestimmte Person zugeschnittene Gestaltungen sind nur für wenige hochqualifizierte Arbeitsplätze oder bei Behinderungen notwendig.

5.3 Persönliche Schutzmaßnahmen

Zu den persönlichen Schutzmaßnahmen gehört die Beachtung von Verboten, Geboten und Warnhinweisen sowie die Wahl einer der Arbeitstätigkeit angepaßten Kleidung. Letztere sollte vor allem bequem sein, die Arbeit nicht behindern und keine (zusätzlichen) Gefahren mit sich bringen (Schmuckstücke, Schals). Bei der speziellen Arbeitsschutzkleidung treten die Aspekte der Bequemlichkeit in den Hintergrund, entscheidend ist hier die Vermeidung bestimmter Immissionen.

Wenn die vorgeschriebenen Grenzwerte aus technischen oder aus ökonomischen Gründen nicht unterschritten werden können, dann sind (ergänzende) persönliche Schutzausrüstungen angezeigt. Gerade hier zeigt sich, wie problematisch es ist, auf die aktive und verantwortungsbewußte Mitarbeit des Betroffenen zu setzen. Obwohl die Benutzung persönlicher Schutzausrüstungen der Vermeidung gesundheitsgefährlicher Immissionen dient und obwohl sie in bestimmten ausgewiesenen Bereichen vorgeschrieben ist, werden sie häufig abgelehnt, weil sie meist mit einer gewissen Behinderung der Bewegungsfreiheit, der Kommunikation, der Feinmotorik etc. einhergehen (Atemschutzgeräte, Schutzhandschuhe, Gehörschutz).

Es ist deshalb unerläßlich, daß der Unternehmer, die Fachkräfte für Arbeitssicherheit, die Sicherheitsingenieure und die Betriebsärzte mit allen geeigneten Mitteln die Anwendung der persönlichen Schutzausrüstungen durchsetzen (und diese selbst benutzen, auch dann, wenn sie sich nur kurzzeitig in den entsprechenden Gefährdungsbereichen aufhalten).

Hierzu zählen u.a. Schutzhelme, die im Bergbau, im Baugewerbe und in der Stahlindustrie vor Verletzungen schützen. Schutzbrillen sind bei Verletzungsgefahren durch mechanische oder chemische Einwirkungen, durch Strahlungen oder durch Hitze angezeigt. Gehörschutz muß bei Schalldruckpegeln ab 85 dB(A) zur Verfügung gestellt werden. Eine erhebliche zusätzliche Belastung stellen Atemschutzgeräte dar, weshalb die betreffenden Arbeitnehmer in regelmäßigen Abständen bestimmten Vorsorgeuntersuchungen zu unterziehen sind.

5.4 Medizinischer Arbeitsschutz

Die Anpassung des Menschen an die Arbeit ist die Aufgabe des medizinischen Arbeitsschutzes. Er beginnt mit der Eignungsuntersuchung, bei der mit speziellen diagnostischen Verfahren der Medizin und der Psychologie ermittelt wird, ob ein Bewerber den konkreten Anforderungen eines bestimmten Arbeitsplatzes sofort, nach einer gewissen Akklimatisierungsphase, nach einer angemessenen Einarbeitung (Training) oder nach einer speziellen Ausbildung gerecht werden kann. Bedenken gegen die Aufnahme einer Tätigkeit bestehen bei einem individuell erhöhten Risiko.

Der Umfang der Eignungsuntersuchungen orientiert sich an den Erfordernissen des Arbeitsplatzes und an den individuellen Voraussetzungen eines Bewerbers. Sehr sorgfältige Untersuchungen und Leistungsprognosen sind bei hochqualifizierten Tätigkeiten und bei Behinderten unumgänglich.

Personen(gruppen) mit bestimmten anatomisch-physiologischen Merkmalen werden durch gesetzliche Regelungen besonders geschützt. Für Jugendliche, werdende und stillende Mütter, ältere Arbeitnehmer und Schwerbehinderte gelten besondere Vorschriften über Pausendauern, Urlaubstage, Nachtarbeit, sowie Beschäftigungsverbote und Beschränkungen, wenn am Arbeitsplatz bestimmte Gefahrstoffe oder andere schädliche Belastungen einwirken (Kapitel 3.4).

Spezielle Arbeitsmedizinische Vorsorgeuntersuchungen

Wenn die Erwerbstätigkeit mit außergewöhnlichen Unfall- und Gesundheitsgefahren einhergeht, sind in regelmäßigen Abständen Vorsorgeuntersuchungen nach speziellen staatlichen Rechtsvorschriften bzw. nach den Unfallverhütungsvorschriften der Berufsgenossenschaften durchzuführen, um beruflich bedingte Schäden zu verhindern bzw. frühzeitig zu erkennen (sekundäre Prävention).

Die UVV 'Arbeitsmedizinische Vorsorge' (VBG 100) listet die entsprechenden biologischen, chemischen und physikalischen Einwirkungen und gefährdenden Tätigkeiten auf und gibt die Fristen für Nachuntersuchungen an.

Diese Untersuchungen dürfen nur von speziell ermächtigten Ärzten vorgenommen werden. Sofern die entsprechende Fachkunde vorliegt und die zur Untersuchung erforderlichen apparativen Voraussetzungen erfüllt sind, wird die Ermächtigung auf Antrag vom Staatlichen Gewerbearzt (für staatlich vorgeschriebene Vorsorgeuntersuchungen) resp. von den Berufsgenossenschaften im Einvernehmen mit dem Staatlichen Gewerbearzt (für Untersuchungen nach den Unfallverhütungsvorschriften) erteilt. Die fristgerechte Untersuchung des Beschäftigten wird durch den Unternehmer veranlaßt. Anderenfalls darf er den Betreffenden nicht weiterbeschäftigen.

Das Gesamtergebnis der arbeitsmedizinischen Vorsorgeuntersuchung wird dem Unternehmer - unter Wahrung der ärztlichen Schweigepflicht - mitgeteilt. Bei gesundheitlichen Bedenken ist zu prüfen, ob die ursächliche Belastung reduziert werden kann oder ob eine Umsetzung des Beschäftigten möglich ist.

Für die meisten arbeitsmedizinischen Vorsorgeuntersuchungen wurden Berufsgenossenschaftliche Grundsätze entwickelt, die den Umfang der Untersuchungen, die diagnostischen Verfahren, den apparativen Aufwand und die Kriterien der arbeitsmedizinischen Beurteilungen vorgeben.

Untersuchungsarten: die Erstuntersuchungen sind vor Aufnahme der Tätigkeit vorzunehmen, Nachuntersuchungen innerhalb vorgegebener Zeitspannen, die vom Arzt auf Wunsch des Betroffenen und nach längerdauernder Erkrankung verkürzt werden können. Nachgehende Untersuchungen sind nach Beendigung der versicherten Tätigkeit erforderlich, sofern der Betroffene Umgang mit krebserzeugenden Substanzen hatte.

Das Ergebnis der Untersuchung ist zu dokumentieren und aufzubewahren. Statistische Auswertungen sind in regelmäßigen Abständen an die Berufsgenossenschaften weiterzuleiten, die jährlich eine Gesamtstatistik erstellen.

6. Besondere Arbeitsformen und Belastungen, Personen mit besonderen Merkmalen

Besondere (zeitliche) Arbeitsorganisationen oder bestimmte materielle Einwirkungen am Arbeitsplatz können als unspezifische, nicht zur Arbeitsaufgabe gehörende Belastungen in den unterschiedlichsten Branchen vorkommen (Schichtarbeit, Akkordarbeit, Fließarbeit, Lärm, Vibrationen, Klima). Darüber hinaus zeichnen sich einige Personen(gruppen) permanent oder vorübergehend durch bestimmte anatomisch-funktionale Merkmale aus, die eine zusätzliche Belastung darstellen.

6.1 Besondere Arbeitsformen

6.1.1 Schichtarbeit

Schichtarbeit ist Arbeit zu wechselnden und/oder ständig ungewöhnlichen Zeiten. Sie ist aus technischen, wirtschaftlichen und/oder sozialen Gründen notwendig und wird von ca. 20 % der Arbeitnehmer geleistet.

Schichtarbeit wird z.T. nur während bestimmter Zeitabschnitte (Polizei), z.T. während des gesamten Erwerbslebens (Zeitungsdrucker) ausgeführt. Sie ist vor dem 18. Lebensjahr untersagt und wird meist lange vor der Berentung, oft aufgrund gesundheitlicher Probleme beendet. Schichtarbeit wirkt sich auf die Leistung, die vegetativen Funktionen und auf das soziale Verhalten aus.

Leistung: Die Leistungsbereitschaft ist tagsüber wesentlich höher als nachts (Abbildung 4). Dies gilt grundsätzlich auch während der Nachtarbeit, so dass der gleichen Leistungsanforderung dann eine geringere Leistungsbereitschaft gegenübersteht und eher mit Beeinträchtigungen der Konzentration, des Reaktionsvermögens und komplexer Arbeitsaufgaben zu rechnen ist.

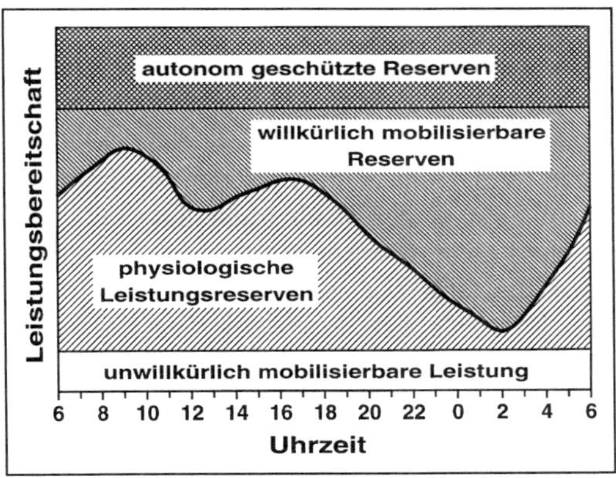

Abbildung 4: Leistungsbereitschaft und Leistungsreserven im Tagesverlauf (nach Graf, 1954)

Autonomes Nervensystem: Die vegetativen Funktionen unterliegen einer zirkadianen Periodik, die sich nach Beginn der Nachtarbeitsperiode zunächst nicht ändert. Bei längerandauernder Nachtschicht stellen sich die einzelnen Funktionen unterschiedlich schnell um. Es kommt zur internen Dissoziation mit evtl. gesundheitlichen Rückwirkungen. Die Rückkehr zur Ausgangslage bewirkt ähnliche Prozesse.

Das Vegetativum wird auch durch Schlafstörungen beeinträchtigt. Schichtarbeiter schlafen unter sonst vergleichbaren Bedingungen (im Labor) tagsüber schon 1.5 bis 2 Stunden weniger als nachts. In der Realsituation sind die Umweltbedingungen am Tage jedoch entschieden schlechter. Der Geräuschpegel ist um etwa 15 dB(A) höher und hat einen hohen Anteil besonders störender informationshaltiger Geräusche (Kinderlärm, Verkehrslärm, Telefonklingeln etc.).

Schichtarbeiter klagen häufiger über vegetative Symptome, besonders über Schlafstörungen und Magen-Darm-Beschwerden. Die gezielte Untersuchung zeigt aber, daß manifeste Magen-Darm-Erkrankungen nicht häufiger als bei Arbeitnehmern ohne Schichtarbeit sind. Die Prävalenz ist jedoch höher bei Arbeitnehmern, die aus betrieblichen oder finanziellen Gründen Schichtarbeit leisten müssen. Nach neuesten Untersuchungen trägt Schichtarbeit zur Entwicklung kardiovaskulärer Erkrankungen bei.

Soziales Verhalten: Schichtarbeit verändert das soziale Verhalten. Das familiäre Zusammenleben ist besonders stark betroffen, wenn mehrere Familienmitglieder in Schicht arbeiten. Zahlreiche Freizeitaktivitäten sind an die Abendstunden gebunden (kulturelle, politische, sportliche Veranstaltungen, Treffen mit Freunden und Verwandten). Spätschichten und unregelmäßige, sowie kurzfristig angeordnete Schichtwechsel sind deshalb besonders ungünstig, weil sie längerfristige Planungen im Freizeitbereich nicht zulassen. Der Schichtarbeiter (und seine Familie) geraten dadurch schnell in die Gefahr der sozialen Isolierung.

Schichtplangestaltung: Bei der Schichtplangestaltung sind einige wesentliche Grundsätze zu beachten, die sich aus den physiologischen und sozialen Wirkungen ergeben. Wegen der möglichen Gesundheitsschäden ist Nachtarbeit für Jugendliche, werdende und stillende Mütter untersagt. Personen mit bestimmten gesundheitlichen Problemen sollten von der Nachtarbeit ausgeschlossen werden (erhebliche Schlafstörungen, Magen-Darm-Erkrankungen, vegetative Labilität, chronische Erkrankungen des Stoffwechsels, des Herz-Kreislaufs, Alkohol- und Drogenmißbrauch).

6.1.2 Akkordarbeit

Bei der Akkordarbeit bestimmt der Arbeitnehmer den zeitlichen Ablauf weitgehend selbst. Akkordarbeiter arbeiten oft in der Nähe ihrer persönlichen Leistungsgrenze und verzichten auf Erholungspausen, was jedoch ausgesprochen unökonomisch ist, da der vorzeitige Leistungsabbau durch Einlegen mehrerer Kurzpausen vermieden und dadurch sogar Leistungssteigerungen erzielt werden können.

6.1.3 Fließarbeit

Bei der Fließarbeit wird die Arbeit so aufgeteilt, daß jeder an einem Werkstück beteiligte Arbeitnehmer etwa die gleiche Arbeitsmenge erledigt. Der Arbeitsrhythmus wird durch den Takt der Werkstoffzuführung und -abführung vorgegeben. Da eine vollkommen gleichmäßige Arbeitsaufteilung meist nicht gelingt, richtet sich die Bandgeschwindigkeit nach dem Platz mit dem größten Arbeitsanfall. Bei dieser Arbeitsform wirkt sich die unterschiedliche Leistungsfähigkeit der einzelnen Arbeitnehmer deutlich aus. Leistungsfähige Personen erledigen ihr Pensum relativ schnell und müssen dann auf das nächste Werkstück warten. Diese arbeitsablaufbedingten Pausen können außerordentlich lästig sein. Intraindividuelle Leistungsschwankungen, die bei allen Arbeitnehmern auftreten (zirkadiane Rhythmik), lassen sich durch Regelung der Bandgeschwindigkeit abfangen.

Die räumliche Anordnung am Band kann den Arbeitnehmer sozial isolieren, vor allem dann, wenn die Distanz zu den Kollegen größer wird und wenn etwa Materialbehälter zwischen den einzelnen Arbeitsplätzen aufgebaut sind.

Arbeitnehmer, die sich für Schichtarbeit nicht eignen, kommen auch für Fließarbeit nicht in Frage. Sie ist außerdem für werdende und stillende Mütter, sowie für Jugendliche untersagt.

Die negativen Begleiterscheinungen der Fließarbeit werden reduziert durch die ungebundene Fließarbeit, wobei eine große Arbeitsmenge innerhalb eines bestimmten Zeitraumes aber mit nicht konstanter Arbeitsgeschwindigkeit erledigt wird. Beim Job-Enlargement (Aufgabenerweiterung) werden mehrere gleichartige, gleichwertige und aufeinanderfolgende Arbeitsgänge zusammengefaßt. Das Job-Enrichment (Aufgabenbereicherung) schließt auch höherwertige Tätigkeiten ein und beim Job-Rotation (Arbeitsplatzwechsel) wechseln Arbeitnehmer mit strukturell ähnlichen Tätigkeiten in regelmäßiger Folge ihre Arbeitsplätze.

6.2 Besondere Belastungen aus der Arbeitsumwelt

Unter dem Begriff der Arbeitsumwelt werden psychosoziale, biologische, chemische und physikalische Belastungen zusammengefaßt, die auf den Beschäftigten einwirken. Diese Belastungen resultieren direkt aus der Arbeitsaufgabe oder indirekt aus dem Gebrauch bestimmter Arbeitsmittel (Maschinen) oder bestimmten Arbeitsverfahren. Weiterhin wirken unspezifische, mit der Tätigkeit nicht verknüpfte Faktoren ein (z.B. Klima).

Psychosoziale Belastungen: Wie bei den materiellen Belastungen ist das Spektrum der psychosozialen Belastungen am Arbeitsplatz eingeengt. Die zwischenmenschlichen Beziehungen zwischen Kollegen, Vorgesetzten und Nachgeordneten prägen das Arbeitsklima, das allerdings auch durch weitere Faktoren, wie etwa die Sicherheit des Arbeitsplatzes, die Entlohnung, die Möglichkeit des Mitgestaltens, die zeitliche Organisation der Arbeit, sowie selbstverständlich auch den Führungsstil im Unternehmen beeinflußt wird.

Biologische Einwirkungen: Nach dem Unfallverhütungsbericht der Bundesregierung waren 1995 3.5 % aller neuen Rentenfälle durch biologische Einwirkungen, durch Viren, Bakterien und Parasiten verursacht. Am häufigsten ist die Hepatitis B bei den Beschäftigten im Gesundheitsdienst, in der Wohlfahrtspflege und in Laboratorien. Die Prävention erfolgt in enger Zusammenarbeit mit Mikrobiologen und Hygienikern.

Chemische Einwirkungen: Die Zahl der am Arbeitsplatz einwirkenden chemischen Verbindungen ist in den letzten Jahrzehnten nahezu unübersehbar geworden. Das Gefahrenpotential ist oft nicht bekannt. Mit insgesamt 4.5 % der neuen Rentenfälle ist der Anteil der chemisch verursachten Krankheiten relativ gering. In der Berufskrankheitenliste sind jedoch 27 von insgesamt 64 Erkrankungen (42 %) dieser Gruppe zugeordnet. Ihre besondere Bedeutung besteht in der Schwere des Krankheitsbildes. Im Prinzip sind auch ein Teil der Hautkrankheiten und der Atemwegserkrankungen hinzuzurechnen. Die große Vielfalt von Einwirkungen führte zur Entwicklung eines eigenständigen Arbeitsgebietes, der Gewerbetoxikologie.

Physikalische Einwirkungen: Physikalisch bedingte Berufskrankheiten machten 1995 37 % aller neuen Rentenfälle aus. Das Bild wird beherrscht von der Lärmschwerhörigkeit (19.9 % aller neuen Rentenfälle). In weitem Abstand erst folgen Meniskusschäden durch ungünstige Körperhaltung (5.1 %), Erkrankungen durch ionisierende Strahlen und bandscheibenbedingte Erkrankungen der Lendenwirbelsäule durch langjähriges Heben und Tragen schwerer Lasten (mit 4.1 bzw. 4.0 %). Hinsichtlich der Meldungen auf den Verdacht einer Berufskrankheit dominieren allerdings die erst 1992 in die BK-Liste aufgenommenen bandscheibenbedingten Erkrankungen der Lendenwirbelsäule mit einem Anteil von 18.9 % (16 363 Meldungen).

6.3 Personen mit besonderen Merkmalen

Personen(gruppen) mit besonderen anatomisch-physiologischen Merkmalen und daraus resultierender geringerer Leistungsfähigkeit nehmen in der betrieblichen Hierarchie meist die unteren Ränge ein und sind in konjunkturell schlechten Zeiten häufiger von Arbeitslosigkeit bedroht. Durch geeignete ergonomische Maßnahmen läßt sich oftmals mit nur geringem Aufwand eine volle Leistungsfähigkeit erzielen.

6.3.1 Jugendliche Arbeitnehmer

Jugendliche, die unmittelbar nach der Regelschulzeit ins Erwerbsleben eintreten, fallen durch erhebliche interindividuelle Unterschiede in der körperlichen Entwicklung, der geistigen und emotionalen Reife auf. Da das Längenwachstum der einzelnen Gliedmaßen unterschiedlich schnell verläuft, bestehen häufig sehr ungünstige körperliche Proportionen, die besondere Probleme an den für Erwachsene konstruierten Arbeitsplätzen verursachen.

Hinzu kommt, dass der Jugendliche erst lernen muss, seine Fähigkeiten und Kräfte ökonomisch einzusetzen und mit der für ihn neuen Belastung durch einen streng geregelten und fremdbestimmten Tagesablauf, durch Verantwortung und Disziplin fertig zu werden. Dies erklärt die relativ hohe Unfallrate, wobei aber Bagatellunfälle mit nur kurzdauernder Arbeitsunfähigkeit überwiegen.

Jugendliche sind nach dem Arbeitsschutzgesetz vor Beginn der Erwerbstätigkeit und 9 bis 12 Monate danach ärztlich zu untersuchen. Schwere körperliche

Arbeiten und Tätigkeiten mit besonderen gesundheitlichen Gefahren (Hitze, Kälte, Strahlen, Lärm, Gefahrstoffe) sind ebenso wie Nacht-, Akkord- und Fließarbeit untersagt.

6.3.2 Ältere Arbeitnehmer

Mit zunehmendem Lebensalter stellen sich morphologisch-funktionale Veränderungen ein, die bei der Bewältigung der Arbeitsaufgaben eine höhere Beanspruchung zur Folge haben. Die sensorischen Funktionen (Hören, Sehen), das Kurzzeitgedächtnis, die Reaktionsfähigkeit, das Erfassen komplexer Sachverhalte und das Erlernen neuer Techniken, das kardiopulmonale und das motorische Leistungsvermögen lassen allmählich nach.

Der Leistungsabfall wird zunächst durch Erfahrung, Übung und durch den ökonomischen Einsatz der Kräfte, durch hohes Verantwortungsbewußtsein, Sorgfalt, Zuverlässigkeit und Genauigkeit weitgehend kompensiert. Überforderungen sind deshalb am ehesten bei vorgegebenem Arbeitstempo (Fließarbeit, Akkordarbeit) zu erwarten.

Ältere Arbeitnehmer sind zwar seltener krank, die Arbeitsunfähigkeit dauert jedoch meist länger. Entsprechend ist die Unfallrate zwar relativ gering, der Anteil der schweren Unfälle aber relativ hoch.

Da die Abbauprozesse unterschiedlich früh einsetzen und unterschiedlich schnell verlaufen, ist eine Umsetzung allein aufgrund des kalendarischen Alters nicht gerechtfertigt. Dies kann nur auf der Basis einer gründlichen ärztlichen Untersuchung erfolgen.

6.3.3 Behinderte und berufliche Rehabilitation

Personen mit bestehender oder konkret drohender Behinderung können nach erfolgreicher Rehabilitation im Arbeitsprozess ebensoviel leisten wie ihre nicht behinderten Kollegen. Trotzdem sind sie häufiger arbeitslos und werden seltener befördert (Schwerbehindertengesetz siehe 3.4).

Ziel der Rehabilitation ist es, dem Behinderten - unter Berücksichtigung funktionaler, wirtschaftlicher und sozialer Aspekte - eine selbständige und aktive Lebensführung zu ermöglichen.

Art und Ausmaß der Rehabilitation orientieren sich an der Gesundheitsschädigung, der funktionalen Behinderung und der sozialen Beeinträchtigung, sowie an den therapeutisch-rehabilitativen Möglichkeiten.

Berufliche Rehabilitationsmaßnahmen sind angezeigt, wenn die Erwerbsfähigkeit wegen bleibender Gesundheitsschäden erheblich eingeschränkt oder konkret gefährdet ist. Dies ist überwiegend die Folge chronischer Erkrankungen (75-80 %), seltener von Unfällen und angeborenen Defekten.

War der Behinderte schon vor Eintritt der Schädigung erwerbstätig, dann sollte versucht werden, die Rückkehr an den alten Arbeitsplatz zu ermöglichen, da die

Behinderung um so leichter zu bewältigen ist, je weniger sich die gewohnten Verhältnisse ändern. Hierzu dienen ergotherapeutische Übungsprogramme im Rahmen der medizinischen Rehabilitation, um die Belastbarkeit zu steigern und die beruflichen Fertigkeiten zu erhalten.

Amputierte und bewegungseingeschränkte Personen erzielen eine volle Arbeitsleistung häufig nur nach Umgestaltung des Arbeitsplatzes. Dazu sind konstruktive Veränderungen an den Geräten und Einrichtungen des Arbeitsplatzes, z.T. auch besondere Arbeitsabläufe notwendig.

Wenn die Wiederbesetzung des alten Arbeitsplatzes auch mit umfangreichen ergonomischen Maßnahmen nicht gelingt, dann kommt die Besetzung eines neuen Arbeitsplatzes in Betracht. Auch hier sind häufig ergonomische Gestaltungen notwendig, meist aber weniger aufwendig, da der neue Arbeitsplatz bereits unter dem Aspekt der Behinderung gewählt wird.

Wegen der weit in das Privatleben hineinreichenden Auswirkungen ist zunächst die Rückkehr in den alten Arbeits*bereich* anzustreben. Dies ermöglichen Zusatzqualifikationen. Wenn die Erfahrungen und Kenntnisse der bisherigen Tätigkeit eingebracht werden können, ist damit oft auch ein beruflicher Aufstieg verbunden.

Die Umsetzung auf einen anderen Arbeitsplatz ist problematisch, wenn dieser weniger qualifiziert ist. Der Betroffene wird dann zum Minderleister und zum sozialen Absteiger, was ihn oft stärker belastet als die Behinderung.

Umschulungen greifen tief in die berufliche und private Situation ein. Sie sollten deshalb sehr sorgfältig vorbereitet werden und auf eingehenden medizinischen und psychologischen Untersuchungen aufbauen. Eine qualifizierte Beratung leisten speziell ausgebildete Mitarbeiter des Arbeitsamtes. In schwierigen Fällen kommt eine 2 Wochen dauernde Berufsfindung und Arbeitserprobung in einem Berufsförderungswerk in Betracht, bei der sich an eine gründliche medizinisch-psychologische Untersuchung, die Arbeitserprobung mit Simulation typischer Arbeitsabläufe anschließt. Der Rehabilitand bekommt einen Eindruck von den neuen Anforderungen, die Ausbilder von der Eignung und Neigung, der Leistungsfähigkeit, den vorhandenen Kenntnissen, Fähigkeiten und Fertigkeiten.

Eine innerbetriebliche Umschulung, die nur wenige Großbetriebe leisten können, ist für den Behinderten optimal. Die berufliche Qualifikation wird hier in der Realsituation erworben und erleichtert die Vermittelbarkeit auf dem allgemeinen Arbeitsmarkt.

Kommerziell betriebene Schulen bieten den Unterricht meist in den Abendstunden durch nebenamtliche Lehrkräfte an. Der Behinderte muß in dieser Zeit (2-3 Jahre) auf zahlreiche soziale Aktivitäten verzichten, weshalb die Abbrecherquote relativ hoch ist.

Umschulungen finden am häufigsten in Berufsförderungswerken statt. Die gemeinnützigen Einrichtungen verfügen über behindertengerechte Einrichtungen und beschäftigen hauptamtliche Ärzte, Pädagogen, Psychologen, Sozialarbeiter etc. Die theoretische und praktische Ausbildung ist meist nach 18 bis 24 Monaten beendet und schließt mit einer Prüfung vor der Industrie- und Handelskammer ab.

Sehr schwere Behinderungen erfordern die vorübergehende oder bleibende Beschäftigung in einer Behindertenwerkstatt, in denen medizinische und psychologische Betreuungen sichergestellt sind.

Der Behinderte wird im Eingangsbereich ca. 4 Wochen lang auf Gemeinschafts- und Werkstattfähigkeit, seine Fähigkeiten und Fertigkeiten hin geprüft. Daran schließt sich - je nach Eignung - eine 12monatige Ausbildung im Arbeitsbereich an. Wenn der Behinderte danach auf dem allgemeinen Arbeitsmarkt nicht vermittelt werden kann, gelangt er in den Produktionsbereich, wo er für eine adäquate Entlohnung produktive Arbeit leistet.

6.3.4 Ausländische Arbeitnehmer

Der Anteil der ausländischen Arbeitnehmer (ca. 8 % aller Arbeitnehmer), die nur kurzfristig in der Bundesrepublik arbeiten und nach einigen Jahren wieder in ihr Heimatland zurückkehren, wird allmählich kleiner. Insbesondere die hier Geborenen interessieren sich zunehmend für eine Dauerbeschäftigung. Die anfänglichen Anpassungsprobleme an eine strenge Arbeitsdisziplin und einen fremdbestimmten Arbeitsrhythmus treten jetzt in der Hintergrund. Kulturelle, sprachliche und religiöse Unterschiede haben jedoch auch noch in der zweiten Generation eine große Bedeutung.

In der Unfallstatistik sind die ausländischen Arbeitnehmer besonders mit Bagatellunfällen überrepräsentiert. Die Fehlzeit ist insgesamt geringer als bei deutschen Arbeitnehmern, typisch sind Erkrankungen des Magen-Darm-Traktes, wobei psychosoziale Probleme eine große Rolle spielen.

6.4 Frauen im Arbeitsleben

Die Beschäftigungsrate der Frauen korreliert eng mit ihrer familiären Situation. Ledige Frauen sind ebenso häufig erwerbstätig wie Männer, die Beschäftigungsrate ist bei Geschiedenen und Verwitweten etwas und bei Verheirateten deutlich geringer. Viele Frauen beenden ihre Erwerbstätigkeit nach der Geburt des ersten Kindes und kehren 15 bis 20 Jahre später wieder ins Arbeitsleben zurück.

Wegen der Mechanisierung und Automatisierung spielen die geringere muskuläre und kardiopulmonale Leistungsfähigkeit der Frauen heute kaum noch eine Rolle. Ihre geringere Körperlänge sollte jedoch bei der Gestaltung der Arbeitsplätze berücksichtigt werden.

Frauen sind meist an weniger gefährlichen Arbeitsplätzen beschäftigt, ihre Risikobereitschaft ist im allgemeinen geringer, so dass die Unfallrate relativ klein ist. Die Fehlzeiten lediger Frauen entsprechen der der Männer, sie sind aber bei

Verheirateten - bedingt durch Schwangerschaften und Betreuung erkrankter Familienangehöriger - deutlich erhöht.

Besondere Vorschriften für Frauen enthalten die Gefahrstoffverordnung und das Arbeitszeitgesetz.

Nach dem Mutterschutzgesetz stehen werdende und stillende Mütter unter einem besonderen Schutz. Schwere körperliche Belastungen, Akkord- und Fließarbeit, Arbeiten mit erhöhter Unfallgefahr und gefährlichen Expositionen sind untersagt.

Literatur

Brennecke, R. & Schelp, F.P. (1993): Sozialmedizin. Stuttgart: Enke.
Folkard, S. & Monk, T.H. (eds) (1985): Hours of Work. John Wiley & Son Ltd.
Griefahn, B. (1997): Arbeitsmedizin. 3. Auflage. Stuttgart: Enke.
Konietzko, J. & Dupuis, H. (Hrsg.) (1989): Handbuch der Arbeitsmedizin. Landsberg: ecomed.
Luczak, H. (1990): Arbeitswissenschaft. Berlin: Papyrus-Druck.
Rohmert, W. & Rutenfranz, J. (Hrsg.) (1983): Praktische Arbeitsphysiologie. Stuttgart: Thieme.
Rohmert, W. & Rutenfranz, J. (Hrsg.) (1988): Die Bedeutung von Feldstudien für die Arbeitsphysiologie. Köln: O. Schmidt.

Rainer Fehr, Adriane-Bettina Kobusch und Heinz-Erich Wichmann

Umwelt und Gesundheit

Der Begriff „Umwelt“ erlaubt verschiedene Interpretationen. Von der physischen Umwelt mit ihren vielfältigen physikalischen, chemischen und biotischen Aspekten zu unterscheiden ist die nicht weniger komplexe soziale Umwelt. Der folgende Text bezieht sich auf die physische Umwelt, die der Mensch als Lebens- und Bezugsraum, zur Nahrungsproduktion, zum Transport und zur Erholung nutzt.

Alle physiologischen Lebensfunktionen erfolgen in enger Beziehung zur physischen Umwelt. Die Grenze zwischen Mensch und Umwelt ist fließend, denn eingeatmete Luft und verzehrte Nahrungsmittel werden Teil des menschlichen Körpers. Vielfältige Einflüsse der physischen Umwelt auf die menschliche Gesundheit wurden schon von Hippokrates unterstellt. An der Entstehung von Krankheiten und der Prägung von Krankheitsverläufen sind Umwelteinflüsse stets beteiligt.

Im Laufe der Geschichte und zunehmend in den letzten Jahrzehnten hat der Mensch durch technische Maßnahmen die natürliche Umwelt immer stärker umgestaltet. Für den Gesundheitsschutz stehen, nicht zuletzt wegen der besonderen Verantwortungslage, anthropogene und damit gestaltbare Umweltfaktoren häufig im Mittelpunkt. Wie die in den letzten Jahren durchgeführten Ost-West-Vergleiche zeigen, sind die Bezüge zu Umwelt und Gesundheit noch vielfältiger und komplexer als bisher angenommen.

Zur Gesundheitsförderung im Sinne der Ottawa-Charta (1986) gehört auch die gesundheitsgerechte Gestaltung der Lebenswelt. Nach wie vor ist dieser ökologische Aspekt von Gesundheitsförderung unzureichend entwickelt. Im Zuge weltweiter Bemühungen zur Umsetzung der Ergebnisse der UN-Konferenz für Umwelt und Entwicklung in Rio de Janeiro 1992 bietet sich eine Chance, Gesundheitsaspekte in verschiedensten Politikbereichen stärker zu berücksichtigen und zur Entwicklung einer ökologischen Gesundheitsförderung beizutragen.

Der Arbeitswelt, die als wichtiger Umweltbereich schon seit langem eigenständig behandelt wird, ist auch hier eine eigene Darstellung gewidmet (siehe den Beitrag Arbeitswelt und Gesundheit in diesem Handbuch).

1. Fachgebiet „Umwelt und Gesundheit"

In anglo-amerikanischen Ländern ist das Fachgebiet „Environmental Health Sciences" ein integraler Bestandteil dortiger Public Health-Programme. Auf der Basis von Epidemiologie und Toxikologie wird mit spezifischen Methoden der Expositions- und Risikoabschätzung, des Biomonitoring etc. der Einfluß der physischen Umwelt auf die menschliche Gesundheit untersucht.

Ein solches Fachgebiet ist gegenwärtig in Deutschland noch nicht etabliert. Wohl existiert eine enger definierte, an der Versorgung individueller Patienten orientierte Umweltmedizin. Inzwischen gibt es die medizinische Zusatzbezeichnung „Umweltmedizin", ferner wurde das Fachgebiet Hygiene erweitert auf „Hygiene und Umweltmedizin". In seinem Gutachten zur Lage der Umweltforschung in Deutschland (1994) wies der Wissenschaftsrat darauf hin, daß die krankheitsorientierte Umweltmedizin dringend in Richtung eines interdisziplinären Fachgebietes „Umwelt und Gesundheit" weiterentwickelt werden müsse. Das neue Gebiet solle neben grundlegenden Methoden aus Naturwissenschaft und Medizin besonders die Forschungsbereiche aufnehmen, die den Grenzbereich zwischen Gesundheit und Krankheit im Blick haben. Sofern nicht anders vermerkt, wird im folgenden der Begriff Umweltmedizin in diesem erweiterten Sinn von „Umwelt und Gesundheit" oder „Environmental Health Sciences" verwendet.

Gegenstand der Umweltmedizin sind zunächst die gesundheitlichen Gefahren, die aus Situationen und Ereignissen in der physischen Umwelt resultieren, insbesondere auch die Aufklärung von Wirkmechanismen und die Quantifizierung und Bewertung von Risiken. Ferner behandelt sie umweltbezogene Maßnahmen von Gesundheitsförderung und Gesundheitsschutz, einschließlich Risikoverhütung, -management und -kommunikation sowie deren Evaluation. Zu den zentralen Konzepten der Umweltmedizin gehören Begriffe wie Gefährdung (engl. hazard), Risiko und Sicherheit. Eine potentielle Gefährdung für die menschliche Gesundheit erwächst u.a. aus der Toxizität, Entflammbarkeit, Explosivität oder Radioaktivität von Bestandteilen der physischen Umwelt. Umweltmedizinisch steht die Toxizität im Mittelpunkt des Interesses.

„Risiko" bezeichnet die Wahrscheinlichkeit einer gesundheitlichen Schädigung unter definierten Bedingungen. Die Beschreibung des Risikos erfolgt qualitativ (niedrig, hoch) oder quantitativ (Wertebereich 0 bis 1), z.B. als individuelles Risiko pro Jahr oder über die Lebenszeit hinweg. „Sicherheit" bezeichnet die Abwesenheit von Gefahren. Absolute Sicherheit gibt es nicht. Umweltmedizin mit realistischer Zielsetzung untersucht umweltbezogene Gesundheitsrisiken mit Blick auf ihre relative Größe, Relevanz und Vermeidbarkeit sowie im Kontext konkurrierender gesellschaftlicher Wertsetzungen und Zielvorstellungen.

Die Umweltmedizin schließt in räumlicher und zeitlicher Hinsicht ein weites Spektrum unterschiedlicher Phänomene ein. Die Größenordnung reicht von molekular (Wirkmechanismen einzelner Schadstoffe) bis weltweit (Klimaveränderungen), die Zeitskala vom Sekundenbereich (Akut-Ereignisse) bis zu mehreren Generationen (Erbgutveränderungen).

Zu den offenkundigen, katastrophenhaften Akut-Ereignissen gehörten z.B. die Freisetzungen von Dioxinen in Seveso (Norditalien) im Jahre 1976 und von Methylisozyanat in Bhopal (Indien) im Jahre 1984, bei denen jeweils zahlreiche Menschen in kurzer Zeit gesundheitlich zu Schaden kamen. Der Regelfall umweltmedizinischer Fragestellungen betrifft jedoch die oft schwer nachweisbaren Auswirkungen diskreter Veränderungen in den physischen Lebensgrundlagen, also in Luft, Wasser, Erdboden und Nahrungsmitteln.

Alle Lebensvorgänge erfordern bekanntlich spezifische materielle und energetische Voraussetzungen und stehen innerhalb eines jeden Organismus wie auch in Bezug zur Umwelt in einem Fließgleichgewicht (Homöostase). Offenkundig können Mangel (z.B. an Sauerstoff, Wasser, Jod, Zink) wie auch Überschuß (UV-Strahlung, stoffliche „Gifte") die Gesundheit gefährden. Die Dynamik der verschiedenen vernetzten Stoff- und Energiefließströme wird jedoch erst allmählich und noch unzureichend verstanden. Diese komplexe Situation setzt der Umweltmedizin bei der Beurteilung einzelner potentiell gesundheitsrelevanter Faktoren enge Grenzen.

Ziel eines Schwerpunktes „Umwelt und Gesundheit" innerhalb der Gesundheitswissenschaften ist es, Entscheidungsträger in diesem Bereich durch Wissen und Fertigkeiten zu qualifizieren. Im folgenden werden für dieses im Aufbau befindliche Fachgebiet wesentliche Fragestellungen, wissenschaftliche Grundlagen einschließlich methodischer Aspekte und auch exemplarische Praxis-Anwendungen dargestellt.

2. „Chemisierung" und anthropogene Umgestaltung der Biosphäre

Seit Beginn des Industriezeitalters am Anfang des 19. Jahrhunderts ist eine enorme Steigerung der Chemikalienproduktion zu verzeichnen. Der großtechnischen Herstellung von modifizierten Naturstoffen wie Farbstoffen und Düngemitteln im vorigen Jahrhundert folgte in diesem Jahrhundert die Herstellung rein synthetischer Stoffe. Diese Kunststoffe sind oft für Haltbarkeit konzipiert und deshalb physikalisch-chemisch oder biologisch schwer abbaubar.

Es wird geschätzt, daß heute mehr als 100.000 Chemikalien in mehr als einer Million verschiedenen Zubereitungen auf dem Markt sind. Davon werden etwa 4.600 in einer Menge von mehr als 10 Tonnen pro Jahr vertrieben. Jährlich kommen ca. 500-1.000 Chemikalien neu auf den Markt. Eine vollständige Bestandsaufnahme gibt es bisher weder von den Einzelsubstanzen noch von den Zubereitungen.

Seit Mitte der fünfziger Jahre sind chemische Produkte in fast alle Lebensbereiche eingedrungen, so daß von einer allgemeinen „Chemisierung" gesprochen werden kann. In der Lebensmittelproduktion z.B. kommt Chemie in Form von Dünger und Pestiziden nach wie vor in hohem Maße zum Einsatz. Rückstände sowohl aus Düngemitteln als auch aus Pestiziden finden sich in der Nahrung wieder.

Im Haushalt verwendet man heute eine Fülle chemischer Produkte. Zur Reinigung wird z.B. eine Palette von Waschmittelinhaltsstoffen wie Tenside, Enthärter, optische Aufheller, Enzyme und Inhibitoren eingesetzt. Im Wohnbereich dünsten Teppiche, Möbel und Baumaterialien verschiedene Chemikalien in die Innenraumluft aus, so z.B. Lösungsmittel, Klebstoffe, Formaldehyd oder auch Bestandteile dieser Materialien selber, sogenannte Monomere. Alle diese Chemikalien gelangen über den Haushalt hinaus in die Umwelt.

Als direkte oder indirekte Folge dieser Umweltchemikalien können Gesundheitsschäden eintreten. Direkte Folgen stehen im Mittelpunkt des umweltmedizinischen Interesses; indirekte Auswirkungen haben erst in den letzten Jahren stärkere Aufmerksamkeit erhalten.

Als Beispiel für letztere sei der Eintritt von Fluorchlorkohlenwasserstoffen (FCKWs) in die Umwelt genannt. Die flüchtigen FCKWs steigen z.B. aus Feuerlösch- und Kältemitteln 20 bis 30 km in die Stratosphäre auf und zerstören dort die Ozonschicht, welche Pflanzen, Tiere und den Menschen vor der gefährlichen kurzwelligen, ultravioletten Strahlung schützt. Ihre Zerstörung verstärkt den Einfall von UV-Strahlung in die Atmosphäre. Beim Menschen ist in erster Linie die Haut gefährdet. Starke UV-Strahlung führt hier über Sonnenbrand und Hautnekrosen potentiell zu Hautkrebs. Noch wichtiger sind möglicherweise Auswirkungen auf das pflanzliche Leben und die damit verbundene Versorgung mit Lebensmitteln. Inzwischen wurde Produktion und Verbrauch der für die Ozonschicht gefährlichsten Stoffe durch internationale Vereinbarungen (Wien, Montreal, Kopenhagen) in hohem Maße reduziert. Modellrechnungen zufolge wird es aufgrund der Lebensdauer der beteiligten Chemikalien und langer Latenzzeiten um die Mitte des 21. Jahrhunderts einen erkennbaren Anstieg von Hautkrebserkrankungen geben, der aufgrund der getroffenen Vereinbarungen jedoch nur einige Jahre andauern dürfte.

Gegenwärtig wird die Biosphäre nicht nur durch Neueinträge von Umweltchemikalien (z.B. Dioxine und Furane) und durch Neuverteilung natürlicher Stoffe (z.B. Konzentration von radioaktiven Stoffen, Distribution von Blei und Platin) in ihrer stofflichen Zusammensetzung umgestaltet. Durch Abholzung großer Waldflächen, durch Monokulturen und sonstige Eliminierung von Biotopen erfolgen Eingriffe sowohl in das weltweite klimatische Gleichgewicht als auch in die biologische Evolution.

Die partielle Zerstörung der schützenden Ozonschicht durch FCKWs und die resultierenden globalen Folgen illustrieren die Schwierigkeit, räumlich entfernt und/oder zeitverschoben eintretende unerwünschte Auswirkungen (Fernwirkungen) anthropogener Aktivitäten nach Art und Ausmaß vorherzusagen bzw. rechtzeitig zu erkennen.

Daß die vielfältigen menschlichen Aktivitäten, gerade vor dem Hintergrund eines immer noch enormen Bevölkerungswachstums, die Biosphäre und damit auch den Lebensraum gegenwärtiger und künftiger Generationen nachhaltig und z.T. irreversibel umgestalten, steht außer Frage. Hierüber berichtet der

Wissenschaftliche Beirat „Globale Umweltveränderungen“ der Bundesregierung in jährlichen Gutachten. Strittig ist noch die Bewertung dieser anthropogenen Veränderungen aus gesundheitlicher Sicht.

Von gesundheitswissenschaftlicher Seite wird zunehmend anerkannt, daß diese Umgestaltung nicht nur Gesundheitsrisiken für den einzelnen birgt, sondern die Lebensgrundlagen künftiger Generationen gefährden kann. Wachsende Zustimmung findet daher die Forderung, für die gesellschaftliche Entwicklung quantitative Grenzen zu akzeptieren und energetisch-materiell eine langfristige ökologische Stabilität anzustreben.

3. Umweltmedizinische Wirkungskette

Insbesondere für präventive Zwecke ist es sinnvoll, die „Wanderung“ einer (chemischen) Noxe von der Freisetzung in die Umwelt bis hin zur Wirkungsentfaltung detailliert zu untersuchen, denn zumindest theoretisch bietet jede Station der extrakorporalen Noxenausbreitung sowie der intrakorporalen Abläufe spezifische Präventionschancen. Eine Übersicht der Wirkungskette am Beispiel chemischer Noxen gibt Tabelle 1.

Inzwischen wurde von seiten der Weltgesundheitsorganisation ein erweitertes Strukturierungsmodell vorgelegt. Dieses sogenannte DPSEEA-Modell berücksichtigt die „tieferen Ursachen“ (D = Driving forces) am Anfang der Wirkungskette, den entsprechenden Druck auf die Umwelt (P = Pressures), den jeweiligen Umweltzustand (S = State of the environment), auftretende Humanexpositionen (E = Exposures) und ggf. resultierende gesundheitliche Wirkungen (E = Effects), ferner die auf jeder Stufe zumindest potentiell bestehenden Handlungsmöglichkeiten (A = Actions).

Im Gegensatz zu etablierteren Fachdisziplinen hat sich in der Umweltmedizin noch keine umfassende Systematik durchgesetzt. Gegenwärtig werden eine Untergliederung nach Umweltmedien oder eine Einteilung nach Art beteiligter Noxen am häufigsten verwendet. Daneben wird auch nach Art der gesundheitlichen Schädigungen gegliedert, besonders für Zwecke der Umweltmedizin im engeren Sinne, also Diagnostik und Therapie einzelner Patienten.

Eine vielseitige, auch für präventive Zwecke geeignete Strukturierung umweltmedizinischer Phänomene kann man aus der in Tabelle 1 beschriebenen Wirkungskette herleiten. Von den umweltmedizinisch relevanten Zielereignissen ausgehend und die Wirksequenz rückverfolgend lassen sich folgende wesentlichen Strukturierungsachsen unterscheiden:

1. gesundheitliche Wirkungen,
2. Noxen,
3. Umweltmedien,
4. Lebensbereiche.

Im folgenden werden diese Strukturierungsachsen näher behandelt.

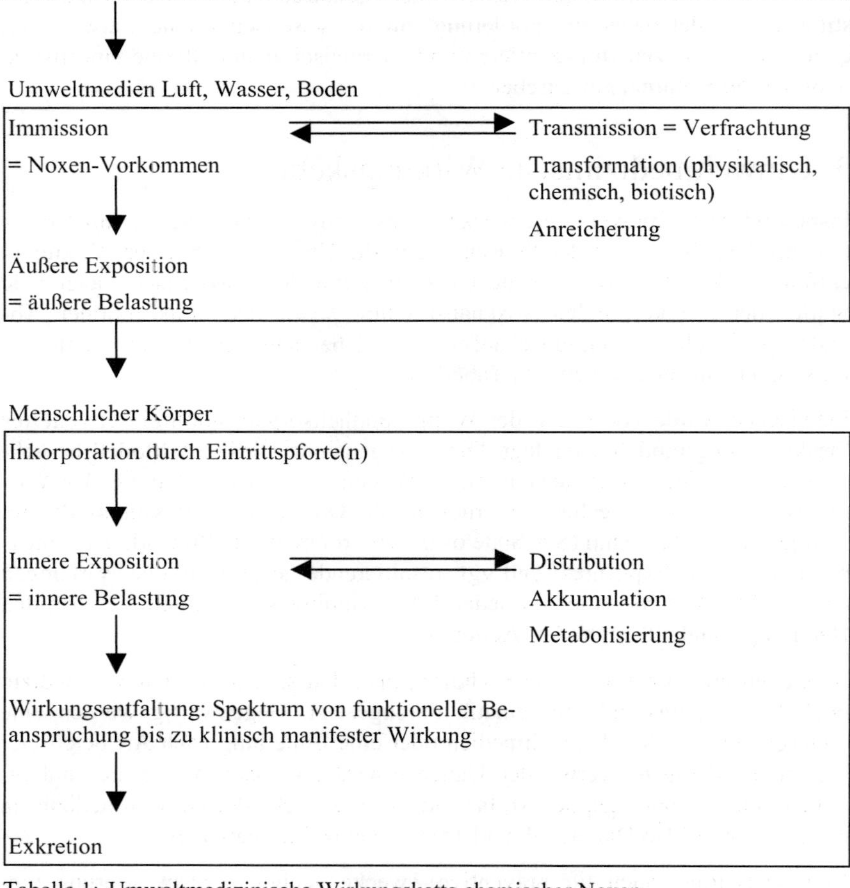

Tabelle 1: Umweltmedizinische Wirkungskette chemischer Noxen

3.1 Gesundheitliche Wirkungen

Unter Wirkung versteht man die Reaktion eines biologischen Systems auf einen Reiz oberhalb einer Wirkungsschwelle. Eine Wirkung liegt erst dann vor, wenn im Organismus vorübergehend oder dauerhaft Änderungen normaler physiologischer Prozesse hervorgerufen werden. Ein chemischer Stoff kann nur dann eine biologische Wirkung entfalten, wenn die Fremdstoffmoleküle mit Molekülen des Organismus wie z.B. Membranteilen oder Desoxyribonukleinsäure

(DNS)-Molekülen in Wechselbeziehung treten. Eine nachweisbare Wirkung hat nicht unbedingt Krankheitswert.

An dieser Stelle sei erwähnt, daß für die Aufnahme eines Schadstoffes in den menschlichen Körper unterschiedliche Inkorporationswege infrage kommen, insbesondere Inhalation (respiratorisch), Ingestion (oral-gastroenteral), Hautkontakt (perkutan), Bindehautkontakt (konjunktival). Bei der umweltmedizinischen Risikoabschätzung ist es wichtig, die über alle potentiellen Inkorporationswege summierte Belastung zu ermitteln und den Berechnungen zugrunde zu legen.

Umweltmedizinisch kann eine Wirkung auf unterschiedlichsten Ebenen beobachtet werden, von der molekularen und subzellulären Ebene (Zell-Organellen) über Zelle, Gewebe, Organ, Organsystem und Organismus bis hin zur gesamten Population.

Hinsichtlich des Ausmaßes gesundheitlicher Wirkungen lassen sich unterscheiden:

- funktionelle und/oder morphologische Befunde als Beanspruchungsparameter ohne erkennbaren Krankheitswert,
- subjektive Beschwerden, Befindlichkeitsstörungen,
- klinisch manifeste Erkrankungen,
- Tod.

Als Beispiel für Indikatoren der Beanspruchung durch Luftschadstoffe seien Lungenfunktionstests wie forciert exspiriertes Erstsekundenvolumen (FEV1) genannt. (Hiermit nicht zu verwechseln sind Belastungsparameter wie Schwermetall-Spiegel im Blut und Tetrachlorodibenzodioxin (TCDD)-Konzentrationen im Fettgewebe, die noch keine Aussage über eine Beanspruchung des Organismus erlauben.)

Bei höherer Dosis oder längerwährender Schadstoffeinwirkung wird dann über die Beanspruchung hinaus eine reversible oder auch irreversible Schädigung eines oder mehrerer Zielorgane eintreten, z.B. chronische Bronchitis oder Bronchialasthma durch chronische Exposition gegenüber Reizgasen in der Luft.

Das Wissen über die Wirkung von Umweltchemikalien auf die Gesundheit ist bisher noch sehr lückenhaft. Dieses gilt in besonderem Maße für die Folgen langfristiger Expositionen gegenüber niedrigen Dosen. Ein Grund für die Schwierigkeiten der Datenerhebung unter diesen Bedingungen ist die Länge des Zeitraumes zwischen Beginn der Einwirkung eines Schadstoffes einerseits und der Manifestation einer Erkrankung andererseits, die ursächlich auf die Einwirkung dieses Schadstoffes zurückzuführen ist. Die Latenzzeit kann in Extremfällen Jahrzehnte betragen, so z.B. bei Lungenkrebs nach Asbestexposition.

Eine weitere Schwierigkeit besteht darin, daß langfristige Expositionsbedingungen typischerweise mit niedrigen Schadstoffkonzentrationen verbunden sind, wobei zudem oft unklar ist, welche Komponenten in einem Chemikaliengemisch für beobachtete Wirkungen verantwortlich zu machen sind. Auf Grund dieser methodischen Probleme ist es bisher nur für wenige Stoffe gelungen, einen Zusammenhang zwischen Exposition und gesundheitlicher Wirkung auf den Menschen eindeutig nachzuweisen.

Erheblich leichter ist zumeist der Wirkungsnachweis nach akuter Schadstoffexposition mit höheren Dosen. Die Symptomatik akuter Vergiftungen wie z.B. Übelkeit, Erbrechen und Schwindel ist oft auf den ersten Blick erkennbar. Charakteristisch für akute Wirkungen sind zum einen die hohen beteiligten Schadstoffkonzentrationen und zum anderen der enge zeitliche Zusammenhang zwischen Exposition und Wirkung.

An akuten Vergiftungen sterben laut WHO weltweit jährlich eine halbe Millionen Menschen. Besonders in der „dritten Welt" sind derartige Todesfälle häufig auf den falschen Umgang mit Pestiziden zurückzuführen. Ein weiteres Beispiel für akute Exposition sind Smog-Episoden, die im Falle von ausgeprägtem Wintersmog in früheren Jahren z.B. in England kurzfristig zum deutlichen Anstieg der Sterblichkeit geführt haben.

Für denselben Stoff ist das Spektrum der beobachteten Wirkungen nach akuter oder chronischer Exposition häufig sehr unterschiedlich. Im weiteren Text werden vor allem langfristige Expositionen und ihre chronischen Auswirkungen behandelt.

3.2 Noxen

Grundsätzlich können schädigende Einflüsse aus der Umwelt sowohl durch Mangel als auch durch Überschuß eines bestimmten physikalischen oder chemischen Faktors entstehen. Auf die Auswirkungen eines Mangels essentieller Faktoren wird hier nicht weiter eingegangen. Diejenigen Einflüsse aus der Umwelt, die durch Überschuß eines physikalischen oder chemischen Faktors gesundheitliche Schädigungen verursachen, beschleunigen oder verschlimmern können, werden als Noxen bezeichnet. Die Wirkung einer Gesamtbelastung durch mehrere Noxen steht selten in einem einfachen, vorhersehbaren Verhältnis zu den Wirkungen der Einzelbelastungen. Die Wechselwirkung (Interaktion) mehrerer Noxen kann sowohl zu einer Verstärkung (Synergismus) als auch zu einer Abschwächung (Antagonismus) der Einzelwirkungen führen.

Gesundheitsrelevante Umwelt-Faktoren können sowohl physikalischer, physikalisch-chemischer, chemischer als auch biotischer Natur sein. Zu den physikalischen Noxen zählen kinetische Energie, Lärm, Ultraschall, Hitze und Kälte, klimatische Faktoren (z.B. Luftdruck), elektrischer Strom, elektromagnetische Strahlung sowie Radioaktivität. Zu den physikalisch-chemischen Noxen gehören insbesondere Aerosole, also Gemische aus gasförmigen Stoffen und feinverteilten Schwebstoffen, die flüssig (Nebel) oder fest (Stäube, Rauch) sein können. Viren, Bakterien und Parasiten werden als biotische Noxen bezeichnet. Der folgende Text beschränkt sich auf chemische Noxen.

Wie bereits erwähnt gibt es über 100.000 Chemikalien auf dem Markt, die allesamt potentielle Noxen sind. Das Wissen über diese Chemikalien findet sich in zahlreichen Druckwerken und Datenbanken wieder. Durch die terminologische Vielfalt ist es oft auch für Experten nicht leicht, die gewünschte Noxe oder Noxengruppe hier zu orten. Erschwert wird der Suchvorgang durch die Tatsache, daß die meisten Noxennamen zahlreiche Synonyme haben. So bezeichnet man Benzol z.B. ebenfalls als Phenylwasserstoff oder Pyrolysebenzin.

Zur Erleichterung der Übersicht gibt es nun für jede Chemikalie einen systematischen Namen, der nach festgesetzten Regeln von der Nomenklatur-Kommision der „International Union for Pure and Applied Chemistry" (IUPAC) vergeben wird. In der Literatur und in Datenbanken wird dieser IUPAC-Name zunehmend favorisiert.

Eine weitere Hilfe bei der Identifikation und Suche von Chemikalien ist die Vergabe von Identifikationsnummern durch den „Chemical Abstract Service" (CAS), eine Abteilung der „American Chemical Society". Auch die CAS-Nummer dient zur eindeutigen Kennzeichnung chemischer Verbindungen. Bis 1993 wurden 12 Millionen Stoffe mit einer CAS-Nummer versehen, gegenüber 7 Millionen bis 1984. Die jährliche Zuwachsrate liegt somit bei über 500.000 Stoffen.

Angesichts der Vielzahl umweltmedizinisch relevanter Stoffe spielen Einteilungskriterien wie chemische Zusammensetzung, Verwendungszweck und biologische Wirkung eine wichtige Rolle. Als Beispiele chemisch definierter Stoffgruppen seien Schwermetalle, Aromaten, chlorierte Kohlenwasserstoffe und Dioxine genannt. Von umweltmedizinischem Interesse sind auch Stoffgemische wie z.B. Zigarettenrauch, Smog und Fahrzeugabgase von Benzin- und Dieselmotoren. Übrigens lassen sich komplexe Gemische, die in wechselnder Zusammensetzung vorgefunden werden, bisher umweltmedizinisch nur schwer quantitativ beurteilen.

Nach Verwendungszweck definierte Stoffgruppen umfassen z.B. Detergentien, Farben, Holzschutzmittel und Pestizide.

Die Gefahrstoff-Verordnung gliedert „gefährliche Stoffe" nach ihren möglichen Wirkungen z.B. in explosionsgefährliche, entzündliche, giftige und ätzende Stoffe. Nach biologischer Wirkung definiert sind z.B. Reizstoffe, Allergene, Kanzerogene, Mutagene und Teratogene. Gesundheitliche Schadwirkungen ausgewählter Umweltnoxen sind der Tabelle 2 zu entnehmen.

Wirkung	Noxe
Ätzend	Ammoniaklösung Cyclohexylamin Essigsäure Schwefelsäure
Reizend	Ammoniumdichromat Formaldehyd Schwefeldioxid Stickstoffdioxid Ozon
Kanzerogen	Asbeststaub (Chrysotil) Benzol Radon Nitrosamine Rußpartikel Arsen-Verbindungen Tetrachlorodibenzodioxin (TCCD) polyzyklische aromatische Kohlenwasserstoffe: Benz(a)pyren, Dibenzanthrazen, Methylcholanthren
Fruchtschädigend	Dimethylformamid 2-Ethoxyethanol Arsen Ionisierende Strahlen TCDD
Allergisierend	Enzyme: Alpha-Amylase, Lipase Mehlstaub Platin
Immunsupprimierend	Quecksilber Blei Tetrachlorodibenzodioxin (TCCD)
Neurotoxisch	Blei (Methyl-)Quecksilber Chlorierte Kohlenwasserstoffe
Nephrotoxisch	Cadmium Pentachlorphenol (PCP)

Tabelle 2: Ausgewählte Noxenwirkungen beim Menschen

3.3 Umweltmedien Luft, Wasser, Boden

Ein weiteres, in den Umweltwissenschaften häufig verwendetes Gliederungskriterium stellen die Umweltmedien dar. Hierzu zählen, in enger Anlehnung an die „Elemente“ der Antike, Luft, Wasser und Erdboden.

Der menschliche Körper steht über die Atmung mit dem Umweltmedium Luft in fortwährendem Austausch. Deshalb ist er möglichen Luftverunreinigungen wie Gasen, Stäuben und Dämpfen direkt ausgesetzt.

Zu den wichtigen Emissionsquellen für atmosphärische Luftverschmutzung zählen Industrie und Gewerbe, Hausbrand und Verkehr. Leitkomponenten der industriellen Emissionen sind Schwefeldioxid und Staub. Hier hat sich die Belastungssituation in Ballungsräumen wie im Rhein-Ruhr-Gebiet erheblich gebessert, z.B. durch Installation von (verbesserten) Filteranlagen, deren Wirkung auf Grobstaub aber zumeist besser als auf den atembaren Feinstaub ist. Im Gegensatz hierzu zeigt sich bei den Verkehrsemissionen wie z.B. Stickoxiden, Benzol und anderen Kohlenwasserstoffen bisher noch nicht die gewünschte Verbesserung der Belastungslage.

Da wir ca. 80 % der Zeit innerhalb von Gebäuden verbringen, verdient die Innenraum-Luftbelastung besondere Aufmerksamkeit. Bei Luftschadstoffen ohne Innenraumquellen liegen die Innenraumkonzentrationen ungefähr bei der Hälfte der Außenkonzentrationen. Innenraumluft wird durch zahlreiche Quellen spezifisch belastet, z.B. durch Spanplatten (Formaldehyd), Dämmstoffe und andere Baumaterialien (in der Vergangenheit häufig Asbest), Farben, Lacke und Klebstoffe, durch Heizen und Kochen sowie durch Zigarettenrauch. Biologische Materialien wie Tierhaare, Hausstaubmilben und Pilzsporen können als Allergene wirken. Abdichtungsmaßnahmen zwecks Energieeinsparung verringern den Luftaustausch und erhöhen die Innenraumkonzentrationen zahlreicher Stoffe.

Der Einfluß von Luftschadstoffen auf die innere Belastung läßt sich demonstrieren anhand der Bleikonzentration in Milchzähnen oder erhöhter Blut-Benzolspiegel bei Kindern, die an verkehrsreichen Straßen wohnen. Zu den nachgewiesenen Wirkungen von Luftschadstoffen gehören Schleimhautirritationen von Augen und Atemwegen, insbesondere auch das vermehrte Auftreten chronischer Bronchitis.

Durch die Aufnahme von Flüssigkeit steht der Mensch wie alle Lebewesen in direktem Austausch mit dem Umweltmedium Wasser. Trotz insgesamt riesiger Wasservorkommen auf der Erdoberfläche, die dem globalen Wasserkreislauf unterliegen, wird auch für diesen lebensnotwendigen Stoff immer deutlicher, daß letztlich nur begrenzte Mengen verfügbar sind.

Eine Gefährdung für das Trinkwasser, das i.d.R. aus Grundwasser oder Oberflächenwasser gewonnen wird, geht insbesondere von Landwirtschaft, Gartenbau, Industrie, Gewerbe, Haushalten sowie von Altlasten aus. Landwirtschaftlicher Einsatz von Dünge- und Pflanzenschutzmitteln belastet das Grundwasser mit Düngemitteln (z.B. Nitrat) sowie mit Pestiziden. Oberflächengewässer sind oft belastet durch gewerbliche und Haushaltsabwässer. So können sich im Trinkwasser Schwermetalle, Tenside, (chlorierte) Lösemittel und Pestizide wiederfinden.

Inkorporation von Schadstoffen aus dem Erdboden erfolgt zumeist über Nahrungsmittel; bei Kleinkindern kann auch die direkte gastrointestinale Aufnahme eine Rolle spielen. In den Erdboden werden Schadstoffe z.B. durch Luftverschmutzung sowie durch Aussickerung aus Materialhalden und Deponien eingetragen. Eine besondere Rolle spielen kontaminierte Altstandorte und Altablagerungen (Altlasten), insbesondere wenn sie inzwischen gärtnerisch oder landwirtschaftlich genutzt werden.

3.4 Lebensbereiche

Verfolgt man die umweltmedizinische Wirkungskette (Tabelle 1) über die Umweltmedien hinaus noch weiter zurück, so gelangt man zu den Emissionsquellen, die ihr jeweiliges Spektrum stofflicher Emissionen in die Umweltmedien entsenden. Mit Blick auf Möglichkeiten zur Prävention scheint es sinnvoll, für eine Gruppierung der Emissionsquellen die „Lebensbereiche“ zu verwenden. Hierunter sind Handlungsfelder zu verstehen, die sich an den Daseins-Grundfunktionen wie Ernährung, Wohnen, Arbeiten, Bildung, Erholung und Kommunikation orientieren und in denen für individuelles, soziales und politisches Handeln jeweils ein Spektrum an Handlungsalternativen zur Verfügung steht. Aus umweltmedizinischer Sicht wird mit jeder Handlungsalternative in einem Lebensbereich auch über Qualität und Quantität der Emission von Noxen entschieden.

Anders als beim wirkungs- und beim noxen-spezifischen Ansatz bietet sich hier zumindest theoretisch die Möglichkeit, die Gesundheitsimplikationen von Handlungsalternativen möglichst umfassend zu erfassen und bei der Entscheidungsfindung zu berücksichtigen.

In jedem der „primären“, der Befriedigung von Grundfunktionen des Daseins dienenden Bereiche werden Energie und Rohstoffe umgesetzt sowie Emissionen und Abfall erzeugt. Dementsprechend lassen sich Energieversorgung und Rohstoffgewinnung sowie Abfallwesen als „sekundäre“ Lebensbereiche identifizieren. Für jeden primären und sekundären Lebensbereich wurden im Laufe der Geschichte mehr oder minder elaborierte Technologien (Konzepte, Materialien, Bauweisen) entwickelt, die in hohem Maße die Umwelt- und Gesundheitsbilanzen der jeweiligen Handlungsalternativen bestimmen. Eine Übersicht über Lebensbereiche und die in ihnen potentiell freigesetzten chemischen Noxen gibt Tabelle 3.

Beispielsweise gehören zum Lebensbereich Ernährung die Produktion (Anbau, Fertigung), Lagerung, Verpackung, Distribution, endgültige Zubereitung und der Verzehr von Lebensmitteln. Die verschiedenen Behandlungs- und Verarbeitungsschritte, insbesondere in der Produktionsphase, hinterlassen, neben absichtlich zugemischten Zusatzstoffen, in wechselndem Umfange Rückstände und Verunreinigungen, z.B. Pestizide, Nitrat, Schwermetalle, Kunststoff-Weichmacher, polyzyklische aromatische Kohlenwasserstoffe und Dioxine.

Lebensbereich	Noxen
Ernährung incl. Nahrungsmittelproduktion	Düngemittel Pestizide andere Pflanzenbehandlungsmittel Farb- und Konservierungsstoffe Kunststoff-Weichmacher Schwermetalle: Blei, Cadmium, Quecksilber Hormone, Antibiotika
Wohnung, Mobiliar	Lösungsmittel, Klebstoffe Farben, Lacke Kunststoffe Holzschutzmittel Radon und seine Zerfallsprodukte
Haushalt	Inhaltsstoffe in Wasch- und Reinigungsmitteln: Tenside, Aufheller, Enzyme Lösungsmittel, Klebstoffe Hausfeuerung: CO, SO_2, NO_x, polyzyklische aromatische Kohlenwasserstoffe, Stäube Zigarettenrauch Elektromagnetische Felder
Personenverkehr, Gütertransport	Abgase: Stickoxide, Schwefeldioxid, Kohlenmonoxid, Ozon, Benzol, polyzyklische aromatische Kohlenwasserstoffe Ruß, Grob- und Feinstaub Blei, Platin Bremsabrieb: Asbest
Abfallwesen	Deponiegas: Methan, CO Sickerwasser: Nitrat, Sulfat, Schwermetalle, (chlorierte) Kohlenwasserstoffe Müllverbrennung: Chlor-, Fluorwasserstoff, Kohlenwasserstoffe, Dioxine, Furane

Tabelle 3: Ausgewählte Lebensbereiche und typische Noxen-Emission

Da in der Vergangenheit die Lebensmittel-Untersuchungen der Chemischen Untersuchungsämter zumeist gezielt nach Verdachtslage und nicht nach einem Erhebungsplan erfolgten, waren kaum Aussagen zur Regionalverteilung und zeitlichen Entwicklung von Schadstoffbelastungen zu treffen. Solche Aussagen werden jedoch durch das bundesweit eingeführte repräsentative Lebensmittel-Monitoring ermöglicht. So zeigte sich schon jetzt, daß die Rückstandsbelastung von saisonalem Obst und Gemüse geringer als bei extrasaisonalen Produkten ist.

Die große Anzahl chemischer Noxen einerseits und möglicher gesundheitlicher Schadwirkungen andererseits macht es oft unmöglich, geeignete noxen- oder wirkungsspezifische Präventionsprogramme zu entwickeln. Dieses Vorgehen birgt außerdem die Gefahr gravierender Widersprüche oder Problemverschiebungen (z.B. bei der Einführung von „Ersatzstoffen").

Die Orientierung an Lebensbereichen erlaubt es demgegenüber, Einzelerkenntnisse handlungsrelevant aufzubereiten und präventive Maßnahmen in geeigneter Weise zu bündeln. Sie dient auch als Hilfsmittel für die Gesundheitspolitik, um die Gesundheitsimplikationen politischer Entscheidungen anderer Ressorts zu analysieren und in geeigneter Weise hieran mitzuwirken.

Dieses läßt sich im Lebensbereich Verkehr illustrieren, der hier allerdings nur skizziert werden kann. Motorabgase von Kraftfahrzeugen stehen dabei im Mittelpunkt umweltmedizinischer Untersuchung. Diese Aerosole, also Gemische aus Gasen und feinverteilten Schwebstoffen, variieren in ihrer Zusammensetzung u.a. mit Motorbauart und -einstellung, Kraftstoffzusammensetzung, Vorhandensein von Abgasreinigungsanlagen, Betriebsart, Belastung und Fahrtgeschwindigkeit. Otto-Motor-Abgase enthalten z.B. Kohlenmonoxid, Stickoxide, Schwefeldioxid, polyzyklische aromatische Kohlenwasserstoffe, Formaldehyd und Schwermetalle; Diesel-Motor-Abgase haben mit höheren Anteilen von Ruß sowie Grob- und Feinstaub ein anderes Emissionsprofil. Wichtig sind Kraftstoffzusätze wie Bleitetraethyl und Benzol. Durch Betankungsverluste und Leckagen gelangt auch unverbrannter Kraftstoff in die Umwelt.

Weitere stoffliche Verkehrsemissionen betreffen Abrieb von Reifen und Bremsbelägen, ferner Abfälle wie Altöl, Batterien und Schrott. Neben den stofflichen Emissionen sind auch Verkehrslärm, Vibrationen, Verletzungen bei Verkehrsunfällen sowie mögliche psychosoziale Streßbelastungen umweltmedizinisch relevant.

Angesichts der Vielzahl der am Verkehrsgeschehen beteiligten Noxen und ihrer potentieller Schadwirkungen wird der Bedarf an einer integrierten, am gesamten Lebensbereich orientierten Betrachtung besonders deutlich. Zweifellos ist es richtig, jeden einzelnen Gefährdungsaspekt im Rahmen des Möglichen zu untersuchen und entsprechende Risiken zu minimieren. Darüberhinaus ist aber auch erforderlich, für die „großen" technologischen Alternativen (wie individueller Kraftfahrzeugverkehr, öffentlicher Personennahverkehr, Straßen- vs. Schienenverkehr, verschiedene Antriebsarten und Kraftstoffe, Verkehrsberuhigung etc.) das Gesamtspektrum an Gesundheitsrisiken zu identifizieren und zu gewichten und hiermit auch Entscheidungshilfen z.B. für die Verkehrspolitik auf kommunaler Ebene zu bieten.

4. Umwelt-Epidemiologie und -Toxikologie

Welcher systematischen Methoden bedient sich das neu entstehende Fachgebiet „Umwelt und Gesundheit"? An erster Stelle stehen die Methoden von

Umwelt-Toxikologie und -Epidemiologie sowie die Risikoabschätzung (Risk assessment). Ferner sind Biostatistik, chemische Analytik, medizinische Diagnostik, Risiko-Kommunikation, Evaluationsforschung und Informationsmanagement zu erwähnen.

Umwelt-Epidemiologie als eine der Basiswissenschaften der Umweltmedizin untersucht mit deskriptiven und analytischen Methoden die Wirkung von Umwelteinflüssen auf die Gesundheit menschlicher Populationen. Hierzu bedient sie sich der üblichen epidemiologischen Konzepte, Studienformen und Auswertungsmethoden (siehe Beitrag 'Epidemiologische Verfahren' des Handbuchs). Allerdings bestehen häufig besondere Probleme durch lange Latenzzeiten, schwache Wirkungen physischer Umweltnoxen und die Überlagerung durch andere Faktoren wie persönliches Verhalten und soziale Bedingungen. Umweltmedizinische Studien sind daher oft gekennzeichnet durch 1. hohen Aufwand für anspruchsvolle Expositions- und Wirkungsmessungen, 2. große (z.T. nur durch Verbundstudien realisierbare) Stichprobenumfänge und 3. komplexe Auswertungen, um die oft diskreten Umwelt-Effekte aus dem komplexen Gesamtgeschehen herauszufiltern.

Wichtig für die Umweltmedizin sind neben der Durchführung gezielter Einzelstudien auch Ansätze epidemiologischer Surveillance, worunter die systematische und kontinuierliche Beobachtung regionalen Geschehens zu verstehen ist. Hierzu zählen u.a. Morbiditätsregister (z.B. Krebsregister), Beobachtungs-Praxen und Human-Wirkungskataster. Zielsetzung solcher Surveillance ist es, den Umfang eines Gesundheitsproblems zu dokumentieren, Cluster zu entdekken, Risiko-Populationen u.a. hinsichtlich Umwelt-Faktoren zu charakterisieren, Hypothesen über Risikofaktoren zu generieren und ggf. implementierte Schutzmaßnahmen zu evaluieren.

Ein Human-Wirkungskataster wird z.B. im Rahmen der Luftreinhaltepläne in Nordrhein-Westfalen seit Jahren geführt. Das Kataster stellt die Wirkungen von Außenluftverunreinigungen dar und ist primär auf Ortsvergleiche, weniger auf zeitliche Vergleiche ausgerichtet. Als Belastungsgebiete fungieren Regionen der Rheinschiene und des Ruhrgebietes, als Kontrollgebiet wird gegenwärtig die Region Borken verwendet. Mit 10 seit 1975 durchgeführten Teilstudien umfaßt das Kataster sowohl flächendeckende Basiserhebungen als auch kleinräumige Spezialuntersuchungen. Als Studienpopulation wurden in den letzten Jahren nur noch Frauen sowie Lernanfänger (im Rahmen von Schuleingangsuntersuchungen) rekrutiert, um Störeinflüsse zu vermindern, die von beruflicher Schadstoffbelastung und dem Rauchen ausgehen können.

Inhaltlich beziehen sich die Ortsvergleiche auf Indikatoren der inneren Exposition (z.B. Carboxyhämoglobin, Benzol, Schwermetalle in Blut und Urin), auf Beanspruchungsparameter (z.B. Komplement-C3c-Konzentration im Serum sowie weitere immunologische Parameter) und auf Symptome und Diagnosen manifester Erkrankungen (z.B. chronische Bronchitis, Bronchialasthma, Sinusitis und Pneumonie).

Die Umwelt-Toxikologie untersucht quantitativ und qualitativ die Wechselwirkung von Umweltchemikalien mit biologischen Systemen. Ihr Ziel ist dabei die Abschätzung möglicher gesundheitlicher Risiken für den Menschen. Die Umwelt-Toxikologie grenzt sich von der allgemeinen Toxikologie lediglich durch die Art der untersuchten Stoffe ab, bedient sich aber im allgemeinen der gleichen Methodik. Die Umwelt-Epidemiologie und die Umwelt-Toxikologie haben spezifische Stärken und Schwächen (Tabelle 4). Beide Disziplinen ergänzen sie sich gegenseitig und stellen die Grundlage der Umweltmedizin dar.

Fachgebiet	Vorzüge	Nachteile
Epidemiologie	– Beobachtungen am Menschen – Reale Expositions-Situationen – Bandbreite individueller Reaktionen untersuchbar	– Kausalitätsproblem durch Beobachtungsstudien: vermengte Effekte (Confounding), – Verzerrungsprobleme (Bias) – Expositionsmessung oft problematisch
Toxikologie	– Experimenteller Ansatz mit kontrollierten Expositionsbedingungen – Präzise Effektbestimmung möglich – Wirkmechanismen untersuchbar	– Extrapolationsproblem durch Inter-Spezies-Unterschiede – Hohe Dosis und Einwirkungsdauer – Laborsituation

Tabelle 4: Vergleich von Epidemiologie und Toxikologie

Ungeachtet der zentralen Rolle von Tierversuchen für die Toxikologie werden auch hier Beobachtungen am Menschen vorgenommen. In der klinischen Toxikologie beruht die Wissensbildung z.B. auf der kasuistischen Beschreibung von Vergiftungsfällen des Menschen. Auch in der experimentellen Toxikologie kann der Mensch Untersuchungsobjekt sein, so z.B. in einer Inhalationskammer, in der die physiologischen Reaktionen nach Inspiration von Luftschadstoffen untersucht werden.

Ein grundlegender Unterschied zwischen Epidemiologie und Toxikologie betrifft die Rolle von Experimenten in der Ursachenforschung. Die Epidemiologie beobachtet und analysiert „reale" Bedingungen in der Bevölkerung, während die Toxikologie sich im Experiment eine von ihr definierte Realität schafft.

Die zu verabreichende Dosis einer Chemikalie, ihre Einwirkungsdauer, das untersuchte biologische System, die Untersuchungszeitpunkte und die untersuchten Wirkungen werden zu Beginn eines toxikologischen Experimentes festgelegt. Diese Kenntnis der experimentellen Bedingungen ermöglicht es der Toxikologie, Ursachenzusammenhänge (Kausalität) zwischen Expositionsfaktor und Wirkung zu erkennen. Im Gegensatz dazu kann die Epidemiologie in aller Regel nur Assoziationen zwischen beobachteten Zielereignissen und vermutlichen Ursachen aufzeigen. Der Kausalitätsbegriff der Epidemiologie ist ein eher gradueller im Sinne von zunehmender Evidenz durch das Zusammentragen von Indizien.

Durch die Schaffung künstlicher experimenteller Bedingungen in der Toxikologie ist die Relevanz toxikologischer Forschungsergebnisse für die „reale Welt" jedoch kritisch zu sehen. Beispiel hierfür sind die laut Chemikaliengesetz vorgeschriebenen Kanzerogenitätsstudien für neu auf dem Markt zuzulassende Stoffe mit jährlichen Produktionsmengen von mehr als 100 Tonnen. Für diese Studien ist im Gesetz ein Experimentierplan vorgegeben, welcher besagt, daß von zwei Tierspezies, typischerweise Ratte und Maus, beide Geschlechter zu untersuchen sind. Es müssen drei Dosierungen verabreicht werden, wobei eine Dosis der „maximal tolerierbaren Dosis" (MTD) entspricht und die anderen beiden Dosen um den Faktor 2 bzw. 4 kleiner sind. (Die maximal tolerierbare Dosis wird in einem vorab stattfindenden 90-Tage-Test festgelegt und ist definiert als die höchste Dosis, die appliziert werden kann, ohne die Lebenserwartung der Tiere zu verkürzen.) Die applizierte Dosis im Tierexperiment ist also meistens um ein Vielfaches höher als die Dosis, der ein Mensch real ausgesetzt ist.

Toxizität ist aber immer auch ein quantitatives Phänomen und hängt somit stark von der Dosis ab. Dies hat bereits im Jahre 1537 Paracelsus formuliert: „Alle Dinge sind Gift und nichts ohne Gift, allein die Dosis macht, daß ein Ding kein Gift ist." Jeder Stoff, in genügender Menge verabreicht, kann also toxisch sein. Generell gilt, daß eine Chemikalie um so toxischer ist, je vitaler die biologische Funktion ist, in die sie eingreift. Nach der Verabreichung einer hohen Dosis werden u.U. Wirkungen erzielt, die nach einer niedrigen Dosis nicht auftreten würden. Dieses Problem ist gerade bei der Beurteilung kanzerogener Stoffeigenschaften von großer Bedeutung.

In der Toxikologie werden biologische Systeme in allen Komplexitätsstufen vom isolierten Enzymsystem, über isolierte Zellorganellen, Zellen und Organe bis hin zum intakten Organismus untersucht. Welche Komplexitätsstufe untersucht wird, hängt wesentlich von der Fragestellung ab. Studien am intakten Organismus („in vivo") gewährleisten das Vorhandensein des komplexen Zusammenspiels einer Vielzahl physiologischer Faktoren. Deshalb werden Kanzerogenitätsstudien immer „in vivo" durchgeführt. Die der Toxizität zugrunde liegenden Mechanismen bleiben hierbei jedoch im Dunkeln. Um diese zu erkunden, werden „in vitro"-Studien (außerhalb des intakten Organismus) durchgeführt, die die Funktion eines Vergrößerungsglases haben.

Die Übertragbarkeit von Tierversuchsergebnissen auf den Menschen hängt von verschiedenen Faktoren ab: 1. Die „Interaktionspartner" für den Stoff müssen im menschlichen Organismus ebenso vorhanden sein wie in der untersuchten Tierspezies; 2. die Elementarvorgänge, mit denen der Stoff interferiert, müssen im menschlichen Organismus quantitativ und qualitativ die gleichen wie in der untersuchten Tierspezies sein, 3. die Aufnahme des Stoffes in den Organismus, seine Verteilung, seine Metabolisierung und Ausscheidung müssen in ähnlicher Weise ablaufen wie in der untersuchten Tierspezies.

Zusammenfassend läßt sich feststellen, daß sowohl Epidemiologie als auch Toxikologie zur Abschätzung gesundheitlicher Risiken im Umweltbereich beitragen. Gleichzeitig weisen beide Ansätze Schwächen auf. Dem für toxikologische Experimente charakteristischen Extrapolationsproblem (Tierversuch, hohe Dosierung) entspricht in der Epidemiologie die Schwierigkeit, Exposition und Wirkung ausreichend genau zu bestimmen sowie die zu untersuchenden Umwelteinflüsse von Auswirkungen anderer Risikofaktoren zu unterscheiden.

Vor diesem Hintergrund entstand die Methodik der quantitativen Risikoabschätzung (Risk Assessment) als Versuch, die beiden Ansätze zu integrieren und auf diese Weise die bestehenden Mängel zu kompensieren. Hier wird, auf der Basis von Dosis-Wirkungs-Beziehung einerseits und geschätzter Schadstoff-Dosis andererseits, das Risiko für eine entsprechende Wirkung beim Menschen abgeschätzt, um die wissenschaftliche Grundlage für Entscheidungen in der Praxis (Grenz- und Richtwerte, Beschränkungen, Verbote etc.) zu verbessern. Hierbei geht man für Nicht-Kanzerogene anders vor als für Kanzerogene, weil für letztere nicht die Annahme eines Schwellenwertes gilt, unterhalb dessen keine Wirkung eintritt. Die Verfahren der Risiko-Abschätzung gehen von vereinfachten Annahmen aus. Deshalb sollten ihre Ergebnisse mit Umsicht interpretiert werden.

5. Umweltmedizinisches Informationsmanagement

Angesichts der vielfältigen umweltmedizinischen Aufgaben besteht eine erhebliche und anwachsende Nachfrage nach verläßlichen, detaillierten und aktuellen Informationen, die mit möglichst wenig Aufwand zugänglich sein sollen. Gleichzeitig unterliegt das Informationsaufkommen in der Umweltmedizin mehr noch als in vielen anderen Bereichen einem solchen Wachstum, daß der Überblick über die „Informationslandschaft" mit ihrer Vielfalt an gedruckten und elektronischen Informationsmedien sowie die Sicherung des Informationsstandes zum Problem werden kann. Wie in anderen Wissensbereichen hat sich die Informationsbeschaffung der Umweltmedizin durch neue elektronische Informationsangebote, insbesondere durch das Internet, grundlegend gewandelt.

Zu den umweltmedizinisch wichtigen Druckwerken gehören vor allem auch Serien und Loseblattsammlungen, in denen die von Expertengremien erarbeiteten Bewertungen der von (chemischen) Noxen ausgehenden Gesundheitsgefahren veröffentlicht werden. Beispielhaft sei die von der International Agency for Research on Cancer (IARC) publizierte Monographien-Serie genannt. Auf der Basis von Humanstudien und Tierexperimenten werden Chemikalien in eine der drei folgenden Gruppen eingeteilt: 1. gesicherte Human-Kanzerogene, 2. wahrscheinliche Human-Kanzerogene, mit höherer (Gruppe A) oder niedrigerer (Gruppe B) Evidenz, 3. unklassifiziert.

Neben Chemikalien(-gruppen) werden auch Fertigungsprozesse und stofflich (noch) nicht eindeutig definierte Expositionen am Arbeitsplatz klassifiziert. Weitere Beispiele sind die von der Senatskommission zur Prüfung gesundheitsschädlicher Arbeitsstoffe der Deutschen Forschungsgemeinschaft (DFG) veröffentlichten MAK-Werte-Begründungen sowie die von der Weltgesundheitsorganisation herausgegebenen „Environmental Health Criteria“.

Von den weltweit mehr als 5.000 öffentlich zugänglichen Datenbanken scheinen mindestens 10 % (auch) umweltmedizinisch relevante Angaben zu enthalten. Angesichts von Umfang und Heterogenität dieses Angebotes sei als Orientierungshilfe eine kurze Datenbank-Typologie sowie eine Übersicht über Gliederungs- und Qualitätkriterien umweltmedizinisch relevanter Datenbanken gegeben.

Weiteste Verbreitung haben bisher die bibliographischen Datenbanken wie z.B. TOXLINE und POLLUTION ABSTRACTS. Sie werden ergänzt durch Fakten-Datenbanken, die i.d.R. zu umweltmedizinisch relevanten Noxen einen Satz von Angaben in einheitlichem Aufbau bereithalten, z.B. Hazardous Substances Databank (HSDB), Registry of Toxic Effects of Chemical Substances (RTECS) und diverse Gefahrstoff-Datenbanken. Verzeichnis-Datenbanken verweisen z.B. auf Experten oder Projekte, statistische Datenbanken geben Zugriff auf numerische Daten wie Emissions- und Immissionswerte, die häufig als Zeitreihen abgespeichert sind. Volltext-Datenbanken haben in der Umweltmedizin bisher nur wenig Verbreitung gefunden.

Eine Auswahl von Gliederungskriterien für umweltmedizinische Datenbanken zeigt Tabelle 5. Zu den Qualitätskriterien gehören Bonität, Aktualität, Informationsbreite und -tiefe, Benutzerfreundlichkeit und Kosten-Leistungs-Verhältnis.

Kriterium	Ausprägungen
Zugänglichkeit	– Öffentlich (meist kommerzielle Produkte) – Beschränkt (Umwelt- und Gesundheitsverwaltung)
Zugangsart	– Online = über Anbieter-Rechenzentrum (Hosts) oder Internet – Lokal = über Disketten oder CD-ROM
Themenbereich	– Gesamtgebiet „Umwelt und Gesundheit“ – Teilbereiche, z.B. chemische Noxen, Luftverschmutzung, Verkehrsemissionen
Raum-Zeit-Bezug	– Allgemeingültige Angaben, z.B. über Gesundheitsrisiken und Schutzmaßnahmen – Konkrete Situation einer Region, z.B. Immissionswerte, Morbidität, Mortalität
Zielgruppe	– Wissenschaft und Forschung – Öffentlicher Gesundheitsdienst – Multiplikatoren, Gesundheitserzieher

Tabelle 5: Gliederungskriterien umweltmedizinischer Datenbanken

In den gegenwärtig verfügbaren umweltmedizinischen Datenbanken und Informationssystemen herrscht ein ausgeprägter Pluralismus, u.a. bezüglich Terminologie und Benutzeroberfläche. Bei noxen-orientierten Fakten-Datenbanken variieren Auswahl und Bezeichnung der Merkmale in hohem Maße, ebenso die Auswahl behandelter chemischer Substanzen.

Hinsichtlich umweltmedizinischer Faktenbanken konzentriert sich die Entwicklung bisher auf die Behandlung chemischer Noxen. Daneben sollten andere umweltmedizinisch relevante Erschließungsansätze aber nicht vergessen werden. Im Kontext umweltmedizinischer Patienten-Diagnostik ist hierbei an Gesundheitseffekte (Symptome, Krankheitsbilder) zu denken. Für Zwecke der Gesundheitsplanung ist eine bessere Erschließung des umweltmedizinischen Fachwissens nach Lebensbereichen erforderlich.

Als umweltmedizinische Informationsquellen haben in Deutschland zwei Systeme eine hohe Verbreitung gefunden, nämlich das Noxen-Informationssystem NIS, welches primär für den Öffentlichen Gesundheitsdienst entwickelt wurde, und das Mailboxsystem UMINFO. NIS umfaßt ein portables Datenbanksystem, Informationsarbeitsplätze und ein kooperatives Netzwerk. Das Datenbanksystem enthält hochstrukturierte und qualitätsgesicherte Basisinformationen über ca. 500 gesundheitsrelevante Chemikalien und wird in Zusammenarbeit von gegenwärtig 13 Bundesländern laufend weiterentwickelt. UMINFO ist ein Online-Kommunikationsmedium mit Zugang über Telefonnetz und über Internet. Hier kommen unterschiedlichste Themen der Umweltmedizin und ihrer Randgebiete zur Sprache. Die Stärken von UMINFO liegen in der hohen Aktualität und der interaktiven Kommunikation. Für die Zukunft ist eine verstärkte Zusammenarbeit und abgestimmte Weiterentwicklung dieser beiden Systeme vorgesehen.

6. Schutzmaßnahmen

Umweltbezogener Gesundheitsschutz hat drei Hauptziele: 1. bereits eingetretene Gesundheitsschäden zu erkennen und zu beheben, 2. aktuelle umweltbedingte Gesundheitsgefährdungen auszuschalten oder zu mindern, und 3. künftige umweltbedingte Gesundheitsgefährdungen durch präventive Maßnahmen zu vermeiden. Risiko-Management bedeutet, auf der Basis von Risiko-Beurteilungen Schutzmaßnahmen auszuwählen, zu realisieren und zu evaluieren. Kennzeichnend ist der oft hohe Handlungsbedarf trotz fortbestehender Ungewißheit.

Ohne strenge Grenzziehung lassen sich verschiedene Handlungsweisen und Handlungsebenen unterscheiden. Bei der „klassischen“ Handlungsweise steht die direkte Gefahrenabwehr im Mittelpunkt. Dieser Ansatz ist eher reaktiv und auf konkrete Einzelprobleme orientiert. Der umfassendere Vorsorge-Ansatz dagegen ist im Idealfall proaktiv, planvoll und integrierend.

Umweltbezogener Gesundheitsschutz erfolgt auf verschiedenen Ebenen, von der Mikroebene personaler Handlungen über die Mesoebene mit den Einrichtungen und Maßnahmen des technischen Gesundheits- und Umweltschutzes bis hin zur gesellschaftlichen Makroebene mit umweltbezogener Gesundheitsplanung. Er liegt, als wissenschaftliches Fachgebiet und auch bezüglich formaler Zuständigkeiten z.B. von Ministerien, im Grenzgebiet zwischen Gesundheits- und Umweltschutz. Hier besteht einerseits eine Koordinierungsaufgabe zur

Vermeidung von Doppelarbeit, die eine Verschwendung gesellschaftlicher Ressourcen darstellen würde. Zum anderen droht aber die komplementäre Gefahr, daß wichtige Themen als „Niemandsland“ unzureichend bearbeitet werden. Die organische Integration von Gesundheits- und (allgemeinem) Umweltschutz ist zur Zeit noch nicht befriedigend gelungen und stellt eine Herausforderung an die beteiligten Fachdisziplinen dar.

Auf der personalen Ebene gehören zum umweltbezogenen Gesundheitsschutz spezifische Kenntnisse, Einstellungen, Motivationen und Verhaltensweisen, auf die hier, ebenso wie auf das breite Spektrum technischer Maßnahmen, nicht näher eingegangen wird. Eine Übersicht über Strategien und Maßnahmen der gesellschaftlichen Ebene gibt Tabelle 6.

Gesellschaftliches Wertesystem	– Langfristige ökologische Stabilität (Sustainability) – Wahlfreiheit auch für künftige Generationen – Ethik der Verantwortung, auch für kumulative Effekte und Fernwirkungen – Soziale Gerechtigkeit, z.B. durch Berücksichtigung von Risikogruppen
Transparenz	– „Right-to-know“, z.B. bzgl. Emissions- und Immissionswerten – Integrierte Gesundheits- und Umweltverträglichkeitsprüfungen – Kommunikation von Risiken und Schutzmaßnahmen
Regulationen und Kontrolle	– Rechtsnormen, Ordnungsrecht, Grenz- und Richtwerte – Spezielle Auflagen, z.B. Inspektionsverpflichtung – Überwachung, Vollzug, Sanktionen, Haftung – Produktions-, Import-, Exportverbote
Ökonomische Anreize und Zwänge	– Internalisierung von Gesundheits- und Umweltkosten z.B. durch Besteuerung nach dem Verursacherprinzip – Subventionierung und steuerliche Entlastung bei Belastungsminderung
Forschungs- und Umsetzungsförderung	– Zuweisung institutioneller, personeller und finanzieller Ressourcen für Forschung und Umsetzung – Bildungs- und Erziehungsarbeit – Demonstrationsprojekte und ihre Evaluierung
Internationale Aspekte	– Kein Export von Gesundheits- und Umweltproblemen ins Ausland, insbesondere auch nicht in die weniger technisierten Länder

Tabelle 6: Strategien und Maßnahmen des umweltbezogenen Gesundheitsschutzes auf gesellschaftlicher Ebene

Die für Umwelt und Gesundheit verantwortlichen Minister in der europäischen WHO-Region verabschiedeten 1989 die „Europäische Charta Umwelt und Gesundheit“, die

Aussagen über Ansprüche und Verantwortung gegenüber der Umwelt sowie Prinzipien, Strategien und Prioritäten einer langfristigen gesundheitlichen Umweltpolitik enthält.

Exemplarisch seien zwei Aspekte aus dieser Charta benannt. Zum einen wird gefordert, das präventive Instrument der Umweltverträglichkeitsprüfungen (UVP) so weiterzuentwickeln, daß künftig die Gesundheitsaspekte stärkere Berücksichtigung finden. Ferner wird empfohlen, als strategisches Element des Gesundheitsschutzes Informationssysteme aufzubauen, die der Trendanalyse, Priorisierung und Entscheidungsfindung sowie der Überwachung getroffener Maßnahmen dienen sollen.

Inzwischen wurde die Diskussion über Aufgaben, Probleme und Ressourcen umweltbezogenen Gesundheitsschutzes international weitergeführt, insbesondere im Rahmen der UN-Konferenz für Umwelt und Entwicklung (UNCED) in Rio de Janeiro 1992 und - für Europa - auf der zweiten Europäischen Konferenz Umwelt und Gesundheit in Helsinki 1994. Wie in Helsinki vereinbart, bemühen sich die europäischen Staaten nunmehr um nationale Aktionspläne „Umwelt und Gesundheit“, um die Aktivitäten zu bündeln. Für den deutschen Aktionsplan wurden folgende Schwerpunkte angekündigt: Bewertung und Priorisierung gesundheitlicher Umweltrisiken, Gesamtdarstellung „Umwelt und Gesundheit in Deutschland“, Risikobewertung und Risikokommunikation, wissenschaftliche Weiterentwicklung der Umweltmedizin, Aufbau eines Informationsnetzwerkes, Identifizierung von Forschungsprioritäten und Intensivierung der internationalen Zusammenarbeit.

6.1 Rechtsnormen

In der BRD gibt es sowohl auf Länder- als auch auf Bundesebene eine Fülle von Gesetzen, die den umweltbezogenen Gesundheitsschutz berühren (Tabelle 7). Aufgrund dieser Gesetze werden jeweils ergänzende Rechtsvorschriften erlassen. Tabelle 8 zeigt solche Verordnungen am Beispiel des Bundesimmissionsschutzgesetzes (BImSchG). Die Technische Anleitung Luft (TA-Luft) des BImSchG einerseits und die Gefahrstoffverordnung des Chemikaliengesetzes andererseits machen deutlich, daß manche Verordnungen einen höheren Bekanntheitsgrad als ihre Ursprungsgesetze haben.

Die jeweils von einer Rechtsverordnung behandelte Thematik variiert stark in ihrer Breite: Auf der einen Seite steht die 8. BImSch-Verordnung über Rasenmäherlärm, auf der anderen Seite die Störfallverordnung (12. BImSchV), in der Vorsorge und Abwehr von Ereignissen, die durch größere Emissionen, Brände oder Explosionen hervorgerufen wurden, in genehmigungsbedürftigen Anlagen geregelt werden (siehe Tabelle 8).

Zum Gefahrstoffrecht im engeren Sinne gehört das am 1.1.1982 in Kraft getretene Chemikaliengesetz. Es regelt das Inverkehrbringen von Stoffen und gilt für alle Stoffe, die in der Bundesrepublik seit dem 18.9.1981 durch erstmalige Herstellung oder Import neu auf den Markt gebracht werden. Ausdrücklich ausgenommen sind Stoffe, für die andere spezialgesetzliche Regelungen bestehen, wie z.B. Arzneimittel (Arzneimittelgesetz), Futtermittel und ihre Zusatzstoffe (Futtermittelgesetz) sowie Lebensmittel, Tabakerzeugnisse und kosmetische Mittel (Lebensmittel- und Bedarfsgegenständegesetz).

„Altstoffe“, also Stoffe, die vor dem Stichtag des 18.9.1981 bereits in einem Mitgliedsland der Europäische Gemeinschaft zugelassen worden sind, unterliegen ebenfalls nicht den Anmelde- und Prüfvorschriften des Chemikaliengesetzes. Im Europäischen Altstoffinventar (EINECS) sind 100.106 chemische Stoffe verzeichnet.

Kurzbezeichnung	Langname
AbfG	Abfallgesetz mit Klärschlammverordnung
AbwAG	Abwasserabgabengesetz
AtomG	Atomgesetz
BzBlG	Benzinbleigesetz
BImSchG	Bundes-Immissionsschutzgesetz mit diversen Verordnungen
BundesBoSchG	Bundesbodenschutzgesetz
ChemG	Chemikaliengesetz mit Gefahrstoffverordnung
–	DDT-Gesetz
DüngemittelG	Düngemittelgesetz
GenTG	Gentechnikgesetz
–	Gesetz über die Beförderung gefährlicher Güter
UIG	Umweltinformationsgesetz
UVPG	Gesetz über die Umweltverträglichkeitsprüfung
–	Lebensmittel- und Bedarfsgegenständegesetz
PflSchG	Pflanzenschutzgesetz
StrlSchV	Strahlenschutzverordnung
TrinkwV	Trinkwasserverordnung
UIG	Umweltinformationsgesetz
WRMG	Wasch- und Reinigungsmittelgesetz
WHG	Wasserhaushaltsgesetz

Tabelle 7: Beispiele für Bundes-Gesetze und -Verordnungen im Bereich Umwelt und Gesundheit

Das Chemikaliengesetz dient dem präventiven Schutz des Menschen und der Umwelt vor schädlichen Wirkungen von Stoffen und Zubereitungen. Es beruht auf dem Grundsatz der Produktionsfreiheit der Industrie mit staatlichem Eingriffsvorbehalt im Gegensatz zu einem grundsätzlichen Produktionsverbot mit Erlaubnisvorbehalt. Das heißt, daß der Hersteller einen neuen Stoff lediglich bei der Bundesanstalt für Arbeitsschutz anzumelden und mit der Anmeldung toxikologische Prüfunterlagen beizubringen hat. 45 Tage später kann dann der Stoff in Verkehr gebracht werden. Das Chemikaliengesetz ist also kein Zulassungs-, sondern ein Anmeldegesetz.

Die Bundesanstalt für Arbeitsschutz zusammen mit dem Umweltbundesamt muß anhand der beigebrachten Unterlagen die potentielle Gefährlichkeit des Stoffes bewerten. Eine Gegenprüfbefugnis hat die Behörde nicht, sie kann aber gegebenenfalls Informationen vom Hersteller bzw. Importeur nachfordern. Aus dieser Bewertung ergeben sich Forderungen und Pflichten zur Einstufung, zur Verpackung und zur Kennzeichnung des Stoffes.

Kurzname	Langname
1. BImSchV:	Verordnung über Kleinfeuerungsanlagen
2. BImSchV:	Verordnung zur Emissionsbegrenzung von leichtflüchtigen Halogenkohlenwasserstoffen
3. BImSchV:	Verordnung über Schwefelgehalt von leichtem Heizöl und Dieselkraftstoff
4. BImSchV:	Verordnung über genehmigungsbedürftige Anlagen
7. BImSchV:	Verordnung zur Auswurfbegrenzung von Holzstaub
8. BImSchV:	Rasenmäherlärmverordnung
9. BImSchV:	Grundsätze des Genehmigungsverfahrens
11. BImSchV:	Emissionserklärungsverordnung
12. BImSchV:	Störfallverordnung
13. BImSchV:	Verordnung über Großfeuerungsanlagen
15. BImSchV:	Baumaschinenlärm-Verordnung
16. BImSchV:	Verkehrslärmschutz-Verordnung
17. BImSchV:	Verordnung über Verbrennungsanlagen für Abfälle und ähnliche brennbare Stoffe
18. BImSchV:	Sportanlagenlärmschutz-Verordnung
19. BImSchV:	Verordnung über Chlor- und Bromverbindungen als Kraftstoffzusatz
22. BImSchV:	Verordnung über Immissionswerte
23. BImSchV:	Verordnung über die Festlegung von Konzentrationswerten
26. BImSchV:	Verordnung über elektromagnetische Felder
27. BImSchV:	Verordnung über Anlagen zur Feuerbestattung

Tabelle 8: Verordnungen des Bundes-Immissionsschutzgesetzes (Auswahl)

Sollte dem Schutz von Leben und Gesundheit des Menschen bzw. dem Schutz der Umwelt durch die Einstufungs-, Verpackungs- und Kennzeichnungsvorschriften nicht genüge getan werden, so ist die Bundesregierung ermächtigt, durch Rechtsverordnung (mit Zustimmung des Bundesrats) Herstellungs-, Verkehrs- und Verwendungsverbote bzw. Beschränkungen auszusprechen. Ein Dauerverbot für die Herstellung, das Inverkehrbringen und die Verwendung wurde z.B. im Jahre 1989 für das Fungizid Pentachlorphenol (PCP) und für PCP-haltige Verbindungen ausgesprochen.

6.2 Grenz- und Richtwerte

Der Begriff „Grenzwert" wird nicht einheitlich verwendet. Grenzwerte, deren Überschreitung strafbedroht ist, finden sich in einer Vielzahl von Gesetzen und

Verordnungen für ganz unterschiedliche Schutzobjekte (Tabelle 9). Sie setzen gesetzlich verbindliche Grenzen für die Freisetzung bzw. den Gehalt bestimmter Medien an Schadstoffen oder anderen Faktoren wie Lärm, radioaktive Strahlung etc.

Der Begriff Grenzwert bezieht sich aber häufig auch auf Werte, die nicht gesetzlich fixiert sind und deren Überschreiten lediglich unerwünscht ist. Diese sollten besser als Richtwerte bezeichnet werden. Sie dienen als Orientierungshilfe bei der Beurteilung einer bestehenden Kontamination, z.B. im Lebensmittelbereich für Blei, Quecksilber und Cadmium. Im Arbeitsbereich werden für bestimmte krebsauslösende Stoffe, die als technisch unvermeidbar gelten, solche Richtwerte (TRK-Werte) formuliert.

Bereich	Grenzwerte	Richtwerte
Lebensmittel	QuecksilberVO, Fisch Trinkwasser VO Mineral- und TafelwasserVO AflatoxinVO WeinVO PflanzenschutzhöchstmengenVO DiätVO FleischVO Fleischhygiene-VO Hygiene-VO für Milch-ab-Hof-Abgabe	Blei, Cadmium und Quecksilber in und auf Lebensmitteln Verzehrempfehlung Wildpilze Kupfer, Zink im Trinkwasser
Bedarfsgegenstände	Blei- und Zinkgesetz Farbengesetz Spielwaren- und Scherzartikel-VO Vinylchlorid-Bedarfsgegenstände-VO Nitrosamin-Bedarfsgegenstände-VO	Empfehlungen bei der Kunststoffherstellung DIN-Normen
Boden, Düngemittel und Oberflächenwasser	Klärschlam-VO AbwasserVwV Phosphathöchstmengen-VO	
Luft	TA-Luft Maximale Arbeitsplatzkonzentration (MAK-Werte)	Maximale Immissionskonzentration (MIK-Werte) Technische Richtkonzentration (TRK-Werte)

Tabelle 9: Grenz- und Richtwerte in verschiedenen Bereichen

Grenzwerte werden in der Regel nur festgelegt, wenn man davon ausgeht, daß es eine Schwellen-Konzentration gibt, die auch dann kein Risiko für Mensch und Umwelt darstellt, wenn sie über längere Zeit besteht. Theoretisch ist zwar davon auszugehen, daß bereits ein einziges Molekül eines Schadstoffes durch seine Reaktion mit körpereigenen Molekülen eine bestimmte Wirkung hervorrufen kann. Der Körper verfügt jedoch über eine Vielzahl von Kompensationsmechanismen. So ist es z.B. möglich, daß ein Fremdstoff schneller ausgeschieden als aufgenommen wird. Kann der Organismus die erfolgten Veränderungen mindestens so schnell zurückbilden wie sie eintreten, so entsteht keine (Schad-) Wirkung.

Das Elementarereignis der Kanzerogenese ist die Interaktion des Stoffes mit dem Erbmaterial (Mutation). Da dieses Ereignis irreversibel ist, können auch kleinste Stoffmengen eine Wirkung auslösen. Für kanzerogene Stoffe gilt daher die Annahme fehlender Wirkungsschwelle, so daß keine unbedenkliche und daher duldbare Aufnahme dieser Stoffe anzugeben ist. Daher werden für Kanzerogene üblicherweise keine Grenzwerte formuliert. Stattdessen gilt das Minimierungsgebot, welches festlegt, daß diese Stoffe soweit wie möglich aus der Umgebung des Menschen zu verbannen sind.

Grenzwerte werden nach dem jeweiligen wissenschaftlichen Kenntnisstand durch Gremien aus Wissenschaft, Behörden und Industrie festgesetzt. Sie gelten in der Regel nur für einen einzelnen Stoff. In der Realität ist man jedoch einer Vielzahl von Stoffen gleichzeitig ausgesetzt.

Der Bundesminister für Arbeit und Sozialordnung überführt wichtige Empfehlungen der DFG-Senatskommission zur Prüfung gesundheitsschädlicher Arbeitsstoffe für den Arbeitsbereich in Technische Regeln. Diese numerierten Technischen Regeln für Gefahrstoffe (TRGS) erhalten durch ihre Veröffentlichung im Bundesgesetzblatt Gesetzeskraft. Der Ausschuß für gefährliche Arbeitsstoffe beim Bundesministerium für Arbeit und Sozialordnung führt die Bearbeitung der entsprechenden Empfehlungen durch.

Wie der Rat von Sachverständigen für Umweltfragen in seinem Gutachten 1996 mitteilte, existieren in Deutschland mehr als 150 Listen mit insgesamt über 10.000 einzelnen Umweltstandards. Dabei gebe es in vielen Fällen keine ausreichenden Verfahrensregeln, es fehlten inhaltliche Begründungen, Berichtspflicht und Angaben zu Kosten-Nutzen-Erwägungen. Die vom Sachverständigenrat aufgestellten Anforderungen an die Vorgehensweise bei der Umweltstandardsetzung würden also ganz überwiegend nicht erfüllt.

Zusammenfassend läßt sich feststellen, daß Grenzwerte den Vorteil von Rechtssicherheit und Überwachbarkeit bieten, aber per se keinen Anreiz zur Belastungsminderung bieten. Sie sollten daher in der Regel durch andere Instrumente ergänzt werden, z.B. durch Kompensations- und Abgabenregelungen, Zertifikate, Steuervergünstigungen oder Subventionen.

6.3 Gesundheitsberichterstattung

Umweltbezogene Gesundheitsberichterstattung ist ein wichtiges Instrument zur empirischen Fundierung von Gesundheitsplanung und präventiv-orientierter Gesundheitspolitik. Sie entspricht prinzipiell der allgemeinen Gesundheitsberichterstattung, dient also vor allem der Aufklärung über Fakten, der Lagebeurteilung und der Beratung zum Handeln. Über den Anspruch reiner Medizinal- und Umweltstatistik hinausgehend, gehören hierzu inhaltliche, systematisch aufgebaute und wissenschaftlich fundierte Berichte mit Interpretation des Datenmaterials, Einbeziehung prognostischer Elemente und Orientierung an gesundheitspolitisch bedeutsamen Themen.

Gleichzeitig weist der Spezialbereich der umweltmedizinischen Gesundheitsberichterstattung einige Besonderheiten auf, die eine kohärente Berichterstattung erschweren. Hierzu zählen Heterogenität und Komplexität der umweltmedizinischen Thematik, Abgrenzungsprobleme zwischen den beteiligten Fachdisziplinen und unterentwickelte Konsensbildung über wissenschaftliche und politische Bewertungen. Umweltbezogene Gesundheitsberichterstattung ist also eine Spezialberichterstattung mit spezifischen Problemen einerseits, aber auch mit Chancen, die sich u.a. aus der Existenz einer bereits relativ entwickelten Umweltberichterstattung ergeben; denn hier werden, in wechselndem Umfang, gesundheitlich relevante Aspekte häufig schon mitbehandelt.

Indikatoren	Erklärung	Beispiele
Umwelt	Parameter der Exposition oder äußeren Belastung	– in der Außenluft: Reizgase, Stäube, Benzol – in Innenräumen: Zigarettenrauch, Radon, Pentachlorphenol – im Trinkwasser: Nitrat, Pestizide, Blei, Arsen
Belastung	Parameter der inneren Belastung (gemessen in biologischen Materialien)	– Blei im Blut, in Milchzähnen – Benzol im Blut – Tetrachlordibenzodioxine im Fettgewebe – Phenol im Urin
Beanspruchung	Parameter der subklinischen Wirkung	– Lungenfunktionsparameter, z.B. forciert exspiriertes Erstsekundenvolumen FEV_1 – Systolischer, diastolischer Blutdruck – δ-Aminolävulinsäure im Urin – Immunologische Parameter, z.B. Komplement C3c-Konzentration im Serum
Schädigung	Parameter der manifesten Gesundheitsschädigung	– chronische Bronchitiden, Bronchial-Asthma – Sinusitiden – allergische Erkrankungen – neurologische Störungen – Krebserkrankungen, z.B. Lungenkrebs, Hautkrebs, Leukämie – Fehlbildungen

Tabelle 10: Ausgewählte Indikatoren der umweltbezogenen Gesundheitsberichterstattung

Zu den darzustellenden Themen gehören umweltbezogene Gesundheitsrisiken und Schutzmaßnahmen. Eine Übersicht über einschlägige Gesundheitsrisiko-Indikatoren gibt Tabelle 10. Bezüglich der Schutzmaßnahmen interessieren auch Vollzugsaspekte einschließlich möglicher Defizite.

Inhaltliche Bezüge bestehen zu einer Reihe von Meß- und Überwachungsprogrammen wie den Luftreinhalteprogrammen in Nordrhein-Westfalen, der Trinkwasserüberwachung, der Grundwasser- und Oberflächengewässer-Berichterstattung und dem bundesweiten Lebensmittel-Monitoring. So werden im Rahmen des nordrhein-westfälischen Meßprogramms TEMES (Telemetrisches Echtzeit-Mehrkomponenten-Erfassungs-System) mit automatisch betriebenen Meßstationen die Immissionskonzentrationen von Luft erfaßt. Auf internationaler Ebene besteht seit 1973 das „Global Environmental Monitoring System" (GEMS) des „United Nations Environment Programme". In Europa entwickelte die WHO ein Geographisches Informationssystem für Gesundheit und Umwelt (HEGIS). Die Europäische Umweltagentur (EEA) in Kopenhagen bemüht sich um den Aufbau eines elektronischen Netzwerkes zum Austausch europäischer Umweltdaten (EIONET).

Inzwischen wurde auf europäischer Ebene umfassend sowohl über den Zustand der Umwelt („Europe's Environment: The Dobris Assessment") als auch über Gesundheit und Umwelt („Concern for Europe's Tomorrow") berichtet. Die zur ätiologischen Forschung komplementären Aufgaben einer umfassenden Surveillance verlangen nach Weiterentwicklung auch auf regionaler und lokaler Ebene.

Auf die enge Verbindung von umweltbezogener Gesundheitsberichterstattung zu Gesundheits- und Umweltverträglichkeitsprüfungen, besonders im kommunalen Bereich, sei hingewiesen. Umfassende Berichterstattung würde eine optimale Grundlage solcher Verträglichkeitsprüfungen bilden, die ihrerseits wichtige Beiträge zur Berichterstattung liefern können.

Das Themenfeld „Umwelt und Gesundheit" ist in rascher Entwicklung begriffen. Nach wie vor gibt es stark divergierende Einschätzungen über Art und Ausmaß umweltbedingter Gesundheitsgefahren. Möglicherweise können die neuen Abschätzungen globaler Krankheitslast („Global burden of disease") helfen, den Stellenwert von Umweltfaktoren besser zu verorten. Allerdings sind ergänzend zum Status quo von Morbidität und Mortalität immer auch die erfolgreichen Präventionsmaßnahmen, die in der Routinestatistik nicht aufscheinenden Risiken durch Groß-Havarien sowie die mit der Einführung neuer Umweltfaktoren verbundenen Risiken zu berücksichtigen.

Die insgesamt steigende Lebenserwartung darf als „gutes Zeichen" interpretiert werden. Es bleibt die Aufgabe, in der Morbidität den Anteil umweltbedingter Gesundheitsstörungen abzusenken, die ökologischen Bestimmungsfaktoren für Gesundheit und Wohlbefinden näher einzugrenzen und das Auftreten neuer Risiken zu minimieren.

Literatur

Beyer, A. & Eis, D. (Hrsg.) (1994): Praktische Umweltmedizin. Klinik, Methoden, Arbeitshilfen. Loseblattsammlung. Berlin: Springer.

Birgersson, B., Sterner, O. & Zimerson, E. (1988): Chemie und Gesundheit. Eine verständliche Einführung in die Toxikologie. Weinheim: VCH-Verlagsgesellschaft.

Briggs, D., Corvalán, C. & Nurminen, M. (eds.) (1996): Linkage methods for environment and health analysis. General guidelines. Geneva: UNEP, US-EPA, WHO.

Bundesminister für Umwelt, Naturschutz und Reaktorsicherheit (1990): Umweltbericht 1990. Köln: Bundesanzeiger Verlagsgesellschaft.

Eimeren, W. van, Faus-Kessler, T., König, K. et al. (1987): Umwelt und Gesundheit. Berlin: Springer.

Europäische Konferenz Umwelt und Gesundheit (1989): Umwelt und Gesundheit - Europäische Charta mit Kommentar. Regionale Veröffentlichungen der WHO, Europäische Schriftenreihe Nr. 35.

Goldsmith, J.R. (1986): Environmental Epidemiology: Epidemiological Investigation of Community Environmental Health Problems. Boca Raton, Fa: CRC Press.

Kobusch, A.-B. (1992): Toxikologie. In: Schriftenreihe Publikationen Wissenschaftliche Weiterbildung; Studienmaterialien des Weiterbildenden Studiums Umweltberatung Nr. C-07. Bielefeld: Universität Bielefeld.

Der Rat von Sachverständigen für Umweltfragen (1987): Luftverunreinigungen in Innenräumen. Stuttgart: Kohlhammer.

Der Rat von Sachverständigen für Umweltfragen (1996): Umweltgutachten 1996 - Zur Umsetzung einer dauerhaft-umweltgerechten Entwickung. Stuttgart: Metzler-Poeschel.

Schulz, R.S. & Becker, B. (1990): Deutsche Umweltschutzgesetze Bd. I-IV., Starnberg-Percha: R.S. Schulz.

Seidel, H.J. (1996): Umweltmedizin. Fakten und Informationen für einen verantwortungsvollen Umgang mit Umwelt und menschlicher Gesundheit. Stuttgart: Thieme.

Slaper, H., Velders, G.J.M. & Daniel, J.S. (1996): Estimates of ozone depletion and skin cancer incidence to examine the Vienna Convention achievements. Nature, Vol. 384, 256-8.

Stanners, D. & Bourdeau, P. (eds.) (1995): Europe's environment. The Dobris Assessment. European Environment Agency, Copenhagen, and European Commission (DG XI and Phare). Luxembourg: Office for Official Publications of the European Communities.

Stephan, U., Elstner, P. & Müller, R.K. (Hrsg.) (1990): Fachlexikon ABC Toxikologie. Frankfurt/M.: Harri Deutsch.

Umweltbundesamt (1991): Daten zur Umwelt 1990/91. Berlin: Erich Schmidt Verlag.

Umweltbundesamt (1997): Daten zur Umwelt. Der Zustand der Umwelt in Deutschland. Ausgabe 1997. Berlin: Erich Schmidt Verlag.

United Nations (1993): Report of the United Nations Conference on Environment and Development. Rio de Janeiro, 3-14 June 1992. Vol. I: Resolutions adopted by the Conference. Annex II: Agenda 21.

Voigt, K. & Rohleder, H. (1990): Datenquellen für Umwelt-Chemikalien. Landsberg: Ecomed.

WHO-Europe (1994): Aktionsplan Umwelt und Gesundheit für Europa. Zweite Europakonferenz Umwelt und Gesundheit, Helsinki, Finnland, 20.-22. Juni 1994.

WHO European Centre for Environment and Health (1995): Concern for Europe's tomorrow. Health and the environment in the WHO European region. Stuttgart: Wissenschaftliche Verlagsgesellschaft.

Wichmann, H.E. (Hrsg.) (1986): Methodische Aspekte in der Umweltepidemiologie. Berlin: Springer.

Wichmann, H.E., Fülgraff, G. & Schlipköter, H.W. (Hrsg.) (seit 1992): Handbuch der Umweltmedizin. Grundwerk und bisher 11 Ergänzungslieferungen. Landsberg: Ecomed.

Wissenschaftlicher Beirat der Bundesregierung Globale Umweltveränderungen (1996): Welt im Wandel: Wege zur Lösung globaler Umweltprobleme. Jahresgutachten 1995. Berlin: Springer.

Wissenschaftsrat (1994): Stellungnahme zur Umweltforschung in Deutschland. Köln (2 Bände).

World Health Organization (1997): Health and environment in sustainable development. Five years after the Earth Summit. Geneva: WHO/EHG/97.8.

Petra Kolip

Familie und Gesundheit

1. Einleitung

Der Familie wird bei der Verhütung, Entstehung, Entwicklung und Bewältigung von Krankheiten eine zentrale Rolle zugesprochen. Die protektive Wirkung läßt sich auf unterschiedliche Faktoren zurückführen. So ist die Familie - und hier insbesondere der Lebenspartner bzw. die Lebenspartnerin - eine bedeutende Quelle sozialer Unterstützung: Familienmitglieder geben Hilfen bei der Bewältigung emotional belastender Situationen und vermitteln ein Gefühl von Wertschätzung, Liebe und Zugehörigkeit, das sich positiv auf das Wohlbefinden auswirkt. Das Eingebundensein in eine Familie schützt mehr als alle anderen Sozialbeziehungen vor psychischen Störungen, und auch bei anderen gesundheitlichen Beeinträchtigungen wirkt die Familie als protektiver Faktor. Besonders deutlich wird die soziale Unterstützung im Krankheits- oder Pflegefall: Studien zu Selbsthilfe- und Laienpotentialen im Gesundheitswesen machen deutlich, daß der überwiegende Teil der Krankheitsepisoden in der Familie bewältigt wird und keinen Eingang in das professionelle Versorgungssystem findet (Grunow, Breitkopf, Dahme, Engfer, Grunow-Lutter & Paulus 1983). Und schließlich ist die Familie der Ort, an dem gesundheitsrelevante Einstellungen und Verhaltensweisen geprägt und modifiziert werden und in dem eine gesunde Lebensweise besonders leicht zu realisieren ist.

Diese positiven und protektiven Aspekte der Familie sind empirisch vielfach belegt und werden von der Familien- und Gesundheitspolitik unter dem Stichwort „Eigenverantwortung für die Gesundheit“ hervorgehoben. Im folgenden wird demgegenüber davon ausgegangen, daß ein soziales System wie die Familie zwar einerseits gesundheitsförderlich wirkt und protektive Potentiale bereithält, andererseits aber unter ungünstigen Bedingungen pathogene Entwicklungen auslösen oder verstärken kann.

Dem folgenden Beitrag liegt ein dynamisches Verständnis von Gesundheit zugrunde. Gesundheit ist dann gegeben, wenn eine Person sich in allen Bereichen ihrer Entwicklung in Einklang mit den eigenen Möglichkeiten und Zielvorstellungen und den jeweils gegebenen äußeren Lebensbedingungen befindet (Hurrelmann 1988). Gesundheit wird nicht passiv erlebt, sondern in den jeweiligen Lebenszusammenhängen - und das heißt hier: im Kontext des engen sozialen Bezugssystems - aktiv hergestellt. Die Wirkung von Risiken und Belastungen, denen jeder Mensch ausgesetzt ist und die die Gesundheit negativ beeinflussen können, wird durch personale und soziale Schutzfaktoren abgemildert; Gesundheit und Krankheit ergeben sich somit aus dem Wechselspiel von Risiken und Ressourcen (Antonovsky 1979; Antonovsky 1987). Der Familie kommt als zentralem Lebensort eine Schlüsselrolle zu, denn in ihr werden einerseits protektive Faktoren bereitgestellt und vermittelt, andererseits können aber auch gesundheitsschädliche Impulse von ihr ausgehen.

Im folgenden wird zunächst der Familienbegriff skizziert, anschließend wird der Frage nachgegangen, welchen Einfluß der Familienstand auf die Morbidität und Mortalität ausübt, wie sich der Einfluß des Familienstandes auf die Gesundheit erklären läßt und welche Faktoren hierbei eine Rolle spielen. Schließlich werden einige Problemlagen herausgegriffen und schlaglichtartig beleuchtet; das Augenmerk liegt dabei auf den Personengruppen, die in gesundheitlicher Hinsicht besonders benachteiligt oder gefährdet sind: Alleinerziehende, Frauen und Kinder, die in der Familie körperlicher oder sexueller Gewalt ausgesetzt sind und Familienmitglieder, die hilfebedürftige Angehörige pflegen. Abschließend werden einige Konsequenzen für die Gesundheitsförderung erörtert.

2. Definition des Familienbegriffs

Den meisten Studien, die sich mit den gesundheitsrelevanten Aspekten der Familie befassen, liegt eine traditionelle Vorstellung von der Familie zugrunde. Hierunter wird zumeist eine biologisch-soziale Einheit mit abgesicherter Rechtsstruktur verstanden, in der ein gegengeschlechtliches Paar mit einem oder mehreren Kindern zusammenlebt. Die Diskussion um die „Pluralisierung von Lebensformen“ hat deutlich gemacht, daß die Bestimmung des Begriffs „Familie“ aber mittlerweile schwieriger geworden ist. Neben die in den 60er Jahren noch typische Kleinfamilie mit Vater, Mutter und ein bis zwei Kindern sind alleinerziehende Elternschaft, Single-Dasein, Wohngemeinschaften und nichteheliche Lebensgemeinschaften mit und ohne Kinder als gesellschaftlich akzeptierte Lebensformen getreten (Beck & Beck-Gernsheim 1990; Kaufmann 1995; Meyer & Schulze 1989). Anhand der Bevölkerungsstatistik läßt sich diese Vielfalt nur eingeschränkt nachzeichnen: Nach Hochrechnungen des Bundesfamilienministeriums sind knapp zwei Drittel der erwachsenen Bevölkerung verheiratet, gut die Hälfte davon lebt - noch - mit Kindern zusammen. Der Anteil nichtehelicher Lebensgemeinschaften an der Bevölkerung macht etwa fünf Prozent, der Anteil Alleinerziehender ohne Partnerin oder Partner macht gut drei Prozent aus, knapp 20 % der Bevölkerung leben allein (vgl. Abbildung 1).

Diese Vielfalt der Lebensformen macht eine Analyse des Zusammenhangs zwischen Familienform und Gesundheit schwierig. Der soziologische Familienbegriff, der das Vorhandensein von Kindern als notwendiges Bestimmungsstück einer Familie definiert (Nave-Herz 1994), scheint für eine Untersuchung der gesundheitlichen Lage zu eng zu sein. So wären viele gesundheitswissenschaftlich relevante Fragestellungen nicht analysierbar, z.B. die gesundheitliche Versorgung alleinstehender Frauen im Alter oder die Unterstützung AIDS-Kranker durch homosexuelle Lebenspartner (Turner, Catania & Gagnon 1994).

Im folgenden wird deshalb dem Begriff „Lebensform“ der Vorzug gegeben, um auch Varianten des Zusammenlebens außerhalb der Vater-Mutter-Kind-Konstellation untersuchen zu können. Es ist davon auszugehen, daß jede Lebensform mit spezifischen gesundheitsrelevanten Potentialen und Risiken einhergehen kann. So macht es sicherlich in gesundheitlicher Hinsicht einen Unterschied, ob eine junge Frau als alleinerziehende Mutter mit einem Kleinkind unter finanziellen Restriktionen in einer kleinen Wohnung lebt, ob sie als Studentin mit Unterstützung von den Eltern in einer Wohngemeinschaft wohnt oder ob sie als Berufstätige mit ihrem Ehemann zusammenlebt. Wie die Beispiele deutlich machen, ist jede Lebensform mit biographischen Entscheidungen verbunden und zudem mit soziodemographischen Rahmenbedingungen eng verknüpft. Nicht alle Lebensformen können hier gleichermaßen berücksichtigt werden, vielmehr werden einige wenige herausgegriffen, um das dynamische Wechselspiel der verschiedenen Einflußfaktoren nachzeichnen zu können.

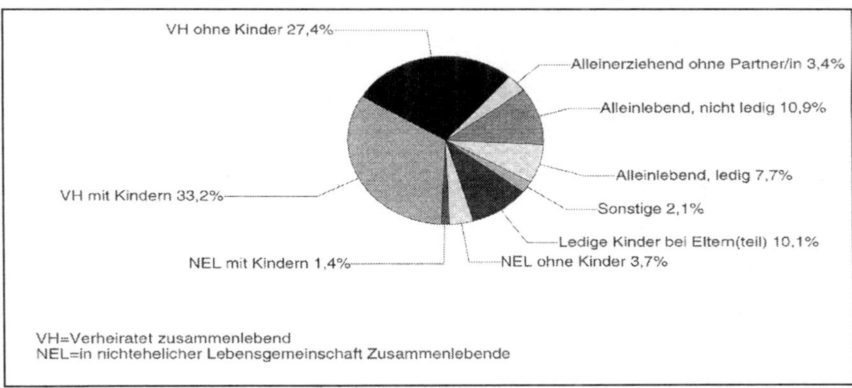

Abbildung 1: Bevölkerung am Familienwohnsitz im Alter von 18 und mehr Jahren nach Lebensformen 1994 (BMFSFJ 1997)

3. Zum Zusammenhang zwischen Lebensform und Gesundheit

Wie in Abschnitt 2 deutlich wurde, wird die Analyse des Zusammenhangs zwischen familialen Konstellationen und Gesundheit durch die Pluralisierung der Lebensformen erschwert. Im folgenden werden deshalb thematische Schwerpunkte gesetzt. Zunächst einmal wird die Frage untersucht, welche sozialepidemiologisch abgesicherten Erkenntnisse zum Zusammenhang zwischen dem Familienstand und der Gesundheit - genauer: der Lebenserwartung und Sterblichkeit einerseits und subjektiven Indikatoren andererseits - vorliegen. Auch wenn damit einige Facetten möglicher Lebensformen außer Acht bleiben, sollen die Ergebnisse dieser Studien zusammengefaßt werden, da sie wesentliche Hinweise auf das protektive Potential der Lebensform generell liefern. Während in diesen beiden Abschnitten die Gesundheit Erwachsener im Vordergrund steht, soll im anschließenden Abschnitt 3.2 die Gesundheit von Kindern betrachtet werden.

3.1 Der Einfluß des Familienstandes auf Indikatoren der gesundheitlichen Lage

Bereits vor 100 Jahren konnte Emile Durkheim in seiner soziologischen Studie zur Variation der Selbstmordraten in verschiedenen sozialen Gruppen belegen, daß die Suizidraten Verheirateter im Vergleich zu denen der anderen Familienstände niedriger sind (Durkheim 1897). In der Folge konnten SozialepidemiologInnen zeigen, daß sich dieses Muster auch bei anderen Indikatoren der gesundheitlichen Lage nachweisen läßt. So zeigt Proebsting (1984) anhand von Sterbetafeln, daß Verheiratete im Vergleich zu Ledigen eine deutlich höhere Lebenserwartung haben (siehe auch Klein 1993). Die Differenz ist im frühen Erwachsenenalter groß (z.B. bei den 20jährigen Frauen: 2.2 Jahre, Männer: 4.9 Jahre) und verringert sich mit zunehmendem Alter (siehe auch Gärtner 1990; Kolip 1994). Auch im Vergleich mit anderen Familienständen zeigt sich dieser Unterschied. Abbildung 2 verdeutlicht diese Befunde und illustriert zudem ein weiteres Ergebnis: Der familienstandsspezifische Unterschied in der Lebenserwartung fällt bei den Frauen wesentlich geringer aus als bei den Männern.

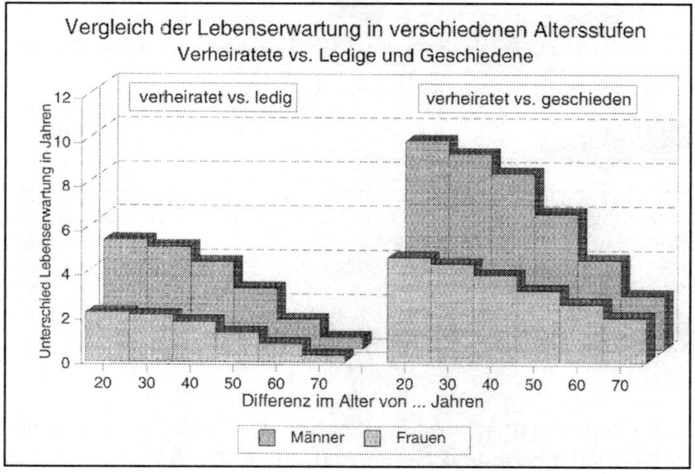

Abbildung 2: Unterschiede in der Lebenserwartung Verheirateter im Vergleich zu Ledigen und Geschiedenen nach Alter und Geschlecht (angegeben ist die Differenz in Jahren in verschiedenen Altersgruppen; Quelle: Proebsting 1984)

Legt man den Analysen nicht die Lebenserwartung sondern die Sterblichkeit zugrunde, zeigt sich ein ähnliches Muster: Verheiratete haben eine geringere Sterblichkeit als ledige, geschiedene und verwitwetete Personen, und dieser Unterschied fällt bei den Frauen geringer aus. Die Analyse der Todesursachenstatistik 1993[1] verdeutlicht diesen Zusammenhang (vgl. Abbildung 3): Greift man die Gruppe der 30- bis 60jährigen heraus und setzt die Sterblichkeit der Nicht-Verheirateten zu dem der Verheirateten ins Verhältnis, so zeigen die für das Alter korrigierten Odds Ratios eine höhere Sterblichkeitschance der Nicht-Verheirateten. Nicht verheiratete Frauen haben eine um 1.7- bis 1.9fach erhöhte Sterblichkeitschance, bei den Männer liegt sie beim 2.5- bis 2.8fachen.

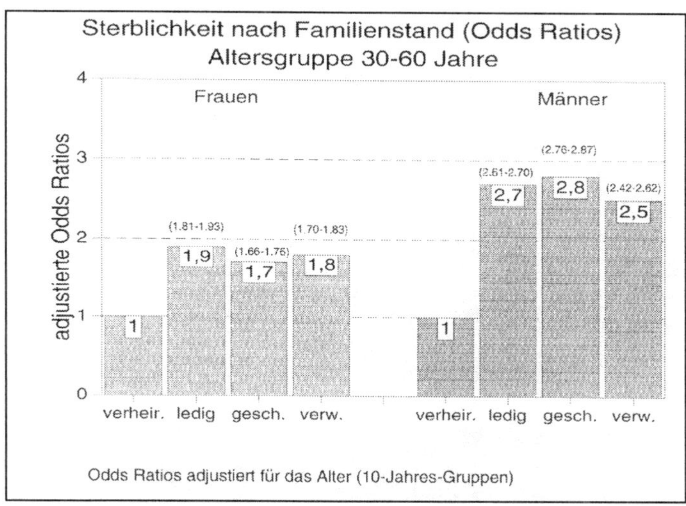

Abbildung 3: Sterblichkeitschance nach Geschlecht und Familienstand (verheiratet = 1) in der Altersgruppe 30 bis 60 Jahre (alterskorrigierte Odds Ratios; eigene Berechnungen nach einer Sonderauswertung des Statistischen Bundesamtes; vgl. Kolip 1994)

Während die Befunde zum Zusammenhang zwischen dem Familienstand und der Lebenserwartung bzw. Sterblichkeit relativ homogen sind und auf den protektiven Effekt einer stabilen Paarbeziehung verweisen, sind die empirischen Daten zum Einfluß des Familienstandes auf andere Indikatoren der gesundheitlichen Lage weniger eindeutig. Einige wenige Surveystudien aus den USA belegen das für die harten Indikatoren gezeigte Muster auch für chronische und akute Krankheiten, auch wenn die geschlechtsspezifische Variation nicht ganz so deutlich ausfällt (Verbrugge 1979). Die Befunde zum Einfluß des Familienstandes auf die psychische Gesundheit und die subjektive Befindlichkeit sind hingegen widersprüchlich. Amerikanische Studien legen den Schluß nahe, daß das subjektive Wohlbefinden Verheirateter höher ist als jenes Nicht-Verheirateter (Wood, Rhodes & Whelan 1989), daß das Risiko psychischer Störungen aber - zumindest bei den Frauen - für Verheiratete größer ist (Gove 1972). Für Männer gilt, daß Verheiratete seltener an psychischen Krankheiten leiden als Nicht-Verheiratete, außerdem ist ihr psychisches Befinden besser. Bei Frauen

[1] Die Autorin dankt herzlich dem Statistischen Bundesamt in Wiesbaden, das eine Sonderauswertung der Todesursachenstatistik nach Alter, Geschlecht und Familienstand vorgenommen hat.

sieht es anders aus: Während einige Studien belegen, daß der Zusammenhang so auch für Frauen gilt - wenn auch in geringerem Ausmaß -, weisen andere wiederum nach, daß die Ehe einen negativen Einfluß auf die psychische Befindlichkeit von Frauen hat (zusammenfassend: Gove, Style & Hughes 1990). Metaanalysen, die die verschiedenen Studien analytisch zusammenfassen und unterschiedliche Indikatoren psychischer Gesundheit - sowohl positive als auch negative - einbeziehen, zeigen, daß der Zusammenhang zwischen dem Familienstand und dem Befinden insgesamt eher schwach ist (Haring-Hidore, Stock, Okin & Witter 1985).

Die Heterogenität dieser Befunde läßt den Schluß zu, daß in die subjektive Befindlichkeit zahlreiche, und zum Teil andere Faktoren als bei den Indikatoren Lebenserwartung und Sterblichkeit hineinspielen. Nicht nur das Geschlecht und der Familienstand sind relevant, sondern auch biographische Konstellationen wie der Erwerbsstatus oder das (Nicht-)Vorhandensein von Kindern sowie eine Reihe psychologischer Variablen, wie das Passungsgefüge zwischen individueller Lebensplanung und aktueller Lebensform, die subjektive Bewertung der eigenen Lebensform und Persönlichkeitsmerkmalen. Hier fehlen bislang Studien, die diese Vielzahl relevanter Variablen theoretisch angemessen berücksichtigen.

3.2 Familiale Lebensformen und die Gesundheit von Kindern

Die Familie - genauer: die Erwachsenen, mit denen ein Kind zusammenlebt - ist die zentrale Sozialisationsinstanz im Kindes- und Jugendalter. Die Bedeutung des sozialen Bezugssystems für das Wohlergehen von Kindern zeigt sich besonders deutlich an zwei Punkten:

- In der Familie knüpft ein Kind die ersten engen emotionalen Bindungen, hier wird es behütet und umsorgt, hier erlebt es Wärme, Nähe, Vertrauen, Liebe und Akzeptanz. Die enge Bindung zu mindestens einer erwachsenen Bezugsperson - die nicht unbedingt die Mutter sein muß - wird von EntwicklungspsychologInnen als unabdingbare Voraussetzung für die gesunde Entwicklung hervorgehoben.
- Die Familie bildet den Rahmen für Sozialisationserfahrungen. Hier werden Stile des Umgangs mit dem Körper, mit Gesundheit und gesundheitlichen Beeinträchtigungen sowie gesundheitsrelevantes Verhalten vermittelt und erlernt. Für zahlreiche Verhaltensbereiche läßt sich ein Zusammenhang zwischen den elterlichen und kindlichen Verhaltensweisen aufzeigen. Besonders deutlich wird dies an den Konsumgewohnheiten legaler Drogen. So korreliert der Medikamentenkonsum von Jugendlichen mit dem der Mütter (Vogt 1985), und Kinder rauchender Eltern greifen häufiger zur Zigarette als Kinder, deren Eltern nicht rauchen (Doherty & Allen 1994; Rowe, Chassin, Presson & Sherman 1996). Kinder und Jugendliche erlernen den Umgang mit Alltagsdrogen in der Familie, und im Falle des Alkoholkonsums initiiert die Familie oftmals die ersten Probiererfahrungen.

Die Pluralisierung der Lebensformen hat nicht nur Auswirkungen auf die Biographien und Lebensumstände von Erwachsenen, sondern sie beeinflußt auch das Aufwachsen von Kindern und Jugendlichen in unserer Gesellschaft. Nach wie vor wächst der überwiegende Teil aller minderjährigen Kinder (85 %) bei beiden Elternteilen auf. Dieser Anteil hat sich in den letzten 20 Jahren leicht verringert (1972: 93.4 %, altes Bundesgebiet; diese und die folgenden Angaben: BMFSFJ 1997). Die Mehrheit der Kinder wächst nicht nur mit zwei Erwachsenen, sondern auch mit mindestens einem Geschwister auf. So sind in der Altersgruppe 6 bis 9 Jahre nur 18.9 % aller Kinder Einzelkinder; in den neuen Bundesländern ist der Anteil der Einzelkinder in dieser Altersgruppe mit 26.6 % deutlich höher als in den alten Bundesländern (16.7 %). Entgegen landläufigen Vorstellungen nimmt der Anteil der Kinder, die ohne Geschwister aufwachsen, nicht zu, er ist im Gegenteil seit 20 Jahren leicht rückläufig. Junge Paare entscheiden sich offenbar entweder, kinderlos zu bleiben (und dies in zunehmendem Maße) oder aber mindestens zwei Kinder zu bekommen.

Inwiefern die private Lebensform einen Einfluß auf die Gesundheit der Kinder hat, wurde bislang nur ausschnitthaft untersucht. So stand bislang vor allem die Frage im Vordergrund, welchen Einfluß die Scheidung auf die Gesundheit und das Wohlbefinden hat. 1994 wurden 166.000 Ehen geschieden, damit kam auf drei Eheschließungen eine Scheidung (Statistisches Bundesamt 1996b). In mehr als der Hälfte der Fälle lebten minderjährige Kinder mit im Haushalt: 52.000 Scheidungen betrafen Familien mit einem, 37.000 Scheidungen betrafen Familien mit zwei und mehr Kindern.

In der Familienforschung wird die Bedeutsamkeit eines intakten Sozialgefüges für die gesunde Entwicklung von Kindern und Jugendlichen betont. Sicherlich ist die Annahme richtig, daß das Aufwachsen und Leben in einem sozialen Mikrosystem, das von Vertrauen, Toleranz, Liebe und gegenseitiger Wertschätzung geprägt ist, in dem Bedürfnisse angemessen befriedigt und Ressourcen bereitgestellt werden und in dem Konflikte fair ausgehandelt werden, die gesunde Entwicklung fördert. Es ist aber fraglich, ob sich dies formal daran festmachen läßt, daß ein Mann und eine Frau mit ihren leiblichen Kindern zusammenleben, ohne daß familienklimatische Aspekte berücksichtigt werden.

Die Reaktionen von Kindern auf die Scheidung der Eltern sind vielfach beschrieben worden und reichen von Wut und Trauer bis zu Störungen des Selbstwertgefühls. Zahlreiche Studien kommen aber auch zu dem Schluß, daß die Mehrzahl der Kinder die Scheidung innerhalb von zwei Jahren bewältigt und verarbeitet, ohne daß bleibende Schäden entstehen (Nave-Herz 1994). Die Studien zu den sogenannten „Scheidungswaisen" haben gezeigt, daß die negativen psychischen und physischen Folgen weniger auf die Scheidung selbst zurückzuführen sind, sondern vielmehr im Zusammenhang mit dem Familienklima vor der Scheidung zu sehen sind. Einer Ehescheidung gehen in der Regel Konflikte und emotionale Spannungen voraus, deren Ursprung für Kinder nicht immer nachvollziehbar ist und für die sie sich oft selbst die Schuld geben. Eine klare Kommunikationsstruktur zwischen den Ehepartnern und ein adäquates

Konfliktmanagement helfen, die Belastungen für Kinder (und für die Eltern) zu verringern.

Die Trennung einer Familie ist für alle Beteiligten ein kritisches Lebensereignis, das zu gesundheitlichen Beeinträchtigungen führen kann, aber nicht zwangsläufig führen muß. Aus der Sicht der Kinder sind die Rahmenbedingungen klar benennbar, die die Verarbeitung der Belastungssituation erleichtern:

- Kontakt zum getrennt lebenden Elternteil: Wenn das Familienklima nicht von Gewalt geprägt war, die einen Schutz des Kindes unabdingbar macht, müssen befriedigende Regeln für den Kontakt zwischen den Familienmitgliedern gefunden werden.
- Materielle Versorgung: Noch immer werden in der Mehrzahl der Scheidungen die Kinder der Mutter zugesprochen. Nach aktuellen familien- und sozialpolitischen Schätzungen ist davon auszugehen, daß jeder dritte Mann seinen Unterhalt unregelmäßig zahlt, und ein weiteres Drittel sich der Unterhaltszahlung völlig entzieht. Trotz Ausgleich durch die Unterhaltsvorschußkassen der Kommunen bedeutet dies für viele alleinerziehende Mütter eine große finanzielle Belastung. Viele Mütter müssen zur Existenzsicherung eine Erwerbstätigkeit aufnehmen. Die Erwerbsquote alleinerziehender Mütter mit einem Kind liegt bei 63.8 %, bei alleinerziehenden Frauen mit zwei Kindern bei 48.0 %. Sie liegt damit unter der Erwerbsquote von Männern, aber deutlich über jener verheirateter Frauen. Die mütterliche Erwerbstätigkeit wiederum kann haushaltsorganisatorische Probleme und ein verändertes Zeitbudget nach sich ziehen.
- Veränderung des sozialen Netzes: Aufgrund der finanziellen Restriktionen wird oft ein Umzug in eine kleinere Wohnung, manchmal sogar in eine andere Stadt oder ein anderes Stadtviertel nötig. Damit werden die bestehenden sozialen Netze gefährdet. Je besser es gelingt, den Kontakt zum alten Freundeskreis aufrechtzuerhalten und einen neuen Freundeskreis aufzubauen, desto geringer ist die Wahrscheinlichkeit einer dauerhaften Beeinträchtigung des Wohlbefindens.

Will man die Gesundheitsgefährdungen im Zuge einer Scheidung möglichst gering halten, gilt es aus der Perspektive familienorientierter Gesundheitsförderung und Prävention, niederschwellige Hilfen bereitzustellen. Hierzu gehört sowohl ein leicht zugängliches Beratungsangebot bei Ehe- und Familienschwierigkeiten, ein professionelles Beratungssystem in Trennungssituationen („Scheidungsmediation"; Duss-von Werth 1995; Haynes 1993) als auch ein Hilfsangebot nach Trennungen, das sich nicht nur auf die Bewältigung der psychoemotionalen Krisensituation, sondern auch auf finanzielle und organisatorische Hilfen bezieht.

4. Erklärungsansätze zur protektiven Wirkung des Familienverbundes

Die Befunde des vorangegangenen Abschnitts haben gezeigt, daß das Eingebundensein in eine Familie bzw. das Zusammenleben mit anderen Personen in gesundheitlicher Hinsicht protektiv wirkt. Im folgenden wird der Frage nachgegangen, wie sich die Variation der verschiedenen Gesundheitsindikatoren mit dem Familienstand erklären läßt. Die diskutierten Einflußfaktoren haben aber über die legalisierte, gegengeschlechtliche Paarbeziehung hinaus Gültigkeit. Zur protektiven Wirkung der Familie tragen vor allem vier Faktoren bei: (1) sind Familienmitglieder zentrale Quellen sozialer Unterstützung; (2) im Krankheitsfall übernehmen Angehörige Versorgungsleistungen; (3) ist die Familie ein Ort, an dem sich die Mitglieder erholen können und (4) ist es innerhalb eines Familienverbundes leichter, sich gesundheitsförderlicher zu verhalten. Im folgenden werden diese Aspekte näher erläutert, dabei wird vor allem auf geschlechtsspezifische Unterschiede hingewiesen. Denn wie die Analyse der Variation der Gesundheitsindikatoren mit dem Geschlecht und dem Familienstand deutlich gemacht hat, profitieren Männer in gesundheitlicher Hinsicht stärker von der Ehe als Frauen.

4.1 Soziale Unterstützung

In der sozial- und verhaltenswissenschaftlichen Literatur wird vielfach auf die Bedeutung der sozialen Unterstützung für die Gesundheit und das Wohlbefinden hingewiesen (Badura 1981; Schwarzer & Leppin 1989). Zwei Wirkweisen werden unterschieden: direkte und indirekte (Puffer-)Effekte. Lebenspartner vermitteln sich gegenseitig ein Gefühl von Liebe, Anerkennung, Akzeptanz und Wertschätzung, die nach Cobb (1976) wesentliche Elemente emotionaler Unterstützung sind und einen direkten Einfluß auf das Wohlbefinden ausüben. Hiervon unterschieden werden Puffereffekte sozialer Unterstützung: In Krisen- und Belastungssituationen kann soziale Unterstützung helfen, die negativen Auswirkungen zu reduzieren. Es kann davon ausgegangen werden, daß Lebenspartner in Belastungssituationen eine wichtige Quelle sozialer Unterstützung sind, auch wenn das Geben und Nehmen sozialer Unterstützung in der Ehe geschlechtsspezifisch verteilt ist (Nestmann & Schmerl 1990): Während Männer eher instrumentelle und materielle Unterstützung bereitstellen, also z.B. häufiger als Frauen die finanzielle Versorgung einer Lebensgemeinschaft übernehmen, sorgen Frauen häufiger für emotionale Unterstützung. In emotionalen Krisensituationen fühlen sich Frauen häufig durch ihren Partner zu wenig unterstützt und erschließen sich deshalb andere Unterstützungsquellen (z.B. die beste Freundin).

4.2 Hilfen im Krankheitsfall

Die geringere Sterblichkeit von Verheirateten wird des weiteren darauf zurückgeführt, daß in gesundheitlichen Krisensituationen schneller medizinische Hilfe herbeigerufen werden kann. Dies zeigt sich z.B. bei der Letalität des Myokardinfarktes: Das Risiko, innerhalb von 24 Stunden an einem Herzinfarkt zu sterben, ist bei ledigen Männern im Vergleich zu verheirateten Männern 1.4mal so hoch (Härtel & Löwel 1991; siehe auch Berkman, Leo-Summers & Horowitz 1992).

Ein weiterer Aspekt ist hier ebenfalls relevant: Im Krankheitsfall können Verheiratete leichter auf die Familie als Versorgungsinstanz zurückgreifen. In der Familie werden nicht nur kleinere Krankheitsepisoden bewältigt, sondern im Falle chronischer Krankheit oder Pflegebedürftigkeit wird ebenfalls ein Großteil der Versorgung von Familienmitgliedern geleistet. Auf die geschlechtsspezifische Verteilung der innerfamilialen Pflegearbeit und die gesundheitlichen Auswirkungen auf die Pflegenden wird noch eingegangen (vgl. Abschnitt 5.3).

4.3 Erholung

Eine zentrale Aufgabe der Familie ist es, ihren Mitgliedern einen Raum und Möglichkeiten zur Erholung zu bieten (Kaufmann 1995). Das Privatleben ist der Kontrapunkt zur Erwerbsarbeit und zum öffentlichen Leben und dient der Sicherung des Humanvermögens. Die Gestaltung der Freizeit und die Möglichkeiten zur Rekreation sind in den familialen Kontext eingebettet, in und mit der Familie wird den Hobbies nachgegangen, die Familie bietet Entspannung, Erholung und Ablenkung von der Erwerbsarbeit. Personen, die eine Familie haben, können sich leichter erholen und leichter Kräfte für die Erwerbsarbeit sammeln.

Aufgrund der geschlechtsspezifischen Arbeitsteilung, die den Frauen die Aufgabe zuschreibt, den privaten Bereich zu gestalten und für emotionalen und psychischen Ausgleich zu sorgen, kann von einer Ungleichverteilung der Möglichkeiten zur Erholung ausgegangen werden. Im Zuge zunehmender weiblicher Erwerbstätigkeit wird deutlich, daß die Möglichkeiten zum Kräftesammeln und zur Erholung für Frauen wesentlich eingeschränkter sind. So zeigen die Studien von Marianne Frankenhäuser und ihren KollegInnen, die Männer und Frauen des mittleren Management einer schwedischen Automobilfirma hinsichtlich unterschiedlicher physiologischer Streßparameter untersucht haben, daß das Streßniveau der Frauen und Männer im Tagesverlauf annähernd vergleichbar ist. Erst nach Feierabend zeigen sich deutliche Unterschiede: Während der Norepinephrin-Spiegel der Männer sinkt, sie sich also erholen können, steigt er bei den Frauen über den Tagesgipfel hinaus an (Frankenhäuser et al., 1989). Sie sind nach Feierabend nicht nur für den Großteil der Hausarbeit zuständig, sondern sie müssen zudem noch den Rahmen schaffen, in dem sich die anderen Familienmitglieder - insbesondere die Ehemänner - erholen können.

4.4 Gesundheitsförderlicher Lebensstil

Der am häufigsten diskutierte Faktor verweist darauf, daß Eheleute ein geregelteres Leben führen, daß mit der Ehe die Verpflichtung einhergeht, sich nur in Maßen gesundheitsriskant zu verhalten und daß Eheleute sich gegenseitig zu einer gesunden Lebensführung anhalten. So liegt nach Berkman und Syme (1979) der lebensverlängernde Wert enger Sozialbeziehungen darin, daß diese einen disziplinierenden und kontrollierenden Einfluß auf das eigene Verhalten haben. Dies zeigt sich z.B. in gesundheitsförderlichem Ernährungsverhalten, kontrolliertem Suchtmittelkonsum, einem geregeltem Lebensrhythmus und weniger riskantem Freizeitverhalten. Ein Blick auf die Todesursachen belegt, daß Nicht-Verheiratete vor allem an solchen Krankheiten überproportional häufig sterben, die verhaltensbedingt sind. Zu nennen sind hier vor allem chronische Lebererkrankungen, insbesondere die Leberzirrhose, Suizide und Sterbefälle aufgrund von Unfällen (Gärtner 1990; Höhn & Pollard 1992).

Der Erklärungsansatz, der auf das familienstandsspezifische Ausmaß gesundheitsrelevanten Verhaltens verweist, liefert ebenfalls einen Beitrag zur Erklärung des je nach Geschlecht unterschiedlich großen protektiven Effektes der Ehe. Frauen und Männer nehmen vor dem Hintergrund der geschlechtlichen Arbeitsteilung auch innerhalb einer ehelichen Beziehung sehr unterschiedliche Aufgaben wahr. In Bezug auf gesundheitliche Belange ist z.B. festzustellen, daß Frauen mehr emotionale Unterstützung bereitstellen und daß sie für die gesundheitliche Versorgung und Pflege zuständig sind. Hinzu kommt, daß Frauen sich in der Regel gesundheitsförderlicher verhalten als Männer, und sie stellen dies als Ressource auch den anderen Familienmitgliedern zur Verfügung: Sie sorgen für regelmäßige Mahlzeiten und emotionalen Ausgleich, so daß die Männer in gesundheitlicher Hinsicht stärker von der Ehe profitieren (Nestmann & Schmerl 1990; Umberson 1992).

Unklar ist, inwiefern es tatsächlich die Ehe ist, also das staatlich legitimierte Zusammenleben mit einem gegengeschlechtlichen Partner, die diese Wirkung entfaltet. Zahlreiche schützende Faktoren - z.B. die Versorgung im Krankheitsfall oder das Bereitstellen emotionaler Unterstützung - sind sicherlich nicht an den Trauschein gebunden, sondern üben ihre Wirkung bereits beim nichtehelichen Zusammenleben aus, sei es in einer gleich- oder gegengeschlechtlichen Partnerschaft oder in einer Wohngemeinschaft.

5. Gesundheitliche Problemgruppen und Problembereiche

In Abschnitt 3 wurde deutlich, daß Personen, die mit einem Partner/einer Partnerin zusammenleben bzw. in einen familialen Kontext eingebettet sind, in gesundheitlicher Hinsicht besonders geschützt sind. Unbestreitbar werden in einer engen Sozialbeziehung gesundheitsförderliche Potentiale aktiviert und verstärkt. Unter ungünstigen Rahmenbedingungen kann die Familie aber auch gesundheitsschädliche Effekte haben. Auf diese negativen Einflußgrößen soll im folgenden der Blick gelenkt werden, indem solche Konstellationen und Situationen untersucht werden, die mit einer erhöhten Gefährdung der Gesundheit einhergehen können.

5.1 Alleinerziehende Elternschaft

Alleinerziehende Elternschaft kann die Folge einer Scheidung sein, sie kann aber auch die bewußte Entscheidung einer ledigen Mutter sein. Der Anteil der Ein-Eltern-Familien ist in den vergangenen Jahren kontinuierlich gestiegen und hat sich seit 1975 nahezu verdoppelt. Wuchsen 1975 8.4 % der Kinder unter 18 Jahren bei einem Elternteil auf, lag ihr Anteil im Jahre 1994 bei 15.1 % (alte Bundesländer; Statistisches Bundesamt 1996a). Diese Zunahme ist u.a. gestiegenen Scheidungsraten geschuldet. Insgesamt wuchsen 1994 etwa 1.6 Mio. minderjährige Kinder bei einem Elternteil auf. Der Anteil alleinerziehender Männer an diesen Ein-Eltern-Familien ist mit etwa 15 % in den vergangenen 20 Jahren relativ konstant geblieben. Deutlich zugenommen hat der Anteil Lediger an den Alleinerziehenden (bei den Frauen von 14 % auf 30 %, bei den Männern von 0 % [!] auf 27 %).

Im Hinblick auf die Gesundheit kann alleinerziehende Elternschaft in zweierlei Hinsicht ein Problem darstellen: Zum einen geht mit alleinerziehender Elternschaft - insbesondere dann, wenn sie nicht in das Zusammenleben mit anderen Erwachsenen eingebunden ist (Wohngemeinschaft, nichteheliche Lebensgemeinschaft) - eine erhebliche Belastung im haushalts- und familienorganisatorischen Bereich einher. Diese kann zu körperlicher und psychischer Überlastung auf Seiten der Erziehungsperson führen, zumal im sozialen Nahfeld in der Regel keine anderen Erwachsenen sind, die die Alltagssorgen teilen, emotionale Unterstützung leisten und organisatorische Hilfen anbieten. Geteilte Elternschaft, die nach einer Scheidung die Verantwortung für das Kind zwischen Vater und Mutter gerecht aufteilt, selbst wenn die Eltern getrennt sind, ist zwar ein denkbares Entlastungsmodell. Sie wird aber nach wie vor eher selten praktiziert und verlangt von den Beteiligten ein erhebliches Maß an Zuverlässigkeit, Toleranz und Gelassenheit (Stein-Hilbers 1994).

Der in gesundheitswissenschaftlicher Hinsicht sicherlich bedeutsamere Problembereich ist aber die finanzielle Situation von Ein-Eltern-Familien. Nach aktuellen Analysen sind etwa ein Drittel der Alleinerziehenden von Armut betroffen (zum Vergleich: Ein-Personen-Haushalte zu 7 %, Partnerhaushalte zu 4 %; Habich & Krause 1995). 28.6 % der Alleinerziehenden haben ein monatliches Nettoeinkommen von weniger als 1.800 DM (Statistisches Bundesamt 1996a). 1.5 Mio. Kinder und Jugendliche unter 18 Jahren bekommen Sozialhilfe, darunter 0.9 Mio., die laufende Hilfe zum Lebensunterhalt bekamen (Statistisches Bundesamt 1996b). Mit anderen Worten: Etwa jedes 10. Kind bekommt in der Bundesrepublik Sozialhilfe, und ihr Anteil ist in den Ein-Eltern-Familien überproportional hoch (Statistisches Bundesamt 1994).

5.2 Gewalt in der Familie

Über das Ausmaß und die Ursachen familialer Gewalt gibt es nur wenige zuverlässige Angaben. Eine Befragung von 2.400 Jugendlichen und 3.000 Erwachsenen zeigt, daß leichtere Formen körperlicher Züchtigung noch immer zum üblichen Erziehungsrepertoire gehören (Bussmann 1997). Lediglich 16.8 % aller Eltern erziehen ihre Kinder ohne körperliche Sanktionen, etwa ein Viertel (24.0 %) wendet häufiger körperliche Gewalt an. Zwar hat sich der Anteil gewaltbelasteter Familien in den vergangenen Jahrzehnten deutlich reduziert, Kindesmißhandlung und sexueller Mißbrauch stellen aber nach wie vor eine nennenswerte gesundheitliche Belastung dar. Die Folgen körperlicher Gewalt gegen Kinder sind vielfältig und reichen von Knochenbrüchen und Prellungen über Beeinträchtigungen der Sinnesorgane bis zu psychischen und emotionalen Störungen. Arbeitslosigkeit, Überlastung durch die Verantwortung für mehrere Kleinkinder, Partnerschaftskonflikte und Gewalterfahrungen in der eigenen Kindheit, familiale Krisensituationen, soziale Isolation und fehlende soziale Unterstützung konnten in sozialwissenschaftlichen Studien als strukturelle und psychologische Rahmenbedingungen für innerfamiliäre Gewalt identifiziert werden (Horn 1996; van Hasselt, Morrison, Bellack & Hersen 1988).

Von schweren Mißhandlungen sind bis zum 12. Lebensjahr Jungen häufiger betroffen, danach sind Mädchen gefährdeter, die zudem häufiger sexuellem Mißbrauch ausgesetzt sind. Laut polizeilicher Kriminalstatistik wurden im Jahre 1994 15.000 Fälle sexuellen Mißbrauchs an Kindern unter 14 Jahren angezeigt (Bundeskriminalamt 1995), seriöse Schätzungen gehen aber aufgrund der Dunkelfeldproblematik von einer fünfmal so großen Zahl aus. Die Täter sind zu über 95 % männlich, das Geschlechterverhältnis bei den Opfern wird auf 1 : 3 bis 1 : 9 (Jungen : Mädchen) geschätzt. Der überwiegende Teil aller sexuellen Mißbrauchsfälle ereignet sich in der Familie und im sozialen Nahbereich, in nur 6 % der Fälle sind die Täter dem Opfer unbekannt (Baurmann 1983). Die Verquickung von emotionaler Nähe und Gewalt machen die Bearbeitung des Traumas besonders schwierig.

Sexueller Mißbrauch hat kurz- und langfristige körperliche und psychische Folgen (Enders & Stumpf 1990; Honig 1986; Trube-Becker 1982). Nicht umsonst erwähnt die Projektgruppe „Prioritäre Gesundheitsziele“ die Folgen sexuellen Mißbrauchs als eines von zehn dringlichen Gesundheitsproblemen im Schulalter (Weber, Abel, Altenhofen, Bächer, Berghof, Bergmann, Flatten, Klein, Micheelis & Müller 1990). Neben körperlichen Verletzungen und Infektionen sind vor allem die psychischen Schäden zu erwähnen. Besonders häufig sind Störungen der Identitätsentwicklung, Kontaktstörungen, Sexualstörungen, psychosomatische Krankheiten und Suchtmittelmißbrauch.

Feministische Projekte haben in den vergangenen Jahren für eine öffentliche Diskussion des sexuellen Mißbrauchs innerhalb der Familie gesorgt. Demgegenüber scheint die Gewalt gegen Ehefrauen weiterhin weitgehend tabuisiert zu sein (auch wenn durch die Gesetzesinitiative zur Verankerung der Vergewaltigung in der Ehe als Straftatbestand spezifische Aspekte innerfamilialer Gewalt thematisiert wurden). In einer Repräsentativstudie des Deutschen Jugendinstituts gab jeder 12. der befragten Erwachsenen an, den Partner schon einmal geschlagen oder geohrfeigt zu haben (Wahl 1990). Der Männeranteil ist hier mit 9 % größer als der Frauenanteil (6 %). Auch wenn eine Verallgemeinerung dieser Befunde problematisch ist, lassen sie doch den Schluß zu, daß körperliche Gewalt zwischen Eheleuten nicht unüblich ist.

5.3 Die Betreuung pflege- und hilfsbedürftiger Angehöriger

In den vergangenen Jahrzehnten hat sich nicht nur die durchschnittliche Lebenserwartung erhöht, sondern auch das Krankheitsspektrum hat sich gewandelt. Nicht mehr akute sondern chronische Krankheiten bestimmen das Morbiditätsgeschehen. Nach einer niederländischen Studie (van de Water, Boshuizen & Perenboom 1996) können Frauen und Männer erwarten, etwa 60 Lebensjahre bei guter Gesundheit zu verbringen, 15 bis 20 Jahre werden hingegen mit kurz- oder langfristigen gesundheitlichen Einschränkungen und Behinderungen verbracht. Der überwiegende Teil der Krankheitsepisoden wird in der Familie bewältigt, die auch im Falle chronischer Krankheit einen Großteil der Versorgung übernimmt. Die Einführung der Pflegeversicherung hat diese gesundheitspolitische Bedeutung der Familie hervorgehoben und die Familie als Element des Krankenversorgungssystems bestätigt. Für die Gepflegten kann diese Versorgungsleistung in ihrer Bedeutung nicht hoch genug eingeschätzt werden. Häusliche Pflege kommt dem Wunsch vieler PatientInnen nach Vertrautheit und emotionaler Verbundenheit nahe, sie gilt zudem in Fachkreisen als menschenwürdiger, sachgerechter und kostengünstiger.

Ohne diese Bedeutung schmälern zu wollen sei im folgenden darauf aufmerksam gemacht, daß 1. die Unterstützung hilfsbedürftiger Familienmitglieder auf Seiten der Pflegenden mit hohen psychischen und physischen Kosten einhergehen kann, und daß 2. innerfamiliale Pflegeleistungen in der Regel von den weiblichen Familienangehörigen erbracht werden, die psychischen und physischen Kosten der Pflege mithin zumeist von Frauen getragen werden. Abbildung 5 zeigt, wie sich die in unserer Gesellschaft gültige geschlechtsspezifische Arbeitsteilung in der häuslichen Pflege niederschlägt. Grundlage ist eine Studie des Bundesministeriums für Familie und Senioren, die 1991 zur Erhebung des Pflegebedarfes durchgeführt wurde (BMG 1995). Die Studie ermittelte, daß 1.1 Mio. Personen in Privathaushalten pflegebedürftig sind, davon lebt ein Fünftel allein, ein Drittel in Zwei-Personen-Haushalten und alle anderen in Haushalten mit drei oder mehr Personen. Der größte Teil der Pflegebedürftigen wird von ein und derselben Person betreut, und wie Abbildung 4 zeigt, ist diese meist weiblichen Geschlechts.

Den überwiegenden Teil privater Pflegeleistungen erbringen (Ehe-)Partnerinnen (zu 24 %), Töchter (zu 26 %), Mütter (14 %) und Schwiegertöchter (9 %). Demgegenüber nimmt sich der Anteil der Söhne (3 %) und der (Ehe-)Partner (13 %) an pflegerischer Arbeit sehr gering aus. Auffällig ist, daß Väter nur selten als Pflegepersonen in Erscheinung treten (bei pflegebedürftigen Kindern sind sie in 2 % der Fälle verantwortlich für die Pflege) und daß in der Altersgruppe ab 65 Jahre eher die Schwiegertöchter als die Söhne die Pflege von Familienangehörigen übernehmen. Der zeitliche Aufwand für häusliche Pflege ist beträchtlich: Er beträgt durchschnittlich fünf Stunden täglich. Zudem geht sie über einen langen Zeitraum: Jede/r fünfte Pflegebedürftige über 65 Jahre ist seit mehr als 10 Jahren auf Hilfe angewiesen.

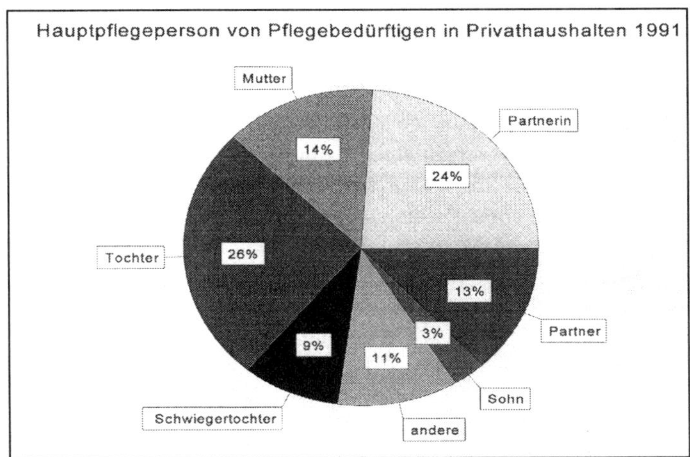

Abbildung 4: Hauptpflegepersonen von Pflegebedürftigen in Privathaushalten 1991 (Angaben in Prozent für Gesamtdeutschland; BMG 1995)

Mit der Pflege von Angehörigen gehen Belastungen in unterschiedlichen Bereichen einher, die sich gegenseitig beeinflussen und verstärken können (Halsig 1995; Schulz, Visintainer & Williamson 1990):

- körperliche Belastungen, z.B. durch Heben und Umbetten, durch ungenügenden Schlaf und durch die Vernachlässigung der eigenen körperlichen Bedürfnisse;
- psychische Belastung durch die enge emotionale Verbundenheit zur pflegebedürftigen Person; die Belastung ist besonders gravierend, wenn der/die Gepflegte körperlich abbaut, dement und/oder inkontinent wird;
- zeitliche Einschränkungen, insbesondere dann, wenn die Pflegebedürfnisse die Tagesstruktur bestimmen und keine eigene Einteilung des Tagesablaufs vorgenommen werden kann;
- finanzielle Belastungen, z.B. durch die Investition in technische Hilfsmittel sowie durch reduzierte Erwerbstätigkeit, die das Familieneinkommen schmälert sowie
- soziale Isolation durch einen Rückgang der Kontakte zum eigenen sozialen Netzwerk.

Diesen Belastungen stehen allerdings die positiven Effekte gegenüber, die sich z.B. in einem erhöhten Selbstwertgefühl und erlebter Pflegekompetenz durch die Übernahme von Pflegeverantwortung niederschlagen können.

Die Pflege von Personen aus dem sozialen Nahbereich ist aufgrund dieser Belastungen mit großen physischen und psychischen Kosten verbunden. So zeigt die Oldenburger Längsschnittstudie zur Bewältigung eines Myokardinfarktes, daß verheiratete Männer zwar schneller genesen als Alleinstehende (untersucht wurden nur männliche Herzinfarktpatienten; Badura, Kaufhold, Lehmann, Pfaff, Schott & Waltz 1987), daß dieser Effekt aber zu Lasten der Gesundheit der betreuenden Ehefrauen geht, deren Gesundheit sich 12 Monate nach dem Infarkt des Ehemannes deutlich verschlechtert hat (Schott & Badura 1988). Ähnliche Befunde werden u.a. für die Pflege von Aids-Kranken berichtet (Folkman, Chesney & Collette 1994; Leblanc, London & Aneshensel 1997). Im Falle der Betreuung von Demenzkranken ist das gesundheitliche Risiko der Pflegenden mittlerweile anerkannt (Baumgarten 1989), und es werden professionelle Beratungs- und Unterstützungsangebote eingerichtet. Ein Überblicksartikel von Schulz et al. (1990) zeigt, daß ein Großteil der pflegenden Angehörigen erhöhte Depressivitätswerte aufweist und zahlreiche Studien auch über eine erhöhte klinisch-psychiatrische Symptomatik berichten. Nach Befragungsergebnissen von Halsig (1995) erleben ein Viertel der von ihm befragten Hauptpflegepersonen über mittlere bis starke gesundheitliche Beeinträchtigungen und jeweils ein Drittel klagt über Belastungen im körperlichen und emotionalen Bereich.

6. Zusammenfassung und Schlußfolgerungen für Gesundheitsförderung und Gesundheitspolitik

Der Familie kommt als sozialem Mikrosystem eine entscheidende Bedeutung im Kontext von Gesundheit und Krankheit zu. Sie ist der Rahmen, in dem Stile des Umgangs mit dem Körper geprägt und modifiziert werden und sie ist eine Quelle sozialer Unterstützung, die auch im Krankheits- und Pflegefall zur Verfügung steht. Hinweise zur protektiven Wirkung der Familie lassen sich z.B. aus einer Analyse der familienstandsspezifischen Variation unterschiedlicher Indikatoren der gesundheitlichen Lage gewinnen. Diese zeigt, daß Verheiratete eine höhere Lebenserwartung und eine geringere Sterblichkeit haben als Personen, die nicht verheiratet sind, daß sie psychisch gesünder sind und daß sie chronische und akute Krankheiten besser bewältigen. Die protektiven Effekte enger Sozialbeziehungen lassen sich in folgenden Punkten zusammenfassen:

- Die Familie und das enge soziale Netzwerk sind idealiter ein soziales Gefüge, in dem in hohem Maße emotionale Unterstützung erlebt und Gefühle des Eingebundenseins und Geliebtwerdens vermittelt werden. Emotionale Unterstützung wirkt nicht nur als Puffer bei Belastungen und in Krisensituationen, sondern übt zugleich einen direkten Einfluß auf das Wohlbefinden aus.
- Der protektive Effekt enger Sozialbeziehungen entfaltet sich auch und besonders da, wo Personen krank sind oder der Pflege bedürfen. Die Bewältigung chronischer Krankheiten und akuter Krankheitsepisoden erfolgt überwiegend im Familienverbund, ohne daß das professionelle medizinische und

psychosoziale Versorgungsangebot in Anspruch genommen wird. Daß dies auch mit Belastungs- und Erschöpfungszuständen der pflegenden Person - die in der Regel weiblich ist - einhergehen kann, darauf wurde bereits hingewiesen.

- In und mit der Familie wird ein Großteil der Freizeit verbracht. Familienmitglieder finden so Erholung und können neue Kräfte für die Erwerbsarbeit sammeln. Allerdings sind aufgrund der geschlechtlichen Arbeitsteilung die Chancen zur Erholung innerhalb des familialen Kontextes ungleich verteilt.
- Und schließlich ist die Familie offenbar der Ort, an dem ein gesundheitsförderlicher Lebensstil besonders leicht zu praktizieren ist. Zum einen können die Familienmitglieder den Wunsch nach Veränderung des Gesundheitsverhaltens unterstützen. Zum anderen wird in der Familie ein Maß an sozialer Kontrolle ausgeübt, das das fortwährende Praktizieren gesundheitsriskanten Verhaltens nur schwer möglich macht.

Trotz dieser protektiven Effekte gibt es Konstellationen und Rahmenbedingungen, die die gesunde Entwicklung aller Familienmitglieder erschweren können. Die Familien- und Gesundheitspolitik ist besonders da gefragt, wo die Kapazitäten einer Familie zur Bewältigung der Risiken und Belastungen nicht ausreichen. Gesundheitsförderung heißt hier, ganz im Sinne der Ottawa-Charta, auf verschiedenen Ebenen anzusetzen und unterschiedliche Politikbereiche einzubinden. Am Beispiel der in Abschnitt 5 aufgegriffenen Problemlagen soll abschließend kurz aufgezeigt werden, welche Ansatzpunkte sich für eine familien- bzw. netzwerkorientierte Präventionspolitik bieten.

Die Ursachen der Gewalt in der Familie sind sehr vielschichtig. Sie reichen von finanziellen Restriktionen über mangelnde soziale Eingebundenheit bis zur Überlastung durch die Versorgung mehrerer Kleinkinder. Prävention in diesem Bereich ist weniger eine Aufgabe der Gesundheitspolitik, sondern muß sich auf die Durchführung struktureller Maßnahmen beziehen (z.B. materielle Sicherung in Krisensituationen, Verfügbarkeit bezahlbarer und familienfreundlicher Wohnungen). Von gesundheitswissenschaftlicher Relevanz ist aber vor allem eine Analyse und Verbesserung der Versorgungssituation für von Gewalt bedrohten Frauen und Kindern. Von familialer Gewalt betroffene Frauen finden mit ihren Kindern - zumindest in größeren Städten - Zuflucht in Frauenhäusern. Deren Einrichtung geht auf 25 Jahre zurückreichende Initiativen aus der Frauenbewegung zurück. Mittlerweile werden in den meisten Bundesländern Frauenhäuser auch mit öffentlichen Geldern (teilweise) finanziert. Gleichwohl reicht das Angebot nicht überall aus (besonders in ländlichen Regionen), und viele autonome Frauenhäuser, die nicht von den Kommunen oder Wohlfahrtsverbänden getragen werden, sind finanziell schlecht abgesichert. Ein flächendeckendes Angebot steht noch immer aus.

Will man die gesundheitliche Situation von Alleinerziehenden verbessern, ist es ebenfalls notwendig, bezahlbaren und familienfreundlichen Wohnraum zu schaffen, Alleinerziehende ökonomisch abzusichern, Maßnahmen zur besseren

Vereinbarkeit von Beruf und Familie zu initiieren und für eine hochwertige und bezahlbare außerfamiliale Kinderbetreuung zu sorgen. Diese Gestaltungsvorschläge mögen auf den ersten Blick nur wenig mit der gesundheitlichen Lage in Verbindung stehen, gerade diese strukturellen Maßnahmen sind es aber, die die Rahmenbedingungen für eine gesunde Entwicklung verbessern können.

Ähnliches gilt für die Betreuung und Pflege alter und kranker Menschen in der Familie. Diese ist ein wichtiger Baustein der Krankenversorgung, die starke positive Effekte auf die Genesung und das Wohlbefinden der Pflegebedürftigen ausübt. Allerdings hat es den Anschein, als würde die Familie immer mehr in die Pflicht genommen, Probleme der pflegerischen Versorgungslage zu lösen. Ilona Kickbusch warnt zu recht, daß „beim Ruf nach mehr Familie meist vernachlässigt wird, daß es sich hierbei um ein System geschlechtlicher Arbeitsteilung handelt, das der Frau den Großteil der Gesundheitsleistungen abverlangt“ (Kickbusch 1981, 328) und, so ist hinzuzufügen, die gesundheitlichen Risiken dieser Versorgungsleistung tragen. Eine Lösung dieser Problematik kann sicherlich nicht darin liegen, die Pflege vollständig dem professionellen System zu überlassen. Vielmehr muß es darum gehen, das professionelle Versorgungssystem so auszubauen, daß es pflegende Angehörige unterstützt und die Pflegenden bei Bedarf durch qualifizierte ambulante und teilstationäre Angebote entlastet. Durch die Einrichtung der Pflegeversicherung sind solche Angebote möglich, sie werden bislang nur zu wenig genutzt. So nehmen über 95 % der pflegenden Angehörigen das Pflegegeld in Anspruch, während Kombileistungen kaum genutzt werden. Gesundheitsförderung hieße hier, das Angebot auszubauen und transparent zu machen und die Pflegenden so darüber zu informieren, daß die Schwelle zur Inanspruchnahme entlastender pflegerischer Angebote und begleitender Betreuung und Beratung möglichst niedrig ist.

Grundsätzlich gilt, daß die Familie ein sensibles Interventionsfeld ist, nicht zuletzt aufgrund der sozialen Kontrolle, die mit familienbezogenen Hilfen einhergehen kann. Gesundheitsförderung kann es sich hier zum Ziel setzen, die sozialen Netze zu stärken - und das heißt auch: Lebensformen außerhalb der traditionellen Familie - und gesundheitsförderliche Rahmenbedingungen zu schaffen, die es Individuen und sozialen Netzen erlauben, im Sinne der eigenen Gesundheit zu handeln.

Literatur

Antonovsky, A. (1979): Health, stress, and coping. San Francisco: Jossey Bass.

Antonovsky, A. (1987): Unraveling the mystery of health. How people manage stress and stay well. San Francisco: Jossey Bass.

Badura, B. (Hg.) (1981): Soziale Unterstützung und chronische Krankheit. Zum Stand sozialepidemiologischer Forschung. Frankfurt/M.: Suhrkamp.

Badura, B., Kaufhold, G., Lehmann, H., Pfaff, H., Schott, T. & Waltz, M. (1987): Leben mit dem Herzinfarkt. Berlin: Springer.

Baumgarten, M. (1989): The health of persons giving care to the demented elderly: A critical review of the literature. Journal of Clinical Epidemiology 42, 1137-1148.

Baurmann, M.C. (1983): Sexualität, Gewalt und psychische Folgen. Eine Längsschnittuntersuchung bei Opfern sexueller Gewalt und sexuellen Normverletzungen anhand von angezeigten Sexualkontakten. Wiesbaden: Bundeskriminalamt.

Beck, U. & Beck-Gernsheim, E. (1990): Das ganz normale Chaos der Liebe. Frankfurt/M.: Suhrkamp.

Berkman, L.F., Leo-Summers, L. & Horwitz, R.L. (1992): Emotional support and survival after myocardial infarction. A prospective, population-based study of the elderly. Annals of Internal Medicine, 117, 1003-1009.

Berkman, L.F. & Syme, S.L. (1979): Social networks, host resistance, and mortality. American Journal of Epidemiology 109, 186-204.

BMFSFJ - Bundesministerium für Familie, Senioren, Frauen und Jugend (1994): Familien und Familienpolitik im geeinten Deutschland - Zukunft des Humanvermögens. Fünfter Familienbericht. Bonn: BMFSFJ.

BMFSFJ - Bundesministerium für Familie, Senioren, Frauen und Jugend (1997): Die Familie im Spiegel der amtlichen Statistik. Bonn: BMFSFJ.

BMG - Bundesministerium für Gesundheit (1995): Daten des Gesundheitswesens, Ausgabe 1995. Baden-Baden: Nomos.

Bundeskriminalamt (1995): Polizeiliche Kriminalstatistik Bundesrepublik Deutschland. Berichtsjahr 1994. Wiesbaden: Bundeskriminalamt.

Burger, E. & Reiter, K. (1993): Sexueller Mißbrauch von Kindern und Jugendlichen. Intervention und Prävention. Band 19 der Schriftenreihe des Bundesministeriums für Familie und Senioren. Stuttgart: Kohlhammer.

Bussmann, K.-D. (1997): Familiale Gewalt gegen Kinder als Problem rechtlicher Integration. In M. Gruter & M. Rehbinder (Hg.), Gewalt in der Kleingruppe und das Recht (S. 285-305). Bern: Stämpfli-Verlag.

Cobb, S. (1976): Social support as a moderator of life stress. Psychosomatic Medicine 38, 300-314.

Doherty, W.J. & Allen, W. (1994): Family functioning and parental smoking as predictors of adolescent cigarette use: A six-year prospective study. Journal of Family Psychology 8, 347-353.

Durkheim, E. (1897): Le suicide. Paris: PUF.

Duss-von Werth, J. (Hg.) (1995): Mediation: die andere Scheidung. Ein interdisziplinärer Überblick. Stuttgart: Klett-Cotta.

Enders, U. (1990): Nicht sexueller Mißbrauch ist ein Tabu, sondern das Sprechen darüber. In U. Enders (Hg.), Zart war ich, bitter war's. Sexueller Mißbrauch an Mädchen und Jungen (S. 11-19). Köln: Volksblatt Verlag.

Enders, U. & Stumpf, J. (1990): Die Narben des Mißbrauchs. Mögliche Folgen sexueller Gewalterfahrungen. In U. Enders (Hg.), Zart war ich, bitter war's. Sexueller Mißbrauch an Mädchen und Jungen (S. 75-88). Köln: Volksblatt Verlag.

Folkman, S., Chesney, M.A. & Collette, L. (1994): Caregiver burden in HIV-positive and HIV-negative partners of men with AIDS. Journal of Consulting and Clinical Psychology 62, 746-756.

Frankenhäuser, M. et al. (1989): Stress on and off the job as related to sex and occupational status in white-collar workers. Journal of Organizational Behavior 10, 321-346.

Gärtner, K. (1990): Sterblichkeit nach dem Familienstand. Zeitschrift für Bevölkerungswissenschaft 16, 53-66.

Gove, W.R. (1972): The relationship between sex roles, marital status, and mental illness. Social Forces 51, 34-44.

Gove, W.R., Style, C. & Hughes, M. (1990): The effect of marriage on the well-being of adults. Journal of Family Issues 11, 4-35.

Grunow, D., Breitkopf, H., Dahme, H.-J., Engfer, R., Grunow-Lutter, V. & Paulus, W. (1983): Gesundheitsselbsthilfe im Alltag. Stuttgart: Enke.

Habich, R. & Krause, P. (1995): Armut. In Statistisches Bundesamt (Hg.): Datenreport 1994. Zahlen und Fakten über die Bundesrepublik Deutschland (S. 598-607). Bonn: Bundeszentrale für politische Bildung.

Härtel, U. & Löwel, H. (1991): Familienstand und Überleben nach Herzinfarkt. Ergebnisse des MONICA-Augsburg-Herzinfarktregisters. Münchner Medizinische Wochenschrift 30, 464-468.

Halsig, N. (1995): Hauptpflegepersonen in der Familie: Eine Analyse ihrer situativen Bedingungen, Belastungen und Hilfsmöglichkeiten. Zeitschrift für Gerontopsychologie und -psychiatrie 8, 247-262.

Haring-Hidore, M., Stock, W.A., Okin, M.A. & Witter, R.A. (1985): Marital status and well-being: A subjective synthesis. Journal of Marriage and the Family 47, 947-954.

Haynes, J.M. (1993): Scheidung ohne Verlierer: Mediation in der Praxis. München: Kösel.

Höhn, C. & Pollard, J.H. (1992): Persönliche Gewohnheiten und Verhaltensweisen und Sterblichkeitsunterschiede nach dem Familienstand in der Bundesrepublik Deutschland. Zeitschrift für Bevölkerungswissenschaft 18, 415-433.

Honig, M.-S. (1986): Verhäuslichte Gewalt. Frankfurt/M.: Suhrkamp.

Horn, W. (1996): Umgang mit familialer Gewalt. In J. Mansel (Hg.), Glückliche Kindheit - Schwierige Zeit? (S. 113-127) Opladen: Leske + Budrich.

Hurrelmann, K. (1988): Sozialisation und Gesundheit. Somatische, psychische und soziale Risikofaktoren im Lebenslauf. Weinheim: Juventa.

Kaufmann, F.-X. (1995): Zukunft der Familie im vereinten Deutschland. Gesellschaftliche und politische Bedingungen. München: C. H. Beck.

Kickbusch, I. (1981): Die Bewältigung chronischer Krankheit in der Familie: Einige forschungskritisch-programmatische Bemerkungen. In B. Badura (Hg.): Soziale Unterstützung und chronische Krankheit. Zum Stand sozialepidemiologischer Forschung (S. 317-342). Frankfurt/M.: Suhrkamp.

Klein, T. (1993): Familienstand und Lebenserwartung. Eine Kohortenanalyse für die Bundesrepublik Deutschland. Zeitschrift für Familienforschung 5, 99-114.

Kolip, P. (1994): Wen hält die Ehe gesund? Der Einfluß von Geschlecht und Familienstand auf Lebenserwartung und Sterblichkeit. Jahrbuch für Kritische Medizin, Band 24 „Frauen/Gesundheit", S. 48-61.

Leblanc, A.J., London, A.S. & Aneshensel, C.S. (1997): The physical costs of aids caregiving. Social Science and Medicine 45, 915-923.

Meyer, S. & Schulze, S. (1989): Balancen des Glücks. Neue Lebensformen: Paare ohne Trauschein, Alleinerziehende, Singles. München: Beck.

Nave-Herz, R. (1994): Familien heute. Wandel der Familienstrukturen und Folgen für die Erziehung. Darmstadt: Wissenschaftliche Buchgesellschaft.

Nestmann, F. & Schmerl, C. (1990): Das Geschlechterparadox in der Social Support Forschung. In C. Schmerl & F. Nestmann (Hg.), Ist Geben seliger als Nehmen? Frauen und social support (S. 7-35). Frankfurt/M.: Campus.

Oakley, A. (1976): The family, marriage, and its relationship to illness. In D. Tuckett (Ed.): An introduction to medical sociology (pp. 74-109). London: Tavistock.

Proebsting, H. (1984): Die Entwicklung der Sterblichkeit. Wirtschaft und Statistik, 1/1984, 13-24.

Rowe, D.C., Chassin, L., Presson, C. & Sherman, S.J. (1996): Parental smoking and the „epidemic" spread of cigarette smoking. Journal of Applied Social Psychology 26, 437-454.

Schott, T. & Badura, B. (1988): Wives of heart attack patients: The stress of caring. In R. Anderson & M. Bury (Eds.): Living with chronic illness. The experience of patients and their families (S. 117-136). London.: Unwin Hyman.

Schulz, R., Visintainer, P. & Williamson, G.M. (1990): Psychiatric and physical morbidity effects of caregiving. Journal of Gerontology 45, P181-P191.

Schwarzer, R. & Leppin, A. (1989): Sozialer Rückhalt und Gesundheit. Göttingen: Hogrefe.

Statistisches Bundesamt (1994): Sozialleistungen. Fachserie 13, Reihe 2: Sozialhilfe 1992. Stuttgart: Metzler-Poeschel.

Statistisches Bundesamt (1996a): Bevölkerung und Erwerbstätigkeit. Fachserie 1, Reihe 3: Haushalte und Familien 1994. Stuttgart: Metzler-Poeschel.

Statistisches Bundesamt (1996b): Statistisches Jahrbuch für die Bundesrepublik Deutschland 1996. Stuttgart: Metzler-Poeschel.

Stein-Hilbers, M. (1994): Wem „gehört" das Kind? Neue Familienstrukturen und veränderte Eltern-Kind-Beziehung. Frankfurt/M.: Campus.

Trube-Becker, E. (1982): Gewalt gegen das Kind: Vernachlässigung, Mißhandlung, sexueller Mißbrauch und Tötung von Kindern. Heidelberg: Kriminalstatistik.

Turner, H.A., Catania, J.A. & Gagnon, J. (1994): The prevalence of informal caregiving to persons with AIDS in the United States: caregiver characteristics and their implications. Social Science and Medicine 38, 1543-1552.

Umberson, D. (1992): Gender, marital status, and the social control of health behavior. Social Science and Medicine 34, 907-917.

Verbrugge, L.M. (1979): Marital status and health. Journal of Marriage and the Family 41, 267-286.

Vogt, I. (1985): Für alle Leiden gibt es eine Pille. Opladen: Westdeutscher Verlag.

van de Water, H.P.A., Boshuizen, H.C. & Perenboom, R.J.M. (1996): Health expectancy in the Netherlands 1983-1990. European Journal of Public Health 6, 21-28.

van Hasselt, V.B., Morrison, R.L., Bellack, A.S. & Hersen, M. (Eds.) (1988): Handbook of family violence. New York: Plenum Press.

Wahl, K. (1990): Studien über Gewalt in Familien. München: DJI Verlag.

Weber, I., Abel, M., Altenhofen, L., Bächer, K., Berghof, B., Bergmann, K.E., Flatten, G., Klein, D., Micheelis, W. & Müller, P.J. (1990): Dringliche Gesundheitsprobleme in der Bundesrepublik Deutschland. Zahlen - Fakten - Perspektiven. Baden-Baden: Nomos.

Wood, W., Rhodes, N. & Whelan, M. (1989): Sex differences in positive well-being. A consideration of emotional style and marital status. Psychological Bulletin 106, 249-264.

Wright, L.K., Clipp, E.C. & George, L.K. (1993): Health consequences of caregiver stress. Medicine, Exercise, Nutrition and Health 2, 181-195.

Andreas Mielck und Uwe Helmert

Soziale Ungleichheit und Gesundheit

1. Einleitung

In den Sozialwissenschaften werden mit dem Begriff 'soziale Ungleichheit' die Unterschiede zwischen Personen bezeichnet, die sich aus ihrer sozialen Position und den damit verbundenen Vor- und Nachteilen ergeben. Hinter dieser etwas abstrakten Definition verbergen sich vor allem Unterschiede nach Ausbildung, Beruf und Einkommen. Da diese drei Indikatoren der sozialen Ungleichheit häufig eine hierarchische Ordnung beinhalten, wird in diesem Zusammenhang auch von Unterschieden zwischen 'sozialen Schichten' gesprochen. Die Indikatoren der sozialen Ungleichheit hängen eng miteinander zusammen. So kann z.B. bei einer höheren Ausbildung oft auch ein höheres Einkommen erreicht werden. In einigen Studien wird ein Gesamtindex 'soziale Schicht' verwendet, der darauf abzielt, die Indikatoren Ausbildung, Beruf und Einkommen zusammenzufassen. In den sozial-epidemiologischen Studien zum Thema 'soziale Ungleichheit und Gesundheit' werden sowohl dieser Gesamtindex als auch die einzelnen Indikatoren verwendet.

In den letzten Jahren hat sich die sozialwissenschaftliche Diskussion in Deutschland zunehmend von den klassischen Indikatoren der sozialen Ungleichheit (d.h. Ausbildung, Beruf und Einkommen) gelöst und immer stärker betont, daß auch „Geschlecht, Alter, Familiengröße, Wohnort, Generation und Nationalität eng verknüpft sind mit ungleichen Lebenschancen" (Hradil 1994, 383). Diese zusätzlichen Indikatoren der sozialen Ungleichheit stehen 'quer' zur *vertikalen* Unterscheidung auf Grundlage der klassischen Indikatoren Ausbildung, Beruf und Einkommen; sie werden daher als Ausdruck einer *horizontalen* sozialen Ungleichheit bezeichnet. Die zunehmende Konzentration auf horizontale soziale Ungleichheiten ist dabei weniger Ausdruck einer erweiterten Diskussion, als vielmehr Ausdruck eines Perspektivenwechsels. Die Betonung der horizontalen Ungleichheiten basiert auf der Annahme, daß die vertikalen Ungleichheiten erheblich an Bedeutung verloren haben. Offenbar „breitet sich unter deutschen Sozialstrukturforschern die Vorstellung aus, die moderne Wohlfahrtsgesellschaft verabschiede sich von ihren Klassen und Schichten oder sie habe sich bereits davon verabschiedet" (Geißler 1996, 319).

Erst in jüngster Zeit wird von Soziologen wieder darauf hingewiesen, daß nach wie vor große Unterschiede in Ausbildung, beruflichem Status und Einkommen bestehen, und daß sich diese Unterschiede auf viele Bereiche des Lebens auswirken (Geißler 1996). Auch der folgende Beitrag konzentriert sich auf die vier klassischen Indikatoren der *vertikalen* sozialen Ungleichheit, d.h. auf Unterschiede im Gesundheitszustand nach Ausbildung, Beruf, Einkommen und/oder sozialer Schicht. Eine zusätzliche Darstellung von gesundheitlichen Unterschieden nach Indikatoren der *horizontalen* sozialen Ungleichheit würde den Rahmen des Kapitels sprengen, zumal diese Ungleichheiten auch in anderen Kapiteln dieses Sammelbandes angesprochen werden.

In dem vorliegenden Kapitel stehen die beiden folgenden Fragen im Vordergrund:

a) Welche empirischen Ergebnisse liegen aus der Bundesrepublik vor über die Beziehung zwischen (vertikaler) sozialer Ungleichheit einerseits und Mortalität und Morbidität andererseits?

b) Wie lassen sich diese Ergebnisse erklären?

In der internationalen Diskussion zu diesem Thema findet man häufig die beiden folgenden Begriffe: Unterschiede im Gesundheitszustand nach Merkmalen der sozialen Ungleichheit werden allgemein als *'health inequalities'* bezeichnet. Viele Unterschiede stoßen jedoch auf relativ geringes wissenschaftliches oder politisches Interesse, da sie entweder als zu gering, als unvermeidbar oder aus anderen Gründen als derzeit nicht problematisch angesehen werden. Der Begriff *'health inequities'* wird zur Bezeichnung der als ungerecht empfundenen Unterschiede verwendet; diese Unterschiede werden zumindest von einem Teil der Wissenschaftler oder Politiker als so relevant eingeordnet, daß sie Handlungsbedarf erzeugen. Die Grenzen zwischen 'health inequalities' und 'health inequities' sind selbstverständlich fließend und können sich durch veränderte Rahmenbedingungen oder Wahrnehmungen verschieben.

Eine vergleichbare Definition hat sich für den deutschen Sprachraum noch nicht etabliert; sie erscheint jedoch sinnvoll, um deutlich zu machen, daß Unterschiede im Gesundheitszustand nicht automatisch auch ein (gesundheits-) politisches Problem darstellen. Der englische Sprachgebrauch bietet sich als Vorbild an; entsprechend können unter dem Begriff *'gesundheitliche Ungleichheiten'* (health inequalities) alle Unterschiede im Gesundheitszustand nach Merkmalen der sozialen Ungleichheit verstanden werden, während der Begriff *'problematische gesundheitliche Ungleichheiten'* (health inequities) die als ungerecht empfundenen Unterschiede kennzeichnen kann. Entsprechend dieser Definitionen lassen sich zwei weitere Fragen unterscheiden:

c) Welche der in empirischen Studien gefundenen 'gesundheitlichen Ungleichheiten' müssen als 'problematische gesundheitliche Ungleichheiten' bezeichnet werden, d.h. welche sind so gravierend, daß (gesundheits-)politische Maßnahmen zur Verringerung dieser Unterschiede eingeleitet werden sollten?

d) Durch welche (gesundheits-)politischen Maßnahmen können diese 'problematischen gesundheitlichen Ungleichheiten' verringert werden?

So wichtig die Umsetzung von Forschungsergebnissen in (gesundheits-)politische Maßnahmen auch ist, so können die beiden letzten Fragen in dem vorliegenden Beitrag jedoch noch nicht beantwortet werden. Von Frage a) zu Frage d) wird die Basis für fundierte Antworten immer dünner. Es liegen relativ viele empirische Ergebnisse zur gesundheitlichen Ungleichheit in Deutschland vor, ihre Erklärung ist bisher jedoch nur ansatzweise gelungen. Eine öffentliche Diskussion darüber, ob diese gesundheitlichen Ungleichheiten eher unwichtig sind, oder ob zumindest einige von ihnen ein (gesundheits-)politisches Problem darstellen, ist bisher nicht zu erkennen. Ebenso fehlen auch konkrete Konzepte oder Handlungsansätze zur Verringerung der derzeitigen gesundheitlichen Ungleichheiten.

Der Zusammenhang zwischen sozialer Ungleichheit und Gesundheit ist eines der zentralen Themen der Gesundheitswissenschaften. Um die oben genannten Fragen beantworten zu können, ist die Zusammenarbeit von Experten aus verschiedenen Bereichen erforderlich. Bisher sind an der Diskussion vor allem Sozialepidemiologen, Sozialmediziner und Medizinsoziologen beteiligt. Es werden jedoch auch Experten aus anderen Wissenschaftsbereichen benötigt. So wäre es z.B. wichtig, von Sozialpsychologen mehr über das Verständnis von Gesundheit in unterschiedlichen sozialen Schichten zu erfahren, und von Soziologen mehr über die mit der sozialen Ungleichheit einhergehenden Unterschiede in den gesundheitsrelevanten Lebensbedingungen. Eine derartige Ausweitung der Diskussion könnte einen wichtigen Beitrag leisten für die Erklärung der gesundheitlichen Ungleichheiten und für die praktische Umsetzung der Forschungsergebnisse.

In den letzten Jahren hat das wissenschaftliche - und auch das öffentliche - Interesse am Thema ‘soziale Ungleichheit und Gesundheit’ erheblich zugenommen. Vermutlich beruht diese Entwicklung vor allem auf der z.T. dramatischen Zunahme der Armut in der Bundesrepublik (Hauser 1997). (Einkommens-)Armut wird häufig definiert über den Bezug von Sozialhilfe. Nach den durch das Statistische Bundesamt veröffentlichen Daten bezogen 1970 in den alten Bundesländern ‘nur’ 2,5 % der Bevölkerung Sozialhilfe, 1975 war der Prozentsatz auf 3,3 % angewachsen, 1980 auf 3,5 %, 1985 auf 4,6 %, 1990 auf 5,9 % und 1993 sogar auf 6,5 % (Statistisches Bundesamt 1995). Der Anteil der Sozialhilfeempfänger hat sich in den letzten 10 Jahren also um ca. 50 % erhöht, und damit ist auch die Frage der gesundheitlichen Auswirkungen nicht nur von Armut speziell, sondern auch von sozialer Ungleichheit allgemein wieder stärker in den Mittelpunkt gerückt. Einige Bereiche werden jedoch kaum bearbeitet, so ist die in den 80er Jahren geführte Diskussion über den Zusammenhang zwischen Arbeitslosigkeit und Gesundheit (Schwefel 1986, Schwefel, Svenson & Zöllner 1987) inzwischen fast wieder zum Erliegen gekommen, trotz der deutlich gestiegenen Massenarbeitslosigkeit.

2. Historischer Rückblick

Vielleicht gelingt es den Gesundheitswissenschaften, die gesundheitliche Ungleichheit wieder zu so einem zentralen wissenschaftlichen und (gesundheits-) politischen Thema zu machen, wie dies vor ca. 100 Jahren der Fall war (Mielck 1994b, 1998). Ärzte wie Rudolf Virchow und Salomon Neumann wiesen schon um 1850 darauf hin, daß der Gesundheitszustand vor allem in der unteren sozialen Schicht verbessert werden sollte, und zwar durch die gezielte Verbesserung der Lebensbedingungen. In den letzten Jahrzehnten des 19. Jahrhunderts wurde diesen Stimmen jedoch nur wenig Gehör geschenkt. Die Einführung der medizinischen Bakteriologie schien die Fragen der Krankheitsursachen ausreichend zu beantworten. „Wie Emil Behring 1893 erklärte, konnte das Studium ansteckender Krankheiten jetzt unmittelbar verfolgt werden, ohne von gesellschaftlichen Erwägungen und Gedanken über Sozialpolitik abgelenkt zu werden“ (Rosen 1975, 108).

Eine stärkere Rückbesinnung darauf, daß auch die Lebensbedingungen bei der Krankheitsentstehung eine wichtige Rolle spielen, ist erst wieder um die Jahrhundertwende erkennbar. Dies wird z.B. deutlich in der folgenden - noch für die heutige Zeit ‘modern’ klingenden - Argumentation aus einem 1897 publizierten Buch: „Aber auch wenn es gelänge, alle Tuberkelbacillen aus unserer Umgebung in kurzer Frist zu beseitigen, so wäre der durch die industrielle Schädlichkeit Geschwächte nicht minder gefährdet; denn ein anderer Kontagienpilz würde bald die Stelle des Tuberkelbacillus einnehmen. (...). Die Entstehung einer Seuche setzt immer eine Herabsetzung der Konstitutionskraft weiter Schichten der Bevölkerung voraus“ (Gottstein 1897, 435). Diese Diskussion über die ‘soziale Ätiologie’ begann nach der Jahrhundertwende nur zögerlich; dann gewann sie jedoch bis zum Beginn der 1. Weltkrieges eine große Bedeutung. Die ‘Kontagonisten’ versuchten, die Einbeziehung von sozialen Problemen bei der Krankheitsbekämpfung zu verhindern, so z.B. die Einbeziehung von Fragen der Wohnraumversorgung bei der Bekämpfung der Tuberkulose (Flügge 1904). Um 1910 konnte Gottstein jedoch schreiben: „Die soziale Ätiologie kann jetzt als akzeptiert betrachtet werden“ (Rosen 1975, 113).

Bis zum 1. Weltkrieg hat diese an den sozialen Problemen ansetzende Richtung der Medizin eine breite wissenschaftliche und öffentliche Diskussion ausgelöst. Einen hervorragenden Überblick über die umfangreichen Forschungs- und Diskussionsergebnisse bieten die beiden Bücher ‘Soziale Pathologie’ (Grotjahn 1912) und ‘Krankheit und soziale Lage’ (Mosse & Tugendreich 1981, zuerst publiziert 1913). Die Autoren beschäftigen sich mit dem Einfluß der Lebensbedingungen auf die Entstehung und den Verlauf von Krankheiten, vor allem mit den Lebensbedingungen der unteren sozialen Schicht und damit, wie die gesundheitsschädigenden Lebensbedingungen abgebaut werden können. Die empirische Forschung erreichte dabei ein hohes Niveau, sowohl im Hinblick auf die Anzahl der Studien als auch gemessen an der Diskussion der methodischen Probleme. Beide Bücher besitzen noch heute Vorbildcharakter, nicht nur auf Grund der thematischen Breite und Tiefe, sondern auch durch das Engagement von Medizinern und von Experten aus der staatlichen Verwaltung.

Der Stand der Diskussion vor Beginn des 1. Weltkriegs läßt sich mit Hilfe einer kurzen Beschreibung der beiden oben genannten Bücher gut charakterisieren: Das Buch 'Soziale Pathologie' widmet sich auf ca. 700 Seiten der „Bewertung des sozialen Momentes sowohl in der Krankheitsentstehung wie im Krankheitsverlauf und namentlich in der Krankheitsverhütung" (Grotjahn 1912, III). Es werden ca. 60 verschiedene Morbiditäts- und Mortalitätsgruppen angesprochen (Infektionskrankheiten, Erkrankungen von Augen und Zähnen, Verletzungen der Knochen, Zuckerkrankheit, Gicht etc.). In dem Sammelband 'Krankheit und Soziale Lage' (Mosse & Tugendreich 1981) sind auf fast 900 Seiten 20 Beiträge zusammengefaßt. Die Beiträge unter der Überschrift 'Soziale Ätiologie der Krankheiten' beschäftigen sich mit den gesundheitsschädigenden Einflüssen ausgewählter Lebensbedingungen (unzureichende Ernährung, Arbeits- und Wohnbedingungen wie Feuchtigkeit, Lichtmangel und ungenügende Belüftung etc.). Die Beiträge unter der Überschrift 'Soziale Therapie der Krankheiten' konzentrieren sich auf die Frage, wie die gesundheitsgefährdenden Lebensbedingungen verbessert werden können.

Als Motto des Buches kann der folgende Satz aus der Einleitung dienen: „Die Bakterien sind für gewisse Infektionskrankheiten ein notwendiges Moment, aber keineswegs eine ausreichende Ursache für Krankheit! (...) Die Aufgabe ist, zu zeigen, welcher graduelle Anteil bei Entstehung und Verlauf der Krankheiten dem sozialen Faktorenkomplex zukommt" (Mosse & Tugendreich 1981, 4). Es ist auch wichtig zu erwähnen, daß die insgesamt 18 Autoren keine 'Sozial-Revolutionäre' waren, sondern zumeist etablierte Mediziner wie z.B. Landgewerbearzt, Schularzt, Generalarzt, Arzt in städtischer Säuglingsfürsorgestelle, Oberarzt, Professor für Hygiene, Medizinal- oder Sanitätsrat. Auch zwei Direktoren von Statistischen Ämtern sind als Autoren vertreten. Die Auflistung der Autoren deutet darauf hin, daß das Thema 'Krankheit und soziale Ungleichheit' in der Ärzteschaft und in der staatlichen Verwaltung als ein wichtiges Thema akzeptiert wurde.

Insgesamt betrachtet ergeben die damals in Deutschland publizierten empirischen Arbeiten ein relativ klares Bild. An Stelle einer eigenen Zusammenfassung soll hier wiedergegeben werden, welches Fazit Hanauer (1911) zieht: „Daß die Sterblichkeit mit den Wohlstandsverhältnissen in Beziehung steht, ist durch die Statistik längst erwiesen. (...) Die Gründe der erhöhten Sterblichkeit der Minderbemittelten und Armen gegenüber den Reichen und Wohlhabenden sind teils sozialer, teils hygienischer Art. Die Armut zwingt sie zu ungenügender Ernährung, ihre Wohnungen sind unzureichend, dadurch wird die Widerstandsfähigkeit gegenüber Krankheiten herabgesetzt. Die gleiche Folge hat die oft unzureichende Körperpflege. (...) Schließlich kommen noch die Berufsschädigungen in Betracht. Diejenigen Bevölkerungsschichten, welche eine hohe Sterblichkeit aufweisen, gehören vorwiegend den handarbeitenden Klassen an, sind Industriearbeiter, sie unterliegen vielfach gewerblichen Schädigungen" (Hanauer 1911, 1)

Der kurze historische Rückblick ist hier aus zumindest drei Gründen von Interesse. Zum einen stellt sich die Frage, ob auch noch heute ähnliche (wenn auch vielleicht geringere) gesundheitliche Ungleichheiten vorhanden sind wie vor ca. 100 Jahren, trotz der Verbesserungen der Lebensbedingungen und der medizinischen Versorgung und trotz des heute dominierenden Spektrums von Krankheits- und Todesursachen (Herzkreislaufkrankheiten und Krebs an Stelle von Infektionskrankheiten). Wie die Beispiele im folgenden Abschnitt zeigen, muß diese Frage eindeutig bejaht werden. Die Angehörigen der unteren sozialen Schicht sind auch noch heute von einer erheblich höheren Mortalität und Morbidität betroffen als die Angehörigen der oberen sozialen Schicht.

Zum anderen stellt sich die Frage, ob die heute vorhandenen gesundheitlichen Ungleichheiten auf die gleichen Ursachen zurückgeführt werden können wie vor ca. 100 Jahren. Diese Frage läßt sich jedoch kaum beantworten, da sie heute nicht mehr so systematisch wie früher untersucht wird. Vermutlich besitzen die in dem obigen Zitat von Hanauer (1911) angesprochenen Ursachen nach wie vor einige Gültigkeit. Notwendig wäre jedoch eine detaillierte Analyse der *gegenwärtigen* Ursachen der gesundheitlichen Ungleichheit.

Der historische Rückblick kann auch als Richtschnur dienen zur Einschätzung des gegenwärtigen Engagements von Gesundheitswissenschaftlern und (Gesundheits-)Politikern in der Bundesrepublik. Wie oben angedeutet, hat in den letzten Jahren das wissenschaftliche und öffentliche Interesse am Thema 'soziale Ungleichheit und Gesundheit' erheblich zugenommen. Es hat jedoch noch lange nicht das Niveau aus den Jahren vor dem 1. Weltkrieg erreicht. Nur relativ wenige Wissenschaftler beteiligen sich aktiv an der Diskussion, und (gesundheits-)politische Empfehlungen oder Maßnahmen speziell zur Verringerung der gesundheitlichen Ungleichheit lassen sich kaum finden. Warum ist das Engagement nicht größer? Sind die empirisch belegten gesundheitlichen Ungleichheiten ein vergleichsweise unwichtiges Problem, oder sind sie ein Problem, das nicht verringert werden kann; sind sie also keine 'problematischen gesundheitlichen Ungleichheiten' (health inequities)? Noch fehlt eine intensive wissenschaftliche und öffentliche Diskussion zur Klärung dieser Fragen.

3. Empirische Ergebnisse zur gesundheitlichen Ungleichheit

Ausgangspunkt der notwendigen Diskussion ist die Frage, welche Unterschiede in Mortalität und Morbidität nach Ausbildung, Beruf und/oder Einkommen in der Bundesrepublik überhaupt vorhanden und wie groß diese Unterschiede sind. Inzwischen liegt eine Vielzahl von empirischen Ergebnissen zur gesundheitlichen Ungleichheit vor; in einer intensiven Recherche wurden über 150 Publikationen gefunden. Einige u.E. besonders aussagekräftige Studienergebnisse sollen hier wiedergegeben werden.

Die Studien zum Thema 'soziale Ungleichheit und *Mortalität*' basieren zumeist auf einem ökologischen Design, d.h. auf regionalen Vergleichen. In diesen Studien werden z.B. Angaben zur durchschnittlichen Mortalität pro Stadtteil verglichen mit Angaben zur sozio-ökonomischen Struktur der Stadtteile. In einer Studie aus Bremen wurden die 78 Ortsteile in 5 Gruppen (Cluster) unterteilt, von hoher sozialer Schicht (Cluster 1) bis hin zu niedriger sozialer Schicht (Cluster 5). Die Einteilung beruht dabei z.B. auf Angaben über den Anteil der Akademiker und der Arbeiter pro Ortsteil (Tempel & Witzko 1994). In Tabelle 1 ist zu sehen, daß in den Ortsteilen mit dem geringsten sozio-ökonomischen Status die Mortalität erheblich höher ist als in den Ortsteilen mit dem höchsten sozio-ökonomischen Status.

Todesursachen	Männer		Frauen	
	untere Schicht[a]	obere Schicht[b]	untere Schicht[a]	obere Schicht[b]
Krebs	358	260	190	183
Ischäm. Herzkrankheiten	253	208	99	66
Cerebrov. Krankheiten	114	102	83	69

a: Ortsteile in Bremen mit dem geringsten sozio-ökonomischen Status
b: Ortsteile in Bremen mit dem höchsten sozio-ökonomischen Status

Datenbasis: Volkszählung 1987, altersstandardisierte Mortalitätsdaten 1980-1989
Quelle: Tempel & Witzko 1994

Tabelle 1: Soziale Schicht und Mortalität

Wenn ein regionaler Vergleich ergibt, daß die Sterblichkeit in einer *Region* mit niedrigem Status größer ist als in einer Region mit höherem Status, so kann daraus nicht automatisch geschlossen werden, daß die Sterblichkeit von *Personen* mit niedrigem Status größer ist als von Personen mit höherem Status. Dieser Wechsel von der regionalen auf die individuelle Ebene ist mit diversen methodischen Problemen behaftet, und die Ergebnisse regionaler Vergleiche lassen sich häufig nur schwer interpretieren. Empirische Studien zur gesundheitlichen Ungleichheit in der Mortalität, die nur auf Individualdaten (d.h. auf Angaben über einzelne Personen und nicht über Stadtteile oder andere Regionen) basieren, sind in Deutschland jedoch selten. Dies liegt vor allem darin, daß in Deutschland auf den amtlichen Todesbescheinigungen (bzw. Sterbefallzählkarten) keine Angaben zur Ausbildung, zum Beruf oder zum Einkommen des Verstorbenen vermerkt sind. Wenig verständlich ist vor allem das Fehlen von Angaben zum Beruf. In einigen westeuropäischen Staaten (z.B. in Großbritannien) wird seit Jahrzehnten auf der Todesbescheinigung der zuletzt ausgeübte Beruf eingetragen. Offenbar ist diese Auskunft ohne größere Probleme zu erhalten, und der wissenschaftliche Wert dieser Angabe wird belegt durch eine Vielzahl von aussagekräftigen Publikationen über die Mortalitätsunterschiede zwischen Berufsgruppen.

Da in Deutschland entsprechende Routinedaten fehlen, müssen Angaben über den sozio-ökonomischen Status von Verstorbenen hier im Rahmen aufwendiger Studien erhoben werden. Diese Studien sind methodisch schwierig, logistisch aufwendig, zumeist mit datenschutzrechtlichen Bedenken konfrontiert, und daher entsprechend selten. Sie sind jedoch von zentraler Bedeutung, da sozio-ökonomische Unterschiede in der Mortalität vermutlich die 'härtesten' Belege sind für die Existenz gesundheitlicher Ungleichheiten. Die wenigen vorhandenen Studien, die auf Individualdaten beruhen, besitzen daher einen besonders hohen Stellenwert. Die zwei u.E. aussagekräftigsten dieser Studien sollen im Folgenden etwas ausführlicher dargestellt werden.

Von der Bundesversicherungsanstalt für Angestellte (BfA) wurde eine Arbeit vorgelegt über die Mortalitätsunterschiede nach Einkommen (Klosterhuis & Müller-Fahrnow 1994). Die Studie beruht auf den Angaben zum Bruttoeinkommen der erwerbstätigen männlichen Versicherten aus dem Jahr 1985. Da auch bekannt ist, welche Versicherten im Jahr 1986 verstorbenen sind, läßt sich somit für verschiedene Einkommensgruppen der Anteil der Verstorbenen berechnen. Die Auswertungen beschränkten sich dabei auf die 30-59jährigen Versicherten, da in den jüngeren Altersgruppen die Mortalität sehr gering ist, und da in den älteren Altersgruppen durch die zunehmende Berentung nur ein vermutlich nicht mehr repräsentativer Anteil der Angestellten im Berufsleben verbleibt. Eine nach Altersgruppen unterteilte Darstellung der Ergebnisse zeigt, daß die Sterblichkeit in der untersten Einkommensgruppe am höchsten ist, und daß die Sterblichkeit mit zunehmendem Einkommen relativ gleichförmig abnimmt (Tabelle 2). Die Unterschiede in der Sterblichkeit zwischen der unteren Einkommensgruppe (27.000-34.000 DM pro Jahr) und der oberen (mehr als 64.000 DM pro Jahr) sind dabei erheblich: Die Sterblichkeit in der unteren Einkommensgruppe ist zwischen 5,7mal (35-39 Jahre) und 1,7mal (55-59 Jahre) so hoch wie in der oberen!

	Todesfälle pro 100.000 Personen in der gleichen Einkommensgruppe Brutto-Einkommen 1985 (in 1.000 DM)					
Alter (in Jahren)	27-34	35-42	43-50	51-58	59-64	> 64
30-34	168	83	37	72	21	35
35-39	217	86	109	91	65	38
40-44	483	291	247	140	111	104
45-49	617	394	279	210	144	167
50-54	751	551	479	456	363	357
55-59	1.010	839	629	704	621	589

Stichprobe: 13.952 männliche Angestellte (30-59 Jahre, alte Bundesländer)
Datenbasis: Routinedaten der Bundesversicherungsanstalt für Angestellte (BfA) aus 1985
Quelle: Klosterhuis & Müller-Fahrnow 1994

Tabelle 2: Einkommen und Mortalität

Kritisch anzumerken ist, daß sich die Studie nur auf Männer bezieht. Viele der sozial-epidemiologischen Studien, in denen die sozio-ökonomischen Indikatoren Beruf und Einkommen verwendet werden, konzentrieren sich auf Männer. Diese Einseitigkeit ist vermutlich vor allem auf die Überzeugung zurückzuführen, daß bei (Ehe-)Partnern der sozio-ökonomische Status mehr bestimmt wird durch Beruf und Einkommen des Mannes als durch Beruf und Einkommen der

Frau. Es muß auch betont werden, daß sich die oben genannte Studie nur auf Angestellte bezieht. Die Angestellten bilden eine mittlere Einkommensgruppe; die Nicht-Erfassung von Arbeitern, Arbeitslosen, Selbständigen etc. führt zu einem Ausblenden von Gruppen mit geringerem bzw. höherem Einkommen. Die Ergebnisse bilden daher vermutlich nicht das ganze Ausmaß der in der Bundesrepublik vorhandenen Unterschiede ab. Mit anderen Worten: Es lassen sich vermutlich noch erheblich größere Unterschiede in der Mortalität zwischen Einkommensgruppen finden, wenn alle Einkommensgruppen einbezogen werden.

Unterschiede in der Mortalität können besonders anschaulich als Unterschiede in der Lebenserwartung ausgedrückt werden. Die u.W. einzige Studie aus Deutschland zu sozio-ökonomische Unterschieden in der Lebenserwartung basiert auf den Daten des Sozio-Ökonomischen Panels (Klein 1996). Den Beginn des Panels bildete eine 1984 durchgeführte Befragung von ca. 10.000 Personen in den alten Bundesländern. Die gleichen Personen werden jedes Jahr erneut befragt, und im Rahmen dieser jährlichen Kontaktaufnahme wird auch erhoben, ob die Personen zwischenzeitlich verstorben sind. Da die erste Befragung Angaben zur Ausbildung, zum Beruf und zum Einkommen beinhaltet, lassen sich Unterschiede in der Mortalität und damit auch in der Lebenserwartung nach diesen sozio-ökonomischen Merkmalen berechnen. Ausgewertet wurden Unterschiede in der Lebenserwartung nach Schulbildung. Die Ergebnisse zeigen, daß Männer ohne Abitur eine um 3,3 Jahre kürzere Lebenserwartung aufweisen als Männer mit Abitur; bei Frauen beträgt der Unterschied sogar 3,9 Jahre.

	Lebenserwartung ab 16 Jahren (in Jahren)	
	Männer	Frauen
Schulbildung		
ohne Abitur	57,0	61,6
mit Abitur	60,3	65,5

Stichprobe: ca. 10.000 Männer und Frauen (ab 16 Jahre, alte Bundesländer)
Datenbasis: Befragung 1984-1993 (Sozio-ökonomisches Panel)
Quelle: Klein 1996

Tabelle 3: Schulbildung und Lebenserwartung

Über sozio-ökonomische Unterschiede in der *Morbidität* ist mehr bekannt als über sozio-ökonomische Unterschiede in der *Mortalität*. Dies liegt vor allem daran, daß die diversen Bevölkerungsbefragungen zur Morbidität so gut wie immer Fragen zur Ausbildung, zum Beruf und/oder zum Einkommen enthalten. Besonders hervorzuheben ist die 'Deutsche Herz-Kreislauf-Präventionsstudie (DHP-Studie)', die auf Grund ihrer bundesweiten Repräsentativität und ihrer Stichprobengröße besonders gut geeignet ist für die empirische Analyse der gesundheitlichen Ungleichheit.

Ein zentrales Merkmal sozialer Ungleichheit ist die (Einkommens-)Armut. Es sind jedoch nur sehr wenige empirische Arbeiten vorhanden, in denen speziell die Beziehung zwischen Armut und Gesundheit untersucht wird. Armut wird nicht nur über die Sozialhilfe definiert, sondern auch direkt über das Einkommen. Als arm werden dabei zumeist die Personen bezeichnet, die nur über ein Haushalts-Nettoeinkommen von 50 % oder weniger des durchschnittlichen Haushalts-Nettoeinkommens verfügen (Hanesch, Adamy, Martens, Rentzsch, et al. 1994). In einer neuen Publikation wird mit Hilfe der DHP-Daten die Hypothese überprüft, ob (einkommens-)arme Personen einen besonders schlechten Gesundheitszustand aufweisen (Helmert, Mielck & Shea 1997). Die Hypothese wird durch die Ergebnisse eindeutig bestätigt (Tabelle 4). Gemessen an den allgemeinen Fragen zur Einschätzung des eigenen Gesundheitszustands ist die Morbidität in der unteren Einkommensgruppe 1,6 bis 2,8mal höher als in der oberen; Fragen nach speziellen Krankheiten wie Herzinfarkt oder chronische Bronchitis zeigen ein vergleichbares Ergebnis.

Bei einer Zusammenfassung der vorliegenden empirischen Ergebnisse zur gesundheitlichen Ungleichheit in Deutschland (Mielck 1994a) lassen sich zwei Punkte unterscheiden. Zum einen wurde in vielen Studien gezeigt, daß die Angehörigen der unteren sozialen Schicht von einer besonders hohen Mortalität und Morbidität betroffen sind, und zwar unabhängig davon, ob die soziale Schicht mit Hilfe der Ausbildung, des Berufs und/oder des Einkommens gemessen wurde. Zum anderen muß betont werden, daß viele Forschungsfragen noch unbeantwortet sind. Es wäre vor allem wichtig zu wissen, ob sich das Ausmaß der gesundheitlichen Ungleichheit in den letzten Jahren vergrößert oder verkleinert hat; derartige Trendanalysen liegen u.E. jedoch noch nicht vor.

	Odds Ratio (95 % Konf. Intervall) [1] Haushalts-Nettoeinkommen [2]	
	hohes Einkommen [3]	geringes Einkommen (Armut) [4]
Männer		
schlechter Gesundheitszustand	1,00	1,92 (1,71-2,16)
Behinderung täglicher Aktivitäten durch schlechten Gesundheitszustand	1,00	2,78 (2,45-3,16)
Frauen		
schlechter Gesundheitszustand	1,00	1,70 (1,54-1,88)
Behinderung täglicher Aktivitäten durch schlechten Gesundheitszustand	1,00	1,62 (1,43-1,83)

1: kontrollierte Variablen: Alter

2: Pro-Kopf, gewichtet nach Anzahl und Alter der Personen im Haushalt (Äquivalenzierung)

3: 200 % oder mehr des durchschnittlichen Einkommens (Vergleichsgruppe)

4: 50 % oder weniger des durchschnittlichen Einkommens

Stichprobe: 25.544 Männer und 25.719 Frauen (25-69 Jahre, Deutsche, alte Bundesländer)

Datenbasis: Befragung 1984/86, 1987/88 und 1990/91

Quelle: Helmert et al. 1997

Tabelle 4: Einkommen und Morbidität

4. Erklärungsansätze

Die Diskussion über die gesundheitliche Ungleichheit wurde entscheidend geprägt durch den 'Black Report', der 1982 zum ersten Mal publiziert wurde (Townsend & Davidson 1988). In diesem Buch wurde nicht nur der damalige Stand der empirischen Forschung über 'health inequalities' in Großbritannien zusammengefaßt, sondern es wurde auch versucht, die empirischen Befunde zu erklären. Dabei wurden die vier folgenden Erklärungsansätze unterschieden: methodische Artefakte, soziale Selektion, Gesundheitsverhalten, Lebensbedingungen.

Der erste Erklärungsansatz stellt die Vermutung in den Mittelpunkt, daß die empirisch gefundenen Beziehungen durch systematische Mängel der verwendeten Daten zu erklären sind. Der zweite Ansatz geht davon aus, daß für kränkere Personen der soziale Aufstieg schwerer und der soziale Abstieg wahrscheinlicher ist als für gesündere Personen, daß etwas überspitzt formuliert nicht Armut krank macht, sondern daß Krankheit arm macht. Eine systematische Überprüfung dieser beiden Ansätze hat ergeben, daß sie nur einen kleinen Teil der gesundheitlichen Ungleichheit erklären können (Davey Smith, Blane & Bartley 1994).

Unterstützt wird die Überzeugung, daß der Ansatz 'soziale Selektion' nur eine geringe Erklärungskraft besitzt, durch die folgende Überlegung: Wenn eine empirische Studie zeigt, daß erwachsene Personen mit geringem *Einkommen* kränker sind als Personen mit höherem Einkommen, bleibt häufig unklar, ob das Einkommen den Gesundheitszustand und/oder ob umgekehrt der Gesundheitszustand das Einkommen beeinflußt hat. Ähnlich unklar ist die Kausalität der Beziehung zwischen *Beruf* und Gesundheitszustand. Wenn dagegen gezeigt wird, daß Erwachsene mit geringer *Schulbildung* kränker sind als Erwachsene mit höherer Schulbildung, kann kein Zweifel daran bestehen, daß der Gesundheitszustand durch die Schulbildung beeinflußt wurde und nicht umgekehrt. Wie oben angedeutet, wird die gesundheitliche Benachteiligung der unteren sozialen Schicht auch in den Studien deutlich, in denen der sozio-ökonomische Status mit Hilfe der Schulbildung gemessen wurde.

Von den vier im Black Report genannten Erklärungsansätzen verbleiben somit vor allem die beiden Ansätze 'Gesundheitsverhalten' und 'Lebensbedingungen'. Schon im Black Report wird betont, daß sich diese beiden Ansätze nur schwer trennen lassen, da die Lebensbedingungen einen starken Einfluß auf das Gesundheitsverhalten ausüben, und da umgekehrt das Gesundheitsverhalten die Lebensbedingungen beeinflußt. Der Black Report kommt zu dem Schluß, daß im Sinne der ursächlichen Erklärung - und im Sinne der Vorbereitung von Maßnahmen zur Verringerung der gesundheitlichen Ungleichheit - den Lebensbedingungen ein größeres Gewicht zukommt als dem Gesundheitsverhalten. Auch heute wird diese Einschätzung von den meisten Wissenschaftlern geteilt (Davey Smith et al. 1994).

Die empirischen Studien aus der Bundesrepublik zur Erklärung der gesundheitlichen Ungleichheit beschäftigen sich jedoch zumeist mit dem Gesundheitsverhalten, vor allem mit dem Rauchen. In einer ganzen Reihe von Untersuchungen wurde gezeigt, daß in der unteren sozialen Schicht besonders viel geraucht wird. In vielen dieser Arbeiten werden neben dem Rauchen auch die anderen zentralen kardiovaskulären Risikofaktoren berücksichtigt. Zur Veranschaulichung sind in Tabelle 5 Ergebnisse aus einer Auswertung der DHP-Daten wiedergegeben (Helmert, Shea & Maschewsky-Schneider 1995). Danach nehmen Rauchen, Bluthochdruck und Übergewicht mit abnehmender sozialer Schicht ebenso signifikant zu wie der zusammenfassende Indikator '2 oder mehr Risikofaktoren'.

Eine für die Gesundheitswissenschaften besonders wichtige Frage ist, ob die gesundheitliche Ungleichheit auch durch Unterschiede in der gesundheitlichen Versorgung erklärt werden kann. Zu diesem Thema liegen aus der Bundesrepublik nur sehr wenige Arbeiten vor. Dies liegt vermutlich vor allem daran, daß in der Bundesrepublik mit der Gesetzlichen Krankenversicherung (GKV) ein System vorhanden ist, das eine vom sozialen Status relativ unabhängige gesundheitliche Versorgung gewährleistet. In der GKV sind ca. 90 % der Bevölkerung versichert. Dazu zählen auch und gerade die einkommensschwachen Personen; sie haben trotz geringerer Krankenkassenbeiträge Anspruch auf die gleiche gesundheitliche Versorgung wie die Besserverdienenden. Unterschiede in der Versorgung können aber selbstverständlich auch bei gleichem Anspruch auf Versorgung vorhanden sein. Empirische Studien aus der Bundesrepublik deuten z.B. darauf hin, daß in der unteren sozialen Schicht die Vorsorge- und Früherkennungsangebote weniger in Anspruch genommen werden (Glaser-Möller, Jürgens & Thiele 1992) und daß kranke Zähne häufiger ohne Sanierung bleiben (Micheelis & Bauch 1991, 1993) als in der oberen sozialen Schicht.

	Änderung mit abnehmender sozialer Schicht [1]	
Risikofaktoren	Männer	Frauen
Zigarettenrauchen [2]	2,05***	1,61***
Bluthochdruck [3]	1,26**	2,41***
Hypercholesterinämie [4]	1,00	1,12
Übergewicht [5]	1,87***	3,80***
2 oder mehr Faktoren	1,15***	2,60***

*: $p<0,05$; **: $p<0,01$; ***: $p<0,001$ (kontrollierte Variable: Alter)

1: Odds Ratio >1: zunehmende Prävalenz mit abnehmender sozialer Schicht

2: zum Zeitpunkt der Befragung zumindest eine Zigarette am Tag

3: systolischer Blutdruck $\geq$ 160 mmHg und/oder diastolischer Blutdruck $\geq$ 95 mmHg, oder Einnahme von blutdrucksenkenden Medikamenten

4: Gesamtcholesterin $\geq$ 250 mg/dl; 5: Body Mass Index (Körpergewicht/Größe^2) $\geq$ 30

Stichprobe: 7.673 Männer und 7.739 Frauen (25-69 Jahre, Deutsche, alte Bundesländer)

Datenbasis: Befragung/Untersuchung 1984/86, 1987/88, 1990/91.

Quelle: Helmert et al. 1995

Tabelle 5: Soziale Schicht und koronare Risikofaktoren

Ein umfassendes Modell zur Erklärung der sozio-ökonomischen Unterschiede in Morbidität und Mortalität müßte sehr komplex sein, da sich viele Teilaspekte der Umweltbedingungen, der gesundheitlichen Versorgung und des Gesundheitsverhaltens unterscheiden lassen, und da es zwischen den Teilaspekten vielfältige Wechselbeziehungen geben kann. Ein solches Modell wäre vermutlich sehr unübersichtlich. In einem Versuch, die in Deutschland diskutierten Erklärungsansätze zusammenzufassen, haben Elkeles & Mielck (1997) daher kürzlich ein stark vereinfachtes Modell vorgeschlagen. In Anlehnung daran wird unten ein noch etwas weiter vereinfachtes Modell vorgestellt (Abbildung 1). Es soll vor allem auf die folgenden Punkte hinweisen: Bei den Lebensbedingungen lassen sich die beiden Elemente 'gesundheitliche Belastungen' und 'Ressourcen zur Bewältigung dieser Belastungen' unterscheiden. Die Bilanz zwischen diesen beiden Elementen beeinflußt zum einen das Gesundheitsverhalten und zum anderen direkt den Gesundheitszustand. Wichtig ist auch der Hinweis darauf, daß ein schlechter Gesundheitszustand zu einem Abgleiten in die Armut oder zu einer Verfestigung der Armut führen kann. Soziale Ungleichheit und gesundheitliche Ungleichheit können sich daher gegenseitig verstärken.

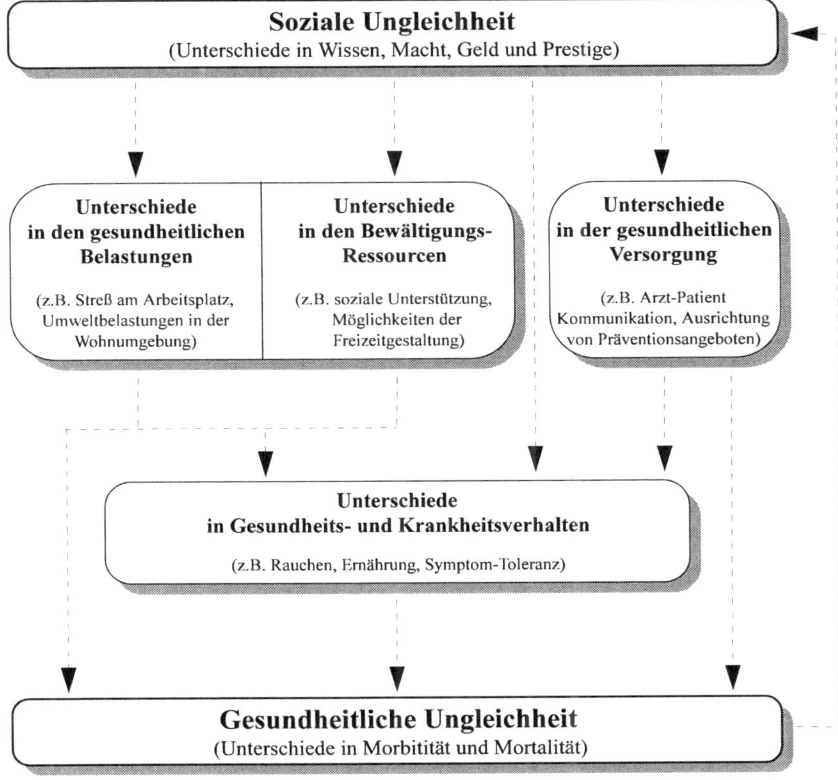

Quelle: Elkeles/Mielck 1997 (modifizierte Version)

Abbildung 1: Zusammenhang zwischen sozialer und gesundheitlicher Ungleichheit

5. Ausblick

Gemessen an der Anzahl einschlägiger Veröffentlichungen und spezieller Fachtagungen hat in der Bundesrepublik das Interesse an Fragen der gesundheitlichen Ungleichheit in den letzten Jahren erheblich zugenommen. Kennzeichnend für diese Entwicklung ist, daß das Büro für Technikfolgen-Abschätzung beim Deutschen Bundestag 1997 ein Gutachten vergeben hat mit dem Titel 'Soziale Ungleichheit und umweltbedingte Erkrankungen in Deutschland. Empirische Ergebnisse und Handlungsansätze' (Heinrich, Mielck, Schäfer & Mey 1997). In diesem Gutachten wird zum ersten Mal der Stand der aus der Bundesrepublik zu diesem Thema vorliegenden empirischen Forschung zusammengefaßt und bewertet.

Das Interesse der Verbände und politischen Parteien war bisher nicht sehr ausgeprägt (Mielck Satzinger & Helmert 1995); auch hier scheint sich jetzt jedoch langsam eine Änderung anzubahnen (Knoche & Hungeling 1998). Das zunehmende Engagement der gesundheitspolitischen Entscheidungsträger zeigt sich vor allem durch die Ausrichtung spezieller Fachtagungen. So hat 1995 die Behörde für Arbeit, Gesundheit und Soziales in Hamburg eine Tagung durchgeführt zum Thema 'Armut und Gesundheit von Kindern in Hamburg' (Behörde 1996). Im gleichen Jahr fand auch eine vom Sozialministerium in Baden-Württemberg organisierte Tagung zum Thema 'Soziale Ungleichheit als Herausforderung für Gesundheitsförderung' statt (Sozialministerium 1996a). Ebenfalls 1995 wurde in Kooperation mit der Ärztekammer Berlin der '1. bundesweiter Kongreß zum Thema Armut und Gesundheit' durchgeführt (Bouali, Hellbernd & Wieners 1996); 1996 folgte die zweite Tagung und Ende 1997 soll die dritte stattfinden.

In den letzten Jahren wurde vor allem in Großbritannien und in den Niederlanden mit einigem Aufwand untersucht, ob und wie die gesundheitlichen Unterschiede zwischen den sozialen Schichten verringert werden können. Alarmiert durch die Ergebnisse aus mehreren empirischen Studien, daß in den letzten Jahren die gesundheitlichen Unterschiede in einigen westeuropäischen Staaten zugenommen haben, wurden die vorhandenen Informationen über Interventionsmöglichkeiten gesammelt und für die Fachöffentlichkeit aufbereitet (Benzeval, Judge & Whitehead 1995, Gepkens & Gunning-Schepers 1995, The University 1995). Da diese Diskussion noch relativ neu ist, beinhalten die Berichte jedoch kaum Hinweise auf konkrete Maßnahmen zur Reduzierung der gesundheitlichen Ungleichheit. Es wird allerdings kein Zweifel daran gelassen, daß eine Gesundheitsförderung speziell für die Angehörigen der unteren sozialen Schicht notwendig und möglich ist.

Auch in der Bundesrepublik werden einige Anstrengungen unternommen, um die Gesundheitsförderung für diese durch besonders hohe Mortalität und Morbidität betroffene Personengruppe voranzutreiben. So hat das Sozialministerium in Baden-Württemberg kürzlich ca. 300 öffentliche und private Institutionen mit der Bitte angeschrieben, die Gesundheitsförderungs-Projekte kurz zu beschreiben, die sich an die sozial benachteiligten Bevölkerungsgruppen (Arme, Wohnungslose, Arbeitslose etc.) richten. In der Einleitung des Berichtes bezieht das Sozialministerium eindeutig Position: „Festgestellt wurde, daß es mit den bisherigen gesundheitsfördernden Maßnahmen nicht gelungen ist, diese gefährdeten Bevölkerungsschichten bzw. die von Armut Betroffenen zu erreichen. Gefordert werden daher gezielte Programme und Maßnahmen zur Verbesserung der Lebensbedingungen und der Gesundheitslage benachteiligter Bevölkerungsschichten“ (Sozialministerium 1996b, 5). In dem Bericht werden insgesamt 115 Projekte vorgestellt, sie reichen von der telephonischen AIDS-Beratung für Migranten, über die Drogenberatung im Gefängnis, bis hin zur Betreuung von Straßenkindern. Der Bericht soll keinen vollständigen oder repräsentativen Überblick über die einschlägigen Projekte in der Bundesrepublik geben. Er ist mehr gedacht als Anregung für neue Projekte und als Basis für eine bessere Kooperation zwischen den Projekten.

So erfreulich es auf der einen Seite ist, daß sich die (gesundheits-)politischen Entscheidungsträger für die Frage zu interessieren beginnen, ob und wie die gesundheitlichen Ungleichheiten verringert werden können, so bedauerlich ist es auf der anderen Seite, wenn die Gesundheitswissenschaftler diese Frage bisher kaum beantworten können. Ohne eine breitere wissenschaftliche und öffentliche Diskussion über die Ursachen der gesundheitlichen Ungleichheit, über die Möglichkeiten der gesundheitsfördernden Veränderung sowohl der Verhältnisse als auch des Verhaltens in der unteren sozialen Schicht, wird eine Antwort auch nur schwer möglich sein.

Literatur

Behörde (1996): Behörde für Arbeit, Gesundheit und Soziales der Freien und Hansestadt Hamburg (Hrsg.): Armut und Gesundheit von Kindern in Hamburg. Dokumentation der Fachtagung am 20. November 1995. Hamburg.

Benzeval, M., Judge, K. & Whitehead, M. (eds.) (1995): Tackling inequalities in health. London: King's Fund.

Bouali, K., Hellbernd, H., Wieners, K. et al. (Hrsg.) (1996): Kongreß ‘Armut und Gesundheit’ - Dokumentation. Berlin: Ärztekammer Berlin.

Davey Smith, G., Blane, D. & Bartley, M. (1994): Soziale Ungleichheit und Mortalitätsunterschiede: Diskussion der Erklärungsansätze in Großbritannien. In: Mielck (Hrsg.) 1994a, a.a.O., 425-451.

Elkeles, T. & Mielck, A. (1997): Entwicklung eines Modells zur Erklärung gesundheitlicher Ungleichheit. Gesundheitswesen 59, 137-143.

Flügge, C. (1904): Die Ubiquität der Tuberkelbazillen und die Disposition zur Phthise. Deutsche Medizinische Wochenschrift 30, 161-166.

Geißler, R. (1996): Kein Abschied von Klasse und Schicht. Ideologische Gefahren der deutschen Sozialstrukturanalyse. Kölner Zeitschrift für Soziologie und Sozialpsychologie 48, 319-338.

Gepkens, A. & Gunning-Schepers, L.J. (1995): Interventions to reduce socio-economic health differences. Amsterdam: University of Amsterdam, Institute of Social Medicine.

Glaser-Möller, N., Jürgens, R. & Thiele, W. (1992): Gesundheit und soziale Lage in Hamburg. Neue Ansätze zur Aufarbeitung eines weiterhin aktuellen Themas. In: Süß, W. & Trojan A (Hrsg.): Armut in Hamburg. Soziale und gesundheitliche Risiken. Hamburg: VSA-Verlag, 156-173.

Gottstein, A. (1897). Allgemeine Epidemiologie. Leipzig: Verlag Georg Wigand.
Grotjahn, A. (1912): Soziale Pathologie. Berlin: Verlag August Hirschwald.
Hanauer, W. (1911): Die soziale Hygiene des Jugendalters. Berlin: Verlag Richard Schoetz.
Hanesch, W., Adamy, W., Martens, R., Rentzsch, D. et al. (1994): Armut in Deutschland. Reinbek: Rowohlt.
Hauser, R. (1997): Armutsberichterstattung. In: Noll, H.H. (Hrsg.): Sozialberichterstattung in Deutschland. Weinheim, München: Juventa, 19-46.
Heinrich, J., Mielck, A., Schäfer, I. & Mey, W. (1997): Soziale Ungleichheit und umweltbedingte Erkrankungen in Deutschland. Empirische Ergebnisse und Handlungsansätze. Gutachten für das Büro für Technikfolgen-Abschätzung beim Deutschen Bundestag.
Helmert, U., Shea, S. & Maschewsky-Schneider, U. (1995): Social class and cardiovascular disease risk factor changes in West Germany 1984-1991. Eur. J. Publ. Health 5, 103-108.
Helmert, U., Mielck, A. & Shea, S. (1997): Poverty and health in West Germany. Soz. Präventivmed. (im Druck).
Hradil, S. (1994): Neuerungen der Ungleichheitsanalyse und die Programmatik künftiger Sozialepidemiologie. In: Mielck (Hrsg.) 1994a, a.a.O., 375-392.
Klein, T. (1996): Mortalität in Deutschland: Aktuelle Entwicklungen und soziale Unterschiede. In: Zapf, W., Schupp J. & Habich R. (Hrsg.): Lebenslagen im Wandel. Sozialberichterstattung im Längsschnitt. Frankfurt, New York: Campus, 366-377.
Klosterhuis, H. & Müller-Fahrnow, W. (1994): Sozialschicht und Sterblichkeit bei männlichen Angestellten aus den alten Bundesländern. In: Mielck (Hrsg.) 1994a, a.a.O., 319-330.
Knoche, M. & Hungeling, G. (Hrsg.) (1998): Ökologisch-soziale Gesundheitspolitik. Frankfurt/Main: Mabuse.
Micheelis, W. & Bauch J. (Gesamtbearbeitung) (1991): Mundgesundheitszustand und -verhalten in der Bundesrepublik Deutschland. Ergebnisse des nationalen IDZ-Survey 1989. Institut der Deutschen Zahnärzte (IDZ). Köln: Deutscher Ärzte-Verlag.
Micheelis, W. & Bauch, J. (Gesamtbearbeitung) (1993): Mundgesundheitszustand und -verhalten in Ostdeutschland. Ergebnisse des IDZ-Ergänzungssurvey 1992. Institut der Deutschen Zahnärzte (IDZ). Köln: Deutscher Ärzte-Verlag.
Mielck, A. (Hrsg.) (1994a): Krankheit und soziale Ungleichheit. Ergebnisse der sozialepidemiologischen Forschung in Deutschland. Opladen: Leske & Budrich.
Mielck, A. (1994b): 'Soziale Medizin'. Die Diskussion zu Beginn des 20. Jahrhunderts. In: Mielck, A. (Hrsg.) 1994a, a.a.O., 35-52.
Mielck, A., Satzinger, W. & Helmert, U. (1995): Gesundheitspolitische Reaktionen in der Bundesrepublik Deutschland auf das Problem 'Armut und Gesundheit'. Zeitschrift für Gesundheitswissenschaften 2. Beiheft, 39-53.
Mielck, A. (1998): Lieber reich und gesund als arm und krank. Die Verantwortung der Gesundheitspolitik. In: Knoche, M. & Hungeling, G. (Hrsg.) (1998), a.a.O., 167-186.
Mosse, M. & Tugendreich, G. (1981) (Hrsg.): Krankheit und soziale Lage. Göttingen: Verlag Jürgen Cromm, (Erstausgabe 1913).
Rosen, G. (1975): Die Entwicklung der sozialen Medizin. In: Deppe, H.U. & Regus, M. (Hrsg.): Medizin, Gesellschaft, Geschichte. Frankfurt/Main: Suhrkamp, 74-130.
Schwefel, D. (1986): Unemployment, health and health services in German-speaking countries. Soc. Sci. Med. 22, 409-430.
Schwefel, D., Svensson, P. & Zöllner, H. (eds.) (1987): Unemployment, social vulnerability and health in Europe. Berlin: Springer.
Sozialministerium Baden Württemberg (Hrsg.) (1996a): Soziale Ungleichheit als Herausforderung für Gesundheitsförderung. Dokumentation des Gesundheitspolitischen Symposiums in Baden-Württemberg vom 28. November 1995. Stuttgart.

Sozialministerium Baden-Württemberg(Hrsg.) (1996b): Gesundheitsförderung mit sozial Benachteiligten. Eine Bestandsaufnahme von Initiativen, Projekten und kontinuierlichen Angeboten. Stuttgart.
Statistisches Bundesamt (Hrsg.) (1995): Sozialhilfe 1993. Fachserie 13, Reihe 2. Stuttgart: Metzler-Poeschel.
Tempel, G. & Witzko, K.H. (1994): Soziale Polarisierung und Mortalitätsentwicklung. Erste Ergebnisse der kommunalen Gesundheitsberichterstattung des Landes Bremen. In: Mielck (Hrsg.) 1994a, a.a.O., 331-34.
The University of York, NHS Centre for Reviews & Dissemination (ed.) (1995): Review of the research on the effectiveness of health service interventions to reduce variations in health. York.
Townsend, P. & Davidson, N. (eds.) (1988): The Black Report. London: Penguin-Books.

5.
Versorgung mit Gesundheitsdiensten

Andreas Ryll

Versorgung mit ambulanten medizinischen Einrichtungen

1. Grundlagen

Ein für die Gesundheitssystemforschung wichtiger empirischer Ausgangspunkt ist die Tatsache, daß die medizinische Versorgung von Land zu Land sehr unterschiedlich organisiert sein kann (vgl. Alber/Schenkluhn 1992). Das Spektrum der Organisationsformen reicht von den nationalen Gesundheitsdiensten über die nationale oder gesetzliche Krankenversicherung bis hin zu komplementären Mischformen aus privater Absicherung des Krankheitsrisikos und staatlicher Finanzierung von Gesundheitsaufwendungen. Grundsätzlich kann man davon ausgehen, daß in diesen nationalen Unterschieden das gesellschaftliche Verständnis über das Verhältnis von Staat und Individuum zum Ausdruck kommt. Das deutsche Gesundheitssystem kombiniert die Züge eines rein staatlich administrierten Typs mit denen einer marktwirtschaftlich ausgerichteten Versorgung (Alber 1992, Wasem 1993). Zentrale Institution ist die *Gesetzliche Krankenversicherung* (GKV). In Deutschland sind rund 90 % der Bevölkerung in der GKV versichert. Die Entstehung der GKV vor mehr als 100 Jahren markiert den Ausgangspunkt der Entwicklung des deutschen Systems der sozialen Sicherung. Dessen grundlegendes Kennzeichen ist, daß die Absicherung besonderer Lebenslagen mit einer sozialpolitisch begründeten Umverteilung von Einkommen einhergeht. Das deutsche Sozialversicherungssystem umfaßt nicht nur die soziale Sicherung im Krankheitsfall, sondern auch die Unfall-, Invaliditäts-, Pflege- und Rentenversicherung sowie die Arbeitslosenversicherung.

Die Gesetzliche Krankenversicherung in der Bundesrepublik charakterisiert sich allgemein durch die Grundprinzipien der *Versicherungspflicht*, der *solidarischen Finanzierung*, durch das *Sachleistungsprinzip* und die *freie Arztwahl.*

Die Versicherungspflicht erstreckt sich im Prinzip auf Lohn- und Gehaltsempfänger, deren Einkommen innerhalb von bestimmten Versicherungspflichtgrenzen liegt. Die GKV ist in Deutschland nach dem Umlageverfahren organisiert. Dies bedeutet, daß die in einer Periode gesunden Versicherten die Leistungen für jene finanzieren, die in der gleichen Periode krank sind. Die Finanzierung der Leistungen erfolgt über die Beiträge der Pflichtversicherten (und die der freiwillig Versicherten), die je zur Hälfte von den Versicherten und ihren Arbeitgebern zu entrichten sind. Der Beitragssatz ist dann so zu kalkulieren, daß sich in jeder Periode die Einnahmen und die Ausgaben der GKV ausgleichen. Dabei ist die Beitragssatzstabilität das gesetzlich verankerte Ziel, um den Anstieg der GKV-Gesamtausgaben zu begrenzen. Die Versicherten erhalten die

Leistungen von ihrer Krankenkasse als Sach- und Dienstleistungen (Sachleistungsprinzip). Die Patienten besitzen bei der Inanspruchnahme ärztlicher Leistungen freie Arztwahl.

2. Grundmerkmale der medizinischen Versorgung

Der deutsche Gesetzgeber hat die Rahmenbedingungen für die Beziehungen zwischen den Versicherten, den Krankenkassen und den Leistungserbringern im Sozialgesetzbuch (SGB V: Gesetzliche Krankenversicherung, vormals Reichsversicherungsordnung (RVO)) verankert. Dabei sind neben den allgemeinen Grundprinzipien der Gesundheitsversorgung auch die grundsätzlichen Ziele für den Inhalt und die Art der Leistungserbringung festlegt, die den Rechtsanspruch jedes GKV-Mitglieds auf Art und Umfang der medizinischen Versorgung begründen. So umfaßt der gesetzliche Leistungskatalog die Verhütung und Behandlung von Krankheiten, die ärztliche, zahnärztliche Behandlung, die Versorgung mit Arznei-, Verbands-, Heil- und Hilfsmitteln, häusliche Krankenpflege und Haushaltshilfe, Krankenhausbehandlung sowie Leistungen der Rehabilitation und Arbeitstheraphie.

Bei der Erstellung und Verteilung von Gesundheitsleistungen nimmt die ambulant tätige Ärztin (bzw. ihr männlicher Kollege) eine Schlüsselposition ein, da sie oft als erste „Anlaufstelle" für gesundheitliche Probleme über Diagnose, Therapie, Verschreibung und Überweisung an andere Leistungserbringer entscheidet. Die Versicherten, die ambulante ärztliche Leistungen nachfragen, können sich hinsichtlich der Arztwahl frei entscheiden. Die in jeder Gesundheitsversorgung zentrale Arzt-Patient-Beziehung ist eingebettet in ein Netzwerk von organisatorischen Einrichtungen, das auf einem System von Gruppenverhandlungen zwischen den Verbänden der Ärzte und Krankenkassen basiert, die mit der Durchführung der gesetzlichen Krankenversicherung betraut sind.

Insbesondere werden durch die verschiedenen Einrichtungen der *gemeinsamen Selbstverwaltung* - als mittlerer Steuerungsebene zwischen Staat, Ärzten und Patienten - die abstrakt generellen Regeln und Vorschriften des Gesetzgebers zur medizinischen Versorgung konkretisiert, geplant und umgesetzt. So ist beispielsweise der Bundesausschuß der Ärzte und Krankenkassen mit der Ausfüllung des gesetzlichen Leistungskatalogs und dem Erlaß entsprechender „Richtlinien über die Gewähr für eine ausreichende, zweckmäßige und wirtschaftliche Versorgung der Versicherten" (§ 92 SGB V) beschäftigt.

Aufgrund der nach wie vor ausgeprägten Trennung zwischen ambulanter und stationärer Versorgung ist der ambulante Bereich von einem System von *Kollektivverhandlungen* zwischen den Verbänden der Ärzte und der gesetzlichen Krankenkassen gekennzeichnet, die unter der Rechtsaufsicht des Gesetzgebers stehen. Die Durchführung der ambulanten Versorgung beruht auf gesetzlich genau geregelten mehrstufigen *Kollektivverträgen* zwischen den Verbänden der Leistungserbringer (Ärzte) und denen der Kostenträger (Krankenkassen). Es ist rechtlich präzise kodifiziert, wer mit wem worüber verhandelt. Die zwischen

(Dienstleistungs-)Produktion und Nachfrage von ambulanten medizinischen Leistungen bestehenden rechtlichen Beziehungen sind somit Resultat einer Hierarchie von Entscheidungsbefugnissen und Verantwortlichkeitsbereichen. Neben der Rechtsaufsicht durch den jeweils zuständigen Bundesminister bzw. Landesminister erfolgt im Fall von Rechtsstreitigkeiten außerdem durch das Schiedswesen und die Sozialgerichtsbarkeit eine Präzisierung und Auslegung von Rechten und Pflichten und somit eine weitere Klärung von unbestimmten Rechtsbegriffen, z.B. wie dem der notwendigen, ausreichenden und wirtschaftlichen medizinischen Versorgung.

Es ist dieser komplexe Ordnungsrahmen, der hinter der verkürzten Redeweise steht, daß letztlich die Gesellschaft darüber entscheidet, in welchem Umfang Gesundheitsleistungen sozialstaatlich abgedeckt werden. Nachfolgend wird die Organisations- und Vertragsstruktur im ambulanten Bereich der Gesundheitsversorgung genauer beschrieben.

3. Organisationsstruktur

3.1 Die gesetzlichen Krankenkassen

Als Träger der gesetzlichen Krankenversicherung fungieren die gesetzlichen Krankenkassen.

Diese werden nach § 4 SGB V in verschiedene Kassenarten eingeteilt. Als gesetzliche Krankenkassen gelten die in *Tab. 1* aufgeführten Kassenarten.

Kassenart	Zahl der Krankenkassen am 1.1.1997	Anteil an den GKV-Versicherten am 1.10.1996 - in v.H. -
Allgemeine Ortskrankenkassen	18	41,5
Betriebskrankenkassen	457	10,9
Innungskrankenkassen	43	6,1
See-Krankenkasse	1	0,1
Landwirtschaftliche Krankenkassen	20	1,6
Bundesknappschaft	1	2,1
Ersatzkassen der Arbeiter und Angestellten	14 (7+7)	37,7 (2,1+35,6)

Quelle: BMG (1997: 294, 300)

Tabelle 1: Gesetzliche Krankenkassen

Die Krankenkassen sind rechtsfähige Körperschaften des öffentlichen Rechts mit eigener Selbstverwaltung. Eine Körperschaft des öffentlichen Rechts ist organisierter Verband von Mitgliedern (in diesem Fall der Versicherungspflichtigen und -berechtigten), der unabhängig vom Wechsel der Mitglieder eine rechtliche Einheit bildet und auf dem Gebiet des öffentlichen Rechts tätig ist. Es handelt sich also nicht um Behörden der unmittelbaren Verwaltung von Bund und Ländern, sondern um eigenständige Rechtsträger der mittelbaren Staatsverwaltung. Eine Reihe von Aufgaben, insbesondere das Vertragsgeschäft mit den Leistungserbringern, nehmen bisher allerdings nicht die Krankenkassen wahr, sondern die von den Krankenkassen gebildeten Landes- bzw. Bundesverbände.

Die gegliederte Kassenartenlandschaft ist Ausdruck der ursprünglichen Absicht der Bismarckschen Gesetzgebung, die Versicherten hinsichtlich bestimmter sozialer und insbesondere beruflicher und berufsständischer Merkmale in möglichst homogene Versichertengruppen zusammenzuschließen. Dadurch sollte eine gruppenspezifische Betreuung der verschiedenen Versichertengemeinschaften mit ähnlichen Krankheitsrisiken gewährleistet werden, die z.B. in der seemännischen und knappschaftlichen Fürsorge eine lange Tradition besaß. Zwar bildete die Versichertengemeinschaft der Ortskrankenkasse keine homogene Berufsgruppe in diesem Sinn, denn aufgrund des Kassenzwangs (Zuweisungsprinzip) bis zum 31.12.95 war Mitglied der Ortskrankenkasse, der aufgrund von gesetzlichen Vorschriften nicht einer anderen Krankenversicherung zugewiesen war. Damit erfüllten die Ortskrankenkassen eine „Auffangfunktion", die zu einer vergleichsweise ungünstigen Risikostruktur führte. Da vor allem Angestellte über ein Kassenwahlrecht verfügten (ihnen stand die Mitgliedschaft in einer Angestellten-Ersatzkasse offen), waren in den Ortskrankenkassen als versicherungspflichtig Beschäftigte vor allem Arbeiter versichert (gemäß der Zugehörigkeit zur Arbeiterrentenversicherung). Da deren Morbiditätsstruktur (insbesondere Beschwerden des Bewegungs- und Stützapparats) signifikante Unterschiede zu anderen Kassen aufweist, ist auch die Risikostruktur der Ortskrankenkassen in diesem Sinn sozial spezifisch gewesen.

Seit dem 1.1.96 herrscht für alle Versicherungspflichtigen und -berechtigten nunmehr *Kassenwahlfreiheit* (§ 173 SGB V). Neben den Ersatzkassen, deren besondere Stellung in der GKV beseitigt wurde, sind sogar auch Betriebs- und Innungskrankenkassen wählbar, wenn deren Satzung eine entsprechende Öffnungsregelung vorsieht (das ist 1997 für etwa 20 % der Betriebskrankenkassen der Fall) und der Versicherte in dem Bezirk der Kasse seinen Wohn- oder Beschäftigungsort hat. Zulassungsbeschränkungen sind generell unzulässig, d.h. es herrscht ein Diskriminierungsverbot. Wenn bereits eine Mitgliedschaft in einer Kasse besteht, ist ein Kassenwechsel jeweils zum Jahresende mit einer dreimonatigen Kündigungsfrist möglich. Eine weitere Möglichkeit zum Kassenwechsel ist mit den Gesetzesänderungen im Juli 1997 in Kraft getreten. Wenn eine Kasse ihren Beitragssatz erhöht, haben Versicherte ein außerordentliches Kündigungsrecht mit einer Frist von einem Monat zum Ende des Kalendermonats, der auf das Inkrafttreten der Anhebung folgt. Die gewählte Kasse kann die beantragte Mitgliedschaft nicht ablehnen. Dieser Kontrahierungszwang dürfte mittelfristig dazu führen, daß die Risikostruktur einer Kasse nicht mehr durch ein bestimmtes berufsständisches Risikoprofil dominiert wird. Vielmehr stehen die Krankenkassen jetzt in einem intensiveren Wettbewerb um ihre Mitglieder. Sie werden damit unter erhöhten Druck gestellt, ihr Handeln stärker an den Bedürfnissen der Versicherten auszurichten. Der Wettbewerb der Krankenkassen wird jedoch auch weiterhin ein beschränkter Wettbewerb sein, z.B. hinsichtlich der Markteintrittsmöglichkeiten. Neuerrichtungen sind nur bei Betriebs- und Innungskrankenkassen und unter bestimmten Bedingungen möglich. Neue Ersatzkassen können nicht gegründet werden. Ein Marktaustritt ist bei allen Kassenarten durch Schließung (oder von den Aufsichtsbehörden erzwungene Zusammenlegung) möglich. Als „Wettbewerbsparameter" stehen den Kassen derzeit vor allem Beitragssatz, der (Informations-)Service und der Vertrieb („Versichertennähe") zur Verfügung. Ein Wettbewerb im Leistungsbereich ist bis auf gewisse Gestaltungsmöglichkeiten bei Präventionsleistungen bisher nicht möglich.

Die Krankenkassen und ihre Verbände sind gemäß § 4 SGB V jedoch auch zur Zusammenarbeit verpflichtet. Bei dem Abschluß gemeinsamer Verträge mit den Leistungserbringern schreibt der Gesetzgeber sogar ein einheitliches und gemeinsames Handeln vor (§§ 84, 106, 135 SGB V). In den Bereichen, in denen die Zusammenarbeit nicht bereichsspezifisch festgeschrieben ist, bedeutet die Verpflichtung zur Zusammenarbeit vor allem ein Verbot, wettbewerbswidrige Maßnahmen im Wettbewerb um Mitglieder zu ergreifen.

Die Abschaffung der unterschiedlichen Kassenwahlrechte für Angestellte und Arbeiter war eines der Ziele der tiefgreifenden Organisationsreform, die mit dem Gesundheits-Strukturgesetz (GSG) am 1.1.1993 in Kraft getreten sind. In diesem Zusammenhang wurden auch die Strukturen der Selbstverwaltung und der Geschäftsführung der Krankenkassen grundlegend umgestaltet. Der Verwaltungsrat, der sich zur Hälfte aus Vertretern der Versicherten und der Arbeitgeberseite zusammensetzt, bestellt einen hauptamtlichen Vorstand auf Zeit, der an die Stelle der zuvor im beamtenähnlichen Verhältnis beschäftigten Geschäftsführung tritt. Die mit dem GSG beschlossene Organisationsreform dient der Zielsetzung, die Funktionsfähigkeit der GKV zu erhalten und durch Einführung von mehr Kassenwettbewerb zu stärken. Neben der Einführung der Kassenwahlfreiheit wurde durch Einführung eines *Risikostrukturausgleichs* (§ 266 SGB V) die Voraussetzung für einen funktionierenden Wettbewerb der Kassen geschaffen, da er der ansonsten im Wettbewerbsprozeß unter Versicherungen bestehenden Risikoselektion weitgehend entgegenwirkt. Mit dem Risikostrukturausgleich werden finanzielle Auswirkungen von Unterschieden in der Höhe der beitragspflichtigen Einnahmen der Mitglieder, der Zahl der beitragsfrei mitversicherten Familienmitglieder sowie alters- und geschlechtsspezifische Verteilungsunterschiede zwischen den Mitgliedern der Krankenkassen ausgeglichen. Die Höhe des Ausgleichsanspruchs bzw. der Ausgleichsverpflichtung einer Krankenkasse ergibt sich aus der Gegenüberstellung ihres Beitragsbedarfs und ihrer Finanzkraft. Der Beitragsbedarf einer Krankenkasse ist die Summe ihrer standardisierten Leistungsausgaben. Diese berechnen sich auf der Grundlage der durchschnittlichen Leistungsausgaben je Versicherten aller Krankenkassen. Die Finanzkraft einer Kasse ist das Produkt aus beitragspflichtigen Einnahmen ihrer Mitglieder und dem Ausgleichsbedarfssatz, der sich aus dem

Verhältnis der Beitragsbedarfssumme aller Kassen und der Summe der beitragspflichtigen Einnahmen errechnet. Übersteigt die Finanzkraft einer Krankenkasse ihren Beitragsbedarf, steht der Überschußbetrag den Krankenkassen zu, deren Beitragsbedarf die eigene Finanzkraft übersteigt.

Die Krankenkassen, denen die Durchführung der öffentlichen Aufgabe „Krankenversicherung“ obliegt, besitzen trotz dieser eingeschränkten finanziellen Autonomie durch den Risikostrukturausgleich und den kassenarteninternen Finanzausgleich dennoch Finanzhoheit, d.h. jede Kasse weist ein eigenes Vermögen und einen eigenen Haushalt auf und hat das Recht, den Beitragssatz eigenständig festzusetzen (§ 220 SGB V). Die Beiträge sind nach dem zu erwartenden Bedarf des kommenden Haushaltsjahres festzusetzen. Der Wettbewerb der Krankenkassen wird dazu führen, die Verwaltungskosten auf das ökonomisch gebotene Minimum zu beschränken, da sich aufgrund des Risikostrukturausgleichs hohe Verwaltungsausgaben in höheren Beitragssätzen niederschlagen, die bei einheitlichem Leistungskatalog einen Versicherten tendenziell zum Kassenwechsel ermutigen. So liegen beispielsweise die Betriebskrankenkassen Ende 1997 mit einem durchschnittlichen Beitragssatz von 12,8 Prozent in den westlichen und 13,1 Prozent in den östlichen Bundesländern unter den Durchschnittsbeiträgen in 13,6 und 14 Prozent.

Der spürbar höhere Wettbewerbsdruck hat bereits im Vorfeld der geänderten Kassenwahlrechte zu einem starken Konzentrationsprozeß insbesondere bei den Ortskrankenkassen geführt, deren Zahl sich von 1994 bis 1997 um mehr als 90 % verringerte (von 235 auf 18). Insgesamt hat sich die Zahl der Krankenkassen in diesen drei Jahren etwa halbiert. Der Wettbewerb ist allerdings noch nicht auf die Ebene der Vertragsabschlüsse mit den Leistungserbringern, insbesondere mit Ärzten und Zahnärzten ausgedehnt worden. Nachfolgend wird zunächst deren institutionelle Struktur skizziert, bevor anschließend auf die Vertragsbeziehungen und deren mögliche Weiterentwicklung eingegangen wird.

3.2 Vertragsärzte und Kassenärztliche Vereinigungen

In der ambulanten Versorgung in der GKV werden medizinische Leistungen überwiegend von Ärzten bzw. Ärztinnen ohne und mit fachärztlicher Gebietsbezeichnung produziert, die als niedergelassene Ärzte mit eigener Praxis zur vertragsärztlichen Versorgung zugelassen sind oder als Angestellte in Arztpraxen (seit 1994) und als ermächtigte Ärzte (Ärzte in Krankenhäusern) an der vertragsärztlichen Versorgung teilnehmen.

Die vertragsärztliche Versorgung umfaßt die Behandlung und die Verordnung von Behandlungen (veranlaßte Leistungen). Zur Behandlung gehören die

- ärztliche Behandlung,
- zahnärztliche Behandlung einschließlich Zahnersatz und Kieferorthopädie,
- Maßnahmen zur Früherkennung von Krankheiten,
- ärztliche Betreuung bei Schwangerschaft und Mutterschaft,

– ärztliche Maßnahmen zur Empfängnisverhütung und zum Schwangerschaftsabbruch,
– Anordnung der Hilfeleistungen anderer Personen.

Verordnungen beziehen sich auf

– Verordnung von medizinischen Leistungen der Rehabilitation, Belastungserprobung und Arbeitstheraphie,
– Verordnung von Arznei-, Verband-, Heil- und Hilfsmitteln, Krankentransporten sowie Krankenhausbehandlung oder Behandlung in Vorsorge- oder Rehabilitationseinrichtungen,
– Verordnung häuslicher Krankenpflege.

Die Bezeichnung „Arzt“ darf in Deutschland führen, wer die Approbation erworben hat. Mit dieser staatlichen Erlaubnis zur Ausübung der Heilkunde ist jeder Arzt zugleich Mitglied einer Ärztekammer. Als Vertragsärzte (früher „Kassenärzte“) werden diejenigen bezeichnet, die an der ambulanten vertragsärztlichen (früher „kassenärztlichen“) Versorgung teilnehmen, indem sie sich in einer eigenen Praxis oder einer Gemeinschaftspraxis niedergelassen haben bzw. als Krankenhausärzte an der vertragsärztlichen Versorgung ermächtigt werden.

Zur vertragsärztlichen Versorgung...		Einwohner je Arzt
zugelassene Ärzte	109 118	752
davon: Allgemein/ Praktische Ärzte	43 380	1891
Ärzte mit Gebietsbezeichnung	65 738	1248
ermächtigte und angestellte Ärzte	12 758	6428
insgesamt teilnehmende Ärzte	121 876	673
zum Vergleich: insgesamt berufstätige Ärzte	279 335	294
insgesamt an der vertragszahnärztlichen Versorgung teilnehmende Zahnärzte	50 641	1619

Quelle: BMG (1997: 17, 214, 216, 220)

Tabelle 2: Ambulante vertragsärztliche Versorgung in Deutschland 1996

Im Jahre 1996 waren in Deutschland 109 118 Ärzte und 50 641 Zahnärzte zur vertragsärztlichen Versorgung zugelassen. Die Zahl der an der vertragsärztlichen Versorgung teilnehmenden Ärzte betrug 121 876. Der höchste Anteil der Vertragsärzte ist zwischen 40 und 50 Jahren. Von den niedergelassenen Ärzten praktizierten 1996 30 166 (darunter 12 450 Allgemein/Praktische Ärzte und

4 681 Internisten) in Gemeinschaftspraxen (BMG 1997: 217). Das quantitative Verhältnis der zugelassenen spezialisierten Gebietsärzte zu den Allgemein/ Praktischen Ärzten beträgt inzwischen gut 62:38. Die Relation lag in den 70er Jahren noch bei etwa 50:50 und hat sich weiter zugunsten der spezialisierten Gebietsärzte verschoben. In der Arztdichte niedergelassener Ärzte nimmt Deutschland im internationalen Vergleich einen mittleren Rangplatz ein. Dagegen belegten Deutschlands Vertragsärzte im internationalen Vergleich einen oberen Rangplatz bei den ärztlichen Einkommen relativ zu den durchschnittlichen Arbeitnehmereinkommen (vgl. Immergut 1993: 345, Breyer/Zweifel 1997: 422).

Die an der vertragsärztlichen Versorgung teilnehmenden bzw. zugelassenen Ärzte sind ordentliche Pflichtmitglieder in einer Kassenärztlichen bzw. Kassenzahnärztlichen Vereinigung, die damit mengentheoretisch betrachtet, eine echte Teilmenge der Kammerangehörigen bilden. Außerordentliche Mitglieder der Kassenärztlichen Vereinigung, die ebenfalls eine echte Teilmenge der Kammerangehörigen darstellen, sind die in das Arztregister eingetragenen nichtzugelassenen Ärzte. Dabei handelt es sich vor allem um Ärzte, die im Krankenhaus tätig sind und eine Niederlassung als Vertragsarzt planen bzw. um ehemalige Vertragsärzte, die ihre vertragsärztliche Tätigkeit aus Altersgründen aufgegeben haben, jedoch ihre Mitgliedschaft in der Kassenärztlichen Vereinigung beibehalten.

Die Kassenärztlichen Vereinigungen in der Bundesrepublik sind Körperschaften des öffentlichen Rechts. Ihre Funktion ist die Sicherstellung der vertragsärztlichen Versorgung der GKV-Versicherten sowie die Wahrung der beruflichen und wirtschaftlichen Interessen der Vertragsärzte gegenüber den Krankenkassen. Zwar schreibt § 72 Abs. 1 SGB V weiterhin vor, daß Ärzte (bzw. Zahnärzte) und die Krankenkassen bei der Sicherstellung der vertragsärztlichen Versorgung zusammenwirken. Nach wie vor ist jedoch nach § 73 Abs. 2 SGB V die vertragsärztliche Versorgung allein Aufgabe der Kassenärztlichen (bzw. Kassenzahnärztlichen) Vereinigungen. Allerdings kann nach dem neu eingeführten § 72 a Abs. SGB V der Sicherstellungsauftrag dann auf die Krankenkassen übergehen, wenn mehr als 50 % der in einem Zulassungsbezirk niedergelassenen Ärzte auf die Zulassung verzichten oder die vertragsärztliche Versorgung verweigern. Ein kollektiver Verzicht auf die Zulassung ist nach § 95b SGB V mit den Pflichten des Vertragsarztes unvereinbar. Damit ist den Vertragsärzten ein früher vorhandenes - der Streikdrohung nahekommendes - „letztes“ Druckmittel zur Durchsetzung von Honorarforderungen genommen worden. Darüber hinaus hat das Monopol der niedergelassenen Ärzte in der ambulanten Behandlung eine wichtige Einschränkung durch die nach § 39 SGB V zulässige Möglichkeit erhalten, daß Krankenhäuser ambulante Leistungen erbringen (vor- und nachstationäre Behandlung und ambulante Durchführung von Operationen § 115b SGB V).

Die Kassenärztlichen Vereinigungen (KVen) sind regional gegliedert, wobei die Regionen nur zum Teil mit den Bundesländern übereinstimmen. Wie die folgende *Abb. 1* veranschaulicht, wird die Kassenärztliche Bundesvereinigung (KBV) aus den Vertretern der 23 KVen gebildet. Analoges gilt für die zahnärztliche Organisationsstruktur. Die Selbstverwaltungsorgane der KVen und der KBV sind die Vertreterversammlung (VV) und der Vorstand. Die Amtsdauer dieser Organe beträgt vier Jahre. Die Mitglieder einer KV wählen in unmittelbarer und geheimer Wahl ihre Vertreterversammlung. Die Vertreterversammlung wählt aus ihrer Mitte ihrerseits die Mitglieder des Vorstandes sowie dessen Vorsitzenden und seinen Stellvertreter. Die Vertreterversammlung wählt außerdem und getrennt davon die Delegierten für die Vertreterversammlung der KBV. Die Gesamtzahl der Delegierten der KVen für die Vertreterversammlung der KBV ist nach deren Satzung auf 110 Mitglieder festgelegt, wobei die Sitzverteilung der Delegierten nach KVen davon abhängt, wieviele Mitglieder die jeweilige KV aufweist. Mitgliederstarke KVen entsenden mehr Delegierte in die KBV als mitgliederschwache KVen. Die Sitzverteilung der KBV-Vertreterversammlung wird unter Anwendung des d'Hondtschen Höchstzahlverfahrens berechnet, jedoch ist jede KV durch mindestens einen Vertreter ihrer ordentlichen Mitglieder in der Vertreterversammlung der KBV repräsentiert. Die Vorsitzenden der KVen und der KBV bilden zusammen mit zwei Vertetern der außerordentlichen Mitglieder in der KBV-Vertreterversammlung den Länderausschuß, in dem Entscheidungen der KBV mit den KVen koordiniert werden.

Darüber hinaus erfolgt in der Vertreterversammlung der KVen die Wahl von Ausschußmitgliedern, die in die gemeinsamen, mit den Krankenkassen zu bildenden, Ausschüsse entsendet werden. Wichtigste Aufgabe des KV-Vorstandes ist das Aushandeln und der Abschluß von Vergütungsverträgen mit den dafür zuständigen Vertretern der gesetzlichen Krankenkassen. Zu den maßgeblichen, rechtlich vorgeschriebenen Aufgaben jeder KV-Vertreterversammlung gehört die Aufstellung eines Honorarverteilungsmaßstabs.

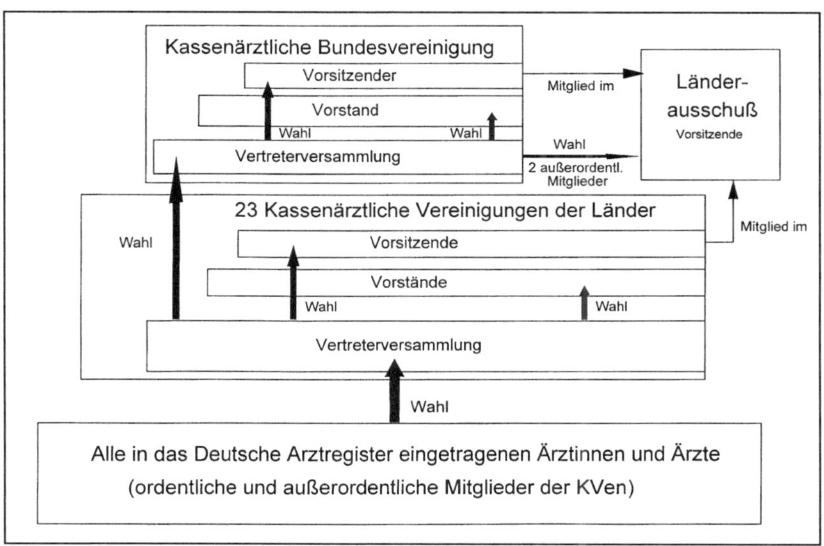

Abbildung 1: Organisationsstruktur der Vertragsärzte

Die Beziehung zwischen dem Vertragsarzt und der Kassenärztlichen Vereinigung, d.h. die jeweils bestehenden Rechte und Pflichten, wird durch Satzungsnormen festgelegt. Die Rechte des Vertragsarztes umfassen neben dem aktiven und passiven Wahlrecht zu den Organen der KV das Recht auf Widerspruch für den Fall, daß sich der Vertragsarzt durch eine Maßnahme der KV in seinen Rechten beeinträchtigt glaubt. Die oberste Pflicht eines zugelassenen Vertragsarztes ist die Teilnahme an der vertragsärztlichen Versorgung, die Pflicht zur Beachtung der Satzungsbestimmungen, der satzungsgemäß gefaßten Beschlüsse einschließlich der mit den Krankenkassen abgeschlossenen Verträge und Vereinbarungen, die Pflicht zur Teilnahme am Notfalldienst und die Pflicht zur Teilnahme an den Fortbildungsmaßnahmen der KV.

Eine wichtige und vielfach restriktive Rolle im Verhältnis der Kassenärztlichen Vereinigung zu ihren Mitgliedern übernimmt die Kassenärztliche Vereinigung mit Beginn der von der Gesundheitspolitik angestrebten Kostendämpfung seit Mitte der 70er Jahren hinsichtlich der Definition und Überwachung von Qualität und Wirtschaftlichkeit der kassenärztlichen Versorgung. Die Prüfung auf sachliche und rechnerische Richtigkeit und Konsistenz der erbrachten ambulanten Leistungen erfolgt anhand der Behandlungsnachweise, die der Vertragsarzt jeweils zum Quartalsende bei seiner Kassenärztlichen Vereinigung einreicht (in der Regel wird die Leistungserbringung auf der Rückseite des Krankenscheins eingetragen, die der Patient zu Beginn unterschreibt, nachdem er seinen Behandlungsanspruch durch die Krankenversicherungskarte nachgewiesen hat, auf der die persönlichen Grunddaten elektronisch lesbar gespeichert sind. Die Krankenversicherungskarte erhält der Versicherte von der Krankenkasse, bei der er versichert ist). Die Überprüfung der Wirtschaftlichkeit der Behandlungs- und Verordnungsweise sowie die Richtlinien zur Qualitätssicherung obliegt jedoch den gemeinsamen Einrichtungen der Ärzte und Krankenkassen (das sind besondere Ausschüsse), die von den Vertretern der Kassenärztlichen Vereinigungen und der Verbände der Krankenkassen paritätisch zu besetzen sind und deren Tätigkeit nachfolgend überblicksartig skizziert wird.

3.3 Einrichtungen der gemeinsamen Selbstverwaltung

Der Gesetzgeber hat zur Festlegung des Umfangs und zur Durchführung der ärztlichen Versorgung sowie zur Konfliktlösung bei Auseinandersetzungen vorgesehen, daß Ärzte, Zahnärzte und Krankenkassen zur Sicherstellung der vertragsärztlichen Versorgung der Versicherten zusammenwirken, indem insbesondere die Kassenärztlichen Vereinigungen mit den Verbänden der Krankenkassen gemeinsame Ausschüsse bilden. Die gesetzliche Verankerung dieser Ebene der gemeinsamen Selbstverwaltung ist das Resultat der konfliktreichen Beziehung zwischen Ärzten und Krankenkassen. Bereits das Berliner Abkommen von 1913 sah einen Zulassungsausschuß, einen Vertragsausschuß, ein Schiedsamt und einen Zentralausschuß vor, der den Vorläufer des heutigen Bundesausschusses der Ärzte und Krankenkassen verkörperte. Die Rechtsverbindlichkeit der Beschlüsse wird dadurch sichergestellt, daß die Beschlüsse entweder Bestandteil der Verträge sind, die zwischen Ärzten und Krankenkassen vereinbart werden müssen oder daß die Satzungen der Krankenkassen wie der Kassenärztlichen Vereinigungen Bestimmungen enthalten, daß die Verträge und Richtlinien für ihre Mitglieder verbindlich sind.

Die *Zulassungsausschüsse* (§ 96 SGB V) entscheiden gemäß der Zulassungsordnung über die Zulassung eines Arztes zur vertragsärztlichen Versorgung. Gegen die Entscheidung kann beim *Berufungsausschuß* (§ 97 SGB V) Widerspruch eingelegt werden. Mit dem GSG hat der Gesetzgeber die Rahmenbedingungen für die Zulassung zur vertragsärztlichen Tätigkeit (§§ 102-104 SGB V) erheblich verändert, insbesondere wurden die Vorschriften für die Bedarfszulassung verschärft. Die Niederlassung erfolgte ab 1.1.1993 im Rahmen der in einzelnen Bestimmungen veränderten Bedarfsplanung (§§ 99-101 SGB V).

Ab 1.1.1999 erfolgt die Zulassung nur noch aufgrund gesetzlich vorgeschriebener Verhältniszahlen, deren Festlegung arztgruppenbezogen erfolgt und zugleich das Verhältnis von Hausärzten zu Fachärzten regelt. Diese Vorschriften schränken die Niederlassungsfreiheit, die auch für Kassenärzte bestand, erneut ein, obgleich das Bundesverfassungsgericht in seinem Urteil vom 23.3.1960 die Anwendung von Verhältniszahlen (damals galt die Relation von einem Arzt auf 500 Versicherte) für nichtig erklärt wurde. Hintergrund dieser Zulassungsbeschränkungen ist die Überzeugung des Gesetzgebers, daß angesichts des Vergütungssystems (vor allem durch die Abrechnung nach Einzelleistungen, vgl. dazu Abschnitt 4.2) der gesamte Anstieg der GKV-Ausgaben maßgeblich von der uneingeschränkten Zulassungsmöglichkeit beeinflußt wird. Mit den Zulassungsbeschränkungen sollen Leistungssteigerungen entgegengewirkt werden, die aus dem Wettbewerb von immer mehr Vertragsärzten entstehen, wenn der gesamte Anstieg des Finanzierungsvolumens durch den Grundsatz der Beitragssatzstabilität begrenzt wird. Auch besteht die begründete Vermutung, daß ein massiver Wettbewerb unter den Ärzten in der vertragsärztlichen Versorgung die ethischen Grundlagen für das ärztliche Handeln durch Vielgeschäftigkeit und Konkurrenzdenken gefährdet. Nicht zuletzt, um die Polypragmasie (ein das ärztliche Einkommen steigerndes Ausprobieren vieler Behandlungsmethoden und Arzneien) im Rahmen der kassenärztlichen Versorgung zu unterbinden, wurde neben der Wirtschaftlichkeitsprüfung auch die Honorarverteilungsprüfung institutionalisiert, die nach § 85 (4) SGB V sicherstellen soll, „daß eine übermäßige Ausdehnung der Tätigkeit des Kassenarztes verhütet wird“ (vgl. dazu Stiller 1992). Zur Überwachung der Wirtschaftlichkeit (§ 106 SGB V) der vertragsärztlichen Behandlungs- und Verordnungsweise bestehen *Prüfungsausschüsse*. Gegen deren Entscheidung kann beim *Beschwerdeausschuß* Widerspruch eingelegt werden.

Die Aufgabe des paritätisch besetzten *Bundesausschusses der Ärzte und Krankenkassen* (jeweils neun Vertreter zuzüglich drei unparteiische Mitglieder) ist es, die zur Sicherung der vertragsärztlichen Versorgung erforderlichen verbindlichen Richtlinien über die Gewähr einer ausreichenden, zweckmäßigen, wirtschaftlichen und qualitätsgerechten vertragsärztlichen Versorgung zu beschließen (§§ 91-92 SGB V). Die Arbeit des Bundesausschusses ist in derzeit neun Arbeitsausschüssen untergliedert, die ihrerseits zum Teil in Unterausschüsse aufgeteilt wurden. Die Arbeitsausschüsse bestehen zu folgenden Themen: „Prävention", „Familienplanung", „Ärztliche Behandlung", „Psychotheraphie", „Arzneimittel", „Heil- und Hilfsmittel/Häusliche Krankenpflege, Rehabilitation/Arbeitsunfähigkeit", „Krankenhaus", Qualitätsbeurteilung" und „Bedarfsplanung".

Der Bundesausschuß ist nach § 135 SGB V insbesondere auch dafür zuständig,

– neue Untersuchungs- und Behandlungsmethoden für die Gesundheitsversorgung zu prüfen und die dabei medizinisch notwendigen Maßnahmen, die notwendige Qualifikation der Ärzte, die erforderliche apparative Ausstattung (z.B. den Einsatz bildgebender Verfahren beim Mammakarzinom) und die Anforderungen hinsichtlich der Qualitätssicherung zu definieren sowie
– Leistungen aus dem Leistungskatalog auszuschließen (in der Diskussion ist beispielsweise auf Vorschlag der Kassenärztlichen Bundesvereinigung die Cholesterin-Untersuchung bei Kindern und Jugendlichen).

Die Prüfungskriterien sind dabei jeweils der diagnostische und therapeutische Nutzen, der medizinische Nutzen, die medizinische Notwendigkeit und die Wirtschaftlichkeit. Letztere ist auch im Vergleich zu bereits erbrachten Methoden und nach dem Stand der wissenschaftlichen Erkenntnisse in der jeweiligen Theraphierichtung zu beurteilen.

Die *Landesausschüsse der Ärzte und Krankenkassen* (§ 90 SGB V) ergänzen die Richtlinien des Bundesausschusses hinsichtlich bezirklicher Besonderheiten. Insbesondere obliegt ihnen festzustellen, ob eine Überversorgung vorliegt, und bei Überschreiten des bedarfsgerechten Versorgungsgrads um 10 % Zulassungsbeschränkungen anzuordnen.

Der gemeinsame Ausschuß von Ärzten und Krankenkassen, der hinsichtlich ihrer Rolle als Vertragsparteien besteht, sind die *Vertragsausschüsse*. Diese Ausschüsse sind in den Gesamtverträgen (§ 83 SGB V) vorgesehen, die im folgenden Abschnitt genauer erläutert werden. Gegenstand der Gesamtverträge zwischen Ärzten und Krankenkassen sind insbesondere die Gesamtvergütung der ärztlichen Leistungen (§ 85 SGB V) auf der Grundlage eines Bewertungsmaßstabs für ärztliche Leistungen sowie Verfahren zur Prüfung der Abrechnung auf Rechtmäßigkeit. Bezüglich der Gesamtvergütung sind auch die Spitzenverbände der Verbände der Krankenkassen und Ärzte verpflichtet, jährlich eine Empfehlung zur Veränderung der Gesamtvergütung zu geben (§ 86 SGB V). Diese Norm geht auf vielfältige Bemühungen des Gesetzgebers zurück, die Ausgabenentwicklung des Gesundheitswesen durch Einrichtung spezifischer Gremien auf der Meso- und Makroebene wirkungsvoller zu steuern.

So wurde mit dem „Gesetz zur Dämpfung der Ausgabenentwicklung und zur Strukturverbesserung in der gesetzlichen Krankenversicherung" vom 27.6.1977, kurz dem Krankenversicherungs-Kostendämpfungsgesetz (KVKG), das zugleich den Beginn der staatlichen Kostendämpfungspolitik bedeutete, ein *einheitlicher Bewertungsmaßstab* (EBM) für ärztliche Leistungen ab 1978 eingeführt. Im Bewertungsmaßstab wird der relative Wert jeder ärztlichen Leistung definiert. Das wertmäßige Verhältnis der einzelnen Leistungen wird dabei in Punkten ausgedrückt. Die Bestimmung des monetären Wertes eines Punktes, mit dem dann die bei den Kassenarten geltende Gebührenordnung in Geldeinheiten festgelegt wird, findet wiederum getrennt davon statt, und zwar in den regionalen Gesamtvertragsverhandlungen zwischen den jeweiligen Verbänden der Krankenkassen und der Kassenärztlichen Vereinigung. Zur Vereinbarung, Überprüfung und Weiterentwicklung des EBM wurde eigens ein gemeinsamer Ausschuß von Ärzten und Krankenkassen eingerichtet, der *Bewertungsausschuß*. Er besteht aus sieben von der Kassenärztlichen Bundesvereinigung bzw. von den Bundesverbänden der Krankenkassen bestellten Vertretern. Kommt kein einstimmiger Beschluß über den Bewertungsmaßstab bzw. eines seiner Teile zustande, wird der Bewertungsausschuß um einen unparteiischen Vorsitzenden und vier weitere unparteiische Mitglieder erweitert. Vereinbarungen werden dann mit der Mehrheit seiner Mitglieder beschlossen. Der Bewertungsmaßstab ist als öffentlich-rechtlicher Vertrag Bestandteil des Bundesmantelvertrags.

Schiedsämter bestehen sowohl auf Landes- als auch auf Bundesebene. Ihre Aufgabe ist es, einen Vertragsabschluß zu vermitteln, wenn ein Vertrag über die vertragsärztliche Versorgung ganz oder teilweise nicht zustande kommt. Schiedsämter sind wie folgt zusammengesetzt: Neben dem Vorsitzenden mit der Befähigung zum Richteramt und zwei weiteren unparteiischen Mitgliedern stellen Ärzte und Krankenkassen Vertreter in gleicher Zahl. Wird der Vermittlungsvorschlag abgelehnt, so kann das Schiedsamt innerhalb von drei Monaten den Vertragsinhalt festsetzen.

3.4 Selbstverwaltungsübergreifende Einrichtungen

Als weitere Einrichtung, die gesetzlich beauftragt ist, auf die medizinische und ökonomische Entwicklung der Gesundheitsversorgung in ihren verschiedenen Bereichen durch Beratung und Empfehlung Einfluß zu nehmen, wurde die *Konzertierte Aktion im Gesundheitswesen* geschaffen. In diesem Forum kommen auf der Ebene der Makrosteuerung die im Gesundheitssystem maßgeblichen Interessenvertretungen zusammen und sollen einmal jährlich gemeinsame, wenn auch rechtlich unverbindliche Empfehlungen z.B. darüber abgeben, welche Veränderungen der Preis- und Mengenentwicklung in den verschiedenen Sektoren des Gesundheitswesens angemessen sind. Die Steuerungswirksamkeit und Funktionsfähigkeit der Konzertierten Aktion wird unterschiedlich, zumeist aber skeptisch beurteilt (vgl. Gäfgen 1979, Smigielski 1980, Wiesenthal 1981, Herder-Dorneich 1982, Henke 1988). Seit dem GSG sind 18 verschiedene

Gruppen - mit selbst zu bestimmenden Vertretern - Mitglied der Konzertierten Aktion im Gesundheitswesen. Neben Vertretern der Ärzte und gesetzlichen Krankenkassen sind dies Vertreter der privaten Krankenversicherung, Krankenhäuser, Pharmaindustrie, Gewerkschaften und Arbeitgeberverbände, Bundesministerien (BMA, BMG, BMWi), kommunalen Spitzenverbände sowie je ein Vertreter der Apotheker, der Pflegeberufe, der Gesundheitshandwerker, der Heilmittelerbringer, des Kur- und Badewesens, der Wohlfahrtspflege, der Behinderten und der Verbraucherverbände (vgl. § 141 SGB V).

Darüber hinaus ist der *Sachverständigenrat der Konzertierten Aktion im Gesundheitswesen* ein für die Politikberatung im Gesundheitswesen wichtiges Gremium, das in seinen periodischen Sachstandsberichten oder auf besonderen Auftrag des Bundesministers für Gesundheit zu gesundheitspolitisch drängenden Grundsatzfragen entsprechende Sondergutachten erarbeitet und diesbezüglich an der Gestaltung der Gesundheitsversorgung und deren Weiterentwicklung mitwirkt. Da sich die Weiterentwicklung der ambulanten Einrichtungen in den nächsten Jahren vor allem im Vertragsgeschäft zwischen den Krankenkassen und den Leistungserbringern abspielen wird, werden anschließend dessen institutionellen Grundzüge skizziert.

4. Vertragsbeziehungen zwischen den Krankenkassen und Leistungserbringern

Über die Erbringung der Sach- und Dienstleistungen schließen die Krankenkassen nach den Vorschriften des SGB V (Dritter Teil) Verträge mit den Leistungserbringern. Mit diesen Verträgen soll sowohl die Versorgung der Versicherten, die Wirtschaftlichkeit dieser Versorgung, aber auch die „angemessene Vergütung der Leistungserbringer" erreicht werden (Henke 1997: 487).

4.1 Vertrags- und Verhandlungsebenen

Wie *Abb. 2* veranschaulicht, besitzt das Vertragsverhältnis mehrere Ebenen: Auf der Mikroebene behandelt der Arzt den Versicherten und der Versicherte entrichtet als Mitglied seiner Krankenkasse den Krankenversicherungsbeitrag. Auf der Meso- bzw. Makroebene schließen die Verbände der Krankenkassen mit den jeweiligen Kassenärztlichen Vereinigungen einen Vertrag über die Gesamtvergütung der von den Vertragsärzten erbrachten Leistungen bzw. mit der Kassenärztlichen Bundesvereinigung über die Sicherstellung der vertragsärztlichen Versorgung. Die Kassenärztliche Vereinigung wiederum, die die Vertragsärzte als Mitglieder zur Teilnahme an der vertragsärztlichen Versorgung verpflichtet, verteilt die Gesamtvergütung unter den Vertragsärzten und überwacht deren Leistungen.

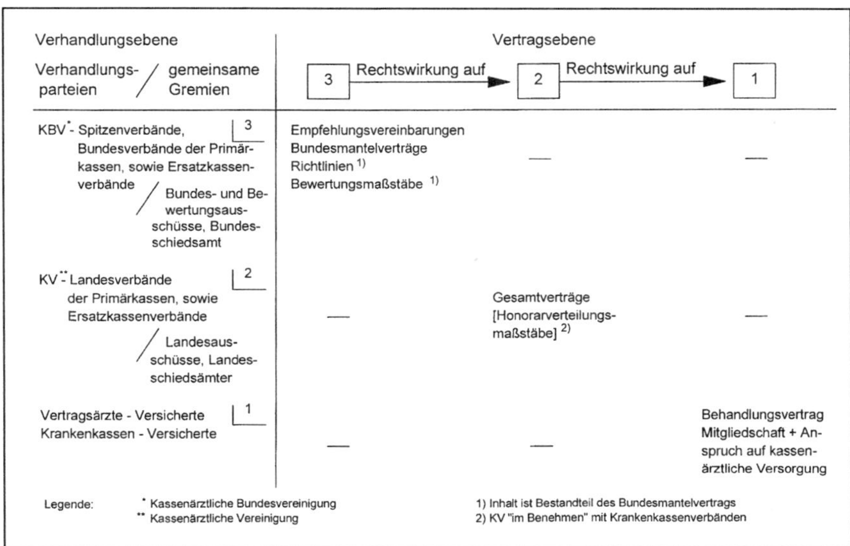

Abbildung 2: Vertrags- und Verhandlungsebenen im ambulanten Bereich der GKV

Durch das Gesundheits-Strukturgesetz (GSG) wurde das Vertragswesen durch die Beseitigung der Sonderstellung der Ersatzkassen stark vereinheitlicht. Auf der Bundesebene (3. Stufe) vereinbaren die Bundesverbände der Krankenkassen mit der Kassenärztlichen Bundesvereinigung in den *Bundesmantelverträgen* (§§ 82, 87 SGB V) die allgemeinen Inhalte der *Gesamtverträge* (§ 83 SGB V) und den *Einheitlichen Bewertungsmaßstab* (EBM). Die Gesamtverträge bilden - neben den gesetzlichen Bestimmungen des § 83 SGB V - die wichtigste Grundlage der Beziehungen zwischen Kassenärztlichen Vereinigungen und den gesetzlichen Krankenkassen. Über den Gesamtvertrag verhandeln auf Landesebene die Landesverbände der Krankenkassen mit der jeweils zuständigen Kassenärztlichen Vereinigung (2. Stufe). Dabei können die Verhandlungen auf Kassenseite auch gemeinsam geführt werden. In den Bundesmantelverträgen, zu dessen Bestandteilen unter anderem auch die *Richtlinien des Bundesausschusses der Ärzte und Krankenkassen* zählen (§ 91 SGB V), ist sehr genau vereinbart, welche Leistungen ein Arzt im Rahmen der vertragsärztlichen Versorgung erbringen darf, welche nicht, und wie die Leistungen zu dokumentieren sind. In den Gesamtverträgen wird insbesondere vereinbart, wie sich die von den Krankenkassen an die Kassenärztlichen Vereinigungen zu entrichtende Gesamtvergütung (§ 85 SGB V) berechnet, wie die Rechnungslegung durch die Kassenärztlichen Vereinigungen zu erfolgen hat, welche zusätzlich zu den im SGB V vorgeschriebenen Ausschüsse gebildet werden, und bei welchen Themen die Vertragsparteien Auskunftspflicht vereinbaren.

Da neben der Versorgung der Versicherten stets die Frage der angemessenen Honorierung ärztlicher Leistungen von zentraler Bedeutung für die Vertragsbeziehungen ist, wird nachfolgend die Grundstruktur des Honorarsystems im ambulanten Bereich des Gesundheitswesens dargestellt.

4.2 Honorarvergütung und Honorarverteilung

Das Honorarsystem ärztlicher Leistungen ist durch vier Elemente gekennzeichnet (von der Schulenburg 1992: 117, Breyer/Zweifel 1997: 259):

- die Honorarform,
- den Honorartarif,
- das Honorarverfahren und
- den Honorarfestlegungsprozeß.

Gegenstand der Vergütungsverhandlungen sind die vom Gesetzgeber zugelassenen Honorarformen sowie der Honorartarif, der den Zusammenhang von Honorarform und Honorarhöhe festlegt. Unter dem Honorarverfahren versteht man die institutionelle Regelung der Honorierung, d.h. von wem und in welchen Stufen die sog. Bruttohonorarauszahlung an den Vertragsarzt erfolgt. Schließlich ist im Honorarfestlegungsprozeß die Verhandlungsstruktur der Kollektivverhandlungen vom Gesetzgeber geregelt. Er ist in drei rechtlich getrennte Teilprozesse gegliedert, die mit der bereits beschriebenen Aufteilung der Entscheidungskompetenzen in und zwischen den organisierten Entscheidungsträgern auf Bundes- und Länderebene einhergehen. Ökonomisch beziehen sich die Stufen auf

- die Bestimmung der relativen Preise ärztlicher Leistungen (Einheitlicher Bewertungsmaßstab) durch den Bewertungsausschuß,
- die Höhe der Gesamtvergütung, die in den regionalen Vergütungsverhandlungen zwischen den Landesverbänden der Krankenkassen und den Kassenärztlichen Vereinigungen bestimmt wird und
- auf die Verteilung der Gesamtvergütung unter die Vertragsärzte mittels des *Honorarverteilungsmaßstabs* (HVM), der von der Vertreterversammlung der Kassenärztlichen Vereinigungen beschlossen wird.

Mit der *Honorarform* bezeichnet man allgemein die Kriterien, auf denen die Vergütung des praktizierenden Arztes bzw. aller Ärzte zusammen basieren könnte. Die Kriterien, die bei der Vergütung Berücksichtigung finden, beziehen sich auf

- die Zahl der tatsächlichen oder der möglichen Behandlungsfälle (Grundlage der Fallpauschale),
- die Zahl der erbrachten Einzelleistungen oder Leistungskomplexe,
- den Zeitraum, für den der Arzt sich bereit erklärt, anfallende Krankenbehandlungen durchzuführen (Grundlage für ein Festgehalt oder einen Festbetrag (Fixum) sowie
- die zur Behandlung erforderlichen Faktoreinsatzmengen (Praxiskosten).

Gesetzlich zugelassene Honorarformen für die *Gesamtvergütung* sind - wie die folgende *Abb. 3* zeigt - neben der Einzelleistungshonorierung verschiedene Pauschalhonorierungsformen und Mischformen zwischen diesen beiden Grundformen (§ 85 (2) SGB V).

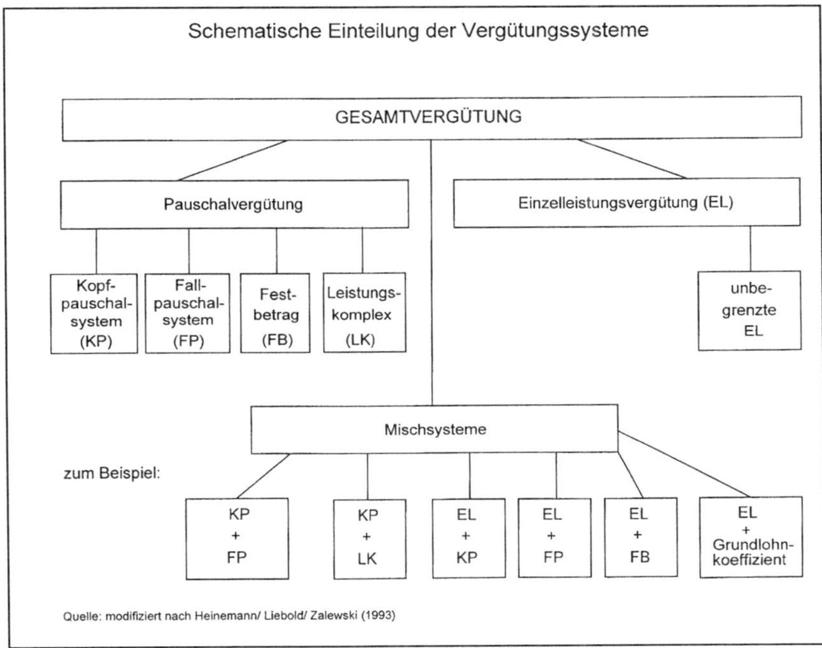

Abbildung 3: Einteilung der bei der Gesamtvergütung angewendeten Honorarformen

Zugleich ergibt sich mit diesem zweistufigen Vergütungsverfahren die Möglichkeit, daß die Gesamtvergütung z.B. nach einem Pauschsystem erfolgt, während der einzelne Kassenarzt nach Einzelleistungen vergütet wird. Das bedeutet, daß neben der Honorarform und seiner Bewertung im Honorartarif, auch das Honorarverfahren Einfluß auf die Höhe der Honorarvergütung nimmt. Das Honorarverfahren regelt die institutionelle Abwicklung der Vergütung und legt fest, von wem der Arzt sein Honorar erhält (vgl. von der Schulenburg 1981: 183, 1992: 124).

Wird die Gesamtvergütung nach reinen oder plafondierten Einzelleistungen berechnet, dann sind der monetäre Punktwert sowie der Plafond zu verhandeln, bis zu dem die ambulanten Leistungen vergütet werden. Erst wenn diese Obergrenze überschritten wird, erfolgt eine Korrektur des ausgehandelten Honorarsatzes (Punktwertes). Bis zu diesem Plafond werden die Leistungen ohne Abstriche des vereinbarten Punktwertes einzeln vergütet, d.h. der Vertragspunktwert ist gleich dem Auszahlungspunktwert. Während es bei der Plafondierung die Möglichkeit gibt, daß das Limit der Gesamtvergütung nicht erreicht wird, wird bei Pauschalvergütung (Kopf- und/oder Fallpauschale) die vereinbarte

Honorarsumme stets voll ausgeschöpft. Im Fall einer gedeckelten, d.h. budgetartigen Vergütung ist der Punktwert selbst kein Gegenstand der Vergütungsvereinbarung, sondern ergibt sich rechnerisch erst ex post als Quotient aus der verteilbaren Gesamtvergütung und der Summe der in Punkten ausgedrückten Honorarforderungen. Dabei kann es, wie in den letzten Jahren geschehen, zu massiven Verteilungskonflikten unter den Ärzten kommen, wenn die Ärzte bei einer starken Ausweitung der Leistungen mit sinkenden Punktwerten konfrontiert werden. Bei jenen Ärzten, die ihr Leistungsangebot in einer Abrechnungsperiode nicht ausgedehnt haben, kommt es dann sogar zu individuellen Einkommenseinbußen. Nicht zuletzt deshalb erfolgt die Honorarverteilung seit Mitte 1997 auf der Basis von sogenannten Praxisbudgets. Dabei wird auf der Basis der durchschnittlichen Praxiskosten einer Arztgruppe (bezogen auf die Allgemein bzw. verschiedenen Fachärzte) und eines Gewinnzuschlags die Gesamtpunktzahl errechnet, die das Honorar des einzelnen Arztes bestimmt.

Die Entwicklung des vertragsärztlichen Einkommens hängt zwar grundsätzlich, im Einzelfall aber nur mittelbar von der mit den Krankenkassen ausgehandelten Gesamtvergütung ab, die den Gesamtumsatz der ambulanten Tätigkeit aller Vertragsärzte bildet. Der durchschnittliche Umsatz eines Arztes ist natürlich von der Anzahl der an der vertragsärztlichen Versorgung teilnehmenden Ärzte abhängig. Zwar ist der durchschnittliche Umsatz trotz steigender Arztzahlen seit Beginn der Kostendämpfungspolitik nominal, aber nicht oder kaum noch real gestiegen (vgl. Behaghel 1994: 183). Zum Bruttoeinkommen eines Arztes gelangt man jedoch erst, wenn man die Betriebskosten vom Umsatz subtrahiert. Da die Betriebskosten je nach Fachgruppe und deren medizinisch-technischem Spezialisierungsgrad stark variieren, fällt der Reinertrag je Praxisarzt sehr unterschiedlich aus und zeigt in den letzten Jahren eine stagnierende bis rückläufige Tendenz, zumal der Anteil der Kosten am Umsatz im Laufe der Zeit im Durchschnitt gestiegen ist (Statistisches Bundesamt 1990). Wie sich der ambulante Bereich des Gesundheitswesen weiterentwickeln wird, hängt maßgeblich von der Weiterentwicklung der Beziehungen zwischen Ärzten und Krankenkassen ab, die den Überblick abschließen sollen.

5. Weiterentwicklung der Beziehungen zwischen den Krankenkassen und Leistungserbringern

Mit dem Gesundheits-Strukturgesetz wurde in Ansätzen eine wettbewerbliche Orientierung der GKV, vor allem im Krankenkassenwettbewerb eingeleitet. Damit dieser Wettbewerbsdruck um Versicherte auch auf die Beziehungen mit den Leistungserbringern übertragen werden kann, wird immer wieder gefordert, daß den Kassen in zentralen Tätigkeitsbereichen wie dem Vertragsgeschäft mit den Leistungserbringern „hinreichende Wettbewerbsparameter zur Verfügung stehen“ (SVRKAiG 1995: 120, van der Beek/Cassel 1997) müßten. Primär geht es dabei um die „Flexibilisierung von Versicherungsverträgen und des Vertragsrechts“ (Henke 1997: 480). Die Flexibilisierung des Vertragsrechts bietet sich vor allem in der Differenzierung darüber an, wer mit wem kontrahiert. Vorstellbar sind unterschiedliche Verhandlungskollektive aller oder einzelner Kassenarten auf Bundes-, Landes- oder regionaler Ebene, die mit den Pflichtverbänden, Arbeitsgemeinschaften oder freien Verbänden oder einzelnen Leistungserbringern Verträge abschließen (vgl. SVRKAiG 1995: 122). Dazu ist sicherlich das ärztliche Berufsrecht zu verändern, um den Zusammenschluß zu anderen Rechts- und Betriebsformen zu ermöglichen. Die Flexibilisierung der Vertragsgestaltung könnte sich vor allem auf Art und Umfang der Leistung (z.B. vernetzte Praxen, Spezialleistungen), die Qualitätsnormen (z.B. Gewährleistungen), die Honorarform (z.B. Einzelvergütung, Komplexpauschale, Bonusregelungen) sowie deren Preisgestaltung (z.B. der Komplexgebühr) beziehen. Um bei der Flexibilisierung auch die Finanzierung von ambulanten Gesundheitsleistungen zu gewährleisten, wird der Gesetzgeber nicht umhin kommen, eine Festlegung des Pflichtleistungskatalogs und die Bestimmung der dann staatlich schutzbedürftigen Bevölkerung vorzunehmen. Vom Sachverständigenrat für die Konzertierte Aktion im Gesundheitswesen wird eine schrittweise Umsetzung und Neuordnung des Beziehungsgeflechts befürwortet, dem eine erfolgreiche Erprobung in Modellvorhaben vorausgehen sollte (vgl. SVRKAiG 1995, 1997, Henke 1997: 489). Vertraglich vereinbarte Modellprojekte in unterschiedlichem Umfang existieren bereits zur Vernetzung von Praxen, dem Hausarzt als medizinischer Schaltstelle, zu kombinierten Budgets und zu besonderen Therapieverfahren.

Der Gesetzgeber hat dabei in der nächsten Zukunft nicht nur die Aufgabe, Erprobungsregelungen eines veränderten Vertragsrechts zuzulassen, die die Verbands- bzw. einzelwirtschaftliche Ebene durchführt und hinsichtlich der Vergleichbarkeit und Transparenz von Leistungen, Qualitäten, Preisen evaluiert. Vielmehr ist der Gesetzgeber gehalten, möglichen Verwerfungen des Wettbewerbs durch eine einheitliche Aufsichtsordnung frühzeitig zu begegnen (Wagner 1997), um der intendierten marktwirtschaftlichen Neuorientierung der GKV mit gewährleisteter Grundsicherung in sozial verträglicher Weise zum dauerhaften Erfolg zu verhelfen.

Literatur

Alber, Jens, 1992: Das Gesundheitswesen der Bundesrepublik Deutschland. Frankfurt a.M.: Campus.

Alber, Jens/Brigitte Bernardi-Schenkluhn, 1992: Westeuropäische Gesundheitssysteme im Vergleich: Bundesrepublik Deutschland, Schweiz, Frankreich, Italien und Großbritanien. Frankfurt a.M.: Campus

Behaghel, Katrin, 1994: Kostendämpfung und ärztliche Interessenvertretung. Frankfurt a.M.: Campus.

Breyer, Friedrich/Peter Zweifel, 1997: Gesundheitsökonomie. Berlin: Springer, 2. Auflage.

Bundesminister für Gesundheit (Hrsg.), 1997: Daten des Gesundheitswesen. Nomos: Baden-Baden.

Gäfgen, Gérard, 1979: Konzertierte Aktionen als Hilfsmittel der Wirtschaftspolitik. In: Sund, Horst/Manfred Timmermann (Hrsg.), Auf den Weg gebracht. Konstanz: Universitätsverlag Konstanz, 265-280.

Heinemann, Gustav/Rolf Liebold/Thomas Zalewski, 1993: Abschnitt A-C: Kassenarztrecht. Berlin: Engel.

Henke, Klaus-Dirk, 1988: Funktionsweise und Steuerungswirksamkeit der Konzertierten Aktion im Gesundheitswesen (KAiG). In: Gäfgen, Gérard (Hrsg.), Neokorporatismus und Gesundheitswesen. Baden-Baden: Nomos, 113-157.

Henke, Klaus-Dirk, 1997: Die Zukunft der Gesundheitssicherung. In: Jahrbücher für Nationalökonomie und Statistik, 216, 478-493.

Herder-Dorneich, Philipp, 1982: Funktionsfähigkeit und ordnungspolitische Einordnung der Konzertierten Aktion im Gesundheitswesen. In: Bogs, Harald/Philipp Herder-Dorneich/Erwin K. Scheuch/Gerhard W. Wittkämper, Gesundheitspolitik zwischen Staat und Selbstverwaltung. Köln: Deutscher Ärzte-Verlag, 375-413.

Immergut, Ellen, 1993: Commentary on Ryll: The German Health System in International Comparison. In: Fritz W. Scharpf (Hrsg.): Games in Hierarchies and Networks. Frankfurt a.M.: Campus, 339-347.

Schulenburg, J.-Matthias Graf von der, 1981: Systeme der Honorierung frei praktizierender Ärzte und ihre Allokationswirkungen. Tübingen: Mohr.

Schulenburg, J.-Matthias Graf von der, 1992: Preisbildung im Gesundheitswesen. In: Andersen, Hanfried/Klaus-Dirk Henke/J.-Matthias Graf von der Schulenberg (Hrsg.), Basiswissen Gesundheitsökonomie. Berlin: edition sigma, 111-133.

Smigielski, Edwin, 1980: Die Konzertierte Aktion im Gesundheitswesen als Steuerungsinstrument für die Honorarverhandlungen zwischen Krankenkassen und Kassenärztlichen Vereinigungen. Bochum: Studienverlag Brockmeyer.

Statistisches Bundesamt, 1990: Fachserie 2, Reihe 1.6.1. Kostenstruktur bei Ärzten, Zahnärzten und Tierärzten. Wiesbaden.

Stiller, Klaus Peter, 1992: Der Honoraranspruch des „überbeschäftigten" Kassenarztes. Berlin: Erich Schmidt.

SVRKAiG 1994, Sachverständigenrat für die Konzertierte Aktion im Gesundheitswesen: Sachstandsbericht. Gesundheitsversorgung und Krankenversicherung 2000: Eigenverantwortung, Subsidiarität und Solidarität bei sich ändernden Rahmenbedingungen. Baden-Baden: Nomos.

SVRKAiG 1995, Sachverständigenrat für die Konzertierte Aktion im Gesundheitswesen: Sondergutachten: Gesundheitsversorgung und Krankenversicherung 2000: Mehr Ergebnisorientierung, mehr Qualität und mehr Wirtschaftlichkeit. Baden-Baden: Nomos.

SVRKAiG 1997, Sachverständigenrat für die Konzertierte Aktion im Gesundheitswesen: Sondergutachten: Gesundheitswesen in Deutschland: Kostenfaktor und Zukunftsbranche. Band II: Fortschritt und Wachstumsmärkte, Finanzierung und Vergütung. Kurzfassung.

van der Beek, Kornelia/Dieter Cassel, 1997: Funktionsbedingungen und Funktionsprobleme des Wettbewerbs der deutschen Krankenversicherung. In: Karl van Delhaes/ Ulrich Fehl (Hrsg.), Dimensionen des Wettbewerbs. Stuttgart: Lucius Verlagsgesellschaft, 285-319.

Wagner, Gert, 1997: Steine auf dem Weg zu einer effizienten Krankenversicherung. In: Beihefte der Konjunkturpolitik, 46, 89-115.

Wasem, Jürgen, 1993: Gesundheitsökonomie und Versicherung. In: Zeitschrift für die gesamte Versicherungswissenschaft, 82, 123-160.

Wiesenthal, Helmut, 1981: Die Konzertierte Aktion im Gesundheitswesen. Frankfurt: Campus.

Karl Blum und Werner G. Fack-Asmuth

Versorgung mit stationären medizinischen Einrichtungen

1. Grundlagen

Die maßgeblichen rechtlichen Grundlagen für die Versorgung mit stationären medizinischen Einrichtungen ergeben sich insbesondere aus dem Krankenhausfinanzierungsgesetz (KHG), der Bundespflegesatzverordnung (BPflV) und dem Fünften Buch des Sozialgesetzbuches (SGB V) sowie den Krankenhausgesetzen der Länder.

1.1 Legaldefinition der Krankenhäuser

Der § 107 Abs. 1 SGB V definiert Krankenhäuser als „Einrichtungen, die

1. der Krankenhausbehandlung oder Geburtshilfe dienen,
2. fachlich-medizinisch unter ständiger ärztlicher Leitung stehen, über ausreichende, ihrem Versorgungsauftrag entsprechende diagnostische und therapeutische Möglichkeiten verfügen und nach wissenschaftlich anerkannten Methoden arbeiten,
3. mit Hilfe von jederzeit verfügbarem ärztlichem, Pflege-, Funktions- und medizinisch-technischem Personal darauf eingerichtet sind, vorwiegend durch ärztliche und pflegerische Hilfeleistung Krankheiten der Patienten zu erkennen, zu heilen, ihre Verschlimmerung zu verhüten, Krankheitsbeschwerden zu lindern oder Geburtshilfe zu leisten, und in denen
4. die Patienten untergebracht und verpflegt werden können."

Das SGB V grenzt auch erstmals für den Bereich der Gesetzlichen Krankenversicherung (GKV) den Begriff des *Krankenhauses* von dem der *Vorsorge- und Rehabilitationseinrichtungen* ab. Gemäß § 107 Abs. 2 SGB V handelt es sich bei letzteren um Einrichtungen, in denen nach einem ärztlichen Behandlungsplan vorwiegend unter Anwendung von Heilmitteln einschließlich u.a. physiotherapeutischer und beschäftigungstherapeutischer Leistungen der Gesundheitszustand des Patienten verbessert werden soll. Anders als beim Krankenhaus ist hier die pflegerische Betreuung des Patienten gegenüber der ärztlichen Behandlung in etwa gleichrangig. Vorsorge- und Rehabilitationseinrichtungen sind keine Krankenhäuser im Sinne des KHG. Eine Förderung dieser Einrichtungen durch die öffentliche Hand nach Maßgabe des KHG bzw. die Anwendung der BPflV sind somit ausgeschlossen (v. Maydell, 1996; Prößdorf, 1991; Werner & Voltz 1994).

1.2 Formen der Krankenhausbehandlung

Der Begriff der Krankenhausbehandlung umfaßt die vollstationäre und die teilstationäre Versorgung, die vorstationäre und die nachstationäre Behandlung sowie das ambulante Operieren (Abbildung 1a).

Eine stationäre Krankenhausversorgung ist medizinisch indiziert, wenn das Behandlungsziel nicht durch andere Behandlungsformen erreicht werden kann, mithin der Patient der ärztlichen und pflegerischen Betreuung oder Beobachtung durch qualifiziertes Krankenhauspersonal bedarf und zu diesem Zwecke physisch und organisatorisch in das Versorgungssystem des Krankenhauses eingegliedert wird, wobei diesbezüglich aber inhaltlich exakte Legaldefinitionen nicht existieren. Im Hinblick auf die stationäre Krankenhausbehandlung fehlen daneben auch genaue Abgrenzungskriterien zwischen der vollstationären und der teilstationären Versorgung:

Ein auf eine gewisse Dauer (Tag und Nacht) ausgerichteter Verbleib im Krankenhaus bildet ein hinreichendes, aber kein notwendiges Definitionskriterium der vollstationären Versorgung, da auch die sog. Stundenfälle, also Patienten, bei denen eine Krankenhausbehandlung im oben definierten Sinne medizinisch indiziert ist und die am Aufnahmetag wieder entlassen werden (z.B. wegen schneller Verbesserung des Allgemeinzustandes oder Tod), zu den vollstationären Fällen zählen. Selbst eine Übernachtung im Krankenhaus ist kein zwingendes Definitionskriterium der vollstationären Versorgung, weil es sich bei Patienten, die im Mitternachtsbestand des Krankenhauses erfaßt sind, auch um teilstationäre Fälle handeln kann (z.B. Nachtklinik).

Ein zeitlich eng begrenzter Krankenhausaufenthalt (nicht ununterbrochen Tag und Nacht) stellt seinerseits allenfalls ein notwendiges, aber offensichtlich kein hinreichendes Definitionskriterium der teilstationären Versorgung dar, insofern die Stundenfälle zu den vollstationären Fällen zählen. Faktisch ist lediglich die Zuordnung von Tages- oder Nachtkliniken zur teilstationären Versorgung unstrittig. Daneben wird in der Praxis die Dialyse chronisch Nierenkranker weitgehend als teilstationäre Leistung behandelt. Darüber hinaus haben die Vertragspartner auf Landesebene (Landeskrankenhausgesellschaft, Landesverbände der GKV) die Möglichkeit, in zweiseitigen Verträgen einen Katalog von Leistungen festzulegen, die in der Regel teilstationär erbracht werden können. Sofern für stationäre Leistungen keine teilstationären Pflegesätze vereinbart werden, handelt es sich demzufolge grundsätzlich um vollstationäre Krankenhausbehandlung (Dietz & Bofinger 1996).

Im internationalen Vergleich stellt die hochgradige Separierung zwischen stationärer und nicht-stationärer medizinischer Versorgung eine Besonderheit des deutschen Gesundheitswesens dar. Mit dem Inkrafttreten des Gesundheitsstrukturgesetzes (GSG) zum 01.01.1993 wurde die strenge Trennung der verschiedenen Versorgungssektoren grundlegend aufgebrochen (Deutsche Krankenhausgesellschaft, 1997; Fack-Asmuth & Robbers 1993):

Die Krankenhäuser können nunmehr unter Voraussetzung der Verordnung von Krankenhausbehandlung (Einweisung) Versicherte in medizinisch geeigneten Fällen ohne Unterkunft und Verpflegung vor- und nachstationär behandeln. Die vorstationäre Behandlung dient der Klärung der Erforderlichkeit einer vollstationären Behandlung oder der Vorbereitung auf einen vollstationären Krankenhausaufenthalt (z.B. Diagnostik, Indikationsstellung, Aufklärung). Sie ist auf längstens drei Behandlungstage innerhalb von fünf Tagen vor Beginn der stationären Behandlung begrenzt. Die nachstationäre Behandlung dient der Festigung und Sicherung des Behandlungserfolges im Anschluß an eine vollstationäre Krankenhausbehandlung (z.B. medizinische Nachsorge). Sie darf sieben Behandlungstage innerhalb von 14 Tagen nach Beendigung der stationären Krankenhausbehandlung nicht überschreiten.

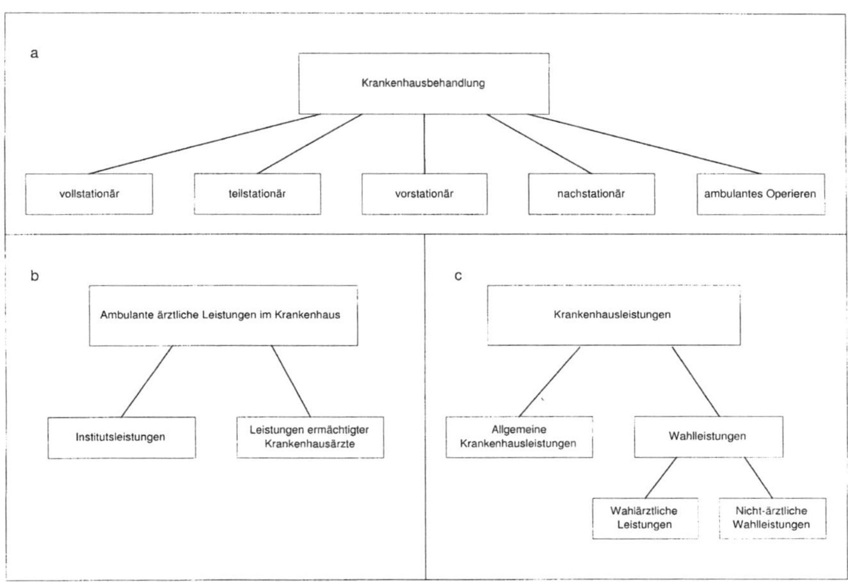

Abbildung 1: Behandlungsformen im Krankenhaus und Krankenhausleistungen

Darüber hinaus können die Krankenhäuser in den Leistungsbereichen, in denen sie auch stationäre Krankenhausbehandlung erbringen, bestimmte Operationen ambulant durchführen. Durch das ambulante Operieren, bei dem der Patient die Nacht vor und die Nacht nach dem operativen Eingriff nicht im Krankenhaus verbringt, soll eine kostenaufwendigere vollstationäre Behandlung vermieden bzw. ersetzt werden. Die Auswahl beschränkt sich dabei auf in einem Katalog ambulant durchführbarer Operationen ausdrücklich aufgeführte Eingriffe. Derzeit fallen darunter rund 320 ambulante Operationen (Asmuth & Blum 1996).

Die Erbringung verschiedener Formen der Krankenhausbehandlung ist nicht in das Belieben des Krankenhauses gestellt. Vielmehr bestimmt das SGB V ausdrücklich die Nachrangigkeit vollstationärer Behandlung bzw. den Vorrang der übrigen Formen der Krankenhausbehandlung. Demnach haben Versicherte nur dann und insoweit Anspruch auf vollstationäre Behandlung in einem zugelassenen Krankenhaus, wenn die Aufnahme nach Prüfung durch das Krankenhaus erforderlich ist, weil das Behandlungsziel nicht durch teilstationäre, vor- und nachstationäre oder ambulante Behandlung einschließlich häuslicher Krankenpflege erreicht werden kann.

Des weiteren können die Krankenhäuser bzw. ausgewählte Krankenhausärzte unter bestimmten Voraussetzungen eine Reihe ambulanter ärztlicher Leistungen erbringen, die aber nicht mehr unter den Begriff der Krankenhausbehandlung im Sinne des SGB V fallen. Diesbezüglich kann grundsätzlich zwischen Leistungen der Einrichtung *Krankenhaus* (Institutsleistungen) und persönlichen Leistungen von Krankenhausärzten im Rahmen genehmigter Nebentätigkeit unterschieden werden (vgl. Abb. 1b). Zu den Institutsleistungen gehören beispielsweise die ambulante Notfallbehandlung oder die ambulante Tätigkeit im Rahmen von Universitäts-Polikliniken, psychiatrischen Institutsambulanzen und sozialpädiatrischen Zentren. Darüber hinaus können Krankenhausärzte zur Teilnahme an der vertragsärztlichen Versorgung ermächtigt werden, wenn ansonsten eine ausreichende ärztliche Versorgung der Versicherten nicht sichergestellt ist (Rippel & Rippel 1996).

1.3 Krankenhausleistungen

Die Krankenhausleistungen lassen sich in allgemeine Krankenhausleistungen und Wahlleistungen unterteilen (Abbildung 1c). Allgemeine Krankenhausleistungen sind Leistungen, die im Einzelfall nach Art und Schwere der Krankheit für die Versorgung des Patienten notwendig sind. Dies sind neben Unterkunft und Verpflegung insbesondere die im Einzelfall erforderlich ärztlichen und pflegerischen Leistungen sowie die Versorgung mit Arznei-, Heil- und Hilfsmitteln. Das Krankenhaus ist im Rahmen seiner Leistungsfähigkeit verpflichtet, die notwendigen Leistungen zu erbringen. Der Patient hat einen Anspruch darauf, diese Leistungen gegen Zahlung eines Pflegesatzes zu erhalten.

Neben den allgemeinen Krankenhausleistungen dürfen Wahlleistungen gesondert berechnet werden, wenn eine entsprechende Vereinbarung mit dem Patienten getroffen worden ist. Bei Wahlleistungen handelt es sich im Unterschied zu den allgemeinen Krankenhausleistungen um nicht notwendige Leistungen in dem Sinne, daß sie über das hinausgehen, was allen Patienten allgemein als Regelleistung angeboten wird. Wahlleistungen lassen sich in wahlärztliche Leistungen und sonstige nicht-ärztliche Wahlleistungen unterteilen. Letztere erfassen insbesondere die Wahlleistung *Unterkunft*, also die Unterbringung in einem Einbett- oder Zweibettzimmer, daneben beispielsweise u.a. aber auch die Bereitstellung eines Fernsehers, Telefons, von besonderer Verpflegung oder anderer hausindividueller Wahlleistungen. Wahlärztliche Leistungen betreffen die

Möglichkeit, im Rahmen der stationären Behandlung die persönliche Leistungserbringung durch leitende Ärzte auszuwählen (Chefarztbehandlung).

Ausdrücklich ausgenommen vom Begriff der Krankenhausleistungen sind hingegen belegärztliche Leistungen. Belegärzte sind nicht am Krankenhaus angestellte niedergelassene Vertragsärzte, die ihre Patienten (Belegpatienten) im Krankenhaus unter Inanspruchnahme der hierfür bereitgestellten Infrastruktur stationär behandeln, ohne vom Krankenhaus eine Vergütung zu erhalten. Belegärztliche Leistungen (v.a. die persönlichen Leistungen des Belegarztes) werden - für den Bereich der gesetzlich Versicherten - aus der vertragsärztlichen Gesamtvergütung entgolten und stellen deswegen vergütungsrechtlich keine allgemeinen Krankenhausleistungen dar, obwohl Belegkrankenhäuser oder -abteilungen einen Teil der stationären Versorgung bilden. Belegpatienten zahlen reduzierte Pflegesätze, da die belegärztlichen Leistungen gesondert vergütet werden (Dietz & Bofinger 1996).

2. Krankenhausplanung

2.1 Krankenhauspläne und Investitionsprogramme

Die Krankenhausplanung ist primär Sache der Länder. Die Bundesländer sind dem KHG zufolge verpflichtet, zur Sicherung einer bedarfsgerechten Versorgung mit leistungsfähigen Krankenhäusern zu sozial tragbaren Pflegesätzen Krankenhauspläne und Investitionsprogramme aufzustellen bzw. fortzuschreiben. Der Krankenhausplan und das jeweilige Investitionsprogramm sind die wichtigsten Steuerungsinstrumente, um eine bedarfsgerechte und wohnortnahe Versorgung der Bevölkerung mit Krankenhäusern sicherzustellen. Die Aufnahme in den Krankenhausplan ist Voraussetzung der öffentlichen Förderung eines Krankenhauses. Nach Urteilen des Bundesverwaltungsgerichts zur Krankenhausbedarfsplanung müssen die Krankenhauspläne in jedem Fall die folgenden Inhalte haben (Dietz & Bofinger 1996):

- Krankenhauszielplanung, also die Auflistung der allgemeinen Versorgungsziele, die mit dem Krankenhausplan verwirklicht werden sollen (z.B. bedarfsgerechte und wohnortnahe Versorgung).
- Bedarfsanalyse, die eine Beschreibung des Versorgungsbedarfs der Bevölkerung umfaßt (z.B. Prognose der Bevölkerungsentwicklung, Krankenhaushäufigkeit oder des Bettenbedarfs).
- Krankenhausanalyse, die die Versorgungsbedingungen (etwa hinsichtlich des Leistungsspektrums) der in den Plan aufgenommenen Krankenhäuser ausweist.
- Versorgungsentscheidung, d.h. die Festlegung darüber, durch welche Krankenhäuser der festgestellte Bedarf gedeckt werden soll.

Das Nähere zu Einzelheiten und Inhalten der Krankenhausplanung wird in den Krankenhausgesetzen der Länder bzw. den Landeskrankenhausplänen bestimmt, wobei die verschiedenen Länder die landesrechtlichen Vorgaben zur Krankenhausplanung bzw. die Krankenhauspläne selbst unterschiedlich ausgestaltet haben. Üblicherweise führen die (ggf. nach Versorgungsgebieten gegliederten) Krankenhauspläne die für eine bedarfsgerechte Versorgung der Bevölkerung notwendigen Krankenhäuser nach Standorten, Bettenzahlen, Fachrichtungen und Ausbildungsstätten auf.

Darüber hinaus werden in den Krankenhausplänen der Bundesländer die Krankenhäuser in der Regel nach Versorgungsstufen oder auch Anforderungs- und Leistungsstufen ausgewiesen. Insbesondere in Abhängigkeit von Bettenzahl und Anzahl der Fachrichtungen wird in den meisten Bundesländern zwischen 3-4 Anforderungs- oder Versorgungsstufen unterschieden (z.B. Grund-, Regel-, Schwerpunkt- und Zentralversorgung). Kleinere Häuser der unteren Versorgungsstufe(n) sichern normalerweise die flächendeckende bzw. wohnortnahe Grundversorgung insbesondere in den Grunddisziplinen Chirurgie, Innere Medizin sowie Gynäkologie und Geburtshilfe, ferner ggf. in einigen Spezialdisziplinen (wie Pädiatrie, Urologie, HNO- und Augenheilkunde - oftmals als Belegabteilungen). Häuser der oberen Versorgungsstufen haben einen überörtlichen Einzugsbereich, verfügen über eine größere Zahl von Spezialdisziplinen und sind zum Teil nach Teilgebieten und Spezialbehandlungen differenziert (Beske, Brecht & Reinkemeier 1993; Grünenwald & Wettstein-Grünenwald 1996).

Die Investitionsprogramme haben ihrerseits zwei Funktionen: die Festlegung der im Landeshaushalt für den Krankenhausbau zur Verfügung stehenden Mittel (hauswirtschaftliche Funktion) und die sachgerechte Aufteilung des in der Regel begrenzten Investitionsvolumens auf die Krankenhäuser (Verteilungs- und Steuerungsfunktion). In den Investitionsprogrammen werden konkrete Investitionsvorhaben der Länder aufgelistet. Sie umfassen in jedem Fall die sog. Errichtungskosten der Krankenhäuser, also die Investitionen für den Neu-, Erweiterungs- oder Umbau eines Krankenhauses, inklusive der Erstausstattung mit den für den Krankenhausbetrieb erforderlichen Anlagegütern. Es ist den Ländern vorbehalten, weitere Investitionen in die Programme aufzunehmen (Dietz & Bofinger 1996).

2.2 Bettenbedarf

Krankenhausplanung ist - neben der Vorgabe von Fachrichtungen je Krankenhaus - im wesentlichen Bettenplanung (Behrends 1986; Keisers 1993; Werner & Voltz 1994). Die einwohnerbezogene Bettendichte spielt in allen Bundesländern eine zentrale Rolle. Der Bettenbedarf der Bevölkerung im Planungszeitraum wird aus der Relation der erwarteten Pflegetage - unterteilt nach Krankenhaushäufigkeit und Verweildauer - sowie einem vorgegebenen Nutzungsgrad je Krankenhausbett von in der Regel 85 % ermittelt; 15 % der maximalen Bettenauslastung dienen dem Ausgleich von Belegungsschwankungen. Allgemein lautet die Bettenbedarfsformel wie folgt:

$$\text{Bettenbedarf (Planbetten)} = \frac{E \times KH \times VD \times 100}{100 \times 365 \times BN}$$

Dabei bedeutet:

E = (prognostizierte) Einwohnerzahl im Planungszeitraum
KH = Krankenhaushäufigkeit, also Zahl der Patienten pro Tausend Einwohner
VD = durchschnittliche Verweildauer in Tagen
BN = vorgegebene Bettennutzung in Prozent (in der Regel 85 %)

Die Bettenbedarfsformel kann ggf. differenziert werden, z.B. nach Fachrichtungen oder Bevölkerungsgruppen, etwa Alters- oder Geschlechtsgruppen. Mit Blick auf die Entwicklung der Einwohnerzahl, der Krankenhaushäufigkeit und der Verweildauern werden in der Regel Prognosen erstellt. Die Krankenhausplanung beschränkt sich insofern weitgehend auf die länderbezogene Fortschreibung globaler Belegungsdaten (Alber 1992; Behrends 1986).

2.3 Versorgungsvertrag und Versorgungsauftrag

Das SGB V trennt grundsätzlich zwischen zwei Arten von Krankenhäusern: zugelassenen und nicht zugelassenen Krankenhäusern. Die gesetzlichen Krankenkassen dürfen Krankenhausbehandlung nur durch zugelassene Krankenhäuser erbringen lassen, mithin durch Krankenhäuser, für die ein Versorgungsvertrag besteht. Bei den Hochschulkliniken gilt die Aufnahme der Hochschule in das Hochschulverzeichnis gemäß Hochschulbauförderungsgesetz, bei den Plankrankenhäusern die Aufnahme in den Krankenhausplan des Landes als Abschluß des Versorgungsvertrages. Sie sind somit kraft Gesetz zugelassene Krankenhäuser. Krankenhäuser, die nicht im Landeskrankenhausplan aufgeführt sind, können aufgrund eines gesonderten Versorgungsvertrages mit den Landesverbänden der Krankenkassen und Verbänden der Ersatzkassen zur Krankenhausbehandlung zugelassen werden (Vertragskrankenhäuser).

Sonstige Krankenhäuser, die nicht unter die drei genannten Krankenhausarten fallen, gehören somit nicht zu den zugelassenen Krankenhäusern gemäß SGB V. Das betrifft beispielsweise Privatkliniken, die sich auf die Behandlung selbstzahlender Patienten beschränken, oder bestimmte stationäre Einrichtungen, die der Gesetzgeber ausdrücklich aus dem Anwendungsbereich des KHG bzw. der BPflV ausgeschlossen hat (z.B. Krankenhäuser des Bundes oder der Träger der gesetzlichen Renten- oder Unfallversicherung).

Die zugelassenen Krankenhäuser sind im Rahmen ihres Versorgungsauftrages zur Krankenhausbehandlung der gesetzlich Versicherten verpflichtet. Der Versorgungsauftrag, also das vorzuhaltende Leistungsangebot bzw. der Leistungsrahmen für die Bemessung des Budgets und der Pflegesätze, ergibt sich bei den Plankrankenhäusern v.a. aus den Festlegungen des Krankenhausplans, bei den Hochschulkliniken insbesondere aus der Aufnahme in das Hochschulverzeichnis und bei den Vertragskrankenhäusern aus den jeweiligen Versorgungsverträgen (Dietz & Bofinger 1996; Grünenwald & Wettstein-Grünenwald 1996).

3. Krankenhausfinanzierung

3.1 Duale Finanzierung

Mit Blick auf die wirtschaftliche Sicherung der Krankenhäuser gilt das sog. duale oder dualistische Finanzierungssystem (Dietz & Bofinger 1996; Keisers 1993; Tuschen & Quaas 1996; Werner & Voltz 1994). Demnach werden die Investitionskosten der Krankenhäuser - von bestimmten gesetzlichen Ausnahmen abgesehen - weitgehend im Wege öffentlicher Förderung durch die Bundesländer getragen. Die Betriebs- und Behandlungskosten werden über leistungsgerechte Erlöse aus den Pflegesätzen, die nach Maßgabe gesetzlicher Bestimmungen auch Investitionskosten enthalten können, sowie Vergütungen für vor- und nachstationäre Behandlung und für ambulante Operationen vom Patienten bzw. den Kostenträgern übernommen.

Investitionskosten sind die Kosten der Errichtung (Neu-, Um-, Erweiterungsbau) eines Krankenhauses einschließlich der Erstausstattung, der Erstausstattung eines Krankenhauses außerhalb der Errichtung und der Wiederbeschaffung von Anlagegütern. Anlagegüter sind definiert als Gegenstände, die dazu bestimmt sind, dauernd dem Geschäftsbetrieb zu dienen (z.B. Gebäude, technische Anlagen, Einrichtungs- und Ausstattungsgegenstände). Die Abgrenzungsverordnung (AbgrV) unterscheidet drei Gruppen von Wirtschaftsgütern: Wirtschaftsgüter, die durch ihre bestimmungsgemäße Verwendung aufgezehrt oder unverwendbar werden oder die ausschließlich von einem Patienten genutzt werden, bzw. deren Anschaffungs- oder Herstellungskosten ohne Umsatzsteuer 100 DM nicht übersteigen (Verbrauchsgüter), Anlagegüter mit einer durchschnittlichen Nutzungsdauer von bis zu 3 Jahren (Gebrauchsgüter) und Anlagegüter mit einer durchschnittlichen Nutzungsdauer von mehr als 3 Jahren. Ausschließlich letztere werden seitens der Bundesländer gefördert.

Hinsichtlich der Art der öffentlichen Förderung ist zwischen Pauschalförderung und Einzelförderung zu unterscheiden. Die Wiederbeschaffung kurzfristiger Anlagegüter sowie kleinere bauliche Maßnahmen werden über pauschale Fördermittel finanziert, deren Höhe sich in den meisten Bundesländern im wesentlichen an der Anzahl der Planbetten sowie der Anforderungs- oder Versorgungsstufe orientiert. Mit den Pauschalbeträgen kann das Krankenhaus im Rahmen der Zweckbindung der Fördermittel frei wirtschaften. Die genaue Eingrenzung kurzfristiger Anlagegüter bzw. kleinerer baulicher Maßnahmen sowie die konkrete Festlegung der Pauschalbeträge ist Sache der Bundesländer. Nach einer älteren Fassung des KHG waren kurzfristige Anlagegüter als Güter mit einer Nutzungsdauer von 3-15 Jahren definiert. Die Praxis der Pauschalförderung dürfte sich in den meisten Bundesländern einstweilen an diesem zeitlichen Kriterium orientieren. Sonstige, nicht-kurzfristige Anlagegüter (also v.a. größere Investitionen mit einer längeren Nutzungsdauer) werden auf Antrag des Krankenhausträgers im Rahmen der Einzelförderung (Investitionsprogramm) finanziert. Voraussetzung der öffentlichen Förderung ist die Aufnahme des Krankenhauses in den Krankenhausplan des Landes durch Feststellungsbescheid an den Krankenhausträger sowie im Falle der Einzelförderung die Aufnahme einer Maßnahme in das Investitionsprogramm mit einem entsprechenden Bewilligungsbescheid.

Gebrauchsgüter (z.B. Dienstkleidung, Wäsche, Gebrauchsgüter des medizinischen Bedarfs) sowie Verbrauchsgüter (z.B. Lebens-, Arznei-, Verbandsmittel) werden über die Pflegesätze bzw. anteilig über die Erlöse aus vor- und nachstationärer Behandlung bzw. dem ambulanten Operieren finanziert. Ansonsten erfassen die Betriebs- und Behandlungskosten im wesentlichen die Personalkosten des Krankenhauses. Darüber hinaus bietet das KHG die Möglichkeit, sog. Rationalisierungsinvestitionen über die Pflegesätze zu finanzieren. Voraussetzung einer entsprechenden Vereinbarung im Rahmen der Pflegesatzverhandlungen ist, daß aus der damit bewirkten Einsparung von Betriebskosten die entsprechenden Investitionskosten binnen sieben Jahren amortisiert sind und das Budget entlastet wird.

3.2 Grundlagen der Entgeltbemessung

Bis zum Inkrafttreten des GSG galt im Bereich der stationären Versorgung das sog. Selbstkostendeckungsprinzip. Demzufolge mußten die öffentlichen Fördermittel und die Erlöse aus den Pflegesätzen zusammen die Selbstkosten eines sparsam wirtschaftenden und leistungsfähigen Krankenhauses decken. Eine Deckung aller nachgewiesenen Kosten war damit vom Ansatz her zwar nicht gewährleistet. Der Gesetzgeber sah aber im Selbstkostendeckungsprinzip in Verbindung mit dem tagesgleichen Pflegesatz einen grundlegenden Strukturfehler und eine maßgebliche Ursache von Unwirtschaftlichkeit im Krankenhausbereich, weil - so die amtliche Begründung zum GSG - nicht die Leistung für den Patienten, sondern das belegte Bett Maßstab für die Einnahmen des Krankenhauses bildet. Fehlende Wirtschaftlichkeitsanreize, Fehlbelegungen, ein Bettenüberhang und eine zu hohe Verweildauer seien demzufolge die logische Konsequenz falscher Rahmenbedingungen im stationären Sektor (Fack-Asmuth & Robbers 1993).

Das Selbstkostendeckungsprinzip ist durch das GSG aufgehoben und durch ein leistungsorientiertes Entgeltsystem mit Gewinnchancen und Verlustrisiken ersetzt worden. Das neue Entgeltsystem gilt verbindlich für alle Krankenhäuser aber erst seit dem 01.01.1996. Die Krankenhäuser haben nunmehr nicht mehr Anspruch auf die Erstattung der Selbstkosten, sondern auf medizinisch leistungsgerechte Pflegesätze. Eine Legaldefinition des Begriffs *medizinische Leistungsgerechtigkeit* fehlt allerdings. Allgemein gilt nur, daß Pflegesätze leistungsgerecht sind, wenn sie einem wirtschaftlich geführten Krankenhaus ermöglichen, die für die Patienten erforderlichen Leistungen über die Pflegesätze zu finanzieren und den Versorgungsauftrag zu erfüllen. Die konkrete Festlegung medizinisch leistungsgerechter Pflegesätze ist insofern den Vertragsparteien vor Ort vorbehalten.

Bei der Ermittlung medizinisch leistungsgerechter Pflegesätze sind die Pflegesätze vergleichbarer Krankenhäuser als Orientierungsmaßstab heranzuziehen.

Zu diesem Zweck wurde durch das GSG - erstmals mit Wirkung für die Budgetverhandlungen für 1999 - ein gemeinsamer Krankenhausvergleich in die BPflV eingeführt. In diesem Krankenhausvergleich sollen insbesondere die Leistungen und Pflegesätze der Krankenhäuser einbezogen werden. Im Rahmen der Pflegesatzvereinbarungen ist des weiteren auch der Grundsatz der Beitragssatzstabilität in der Gesetzlichen Krankenversicherung zu beachten. Von diesem Grundsatz darf nur abgewichen werden, soweit Veränderungen der medizinischen Leistungsstrukturen oder der Fallzahlen, zusätzliche Kapazitäten aufgrund der Krankenhausplanung oder die Finanzierung von Rationalisierungsinvestitionen dies erforderlich machen (Tuschen & Quaas 1996).

3.3 Entgeltarten und Abrechnung

Das neue Entgeltsystem ist ein Mischsystem aus pauschalierten Entgelten (Fallpauschalen, Sonderentgelten) und einem krankenhausindividuellen Budget, das den Patienten bzw. den Kostenträgern in Form von tagesgleichen Pflegesätzen (Abteilungspflegesätze, Basispflegesatz) in Rechnung zu stellen ist. Das Budget bzw. die tagesgleichen Pflegesätze werden krankenhausindividuell von den Vertragsparteien der Pflegesatzvereinbarung, das sind der Krankenhausträger und die jeweiligen Kostenträger, vereinbart (Tuschen & Philippi 1995). Die Höhe der Fallpauschalen und Sonderentgelte wird hingegen nicht krankenhausindividuell vereinbart, sondern einheitlich auf Landesebene festgelegt. Allenfalls in eng definierten Ausnahmefällen können Zu- oder Abschläge zu den landesweiten Entgelten vereinbart werden (Tuschen & Quaas 1996).

Mit den Fallpauschalen werden die gesamten allgemeinen Krankenhausleistungen für einen bestimmten Behandlungsfall vergütet (z.B. Leistenhernie, Katarakt). Die konkrete Falldefinition erfolgt über Nummern des Diagnoseschlüssels der *Internationalen Klassifikation der Krankheiten, Verletzungen und Todesursachen (ICD)* bzw. des Operationsschlüssels gemäß der *Internationalen Klassifikationen der Prozeduren in der Medizin (ICPM)*. Wird der Patient über diese Leistungsdefinition erfaßt, erfolgt eine Abrechnung als Fallpauschale, wenn diese die Hauptleistung des Krankenhauses für den Patienten bildet und - mit Ausnahme einiger Fallpauschalen, die auch für Kinder gelten - der Patient am Tag der Aufnahme das 14. Lebensjahr vollendet hat.

Im Unterschied zu den Fallpauschalen wird mit den Sonderentgelten nur ein bestimmter Leistungskomplex innerhalb eines Behandlungsfalls vergütet, derzeit insbesondere operative Leistungen. Neben einem Sonderentgelt werden der (um 20 % gekürzte) Abteilungspflegesatz und der Basispflegesatz in Rechnung gestellt. Unter bestimmten Bedingungen können zudem auch zusätzlich zu einer Fallpauschale ein oder mehrere Sonderentgelte abgerechnet werden (z.B. zusätzlicher operativer Eingriff in einem anderen Operationsgebiet, Rezidiv-Operation während desselben Krankenhausaufenthalts). Im Unterschied zu den Fallpauschalen erfolgt die Leistungsdefinition bei den Sonderentgelten in der Regel lediglich über die ICPM-Codierung (Bundesministerium für Gesundheit 1995a; 1995b).

Für die Abrechnung von Fallpauschalen und Sonderentgelten werden mittels Punktzahlen bundesweit geltende Bewertungsrelationen vorgegeben. Sowohl bei Fallpauschalen als auch bei Sonderentgelten wird nach Versorgung durch Hauptabteilungen und - der geringer bewerteten - belegärztlichen Versorgung unterschieden. Zur Bestimmung der konkreten Höhe der Fallpauschalen bzw. Sonderentgelte vereinbaren die Vertragsparteien auf Landesebene (Krankenhausgesellschaften, Verbände der GKV und PKV) landesweit geltende Punktwerte jeweils für den Personalkosten- und den Sachkostenanteil der Entgelte. Die jeweilige Entgelthöhe der einzelnen Fallpauschalen und Sonderentgelte ergibt sich aus der Multiplikation von Punktzahlen und Punktwerten. Des weiteren können die Vertragsparteien auf Landesebene ein landeseinheitliches pauschaliertes Entgelt für Unterkunft und Verpflegung vereinbaren.

Bis Ende 1997 wurden die Leistungsdefinitionen bzw. Bewertungsrelationen für Fallpauschalen und Sonderentgelte durch den Bundesminister für Gesundheit in den Anlagen zur BPflV festgelegt. Bis zu diesem Zeitpunkt gab es insgesamt 73 Fallpauschalen und 147 Sonderentgelte. Seit 1998 obliegt die Pflege und Weiterentwicklung der Entgeltkataloge der Deutschen Krankenhausgesellschaft und den Spitzenverbänden der GKV und PKV.

Für Leistungen, die nicht über Fallpauschalen und Sonderentgelte vergütet werden, sind im Rahmen eines vom Krankenhaus individuell zu vereinbarenden Budgets tagesgleiche Pflegesätze festzulegen. Als Entgelt für ärztliche und pflegerische Tätigkeit oder durch diese veranlaßte Leistungen (z.B. Leistungen der Funktionseinheiten, medizinischer Bedarf) sind für jede organisatorisch selbständige bettenführende Abteilung Abteilungspflegesätze zu vereinbaren. Nicht durch ärztliche oder pflegerische Tätigkeit veranlaßte Leistungen (u.a. Verwaltungskosten, Unterkunft, Verpflegung; ggf. auch Kosten für Rationalisierungsinvestitionen) werden über einen für das ganze Krankenhaus einheitlichen Basispflegesatz vergütet. Für teilstationäre Leistungen sind entsprechende teilstationäre Pflegesätze zu vereinbaren. Abteilungspflegesätze sind darüber hinaus auch für die Behandlung von Belegpatienten sowie für sog. besondere Einrichtungen des Krankenhauses (für die ausschließliche oder überwiegende Behandlung bestimmter Patientengruppen, z.B. für Schwerbrandverletzte, Aidspatienten, Dialysepatienten) zu bilden. Abteilungspflegesätze und der Basispflegesatz werden für den Aufnahmetag und mit Ausnahme des Entlassungs- oder Verlegungstages für jeden weiteren Tag des Krankenhausaufenthalts berechnet (Tuschen & Philippi 1995).

Die Vertragsparteien vereinbaren für den Pflegesatzzeitraum das Budget auf Basis der voraussichtlichen Leistungsstruktur und -entwicklung. Die Abteilungspflegesätze und der Basispflegesatz werden auf Grundlage des Budgets und der voraussichtlichen Belegung prospektiv für das folgende Kalenderjahr ermittelt. Weicht die tatsächliche Belegung im Pflegesatzzeitraum von der vereinbarten Belegung ab, werden daraus resultierende Mehr- und Mindererlöse partiell ausgeglichen. Durch diese flexible Budgetierung sollen belegungsabhängige Gewinne aus einer Fixkostenüberdeckung bzw. entsprechende Verluste aus einer Fixkostenunterdeckung vermieden sowie die verweildauerverlängernden Anreize der tagesgleichen Pflegesätze abgeschwächt werden (Tuschen & Quaas 1996).

Allgemeine Krankenhausleistungen		Sonstige Leistungen
Krankenhausindividuelles flexibles Budget	Landesweit pauschalierte Entgelte	Vergütung
– Abteilungspflegesätze – Basispflegesatz – teilstationäre Abteilungspflegesätze – teilstationärer Basispflegesatz – Abteilungspflegesätze für Belegpatienten – Pflegesätze für besondere Einrichtungen	– Fallpauschalen bei Versorgung durch Hauptabteilungen – Sonderentgelte bei Versorgung durch Hauptabteilungen – Fallpauschalen bei belegärztlicher Versorgung – Sonderentgelte bei belegärztlicher Versorgung – ggf. landeseinheitlich pauschaliertes Entgelt für Unterkunft und Verpflegung (fakultativ)	• Ärztliche Gebührenordnungen – Ambulantes Operieren – Belegärztliche Leistungen – Wahlärztliche Leistungen – Ambulante Leistungen ermächtigter Krankenhausärzte – Ambulante Institutsleistungen • Landesweit pauschalierte Entgelte – Vorstationäre Behandlung – Nachstationäre Behandlung – Vor-/nachstationäre Leistungen mit medizinisch-technischen Großgeräten • Krankenhausindividuelle Entgelte – Wahlleistung *Unterkunft* – Sonstige nicht-ärztliche Wahlleistungen

Abbildung 2: Entgeltarten im Krankenhaus

Mit den Pflegesätzen bzw. den Fallpauschalen und Sonderentgelten werden im wesentlichen nur die allgemeinen bzw. die stationären Krankenhausleistungen im Rahmen der voll- oder teilstationären Behandlung vergütet. Die vor- und nachstationäre Behandlung, das ambulante Operieren, sonstige ambulante Leistungen des Krankenhauses bzw. von Krankenhausärzten sowie Wahlleistungen werden außerhalb des Budgets bzw. der Pflegesätze abgerechnet (Rippel & Rippel 1996; Abbildung 2).

4. Krankenhausstatistik[1]

4.1 Krankenhäuser und Betten

Ende 1995 gab es in Deutschland 2.325 Krankenhäuser. Sie verfügten über gut 609.000 aufgestellte Betten. Das entspricht einer Bettendichte von rd. 75 Betten

[1] Die folgenden statistischen Darstellungen basieren auf Daten aus der Mitte der 90er Jahre. Wegen des langen Vorlaufs der amtlichen Statistik waren aktuellere Daten leider (noch) nicht verfügbar. Bei vielen Statistiken dürften - insbesondere mit Blick auf die relativen Werte - aber kurzfristig keine gravierenden oder abrupten Änderungen eintreten. Auf längerfristige Trends wird ggf. verwiesen.

je 10.000 Einwohner. Infolge eines politisch intendierten Kapazitätsabbaus ist die Anzahl der Krankenhäuser, die Bettenzahl und die Bettendichte seit Jahren rückläufig. Mehr als die Hälfte der aufgestellten Betten (ca. 56 %) entfällt auf die Fachabteilungen Chirurgie und Innere Medizin. Differenziert nach Krankenhausarten gab es 1995 insgesamt 38 Hochschulkliniken, 1.846 Plankrankenhäuser, 116 Vertragskrankenhäuser und 81 sonstige Krankenhäuser ohne Versorgungsvertrag. Mit 505.500 Betten (83 % aller Betten) waren mit deutlichem Abstand die meisten Betten in Plankrankenhäusern aufgestellt. Bei 225 Krankenhäusern mit knapp 13.400 Betten handelte es sich um reine Belegkrankenhäuser. Rechnet man die Betten in Belegabteilungen der übrigen Krankenhäuser hinzu, gab es in Deutschland im Jahr 1995 insgesamt gut 36.200 Belegbetten (rd. 6 % aller Krankenhausbetten).

Die Krankenhausstatistik unterscheidet grundsätzlich nach Krankenhaustypen zwischen allgemeinen Krankenhäusern und sonstigen Krankenhäusern. Allgemeine Krankenhäuser sind Krankenhäuser, die über Betten in vollstationären Fachabteilungen verfügen, wobei die Betten nicht ausschließlich für psychiatrische oder neurologische Patienten vorgehalten werden. Bei den sonstigen Krankenhäusern handelt es sich demgegenüber um reine Tages- oder Nachtkliniken mit ausschließlich teilstationärer Behandlung oder um Einrichtungen, die ausschließlich über psychiatrische oder neurologische Betten verfügen. 2.081 Krankenhäuser mit insgesamt 564.600 Betten wurden 1995 als allgemeine Krankenhäuser ausgewiesen. Unter den sonstigen Krankenhäusern dienten 207 Einrichtungen ausschließlich der psychiatrischen oder neurologischen Behandlung. Bei 37 Einrichtungen handelte es sich um reine Tages- oder Nachtkliniken.

Kennzeichnend für das deutsche Krankenhauswesen ist die große Trägervielfalt von öffentlichen, freigemeinnützigen und privaten Krankenhausträgergruppen. Öffentliche Krankenhausträger sind insbesondere die Gebietskörperschaften (z.B. Kreis, Stadt, Gemeinde), daneben aber auch Sozialversicherungsträger, Landesversicherungsanstalten und Berufsgenossenschaften. Freigemeinnützige Krankenhäuser werden von Trägern der kirchlichen oder freien Wohlfahrtspflege, Kirchengemeinden, Stiftungen oder Vereinen betrieben. Bei privaten Krankenhäusern handelt es sich zumeist um gewerbliche Unternehmen in privater Trägerschaft. Im Jahr 1995 waren von den allgemeinen Krankenhäusern 863 öffentliche Krankenhäuser, 845 freigemeinnützige Krankenhäuser, und 373 Häuser befanden sich in privater Trägerschaft. Gemessen an den Bettenzahlen standen 320.000 Betten in öffentlichen Krankenhäusern, 213.500 in freigemeinnützigen Krankenhäusern, hingegen nur 32.200 in Privatkliniken (Deutsche Krankenhausgesellschaft 1993 ff.; Statistisches Bundesamt 1993a ff.).

4.2 Patienten- und Diagnosestruktur

Im Jahre 1995 wurden in deutschen Krankenhäusern insgesamt 15,8 Millionen Patienten vollstationär behandelt. Bei 1,0 Millionen Patienten handelte es sich dabei um Stundenfälle innerhalb eines Tages, also vollstationäre Patienten, die das Krankenhaus bereits am Aufnahmetag wieder verlassen haben. Von den

14,8 Millionen vollstationären Fällen (ohne Stundenfälle) wurden 4,6 Millionen (31 %) im Zusammenhang mit der Hauptdiagnose operiert. 56 % der vollstationären Fälle waren Frauen und 44 % Männer. Die Krankenhäuser werden überproportional von älteren Patienten (über 65 Jahre) in Anspruch genommen. Während deren Anteil an der Gesamtbevölkerung ca. 15 % beträgt, entfielen in den Allgemeinkrankenhäusern rund ein Drittel aller Patienten, über 40 % der Pflegetage sowie der höchste Verweildauerdurchschnitt (fast 16 Tage) auf diese Altersgruppe.

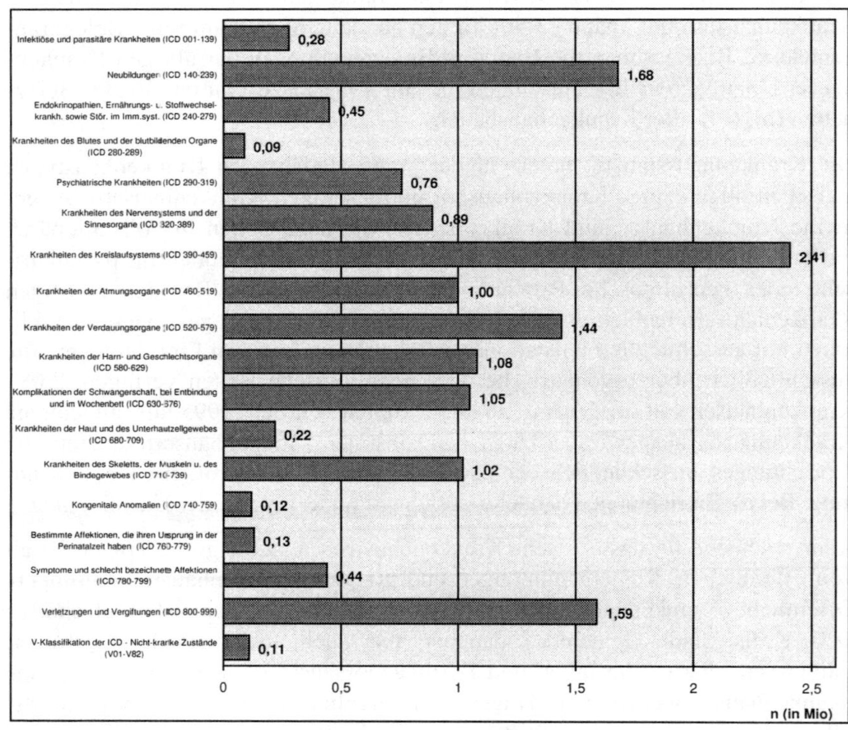

Abbildung 3: Hauptdiagnosen der vollstationären Krankenhauspatienten nach ICD-Kapiteln in 1994/95 (ohne Stundenfälle)

Die Verteilung der Hauptdiagnosen auf die Kapitel der ICD ist aus Abbildung 3 ersichtlich. Demnach wurden Patienten mit deutlichem Abstand am häufigsten wegen Krankheiten des Kreislaufsystems behandelt. Bei 2,4 Millionen Patienten bzw. rund 16 % der Krankenhausaufenthalte bildeten Krankheiten des Kreislaufsystems den Behandlungsanlaß. Bei jeweils rund 1,5 Millionen Fällen bzw. jeweils gut 10 % der Patienten bilden Neubildungen, vor allem bösartiger Natur, Verletzungen und Vergiftungen, insbesondere Frakturen, sowie Krankheiten der Verdauungsorgane die Ursache des Krankenhausaufenthalts. Vier Krankheitsgruppen gemäß ICD-Kapitel decken somit annähernd die Hälfte aller stationären Behandlungsanlässe ab.

Die häufigsten Behandlungsanlässe auf Basis von Einzeldiagnosen gemäß der dreistelligen ICD können Abbildung 4 entnommen werden. Danach bilden mit jeweils ca. einer halben Million Fälle und deutlichem Abstand die sonstigen Formen ischämischer Herzkrankheiten und die normale Entbindung die häufigsten Behandlungsanlässe, gefolgt vom Grauen Star und den Mandelentzündungen mit je gut einer Viertel Million Fälle. Insgesamt decken nur 25 Dreisteller von annähernd 1.000 dreistelligen Positionen der ICD rund ein Drittel aller Behandlungsanlässe von stationären Krankenhausaufenthalten ab (Gräb 1996; Statistisches Bundesamt 1993b ff.).

Pos.-Nr. der ICD/9	Hauptdiagnose	Insgesamt in Tsd.
414	Sonstige Formen von chronischen ischämischen Herzkrankheiten	515,6
650	Normale Entbindung	497,1
366	Katarakt (Grauer Star)	269,6
474	Chron. Affektionen der Tonsillen und des adenoiden Gewebes	258,6
715	Osteoarthrose und entsprechende Affektionen	224,1
428	Herzinsuffizienz	218,7
427	Herzrhythmusstörungen	201,3
250	Diabetes mellitus	201,2
174	Bösartige Neubildungen der weiblichen Brustdrüse	194,0
850	Commotio cerebri (Gehirnerschütterung)	192,3
574	Cholelithiasis (Gallensteinleiden)	185,5
550	Leistenbruch	185,1
717	Innere Kniegelenkschädigung (Meniskusschaden)	167,1
303	Alkoholabhängigkeit	167,0
436	Akute aber mangelhaft bezeichn. Hirngefäßkrankh. (Schlaganfall)	166,9
780	Allgemeine Symptome (Schwindel, Schlafstörung, Asthenie)	154,8
722	Intervertebrale Diskopathien (Bandscheibenschäden)	149,4
454	Varizen der unteren Extremitäten	145,4
540	Akute Appendizitis	142,2
592	Nieren- und Harnleitersteine	136,5
410	Akuter Myokardinfarkt	133,3
401	Essentielle Hypertonie	132,6
162	Bösartige Neubildungen der Luftröhre, Bronchien und Lunge	131,0
440	Arteriosklerose	119,5
295	Schizophrene Psychosen	116,4

Abbildung 4: Die 25 häufigsten Krankenhausdiagnosen nach ICD in 1995 (ohne Stundenfälle)

4.3 Belegung

Im Jahr 1995 wurden insgesamt 181,7 Millionen Pflegetage erbracht. Die durchschnittliche Verweildauer betrug 12,1 Tage. Trotz kontinuierlich steigender Patientenzahlen ist die Anzahl der Pflegetage seit Jahren rückläufig. Dies ist primär auf eine sukzessive Verkürzung der Verweildauern zurückzuführen. Gleichwohl ist im internationalen Vergleich die Verweildauer in deutschen Krankenhäusern nach wie vor überdurchschnittlich hoch. Die durchschnittliche Verweildauer wird in relativ großem Umfang von Patienten bestimmt, die vergleichsweise lange im Krankenhaus liegen. So verursachen rund 10 % der Patienten gut 40 % aller Pflegetage. Auf die sog. Kurzlieger, also Patienten mit einer Verweildauer von 1-3 Tagen, entfielen hingegen nur rund 3 % aller Pflegetage, obwohl die Kurzlieger mehr als ein Fünftel aller Patienten stellen.

Die Bettenauslastung, d.h. der Anteil der durchschnittlich belegten Betten, betrug 1995 81,7 %. Die Auslastungsquote ist in den letzten Jahren infolge der Verweildauerverkürzungen bzw. eines nicht proportionalen Bettenabbaus tendenziell rückläufig. Allerdings ist zu berücksichtigen, daß der Nutzungsgrad auf die Mitternachtsstatistik abhebt, die faktische Belegung (etwa aufgrund von teilstationären oder Stundenfällen) somit höher liegt (Deutsche Krankenhausgesellschaft 1993 ff.; Gräb 1996; Statistisches Bundesamt 1993a ff.).

4.4 Personalstruktur

Das Krankenhaus nimmt volkswirtschaftlich eine bedeutende Beschäftigungsfunktion und eine wichtige Aus-, Fort- und Weiterbildungsfunktion wahr (Klitzsch 1992). Ende 1995 waren insgesamt 1,162 Millionen Personen hauptamtlich in Krankenhäusern beschäftigt. Das entspricht einem Personalbestand von rd. 887.600 Vollkräften. Annähernd 50.000 Assistenzärzte absolvierten ihre Weiterbildung im Krankenhaus, hinzu kommen über 13.000 Ärzte im Praktikum. Und über 100.000 Ausbildungsplätze, insbesondere in der Krankenpflege, stellt der Krankenhaussektor für nicht-ärztliche Heilberufe zur Verfügung.

Unter den einzelnen Dienstarten stellt der Pflegedienst die stärkste Personalgruppe dar (Abbildung 5). Im Jahr 1995 waren 350.600 Vollkräfte bzw. knapp 40 % aller Krankenhausmitarbeiter im Pflegedienst beschäftigt. 101.600 Vollkräfte (ca. 11 %) entfallen auf den ärztlichen Dienst. Die zunehmende Arbeitsteilung, Spezialisierung und Differenzierung der Krankenhausarbeit zeigt sich auch darin, daß der medizinisch-technische Dienst (z.B. MTA, Krankengymnasten, Diätassistenten, Apothekenpersonal, Ingenieure, Logopäden, Psychologen etc.) sowie der Funktionsdienst (v.a. Pflegepersonal im OP und anderen nicht bettenführenden Funktionsbereichen, Hebammen) zunehmend an Bedeutung gewinnen und mit insgesamt knapp 206.000 Vollkräften schon fast ein Viertel aller Krankenhausmitarbeiter stellen. Das restliche Personal verteilt sich insbesondere auf den Wirtschafts- und Versorgungsdienst (z.B. Küche, Wäscherei), den Verwaltungsdienst und das klinische Haus- und Reinigungspersonal (Deutsche Krankenhausgesellschaft 1993 ff.; Statistisches Bundesamt, 1993c ff.).

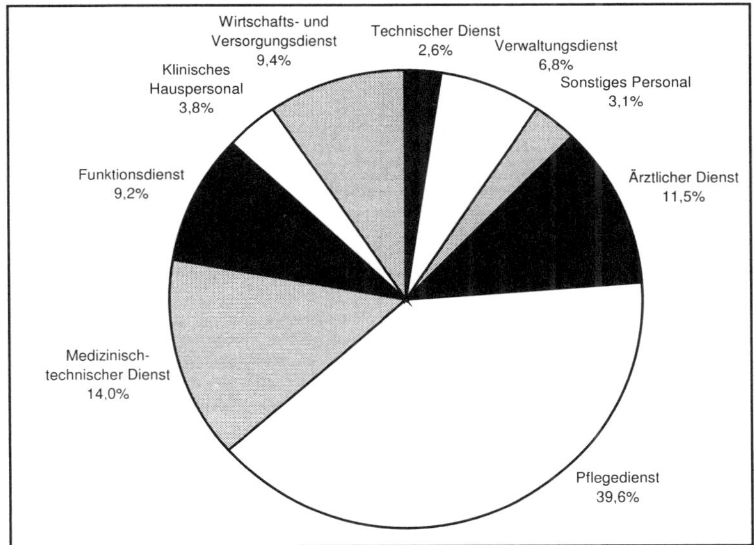

Abbildung 5: Personalstruktur der Krankenhäuser in 1995

4.5 Kostenstruktur

In den deutschen Krankenhäusern entstanden 1995 Kosten in Höhe von 101,7 Milliarden DM, die als Gesamtkosten in die Budgets der Krankenhäuser eingingen. Krankenhäuser sind personalintensive Dienstleistungsbetriebe. Rund zwei Drittel der Gesamtkosten (67,9 Milliarden DM) entfallen daher auf die Personalkosten, knapp ein Drittel auf die Sachkosten (32,9 Milliarden DM), der Rest auf Zinsen für Betriebsmittelkredite und Kosten der Ausbildungsstätten.

Beim Personal bildet der Pflegedienst mit 25,4 Milliarden DM mit rund einem Viertel der Gesamtkosten und gut einem Drittel der Personalkosten den größten Kostenblock, gefolgt vom ärztlichen Dienst mit 14,2 Milliarden DM sowie dem medizinisch-technischen Dienst und dem Funktionsdienst mit insgesamt ebenfalls 14,2 Milliarden DM. Unter den Sachkosten macht der medizinische Bedarf (z.B. Arznei-, Heil- und Hilfsmittel, Blut, Laborbedarf, ärztliches und pflegerisches Verbrauchsmaterial) mit 15,7 Milliarden DM bzw. knapp 50 % dieses Kostenblocks den größten Anteil aus (Abbildung 6).

Die durchschnittlichen Kosten je Pflegetag für allgemeine Krankenhausleistungen beliefen sich im Jahr 1995 auf rund 515 DM. Die Fallkosten, d.h. die durchschnittlichen Kosten je Krankenhausfall, betrugen knapp 6.238 DM und die Kosten pro aufgestelltem Bett 153.600 DM. Die über die Budgets erfaßten Gesamtkosten je Krankenhaus lagen im Durchschnitt bei 40 Millionen DM.

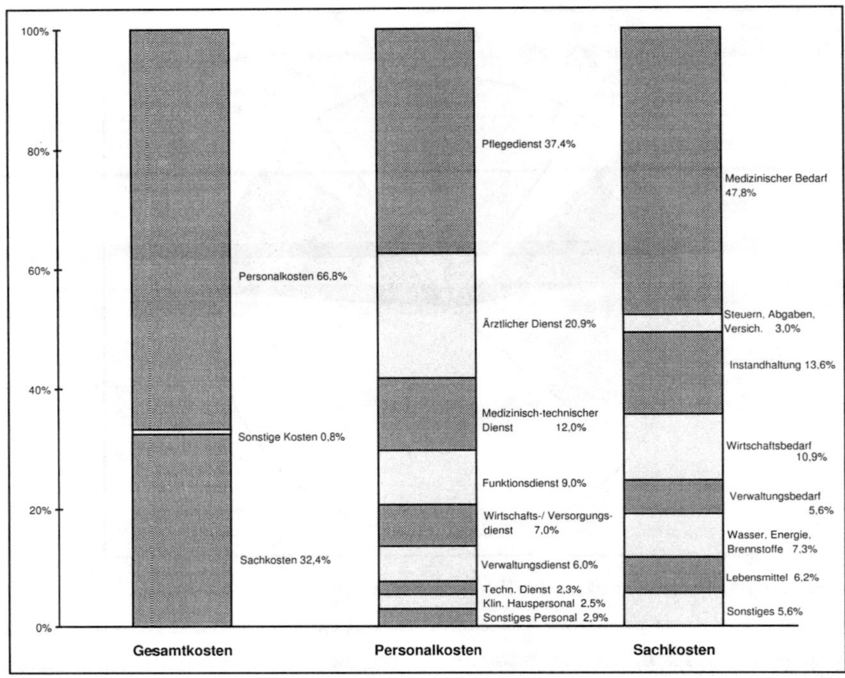

Abbildung 6: Kostenstruktur der Krankenhäuser in 1995

Mit 77,5 Milliarden DM übernahm die Gesetzliche Krankenversicherung den größten Anteil der Krankenhauskosten im Jahr 1995. Auf die Ausgaben für Krankenhausbehandlung entfiel damit rund ein Drittel der GKV-Gesamtausgaben. Die entsprechenden Ausgaben der privaten Krankenversicherung betrugen 8 Milliarden DM, was ebenfalls etwa einem Drittel der Gesamtausgaben entspricht. Die restlichen Kosten der Krankenhäuser wurden von anderen Sozialversicherungsträgern (Renten-, Unfallversicherung), den öffentlichen und privaten Haushalten sowie den Arbeitgebern gedeckt. Die förderungsfähigen Aufwendungen der Länder für Krankenhausinvestitionen nach dem KHG beliefen sich im Jahr 1995 auf insgesamt 7,4 Milliarden DM (Statistisches Bundesamt 1993a ff., 1993c ff.).

5. Ausblick

Durch das GSG wurde der stationäre Sektor grundlegend neu strukturiert. Dennoch wird das Krankenhaus bzw. die stationäre Krankenversorgung auch weiterhin im Mittelpunkt der gesundheitspolitischen Diskussion stehen (Arnold & Paffrath 1993 ff.; Beske, Brecht & Reinkemeier 1993; Sachverständigenrat 1987 ff.). Einige der zentralen krankenhauspolitischen Themen der nächsten Jahre seien daher abschließend kurz angedeutet:

Die Effektivität des dualen Systems der Krankenhausfinanzierung wird seit längerem in Frage gestellt. Ein Steuerungsmangel dieses Systems besteht in der Trennung der Finanzierungsverantwortung für die Investitionskosten und für die aus den Investitionen folgenden Betriebskosten. Die Krankenversicherungen als primäre Träger der Betriebskosten haben - im Rahmen ihrer Mitwirkungsrechte auf Landesebene - nur begrenzten Einfluß auf die Krankenhausplanung und Investitionsförderung. Die Länder sind ihrerseits für die Folgekosten ihrer Investitionsentscheidungen letztlich nicht verantwortlich. Daneben hat die angespannte Haushaltssituation in den Ländern zu einem Investitionsstau bzw. nicht gedeckten Investitionsbedarf in den Krankenhäusern geführt. Vor diesem Hintergrund hat der Bundestag in einer Entschließung zum GSG seine Absicht erklärt, das duale Finanzierungssystem in einer mittel- und langfristigen Entwicklung durch ein monistisches System zu ersetzen, bei dem die Investitions- und Betriebskosten gleichermaßen von den Krankenkassen und sonstigen Kostenträgern übernommen werden. Derzeit ist allerdings noch offen, ob es überhaupt zu einem monistischen System kommen wird und wie ein solches System konkret ausgestaltet sein könnte.

In der krankenhauspolitischen Diskussion sowie den Pflegesatzverhandlungen wird das Thema *Fehlbelegung* weiter an Bedeutung gewinnen. Dabei handelt es sich um Patienten, die entweder überhaupt nicht, noch nicht oder nicht mehr stationärer Krankenhausbehandlung bedürfen. In diesem Zusammenhang ist festzustellen, daß die neuen Behandlungsformen im Krankenhaus, die vor- und nachstationäre Behandlung sowie insbesondere das ambulante Operieren, trotz nicht unbeträchtlicher Substitutionspotentiale bislang sehr zögerlich und unvollständig umgesetzt wurden. Die Verweildauern, die Bettendichte und die Krankenhaushäufigkeit in Deutschland sind im internationalen Vergleich zudem überdurchschnittlich hoch.

Unabhängig von Existenz und Ausmaß möglicher Fehlbelegung wird der wirtschaftliche Druck auf die Krankenhäuser in den nächsten Jahren weiter zunehmen, vorhandene Kapazitäten abzubauen oder umzuwidmen, die Bettenzahlen zu reduzieren, die Verweildauern zu verkürzen und vollstationäre Leistungen durch andere Behandlungsformen zu substituieren. Ein größerer Spezialisierungsgrad der Krankenhäuser, eine weitere Leistungsverdichtung, eine stärkere Konzentration von Krankenhausleistungen auf weniger Standorte sowie Einschränkungen bei der wohnortnahen Krankenhausversorgung könnten mögliche Folgen dieser Entwicklung sein.

Der politisch intendierte Kapazitätsabbau bei traditionellen Kernleistungen des Krankenhauses bzw. die Substitution vollstationärer Behandlung durch andere Behandlungsformen veranlassen die Krankenhäuser, Alternativ- und Zusatzangebote zum „klassischen" stationären Leistungsspektrum zu entwickeln. Auch der zunehmende Wettbewerb zwischen den Krankenhäusern bzw. um den Patienten zwingt die Krankenhäuser dazu, ein möglichst attraktives Angebot vorzuhalten. Schließlich können durch eine bessere Verzahnung von Versorgungsbereichen und Leistungsangeboten Kosten gespart und die medizinische Versorgungsqualität verbessert werden. Vor diesem Hintergrund sind Ansätze zu sehen, das Krankenhausangebot zu diversifizieren bzw. Versorgungsprozesse in das Krankenhaus zu integrieren und so das Krankenhaus zum „Gesundheitszentrum“ auszubauen. Demnach werden im Krankenhaus zusätzlich zur vollstationären Akutbehandlung eine Reihe unterschiedlichster Gesundheitsleistungen unter einem Dach vorgehalten, z.B. Rehabilitation, Geriatrie, Hospize, stationäre Pflege und ambulante Pflegedienste, teilstationäre und ambulante Leistungen bis hin zu Angeboten der Gesundheitsberatung und Gesundheitsförderung.

Neben den Kosten und Leistungen der Krankenhäuser wird als drittes Element die Qualität der Krankenhausbehandlung erheblich an Bedeutung gewinnen. Zwar hat es auch in der Vergangenheit in den deutschen Krankenhäusern Maßnahmen der internen Qualitätssicherung gegeben, wie z.B. Röntgenbesprechungen, Todesfallbesprechungen, Hygienestatistiken, Zweitmeinungen und Konsile etc.; es fehlt aber bislang weitgehend an systematischen Ansätzen wie dem „Total Quality Management“. Die vom Gesetzgeber vorgeschriebenen externen Qualitätssicherungsmaßnahmen sind bisher nur auf wenigen Gebieten und auch dort zumeist nur auf bestimmte Leistungen begrenzt (z.B. Chirurgie, Geburtshilfe, Fallpauschalen und Sonderentgelte) umgesetzt worden. Es läßt sich jedoch vorhersagen, daß der Nachweis von Qualität - voraussichtlich durch ein Zertifizierungsverfahren geprüft - in wenigen Jahren zur Existenzfrage für jedes einzelne Krankenhaus werden wird.

Auch der Weiterentwicklung des Entgeltsystems kommt eine entscheidende Bedeutung für die wirtschaftlichen Entwicklungsmöglichkeiten der Krankenhäuser zu. Dabei wird vor allem zu entscheiden sein, welche Elemente des jetzigen Systems primär ausgebaut werden sollen (also z.B. vorrangige Entwicklung und Einführung zusätzlicher Fallpauschalen oder von Sonderentgelten, Ausbau primär in den operativen Fächern oder in den konservativen Fächern etc.) und welche grundsätzlichen Änderungen des Systems - ggf. auch Änderungen der gesetzlichen Grundlagen - notwendig erscheinen (z.B. separate Finanzierung von „Vorhaltekosten“ oder „Versorgungsaufträgen“ etc.). Nicht zuletzt muß im Rahmen der Weiterentwicklung des Entgeltsystems auch geklärt werden, welche Bedeutung künftig dem Wettbewerb bei der Entgelt- bzw. Preisfindung zukommt.

Letztlich politisch zu entscheiden ist die Frage, welche Rolle den Krankenhäusern künftig bei der ambulanten Versorgung zukommen soll, ob es also bei dem kleinen Spalt ambulanter Funktionen der Krankenhäuser bleiben wird oder ob die Krankenhäuser bzw. Krankenhausärzte generell zur ambulanten fachärztlichen (Spezial-)Versorgung zugelassen werden.

Literatur

Alber, J. (1992): Das Gesundheitswesen der Bundesrepublik Deutschland. Frankfurt: Campus.

Arnold, M. & Paffrath, D. (1993 ff.) (Hrsg.): Krankenhausreport. Stuttgart: Gustav Fischer Verlag.

Asmuth, M. & Blum, K. (1996): Ambulantes Operieren im Krankenhaus. Düsseldorf Deutsches Krankenhausinstitut e.V.

Behrends, B. (1986) (Hrsg.): Morbiditätsorientierte Krankenhausbedarfsplanung. Scharbeutz: Mildner Verlag.

Beske, F., Brecht, J.G. & Reinkemeier, H.M. (1993): Das Gesundheitswesen in Deutschland. Köln: Deutscher Ärzte-Verlag.

Bundesministerium für Gesundheit (1995a) (Hrsg.): Kalkulation von Fallpauschalen und Sonderentgelten für die Bundespflegesatzverordnung 1995. Baden-Baden: Nomos.

Bundesministerium für Gesundheit (1995b) (Hrsg.): Leitfaden zur Einführung von Fallpauschalen und Sonderentgelten gemäß Bundespflegesatzverordnung 1995. Baden-Baden: Nomos.

Deutsche Krankenhausgesellschaft (1993 ff.) (Hrsg.): Zahlen, Daten, Fakten. Düsseldorf: Deutsche Krankenhaus Verlagsgesellschaft.

Deutsche Krankenhausgesellschaft (1997) (Hrsg.): Vor- und nachstationäre Behandlung im Krankenhaus nach § 115 a SGB V/Ambulantes Operieren im Krankenhaus nach § 115 b SGB V. Düsseldorf: Deutsche Krankenhaus Verlagsgesellschaft.

Dietz, O. & Bofinger, W. (1996): Krankenhausfinanzierungsgesetz, Bundespflegesatzverordnung und Folgerecht. Wiesbaden: Kommunal- und Schulverlag.

Fack-Asmuth, W.G. & Robbers, J. (1993): Gesetz zur Sicherung und Strukturverbesserung der Gesetzlichen Krankenversicherung (Gesundheits-Strukturgesetz). Düsseldorf: Deutsche Krankenhaus Verlagsgesellschaft.

Gräb, C. (1996): Die neue Krankenhausdiagnosestatistik. In: Wirtschaft und Statistik, 2/1996, 75-85.

Grünenwald, K. & Wettstein-Grünenwald, A. (1996): Krankenhaus-Finanzierungsrecht. Berlin: Erich Schmidt-Verlag.

Keisers, J. (1993): Einführung in die Krankenhausbetriebslehre. Hagen: Kunz Verlag.

Klitzsch, W. (1992): Soziologie des Krankenhauses. In: Schuller, A., Heim, N. & Halusa, G. (Hrsg.): Medizinsoziologie. Stuttgart: Kohlhammer, 71-80.

Maydell, B. von (1996) (Hrsg.): Gemeinschaftskommentar zum Sozialgesetzbuch - Gesetzliche Krankenversicherung. Neuwied: Luchterhand.

Prößdorf, K. (1991): Krankenhauswesen. In: Bachmann, W. (Hrsg.): Das grüne Gehirn. Starnberg-Percha: Verlag R.S. Schulz, D1-D49.

Rippel, W.R. & Rippel, F. (1996): Die Ambulanz im Krankenhaus. Ludwigsburg: Baumann-Verlag.

Sachverständigenrat für die Konzertierte Aktion im Gesundheitswesen (1987 ff): *Jahresgutachten/Sondergutachten*. Baden-Baden: Nomos.

Statistisches Bundesamt (1993a ff.) (Hrsg.): Grunddaten der Krankenhäuser und Vorsorge- oder Rehabilitationseinrichtungen. Fachserie 12, Reihe 6.1. Stuttgart: Metzler-Poeschel.

Statistisches Bundesamt (1993b ff.) (Hrsg.): Diagnosedaten der Krankenhauspatienten. Fachserie 12, Reihe 6.2. Stuttgart: Metzler-Poeschel.

Statistisches Bundesamt (1993c ff.) (Hrsg.): Kostennachweis der Krankenhäuser. Fachserie 12, Reihe 6.3. Stuttgart: Metzler-Poeschel.

Tuschen, K.H. & Philippi, M. (1995): Leistungs- und Kalkulationsaufstellung im Entgeltsystem der Krankenhäuser. Stuttgart: Kohlhammer.

Tuschen, K.H. & Quaas, M. (1996): Bundespflegesatzverordnung. Stuttgart: Kohlhammer.

Werner, W.B. & Voltz, G. (1994) (Hrsg.): Unser Gesundheitssystem. St. Augustin: Asgard-Verlag.

Johannes G. Gostomzyk

Versorgungsleistungen des öffentlichen Gesundheitsdienstes (ÖGD)

Der öffentliche Gesundheitsdienst richtet im Auftrag seines Trägers (Gemeinde, Staat) seine Aktivitäten auf die Zivilisationskrankheiten der jeweiligen Epoche und ihre Prävention, seien es Infektionskrankheiten, Krankheiten aus Mangel, aus Überfluß oder die Exposition gegenüber gesundheitsschädlichen Einwirkungen aus der stofflichen oder der sozialen Umwelt. Das zeitgebundene Auftreten von Zivilisationskrankheiten führte zu der Erkenntnis, daß diese Krankheiten vermeidbar sind und daß bei den chronischen Krankheiten zumindest der Zeitpunkt ihres Auftretens hinausschiebbar ist. Die Versorgungsleistungen des ÖGD entsprechen den sich ändernden vermuteten oder tatsächlichen Risiken der Gesellschaft, und sie erscheinen in höherem Maße als die kurativen Leistungen der Individualmedizin von den herrschenden Wertvorstellungen abhängig. Deshalb sind Versorgungsleistungen des ÖGD in der Vergangenheit, von denen in der Gegenwart und auch in der Zukunft voneinander zu unterscheiden, das betrifft sowohl ihre jeweilige theoretische Begründung als auch bei der praktischen Umsetzung die gesundheitspolitischen Absichten und die erzielten Wirkungen.

1. Zur Tradition von Versorgungsleistungen des ÖGD

Vertreter des ÖGD weisen auf eine lange Tradition ihres Auftrages hin, obwohl erst durch das Gesetz über die Vereinheitlichung des Gesundheitswesens vom 03.07.1934, mit 3 Durchführungsverordnungen aus dem Jahr 1935, ein flächendeckendes Versorgungsnetz von Gesundheitsämtern geschaffen wurde, in Anlehnung an die unteren Verwaltungsbehörden in den Kreisfreien Städten, in den Stadt- und Landkreisen und ausgestattet mit einem gemeinsamen Versorgungsauftrag. Der ÖGD in Deutschland beruft sich aber zu Recht auf die mittelalterliche Tradition der Stadtärzte und auf die Aktivitäten von Ärzten seit dem 17. Jahrhundert, als in der Zeit der Aufklärung absolutistische Landesfürsten, Könige oder Kaiser sich ihrer Pflichten in Sachen der Gesundheit der Bevölkerung bewußt wurden. So regte Gottfried Wilhelm Freiherr von Leibnitz (1646-1716) in Preußen die Errichtung einer Landesgesundheitsbehörde an, das Collegium sanitatis aus Regierungsbeamten und Ärzten, zum Schutz der Volksgesundheit. 1685 wurde das erste Collegium sanitatis in Preußen errichtet. Es sollte Erhebungen über Krankheiten und Lebensführung durchführen und naturwissenschaftlich-medizinische Jahresberichte erstellten. Johann Peter Franck (1745-1821), in Pavia, Villna, St. Petersburg und Wien tätiger Arzt, erkannte, aufgrund einer Studie über den gesundheitlichen Zustand der Bevölkerung, Abhängigkeiten zwischen Gesundheit und sozialer Umwelt. Er schrieb sein sechsbändiges Werk „System einer vollständigen medizinischen Policey" (1779-1819), daß durchaus als ein Grundstein für den ÖGD und für die sich rund 100 Jahre später entwickelnde Sozialmedizin angesehen werden kann.

Für den ÖGD des 19. Jahrhunderts und des beginnenden 20. Jahrhundert ist das Nebeneinander von Stadt- und Kreisärzten charakteristisch, als Ausdruck der Aufteilung der administrativen und der finanziellen Verantwortung für das öffentliche Gesundheitswesen. In der Erkenntnis, daß es in einer immer dichter zusammenlebenden Gemeinschaft auf die Gesundheit aller Mitglieder ankommt, erledigten die Ärzte entsprechend ihrem Auftraggeber kommunale oder staatliche Aufgaben zur Verbesserung der gesundheitlichen Bedingungen. Waren die Städte von jeher in erster Linie mit Aufgaben der Gesundheitsfürsorge für ihre Bürger befaßt, so beschränkte sich die Tätigkeit der Beauftragten des Staates (Kreisärzte) grundsätzlich auf die Gefahrenabwehr (Seuchenbekämpfung) und die Medizinalaufsicht. Als herausragende Vertreter dieser Epoche sind die Namen Salomon Neumann (1819-1908), Rudolf Virchow (1821-1902), Robert Koch (1843-1910), Max von Pettenkofer (1818-1901), Alfred Grotjahn (1869-1931) und Adolf Gottstein (1857-1941) zu nennen, welche im Zeitalter der Industrialisierung bis hin in die Zeit der Weimarer Republik die Hygiene als Lehre vom Erhalt der Gesundheit durch entsprechende Lebensweise und die Sozialhygiene, deren Gegenstand die Wechselbeziehungen zwischen dem Gesundheitszustand der Bevölkerung und der gesellschaftlichen Umwelt sind, zu Leitwissenschaften öffentlicher Gesundheitspflege machten. Die Stadt Köln nimmt für sich in Anspruch, im Jahre 1908 das erste Gesundheitsamt in kommunaler Verwaltung in Deutschland gegründet zu haben. Gründungen in anderen Städten wie Frankfurt, Stuttgart usw. folgten.

Bereits 1876, also wenige Jahre nach der Reichsgründung von 1871, wurde das Reichsgesundheitsamt als nachgeordnete Reichsbehörde des Innenministeriums errichtet, ihm wurde 1900 der Reichsgesundheitsrat angegliedert. Die Gesundheit der Bürger war eine wichtige Voraussetzung für die Entwicklung und den Erhalt der Arbeits- und Wehrkraft der Bürger des aufstrebenden Staates im Zentrum Europas. Die staatlich organisierte Sorge um die Gesundheit war zugleich ein Instrument zum Abbau sozialer Spannungen in einer Zeit des Übergangs von der Agrarwirtschaft zur industriellen Produktionsweise, begleitet von der Landflucht Arbeitsuchender und der Bildung von Industriezentren und Großstädten. Anfangs herrschte ein liberaler Kapitalismus, der auch vom Geist des Sozialdarwinismus mitgeprägt wurde.

Die von Bismarck initiierte Sozialgesetzgebung, die 1884 mit der Invaliden-, Kranken- und Rentenversicherung begann und die 1911 mit der Zusammenfassung in der Reichsversicherungsordnung eine bedeutsame Zwischenbilanz aufweisen konnte, war im Gesundheitsbereich das Äquivalent der historischen Entwicklung vom Polizei- zum Wohlfahrtsstaat. Der nunmehr vorhandene Rechtsanspruch des Individuums auf Hilfe, das heißt auf ärztliche Behandlung und finanzielle Unterstützung bei Krankheit und Invalidität, verwiesen den öffentlichen Gesundheitsdienst in die Funktion eines komplementären Versorgungssystems mit den Aufgaben der Prävention, der Beratung und der Vermittlung von Hilfen für Bedürftige. Aus dieser Zeit stammen vom öffentlichen Gesundheitsdienst auch heute noch angebotene Leistungen wie Mütterberatung, Tuberkulosefürsorge, Geschlechtskrankenberatung, Beratungen bei psychischen Erkrankungen, Suchtkrankheiten usw., auch wenn diese Angebote derzeit wegen der insgesamt besseren Lebensbedingungen, der umfassenderen Versorgungsansprüche der Bürger und der größeren Arztdichte im kurativen Bereich an Bedeutung verloren haben.

2. Der ÖGD in der NS-Zeit

Während der 12 Jahre nationalsozialistischer Herrschaft (1933-1945) mit der fatalen Rassenideologie als einer staatstragenden Idee, deren Wurzeln allerdings in das 19. Jahrhundert zurückreichten, war der Versorgungsauftrag des ÖGD ein gänzlich anderer. Diese Zwischenepoche unterbrach das historische Entwicklungskontinuum staatlicher und kommunaler Förderung öffentlicher Gesundheitspflege in Deutschland. Die Sozialhygiene wurde ersetzt durch die Rassenhygiene. Die Epoche ist gekennzeichnet durch den Mißbrauch des öffentlichen Gesundheitsdienstes zur Durchsetzung der absurden Vorstellungen der Rassenhygiene, der Euthanasie und der körperlichen Ertüchtigung des Volkes mit dem Endziel zum Krieg. Unabdingbare Voraussetzung für die Instrumentalisierung des ÖGD in kürzester Zeit im Sinne der herrschenden Ideologie war seine Verstaatlichung.

Durch das Gesetz über die Vereinheitlichung des Gesundheitswesens von 1934 wurden in den Stadt- und Landkreisen in Anlehnung an die untere Verwaltungsbehörde staatliche Gesundheitsämter als Sonderbehörden unter der Leitung eines staatlichen Amtsarztes errichtet, zu deren Einrichtungs- und Erhaltungskosten die Stadt- und Landkreise nach Bedürfnis und Leistungsfähigkeit beizutragen hatten. Dabei ging es um die Implementierung der staatlichen Aufgaben und um die Personalhoheit. Durch Intervention großer Städte wie Leipzig, München u.a. wurde jedoch erreicht, daß auch bereits bestehende adäquate Einrichtungen von Kommunen, wenn auch nur in jederzeit widerruflicher Weise, als Gesundheitsämter anerkannt werden konnten. In diesem Fall blieben die Städte bzw. Landkreise Kostenträger und erhielten vom Staat lediglich einen Zuschuß für den entstandenen Mehraufwand. Große Städte wie z.B. Leipzig, Frankfurt, Köln, München, Stuttgart, Nürnberg, Augsburg u.a. behielten auch während der NS-Zeit ihre Gesundheitsämter in kommunaler Trägerschaft und hatten damit zumindest eine gewisse Kompetenz über das Personal der Gesundheitsämter und somit für den ÖGD in ihrem Bereich, auch wenn dieser vorrangig den staatlichen Auftrag an die Gesundheitsämter zu erfüllen hatte.

Die staatliche Regie über den ÖGD entsprach in der Realität der Gleichschaltung aller Lebensbereiche auf die Vorstellungen der allein herrschenden Nationalsozialistischen Partei. So folgte ideologisch und zeitlich gesehen auf den hohen Leistungsstandard öffentlicher Gesundheitsfürsorge für Schwache und Kranke während der Zeit der Weimarer Republik abrupt die Vorstellung und ihre Durchsetzung von der ausschließlichen Förderungswürdigkeit der Starken und der Vernachlässigung der Schwachen bis hin zur Vernichtung lebensunwerten Lebens. Dazu gesellte sich die Vorstellung von der nordischen Herrenrasse und der minderen Wertigkeit anderer Rassen. Das Kriegsende beendete diese Epoche schlagartig, Diktatur und Führerideologie wurden zumindest in Westdeutschland durch ein demokratisches System abgelöst. Die Gesundheitsämter blieben, häufig auch in personeller Kontinuität, mit einem in seinen Aufgaben mangels unverzüglicher gesetzlicher Neuregelungen verunsichertem ÖGD. Vor allem unterblieb die Analyse der Rolle des ÖGD während der NS-Zeit, die Identifikation der Voraussetzungen für seine Manipulierbarkeit, seinen Mißbrauch und das Versagen der Beteiligten. Diese Unterlassung, das Verdrängen, war ein Merkmal dieser Zeit auch in anderen Bereichen, war ein wichtiger Grund für den Niedergang öffentlicher Gesundheitspflege in der Folgezeit.

Auf die Darstellung der Entwicklung des ÖGD in der sowjetischen Besatzungszone ab 1945 und ab 1949 in der ehemaligen DDR wird hier verzichtet. Bereits 1945 kam es zur Wiederbelebung der Sozialhygiene, die dann allerdings sehr stark in das zentralistisch und sozialistisch orientierte Gesundheitswesen integriert wurde. Mit dem Beitritt der neuen Bundesländer zur Bundesrepublik im Jahre 1990 hat sich der ÖGD jeweils auf Länderebene nach dem Vorbild der alten Bundesrepublik organisiert.

3. Der ÖGD in der Bundesrepublik

Die Bundesrepublik entwickelte sich seit ihrer Gründung zu einem Sozialstaat mit sozialer Marktwirtschaft und einer Politik des sozialen Ausgleichs, in der Sozial-, Gesundheits- und Bildungswesen, geprägt von der Idee der Solidarität, wesentliche Elemente der Sozialpolitik waren.

Auf die Ära der zentralistisch-systemorientierten Gesundheitspolitik der NS-Zeit folgte eine neue Gesundheitspolitik. Als Ausprägung der sich entfaltenden Demokratie kann die Abgabe bisher staatlich wahrgenommener Kompetenz an Krankenkassen und Ärztekammern, also in die Selbstverwaltung von Körperschaften öffentlichen Rechts, angesehen werden. Selbstverwaltung bedeutet delegierte Machtausübung durch Körperschaften bzw. mittelbare Staatsverwaltung, allerdings unter Kontrolle durch Staat und Gerichte.

Das Leitbild der Gesundheitspolitik war nunmehr der selbständige niedergelassene Arzt in eigener Praxis, eingebunden in gesellschaftliche Verantwortung durch die Mitgliedschaft in den Körperschaften Ärztekammer und Kassenärztliche Vereinigung. 1960 waren rund 67 % (46.800 Ärzte) der kurativ tätigen Ärzte in der freien Praxis und 33 % (22.700 Ärzte) im Krankenhaus tätig. Diese Entwicklung ging auch einher mit einem Personalabbau in den Gesundheitsämtern und der Verlagerung von Aufgaben vom ÖGD zu den niedergelassenen Ärzten, insbesondere von Aufgaben der Prävention, die mit der Entwicklung der Früherkennung von Krankheiten und des Risikofaktorenkonzeptes sowie mit der Einführung von Screeningmethoden und von Vorsorgeuntersuchungen eine neue wissenschaftliche Grundlage und eine enorme praktische Bedeutung erhielt. Der damals real existierende ÖGD war für diese Aufgabe nicht gerüstet. Die sich im Laufe der Zeit wandelnden Konzepte der Prävention und ihre Träger sind in der Tabelle 1 zusammengefaßt. Eine epidemiologische Bewertung der Prävention und des Erfolges der Maßnahmen stand zunächst nicht zur Diskussion. Vielmehr führte der große Ärztebedarf in der freien Praxis und das hohe Einkommensgefälle zwischen niedergelassenen Ärzten und Ärzten im ÖGD dazu, daß in dieser Zeit Arztstellen im ÖGD oft nicht besetzt werden konnten. Die Bedeutung des ÖGD läßt sich auch daran erkennen, daß beispielsweise 1983 die Aufwendungen für den ÖGD lediglich 0,83 % der Ausgaben für das Gesundheitswesen ausmachten. Dies hat sich bis heute nicht grundlegend geändert, im Gegenteil, es werden immer neue Sparkonzepte auch für diesen Bereich unseres Gesundheitswesens vorgetragen.

Seit 1960 haben sich die Tätigkeitsfelder in der Medizin deutlich verändert, insbesondere ist die Zahl der Ärzte und damit die Arztdichte sehr stark gestiegen. Am 31.12.1996 waren von 343.556 bei den Ärztekammern gemeldeten Ärzten 279.335 berufstätig. Davon waren 48,5 % (135.341 Ärzte) im Krankenhaus, 40,3 % (112.660 Ärzte) in freier Praxis und rund 11,5 % (ca. 32.100 Ärzte) in Forschung und Verwaltung beschäftigt. Demgegenüber hat sich die Zahl der Gesundheitsämter und der dort tätigen Ärzte kaum verändert. Lediglich 1.014 berufstätige Ärzte/Ärztinnen werden nach Bezeichnung (Fachgebiet) und Tätigkeitsart dem öffentlichen Gesundheitswesen zugerechnet (Bundesministerium für Gesundheit 1997).

Nach 1945, während der Besatzungszeit und auch nach Gründung der Bundesrepublik im Jahre 1949, hat der Staat auf seine Gesetzgebungskompetenz und damit auf einen zentralistisch orientierten ÖGD zugunsten föderaler Lösungen verzichtet. Im Zuge der Kommunalisierung von Sonderbehörden wurden in einzelnen Bundesländern die Gesundheitsämter in die Trägerschaft der Stadt- und Landkreise übergeleitet, z.B. in Hessen bereits durch die Verordnung vom 02.02.1949. In anderen Bundesländern blieben die staatlichen Gesundheitsämter in der Zuständigkeit der jeweiligen Länder, z.B. in Baden-Württemberg, Bayern und Rheinland-Pfalz. Die einzelnen Bundesländer gaben sich später, in der Wahrnehmung konkurrierender Zuständigkeit, eigene Gesundheitsdienstgesetze, z.B. Bayern im Jahre 1986. In einigen Bundesländern galt das Vereinheitlichungsgesetz von 1934, wenn auch mit erheblichen Streichungen und Ergänzungen, über lange Zeit, z.B. in Nordrhein-Westfalen behielt es bis 1997 seine Gültigkeit für den ÖGD. Die Abstinenz der Legislative bei der Neuregelung des ÖGD über lange Zeit kann durchaus als Ausdruck einer geringen politischen Wertschätzung des ÖGD in den Aufbaujahren der Bundesrepublik gewertet werden. Angesichts der ökonomischen Prosperität erschien der ÖGD manchen Politikern als durchaus verzichtbar.

Tabelle 1: Phasen präventiver und gesundheitsfördernder Konzepte

Phasen	„Zivilisationskrankheiten" der Epoche	Konzept	Methoden	Intervention	Akteure
Sozialhygiene: Arbeits-, Wohn-, Psycho-Hygiene	Infektions-, Mangel-, Berufskrankheiten	Exposition und Disposition, Quarantäne	Stadt-, Wohn- und Arbeitshygiene, Ernährung	Lebensbedingungen, Unterstützung Schwacher	Gemeinde, Staat, Tarifpartner, Ärzte
Rassenhygiene (Sozialdarwinismus)	Rasse, Eugenik, Euthanasie	Ausrottung unerwünschter Disposition und Ausprägung	Sterilisierung, Tötung; Reinhaltung und Förderung der „höheren" Rasse	Individuen, Gruppen, Förderung der „Starken"	NS-Staat, quasi-staatliche Institutionen, Ärzte
Impfprogramme	Infektionskrankheiten	Immunisierung Gesunder, Isolierung Infektiöser	Impfung, d.h. Anpassung an Lebensbedingungen	Bevölkerung, exponierte Gruppen	öffentlicher Gesundheitsdienst
Individualisierung: „wenn er/sie nur früher zum Arzt gegangen wäre"	chronische Krankheit	Eingriff in manifeste Krankheitsabläufe	therapeutische Techniken	Kuration von Patienten	niedergelassene Ärzte, Krankenhaus
Früherkennungsprogramme, Medizinische Indikation, § 219 StGB Schwangerschaftsabbruch	stoffwechselbedingte chronische Krankheiten, Exposition, Fehlbildungen	Früherkennung latenter Krankheiten, Schwangerschaftsabbruch	diagnostische Techniken (Vorsorgeuntersuchungen), operativer Eingriff	Erkennung von „Quasi-Patienten, Embryo	niedergelassene Ärzte, Klinik
Risikofaktoren-Konzepte	stoffwechselbedingte chronische Krankheiten, Exposition	Eingriff in Risikodisposition	diagnostische (Screening), pharmakoprophylaktische Verfahren	Individuen, Gruppen, Bevölkerung	niedergelassene Ärzte, Diagnosekliniken
Präventionsorientierte Gesundheitsbildung	verhaltensbedingte chronische Krankheiten, „neue" Infektionskrankheiten	Krankheitsverhütung, Eigenverantwortung	Sozialtechniken: Information, Beratung, Werbung, Verhaltensänderung	Gruppen, Bevölkerung, Individuen	öffentl. u. private Träger für Bildung, Ärzte, Sozialarbeiter, Psychologen, Pädagogen
Gesundheitsförderung (biopsychosozialer Ansatz), Neuorientierung medizinischer Dienste	Gesundheit (WHO): Neuaneignung u. Prozeß (Ottawa-Charta)	Verhältnisse: Arbeits- und Lebenswelten, Umwelt	persönliche Kompetenz, gesundheitsfördernde Lebenswelten, soziale Unterstützung	Gruppen, Gemeinde, Bevölkerung	Public Health, Gesundheitswissenschaften, Öffentl. Gesundheitsdienst, Politik, Verwaltung
Molekularbiologischer Ansatz	Genetische Ausstattung, Defizite,	Vermeidung unverträglicher Exposition, Heilung genetische Defekte	Molekularbiologische Methoden, Genetischer Print	Individuum	Ärzte („Gentechniker"?) Molekularbiologen

Gostomzyk J. G.; 1997

Auf der unteren Verwaltungsebene bei den Gesundheitsämtern blieb die Erfüllung von Aufgaben im übertragenen und im eigenen Wirkungskreis, d.h., die Durchführung der ärztlichen Aufgaben der Medizinalaufsicht und des Gesundheitsschutzes (Bundesseuchengesetz, Gesetz zur Bekämpfung der Geschlechtskrankheiten, Trinkwasserverordnung) mit den Einzelaufgaben Schwangeren- und Mütterberatung, Tuberkulosefürsorge, Geschlechtskrankenberatung, Beratung für Behinderte, bei psychischen Krankheiten und Sucht sowie Aufgaben der Prävention und der Gesundheitsförderung und die Erfüllung ergänzender Vorschriften öffentlicher Gesundheitspflege. Hinzu kommt die Begutachtung von Einzelpersonen aus den verschiedensten Anlässen bei entsprechender Rechtsgrundlage für eine Begutachtung durch das Gesundheitsamt.

Mit dem weitgehenden Verzicht des Bundes auf seine Kompetenz für einen ÖGD und die Verlagerung von Zuständigkeiten im Gesundheitswesen in die Selbstverwaltung der Körperschaften wurde der ÖGD dem Prinzip der Subsidiarität unterworfen. Damit war ein stets brauchbares Argument dafür entstanden, Aufgaben aus dem ÖGD herauszubrechen und abzubauen oder in den Bereich der niedergelassenen Ärzteschaft zu verlagern. Subsidiarität als Handlungsmaxime bedeutet aber, daß die jeweils günstigste Lösung eines Problemes auf der niedrigsten dazu befähigten Handlungsebene zu suchen ist. Sie bedeutet nicht die generelle Aufforderung zur Privatisierung bisher in öffentlicher Zuständigkeit gelöster Aufgaben. So hat beispielsweise die Verlagerung der Impfkompetenz vom ÖGD in die freie (private) ärztliche Praxis den Durchimpfungsgrad der Bevölkerung offensichtlich vermindert, der Nachweis der Kostenersparnis steht aus. Subsidiarität ist auch keine globale Rechtfertigung für die Politik, in ihrer Verantwortung stets subsidiär zu bleiben, insbesondere nicht in einer Zeit der Deregulierung von Verantwortung und der Einsparungen. Der ÖGD hat grundsätzlich einen komplementären Versorgungsauftrag im Gesundheitswesen. Allerdings ist es für einzelne Aufgaben durchaus sinnvoll, unter dem Aspekt der Subsidiarität nach anderen Lösungsmöglichkeiten zu suchen, um dadurch Kapazitäten für neue Aufgaben freizustellen.

Durch Gesetz vom 20.02.1952 wurde das Bundesgesundheitsamt (BGA) als eine dem Bundesminister des Innern, später dem Bundesminister für Gesundheit, unterstellte selbständige Bundesoberbehörde mit Sitz in Berlin errichtet. Das Amt führte seine Tradition auf das kaiserliche Gesundheitsamt und das spätere Reichsgesundheitsamt zurück und hatte 1992 rund 3.000 Mitarbeiter, darunter 700 Wissenschaftler. Es verfügte bis 1989 über 7 und seit Ausgliederung des Institutes für Strahlenhygiene über folgende 6 Institute und das AIDS-Zentrum:

- Robert Koch-Institut: Forschung und Beratung auf dem Gebiet der Erkennung, Verhütung und Bekämpfung von Infektionskrankheiten.
- Institut für Wasser-, Boden- und Lufthygiene: Ermittlung von Zusammenhängen zwischen ökologischen Bedingungen und menschlicher Gesundheit, Umwelthygiene.

- Max-von-Pettenkofer-Institut: Verbesserung des gesundheitlichen Verbraucherschutzes im Bereich von Lebensmitteln, Bedarfsgegenständen, Pflanzenbehandlungsmitteln und Chemikalien, Dokumentation und Information zum Vergiftungsgeschehen.
- Institut für Sozialmedizin und Epidemiologie: Epidemiologische Untersuchungen als Grundlage für die Erkennung und Bewertung gesundheitlicher Risiken.
- Institut für Veterinärmedizin: Hygiene der Lebensmittel tierischer Herkunft, Erforschung und Bekämpfung von Krankheiten, die vom Tier auf den Menschen übertragen werden können, Nachweis und Beurteilung von Rückständen in tierischen Lebensmitteln.
- Institut für Arzneimittel: Zulassung und Registrierung von Arzneimitteln, Sammlung und Auswertung von Meldungen über unerwünschte Arzneimittelwirkungen, Überwachung des legalen Verkehrs mit Betäubungsmitteln.

Das Bundesgesundheitsamt wurde 1995 aufgelöst, die einzelnen Institute mit ihren Aufgaben existieren als eigenständige Einrichtungen weiter.

Insgesamt erscheint bemerkenswert, daß der ÖGD in der Bundesrepublik, der sich neben der stationären und der ambulanten Versorgung gern als dritte Säule des Gesundheitssystems sieht, aus sich heraus nicht die Innovationskraft für seine strukturelle Weiterentwicklung und die seiner Aufgaben aufgebracht hat. Die seit 1923 bestehenden Akademien für das öffentliche Gesundheitswesen in Düsseldorf und München waren und sind lediglich Einrichtungen der Bundesländer zur Fort- und Weiterbildung des Fachpersonals im ÖGD, jedoch nicht der Aufgabenentwicklung durch Forschung und Theoriebildung. Auch die wissenschaftlichen Institute des ehemaligen Bundesgesundheitsamtes und die Folgeeinrichtungen mit ihrer gesundheitspolitisch-verbraucherorientierten Forschung haben diese Leistung nicht erbracht.

Auch das klassische Weiterbildungsmonopol der Akademien für das öffentliche Gesundheitswesen für die 2. Staatsprüfung (Physikat) als Voraussetzung zur Leitung eines Gesundheitsamtes (Amtsarzt) hat an Bedeutung verloren, seitdem einzelne Bundesländer die Facharztanerkennung (Gebietsbezeichnung: Arzt für öffentliches Gesundheitswesen) einer Ärztekammer als Nachweis der fachlichen Qualifikation für Amtsleiter ansehen. Der ÖGD blieb in wesentlichen Bereichen bezüglich Aufgabenstellung, Personalentwicklung und struktureller Ausstattung ein im öffentlichen Auftrag reagierendes System ohne wesentliche Theorieentwicklung. Die Entwicklung zu einem selbständig agierenden System im Sinne eines eigenständigen medizinisch-wissenschaftlichen Fachgebietes mit eigenem Forschungsgegenstand, eigenen Methoden und einen eigenständigen Versorgungsauftrag unterblieb.

4. Neuorientierung in der Gesundheitspolitik

Mit der Orientierung der deutschen Gesundheitspolitik an internationalen Entwicklungen kann ein Wiedererwachen des politischen Interesses am Thema öffentliche Gesundheit/Public Health und damit in gewissem Umfang auch am ÖGD ausgemacht werden. Eine besondere Bedeutung hat die Entwicklung zur Europäischen Union, beginnend bereits mit den römischen Verträgen 1957 bis zum Maastricht-Vertrag (1991) mit der Aufforderung zur Schaffung gleicher Bedingungen für Gesundheit in den Mitgliedsländern. Die für den ÖGD bedeutsamen Programme der EU und auch die der WHO betreffen insbesondere die Prävention gesundheitlicher Risiken und die Gesundheitsförderung. Große Bedeutung kommt der Prävention von Infektionskrankheiten zu, die unter den Bedingungen der derzeitigen Lebensweise neu zu organisieren ist.

Mit den seit 1990 gegründeten 5 Forschungsverbünden Public Health als gemeinsamer Forschungsförderschwerpunkt des Forschungs- und des Gesundheitsministeriums wurde in der Bundesrepublik öffentliche Gesundheit erstmals zum universitären Forschungsschwerpunktthema gemacht. Dies bedeutet auch eine Herausforderung an den ÖGD, seine zukünftigen Aufgaben und seine Rolle neu zu formulieren. Die Aufgaben des Gesundheitsschutzes und der Medizinalaufsicht als staatliche Anliegen stehen wohl nicht zur Disposition, aber die Aufgaben der Gesundheitsförderung im umfassenden Sinn der Ottawa-Charta und ihre stete Weiterentwicklung sowie die Umsetzung präventiver Gesundheitsziele sind im Rahmen der Strukturveränderung unseres Gesundheitswesens und der allgemeinen Lebensbedingungen mittel- und langfristig neu zu organisieren. Auch die im ÖGD in den letzten Jahren eingeleiteten Maßnahmen zur Qualitätssicherung, das betrifft die Struktur-, Prozeß- und Ergebnisqualität seines Auftrages, bedürfen der wissenschaftlich-neutralen Evaluation.

Die Akademien für öffentliches Gesundheitswesen in Düsseldorf und München haben inzwischen Kooperationsabsprachen mit den dortigen Public Health-Studiengängen getroffen. Die Public Health-Entwicklung, insgesamt bestehen derzeit 9 universitäre Postgraduierten-Studiengänge in der Bundesrepublik, hat somit auch einen wichtigen Impuls für die Weiterentwicklung des ÖGD gegeben. Anstelle anfänglicher Abstinenz werden jetzt die potentiellen Möglichkeiten der Kooperation erkannt, wie dies auch in einem Memorandum der Akademie in Düsseldorf 1996 formuliert wurde.

Die Neuformulierung des Gesundheitsbegriffes, orientiert am Salutogenese-Konzept und die daraus folgende Entwicklung neuer Konzepte der Gesundheitsförderung bedeuten auch Chancen für den ÖGD, für eine Weiterentwicklung seines bevölkerungsbezogenen Versorgungsauftrages. Hier sind die Weiterentwicklung der Bevölkerungs-, Mortalitäts- und Morbiditätsstatistik unter Einbeziehung von Versorgungsdaten zu einer handlungsleitenden, politikfähigen Gesundheitsberichterstattung zu nennen. Weiterhin ist das Selbsthilfepotential in der Bevölkerung und die Entwicklung persönlicher Kompetenz zur Gesundheit in sozial benachteiligten Personengruppen durch Präventions- und Bildungsprogramme zu fördern. Der Medikalisierung bzw. Pharmakologisierung individueller und gesellschaftlicher Probleme, wie beispielsweise sozialer Isolierung bei zunehmender Individualisierungstendenz in der Gesellschaft, die Verweigerung von Berufskarrieren mangels Ausbildungsplätzen mit der Perspektive der Langzeitarbeitslosigkeit, der Entwicklung moderner „Epidemien" wie mangelnde Bildung, Gewalt und Sucht und die Auswirkungen dieser Risiken auf die physische, psychische und soziale Gesundheit ist mit den Erkenntnissen der Salutogeneseforschung entgegenzuwirken. Viele Menschen, allein gelassen mit den ihnen zur Verfügung stehenden Kräften in einer immer komplizierter werdenden Informationsgesellschaft, sind im Umgang mit den neuen „Seuchen" unserer Zeit überfordert.

Als bedeutendes Hindernis für eine zeitgemäße, neuen Anforderungen entsprechende Weiterentwicklung des ÖGD erscheint seine bislang ausschließliche Steuerfinanzierung bei gleichzeitigem Rückzug der Träger, also des Staates und der Kommunen, aus der Verantwortung für die öffentliche Gesundheit unter Hinweis auf die Situation öffentlicher Haushalte. Da die Finanzmisere der öffentlichen Hand aller Voraussicht nach fortbestehen wird, ist nach alternativen Finanzierungen öffentlich zu organisierenden Gesundheitsleistungen Ausschau zu halten. Hier erschien und erscheint zumindest für die Aufgaben Gesundheitsförderung und Prävention die Finanzierung durch die Versichertengemeinschaft der Krankenversicherung ein zukunftsweisender Weg. Er wurde 1988 durch die entsprechende Ergänzung der Krankenversicherung (§ 20 SGB V) möglich gemacht, jedoch durch Sparmaßnahmen unter Hinweis auf die Nichtzuständigkeit der Versicherung für die Gesundheitsförderung und deren geringe Effektivität zum Jahresbeginn 1997 wieder eingezogen. Grundsätzlich erscheint die Effektivität öffentlicher Gesundheitsförderung leichter nachweisbar und ist offenbar auch größer, wenn Prävention, Kuration und Rehabilitation inhaltlich und auch finanziell aufeinander abgestimmt werden, wie dies bei der Finanzierung aus einem Topf bei steuerfinanzierten Gesundheitssystemen der Fall ist. Auch innerhalb der Versichertengemeinschaft der Krankenversicherungen sollten solche Abstimmungen möglich sein. Die WHO hat 1997 in Jakarta als eine zukunftsfähige Lösung für Investitionen in Gesundheit auch die Möglichkeit der Zusammenführung des staatlichen/non-profit und des privaten/for-profit Sektors diskutiert und unterstützt.

5. Die derzeitigen Versorgungsleistungen der Gesundheitsämter

Die Mitarbeiter des ÖGD in den Gesundheitsämtern erbringen wichtige bevölkerungsbezogene Versorgungsleistungen in folgenden Aufgabenbereichen: Infektionsschutz, Epidemiologie und Gesundheitsberichterstattung, Gesundheitsförderung und Prävention, Umwelthygiene, Begutachtung und Medizinalaufsicht. Kommunale Gesundheitsämter erfüllen weiterhin Aufgaben, die sich aus kommunaler Zuständigkeit für den Bürger oder aus der Zusammenarbeit kommunaler Ämter ergeben.

1. Infektionsschutz:

   Vollzug des Bundesseuchengesetzes und der Trinkwasserverordnung, Vollzug des Geschlechtskrankheitengesetzes, Hygiene in Gemeinschaftseinrichtungen, insbesondere Schulen, Sport- und Kinderspielplätzen, Jugendherbergen, Pflegeeinrichtungen, Bäder und Badegewässer, Abwasser und Abfallbeseitigungsanlagen.

2. Epidemiologie und Gesundheitsberichterstattung:

   Todesbescheinigungen: Plausibilitätsprüfung, Mortalitätsstatistik, meldepflichtige Infektionskrankheiten, Daten zur medizinischen Versorgung, besondere Aufgaben für Beobachtungsgesundheitsämter.

3. Gesundheitsförderung und Prävention:

   Kooperation mit Krankenkassen, Wohlfahrtsverbänden, Sportverbänden usw., der ÖGD als Initiator und Koordinator von Präventions- und Gesundheitsförderprogrammen, Schwangeren- und Mütterberatung, Konfliktberatung, Impfberatung, psychosoziale Beratung, Suchtberatung, HIV-/AIDS-Beratung, Mitarbeit im Sozialhilfe- und Jugendwohlfahrtsausschuß, gutachterliche Stellungnahmen zu Stadtentwicklung, zum Vollzug der Bauordnung.

4. Umwelthygiene:

   Beobachtung und Bewertung der Auswirkungen von Umwelteinflüssen auf die Gesundheit des Menschen, umweltmedizinische Beratung, fachliche Stellungnahme zu Fragen der Umwelthygiene.

5. Begutachtung:

   Es existiert eine Vielzahl von Rechtsvorschriften, die eine gutachterliche Stellungnahme des Gesundheitsamtes zur Gesundheit oder zu Erkrankungen oder Behinderungen vorschreiben, z.B. im Schulbereich, für bestimmte Ausbildungen und Berufe, im Lebensmittelgewerbe, nach dem Beamtenrecht, bei der vorbeugenden Gesundheitshilfe, im Unterbringungsverfahren etc.

6. Medizinalaufsicht:

   Hygieneüberwachung von Einrichtungen des Gesundheitswesens (Krankenhäuser, Heime, Rettungsdienste, Praxen von Angehörigen der Heilberufe), Vollzug der Hygieneverordnung. Apothekenwesen: Zulassung, Überwachung des Verkehrs mit Betäubungsmitteln, Aufsicht über Berufe des Gesundheitswesens (Registrierung). Vollzug des Heilpraktikergesetzes.

Kommunale Gesundheitsämter erstellen weiterhin Fachgutachten für Ämter mit Versorgungsaufgaben in der Kommune (Trinkwasserversorgung, Entsorgungs- und Abfallwirtschaft) und Bauämtern (Hoch- und Tiefbau, Stadtplanung und Stadtentwicklung).

Eine Übersicht über Struktur und Leistungen eines kommunalen Gesundheitsamtes einer mittleren Großstadt (260.000 Einwohner) ergibt die in Abbildung 1 dargestellte Gliederung (Geschäftsverteilungsplan).

Die Kommunen als wesentliche Träger der Sozialhilfe brauchen täglich die Verbindung der Bereiche Soziales und Gesundheit zur Umsetzung ihres Auftrages der Daseinsvor- und -fürsorge für ihre Bürger. Dementsprechend kooperieren Gesundheitsämter auf kommunaler Ebene in den Bereichen Gesundheitsförderung und Prävention mit Sozialämtern und Jugendämtern, ebenso mit Einwohnerämtern (Aufenthalt, Asylfragen), Standesämtern (Bevölkerungsstatistik) und Ordnungsämtern (Gesundheitszeugnisse aus verschiedenen Anlässen). Mancherorts übernimmt der ÖGD darüber hinaus die Aufgaben einer komplementären Gesundheitsversorgung für Obdachlose, Drogenabhängige und andere Unterversorgte.

Als Aufgaben im übertragenen Wirkungskreis werden der Gesundheitsschutz und die Medizinalaufsicht von der jeweils zuständigen Landesregierung finanziert. Das Selbstverständnis der Kommunen, historisch und durch die Verfassung genuiner Ort der Daseinsvorsorge und damit auch der Gesundheitssicherung für ihre Bürger, ist heutzutage nur schwach ausgeprägt. Dementsprechend unterliegt der ÖGD derzeit einer Evaluierung seiner Aufgaben mit dem Ziel der Kostensenkung, begründet aus dem Sparzwang öffentlicher Haushalte.

Ein ÖGD, der festgelegt ist durch die Zwangsjacke knapper Ressourcen und eine für die Erledigung rechtskräftig festgeschriebener Routineaufgaben minimale Personalausstattung, bietet aus dieser Situation heraus kaum Chancen für innovative Entwicklungen. Ihm bleibt deshalb oft nur die Möglichkeit, in verantwortungsbewußter Abwägung eine Rangfolge der Wichtigkeit seiner Aufgaben zu erstellen, um das Machbare zu leisten. Die Innovationsvorstellungen der Träger zielen in der Regel auf einen Aufgabenabbau. Demgegenüber machen die gegenwärtigen gesellschaftlichen Veränderungen mit der Entwicklung einer neuen Armut bei einem Teil der Bevölkerung die nur gemeinschaftlich zu lösenden Problemzusammenhänge zwischen gesundheitlicher und sozialer Situation auch für die Kommunen immer deutlicher.

Insgesamt sieht der ÖGD heute seinen Versorgungsauftrag darin, Gesundheit zu fördern statt zu kontrollieren und Kontrollfunktionen auf das unverzichtbare Mindestmaß zu beschränken und nach Möglichkeit durch die Verantwortlichkeit des Bürgers für seine und die öffentliche Gesundheit zu ersetzen.

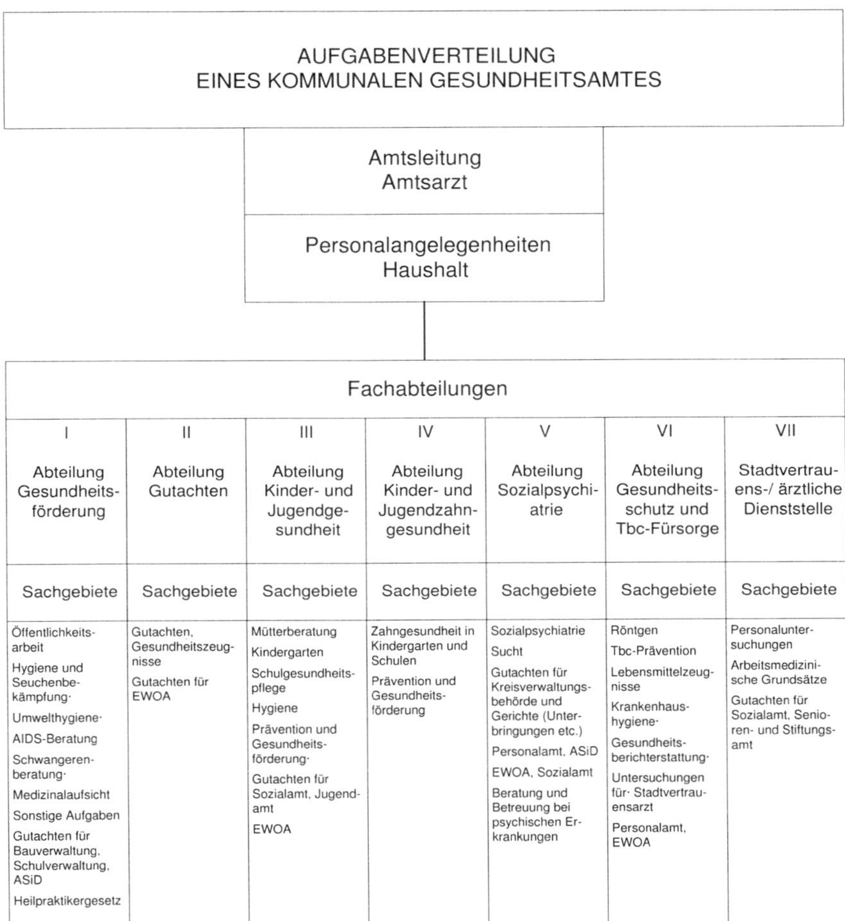

Abbildung 1

Literatur

Bundesministerium für Gesundheit (Hrsg.) (1997): Daten des Gesundheitswesens, Ausgabe 1997. Bonn.

Gostomzyk J.G. (1996): Öffentlicher Gesundheitsdienst und Gesundheitsförderung. In: Koordinierungsstelle Gesundheitswissenschaften (Hrsg.), Public Health an der Abteilung für Medizinische Soziologie der Universität Freiburg, Schriftenreihe im Selbstverlag (Band 6) S. 36-46

Gostomzyk J.G. (1997): Die Zukunft des öffentlichen Gesundheitsdienstes. In: Public Health und Gesundheitspsychologie, Verlag Hans Huber, Bern, S. 468-473

Gostomzyk J.G., Schaefer H.: Gegenwart und Zukunft der Sozialmedizin. Gesundheitswesen 60 (1998) 3-12

Gostomzyk J.G.: Sozialmedizin als Paradigma für innovative Entwicklungen im öffentlichen Gesundheitsdienst. Gesundheitswesen 60 (1998) im Druck

Helmut Remschmidt

Versorgung und Versorgungseinrichtungen für psychisch kranke Kinder und Jugendliche

1. Versorgung psychisch kranker Kinder und Jugendlicher

Die Versorgung psychisch kranker Kinder und Jugendlicher muß zwei Gesichtspunkten Rechnung tragen, die manchmal auch Anlaß zu Konflikten zwischen verschiedenen Berufsgruppen und Versorgungseinrichtungen geben:

- dem Altersspektrum, das von der Geburt bis zum 21. Lebensjahr reichen kann, und
- dem interdisziplinären Ansatz, der verschiedene Berufsgruppen (Kinder- und Jugendpsychiater, Psychiater, Psychologen, Sozialpädagogen, Beschäftigungstherapeuten etc.) einbeziehen muß.

Beide Aspekte sind entscheidend für eine umfassende und allen Besonderheiten psychischen Krankseins Rechnung tragende Versorgung.

1.1 Der interdisziplinäre Ansatz

Bei der Behandlung von Kindern und Jugendlichen mit psychischen Erkrankungen durch verschiedene Berufsgruppen und unterschiedliche Einrichtungen ist die interdisziplinäre Zusammenarbeit unabdingbar. Die Kinder- und Jugendpsychiatrie, die sich vorrangig mit diesen Aufgaben beschäftigt, ist zwar eine ärztliche Disziplin. Sie hat aber aufgrund der besonderen Belange von Jugendlichen und Heranwachsenden fast ebenso enge Beziehungen zur Jugendhilfe und zum Bildungs- und Ausbildungssystem.

Abbildung 1 zeigt die Ansiedlung der Kinder- und Jugendpsychiatrie auf der Versorgungsebene zwischen Jugendhilfe und Bildungssystem, und auf der Finanzierungsebene zwischen Sozialhilfe und Krankenkassen. Sie unterstreicht zugleich den interdisziplinären Charakter der Kinder- und Jugendpsychiatrie. Bei ihr sind stets folgende übergreifende Gesichtspunkte zu berücksichtigen (Expertenkommission der Bundesregierung 1988, S. 382):

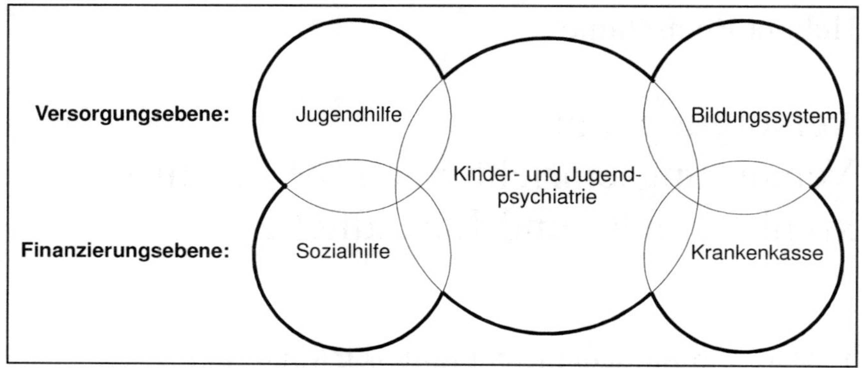

Abbildung 1: Beziehung der Kinder- und Jugendpsychiatrie zu anderen Betreuungssystemen. (aus Expertenkommission der Bundesregierung: Empfehlungen zur Reform der Versorgung im psychiatrischen und psychotherapeutisch/psychosomatischen Bereich. BMJFFG Bonn 1988, S. 381)

1. *Entwicklungspsychologische Aspekte:* Entwicklungsabläufe bestimmen oft Symptomatik und Zeitpunkt des Auftretens einer Störung und sind auch für die Behandlung von großer Bedeutung.

2. *Familienbezug:* Die Familie hat im Vorschul- und Schulalter die Funktion des zentralen Lebensraumes für Kinder. Sie ist häufig nicht nur an der Auslösung und Aufrechterhaltung psychischer Störungen beteiligt, sondern auch in therapeutischer Hinsicht für die Behebung derselben wichtig. Aber auch in der Zeit der Ablösung von der Familie gewinnt diese eine besondere Bedeutung für das weitere Schicksal der Adoleszenten häufg vorübergehend als negativer Gegenpol zu den eigenen Intentionen, oft aber auch als ein Ort der Sicherheit, zu dem man zurückkehren kann, wenn man von Problemen überwältigt wird.

3. *Bildungs- und Ausbildungssituation:* Bildungsinstitutionen stellen neben der Familie wichtige Prägefaktoren für junge Menschen dar und müssen häufig sowohl im Hinblick auf die Auslösung von Störungen als auch im Zusammenhang mit deren Behebung beachtet werden.

4. *Risikofaktoren für psychische Störungen und Erkrankungen:* Bei vielen psychisch gestörten Kindern und Jugendlichen existieren Risikofaktoren seit der Kindheit, führen häufig aber erst in der Adoleszenz zu Erkrankungen oder Verhaltensauffälligkeiten. Solche sind: körperliche Erkrankungen, Hirnfunktionsstörungen, Teilleistungsschwächen, chronische körperliche Erkrankungen, aber auch ungünstige familiäre Bedingungen, soziale Desorganisation, Scheitern von Beziehungen etc. Wichtiges Ziel ist es, diesen Risikofaktoren, soweit dies überhaupt noch möglich ist, zu begegnen.

5. *Protektive Faktoren und Prävention:* In den letzten Jahren hat sich eine Betrachtungsweise psychischer Störungen bei Kindern und bei Jugendlichen durchgesetzt, die neben den Risikofaktoren protektive Faktoren zu identifizieren

versucht. Darunter versteht man Einflüsse, die die Manifestation psychischer Störungen verhindern oder zumindest abmildern können. In der Therapie versucht man gemeinsam mit den Patienten Bewältigungsstrategien zu entwickeln, mit deren Hilfe sie sich sowohl mit ihrer Erkrankung als auch mit ihren jeweiligen Entwicklungs- und Alltagsaufgaben besser auseinandersetzen können.

Die Einbeziehung der genannten Aspekte ist nur im Rahmen einer interdisziplinären Zusammenarbeit zwischen verschiedenen Berufsgruppen möglich, ohne die eine aktive und erfolgreiche Versorgung psychisch kranker Kinder und Jugendlicher nicht betrieben werden kann.

1.2 Leitprinzipien der Versorgung

Wie bei der Versorgung körperlich kranker junger Menschen ergeben sich auch bei psychisch kranken Adoleszenten häufig Probleme. Insbesondere bei Heranwachsenden (18-20jährige) oder älteren jungen Menschen (bis zum 25. Lebensjahr) stellt sich häufig die Kompetenzfrage, wobei sich niemand so recht zuständig fühlt. Darüber hinaus bestehen bezüglich der Gleichbehandlung dieser Patienten mit anderen, insbesondere körperlich kranken Patientengruppen, noch erhebliche Einschränkungen. Aus diesen Gründen hat die Expertenkommission zum Modellprogramm Psychiatrie (1988) darauf hingewiesen, daß das 18. Lebensjahr nicht eine Behandlungsgrenze für die jugendpsychiatrische Behandlung darstellen darf und daß folgende Leitprinzipien in der Versorgung realisiert werden sollen:

1. *Gleichstellung mit anderen Patientenruppen:* Formal sind zwar psychisch kranke junge Menschen mit solchen gleichgestellt, die an körperlichen Erkrankungen leiden. Faktisch existieren jedoch noch eine Reihe von Defiziten. Insbesondere fehlen im ambulanten Bereich in vielen Regionen noch entsprechende Behandlungs- und Beratungsangebote. Vor allem ist ein Defizit an niedergelassenen Kinder- und Jugendpsychiatern zu beklagen.

2. *Integration in die Medizin:* Die rechtliche Gleichstellung erfordert auch die Einbindung der Kinder- und Jugendpsychiatrie in die Medizin als Heilkunde und Wissenschaft. Dieser Grundsatz muß sich auch in der räumlichen Integration von Kinder- und Jugendpsychiatrie und Psychiatrie in die Krankenhäuser der Maximal- und Regelversorgung niederschlagen. Psychisch kranke junge Menschen müssen das Krankenhaus durch die gleiche Tür betreten können wie körperlich kranke. Hier existiert ein erheblicher Nachholbedarf. Die Ausgliederung kinder- und jugendpsychiatrischer oder psychiatrischer Einrichtungen in die Peripherie sollte der Vergangenheit angehören.

3. *Gemeindenähe:* Weite Entfernungen zwischen Wohnort und Behandlungsort erschweren jede Behandlung. Deshalb soll eine gemeindenahe Versorgung angestrebt werden. Diese ist in dicht besiedelten Gebieten leichter zu realisieren als auf dem Lande. Insofern wird Gemeindenähe immer nur im Sinne einer „Kompromißbildung“ realisiert werden können. Extrem ungleiche Verteilungen von Versorgungseinrichtungen im stationären und ambulanten Bereich müßten jedoch aufgehoben werden.

4. *Angemessenheit der Versorgung:* Die Versorgung einer Patientengruppe ist nur angemessen, wenn sie auf deren besondere Bedürfnisse Rücksicht nimmt. Erforderlich ist gut ausgebildetes Personal, das in der Lage ist, die vielfältigen Verflechtungen psychischer Störungen und Erkrankungen im Kindes- und Jugendalter zu berücksichtigen und einem interdisziplinären Behandlungsansatz zuzuführen.

1.3 Versorgungsbedarf

Epidemiologische Untersuchungen haben gezeigt, daß die Rate behandlungsbedürftiger Kinder und Jugendlicher bis zum Alter von 18 Jahren rund 5 % beträgt (Remschmidt & Walter 1990). Bei weiteren 10-13 % aller Kinder und Jugendlichen wurden Verhaltensstörungen sowie psychische und soziale Auffälligkeiten festgestellt, bei denen zumindest diagnostische Maßnahmen und Beratungsangebote angezeigt sind. In der Gruppe der über 18jährigen dürften die Raten keineswegs niedriger liegen. Von daher ergibt sich ein erheblicher Versorgungsbedarf, der bislang vor allem im ambulanten und komplementären Bereich noch nicht gedeckt ist. Im stationären Bereich kann die in der Bundesrepublik vorhandene Platzzahl als ausreichend erachtet werden. Jedoch sind die Behandlungsplätze regional zum Teil sehr ungleich verteilt, so daß insoweit dringend eine Änderung der Versorgungssituation erforderlich erscheint.

Der Vergleich zwischen Prävalenzraten und Inanspruchnahmeraten zeigt regelmäßig, daß erstere erheblich höher liegen, was den eingangs dargestellten Sachverhalt unterstreicht. So haben Erhebungen in drei hessischen Landkreisen gezeigt, daß eine mittlere Inanspruchnahmerate von nur 3,3 % aller 0-17jährigen besteht, während die Rate der psychisch auffälligen Kinder und Jugendlichen 12,7 % betrug (Remschmidt & Walter 1990). Dieses Ergebnis steht im Einklang mit zahlreichen in- und ausländischen Untersuchungen.

Da also psychisch kranke Kinder ebenso wie Jugendliche zum großen Teil unbehandelt bleiben, stellt sich die Frage, von welchen Faktoren es abhängt, ob vorhandene Versorgungseinrichtungen genutzt werden. Sie lassen sich wie folgt zusammenfassen:

1. *Versorgungsnetz:* Verschiedene Erhebungen haben gezeigt, daß psychisch auffällige Kinder und Jugendliche, die einen Hausarzt aufsuchen, häufig nicht an eine Fachinstitution überwiesen werden. Oft wird der Besuch einer solchen Institution seitens der Kinder und Jugendlichen verweigert. Dabei spielen auch örtliche Gegebenheiten eine Rolle (längere Wegstrecken, ungünstige Verkehrsverbindungen), allerdings werden diese oft auch vorgeschoben. Schließlich ist den Eltern und ihren Kindern, manchmal aber auch Ärzten, oft nicht hinreichend bekannt, welche Spezialinstitutionen in erreichbarer Nähe sind.

2. *Familiäre Merkmale:* Die meisten Untersuchungen kommen zu dem Ergebnis, daß Kinder und Jugendliche aus den oberen sozialen Schichten häufiger Einrichtungen aufsuchen als solche aus den unteren sozialen Schichten. Die Behandlungsbereitschaft nimmt im Durchschnitt mit dem Bildungsniveau der Eltern zu.

3. *Merkmale der Kinder und Jugendlichen:* Extroversive Störungen führen häufiger zur Behandlung als introversive Störungen. Ebenso führen Lern- und Leistungsstörungen häufig zu Behandlungen, insbesondere wenn die Eltern stark leistungsorientiert sind (Fichter 1988). Ferner scheinen psychiatrisch auffällige Jungen häufiger behandelt zu werden als psychiatrisch auffällige Mädchen. Dies mag zum Teil damit zusammenhängen, daß bei männlichen Kindern und Jugendlichen häufiger leichter erkennbare extraversive Störungen vorliegen. Darüber hinaus weisen nicht berufstätige Jugendliche höhere Behandlungsraten auf als berufstätige und nichtehelich geborene Jugendliche eine dreimal so hohe Behandlungsrate wie ehelich geborene (Fichter 1988).

4. *Problemwahrnehmung der Kinder und Jugendlichen und ihrer Eltern:* Problemwahrnehmung und Einstellung sind jeweils abhängig vom Kind und Jugendlichen und seiner Umgebung. Viele Kinder und Jugendliche betrachten ihre Auffälligkeit nicht als behandlungsbedürftig, andere neigen zur Überbewertung. Beide Verhaltensweisen können seitens der Umgebung verstärkt oder abgemildert werden.

5. *Einstellung gegenüber Maßnahmen:* Der nächste Schritt nach der Problemwahrnehmung ist die Akzeptanz professioneller Hilfen, was mit der Übernahme einer Krankenrolle oder eines Klientenstatus verbunden ist. Hier existieren zusätzliche Barrieren: bei den Kindern und Jugendlichen, weil sie ohnehin eine Abneigung gegen Institutionen haben und sich leicht in ihrer Freiheit beeinträchtigt fühlen; bei den Eltern, weil mit psychischen Auffälligkeiten oder Störungen immer noch ein erheblicher Makel verbunden ist. Beides wird durch die Unkenntnis der Institutionen bzw. Behandlungseinrichtungen verstärkt. Untersuchungen an Kindern und Jugendlichen, die bereits eine Behandlungsinstitution kennengelernt haben, zeigen, daß diese Erfahrung sehr deutlich zu einer Reduktion der Vorurteile führt (Knölker & Lücke 1991). Eine Reihe von Kindern und Jugendlichen findet eigene Möglichkeiten, mit ihrer Störung oder Erkrankung fertig zu werden, sofern diese nicht extrem schwer ausgeprägt ist oder eine organische Ursache hat. Es ist ein Ziel jeder Therapie, die Bewältigungsmechanismen des Patienten mit ihm gemeinsam aufzufinden und nutzbar zu machen.

Eine funktionsfähige regionale Versorgung erfordert darüber hinaus eine entsprechende Kooperation zwischen den Trägern der Versorgung und den Mitarbeitern der einzelnen Einrichtungen sowie eine Koordination auf regionaler und überregionaler Ebene.

2. Versorgungseinrichtungen

Die für psychisch auffällige und kranke Kinder und Jugendliche zuständigen Versorgungseinrichtungen nennt Tabelle 1. Dabei wurde die klassische Aufgliederung in den ambulanten, teilstationären, stationären und komplementär-rehabilitativen Bereich beibehalten. Die größten Defizite bestehen derzeit im ambulanten sowie im komplementär-rehabilitativen Bereich.

2.1 Ambulanter Bereich

Die ambulante jugendpsychiatrische Versorgung sollte durch niedergelassene Kinder- und Jugendpsychiater gewährleistet werden. Hier besteht noch ein extremes Defizit. Die Zahl der niedergelassenen Kinder- und Jugendpsychiater beträgt nunmehr über 300. Die Expertenkommission zum Modellprogramm Psychiatrie der Bundesregierung hat eine Relation von einem Arzt für Kinder- und Jugendpsychiatrie auf 200.000-250.000 Einwohner vorgeschlagen. Diese Zahl muß nach heutigen Erkenntnissen deutlich nach unten korrigiert werden. Eine Relation von 1 zu 50.000 bis 80.000 Einwohnern erscheint angemessen.

- Niedergelassene *Kinder-* und *Jugendlichenpsychotherapeuten* existieren über 600. Sie sind, unter der Voraussetzung des Delegationsverfahrens, zur kassenärztlichen Versorgung zugelassen. Gleiches gilt für *Diplompsychologen* verschiedener therapeutischer Ausrichtungen.
- *Institutsambulanzen und Polikliniken* können zu einer wesentlichen Verbesserung der ambulanten Versorgung junger Menschen mit psychischen Erkrankungen beitragen. Institutsambulanzen können nach der Anfang 1986 in Kraft getretenen Novellierung des § 368 N, Abs. 6 RVO ohne Bedarfsprüfung an psychiatrischen Krankenhäusern auf Antrag eingerichtet werden, nicht jedoch an kinder- und jugendpsychiatrischen Abteilungen in allgemeinen Krankenhäusern.
- *Kinder- und jugendpsychiatrische sowie psychiatrische Dienste* erfüllen ihre Aufgaben in Ergänzung zu den niedergelassenen Ärzten und den ambulanten Einrichtungen. Sie nehmen wichtige Funktionen dort wahr, wo die Patienten und ihre Familien aufgesucht werden müssen.
- *Konsiliardienste* sind meist stationären Einrichtungen angeschlossen und versorgen die umliegenden klinischen Einrichtungen.
- *Mobile kinder- und jugendpsychiatrische Dienste* haben drei Aufgaben: (1) Nachbetreuung ehemals stationärer Patienten, (2) Abhalten von Sprechstunden in der jeweiligen Region und (3) Institutionsberatung. Letztere umfaßt die Beratung und Betreuung verschiedener Einrichtungen, in denen Kinder und Jugendliche permanent betreut werden (Schulen, Heime, Tagesstätten, Sondertagesstätten etc.). Erfahrungen mit einem derartigen Dienst über neun Jahre haben gezeigt, daß dieser die Patienten im Durchschnitt um ein Jahr früher erreicht als Ambulanzen und Kliniken und daß er eine wichtige präventive Funktion im Hinblick auf das Wiederauftreten psychischer Störungen bei Kindern, Jugendlichen und Heranwachsenden hat (Remschmidt, Walter & Kampert 1986; Remschmidt, Walter & Warnke 1990).
- *Erziehungs- und Familienberatungsstellen* nehmen ebenfalls einen wesentlichen Teil ambulanter Versorgungsaufgaben wahr, allerdings mehr im Kindesalter und weniger in der Adoleszenz. Träger dieser Einrichtungen sind etwa zur Hälfte freie Wohlfahrtsverbände bzw. die Städte und Landkreise. In der Bundesrepublik gibt es derzeit (1998) 1069 Erziehungs- und Familienberatungsstellen (Haupt- und Nebenstellen mit eigener personeller Besetzung).

I. Ambulanter Bereich
   1. Niedergelassene Ärzte für Kinder- und Jugendpsychiatrie
   2. Niedergelassene Kinder- und Jugendlichenpsychotherapeuten
   3. Institutsambulanzen und Polikliniken
   4. Kinder- und jugendpsychiatrische Dienste
      4.1 Kinder- und jugendpsychiatrische Dienste ohne Behandlungsaufgaben
      4.2 Mobiler kinder- und jugendpsychiatrischer Dienst mit Behandlungsaufgaben
   5. Erziehungs- und Familienberatungsstellen
   6. Frühförderstellen, sozialpädiatrische Zentren

II. Teilstationärer Bereich
   1. Tageskliniken für psychisch kranke und behinderte Kinder und Jugendliche
   2. Nachtklinische Behandlungsmöglichkeiten

III. Stationärer Bereich
   1. Kinder- und jugendpsychiatrische Universitätskliniken
   2. Kinder- und jugendpsychiatrische Landeskliniken oder Abteilungen an psychiatrischen Landeskrankenhäusern
   3. Kinder- und jugendpsychiatrische Abteilungen an Allgemeinkrankenhäusern oder Kinderkliniken

IV. Komplementär-rehabilitativer Bereich
   1. Rehabilitationseinrichtungen für spezielle Patientengruppen (z.B. für Kinder mit schweren Schädel-Hirn-Traumen oder schwer einstellbaren Epilepsien)
   2. Übergangsheime
   3. Wohngruppen
   4. Wohnheime verschiedener Ausrichtung

Tabelle 1: Versorgungseinrichtungen für psychisch kranke und behinderte Kinder und Jugendliche

2.2 Teilstationärer Bereich

Unter der Bezeichnung *teilstationäre Versorgung* werden tages- und nachtklinische Einrichtungen für psychisch kranke und behinderte Adoleszenten zuammengefaßt. Teilstationäre Einrichtungen (dies gilt sowohl für Tages- als auch für Nachtkliniken) verfügen über nahezu alle Behandlungsmöglichkeiten einer vollstationären Einrichtung, haben aber den Vorteil, daß die Patienten abends bzw. tagsüber in ihre gewohnte Umgebung zurückkehren können. Die Behandlung verläuft nach einem auf jeden Patienten abgestimmten und interdisziplinär durchgeführten Behandlungsplan.

– *Tageskliniken* haben sich als effektive, kostengünstige und flexible Behandlungseinrichtungen bewährt. Sie haben den großen Vorteil, daß eine besonders enge Angehörigen- und Elternarbeit durchgeführt werden kann. Indika-

tionen für eine tagesklinische Behandlung in der Kinder- und Jugendpsychiatrie sind:
1. Vermeiden einer stationären Behandlung,
2. Abkürzung der stationären Behandlungsphase und
3. Vorbereitung von Patienten auf eine stationäre Behandlung.

– *Nachtklinische* Behandlungsmöglichkeiten sind in der Kinder- und Adoleszentenpsychiatrie weitaus seltener erforderlich als bei erwachsenen Patienten.

2.3 Stationärer Bereich

In der Bundesrepublik existieren über 100 klinisch-stationäre Einrichtungen, deren Bettenkapazität für die Versorgung psychisch auffälliger und kranker Kinder ausreicht. Im Bereich der Adoleszenz gibt es noch eine Reihe von Defiziten, vor allem dadurch, daß manche kinder- und jugendpsychiatrischen Einrichtungen über keine Adoleszentenstationen verfügen, so daß diese Patienten in der Erwachsenenpsychiatrie behandelt werden. Letzteres ist deswegen nicht zu empfehlen, weil sie in Abteilungen für Erwachsene ganz überwiegend mit wesentlich älteren Patienten und zum Teil sehr schweren Krankheitsbildern (Alkoholdelir, akute Psychosen etc.) konfrontiert werden und auf diese Weise die adoleszenztypischen Probleme nicht angemessen bearbeitet werden können. Aufgrund dieser Situation sind Adoleszentenstationen an allen kinder- und jugendpsychiatrischen Kliniken zu fordern. Eine Anbindung an Allgemeinkrankenhäuser ist zu empfehlen, vor allem, um die Gemeindenähe und Integration in die Medizin zu verwirklichen. Beides hat positive Auswirkungen auf die Versorgung dieser Patientengruppe.

2.4 Komplementär-rehabilitativer Bereich

Er umfaßt die Betreuung und Rehabilitation längerfristig oder chronisch psychisch kranker Kinder, Jugendlicher und junger Volljähriger. Zum Spektrum dieser Einrichtungen gehören Patientenclubs, Wohngruppen, Beschützende Werkstätten, Übergangswohnheime, Jugendwohnheime und -wohngruppen. Komplementär-rehabilitative Maßnahmen sind in aller Regel im Anschluß an stationäre Behandlungsmaßnahmen erforderlich.

3. Das Marburger Modell einer umfassenden Versorgung psychisch kranker und behinderter Kinder und Jugendlicher

In den letzten fünfzehn Jahren ist es gelungen, unterstützt durch das Modellprogramm Psychiatrie der Bundesregierung, durch das Land Hessen, die Philipps-Universität und verschiedene Forschungsförderungsorganisationen ein umfassendes Modell einer Versorgung psychisch kranker und behinderter Kinder und Jugendlicher zu etablieren. Die Abbildung gibt einen Überblick über die Versorgungsstruktur der Marburger Universitätsklinik für Kinder- und Jugendpsychiatrie.

Die durchgezogenen Linien bezeichnen jene Einrichtungen, die unmittelbar zur Klinik gehören bzw. von Mitarbeitern der Klinik geleitet werden. Die gestrichelten Linien bezeichnen Einrichtungen, die in enger Kooperation mit der Klinik stehen und durch Oberärzte der Klinik entweder geleitet oder hinsichtlich ihrer Aufgaben koordiniert werden.

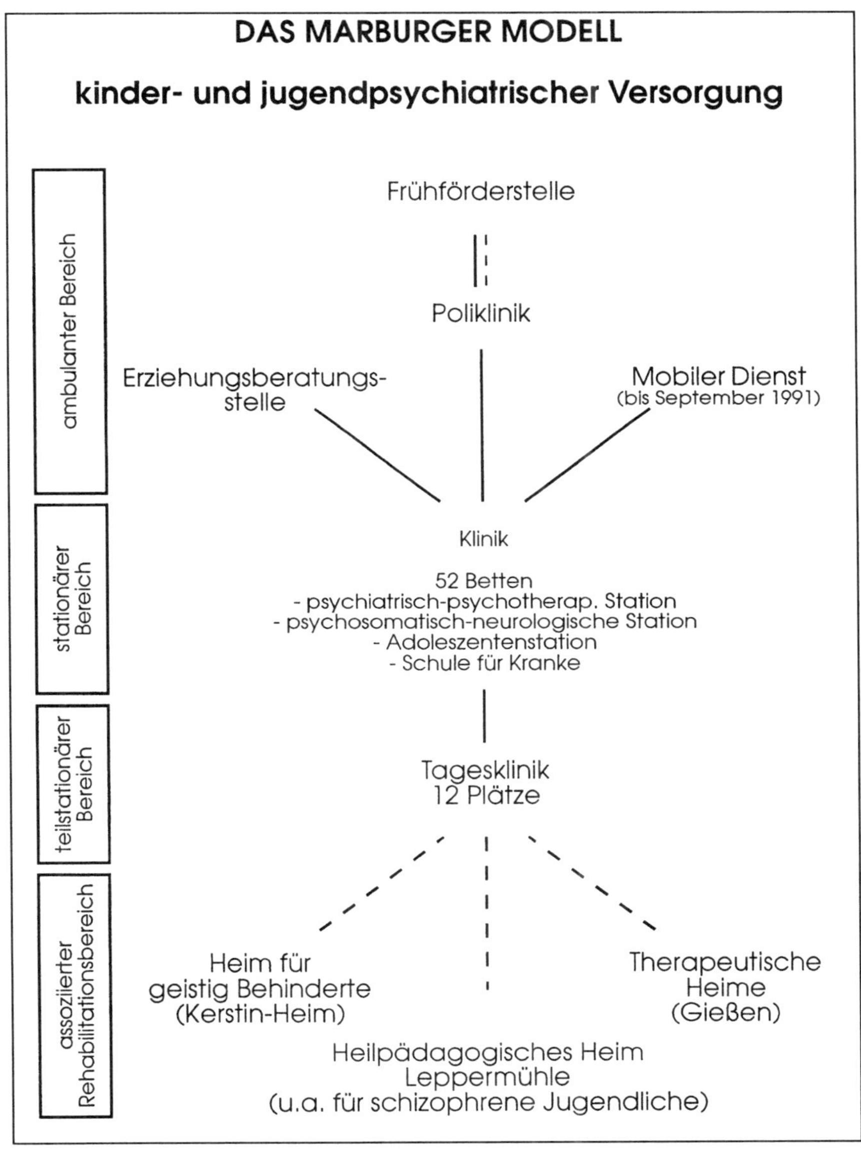

Abbildung 2: Übersicht über das Versorgungsmodell der Marburger Universitätsklinik für Kinder- und Jugendpsychiatrie

1. Diagnostik und Begutachtung	4. Lehre, Aus- und Weiterbildung
– neurologische Diagnostik	– Unterricht für Studenten verschiedener Fachrichtungen
– psychiatrische Diagnostik	– Weiterbildung von Ärzten und Psychologen
– testpsychologische Diagnostik	– Weiterbildung des Klinikpersonals
– neuropsychologische Diagnostik	– Unterricht für Krankenschwestern
– Diagnostik in Begutachtungsfragen	
2. Therapie	5. Kooperation und Koordination
– Anwendung verschiedener Therapiekonzepte	– Kooperation mit Kliniken und Instituten
– Effektivitäts- und Effizienzprüfung von Therapien und neuen Therapieformen	– psychotherapeutischen Institutionen
– Evaluation institutioneller Maßnahmen	– Erziehungsberatungsstellen
	– sozialpsychiatrischen Diensten und Kindergärten
3. Forschung	6. Beratung und Aufklärung
– epidemiologischer Schwerpunkt	– Elternberatung·
– neuropsychologischer Schwerpunkt	– Öffentlichkeitsarbeit
– genetischer Schwerpunkt	– Beratung von Institutionen
– (Adipositas u. Eßstörungen, Legasthenie, Gilles de la Tourette-Syndrom)	– Beratungsaufgaben bei der Planung einer regionalen kinderpsychiatrischen Versorgung
– kommunikationstheoretischer Schwerpunkt	
– Überprüfung von Therapien	
– Katamnesen, Prognoseforschung	

Tabelle 2: Aufgaben der Marburger Universitätsklinik für Kinder- und Jugendpsychiatrie

Tabelle 2 beschreibt die Aufgaben der Marburger Universitätsklinik, die sechs Bereichen zugeordnet sind.

3.1 Ambulanter und mobiler Bereich

Der ambulante Bereich gliedert sich in die Poliklinik, die Erziehungsberatungsstelle und den mobilen Dienst. Die Frühförderstelle wird nicht von der Universitätsklinik, sondern vom Verein für Interdisziplinäre Frühförderung e.V. getragen, mit dem sowohl die Universitätskinderklinik als auch die Universitätsklinik für Kinder- und Jugendpsychiatrie eng kooperiert.

3.1.1 Poliklinik

Aufgabe der Poliklinik, die jährlich etwa 800 bis 1000 neue Fälle betreut und derzeit über 4000 Konsultationen jährlich aufweist, besteht in der ambulanten kinder- und jugendpsychiatrischen Diagnostik, Therapie und Nachsorge. Der Einzugsbereich der Patienten liegt schwerpunktmäßig in der Stadt Marburg, dem Landkreis Marburg-Biedenkopf und den umliegenden Landkreisen. Ursprünglich war die Poliklinik für *neurologische und psychiatrische Fälle* zuständig. Mit der Einrichtung neuropädiatrischer Abteilungen in einigen umliegenden Städten (z.B. in Gießen, Siegen und Kassel) hat im letzten Jahrzehnt die Zahl der neurologischen Fälle abgenommen. Zugenommen haben hingegen die klassischen psychiatrischen Erkrankungen wie Psychosen und Neurosen, Verhaltensauffälligkeiten und Leistungsprobleme. Mehr und mehr sind neben der rein ärztlichen Diagnostik die Psychodiagnostik und Psychotherapie bedeutsam geworden.

Die Poliklinik hat vier Schwerpunkte:

- Eine *allgemeine Sprechstunde,* die sich in umfassender Weise auf nahezu alle psychiatrischen und neurologischen Krankheitsbilder erstreckt;
- Eine *Sprechstunde für entwicklungsgestörte Kinder*
- eine *Epilepsieambulanz,* die sich den Aufgaben der Diagnostik und Therapie cerebraler Anfallsleiden widmet und
- eine *Familienambulanz,* deren Aufgabe es ist, eine spezielle Familiendiagnostik und Familientherapie durchzuführen. Beide Maßnahmen beziehen sich verständlicherweise auf einen Teil der Patienten, bei denen eine besondere Indikation hierfür vorliegt.

3.1.2 Erziehungsberatungsstelle und Ärztlich-Pädagogische Jugendhilfe

Die Erziehungsberatungsstelle wird von einem Verein, dem Verein für Erziehungshilfe e. V. Marburg getragen, die Ärztlich-Pädagogische Jugendhilfe ist eine Einrichtung der Universität. Beide Institutionen sind unter einem Dach vereinigt. Der Trägerverein der Erziehungsberatungsstelle erhält die Betriebsmittel vom hessischen Sozialministerium (Landesjugendamt), vom Landeswohlfahrtsverband Hessen und von den Bezirkskörperschaften der Stadt Marburg und des Landkreises Marburg-Biedenkopf.

In der praktischen Arbeit kooperieren Ärztlich-Pädagogische Jugendhilfe und Erziehungsberatungsstelle sehr eng, d.h. die Mitarbeiter beider Institutionen bilden ein gemeinsames Arbeitsteam. Eine Besonderheit für beide Einrichtungen ist die enge räumliche, personelle und arbeitsmäßige Verbindung mit der kinder- und jugendpsychiatrischen Universitätsklinik. Zu den Aufgaben der Erziehungsberatungsstelle und der Ärztlich-Pädagogischen Jugendhilfe gehören:

a) Erziehungsschwierigkeiten, Verhaltensstörungen, Entwicklungsstörungen und -krisen, schulische Leistungsbehinderungen und Überforderungen sowie Störungen im Zusammenleben mit der Familie zu diagnostizieren, um

b) Eltern und andere Träger der Erziehung (Kindergarten, Schule, Jugendamt, Vormundschaftsgericht, Heime usw.) bzw. auch die betroffenen Kinder und Jugendlichen selbst zu fragen und ggf. die entwicklungsgefährdeten Kinder und Jugendlichen in ambulante Therapien zu übernehmen - oft in Gemeinschaft mit ihren Familien. Für die zur Universität gehörende Ärztlich-Pädagogische Jugendhilfe liegt ein zusätzlicher Aufgabenschwerpunkt in

c) der Lehre und Forschung, für beide Institutionen auch in der Öffentlichkeit.

Ärztlich-Pädagogische Jugendhilfe und Erziehungsberatungsstelle versorgen jährlich etwa 450 Patienten bzw. Familien pro Jahr und haben wichtige diagnostische und therapeutische Schwerpunkte:

- In der Untersuchung und Behandlung von Kindern mit einer *Legasthenie* und anderen *Teilleistungsstörungen;*
- in der Behandlung von *emotionalen Störungen* im Kindes- und Jugendalter und
- in der *Familiendiagnostik* und *Therapie.*

3.1.3 Mobiler kinder- und jugendpsychiatrischer Dienst

Der mobile kinder- und jugendpsychiatrische Dienst wurde aus Mitteln des Modellprogramms Psychiatrie der Bundesregierung im Jahr 1981 gegründet. Er hat in den Jahren 1982 bis 1985 mit zwei Teams (bestehend jeweils aus einem Arzt, einem Diplom-Psychologen und einem Sozialpädagogen) zwei hessische Landkreise, den Landkreis Marburg-Biedenkopf und den Landkreis Waldeck-Frankenberg, versorgt. Nach Auslaufen des Modellprogramms zum 31.12.1985 wurde in einem der Landkreise (Landkreis Marburg-Biedenkopf) die Finanzierung 1989 anteilig vom Land Hessen und dem Landkreis Marburg-Biedenkopf getragen, seit 1990 vom Landkreis Marburg-Biedenkopf allein. Leider mußte der mobile Dienst aus finanziellen Gründen am 31.1.1991 seine Tätigkeit beenden.

Zu den Aufgaben des mobilen Dienstes gehörten:

1. *Nachsorge stationärer Patienten:* Das Angebot an Nachsorge schließt Patienten aus kinder- und jugendpsychiatrischen Kliniken und anderen stationären Einrichtungen, die psychiatrisch bzw. psychosomatisch kranke Kinder und Jugendliche versorgen, ein. Es steht insbesondere jenen Patienten zur Verfügung, deren Nachsorge wegen des Fehlens geeigneter Einrichtungen vor Ort nicht gewährleistet ist.
2. *Gemeindenahe Versorgung:* Sie wird durch öffentliche Sprechstunden zu festen Terminen an verschiedenen Orten der Versorgungsregion sowie durch Hausbesuche sichergestellt. Die Erstkontakte mit den Patienten finden in der Regel in den Sprechstunden statt. Die Behandlungsentscheidung wird mit den zuweisenden Stellen abgesprochen.
3. *Institutionsberatung:* Sie beinhaltet die Beratung von Einrichtungen, die nicht über ein eigenes, ärztliches, psychologisches bzw. psychotherapeutisches oder heilpädagogisches Fachpersonal verfügen (z.B. Ämter, Kindergärten, Heime, Schulen, Internate).
4. *Konsiliardienst:* Er kann von allen ärztlichen Einrichtungen in Anspruch genommen werden, die psychisch kranke und behinderte Kinder und Jugendliche versorgen. Besonders intensiv ist der Konsiliardienst für die Universitätsklinik tätig.

Der mobile Dienst hat sich als eine sehr wichtige Einrichtung für die Kooperation erwiesen. Aus Tabelle 3 geht hervor, daß der Dienst von einer Vielzahl von Einrichtungen Zuweisungen erhält, was für seine gute Einbindung in das Versorgungsnetz spricht.

Einrichtungen	Patienten	%
Selbstmelder	58	21,1
Kindergärten, Schulen	53	19,3
kinder- und jugendpsychiatr. Klinik	38	13,8
Kinderklinik	37	13,5
Jugendämter	35	12,7
Gesundheitsamt	31	11,5
niedergelassene Ärzte	10	3,6
sonstige	13	4,6
gesamt	275	100,0

Tabelle 3: Zuweisende Einrichtungen des mobilen Dienstes im Jahre 1986 (Remschmidt, Walter & Warnke 1990).

Die *Frühförderstelle* befindet sich nicht in der Trägerschaft der Universitätsklinik für Kinder- und Jugendpsychiatrie, sondern des „Vereins für Interdisziplinäre Frühförderung Marburg e. V.". Die Frühförderstelle wurde am 01.11.1987 gegründet und arbeitet interdisziplinär unter Beteiligung folgender Berufsgruppen: Diplom-Psychologen, Diplom-Pädagogen, Beschäftigungstherapeuten, Krankengymnasten, Sozialpädagogen und Logopäden. Die ärztliche Mitwirkung wird durch einen regelmäßigen Konsiliardienst sichergestellt, der von der Universitätsklinik und der kinder- und jugendpsychiatrischen Universitätsklinik bereitgestellt wird.

Die Frühförderstelle arbeitet auch mobil, d.h. Familien werden im Sinne der Hausfrühförderung von Mitarbeitern der Frühförderstelle aufgesucht, und die Behandlung bzw. Betreuung wird vor Ort in der Familie durchgeführt.

3.2 Stationärer und teilstationärer Bereich

Der stationäre Bereich, der für das ganze Spektrum schwerwiegender psychiatrischer Erkrankungen im Kindes- und Jugendalter zuständig ist, gliedert sich in drei Stationen:

- Station A, psychiatrisch-psychotherapeutische Station mit 21 Betten
- Station B, Adoleszentenstation für männliche Jugendliche mit 10 Betten und
- Station C, neurologisch-psychosomatische Station mit 21 Betten.

Die Klinik hat für den Landkreis Marburg-Biedenkopf im Jahre 1982 die kinder- und jugendpsychiatrische Pflichtversorgung übernommen. Im Jahre 1996 kamen die Landkreise Gießen und Wetterau hinzu. Sie hat also einen regionalen Versorgungsauftrag, der sich auf Patienten bezieht, die in den drei Landkreisen wohnen, ihren gewöhnlichen Aufenthalt hier haben oder auf Personen ohne festen Wohnsitz, die in den genannten Kreisen behandlungsbedürftig werden. Was das Altersspektrum betrifft, so bezieht sich die Pflichtversorgung auf alle Patienten, die das 18. Lebensjahr noch nicht vollendet haben und psychiatrisch behandlungsbedürftig sind.

Insgesamt werden pro Jahr etwa 300 Patienten neu aufgenommen. In den letzten Jahren ist die Behandlungsdauer angestiegen. Dies hängt mit einem verhältnismäßig hohen Anteil von Patientinnen und Patienten zusammen, die an einer Anorexia nervosa oder Bulimia nervosa erkrankt sind.

Die Aufnahmeindikationen umfassen u.a. folgendes Spektrum: Psychosen, neurotische Störungen, psychosomatische Erkrankungen, zerebrale Anfallsleiden mit zusätzlichen psychischen Störungen, zerebrale Schädigungen leichten und schweren Grades, hyperkinetische Syndrome, Entwicklungsrückstände unterschiedlicher Ausprägung, chronisch-neurologische Erkrankungen. Ein besonderes Aufgabengebiet der Station für männliche Adoleszenten sind psychotische Erkrankungen, soziale Störungen und forensische Probleme.

Die schulische Versorgung der Patienten wird durch die im Haus befindliche Schule für Kranke gewährleistet.

Die *Schule für Kranke* am Klinikum der Philipps-Universität nimmt eine Zwischenstellung zwischen stationärem und teilstationärem Bereich ein. Sie untersteht dem Staatlichen Schulamt und betreut Patienten an der Klinik für Kinder- und Jugendpsychiatrie und in anderen Bereichen des Universitätsklinikums. Alle stationären Patientinnen und Patienten, die aufgrund ihrer Erkrankung dazu in der Lage sind, besuchen diese Schule. Die *Arbeitsweise* der Schule kann wie folgt dargestellt werden:

- Beurteilung der Schulfähigkeit des Patienten durch den Arzt;
- Kontaktaufnahme zur Heimatschule (Anforderung eines Schulberichtes und eines Stoffplanes);
- Zuordnung des Schülers zu einer Lerngruppe (Kriterien: Alter, Leistungsstand, Verhaltensbesonderheiten) durch den Schulleiter im Gespräch mit den Klassenlehrern;
- Ermittlung von Lerndefiziten im Schulstoff durch den Klassenlehrer;
- Ermittlung von Lerndefiziten im sozialen Bereich im Austausch von Beobachtungen zwischen Schule und Station;
- Ergänzung der Diagnose und Therapie durch pädagogische Beurteilung und Planung pädagogischer Maßnahmen;
- Steigerung der schulischen Anforderungen, in Einzelfällen auch „externer Schulversuch" in einer Marburger Schule zur Überprüfung und Sicherung des Therapieerfolges;

– Erstellung eines pädagogischen Abschlußberichtes mit Vorschlägen für weitere schulische Maßnahmen (vgl. Remschmidt 1988)

Aus dieser Aufstellung der Arbeitsschwerpunkte läßt sich leicht ersehen, daß die Schule im Zusammenwirken mit der Klinik häufig eine „Weichenstellfunktion“ erfüllt, indem sie den oft überforderten und ratlosen Eltern und Lehrern der Patienten z.B. zur Wiederholung eines Schuljahres, zu speziellen Fördermaßnahmen oder zum Schulwechsel rät.

3.3 Teilstationärer Bereich

Gefördert durch das Modellprogramm Psychiatrie der Bundesregierung konnte der Neubau einer *kinder- und jugendpsychiatrischen Tagesklinik* mit 12 Behandlungsplätzen errichtet werden, die am 01.09.1984 ihre Tätigkeit aufnahm.

Der *Versorgungsbereich* der Tagesklinik erstreckt sich auf die Stadt Marburg und den Landkreis Marburg-Biedenkopf mit rund 240.000 Einwohnern, davon ca. 50.000 Kinder und Jugendliche im Alter von O bis 17 Jahren. Die *Versorgungsregion* umfaßt mit einem Radius von ca. 35 Kilometern den gesamten Landkreis Marburg-Biedenkopf. Das Transportproblem ist so geregelt, daß die Kinder in Absprache mit den Krankenkassen von Taxen zu Hause abgeholt und abends wieder nach Hause gebracht werden.

Diagnostisch handelt es sich bei den meisten Kindern und Jugendlichen, die in der Tagesklinik behandelt werden, um solche mit Störungen des Sozialverhaltens, meist verbunden mit emotionalen Störungen, oft in Kombination mit hirnorganisch bedingten Entwicklungsrückständen und/oder speziellen Symptomen wie Enuresis, Tics, Einnässen, Einkoten, Eßstörungen. Anlaß von Eltern oder Lehrern, die Kinder vorzustellen, sind oft Schulschwierigkeiten, meist kombiniert im Leistungs- und Verhaltensbereich. Das Alter der meisten Kinder liegt zwischen sieben und 14 Jahren. Bei den behandelten Jungendlichen handelt es sich um Nachbehandlungen von Psychosen, Eßstörungen, neurotischen Störungen, selten auch um anfallskranke Jugendliche.

Die Behandlungsdauer in der Tagesklinik liegt bei vier bis sechs Monaten. Vor der Aufnahme erfolgt eine sorgfältige Diagnostik. Wenn aus dieser Indikation eine tagesklinische Behandlung hervorgeht, so wird ein differenzierter Therapieplan aufgestellt, der verschiedene therapeutische Ansätze integriert, und abgestimmt ist auf Alter und Entwicklungsstufe des Patienten. Zu Beginn der Behandlung stehen *individuenzentrierte* Therapiemethoden im Vordergrund. Mit zunehmender Gruppenfähigkeit liegt dann der Schwerpunkt der fortgeschrittenen Behandlung auf *Gruppenaktivitäten,* wobei es um das Erlernen von sozialen Verhaltensweisen und um eine bessere Integration in die Gruppe geht.

Ein weiterer Behandlungsschwerpunkt ist die Einbeziehung der *Familie.* Diese kann in Form der Elternberatung, Elterntraining oder Familientherapie erfolgen. Eine sehr wichtige Funktion im therapeutischen Prozeß hat auch in der Tagesklinik die *Klinikschule.* Mit den Lehrern erfolgt eine intensive Zusammenarbeit in einer regelmäßigen wöchentlichen Besprechung und in Einzelabsprachen nach Bedarf. Aber auch mit Herkunftsschulen besteht eine enge Kooperation.

3.4 Assoziierter Rehabilitationsbereich (komplementärer Bereich)

Die Einrichtungen im komplementären Bereich unterstehen jeweils einer eigenen Trägerschaft, sind jedoch durch Kooperationsvereinbarungen und durch die kontinuierliche Tätigkeit von Mitarbeitern der Universitätsklinik für Kinder- und Jugendpsychiatrie in den jeweiligen Trägervereinen eng mit der Klinik verbunden. Ihre Aufgaben sind:

- Rehabilitationsbehandlung nach einer stationären Therapie (z.B. für autistische oder schizophrene sowie geistig behinderte Jugendliche).
- Fortsetzung psychotherapeutischer Behandlung bei chronifizierten neurotischen Störungen (z.B. Zwangsneurosen, Anorexien).
- Fortsetzung der schulischen Förderung bzw. Berufsfindung und Berufsanbahnung bei Kindern und Jugendlichen, die nicht mehr in die häusliche Umgebung reintegriert werden können.
- Stufenweise Verselbständigung nach schweren psychiatrischen Erkrankungen im Sinne einer Rehabilitationskette (Heim > Wohngruppe > selbständiges Wohnen).

Die drei in Abbildung 2 angeführten Einrichtungen haben jeweils einen unterschiedlichen Rehabilitations- bzw. Behandlungsschwerpunkt.

- *Kerstinheim (Heim für geistig behinderte und autistische Kinder und Jugendliche):* Beim Kerstinheim handelt es sich um eine auf geistig behinderte und autistische Kinder und Jugendliche spezialisierte Einrichtung, die am Stadtrand von Marburg liegt und über 44 Plätze verfügt. Dem Heim ist eine Schule angeschlossen, so daß die schulische Betreuung der dort untergebrachten Kinder auf dem gleichen Gelände sichergestellt ist. Die Aufenthaltsdauer der Kinder beträgt stets mehrere Jahre. Die ärztliche Betreuung erfolgt durch die Universitätsklinik für Kinder- und Jugendpsychiatrie. Im Vorstand des Trägervereins sind zwei Kinder- und Jugendpsychiater der Universitätsklinik vertreten. Die Lokalisation des Heimes in Marburg erlaubt auch kurzfristige Kriseninterventionen in der Klinik, falls dies erforderlich ist. Durch die enge Kooperation der Klinik können Interventionen rasch und ohne bürokratische Hindernisse erfolgen.

- *Heilpädagogisches Heim Leppermühle:* Diese zwischen Marburg und Gießen gelegene Einrichtung beherbergt seit Jahren ein *Rehabilitationsprogramm* für jugendliche Schizophrene, welches seit mittlerweile zehn Jahren besteht und sich kontinuierlich weiterentwickelt hat. Es können dort zur gleichen Zeit rund 60 bis 70 schizophrene Jugendliche betreut werden, wobei auch eine schulische Förderung, Berufsfindung, Berufsausbildung und verschiedene Wohnmöglichkeiten (Heim, Wohngruppe, freies Wohnen) existieren. Über Prinzipien und Arbeitsweise des Rehabilitationsprogrammes wurde an anderer Stelle berichtet (Martin & Remschmidt 1983, 1984; Martin 1991).

- *Therapeutische Heime:* In Gießen befinden sich zwei therapeutische Heime, das Berthold-Martin-Haus (mit 21 Plätzen) und das Adalbert-Focken-Haus (mit 24 Plätzen), die vom Verein für Jugendfürsorge e. V. in Gießen betrieben werden und unter der organisatorischen Leitung eines Oberarztes der Universitätsklinik für Kinder- und Jugendpsychiatrie Marburg stehen. Dieser ist Vorsitzender des Vereins für Jugendfürsorge e.V. Gießen. Die Aufgabe dieser Therapieheime ist die Behandlung und Resozialisierung chronischer, psychosomatischer und neurotischer Störungen (z.B. von Anorexien, Bulimien, Zwangsneurosen).

3.5 Modalitäten der Kooperation

Die hier nur kurz beschriebenen Einrichtungen stehen in enger wechselseitiger Kooperation und stellen ein *umfassendes Versorgungsmodell* für psychisch kranke und behinderte Kinder und Jugendliche sowie ihre Familien dar. Durch die kontinuierliche Tätigkeit von erfahrenen Mitarbeitern der kinder- und jugendpsychiatrischen Universitätsklinik in allen genannten Einrichtungen und durch die Ausrichtung der verschiedenen Einrichtungen an ähnlichen Versorgungsprinzipien ist eine optimale Kooperation gegeben. Durch die Personalunion von Leitungsfunktionen, die verschiedene Einrichtungstypen betreffen, ist auch eine rasche und unbürokratische Übernahme bzw. Weitervermittlung von Patienten gewährleistet, ohne daß unnötige Zusatzuntersuchungen oder administrative Hürden bewältigt werden müssen. Eine gute Möglichkeit, die Kooperation der verschiedenen Einrichtungen darzustellen, ist eine Analyse der wechselseitigen Zuweisungen. Diese ist in Abbildung 3 dargestellt, welche die Zuweisungen zwischen drei ambulanten Einrichtungen und dem stationären Bereich darstellt.

Die Verteilung der Überweisungsquoten zwischen den einzelnen Einrichtungen ist charakteristisch unterschiedlich. Der *mobile Dienst* überwies in den Jahren 1983 bis 1986 von der Gesamtzahl der 589 Zuweisungen mit 23,3 % den größten Anteil an die kinder- und jugendpsychiatrische Poliklinik. Diese hohe Überweisungsquote ist auch Ausdruck des Bedarfs an apparativer ärztlicher Diagnostik und spezieller Psychodiagnostik der Patienten, die im mobilen Dienst vorstellig wurden. An zweiter Stelle steht die Zuweisung zum mobilen Dienst selbst, an dritter Stelle stehen die stationären Einweisungen und an vierter die Zuweisungen an die Erziehungsberatungsstelle.

Bei der kinder- und jugendpsychiatrischen *Poliklinik* erfolgte ein Großteil der Zuweisungen wiederum an die Poliklinik (z B. für eine spezielle Therapie, gefolgt von Einweisungen in den stationären Bereich, Zuweisungen an den mobilen Dienst und Zuweisungen an die Erziehungsberatungsstelle.

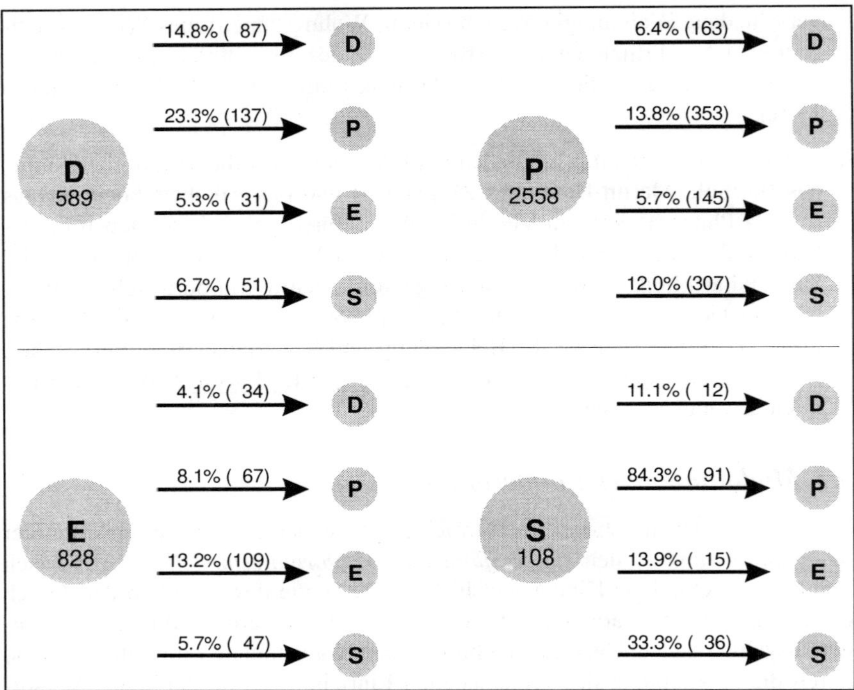

Abbildung 3: Verteilung der Zuweisungen an verschiedene Einrichtungen beim mobilen Dienst (D), Erziehungsberatungsstelle (E), kinder- und jugendpsychiatrische Poliklinik (P) und stationären kinder- und jugendpsychiatrischen Bereich (S) in den Jahren 1983 bis 1986

Die *Erziehungsberatungsstelle* wiederum zeigt die größte Zuweisungsrate an die eigene Institution für spezielle Maßnahmen und hat die geringste Überweisungsrate in den stationären Bereich (5,7 %). Im stationären Bereich schließlich erfolgt die höchste Rate an Überweisungen in die Poliklinik gefolgt von Wiederaufnahmen im stationären Bereich selbst Überweisungen an die Erziehungsberatungsstelle und an den mobilen Dienst.

3.6 Versorgung und Versorgungsforschung

Durch eine der Klinik angegliederte Forschungseinheit, die auch über entsprechende personelle und apparative Möglichkeiten verfügt war es möglich, das Versorgungskonzept kontinuierlich zu analysieren. Darüber hinaus konnten im Laufe des letzten Jahrzehnts umfangreiche Untersuchungen zum Versorgungsbedarf angestellt werden.

Aus der Literatur läßt sich eine Mindestrate zwischen 5 und 12 % psychisch gestörter Kinder und Jugendlicher an einer Population unter 18 Jahren ableiten. Etwa 5 % gelten als behandlungsbedürftig. Entsprechend hoch müßte auch die Inanspruchnahmerate in einer Region sein. Selbst der relativ gut ausgestattete

Landkreis Marburg-Biedenkopf weist jedoch eine Inanspruchnahmerate von nur 3,9 % auf. Das Inanspruchnahmeverhalten wird durch viele Faktoren beeinflußt, zu denen auch das regional unterschiedliche Angebot gehört: gemeindenahe Einrichtungen erhöhen die Inanspruchnahme, sie wecken aber keineswegs zusätzlichen Bedarf, wie die Untersuchungen im Landkreis Marburg-Biedenkopf gezeigt haben (Remschmidt & Walter 1989).

Aufgabe der Versorgungsforschung ist es, nach einer sorgfältigen Analyse der Ist-Situation die Kooperation der Versorgungsstrukturen genau zu untersuchen, Defizite festzustellen und Möglichkeiten für die Verbesserung der Versorgung vorzuschlagen.

Der Landkreis Marburg-Biedenkopf und die umliegenden Landkreise können als eine sehr gut untersuchte Versorgungsregion betrachtet werden. In ausführlichen Erhebungen unter Berücksichtigung einer entsprechenden Falldefinition aufgrund eines Expertenratings wurde eine Rate an psychischen Störungen bei Schulkindern von 12,7 % ermittelt. Nur 3,3 % befanden sich jedoch wegen einer psychiatrischen Symptomatik oder eines Entwicklungsrückstandes in Behandlung, die Hälfte davon etwa in nichtpsychiatrischen, medizinischen Einrichtungen (Remschmidt & Walter 1990).

Zur Versorgungsforschung gehört auch die vergleichende Untersuchung verschiedener Versorgungsmodalitäten. So konnte in einer gemeinsam mit der Mannheimer Klinik für Kinder- und Jugendpsychiatrie durchgeführten Untersuchung zum Vergleich stationärer Behandlung, tagesklinischer Behandlung und home treatment gezeigt werden, daß diese Behandlungsmodalitäten für eine sorgfältig ausgewählte Gruppe, die etwa 10-15 % der stationär aufgenommenen Patienten ausmacht, in gleichem Maße wirksam sind (Remschmidt, Schmidt, Mattejat, Eisert & Eisert 1988). Es ist eine wichtige Aufgabe, Weiterentwicklungen auf dem Sektor der Versorgung aufgrund der Ergebnisse empirischer Untersuchungen vorzunehmen.

Literatur

BMJFFG (Hrsg.) (1988): Empfehlungen der Expertenkommission der Bundesregierung zur Reform der Versorgung im psychiatrischen und psychotherapeutischen/psychosomatischen Bereich. Aktion Psychisch Kranke e. V., Bonn.

Fichter, M. M. (1988): Die oberbayrische Verlaufsuntersuchung: Psychische Erkrankungen in der Bevölkerung. Bericht an die Deutsche Forschungsgemeinschaft über das Projekt D4 am Sonderforschungsbereich 116 („Psychiatrische Epidemiologie“) in Mannheim, Außenstelle München.

Knölker, U. & Lücke, M. (1991): Zur Frage der Stigmatisierung von Patienten in einer stationären Einrichtung für Kinder- und Jugendpsychiatrie. In: Praxis der Kinderpsychologie und Kinderpsychiatrie 4, 138-147.

Martin, M. & Remschmidt, H. (1983): Ein Nachsorge- und Rehabilitationsprojekt für jugendliche Schizophrene. In: Zeitschrift für Kinder- und Jugendpsychiatrie 11, 234-242.

Martin, M. & Remschmidt, H. (1984): Rehabilitationsbehandlung jugendlicher Schizophrener. In: Remschmidt, H (Hrsg.): Psychotherapie mit Kindern und Jugendlichen und Familien. Bd. II. Stuttgart: Enke.

Martin, M. (1991): Der Verlauf der Schizophrenie im Jugendalter unter Rehabilitationsbedingungen. Stuttgart: Enke.

Remschmidt, H. (Hrsg.) (1988): Siebenjahresbericht (1981-1987) der Klinik und Poliklinik für Kinder- und Jugendpsychiatrie der Philipps Universität Marburg.

Remschmidt, H. & Schmidt, M.H. (1988): Alternative Behandlungsformen in der Kinder- und Jugendpsychiatrie: stationäre Behandlung, tagesklinische Behandlung und home treatment im Vergleich. Stuttgart: Enke.

Remschmidt, H., Schmidt, M.H., Mattejat, F., Eisert, H.-G. & Eisert, M. (1988): Therapieevaluation in der Kinder- und Jugendpsychiatrie: stationäre Behandlung, tagesklinische Behandlung und home treatment im Vergleich. In: Zeitschrift für Kinder- und Jugendpsychiatrie 16, 124-134.

Remschmidt, H. & Walter, R. (1989): Evaluation kinder- und jugendpsychiatrischer Versorgung, Analysen und Erhebungen in drei hessischen Landkreisen. Stuttgart: Enke.

Remschmidt, H. & Walter, R. (1990): Psychische Auffälligkeiten bei Schulkindern. Göttingen, Toronto, Zürich: Verlag für Psychologie, Dr. C.J. Hogrefe.

Remschmidt, H., Walter, R. & Kampert, K. (1986): Der mobile kinder- und jugendpsychiatrische Dienst: ein wirksames Versorgungsmodell für ländliche Regionen. In: Zeitschrift für Kinder- und Jugendpsychiatrie 14, 63-80.

Remschmidt, H., Walter, R. & Warnke, A. (1990): Konzeption und Versorgungsleistung eines mobilen kinder- und jugendpsychiatrischen Dienstes auf dem Land. In: Psychiatrische Praxis 17, 99-106.

Manfred Bauer und Hartmut Berger

Versorgungseinrichtungen für psychisch kranke erwachsene und alte Menschen

1. Allgemeine Entwicklungslinien des psychiatrischen Versorgungssystems

Bekanntlich ist die Diskussion über die Reform der psychiatrischen Versorgung in der Bundesrepublik im Vergleich zu den anglo-amerikanischen Ländern recht spät in Gang gekommen. Dies hängt auch damit zusammen, daß psychiatrische Krankenhäuser in Deutschland nach Ende des Zweiten Weltkrieges deswegen nicht so überfüllt waren, wie dies in einigen Nachbarländern der Fall war, weil im Zuge der sogenannten Euthanasieaktion zu Beginn der 40er Jahre mehr als 70.000 psychisch Kranke unter der Vorstellung, ihr Leben sei „lebensunwert", ermordet wurden wobei die Aufarbeitung dieser Epoche jahrzehntelang tabuisiert wurde.

Die Lage Anfang der 70er Jahre läßt sich auf eine knappe Formel bringen. Im stationären Bereich große, überfüllte und personell miserabel ausgestattete Anstalten, in den Gemeinden viel zu wenig niedergelassene Nervenärzte (ca. 1 : 50.000 Einwohnern), die zudem hälftig neurologisch Kranke zu behandeln hatten. Komplementäre und ergänzende ambulante Dienste fehlten fast völlig.

Dieses, auf nur zwei Säulen basierende Versorgungssystem ist seit Mitte der 70er Jahre kräftig verändert und an modernere Behandlungsmöglichkeiten angepaßt worden. Die Großkrankenhäuser wurden verkleinert, vielfach übernahmen psychiatrische Abteilungen an Allgemeinkrankenhäusern an ihrer Stelle die stationäre Versorgung. Psychiatrische Kliniken und psychiatrische Abteilungen an Allgemeinkrankenhäusern haben zudem von der 1992 in Kraft getretenen Personalverordnung Psychiatrie profitiert, die allen Kliniken deutlich mehr Personal bescherte. In den Gemeinden selbst erlebten die komplementären und ambulanten Dienste einen jahrelang anhaltenden Boom.

Zur Zeit stagniert dieser Prozeß, nicht nur aus vorwiegend ökonomischen Gründen, sondern auch deswegen, weil die Psychiatrie kein sonderliches öffentliches Thema mehr ist. Dabei sind die Reformziele, wie sie in der Psychiatrie Enquête angelegt sind, bestenfalls zur Hälfte verwirklicht. Zum Beispiel ist in der Bundesrepublik bisher noch kein einziges psychiatrisches Großkrankenhaus geschlossen worden, während in England in der gleichen Zeit mehr als 50 der alten Anstalten ihre Pforten dicht machen mußten und alternative Dienste in der Gemeinde aufgebaut wurden.

Zwar war in der Bundesrepublik von einzelnen Psychiatern bereits Mitte der 60er Jahre zum Teil heftige Kritik an der Rückständigkeit der Versorgung psychisch Kranker im eigenen Land geübt worden, die öffentliche Resonanz, z.B. auf die von Häfner, v. Baeyer und Kisker 1965 verfaßte Denkschrift „Dringliche Reformen in der psychiatrischen Krankenversorgung in der Bundesrepublik" war jedoch zunächst mehr als bescheiden, obwohl die darin niedergelegten Reformvorschläge schon wichtige Elemente der späteren Psychiatrie-Enquête-Empfehlungen enthielten.

Erst im Zusammenhang mit der beginnenden Studentenrevolte 1967/68 und der dabei thematisierten „Randgruppen-Problematik" geriet auch die Psychiatrie und die Lage der psychisch Kranken erstmals nach dem Zweiten Weltkrieg ins öffentliche Bewußtsein.

Im Juni 1971 beschloß der Bundestag, eine Enquête über die Lage der Psychiatrie in der Bundesrepublik erstellen zu lassen. Der im Oktober 1973 von der zwischenzeitlich berufenen Sachverständigen-Kommission vorgelegte Zwischenbericht gipfelte in der Feststellung, „daß eine sehr große Anzahl psychisch Kranker und Behinderter in den stationären Einrichtungen unter elenden, zum Teil als menschenunwürdig zu bezeichnenden Umständen leben müssen" (Zwischenbericht 1973) - ein Tatbestand, der durch eine exemplarische Untersuchung in 6 großen psychiatrischen Krankenhäusern des Landschaftsverbandes Rheinland eindrücklich belegt wurde. Die im November 1975 dem Deutschen Bundestag übergebene Psychiatrie-Enquête bestätigte im wesentlichen die im Zwischenbericht getroffenen Feststellungen auf breiter empirischer Basis, vor allem aber gab die Sachverständigen-Kommission einige rahmenhafte Empfehlungen ab, entlang derer sich die zukünftigen psychiatrische Versorgungsstrukturen entwickeln sollten.

Zugleich und im wechselseitigen Bezug zu der psychiatriepolitischen Debatte kam es zu einer lebhaften fachlichen Auseinandersetzung sowohl über Inhalte der Behandlung als auch über strukturelle Fragen der Versorgung psychisch Kranker. Die Basis dieser Versorgung waren in den 60er und 70er Jahren, wie fast überall in Zentraleuropa, die oft überdimensioniert großen psychiatrischen Krankenhäuser, die zudem in der Regel weit ab von den städtischen Ballungsgebieten lagen. In ihrer Bausubstanz überaltert, personell miserabel ausgestattet, hatten sie nicht selten einen Einzugsbereich von 1 Million und mehr Menschen zu versorgen.

Nachdem die Enquête-Kommission ihnen und ihren Trägern attestiert hatte, daß die Patienten dort unter elenden und menschenunwürdigen Umständen leben mußten, setzte dieser alarmierende Befund in den einzelnen Bundesländern beträchtliche finanzielle Mittel frei, die von der Sachverständigen-Kommission geforderten „Sofortmaßnahmen zur Befriedigung humaner Grundbedürfnisse" zu realisieren. Es waren dies vor allem Gelder, die dazu dienten, alte Häuser zu modernisieren, dort, wo es nichts mehr zu modernisieren gab, sie abzureißen und an gleicher Stelle neue aufzubauen. Dies führte zwar in wenigen Jahren in den alten Bundesländern zu der gewünschten Beseitigung der mit Recht so genannten „brutalen Realität", die Chance zu strukturellen Änderungen im Sinne der Etablierung gemeindenaher stationärer Einrichtung war damit jedoch erst einmal vertan. Die in der ersten Hälfte der 70er Jahre erstmals aufgestellten bzw. angepaßten Psychiatriepläne der einzelnen Bundesländer schrieben insofern den Status quo, wenn auch auf einem höheren Niveau fort.

Schon im Zwischenbericht der Enquête-Kommission und viel dezidierter im Endbericht befinden sich darüber hinausweisende Elemente, denen schließlich sogar der Charakter von Rahmenbedingungen der weiterzuführenden Psychiatriereform zugebilligt wurde. Nachdem im Prioritätenkapitel der Psychiatrie-Enquête eingangs gefordert wurde, „daß die Beseitigung grober inhumaner Mißstände unbedingt jeder Neuordnung der Versorgung psychisch Kranker und Behinderter vorauszugehen hat", betonte die Kommission, daß „beim Abwägen unausweichlicher Zielkonflikte... die Einbehaltung folgender Prinzipien gewährleistet bleiben muß" (Bundesministerium für Jugend, Familie, Frauen und Gesundheit 1974, 408):

- Das Prinzip der gemeindenahen Versorgung.
- Das Prinzip der bedarfsgerechten und umfassenden Versorgung aller psychisch Kranker und Behinderter.
- Das Prinzip der bedarfsgerechten Koordination aller Versorgungsdienste.
- Das Prinzip der Gleichstellung psychisch Kranker mit körperlich Kranken.

1.1 Die Entwicklung der Gemeindepsychiatrie

Die Notwendigkeit, die Empfehlung der Enquête-Kommission fortzuschreiben und aufgrund neuer Erfahrungen neue Rahmenbedingungen zu schaffen, zeigte sich im Verlauf der 80er Jahre. Denn nun lagen die Ergebnisse des 1976 von der Bundesregierung ins Leben gerufenen „Modellverbundes ambulante psychiatrische und psychotherapeutische/psychosomatische Versorgung" sowie des zwischen 1981 und 1986 mit einem Finanzvolumen von rund 500 Millionen DM durchgeführten „Modellprogramms Psychiatrie" der Bundesregierung vor. Eine von der Regierung bereits im September 1979 eingesetzte Expertenkommission hatte die Aufgabe, nicht nur die einzelnen Projekte im Hinblick auf ihre Bedeutung für die psychiatrische Versorgung vor Ort zu bewerten, sondern darüber hinaus allgemein verbindliche und hinreichend konkrete Empfehlungen für die weiteren Entwicklungsschritte abzugeben.

In ihrem am 11. November 1988 vorgelegten über 700seitigen Bericht unternimmt die Kommission dies, indem sie die einzelnen „Bausteine" in der psychiatrischen Versorgung hinsichtlich ihrer funktionellen Bedeutung für das Gesamtsystem kritisch analysiert und zugleich feststellt, daß in Zukunft Psychiatrieplanung ein integraler Bestandteil der Sozial- und Gesundheitsplanung einer kommunalen Gebietskörperschaft zu werden habe. Durch die Integration der Psychiatrie in das kommunale System der Daseinsvor- und Fürsorge werde sie zu einem Teil des politischen Gemeindelebens, sie findet dann nicht mehr „nahe“, sondern „in“ der Gemeinde statt, der Begriff „kommunale Psychiatrie“ beziehe von daher seine Berechtigung. Eine in die Lebenswirklichkeit der Bürger eingebundene und administrativ die vorgegebenen kommunalen Grenzen nicht überschreitende Psychiatrie „kann sich nicht auf die Aufgaben der unmittelbaren Behandlung und Betreuung der psychisch Kranken und Behinderten beschränken. Sie ist dazu aufgerufen ... bei der Herstellung von Lebensbedingungen mitzuwirken, die der Erhaltung und Förderung der seelischen Gesundheit der Bevölkerung dienen“ (Bundesministerium für Jugend, Familie, Frauen und Gesundheit 1988). Bei all diesen Bemühungen zur Umgestaltung der psychiatrischen Versorgung komme der angemessenen Betreuung der bisher weitgehend vernachlässigten Gruppe der chronisch psychisch Kranken eine herausragende Bedeutung zu. Dies nicht zuletzt deswegen, weil die Betreuung gerade dieser Gruppe psychisch Kranker und Behinderter langfristig zunehmend außerhalb des Krankenhauses, in ambulanten, komplementären und rehabilitativen Diensten und Einrichtungen geleistet werden könne.

Während sich die Enquête-Kommission zum großen Teil auf ausländische Vorbilder und Entwicklungen und nur ganz vereinzelt auf bundesrepublikanische Erfahrungen beziehen konnte, basieren selbst die programmatisch anmutenden Aussagen der Expertenkommission auf hinlänglich abgesicherten empirischen Untersuchungen. Teilweise lieferten „Modellprogramm“ und „Modellverbund“ wichtige Grundlagen, zu einem beträchtlichen Teil konnten sie jedoch auch durch andere gelungene Beispiele regionaler Versorgung gewonnen werden. Gerade den letzteren kommt deswegen eine verallgemeinerungsfähige Bedeutung zu, weil sie sozusagen unter Standardbedingungen entwickelt worden sind und auf die zusätzlichen finanziellen und personellen Hilfen der Förderung nicht zurückgreifen konnten. Dabei ist allerdings zu berücksichtigen, daß bisher wohl keine Region ohne jede Einschränkung behaupten kann, ihre psychiatrische Versorgungsstruktur entspräche schon jetzt in allen Belangen dem, was die zu betreuende Klientel und ihre Angehörigen an jeweiliger Unterstützung brauchen. Dies gilt vor allem für gerontopsychiatrische Patienten, Suchtkranke und psychisch kranke Kinder und Jugendliche.

2. Stationäre Versorgung

Gleichwohl ist unverkennbar, daß in den letzten zwei Jahrzehnten - von der Öffentlichkeit zum Teil unbemerkt - an vielen Orten der Bundesrepublik psychiatrische Reformen in Gang gekommen sind, die zumindest tendenziell auf eine Auflösung der psychiatrischen Großkrankenhäuser hinauslaufen, wenn auch die Widerstände gegen derartige Entwicklungen nicht zu verkennen sind. Lediglich das kleine Saarland hat bisher die programmatische Aussage der Psychiatrie-Enquête „wo immer möglich psychiatrische Abteilungen an Allgemeinkrankenhäuser anzugliedern“ (Bundesministerium für Jugend, Familie, Frauen und Gesundheit 1975, 409) weitgehend umgesetzt und beabsichtigt folgerichtig, das zentrale Großkrankenhaus planmäßig zu schließen und an seine Stelle insgesamt sechs psychiatrische Abteilungen an Allgemeinkrankenhäusern zu setzen, die die stationäre Versorgung zu gewährleisten haben. Andere Bundesländer sowie die großen Landschaftsverbände als Träger stationärer psychiatrischer Einrichtungen sind da viel zögerlicher. Obwohl oder auch gerade weil die früheren Anstalten meist nicht in Ballungsgebieten, sondern auf dem Lande liegen und in ihrer Region ein bedeutsamer Arbeitgeber sind, bemühen sich die Träger um ihren Erhalt, wobei sie von lokalen Politikern vielfach mit arbeitsmarktpolitischen Argumenten unterstützt werden.

Dabei werden die stationären Behandlungsfunktionen der großen Krankenhäuser - soweit es die Akutbehandlung psychisch Kranker betrifft - zunehmend von psychiatrischen Abteilungen an Allgemeinkrankenhäusern übernommen, während die Langzeit-Betreuung ehemals hospitalisierter Patienten in die Hände sogenannter komplementärer Einrichtungen (Wohn- und Übergangswohnheime, betreute Wohngemeinschaften sowie betreute Einzelwohnungen, Tagesstätten, betreute und beschützte Arbeitsplätze in der Industrie, Werkstätten für Behinderte etc.) übergegangen ist. In manchen Regionen in der Bundesrepublik hat sich durch diese aufeinander abgestimmten außerklinischen Betreuungsmaßnahmen die Anzahl der psychiatrischen Betten in den letzten 20 Jahren um mehr als 50 % vermindert. Allerdings gibt es hierbei große regionale Unterschiede, wie die Abbildung 1 zeigt.

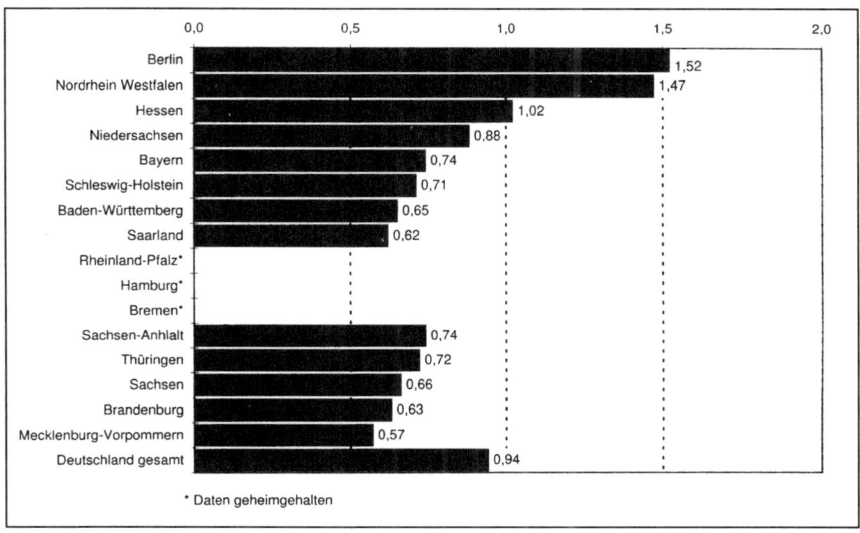

Abbildung 1: Bettenzahl je 1.000 Einwohner/Bundesland, 1992

Berlin und das bevölkerungsreiche Nordrhein Westfalen liegen weit an der Spitze, die neuen Bundesländer allesamt am Ende der Skala. Unverkennbar jedoch ist, daß die Verkleinerung der 210 rein psychiatrischen oder psychiatrisch-neurologischen Fachkrankenhäuser mit dem Abbau der Betten nicht Schritt gehalten hat (Abbildung 3). Wenngleich von 55.165 Betten nur weniger als 1 %

noch in Krankenhäusern mit über 1.000 Betten vorgehalten werden, stehen doch noch rund 16 % der Betten in Krankenhäusern mit einer Größe zwischen 500 und 1.000 Betten und etwa 27 % in Krankenhäusern mit einer Größe von 100 bis 500 Betten (Statistisches Bundesamt 1994). Unterteilt man hingegen die Gesamtzahl der 1994 insgesamt vorgehaltenen 69.830 Betten in solche, die in Fachkrankenhäusern stehen und solche, die Teil eines Allgemeinkrankenhauses sind, so scheint eine günstige Entwicklung in Gang gekommen zu sein. Laut Statistischem Bundesamt standen 1994 43.939 Betten in Fachkrankenhäusern 25.891 Betten in 145 psychiatrischen Abteilungen gegenüber mit weiterhin steigender Tendenz der Verlagerung in kleinere Einheiten.

Zu Zeiten der Psychiatrie-Enquête sah dies noch ganz anders aus. Im Jahre 1971 (Stichtagserhebung) standen von damals 98.757 psychiatrischen Betten mehr als 2/3 in Häusern mit mehr als 1.000 Betten und nur etwa 1 % in Psychiatrischen Abteilungen an Allgemeinkrankenhäusern mit bis zu 100 Betten (siehe Abbildung 2). Besonders hervorzuheben ist dabei die Tatsache, daß etwa 85 % der im Durchschnitt 80 Betten umfassenden psychiatrischen Abteilungen an Allgemeinkrankenhäusern eine regionale, je auf 150.000 Einwohner bezogenene Versorgungsverpflichtung eingegangen sind, das heißt zusammen mit den in der Region entwickelten komplementären und ambulanten Diensten ihr Gebiet autark versorgen. Das noch vor 20 Jahren heftig diskutierte Thema der sogenannten Zwei-Klassen-Psychiatrie - akut Kranke werden in Allgemeinkrankenhäusern versorgt, chronisch Kranke in die Anstalten abgeschoben - ist damit weitgehend gegenstandslos geworden.

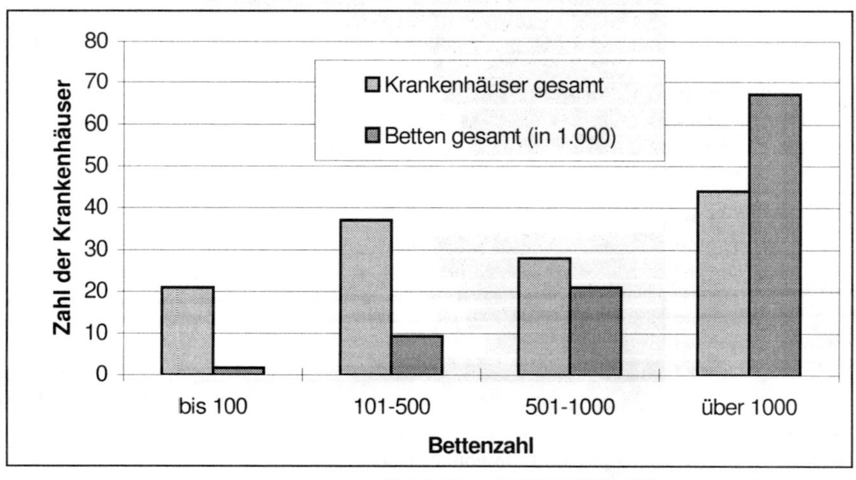

	bis 100	101-500	501-1000	über 1000
Krankenhäuser gesamt	21	37	28	44
Betten gesamt	1.711	9.373	21.065	67.148

Abbildung 2: Fachkrankenhäuser für Psychiatrie nach Bettenzahl 1971.
Quelle: Psychiatrie-Enquête

In diesem Prozeß der Rückverlagerung der Psychiatrie in die Gemeinde und der Betreuung der Betroffenen in der Region, in der sie auch schon vor ihrer Erkrankung gelebt haben, kommt den teilstationären, komplementären und ambulanten Einrichtungen und Diensten eine besondere Bedeutung zu. Neben dem Ziel, durch „Vorfeldarbeit" Krankenhausaufnahmen möglichst gänzlich zu vermeiden, auch die weitere Funktion, die langsfristige und kontinuierliche Betreuung chronisch psychisch Kranker in der Gemeinde dauerhaft zu gewährleisten. Daß diese Dienste, welcher Art auch immer, darüber hinaus in der Lage wären, eine primär-präventive Wirksamkeit im Sinne der Verhinderung der Entstehung psychischer Erkrankungen zu entfalten, ist selbst dort nicht nachweisbar geworden, wo dies das erklärte Ziel dieser Dienste war.

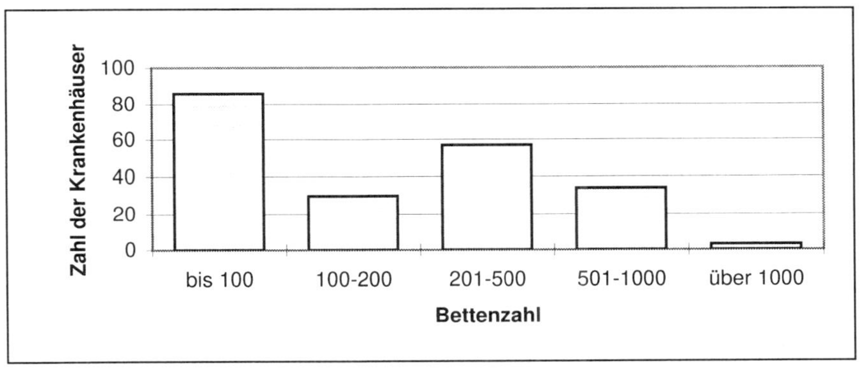

Betten (gesamt)	bis 100	100-200	201-500	501-1000	über 1000
Krankenhäuser (gesamt)	86	30	57	34	3
Betten (gesamt)	4.322	4.329	19.467	22.959	4.088

Abbildung 3: Psychiatrische Krankenhäuser nach Bettenzahl 1992

3. Teilstationäre Versorgung

An der Nahtstelle zwischen stationärer und ambulanter Betreuung sind die Tages- und Nachtkliniken angesiedelt. Sie vermitteln den Patienten, die der klinischen Rund-um-die-Uhr-Versorgung nicht mehr bedürfen, für die aber andererseits eine ambulante Behandlung noch nicht ausreicht, ihrer Behinderung angemessene Betreuungsformen, die sich in der Regel auf psychiatrische Therapie im engeren Sinne und die Einbeziehung von Elementen der therapeutischen Gemeinschaft stützen. Insbesondere die Einbindung des sozialen Umfeldes hat sich hierbei als wesentlicher Vorteil gegenüber der stationären Behandlung erwiesen. Während Nachtkliniken wegen der Konkurrenz anderer Angebote wie vor allem dem beschützten Wohnen praktisch nicht mehr existieren, haben sich Tageskliniken in der Regelbehandlung flächendeckend durchgesetzt. Sie sind vor allem in der Rehabilitation chronisch Schizophrener von Nutzen, wenngleich sie im Prinzip auch bei allen anderen Diagnosen unter den eingangs genannten Kautelen in Betracht kommen. Ihr Bedarf wird auf etwa 20 Plätze je 100.000 Einwohner geschätzt (Eikelmann 1998).

4. Komplementäre Dienste

4.1 Beschütztes Wohnen

In Nachfolge der Empfehlungen der Expertenkommission hat sich in den letzten 20 Jahren ein breiter Fächer beschützter Wohneinrichtungen namentlich für chronisch Kranke etabliert. Die Grundidee ist die Integration der Patienten in möglichst normale Wohn- und Lebensverhältnisse, wenn sie infolge ihrer Erkrankung nicht mehr in der Lage sind, ein selbständiges Leben zu führen. Neben der Bereitstellung eines realitätsnahen Lebensumfeldes ist die bedarfsorientierte Betreuung vor Ort das zweite wesentliche Standbein des beschützten Wohnens. Ziel ist es, die Patienten so lange als möglich aus der Klinik fernzuhalten bzw. ihnen überhaupt eine Perspektive außerhalb des Krankenhauses zu verschaffen und ihnen so viele soziale Fertigkeiten an die Hand zu geben, daß sie zu gegebener Zeit entweder selbständig oder zumindest weitgehend unabhängig von fremder Hilfe zu leben vermögen. Neben Übergangseinrichtungen und Pflegeheimen haben sich betreute Wohngemeinschaften und vor allem das betreute Einzelwohnen durchgesetzt. Geschätzt wird ein Bedarf von etwa 50 Plätzen je 100.000 Einwohner (Hülsmeier 1985). Auch wenn diese in der Regel bei freigemeinützigen Trägern angesiedelten Dienste durchaus die weiter oben formulierten Ziele zu erreichen vermögen (Gerhäuser, Mertzlin, Pfeifer & Dimmek 1987, Leff 1993), so bleiben derzeit manche Fragen offen. So ist unklar, für welche Patienten welche Wohnform geeignet ist, wie insbesondere in den Heimen Neuhospitalisierungen vermieden werden können und welche Qualitätskriterien zu entwickeln sind. Erste Schritte in dieser Richtung werden derzeit in Gestalt eines Rahmenplans zur Personalbemessung unternommen (Kunze 1997).

4.2 Beschütztes Arbeiten

Beschützte Arbeitsplätze werden vor allem in zwei Formen vorgehalten. Einmal als beschützte Werkstätten und zum anderen als Selbsthilfefirmen. Beiden gemeinsam ist das Ziel, durch möglichst realitätsnahe Arbeitsangebote die Arbeitsfähigkeit psychisch Kranker zu verbessern oder wiederherzustellen. Da vor dem Hintergrund der Arbeitsmarktentwicklung psychisch Kranken zunehmend der Weg in reguläre Arbeitsverhältnisse verschlossen bleibt, spielen spezifische Rehabilitationseinrichtungen wie Rehabilitationszentren für psychisch Kranke und Berufsförderungswerke kaum eine Rolle. Die beschützten Arbeitsangebote haben sich vielmehr zu einem Sonderarbeitsmarkt entwickelt, der den Patienten aber immerhin eine sinnvolle und entlohnte Tätigkeit anbietet und der vor allem auf die günstigen sozialen und psychologischen Aspekte von Arbeit abzielt.

5. Ambulante Dienste

5.1 Aufgaben und Funktionen

Wenn ambulante Dienste Aufgaben der vorsorgenden und nachgehenden Hilfen für chronisch psychisch Kranke erfüllen sollen, müssen sie sich auf die spezifischen Behinderungen ihrer Klientel einstellen. Üblicherweise handelt es sich dabei um Menschen, die infolge chronischer, zumeist schizophrener Psychosen und langjähriger Hospitalisation unter einem ausgeprägten Verlust ihres energetischen Potentials sowie einem Mangel an Selbstvertrauen leiden und deshalb häufig zum Rückzug neigen. Sie sind ferner oftmals außerstande, das Ausmaß der krankheitsbedingten Behinderung sachgerecht einzuschätzen, vermögen ihre Interessen nicht zu artikulieren und wirken in ihrem Verhalten zuweilen bizarr und absonderlich mit der Folge, daß die herkömmlichen Hilfsinstanzen der Gemeinden oftmals achselzuckend das Feld räumen, allenfalls bereit, in der Krise die Polizei hinzuzuziehen. Ein Fallbeispiel möge dies erläutern:

Ein bis dahin gesunder und vor der Verrentung als Schriftsetzer tätiger 64jähriger Mann entwickelte die wahnhafte Vorstellung, von Spionen verfolgt und von diesen mit dem Tode bedroht zu werden. Diese Angst zwang ihn zum Rückzug in sein Bett, welches er fortan nur noch verließ, um die Toilette aufzusuchen. Zwei von der Ehefrau gemeinsam mit dem Hausarzt erwirkte Einweisungen gegen seinen Willen in das zuständige 30 km entfernte Psychiatrische Krankenhaus brachten keinerlei Besserung. Zum Zeitpunkt des von uns 1988 durchgeführten Interviews lag Herr V. bereits seit sieben Jahren ununterbrochen im Bett und sprach kaum ein Wort über seine Ängste vor den vermeintlichen Verfolgern. Seine Ehefrau berichtete verzweifelt über ihre jahrelangen vergeblichen Versuche, Hilfe zu erlangen. Die am Ort vorhandenen ambulanten Pflegedienste sahen sich überfordert und verwiesen an einen niedergelassenen Nervenarzt, der seinerseits Hausbesuche ablehnte und das Ordnungsamt empfahl, welches das Kreisgesundheitsamt zu Rate zog, das aber keinen Grund für eine neuerliche Zwangseinweisung sah. Die Unterstützung, die Frau V. suchte, nämlich psychiatrisch kompetente Helfer, denen es durch regelmäßige Haubesuche und beharrlich-geduldige Zuwendung möglicherweise gelungen wäre, eine tragfähige Beziehung zu Herrn V. aufzubauen und sie in der mühsamen Pflege zumindest partiell zu entlasten, fand sie aber trotz jahrelangem Bemühen nicht.

5.2 Anforderungen

Aus dem geschilderten und kasuistisch beleuchteten Behinderungsprofil leiten sich bestimmte Grundforderungen für ambulante Dienste ab, die in Anlehnung an die englischen Richtlinien der Services for the Mentaly Ill (Burgess 1989) durch folgende Charakteristika gekennzeichnet sind: Ambulante Dienste müssen am Ort des Geschehens arbeiten und gut erreichbar sein, sie müssen sich flexibel und empfindsam auf den Bedarf einstellen, ein breit gefächertes, lückenloses und bedarfsgerechtes Angebot vorhalten und multidisziplinär arbeiten. Diese Forderungen stützen sich auf die wissenschaftlich gesicherte Kenntnis, daß sachgerechte ambulante Hilfen Krankheitsrückfälle und damit Klinikaufnahmen in nennenswertem Umfang verhindern können. So zeigten Vaughn und Leff (1976), daß eine konsequente Nachbetreuung der Patienten und ihrer Angehörigen im Verbund mit einer fachgerechten medikamentösen Therapie die Rückfallquote in den ersten neun Monaten nach der Klinikentlassung auf 15 % senken konnte. Eine unbehandelte Kontrollgruppe erlitt in 92 % aller Fälle im gleichen Behandlungszeitraum einen Krankheitsrückfall.

Welche Angebote zur Realisierung des genannten Kataloges vonnöten sind, beschreibt Kulenkampff (1990) anhand der in der Expertenkommission erarbeiteten Vorstellungen: Der Aufgabenkatalog umfaßt Beratung, Hilfen zur Tagesstrukturierung und Alltagsgestaltung, also sogenanntes lebenspraktisches Training, Arbeits- und Beschäftigungstherapie. Hilfen zu Erhalt und Aufbau zwischenmenschlicher Beziehungen und Hilfen zur Sicherung von rechtlichen und materiellen Ansprüchen. Ferner sollten die ambulanten Dienste aufsuchend tätig sein, „um über die Kontaktaufnahme, die Klärung der sozialen Situation aktivierend und motivierend erforderliche therapeutische Angebote vermitteln zu können und schließlich sollten sie längerfristige therapeutische Programme zur Verfügung stellen“. Hierbei wird besonderer Wert auf die enge funktionale Verzahnung dieser Angebote, also auf eine Verbundlösung, gelegt, da ein einzelner Dienst kaum in der Lage ist, all den genannten Aufgaben gerecht zu wenden.

Soweit der Anspruch. Die bundesrepublikanische Wirklichkeit zeigt ein anderes Bild. Die in den letzten 20 Jahren mit einer Gründungswelle psychosozialer Hilfsvereinigungen verbundene Entwicklung ambulanter Dienste verlief sehr inhomogen. Dies zum einen, weil verbindliche gesetzliche und vor allem finanzielle Vorgaben fehlten. Zum anderen, weil in dem Kompetenzgerangel öffentlicher und frei gemeinnütziger Träger die kommunale Verantwortung für die Versorgung gerade chronisch Kranker letztlich auf der Strecke blieb. So war es den Einzelinitiativen überlassen, vor Ort entsprechende Dienste zu schaffen. Welchen Beitrag diese Dienste zur Versorgung leisten, wie sie miteinander kooperieren und wie sie finanziert werden, soll anhand der einzelnen Einrichtungstypen im folgenden beschrieben werden.

5.3 Typen ambulanter Dienste

5.3.1 Institutsambulanzen

Institutsambulanzen sind gut ausgestatteten Sozialpsychiatrischen Diensten in der Arbeitsweise vergleichbar. Es handelt sich hierbei um multiprofessionell besetzte Dienste unter fachärztlicher Leitung, die Kliniken zugeordnet und am kassenärztlichen Verfahren beteiligt sind, die also auf Krankenschein abrechenbare Leistungen aller Berufsgruppen in Form einer Fallpauschale erbringen. Ähnlich wie die Sozialpsychiatrischen Dienste betreuen sie vorwiegend chronisch Kranke mit relativ schlechter Prognose und vermögen durch ihre Arbeit sowohl die Zwangseinweisungsraten als auch die Hospitalisierungsdauer zum Teil deutlich zu senken, ferner tragen sie zu einer erkennbaren Verbesserung der sozialen Integration chronisch psychisch Kranker bei, wie eine Reihe von Studien zeigt (Creutz 1975, v. Cranach 1981, Spengler 1989, Fähndrich 1995). Möglich ist dies, weil die Institutsambulanzen im Anschluß an die stationäre Behandlung gerade die schwierigen und besonders rückfallgefährdeten Patienten betreuen und somit die notwendige Behandlungskontinuität gewährleisten können. Auch stehen in den Institutsambulanzen neben den rein ärztlichen Behandlungen die Dienste der anderen Berufsgruppen zur Verfügung. Die Einrichtung von Institutsambulanzen war zunächst den Fachkrankenhäusern (wegen ehedem kaum vorhandener extramuraler Alternativen) vorbehalten. Dieses Privileg wird den psychiatrischen Abteilungen an Allgemeinkrankenhäusern in der Regel noch immer mit dem Hinweis versagt, dem Sicherstellungsauftrag der ambulanten Versorgung sei durch die niedergelassenen Nervenärzte Genüge getan. Dennoch erbringen die Abteilungen zuweilen über den Weg der Ermächtigung des Chefarztes den jeweiligen ärztlichen Leistungen der Institutsambulanzen vergleichbare Leistungen, wenn auch in kleinerem Maßstab. Inzwischen verfügt aber ein Drittel der psychiatrischen Abteilungen an Allgemeinkrankenhäusern ebenfalls über rechtlich abgesicherte Institutsambulanzen.

5.3.2 Sozialpsychiatrische Dienste

Die in der Tradition der Außenfürsorgestellen stehenden sozialpsychiatrischen Dienste haben in der Versorgung chronisch Kranker eine Schlüsselposition inne. Dies vor allem dort, wo sie Teil der Gesundheitsämter sind, die ja immer schon mit Begutachtungen im Rahmen von Zwangseinweisungen oder Entmündigungs- bzw. Betreuungsverfahren und damit vor allen mit der Zielgruppe chronisch Kranker befaßt waren. Die hierfür erforderliche Fachkompetenz legte die Aufstockung des Amtspersonals durch Nervenärzte, Krankenschwestern und Sozialarbeiter ohnedies nahe. Gleichwohl konnten die kommunalen Gebietskörperschaften durch solche Sachargumente allein nicht dazu bewegt werden, ihre Haushaltspläne um die hierfür notwendigen Stellen zu erweitern. Dies gelang erst über den Umweg einer Novellierung der Landesunterbringungsgesetze. Diese dem Polizeirecht entstammenden Gesetze, die die zwangsweise Unterbringung psychisch Kranker regelten und ausschließlich dem Schutz der öffentlichen Sicherheit und Ordnung dienten, wurden in den 70er Jahren um den Aspekt der Fürsorge ergänzt, in den neuen Psychisch-Kranken-Gesetzen wurde der Rechtsanspruch auf ambulante Hilfen zur Prävention vermeidbarer Hospitalisierungen festgeschrieben. Auf diese Weise waren die Kommunen per Gesetz gehalten, multiprofessionell besetzte Fachdienste einzurichten, die häufig mit den Gesundheitsämtern verknüpft und obligat mit Fachärzten versehen wurden. Auch wenn diesen neu geschaffenen sozialpsychiatrischen Diensten - von Hannover abgesehen - ein Recht auf Behandlung, also beispielsweise die Verordnung und Verabfolgung von Medikamenten verweigert wurde, so erwiesen sie sich doch recht bald als sehr effektiv im

Rahmen der Vor- und Nachsorge. Dies zum einen, weil sie in Folge ihrer multiprofessionellen Ausstattung über ein breites Interventionsinstrumentarium verfügen und dann vor allem, weil sie aufsuchend tätig sind, das heißt im Krisenfall vor Ort die notwendigen Hilfen anbieten. Anders als niedergelassene Nervenärzte erreichen sie so die angezielten Gruppen schwerer chronisch gestörter psychisch Kranker und vermögen eine angemessene Nachbetreuung zu gewährleisten (Katschnig 1981). Hierdurch konnte beispielsweise in Hannover nicht nur die „Schwundquote“ - also die Zahl der Behandlungsabbrüche nach der Entlassung aus der Klinik auf 35 % gesenkt werden, ein im Vergleich zu der weiter oben angegebenen Abbruchquote von 85 % beachtlicher Wert. Es gelang darüber hinaus auch, die Anzahl der Zwangseinweisungen um 65 % zu senken (Bauer, Haselbeck 1983). In einer weiteren Untersuchung der gleichen Dienste führte Haselbeck (1987) den Nachweis, daß durch die ambulanten Hilfen in einem Berichtszeitraum von sechs Jahren bei 80 % der Langzeitpatienten die Hospitalisationsdauer verkürzt werden konnte. In den Bundesländern, die sich nicht zu einem gesetzlich verankerten Anspruch auf Hilfen entschließen wollten (Baden-Württemberg, Bayern), blieb die Einrichtung Sozialpsychiatrischer Dienste dem freien Spiel der Kräfte überlassen. Dort sind sie überwiegend bei freigemeinnützigen Trägern angesiedelt und werden in der Regel von Sozialarbeitern betrieben. Fachärzte sind vor allem aus Kostengründen nicht vorgesehen. Solcherart in ihren Leistungsspektrum beschnitten, nehmen sie entweder die Gestalt von Beratungsstellen oder Außenfürsorgestellen klassischen Zuschnitts an und vermögen folgerichtig „die Zielgruppe chronisch psychisch Kranker nur mit Einschränkungen zu erreichen und stationäre Aufenthalte nicht zu vermindern“, wie Rössler (1987) in einer Untersuchung über die außerstationäre Versorgung in Baden-Württemberg feststellte. Hieraus folgert er allerdings, daß Hausärzte und Nervenärzte in die Bresche zu springen hätten, was aus allen genannten Gründen gerade nicht die Lösung des Problems sein kann.

5.3.3 Nervenfachärzte

Die mit der ambulanten Versorgung eigentlich befaßten niedergelassenen Nervenfachärzte werden der Aufgabe, chronisch Kranke zu betreuen, nicht in dem gebotenen Umfang gerecht, auch wenn sich ihre Zahl zwischen 1980 und 1997 nahezu vervierfacht hat und derzeit rein rechnerisch für rund 18.000 Einwohner ein Nervenarzt zur Verfügung steht. Obwohl damit eine enorme Ausweitung der Inanspruchnahme verbunden ist, wissen wir, daß dennoch 2/3 aller Patienten mit psychiatrischen Leiden von Hausärzten und Internisten betreut werden (Bochnik 1987). Andererseits wenden sich gerade die Patienten, bei denen eine personalintensive Rückfallprävention vonnöten ist, in der Regel nicht an frei praktizierende Nervenärzte. So zeigten früher schon verschiedene Untersuchungen, daß bis zu 85 % der aus Krankenhäusern entlassenen Patienten einen niedergelassenen Nervenarzt nicht aufsuchen und die notwendige Weiterbehandlung mithin abbrechen (Bosch & Pietzcker 1975, Dilling 1977), was in der Regel zu neuerlichen Rückfällen und unnötigen Wiederaufnahmen in den Kliniken führt. Dem entsprechen auch die Ergebnisse der neueren Nervenarztstudie (Bochnik u. Koch), die das Leistungsspektrum frei praktizierender Psychiater untersucht. Obwohl die Studie zum Beweis des Gegenteils gedacht war, so zeigen ihre Zahlen doch, daß das Angebot der niedergelassenen Nervenfachärzte an dem Bedarf der in Rede stehenden Patientengruppen vorbeigeht: lediglich 10 % der 1984 von ihnen betreuten Patienten sind den Formenkreisen der Psychosen zuzuordnen, also den Risikogruppen, für die eine dicht geknüpfte ambulante Betreuung zwingend erforderlich ist. Befragt man hierzu diese Patienten, so sind zahlreiche Klagen über die Nervenärzte zu hören: vor allem der Mangel an Zeit und Zuwendung, zu wenig klärende Gespräche, zu viele Medikamente und insgesamt zu wenig Information über die Erkrankung (Berger & Engfer 1989). Dies hat nicht zuletzt mit der kassenärztlichen Gebührenordnung zu tun, die bedarfsgerechte psychiatrische Leistungen, also „Gesprächsmedizin“ im Gegensatz zu apparativen Maßnahmen generell unterbewertet. So zeigen die Erfahrungen einer Klinikambulanz, daß für eine sachgerechte fachärztliche Betreuung chronisch Schizophrener ein Schlüssel von einen Arzt auf 40 Patienten erforderlich ist (Müller 1991), eine unter privatwirtschaftlichen Gesichtspunkten nicht darstellbare Relation. Zum anderen bedarf der in Rede stehende Personenkreis regelmäßiger sozialer Interventionen, die von frei praktizierenden Nervenärzten nicht erbracht werden können. In Rahmen des sogenannten kleinen Modellverbundes unternommene Versuche, Ergotherapeuten und Sozialarbeiter in Nervenarztpraxen zu integrieren, scheiterten nach Auslaufen der Bundesfinanzierung an den Kosten oder an der mangelnden Kooperation (Holler, Schreckling & Ghaemi 1989). Letztere scheint auch nicht üblich zu sein: gemäß der bereits zitierten Nervenarztstudie berichteten lediglich 2 % der befragten Ärzte über regelmäßige Zusammenarbeit mit anderen sozialen Diensten. Dies mag sich mit dem Heranwachsen einer neuen Ärztegeneration und der Einrichtung weiterer ambulanter Dienste in der Zukunft ändern.

5.3.4 Psychologen/Psychotherapeuten

Niedergelassenen Psychologen und Psychotherapeuten kommt bei der Versorgung chronisch psychisch Kranker, von Einzelfällen abgesehen kaum eine Bedeutung zu. Auch wenn sich ihre Zahl alleine in den Jahren 1980 bis 1983 vervierfacht hat (Prognos AG 1988) und derzeit in der BRD insgesamt ca. 20.000 Psychotherapeuten/-innen praktizieren (Becker-Fischer & Fischer 1997), die etwa 100.000 von den Krankenkassen finanzierte Psychotherapien jährlich durchführen, so kommen diese Angebote ganz überwiegend solchen Personen zugute, die im allgemeinen psychiatrischen Versorgungssystem nur selten in Erscheinung treten, auch wenn die entsprechenden Störungen durchaus beachtliche Einbußen an Lebensqualität zur Folge haben können. Zudem bestehen üblicherweise lange Wartezeiten von bis zu einem Jahr, was dem weiter oben beschriebenen Anforderungsprofil in keiner Weise entspricht. Ob das 1999 in Kraft tretende Psychotherapeutengesetz hieran etwas zu ändern vermag, muß bezweifelt werden.

5.3.5 Beratungsstellen

Beratungsstellen reinen Typs spielen in der Systematik der ambulanten Versorgung eine nur untergeordnete Rolle. Dies ist in erster Linie Ausdruck ihrer Angebotsstruktur, Die Patienten müssen dorthin kommen, einen Termin vereinbaren und erhalten außer Rat und gegebenenfalls psychotherapeutischen Angeboten nichts, was ihnen weiterzuhelfen vermöchte. Chronisch Kranke sind aber in der Regel selbst zu diesem Schritt nicht in der Lage, sie benötigen zudem andere Hilfen, nämlich lebenspraktische Unterstützung und Begleitung im Alltag. Aus diesem Grunde konnten sich Beratungsstellen nur dann behaupten, wenn sie ihr Angebot um die von der Expertenkommission sogenannte Kontaktstellenfunktion - also tagesstrukturierende Hilfen und Freizeitangebote - erweitern oder sich im Sinne einer Verbundlösung mit anderen Diensten assoziierten. Wenn eine Beratungsstelle, wie das Beispiel Laubach/Hessen zeigt, in einer ländlichen Region eigenständige Versorgungsstrukturen entwickelt, Hausbesuche durchführt, Freizeitaktivitäten anbietet, Laienhilfe organisiert und eng mit anderen Diensten kooperiert, vermag sie durchaus wertvolle Dienste zu leisten (Breuer, Köhl & Nienhaus 1988). Dies lehren auch die Erfahrungen im Kreis Höxter, wo durch die Arbeit eines Beratungszentrums im Verbund mit einem Sozialpsychiatrischen Dienst und einem ärztlich besetzten Krisentelefon die Rate der Zwangseinweisungen und die Anzahl der Aufnahmen in der zuständigen psychiatrischen Abteilung des Krankenhauses Bad Driburg deutlich gesenkt werden konnte (Pfeifer et al. 1988). Beratungsstellen befinden sich in der Regel in den Händen kirchlicher oder freier Träger und werden von den kommunalen Gebietskörperschaften sowie teilweise durch zeitlich befristete Sonderprogramm der Länder oder des Bundes finanziert, was jedoch ihre langfristige Existenz häufig in Frage stellt.

5.3.6 Kriseninterventionsdienste

Da Institutsambulanzen und Sozialpsychiatrische Dienste in der Regel nachts und an den Wochenenden ihre Pforten schließen und an den allgemeinärztlichen Notdienst verweisen, wird insbesondere von den Angehörigen psychisch Kranker immer wieder der Ruf nach Kriseninterventionsdiensten laut. Tatsächlich existieren nur in einigen wenigen Regionen der BRD Kriseninterventionszentren, was zunächst mit der aufwendigen Personal- und damit kostenintensiven Organisationsstruktur zu tun hat, dann aber auch mit der kontrovers geführten Diskussion um die Notwendigkeit solcher Spezialdienste. Während einerseits aufsuchende Notfalldienste als unabdingbarer Bestandteil kommunaler Versorgungsstrukturen gesehen werden (Nouvertne 1991), wird andererseits darauf verwiesen, daß gut organisierte Versorgungssysteme als solche krisenpräventive Wirkung entfalten. Dies dürfte insbesondere dann gelten, wenn psychiatrische Abteilungen an Allgemeinkrankenhäusern in die Notfallversorgung einbezogen sind.

Darüber hinaus lehrt die in etablierten Kriseninterventionszentren gemachte Erfahrung zweierlei (siehe hierzu Katschnig 1986):

1. Die Inanspruchnahme der Kriseninterventionsdienste wird offensichtlich eher von ihrer Organisationsstruktur als von ihrer Nachfrage bestimmt. Wenn die Dienste eigenständig arbeiten, neigen sie offenbar in stärkerem Maße zur Selektion und zielen an dem eigentlichen Bedarf, der Kerngruppe chronisch Kranker vorbei. Dies läßt sich wohl nur dort vermeiden, wo die Krisenzentren, etwa in der Gestalt von emergency rooms, eng mit einer psychiatrischen Klinik verbunden sind.

2. Der zeitliche Schwerpunkt der Inanspruchnahme liegt bei allen befragten Krisendiensten in den Abendstunden und an den Wochenenden. Unter der Voraussetzung eines gut ausgebauten gemeindepsychiatrischen Versorgungssystems dürften also relativ geringfügige organisatorische Änderungen, wie zum Beispiel die Verschiebung von Dienstzeiten in die Abend- und Wochenendstunden genügen, um die Mehrzahl dar Krisen abzufangen. Eigenständige Krisendienste wären unter diesen Bedingungen eher überflüssig. Gleichwohl müssen regionale Besonderheiten bedacht werden. Die Frage stellt sich in ländlichen Gegenden anders als in der Stadt. Grundsätzlich gilt aber: „Patienten und Angehörige sollten darauf vertrauen können, daß eine Krankenschwester, ein Arzt oder ein Sozialarbeiter im Notfall rasch (und jederzeit) einen Hausbesuch macht und die notwendigen Maßnahmen unternimmt" (Wing 1986).

5.3.7 Psychosoziale Dienste

Die erst seit wenigen Jahren bestehenden psychosozialen Dienste wenden sich an die psychisch Kranken, die noch über reguläre Arbeitsplätze verfügen. Um diese zu erhalten, sieht § 31 des Schwerbehindertengesetzes die Möglichkeit der psychosozialen Betreuung am Arbeitsplatz vor sofern die Betroffenen psychisch schwer behindert sind. Da die hierfür eigentlich zuständigen Hauptfürsorgestellen mit dieser Aufgabe überfordert sind, wurde diese Funktion gelegentlich an freigemeinnützige Träger delegiert, die vor Ort mit einem Betreuungsschlüssel von einem Mitarbeiter auf 20 Arbeitsplätze das heikle Geschäft übernehmen, zwischen Arbeitgebern, Betriebsräten und den Betroffenen zu vermitteln. Erste Erfahrungen zeigen, daß diese vom Charakter her aufsuchend-ambulante Tätigkeit sehr erfolgversprechend ist, wenngleich auf beiden Seiten noch manche Hürden zu überwinden sind. Arbeitgeber befürchten zuweilen Einmischungen in die Betriebsabläufe, die Betroffenen wünschen oft keine Betreuung, weil sie ihre Erkrankung lieber verschweigen. Dennoch konnte bislang in den wenigen Regionen, die psychosoziale Dienste anbieten, mancher Arbeitsplatz gerettet werden, der sonst unwiederbringbar verlorengegangen wäre (Bauer & Berger 1988).

5.3.8 Tagesstrukturierende Hilfen

Mit dem Ausbau der extramuralen Dienste kristallisierte sich immer deutlicher eine Gruppe nicht mehr erwerbsfähiger chronisch Kranker heraus, die dann nicht mehr in der Klinik sein muß, wenn eine angemessene ambulante Betreuung, vor allen aber tagesstrukturierende Hilfen vorhanden sind. Hilfen, die indes unterhalb des Niveaus einer Werkstatt für psychisch Kranke oder einer Tagesklinik anzusiedeln sind, da diese Patienten von den zuletzt genannten Angeboten rasch überfordert werden. Allzu häufig mündet dies in Krankheitsrückfälle und Wiederaufnahmen in der Klinik.

Aus diesem Grunde sind Tagesstätten entstanden. Dies sind Orte der Begegnung, in denen sich psychisch Kranke unverbindlich und ohne Aufnahmeformalitäten treffen, einen Kaffee trinken oder Mahlzeiten gegen Bezahlung einnehmen und sich unterhalten können. Gleichzeitig besteht aber die Möglichkeit, zu arbeiten, in der Regel eine einfache Tätigkeit im Bereich Montage und Konfektionierung, die je nach individueller Belastbarkeit stundenweise getan werden kann, wofür - und dies ist besonders wichtig - der Stundenlohn immer gleich ausbezahlt wird. Hierdurch wird der Zusammenhang zwischen Arbeit und Ertrag, der den Patienten infolge ihrer langjährigen Krankheit oft verlorengegangen ist, wieder umittelbar erfahrbar gemacht. Die Tagesstätten bieten insofern alle Elemente eines gewöhnlichen Werktags, wobei die Anforderungsschwelle bewußt niedrig gelegt ist. Dieses Angebot, bei der die Betreuung gewissermaßen nebenher stattfindet, hat den konzeptionell auch intendierten Vorteil, daß die Patienten das allfällige Problem von Nähe und Distanz gemäß den eigenen Bedürfnissen steuern können, was ihnen das Kommen sehr erleichtert. Die Tagesstätten dienen auf diese Weise nicht der Rehabilitation im engeren Sinne, sondern der Bewahrung und Entfaltung noch vorhandener Fähigkeiten.

Die bisherigen Erfahrungen zeigen, daß solcherart organisierte Tagesstätten zum zentralen Bestandteil der ambulanten Versorgung gerade chronisch Kranker werden können. Sie befinden sich gleichsam an der Schnittstelle zwischen den ambulanten und den komplementären Diensten. Die sie kennzeichnende Verbindung zwischen Begegnungsbereich und den tagesstrukturierenden Hilfen bringt aber zugleich Finanzierungsprobleme mit sich, da nach dem Bundessozialhilfegesetz für den Begegnungsbereich der örtliche, für den Arbeitsbereich der überörtliche Sozialhilfeträger zuständig ist und im Einzelfall naturgemäß nie entschieden werden kann, wer welches Angebot wie lange in Anspruch genommen hat. Dies führt im günstigsten Fall zu pauschalen nach Quoten festgelegten Finanzierungsabsprachen, im ungünstigsten Fall zu fortwährenden Querelen mit den Kostenträgern.

5.4 Verbundlösungen

Die Vielfalt der beschriebenen Dienste führt zwangsläufig zu Reibungsverlusten und verlangt daher ein hohes Maß an Kooperation und Koordination. Dies ist einer der Gründe, weshalb die Expertenkommission unter dem Stichwort „Gemeindepsychiatrischer Verbund" eine funktionale Verklammerung aller Dienste empfohlen hat. In einigen Regionen der BRD sind nun freie Träger dazu übergegangen, die jeweiligen Dienste nicht nur organisatorisch, sondern auch räumlich zusammenzulegen. Die Verknüpfung der ambulanten Angebote unter dem Dach eines „Gemeindepsychiatrischen Zentrums" verfolgt die Absicht, die einzelnen Dienste enger miteinander zu verbinden, den Austausch zu fördern und unnötige Mehrfachbetreuungen zu vermeiden. Vor allem aber soll den Betroffenen der Zugang erleichtert und eine höhere Transparenz des Angebotes erreicht werden. Die im folgenden genannten Beispiele zeigen auf den ersten Blick ein sehr vielgestaltiges Bild. Sie sind sich aber in der Aufgabenstellung und in den angebotenen Lösungen weitgehend ähnlich. Zum einen, weil sie die gleiche Zielgruppe psychisch Kranker betreuen und zum anderen, weil sie sich zur Versorgung aller aus ihrem Einzugsbereich stammender Patienten verpflichtet haben.

In Lübeck betreibt ein vornehmlich von Laienhelfern initiierter Verein „Die Brücke“ in einem zentral gelegenen, denkmalgeschützten Haus ein Sozialpsychiatrisches Zentrum. Diese in der Rechtsform einer GmbH geführte Einrichtung umfaßt eine Tagesklinik, eine Tagesstätte, einen Club als Begegnungsbereich, einen Laden und eine Tischlerwerkstatt. Durch die räumliche und organisatorische Verbindung besteht eine hohe Durchlässigkeit der einzelnen Angebote, was dem Wechsel von einer Betreuungsform in die andere zustatten kommt (Bruhn 1988).

Der psychosoziale Trägerverein Solingen betreut chronisch Kranke durch einen ambulanten Dienst, der seine Betreuungstätigkeit vorwiegend aufsuchend versieht und einen Notfalldienst einschließt, der rund um die Uhr zur telefonischen Krisenintervention, aber auch zu Hausbesuchen zur Verfügung steht. Dieser Dienst kann bei Bedarf auch auf acht Krisenbetten zurückgreifen, die einer in der gleichen Trägerschaft befindlichen Tagesklinik angegliedert sind. Weiterhin existiert eine Tagesstätte, in deren Zentrum ähnlich wie in Bern ein runder Tisch steht, der es den Patienten gestattet, das ihnen zuträgliche Maß an Kommunikation frei zu bestimmen (Nouvertne & Hoffnann 1991).

Der Offenbacher Verein Lebensräume e.V. faßt unter einem Dach die Tagesstätte, eine Kontakt- und Beratungsstelle, den psychosozialen Dienst und die aufsuchende Betreuung zusammen (Bauer & Berger 1988, Bauer 1997). Hierdurch können - und dies gilt im Grundsatz für alle drei Beispiele - die Angebote auf das jeweilige Behinderungsprofil paßgenau zugeschnitten werden. Zudem muß die Einrichtung nicht gewechselt werden, wenn sich im Verlauf der Erkrankung der Betreuungsbedarf ändert. Hierdurch erlangen die Patienten ein hohes Maß an Vertrautheit mit der Einrichtung und den Therapeuten, was die Zahl der Krisen und der Behandlungsabbrüche deutlich senkt. Dieses Konzept hat sich in Offenbach bewährt, weshalb in den benachbarten Landkreisen Offenbach und Groß-Gerau inzwischen insgesamt fünf gemeindepsychiatrische Zentren mit jeweils unterschiedlichen, den regionalen Besonderheiten angepaßten Strukturen entstanden sind. Getragen werden diese Dienste von drei freigemeinnützigen Trägern, die ihre Aufgaben in mit den Landkreisen geschlossenen Kooperationsverträgen festgelegt haben.

An der Finanzierung der beschriebenen Zentren sind infolge ihres breiten Angebotes eine Vielzahl von Kostenträgern beteiligt, an den ambulanten Diensten des Vereins Lebensräume beispielsweise das Hessische Sozialministerium, der überörtliche Sozialhilfeträger, die beteiligten Kommunen und die Hauptfürsorgestelle. Die Krankenkassen finanzieren vereinzelt zusätzlich ambulante Ergotherapie. Dies zwingt zu einem hohen administrativen Aufwand und fortwährenden Neuverhandlungen mit den Kostenträgern, gleichzeitig aber auch zu einer nicht unerheblichen Verunsicherung bei der Planung zukünftiger Projekte insbesondere auf dem Hintergrund der aktuellen sozialpolitischen Entwicklung. Bedauerlicherweise fehlt hier wie anderswo eine empirisch fundierte Erfahrungsbasis, die in der Lage wäre, die im Alltag unschwer zu erkennenden positiven Effekte der ambulanten Dienste wissenschaftlich zu untermauern.

6. Dienste für ältere Menschen

Die Betreuung desorientierter alter Menschen wird in Zukunft insbesondere aufgrund der steigenden Zahl älterer Menschen an Bedeutung gewinnen. Die Ergebnisse des Modellprogramms Psychiatrie zeigen, daß etwa 5 bis 8 % der Gesamtbevölkerung an psychischen Alterskrankheiten leidet. Das entspräche bei niedriger Schätzung etwa 5.000 psychisch Alterskranken je 100.000 Einwohnern, wovon etwa 1/4 als dringend behandlungsbedürftig zu betrachten sind. In den psychiatrischen Kliniken sind etwa 20 % aller aufgenommenen Patienten über 60 Jahre alt, hirnorganische Psychosyndrome sind die vierthäufigste der Diagnosegruppen. Hieran zeigt sich, wie groß der Versorgungsbedarf psychisch Alterskranker ist. Deren größter Anteil wird jedoch außerhalb der psychiatrischen Institutionen versorgt, vor allem wohl deshalb, weil nach wie vor entsprechende extramurale Angebote fehlen. Die bestehende ambulante Infrastruktur der Altentagesstätten steht in der Regel für altersverwirrte Menschen nicht zur Verfügung. Darüber hinaus existieren nur in sehr wenigen Regionen spezialisierte ambulante Dienste, die wie u.a. in Gütersloh, Nürtingen und in Riedstadt von den Kliniken aus über die Institutsambulanzen organisiert wurden. Die Vielzahl der im Rahmen der Pflegeversicherung entstandenen ambulanten Pflegedienste vermochten diese Lücke nur teilweise zu schließen, weil sie ausschließlich auf die körperliche Grundpflege eingerichtet sind und die erforderliche psychosoziale Unterstützung versagen, nicht zuletzt weil diese Leistungen von den Pflegekassen in aller Regel nicht erstattet werden.

Die Empfehlungen der Expertenkommission zielen auf die Schaffung eines spezifisch gerontopsychiatrischen Dienstes, der mit der allgemeinen psychiatrischen Versorgungsstruktur eng verbunden sein soll. Zentraler Bestandteil der Versorgung sollte nach dieser Vorstellung ein Gerontopsychiatrisches Zentrum sein, das für eine Region von cirka 250.000 Einwohnern einzurichten wäre. Das Gerontopsychiatrische Zentrum besteht im Kern aus einer Tagesklinik, einem ambulanten Dienst und einer Altenberatung. Während den Tageskliniken die Aufgabe der Behandlung und individuell abgestimmter Rehabilitationspläne zukäme, hätten die ambulanten Dienste die Aufgaben der Beratung von Hausärzten, Sozialdiensten und Heimen, ferner die ambulante Betreuung durch Hausbesuche in Abstimmung mit den Sozialstationen und Sozialpsychiatrischen Diensten und schließlich den Aufbau tagesstrukturierender Angebote beispielsweise in Form gerontopsychiatrischer Tagestätten zu übernehmen. Im Rahmen der Altenberatung sollen Sprechstunden zur Information über und Vermittlung von regionalen Hilfsmöglichkeiten eingerichtet werden. Die Gerontopsychiatrischen Zentren sollten von einem interdisziplinären Team geleitet werden, das aus Fachärzten für Psychiatrie, Psychologen, Kranken- und Altenpfleger/-innen, Beschäftigungstherapeuten und Krankengymnasten besteht und organisatorisch an die bestehenden psychiatrischen Kliniken oder an freie Träger, die im Versorgungsgebiet Einrichtungen der Altenhilfe unterhalten, angebunden werden. Diese von der Expertenkommission 1988 favorisierte Betreuungsstruktur ist aber bisher praktisch nirgendwo realisiert worden.

I. Ambulanter Bereich

1. Hausärzte
2. Niedergelassene Ärzte für Psychiatrie und Psychotherapie/Nervenärzte
3. Institutsambulanzen
4. Polikliniken
5. Sozialpsychiatrischer Dienst
6. Nichtmedizinische Beratungs- und Betreuungsdienste
7. Nichtprofessionelle Hilfsangebote

II. Teilstationärer Bereich

1. Tageskliniken für psychisch kranke Erwachsene
2. Gerontopsychiatrische Tageskliniken
3. Nachtkliniken (selten)

III.Stationärer Bereich

1. Psychiatrische Fachkrankenhäuser
2. Psychiatrische Abteilungen an Allgemeinkrankenhäusern
3. Psychiatrische Universitätskliniken

IV.Komplementär-rehabilitativer Bereich

1 Tagesstätten für erwachsene psychisch Kranke
2. Übergangs- und Dauerwohnheime
3. Betreutes Wohnen
4. Kontakt- und Beratungsstellen
5. Psychosoziale Dienste
6. Werkstätten für psychisch Kranke (WfB)
7. Selbsthilfefirmen für psychisch Kranke

Tabelle 1: Versorgungseinrichtungen für psychisch kranke erwachsene und ältere Menschen im Überblick

7. Ausblick

Obwohl die psychiatrische Reform in der Bundesrepublik in den letzten 20 Jahren ein gutes Stück vorangekommen ist, ist sie doch noch weit entfernt von der in den 60er Jahren zum Beispiel von Kisker formulierten Programmatik einer „Psychiatrie ohne Bett". Ein psychiatrisches Versorgungssystem ohne „Betten" zu betreiben ist freilich selbst in jenen Ländern nicht gelungen, in denen die Auflösung bzw. Schließung psychiatrischer Krankenhäuser eine Zeit lang zum Bestandteil offizieller Regierungspolitik geworden war, zum Beispiel in einigen Regionen Italiens oder in Kalifornien. Zwar haben diese Experimente gezeigt, daß ein bedürfnis- und bedarfsgerechtes psychiatrisches Betreuungssystem mit sehr viel weniger stationären Betten auskommt, als dies derzeit noch der Fall ist; klar geworden ist jedoch auch, daß die Anzahl psychiatrischer Betten pro 1.000 Einwohner unter den kritischen Grenzwert von ca. 0,3 ‰ nur unter Inkaufnahme der groben Vernachlässigung chronisch psychisch Kranker gedrückt werden kann. Diese finden sich dann vermehrt unter Obdachlosen, Gefängnisinsassen, Alters- und Behindertenheimen, in denen eine adäquate Betreuung nicht mehr gewährleistet ist.

Hieran vermögen auch gut ausgebaute ambulante Dienste kaum etwas zu ändern. Sie erreichen insbesondere dann nicht die besonders gefährdete Klientel, wenn sie eine „Komm-Struktur" aufweisen, statt aktiv zu- und nachgehend zu arbeiten. Dies aber ist deswegen erforderlich, weil chronisch psychisch Kranke nur dann zu einer (oft notwendigen) kontinuierlichen Behandlung zu motivieren sind, wenn die entsprechenden Betreuungsangebote wie der Schlüssel zum Schloß ihrer Behinderung paßt.

Darüber hinaus zeigt die Erfahrung, daß die ambulanten Dienste um so wirksamer sind, je besser sie mit den übrigen in einer Region vorhandenen Einrichtung kooperieren und je mehr die Angebote untereinander abgestimmt sind. Dies ist keineswegs selbstverständlich. Da weder die einzelnen kommunalen Gebietskörperschaften noch die Länder eindeutige Planungskompetenzen besitzen, ist es nur allzu oft dem freien Spiel der Kräfte überlassen, ob ein bestimmter Träger eine bis dahin brachliegende Aufgabe übernimmt, oder ob er mit einem ähnlichen bzw. gleichen Angebot zu einem anderen Träger in Konkurrenz tritt. Dieser sich aus dem Subsidiaritätsprinzip herleitende „Wildwuchs" hat in der Vergangenheit gerade im Bereich der ambulanten psychiatrischen und psychosozialen Dienste zu vielfältigen Unzuträglichkeiten, vor allem aber dazu geführt, daß die Gruppe der schwerer und chronisch psychisch Kranken ambulant weitgehend unversorgt blieb, während weniger stark behinderte Patienten/Klienten nicht selten unter mehreren Angeboten wählen konnten.

Um diesem Mißstand zu begegnen, ist man in einigen Regionen dazu übergegangen, die freien Träger vertraglich zu verpflichten, sektorbezogen für eine bestimmte Bevölkerungsgruppe *alle* notwendigen Dienste vorzuhalten, neben den ambulanten vor allem auch die komplementären Dienste wie betreutes Wohnen und beschützte Arbeitsplätze. Sofern sich einzelne Träger einem derartigen Gesamtkonzept verweigern, fallen sie zumindest aus der kommunalen

Förderung heraus und gefährden dadurch die Existenz eventuell von ihnen betriebener anderer Einrichtungen und Dienste.

Die Hoffnung ist, daß es mit Hilfe dieses „goldenen Zügels" gelingt, auch der erfahrungsgemäß schwierigen und zum Teil betreuungsunmotivierten Klientel ein Angebot zu machen, das für die betreffenden Personen eine wirkliche Unterstützung bei der Bewältigung ihrer Probleme darstellt. Daß derartige Dienste hierzu nur dann eine Chance haben, wenn sie multiprofessionell besetzt sind, versteht sich von selbst. Erst ein Behandlungs- und Betreuungsziel, das sowohl die körperliche als auch die psychische und soziale Dimension menschlicher Existenz professionell wahrzunehmen in der Lage ist, verfügt über jene Interventionsmöglichkeiten, die die zumeist komplexen Problemlagen psychisch kranker und behinderter Personen erfordern. Da in der Regel weder die Ausbildungsgänge der Mediziner und Psychologen noch die der Krankenschwestern, Sozialarbeiter und Pädagogen geeignet sind, in der Praxis brauchbare gemeinsame Handlungsanleitungen zu vermitteln, ist es oft ein jahrelanger und mühsamer Prozeß, bis ein entsprechendes Team seinen Arbeitsstil gefunden hat, wobei die Arbeitsinhalte sich zudem einpassen müssen in ein regionales Versorgungskonzept.

Tatsächlich aber wird man erst dann vom Aufbau einer gelungenen psychiatrischen Infrastruktur sprechen können, wenn in allen ihren Teilbereichen nicht nur die fachlich notwendige Kompetenz, sondern darüber hinaus auch ein „regionales Bewußtsein" entwickelt worden ist, das die psychosoziale Gesamtversorgung einer Bevölkerungsgruppe im Blick hat, ohne dabei die Not des einzelnen Klienten aus dem Auge zu verlieren. Bis dahin freilich ist es fast überall noch ein weiter Weg.

Literatur

Bauer, M. & Berger H. (1988): Kommunale Psychiatrie auf dem Prüfstand. Stuttgart: Enke.

Bauer, M. & Engfer, R. (1990): Entwicklung und Bewährung psychiatrischer Versorgung in der Bundesrepublik Deutschland. In: Thom, A. & Wulff, E. (Hrsg.): Psychiatrie im Wandel. Bonn: Psychiatrie-Verlag.

Bauer, M. & Engfer, R. (1991): Psychiatrie ohne Anstalt. In: Bock, Th. & Weigand, H. (Hrsg.): Handwerksbuch Psychiatrie. Bonn.

Bauer, M. & Haselbeck, H. (1983): Sozialpsychiatrische Dienste in einer Großstadt. Schriftenreihe des BMJFG, Band 163. Stuttgart: Kohlhammer.

Bauer, M. & Rave-Schwank, M. (1984): Psychiatrische Abteilungen an Allgemeinkrankenhäusern. Köln: Rheinland-Verlag.

Bauer, M. & Rose, H.K. (1981): Ambulante Dienste für psychisch Kranke. Köln: Rheinland-Verlag.

Bauer, M. & Schölzel, W. (1987): Notfallpsychiatrie und Krisenintervention an der Psychiatrischen Abteilung eines Allgemeinkrankenhauses. Köln: Rheinland-Verlag.

Bauer, M. (1976): Psychotherapeutische Versorgung. Handbuch der Sozialmedizin, Band 3. Stuttgart: Enke.

Bauer, M. (1977): Sektorisierte Psychiatrie. Stuttgart: Enke.

Bauer, M. (1996): Zur Frage der Schließung psychiatrischer Großkrankenhäuser. In: Psychiatrische Praxis.

Bauer, M. (1997): Die psychiatrische Versorgung einer Stadt-Region durch die Psychiatrische Abteilung am Allgemeinkrankenhaus - Strukturen, Konzepte, Evaluation der Versorgungseffizienz. In: Peters, U. H. (Hrsg.): 150 Jahre Psychiatrie. Köln: Martini-Verlag.

Bauer, M. (1997): Woher wir kommen, wo wir stehen, wohin wir gehen (sollten). Zur Entwicklung der Sozialpsychiatrie in der Bundesrepublik Deutschland. In: Hoffmann-Richter et al. (Hrsg.): Sozialpsychiatrie vor der Enquête. Bonn: Psychiatrie-Verlag.

Becker-Fischer, M. & Fischer, G. (1997): Sexuelle Übergriffe in Psychotherapie und Psychiatrie. Forschungsbericht des Instituts für Psychotraumatologie Freiburg. Bundesministerium für Familie, Senioren, Frauen und Jugend (Hrsg.): Band 107, Kohlhammer Verlag, Stuttgart.

Bennett, D. & Yates, J.M. (1995): Die Schließung von psychiatrischen Großkrankenhäusern in England. In: Psychiatrische Praxis 22, 54-57.

Berger, H. & Engfer, R. (1989): Gemeindenahe und gemeindeferne psychiatrische Versorgung im Vergleich. Unveröff. Projektbericht.

Berger, H. & Engfer, R. (1992): Krankheitsbewältigung und Versorgungsangebot aus der Sicht von Patienten. In: Andresen, B., Stark, F.-M. & Gross, J. (Hrsg.): Mensch - Psychiatrie - Umwelt. Bonn: Psychiatrie Verlag.

Bochnik, H. & Koch, H. (1987): Nervenarztstudie: Zentralinstitut für die kassenärztliche Versorgung in der Bundesrepublik Deutschland und Berufsverband deutscher Nervenärzte. Bestandsaufnahme und Situationsanalyse nervenärztlicher Tätigkeit.

Bosch, G. & Kulenkampff, C. (1985) (Hrsg.): Komplementäre Dienste. Wohnen und Arbeiten. Köln: Rheinland-Verlag.

Bosch, G. & Pietzcker, A. (1975): Nachbehandlung krankenhausentlassener schizophrener Patienten. In: Anhang zum Bericht über die Lage der Psychiatrie in der BRD. Deutscher Bundestag, Drucksache 4200.

Breuer, R., Köhl, A. & Nienhaus, G. (1988): Psychosoziale Kontakt- und Beratungsstelle. Schriftenreihe des BMJFFG, Band 220. Laubach. Stuttgart: Kohlhammer.

Bruhn, P. (1988): Sozialpsychiatrisches Zentrum „Die Brücke" in Lübeck. Schriftenreihe des BMJFFG, Band 222. Stuttgart: Kohlhammer.

Bundesministerium für Gesundheit (1991): Zur Lage der Psychiatrie in der ehemaligen DDR - Bestandsaufnahme und Empfehlungen. Bonn.

Bundesministerium für Jugend, Familie, Frauen und Gesundheit (1975): Bericht über die Lage der Psychiatrie in der Bundesrepublik Deutschland (Psychiatrie-Enquête). Bundestagsdrucksache BT 7/4200.

Bundesministerium für Jugend, Familie, Frauen und Gesundheit (1988): Empfehlungen der Expertenkommission der Bundesregierung zur Reform der Versorgung im psychiatrischen und psychotherapeutisch/psychosomatischen Bereich. Bonn.

Burgess, J. M. (1989): A Modell in Great Britain - The Buckingham Project. In: Hippius, H., Lauter, H. et al. (Hrsg.): Rehabilitation in der Psychiatrie. Berlin, Heidelberg, New York: Springer.

Ciompi, L. & Heimann H. (Hrsg.) (1991): Psychiatrie am Scheideweg. Was bleibt? Was kommt? Berlin: Springer.

Cranach v., M. (1981): Psychiatrische Versorgung durch niedergelassene Ärzte und ambulante Dienste. In: Bauer, M. & Rose, H. K. (Hrsg.): Ambulante Dienste für psychisch Kranke. Köln: Rheinland-Verlag.

Creutz, R., Köhler, H. D. & Schmidt, U. (1975): Bedeutung ambulanter Dienste für die Versorgung psychisch Kranker. In: Kulenkampff, C. & Picard, W. (Hrsg.): Gemeindenahe Psychiatrie. Köln: Rheinland-Verlag.

DGPPN (1997): Die Behandlung psychischer Erkrankungen in Deutschland. Berlin: Springer.

Dilling, H. (1977): Nervenärzte in der psychiatrischen Versorgung. In: Nervenarzt 48.

Eikelmann, B. (1998): Sozialpsychiatrisches Basiswissen. Stuttgart: Enke.

Engfer, R. & Bauer, M. (1991): Verbundsysteme in der Versorgung psychisch Kranker. In: Dewe, B. & Wohlfahrt, N. (Hrsg.): Netzwerkförderung und soziale Arbeit. Bielefeld: Kleine-Verlag.

Finzen, A. (1985): Das Ende der Anstalt - vom mühsamen Alltag der Reformpsychiatrie. Bonn: Psychiatrie-Verlag.

Gerhäuser, I., Mertzlin, K., Pfeifer, W. & Dimmek, B. (1987): Beschütztes Wohnen für psychisch kranke und behinderte Menschen. Praktische Erfahrungen und Empfehlungen. Schriftenreihe des BMJFG. Stuttgart: Kohlhammer.

Häfner, H. & an der Heiden, W. (1987): Psychiatrische Versorgungsforschung. Ein Beitrag zur Evaluation extramuraler Versorgung von Schizophrenen. In: Psychiatrische Praxis 14.

Häfner, H. & Rössler, W. (1988): Die Reform der Versorgung psychisch Kranker in der Bundesrepublik. Köln: Rheinland-Verlag.

Häfner, H. & Rössler, W. (1989): Die Reform der Versorgung psychisch Kranker in der Bundesrepublik. In: Kulenkampff, C. & Picard, W. (Hrsg.): Fortschritte und Veränderungen in der Versorgung psychisch Kranker. Köln: Rheinland-Verlag.

Häfner, H., von Baeyer, W. & Kisker, K. P. (1965): Dringliche Reformen in der psychiatrischen Krankenversorgung in der Bundesrepublik. In: Helfen und heilen 4.

Haselbeck, H. (1987): Alternativen zum psychiatrischen Krankenhaus? Möglichkeiten und Grenzen ambulanter Dienste am Beispiel der Poliklinik der Medizinischen Hochschule Hannover. Stuttgart: Enke.

Hess, D., Ciompi, L. & Dauwalder, H. P. (1986): Nutzen- und Kostenevaluation eines Sozialpsychiatrischen Dienstes. In: Nervenarzt 57.

Holler, G., Schreckling, S. & Ghaemi, E. (1989): Sozialarbeit und Beschäftigungstherapie in Praxen niedergelassener Nervenärzte. Schriftenreihe des BMJFFG, Band 223. Stuttgart: Kohlhammer-Verlag.

Hülsmeier, H. (1985): Erfahrungen mit Wohngemeinschaften für psychisch Kranke. In: Psychiatrische Praxis 13.

Katschnig, H. & Konienczna, T. (1986): Notfallpsychiatrie und Krisenintervention. In: Kisker, K.P., Lauter, H. et al. (Hrsg.): Psychiatrie der Gegenwart, Band 2. Berlin, Heidelberg, New York, Tokyo: Springer.

Katschnig, H. (1981): Typen ambulanter Hilfen bei psychischen Krankheiten. In: Bauer, M. & Rose, H.K. (Hrsg.): Ambulante Dienste für psychisch Kranke. Köln: Rheinland-Verlag.

Kulenkampff, C. (1990): Aufbau und Funktion des gemeindepsychiatrischen Verbundes. In: Der gemeindepsychiatrische Verbund als ein Kernstück der Empfehlungen der Expertenkommission. Köln: Rheinland-Verlag.

Kunze, H. u.a. (1997): Personalbemessung im komplementären Bereich. Bonn.

Leff, J. (1993): The TAPS Project: Evaluating Community Placement of Long-Stay Psychiatric Patients. In: The British Journal of Psychiatry Vol. 162 Supplement 19.

Müller, P. (1991): Persönliche Mitteilung.

Nouvertne, K. & Hoffmann, M. (1991): Solingen - Ein freier Träger und die Vollversorgung einer Stadt. In: Bock, T. & Weigand, H. (Hrsg.): Handwerksbuch Psychiatrie. Bonn: Psychiatrie-Verlag.

Nouvertne, K. (1991): Notfallhilfe. In: Bock, T. & Weigand, H. (Hrsg.): Handwerksbuch Psychiatrie. Bonn: Psychiatrie-Verlag.

Pfeifer, W. et al. (1988): Sozialpsychiatrische Versorgung in freier und öffentlicher Trägerschaft. Modellverbund ambulante psychiatrische und psychotherapeutisch-psychosomatische Versorgung. Stuttgart: Kohlhammer.

Prognos AG (1988): Modellprogramm Psychiatrie. Köln.

Rössler, U., Salize, H.-J. & Bauer, M. (1996): Psychiatrische Abteilungen an Allgemein-Krankenhäusern - Stand der Entwicklung in Deutschland. In: Psychiatrische Praxis 23, 4-9.

Rössler, W. & Salize, H. (1996): Die psychiatrische Versorgung chronisch psychisch Kranker - Daten, Fakten, Analysen. Schriftenreihe des BMG, Bd. 77. Baden-Baden: Nomos Verlagsgesellschaft.

Rössler, W., Häfner, H. et al. (1987): Landesprogramm zur Weiterentwicklung außerstationärer psychiatrischer Versorgung Baden-Württemberg. Schlußbericht des Zentralinstituts für Seelische Gesundheit. Weinheim.

Spengler, A., Hill, J. & Böhme, K. (1989): Psychiatrische Institutsambulanz - praktische Erfahrung und empirische Ergebnisse. In: Hippius, H., Lauter, H. et al. (Hrsg.): Rehabilitation in der Psychiatrie. Berlin, Heidelberg, New York: Springer.

Statistisches Bundesamt (1994): Fachserie 12.

Vaughn, C. & Leff, J. P. (1976): The Influence of Family Life and social Factors on the Cause of Psychiatrie Illness. In: British Journal of Psychiatry 129.

Veltin, A. & Dimmek, B. (1983): Aufbau und Inanspruchnahme psychiatrischer Dienste eines großstädtischen Gemeinwesen-Projekt. Mönchengladbach, Stuttgart: Kohlhammer.

Wing, J. K. (1986): Rehabilitation, Soziotherapie und Prävention. In: Kisker, K.P., Lauter, H. et al. (Hrsg.): Psychiatrie der Gegenwart, Band 4. Berlin, Heidelberg, New York, Tokyo: Springer.

Zentralinstitut für die kassenärztliche Versorgung in der Bundesrepublik Deutschland und Berufsverband deutscher Nervenärzte (1987): Nervenarztstudie: Bestandsaufnahme und Situationsanalyse ambulanter nervenärztlicher Tätigkeit.

Zwischenbericht der Sachverständigenkommission zur Erarbeitung der Enquête über die Lage der Psychiatrie in der Bundesrepublik Deutschland. Bundestagsdrucksache 7/1124 vom 19.10.1973.

Erhard Olbrich

Versorgung mit Rehabilitations- und Pflegeleistungen

In den zurückliegenden dreißig Jahren ist ein Wandel der Versorgung alter Menschen mit Rehabilitations- und Pflegeleistungen zu verzeichnen, den Nolan (1997) als einen Weg vom geriatrischen Pflegen zur ganzheitlichen primären, sekundären und tertiären Intervention beschreibt. Es ist ein Weg, der das Konzept von einem nicht mehr heilbaren alten Patienten, der nur noch beständige Pflege braucht (Norton 1965), ebenso zurückstellt wie die auf dem biomedizinischen Menschenbild basierende Überzeugung, daß angesichts fehlender Hoffnung auf Gesundung jede Versorgung eigentlich „ziellos" wird und man im Grunde ab einer bestimmten Einschränkung nur noch eine möglichst gütige Verwahrung alter Patienten sicherstellen könne. Psychologie und Gerontologie haben dazu beigetragen, daß solche Auffassungen revidiert werden. Damit sind neue Aufgaben erkennbar geworden, die wir zum einen in der neuropsychologischen, persönlichkeitspsychologischen und kognitiven Diagnostik sehen. Wir erkennen sie weiter in der gerontopsychologisch fundierten Begleitung und Beratung von alten Menschen und ihren Angehörigen, in der Krisenintervention und in der Psychotherapie, und wir erkennen sie in der Wohn- und Umweltberatung.

Wir schlagen eine Definition der Rehabilitation vor, die primär gerontopsychologisch fundiert ist. Zentrale Merkmale dieser Definition sind die Erhaltung und Steigerung der individuellen Kompetenz, die gelingende psychische Auseinandersetzung mit Einschränkungen und Verlusten sowie die Nutzung der persönlichen und sozialen Ressourcen.

An diese Definition schließt sich die Darstellung wichtiger gerontologischer und neuropsychologischer Konstrukte und deren Bedeutung für das Verständnis der Rehabilitation an. Die Begriffe „Rehabilitationspotential", „Plastizität", „Entwicklungspotential" und „Kompetenz" werden diskutiert. Den Hintergrund dieser Konstrukte bildet ein kompetenztheoretisches Altersbild, welches den normierenden Vergleich der Leistungen alter Menschen mit denen jüngerer nach Merkmalen des „besser" oder „schlechter" zurückstellt und die qualitativ gewandelte Organisation von Verhaltensregulationen alter Menschen nach Maßgabe ihrer Ressourcen und abgestimmt auf ihre Situation in den Vordergrund stellt.

1. Aufgaben der Gerontopsychologie in der Rehabilitation

Übereinstimmend weisen Arbeiten zur Rehabilitation im Alter auf die Notwendigkeit eines interdisziplinären Rehabilitationsansatzes hin (vgl. Brody & Ruff 1986; Häfner, Moschel & Sartorius 1986; Huber 1990; Meier-Baumgartner 1991; Nolan 1997; Mühlum & Oppl 1992; Williams 1985). Der Psychologie, speziell der Gerontopsychologie, stellen sich im Rehabilitationsprozeß folgende Aufgaben:

1.1 Diagnostik

Nicht nur die Rehabilitation selbst, auch die ihr zugrunde liegende Diagnostik ist interdisziplinär orientiert. Die Psychologie trägt vor allem für die neuropsychologische, kognitive und persönlichkeitspsychologische Diagnostik Verantwortung. Eine Besonderheit ergibt sich bei deutlicher werdenden Einschränkungen aus der Forderung nach vermehrter Beachtung der Abstimmung zwischen personenspezifischen Ressourcen und situativen Gegebenheiten mit dem Ziel der Umweltoptimierung.

Einen diagnostischen Bereich bilden die Untersuchung und Einstufung der Kompetenz in einzelnen sensomotorischen (Koordination von Wahrnehmung und Bewegung im optimierten Umfeld), psychomotorischen (Sicherheit, Genauigkeit, Geschwindigkeit bei der Ausführung einzelner Bewegungen und Handlungen) und kognitiven Funktionen (Intelligenz, Gedächtnis, Lernen, Informationsverarbeitung).

Neben Aussagen zum gegenwärtigen Leistungsstand werden dabei auch Aussagen zur potentiellen Leistungskapazität getroffen. Letztere bezieht sich auf die Reserven des Organismus, ihre präventive Stärkung und auf die unter günstigen Bedingungen zu erwartenden Rehabilitationspotentiale der Person. Aussagen über das Rehabilitationspotential sind zur Vermeidung von Über- und Unterforderung des Patienten im je gegebenen sowie möglicherweise zu modifizierenden situativen Kontext notwendig.

Der neuropsychologischen und kognitiven Diagnostik liegt ein differentieller Ansatz zugrunde (vgl. Poeck 1990): Aussagen über Leistungskapazität und Rehabilitationspotential lassen sich nicht in einem für den gesamten Organismus charakteristischen Wert zusammenfassen, sondern sie müssen für jede Funktion gesondert getroffen werden. An die Stelle eines Mittelwertes tritt also ein differenziertes Leistungsprofil.

Einen weiteren diagnostischen Bereich bilden die Untersuchung und Einschätzung der Persönlichkeit in ihren verschiedenen Aspekten (Kruse 1991, 150-152). Über die Diagnostik der Persönlichkeitsstruktur und des Selbstbildes hinausgehend sollten in einer prozessualen Orientierung auch Motivationen, Kontroll- und Veränderbarkeitsüberzeugungen (vgl. Baltes & Baltes 1986; Rodin, Timko & Harris 1985), kognitive Repräsentanz von Situationen (Arnold 1990;

Lehr 1982) und Formen ihrer psychischen Verarbeitung (Kruse, 1987; Olbrich 1985) beachtet werden.

Der Persönlichkeitsdiagnostik kommt insofern innerhalb der Gesamtdiagnostik eine große Bedeutung zu, als die genannten Persönlichkeitsmerkmale und -prozesse Einfluß auf den Rehabilitationsverlauf nehmen. Der beste Rehabilitationsansatz hat nur geringe Erfolgsaussichten, wenn der Patient seine Situation als wenig gestaltbar erlebt und geringe Motivation zur aktiven Mitgestaltung der Rehabilitation zeigt (Kruse 1989). Gerade in solchen Fällen sind psychologische Beratung (einschließlich der Beratung über Möglichkeiten der Modifikation der Umgebung), Krisenintervention oder begleitende Psychotherapie notwendig. Alle sind stark erschwert, wenn wir kein differenziertes Verständnis von der Person besitzen.

1.2 Psychologisch fundierte Beratung, Krisenintervention und Psychotherapie

Diese Elemente klinisch-psychologischer Tätigkeit gehören ebenfalls zur Rehabilitation. Jene Erkrankungen (wie zum Beispiel der Schlaganfall), die mit starken Einschränkungen von sensomotorischen, psychomotorischen und kognitiven Funktionen verbunden sind und dadurch die Aufrechterhaltung der Selbständigkeit sowie des früheren Interessen- und Tätigkeitsspektrums gefährden, verursachen häufig hohe psychische Belastungen, die eine subtile und dennoch weitgespannte Aufmerksamkeit verlangen. Mulley (1994) hebt das Zuhören, die Beachtung der Würde und die sensibel-responsive verbale sowie nicht-verbale Kommunikation ebenso hervor wie die Interaktion mit unterstützenden Familienangehörigen, Team-Absprachen, das Erstellen von Plänen für Kompensationen und die optimierende Umgebungsgestaltung. v. Weizsäcker (1986) geht weiter. Er beschreibt die psychische Situation des schwerkranken Patienten als eine „Krise des Subjekts": da die Anforderungen der Umwelt nicht mehr in gewohnter Weise gemeistert werden können, sei die Person-Umwelt-Relation gestört. Diese Relation aber bilde den Kern der persönlichen Identität. Veränderungen der Relation müßten sich auf die Identität des Patienten auswirken. In Übereinstimmung mit der klassischen Identitätsforschung wird hier ausgedrückt, daß Veränderungen der Person-Umwelt-Relation wie eine Krise erlebt werden, in der frühere Handlungs- und Deutungsmodi in Frage gestellt sind. Bei der psychischen Auseinandersetzung mit dieser Krise gewinnt vor allem die Entwicklung einer neuen Zukunfts- und Lebensperspektive Bedeutung, die verbliebene ebenso wie neue Möglichkeiten und Grenzen berücksichtigt. Angesichts von im Alter gewandelten Transaktionen zwischen Person und Situation ist für Beratung und Therapie so Wissen um die im Alter gewandelte Person in ihrer Situation notwendig.

Psychologisch fundierte Beratung, Krisenintervention und Psychotherapie sind verschiedene Elemente klinisch-psychologischer Tätigkeit, die am besten unter dem Begriff der psychologischen Intervention zusammengefaßt werden sollten (vgl. Perrez und Baumann 1991). Die Elemente sind in der Rehabilitation nicht beliebig austauschbar.

Die Beratung ist in jenen Fällen die geeignete Methode, in denen Patienten konkrete Fragen bezüglich der Gestaltung ihrer gegenwärtigen Situation sowie ihrer Zukunftsplanung aufwerfen. Gerade bei Erkrankungen, die mit einer Einschränkung der selbständigen Lebensführung verbunden sind und die - zumindest vorübergehend - das Spektrum von Tätigkeiten und Anliegen des Patienten reduzieren, verändert sich die Lebenssituation erheblich. Der Alltag muß neu strukturiert werden, in Beziehungen zu anderen Menschen besteht häufig ein höheres Maß an Abhängigkeit, viele Pläne und Vorhaben für die Zukunft müssen aufgegeben, andere müssen erarbeitet werden. Die Thematisierung der daraus erwachsenden Fragen, Anliegen und Sorgen erfordert häufig die Möglichkeit einer fundierten, ganz auf die alternde Person in ihrer Situation abgestimmten Beratung. Dies wurde in unseren eigenen Unteruchungen zur Auseinandersetzung mit chronischer Erkrankung (Kruse 1989; Olbrich 1990) sowie zur ambulanten Rehabilitation von älteren Schlaganfallpatienten (Kruse & Kruse 1990) sehr deutlich. Durch individuelle Beratung konnte in diesen Arbeiten Patienten bei der Verarbeitung ihrer Erkrankung sowie der Gestaltung ihrer neuen Lebenssituation geholfen werden.

Krisenintervention sollte zur Anwendung gelangen, wenn bei Erkrankung oder Einschränkung sehr starke Belastungen aufgetreten sind, die der Patient ohne Hilfe nicht mehr verarbeiten kann. Dabei ist zu bedenken, daß gerade im Alter das Risiko der Mehrfachbelastung besteht. Schwere Erkrankungen können die Selbständigkeit des Menschen soweit beeinträchtigen, daß er möglicherweise seinen Haushalt aufgeben und in eine stationäre Einrichtung oder in den Haushalt der Kinder ziehen muß. Auf die an sich schon belastende Situation der chronischen Krankheit setzt eine zusätzliche Belastung - der Wechsel aus der vertrauten Situation weitgehender Autonomie in eine möglicherweise fremde Situation der Abhängigkeit - auf. Häufig sind Kumulationen von Belastungen zu beobachten, die aus Verlusten - von nahestehenden Menschen, von Fertigkeiten und Funktionen, von Rollen, Rechten oder Dingen - hervorgehen. Krisenintervention gewinnt gerade in diesen Fällen an Gewicht, da sie die psychischen Ressourcen des Patienten soweit stärken kann, daß sich dieser allmählich besser mit Einschränkungen und Verlusten auseinandersetzen lernt.

Psychotherapie ist dann notwendig, wenn schon seit längerer Zeit Fehlanpassungen und psychische Symptome vorliegen, die nicht nur mit der Erkrankung in Zusammenhang stehen. Nicht verarbeitete Belastungen und Konflikte in der Biographie erschweren die Auseinandersetzung mit neuen Aufgaben im Alter erheblich (Heuft 1990).Oft kann das Fehlen effektiver Bewältigungstechniken vermittelt und damit die Auseinandersetzung mit den neuen Anforderungen des Alters erleichtert werden. Aber auch das, was v. Weizsäcker „ungelebtes Leben“ nennt, kann therapeutisch angegangen werden. Solche Interventionen sind umfassend und beanspruchen neben Zeit auch psychische Mitarbeit des Patienten.

Einbezug der Angehörigen in die Intervention

Untersuchungen, die sich nicht nur auf die psychische Situation von Patienten konzentrieren, sondern auch die Interaktionen zwischen Patienten und ihren Angehörigen beachten, belegen den großen Einfluß des Verhaltens und Erlebens von Angehörigen auf die psychische Entwicklung der Patienten (Bruder 1990; Turk & Kerns 1985). Unsere Hypothese, daß Patienten und Betreuende aufgrund ihrer gegenseitig reziproken Beeinflussungen langfristig ähnliche Formen der Auseinandersetzung mit Belastungssituationen ausbilden, wurde bestätigt (Kruse 1989). Schon aus diesem Grunde sollten Angehörige in die Intervention einbezogen werden. Es ist weiter zu bedenken, daß die Betreuung eines chronisch erkrankten Patienten für viele Angehörigen mit großen Einschränkungen und Belastungen verbunden ist. Die psychologisch fundierten Beratungsangebote für Angehörige sind dringend auszubauen.

1.3 Beratung bei der Gestaltung der räumlichen Umwelt

Die ergonomisch optimierte Gestaltung von Autos, Arbeitsplätzen oder Panzersitzen ist längst selbstverständlich. Aber die Optimierung des Lebensumfeldes alter Menschen erhält nach wie vor wenig Aufmerksamkeit. Die ökologische Psychologie hat viele Ansätze entwickelt, die sich für die Beratung bei der Gestaltung von Wohnumwelten alter Menschen gut nutzen lassen (vgl. Kruse, Graumann & Lantermann 1990). In der Gerontologie wird die Bedeutung von menschengerecht gestalteten Umgebungen für die Erhaltung und Verbesserung der Kompetenz in jüngerer Zeit zwar gelegentlich belegt (Olbrich 1996; Olbrich und Schütz 1996). Aber Behinderung und Einschränkung werden noch immer in erster Linie personologisch (man beachtet die Person) und nur selten transaktional (man betont das Zusammenwirken von Person und Umwelt) verstanden. In der Sozialpolitik wird die architektonisch optimierte Gestaltung von Wohnungen inzwischen als ein Weg zur Verlängerung des Verbleibens alter Menschen in der Unabhängigkeit ihrer vertrauten Wohnung gefördert. Eine umfassend „barrierefrei" gestaltete Umwelt, in der das Reisen ebenso wie das Spielen, das Kochen ebenso wie das Treppensteigen, die Nutzung von Fernbedienungen ebenso wie das Verstehen der Benutzeroberflächen moderner Software zur Selbstverständlichkeit geworden ist, das stellt für die politische Öffentlichkeit jedoch immer noch beinahe eine Utopie dar.

In unseren eigenen Untersuchungen zur ambulanten Rehabilitation (Kruse & Kruse 1990) bildete die Wohnungsberatung einen Bestandteil der Rehabilitation. Es fiel auf, daß

- einige Patienten in Wohnungen mit schlechter sanitärer Ausstattung und mit (gerade für Behinderte) unzureichender Einrichtung lebten,
- die Bewegungsfläche in den Räumen viel zu klein war und der Eintritt in die Räume durch zu schmale Eingänge erschwert war,

– sich in den Räumen oft Barrieren (zum Beispiel Stufen oder Schwellen, nicht befestigte Teppiche) befanden,
– prothetische Mittel (zum Beispiel Handläufe, erhöhtes WC, Hebevorrichtung) völlig fehlten,
– die Wohnung nur schlecht erreichbar war (hohes Stockwerk, kein Aufzug im Haus).

Die mit einem Architekten und Mitarbeiter des Wohn- und Sozialamtes angebotene Beratung wurde von den Patienten positiv angenommen. In dieser Beratung konnten auch die Möglichkeiten der staatlichen Förderung von Umbauten geklärt werden.

Die oft vermutete Ablehnung einer menschengerecht optimierten Umwelt durch alte Menschen wird nicht beobachtet, wenn sie die architektonischen Maßnahmen überzeugen. Die Nutzung von technologisch komplexeren Produkten wie sie im „smart home“ verfügbar sind (Meyer, Schulze & Müller 1997), wird wohl kommenden Kohorten vorbehalten bleiben. Daß aber menschengerecht entwickelte Produkte in Zukuft vermehrt genutzt werden, steht außer Zweifel. Sie werden zum einen den Grundprinzipien der Ergonomie entsprechen, also mit den Sinnen von Menschen leicht wahrnehmbar sein, mit deren motorischen Möglichkeiten leicht bedienbar und mit den kognitiven Möglichkeiten von Menschen einfach verstehbar sein. Sie werden zum zweiten in einer kreativen Art Verbesserungen und Erleichterungen von Handlungen erlauben. Die beste Begründung für einen solchen Optimismus bietet ein Blick zurück: Wer hätte vor 50 Jahren beispielsweise ein Automatikgetriebe im Auto für möglich gehalten und seine breite Akzeptanz vorhergesagt, wer konnte ahnen, welche Arbeitserleichterungen eine Spülmaschine oder eine Waschmaschine mit Trockner im Alltag bieten würden, und wer hätte moderne Formen der Telekommunikation nicht nur für möglich gehalten, sondern auch ihre Verbreitung und Akzeptanz vorherzusagen gewagt, die heute auch unter alten Menschen selbstverständlich sind?

Wichtiger aber als die bloße Akzeptanz der architektonischen und technischen Optimierung der Umwelt ist die Erkenntnis, daß Hilfe- und Pflegebedarf einer Person transaktional bestimmt sind, also aus dem Zusammenwirken persönlicher Ressourcen und situativer Gegebenheiten definiert werden. Behinderungen oder Einschränkungen werden durch menschengerecht entwickelte Technik und durch eine barrierefreie Umweltgestaltung erleichtert. Dies gilt sowohl im Sinne der Erhöhung von Effizienz und Funktion, es gilt auch für das Erfahren von mehr Autonomie und persönlicher Wirksamkeit.

2. Versuch einer Definition von Rehabilitation

Schon 1969 hat die Deutsche Gesellschaft für Gerontologie dem Thema Rehabilitation im Alter Aufmerksamkeit gewidmet. In ersten Erfahrungsberichten wurde nachgewiesen, daß sich durch körperliche und kognitive Aktivierung

Pflegebedürftigkeit vermeiden oder lindern läßt. So wurde damals gefordert, Rehabilitationsangebote nicht allein berufstätigen Menschen zu machen, um sie wieder in den Arbeitsprozeß eingliedern zu können, sondern auch alte Menschen einzubeziehen. Natürlich war klar, daß Rehabilitation im Alter nicht auf die bloße Wiederherstellung der früheren beruflichen Tüchtigkeit zielen kann. Aber die Wandlung des Konzeptes von der ursprünglichen Akzentuierung der Wiederbefähigung verletzter oder erkrankter jüngerer Menschen für das effiziente Arbeiten zur Zielsetzung, ein Optimum an Unabhängigkeit und Lebensgüte im Alter zu erreichen, brauchte ihre Zeit.

So sind mittlerweile zahlreiche Untersuchungen veröffentlicht worden, die Rehabilitation im Alter als fruchtbringend und sinnvoll beschreiben (zusammenfassend etwa im 1. Altenbericht der Bundesregierung 1992). Auch hat das Gesundheitsreformgesetz dem Anspruch von alten Menschen auf Rehabilitation zur Vermeidung von Pflegebedürftigkeit oder zur Linderung bereits eigetretener Pflegebedürftigkeit eine rechtliche Grundlage gegeben. Die Notwendigkeit dieses Gesetzes unterstreicht schon allein der Befund, wonach 40 % der als „Pflegefall" eingestuften Patienten nicht pflegebedürftig wären, wenn sie frühzeitig die Möglichkeit der Rehabilitation erhalten hätten (1. Altenbericht der Bundesregierung 1992). Aber bei all dem steht doch noch das im Vordergrund, was Oliver (1993) die „Physikalität" von Rehabilitationsmaßnahmen nennt. Die andere Qualität des Lebensvollzuges von alten Menschen oder von Menschen mit Behinderungen wird nicht gleichberechtigt neben der Art des Lebensvollzuges von jüngeren und von Menschen ohne Behinderungen anerkannt. In der Regel findet Rehabilitation noch in einer Klinik oder einer vergleichbaren Institution statt. Überwiegend physische Maßnahmen werden mit der Absicht durchgeführt, die Patienten zu einem möglichst hohen Niveau unabhängigen Funktionierens zurückzuführen, um sie dann in das Leben in der Gemeinschaft entlassen zu können. So werden häufig schwer oder nicht erreichbare Ziele definiert. Altern in einer Form, die nicht den Normen des Verhaltens von Erwachsenen entspricht, gilt dann immer noch als Mißerfolg. Es ist mehr als ein Wortspiel, wenn wir vorschlagen, im Alter eher von „Umhabilitation" als von Rehabilitation zu sprechen. Zumindest sollten wir bedenken, daß eine gewandelte Form von Tüchtigkeit und Lebensgüte Ziele der Rehabilitation im Alter ist.

Beim Versuch einer Definition der Rehabilitation ist zu beachten, daß die ausschließliche Orientierung an normativen Leitbildern des aktiven und „gelungenen" Alterns zurücktreten muß. Rehabilitation ist ein individueller Prozeß, der zu seiner Bestimmung nicht nur den Patienten, sondern auch dessen Angehörige oder Bezugspersonen aktiv einbeziehen muß. Er sieht einen graduellen Rückzug der physischen Unterstützung und eine aktivere Gestaltung der individuell altersgerechten Lebensformen ebenso vor wie eine vermehrte Aufmerksamkeit für psychische und emotionale Komponenten. Rehabilitation knüpft an indivuduelle Leistungsstärken und Leistungsschwächen der Person an und zielt auf eine Optimierung, die aus dem Zusammenwirken der individuellen Ressourcen der Person mit ihren situativen Möglichkeiten (den architektonisch-technischen ebenso wie den ökonomischen und den sozialen) bestimmt wird.

Die Tatsache der Differentialität von körperlichen, kognitiven, sozialen und emotionalen Ressourcen von Personen (Birren 1988; Lehr 1991; Olbrich 1987; 1990) und der Abstand von den normativen Zielvorgaben einer Wiederherstellung der Gesundheit oder der Wiedererlangung einer früheren Form der Kompetenz sprechen natürlich nicht gegen Aktivierung Steigerung der Effizienz in Teilbereichen. Im Vordergrund aber steht die Wandlung: der qualitativen Veränderung von sensorischen und motorischen, von kognitiven, motivationalen und emotionalen Prozessen wird ebenso Raum gegeben wie einer gewandelten Transaktion dieser Personprozesse mit äußeren (sozialen und situativen) Gegebenheiten. Rehabilitation ist so verstanden ein Entwicklungsprozeß, der an die je gegebenen Ressourcen der alternden Person anknüpft und eine - immer wieder gewandelte - Form der Regulation des Zusammenwirkens dieser Ressourcen mit den situativen Bedingungen des Lebensraumes dieser Person ermöglicht.

Durch Rehabilitation können durchaus positive Veränderungen in einzelnen Funktionen erzielt werden. Aber diese Funktionen sind weder universell (für alle oder die meisten Individuen), nicht generell (für alle oder die meisten Situationen) und nicht konstant (für alle oder die meisten Zeitpunkte) zu erreichen. Rehabilitation im Alter ist ein weitgehend individueller, ein weitgehend spezifischer und ein weitgehend variabler Prozeß. Wenn es gelingt, die Leistungsfähigkeit in einzelnen Funktionen zu steigern, das Spektrum selbständig ausgeübter Tätigkeiten zu erweitern, die Auseinandersetzung der Person mit ihrer Erkrankung oder Einschränkung zu fördern, wenn es gelingt, ein deutlicher selbstbestimmtes Leben im häuslichen Umfeld - auch mit veränderten persönlichen ebenso wie mit veränderten situativen und sozialen Bedingungen - zu ermöglichen, dann hat Rehabilitation eine sehr anspruchsvolle Aufgabe erfüllt. Neben die Förderung tritt aber auch eine Haltung, die Lindsey (1996) als Beachtung der „Gesundheit in der Krankheit" bezeichnet: das Anerkennen und Respektieren der eigenen Person, das Erhalten sozialer Teilhabe und der Reziprozität im Austausch, die Auseinandersetzung mit der Krankheit im Sinne einer Herausforderung zur Veränderung, die Transzendenz bloßen körperlichen Wohlbefindens und das Erkennen spiritueller Aspekte im Leben mit Krankheit und Einschränkung.

Wir schlagen folgende Definition von Rehabilitation vor: Sie umfaßt wissenschaftlich begründete und in der Praxis bewährte Ansätze zur Steigerung der Kompetenz in einzelnen, möglichst in vielen Teilbereichen zur Verringerung von Abhängigkeit sowie zur Verbesserung der Auseinandersetzung mit eingetretenen Einschränkungen und Verlusten, so daß eine neuen Regulation des Zusammenwirkens von Ressourcen der Person mit Gegebenheiten der Situation möglich wird.

3. Rehabilitationspotentiale im Alter

Der Begriff des „Rehabilitationspotentials“ beschreibt die Entwicklungs- und Veränderungsmöglichkeiten der alternden Person. Frühere, defizitorientierte Modelle des Alterns gingen von fehlenden Entwicklungs- und Veränderungsmöglichkeiten im Alter aus. Neuere, kompetenzorientierte Modelle betonen hingegen diese Entwicklungs- und Veränderungsmöglichkeiten. Dabei wird die differentielle Perspektive eingenommen, und dies in zweifacher Hinsicht: Der Alternsprozeß verläuft bei Menschen der gleichen Alternsgruppe unterschiedlich (interindividuelle Variabilität). Des weiteren sind in einzelnen Funktionen, Fähigkeiten und Fertigkeiten der Person unterschiedliche Alternsprozesse erkennbar (intraindividuelle Variabilität).

Der Begriff des Rehabilitationspotentials wird in den folgenden Abschnitten vorwiegend aus (neuro-)psychologischer Perspektive diskutiert. Zunächst gehen wir auf den Begriff der Plastizität ein, der die Veränderbarkeit physischer und kognitiver Funktionen beschreibt. In diesem Kontext wird auch die Reservekapazität älterer Menschen behandelt. In einem weiteren Kapitel diskutieren wir auf empirischer Grundlage die Entwicklungspotentiale älterer Menschen, denen auch für das Verständnis der Rehabilitation im Alter Bedeutung zukommt. Danach beschäftigen wir uns mit dem Begriff der Kompetenz, da sich gerade dieser für die Differenzierung zwischen physischer, psychischer (kognitiver) und sozialer Dimension eignet. Diese Differenzierung ist sowohl für das erweiterte Verständnis der Gesundheit als auch für die Entwicklung eines umfassenden, ganzheitlich orientierten Rehabilitationsansatzes notwendig. Kompetenztheoretische Ansätze in der Gerontologie betonen die Bedeutung der Wechselwirkungen (Transaktionen) zwischen Person und (räumlicher wie sozialer) Umwelt für die Aufrechterhaltung und Wiedererlangung der Selbständigkeit im Alter. Auch auf diese Transaktionen und deren Stellung bei der Entwicklung von Rehabilitationsansätzen wird eingegangen.

3.1 Plastizität im Alter

In neuropsychologischen Untersuchungen sowie in Studien zur Förderung der kognitiven Leistungsfähigkeit wird der Begriff der Plastizität verwendet, der die Modifizierbarkeit physischer und kognitiver Funktionen sowie ihre zugrundeliegenden Strukturen und Prozesse beschreibt (vgl. Baltes 1984; v. Cramon & Zihl 1988; Lerner 1984; Poeck 1990).

Unter Plastizität versteht die Neuropsychologie

a) den Prozeß der Reorganisation von Subsystemen des Zentralnervensystems durch Lernvorgänge,

b) die Übernahme von Funktionen eines geschädigten Subsystems durch ein anderes Subsystem des Zentralnervensystems („funktionelle Substitution“),

c) die Ausbildung von neuen Subsystemen sowie von neuen Prozessen im Zentralnervensystem,

d) die Inanspruchnahme von neuen Leitungsbahnen und die dadurch geschaffenen neuen Möglichkeiten der Informationsübertragung im Zentralnervensystem,

e) die Möglichkeit der Veränderung sensomotorischer (= Koordination von Sinnesfunktionen und Motorik) und psychomotorischer Leistungen (= Koordination von Bewegungen und Bewegungsabfolgen).

Wie aus Beiträgen zur Rehabilitation hervorgeht, werden Verbesserungen der sensomotorischen und psychomotorischen Leistungen durch Rehabilitationsansätze erreicht, die auf eine Aktivierung der Bewegungsengramme im motorischen Gedächtnis zielen (dies ist sowohl mit verbalen als auch mit nonverbalen Techniken möglich). Darüber hinaus ist es nowendig, einzelne Bewegungsabläufe sowie die Koordination von Bewegungen direkt am Zielorgan zu trainieren.

Verbesserungen der sensomotorischen und psychomotorischen Leistungen durch Rehabilitation wurden auch bei Patienten erzielt, die im hohen Lebensalter stehen. Dies zeigen zum Beispiel Untersuchungen zur Rehabilitation von Schlaganfallpatienten (siehe u.a. Kruse & Kruse 1990; Meier-Baumgartner 1985; Illinger, Karl, Leutinger et al. 1985; Schütte, Summa & Platt 1988). Krankengymnastische und ergotherapeutische Behandlung verbessert auch bei älteren Patienten die Fähigkeit zur selbständigen Ausübung einzelner Tätigkeiten im Alltag sowie zur Kompensation eingeschränkter Bewegungsabläufe durch andere psychomotorische Leistungen. Die Plastizität des Zentralnervensystems, der Prozesse im Zentralnervensystem, der Zielorgane sowie der Bewegungsabläufe besteht auch im Alter (wobei sich allerdings ältere Menschen im Grad der Plastizität unterscheiden und die Plastizität im Alter geringer ist als in jüngeren Lebensjahren). Aus diesem Grunde ist auch im Alter die Rehabilitation sinnvoll.

In der kognitiven Psychologie wird unter Plastizität das Potential zur Verbesserung und Erweiterung kognitiver Fähigkeiten und Fertigkeiten sowie zum Erwerb neuer kognitiver Strategien verstanden. Aus interventionsgerontologischen Arbeiten geht hervor, daß im Alter durch Training neue kognitive Strategien erworben werden können. Eine Steigerung der kognitiven Leistungsfähigkeit wurde auch in Untersuchungen erreicht, in denen älteren Menschen die Möglichkeit gegeben wurde, ihre vorhandenen (allerdings im Alltag nicht genutzten) Strategien einzusetzen. Gerade das letztgenannte Ergebnis weist auf die (häufig nicht genutzten) Reservekapazitäten älterer Menschen im kognitiven Bereich hin.

Plastizität ist auch im Verhaltensbereich erkennbar. Die Befunde interventionsgerontologischer Untersuchungen weisen übereinstimmend darauf hin, daß sich kompetenzfördernde Umwelten (zu denen Merkmale wie kognitive Stimulation, Förderung selbständigen Verhaltens, Übertragung von Entscheidungen und Aufgaben, Anregung zur Initiative und Aktivität, Rhythmisierung des Tagesablauf gehören) positiv auf selbständiges Verhalten, die Auseinandersetzung mit den Anforderungen des Alltags sowie das Spektrum der Interessen und Tätigkeiten auswirken.

Die Beeinflussung des Verhaltens mit dem Ziel größerer Selbständigkeit bildet neben dem kognitiven Training und der psychologischen Begleitung auch ein wichtiges Element der Rehabilitation im psychogeriatrischen Bereich, zum Beispiel bei dementiellen Erkrankungen (vgl. u.a. Lauter & Kurz 1989).

3.2 Entwicklungspotentiale im Alter

In der Einleitung dieses Beitrags wurde der Begriff des Rehabilitationspotentials mit Entwicklungs- und Veränderungsmöglichkeiten des alternden Organismus übersetzt. Die Beiträge zur Rehabilitation älterer Menschen gehen von Entwicklungspotentialen im Alter aus (Brody & Ruff 1986; Platt 1988; Schütz, Schmidt & Tews 1990; Williams 1985). Dabei wird ausdrücklich von den Möglichkeiten der Entwicklung im Alter gesprochen, deren Verwirklichung von zahlreichen Person-, Situations- und Umweltfaktoren abhängig ist.

Von den in der gerontologischen Literatur (vgl. u.a. Zeitschrift für Gerontologie 23, 1990, 235-292) gennanten Entwicklungspotentialen im Alter sind für die Rehabilitation folgende bedeutsam:

a) Differenzierte Wahrnehmung und Einschätzung der eigenen Leistungsmöglichkeiten und -grenzen;

b) zahlreiche Lebenserfahrungen, die den kompetenten Umgang mit praktischen Lebensanforderungen fördern;

c) Kompensation reduzierter Fertigkeit (zum Beispiel im motorischen oder kognitiven Bereich) durch den Einsatz anderer oder die Entwicklung neuer Fertigkeiten;

d) Psychische Verarbeitung einzelner Einschränkungen und Verluste durch positive Deutung der Situation (positiv bewertete Aspekte der Situation werden besonders betont) oder durch Veränderung des Anspruchsniveaus;

e) Veränderung der Zukunftsperspektive als Antwort auf die Erfahrung der begrenzten Lebenszeit und des herannahenden Todes (der Schwerpunkt des Zeiterlebens verlagert sich von der fernen auf die nahe Zukunft);

f) Fähigkeit, Unsicherheit zu ertragen und trotz dieser Unsicherheit Gegenwart und Zukunft zu bejahen.

Worin liegt nun die Bedeutung dieser Potentiale für die Rehabilitation im Alter?

Die differenzierte Wahrnehmung und Einschätzung der eigenen Leistungsmöglichkeiten und -grenzen trägt zur realistischen Beurteilung der physischen und kognitiven Kompetenz bei. Die Befragung älterer Menschen nach ihren physischen und kognitiven Stärken und Schwächen sowie nach Situationen, in denen sich diese Stärken und Schwächen besonders deutlich zeigen, erweitert die empirische Grundlage für die Entwicklung eines individuellen Rehabilitationsansatzes. Des weiteren ist es sinnvoll, ältere Menschen selbst nach ihren Erwartungen bezüglich des Rehabilitationserfolges in den einzelnen Funktionen, Fähigkeiten und Fertigkeiten zu fragen. Der Rehabilitationsansatz wird also nicht über den Menschen hinweg geplant, sondern in Kooperation mit diesem.

Dabei ist allerdings zu beachten, daß nicht wenige ältere Menschen aufgrund fehlender Informationen über das Rehabilitationspotential im Alter sowie über Erfolge der Geriatrie die Möglichkeiten der Rehabilitation in ihrem konkreten Fall unterschätzen. Darüber hinaus kann ein defizitorientiertes Bild des eigenen Alters dazu beitragen, daß physische und kognitive Einschränkungen hauptsächlich auf das Alter zurückgeführt werden - und aus diesem Grunde als unveränderbar angesehen werden -, hingegen nicht auf (behandelbare) Krankheiten. Die Aufklärung älterer Patienten über ihr Krankheitsbild sowie über die Möglichkeiten der Rehabilitation zur Verringerung der Einschränkungen ist deshalb wichtig. Doch sollte diese Information nicht ohne Berücksichtigung der subjektiv wahrgenommenen Leistungsmöglichkeiten und -grenzen erfolgen.

Der kompetente Umgang mit praktischen Lebensanforderungen sowie die Kompensation eingeschränkter Fertigkeiten sind für die Rehabilitation besonders wichtige Potentiale des Alters. Das Ziel der Rehabilitation besteht nicht nur (wie häufig angenommen wird) in der Förderung eingeschränkter (sensomotorischer, psychomotorischer und kognitiver) Fertigkeiten, sondern auch in der Kompensation oder Substitution verlorengegangener Fertigkeiten. Wie Huber (1990) und Meier-Baumgartner (1990) überzeugend darlegen, besitzen viele Angehörige der heutigen älteren Generation - aufgrund ihrer Erfahrungen in der Bewältigung praktischer Lebensanforderungen - häufig ein hohes Maß an Kreativität in der Entwicklung kompensatorischer Strategien.

Eine positive Deutung der Situation und Veränderung des Anspruchsniveaus (als Techniken zur Verarbeitung endgültiger Einschränkungen und Verluste) stellen bedeutende Grundlagen für die psychologische Begleitung und Beratung in der Rehabilitation dar. Im Verlauf der Rehabilitation wird der Patient auch mit dem Faktum unveränderbarer Einschränkungen und bleibender Schädigungen konfrontiert. Die psychische Auseinandersetzung mit diesem Faktum ist ein langer Prozeß, in dem verschiedenartige Reaktionen wie Leistung, Hoffnung auf Verbesserung der Situation, Niedergeschlagenheit, Verzweiflung, Annahme, Hinnahme, positiver Deutung, Veränderung des Anspruchsniveaus auftreten können.

Die Verarbeitung endgültiger Einschränkungen und Verluste gründet nicht nur auf der Entwicklung kompensatorischer Strategien (Verhaltensebene), sondern auch auf der Fähigkeit zur Hervorhebung positiver Aspekte der Situation und der Veränderung des eigenen Anspruchsniveaus (kognitiv-emotionale Ebene). In der Auseinandersetzung mit Einschränkungen und Verlusten haben viele ältere Menschen gelernt, positive Aspekte der Situation auch in Belastungssituationen besonders zu betonen. Diese spezifische Art der Auseinandersetzung stellt auch eine Hilfe bei der Verarbeitung gegenwärtiger Einschränkungen und Verluste dar.

Es sei noch einmal ausdrücklich hervorgehoben, daß es sich bei den genannten Potentialen um Entwicklungsmöglichkeiten des Alters handelt. Ältere Menschen unterscheiden sich allerdings erheblich in ihrer Fähigkeit zur Verwirklichung dieser Möglichkeiten. Doch wäre es falsch, älteren Menschen die Fähigkeit zur Entwicklung abzusprechen und dadurch Entwicklungspotentiale zu übersehen. Aus diesem Grunde sollte bei der Rehabilitation der Blick auf die Möglichkeiten der Entwicklung im Verhaltensbereich und im kognitiv-emotionalen Bereich gerichtet werden.

4. Kompetenz im Alter

Kompetenz beschreibt die effektive Auseinandersetzung mit den Anforderungen des Alltags sowie die - dieser Auseinandersetzung zugrundeliegende - Kapazität zur Regelung von Person-Umwelt Transaktionen mit den einzelnen physischen, psychischen (kognitiven) und sozialen Funktionen. Des weiteren beschreibt Kompetenz das subjektive Erleben eigener Fähigkeiten und Fertigkeiten sowie die subjektive Überzeugung eigener Wirksamkeit. In der psychologischen und gerontologischen Forschung werden beide Aspekte - sowohl das Verhalten als auch das Erleben - berücksichtigt (Kruse 1992a; Lehr 1989; Olbrich 1987, 1990; Thomae 1983; Willis 1987).

Kompetenz ist als ein situationsspezifisches und relationales Konstrukt zu verstehen. Spezifische Situationen erfordern spezifische Kompetenz; der Grad effektiver Auseinandersetzung mit situativen Anforderungen sowie das subjektive Erleben eigener Kompetenz sind in verschiedenartigen Situationen unterschiedlich (situationsspezifisches Konstrukt). Sie sind weiterhin von den Wechselwirkungen zwischen persönlichen Ressourcen und Umweltanforderungen abhängig (relationales oder transaktionales Konstrukt).

Kompetenz ist weiterhin als ein differentielles Konstrukt zu verstehen: Die effektive Auseinandersetzung mit situativen Anforderungen erfordert zahlreiche Fähigkeiten und Fertigkeiten. Der Kompetenzgrad sowie die Entwicklungsprozesse in diesem sind unterschiedlich. Diese Fähigkeiten und Fertigkeiten können einer physischen, psychischen (kognitiven) und sozialen Kompetenz-Dimension zugeordnet werden.

In einer eigenen Arbeit zum Thema „Kompetenz in ihren Bezügen zur objektiven und subjektiven Lebenssituation“ (Kruse 1992a) wurde folgende Definition der Kompetenz vorgeschlagen, empirisch operationalisiert und überprüft:

Kompetenz beschreibt die Fähigkeit zur Aufrechterhaltung oder Wiedererlangung eines selbständigen, aufgabenbezogenen und sinnerfüllten Lebens in einer anregenden, unterstützenden, die selbstverantwortliche Auseinandersetzung mit Aufgaben und Belastungen fördernden Umwelt.

Die Konsequenzen dieser kurzen Ausführungen zur Kompetenz für das Verständnis des Rehabilitationspotentials im Alter werden in den folgenden Abschnitten aufgezeigt.

4.1 Intraindividuelle Variabilität im Rehabilitationspotential

Die vielfältigen Fähigkeiten und Fertigkeiten sowie unterschiedliche Kompetenzgrade und Entwicklungsprozesse erfordern auch bei der Erarbeitung von Rehabilitationsansätzen eine differentielle Vorgehensweise. Arbeiten zur Differentiellen Gerontologie heben hervor, daß die individuelle Kompetenz im Alter nicht durch einen Kompetenzwert ausgedrückt werden kann, sondern nur durch zahlreiche Kompetenzwerte (Birren 1988; Lehr 1989; Svanborg 1985; Thomae 1983). Gleiches gilt auch für das Rehabilitationspotential. Dieses läßt sich nicht durch einen Wert angeben, sondern nur durch Profile.

In der Regel weist die Leistungsfähigkeit eines Menschen bereits in den Dimensionen „physische", „psychische (kognitive)" und „soziale Kompetenz" große Unterschiede auf. Aus diesem Grunde ist auch mit Begriffen wie Hilfsbedürftigkeit und Pflegebedürftigkeit vorsichtig umzugehen. Bei der Anwendung dieser Begriffe wird häufig ein generalisierendes Urteil über „die" Kompetenz eines Menschen gefällt, von physischen Einschränkungen wird vorschnell auf mangelnde Leistungsfähigkeit in anderen Dimensionen geschlossen. Aus Untersuchungen zu chronischen Erkrankungen im Alter geht jedoch hervor, daß der Großteil körperlich erkrankter älterer Menschen über eine ausgeprägte Kompetenz im psychischen Bereich verfügt (diese zeigt sich zum Beispiel in der Art der Alltagsgestaltung und der Auseinandersetzung mit Aufgaben und Belastungen), ebenso im sozialen Bereich (diese zeigt sich zum Beispiel im sozialen Engagement). Eine allgemeine Aussage über „die" Kompetenz dieser Menschen wäre nicht nur fachlich falsch, sondern auch diskriminierend.

Überhaupt sind „Hilfs-" und „Pflegebedürftigkeit" sehr globale Begriffe, die die unterschiedlichen Leistungskapazitäten in einzelnen Funktionen, Fähigkeiten und Fertigkeiten unberücksichtigt lassen (Schmitz-Scherzer 1990). Bei der heutigen Diskussion wird nicht selten - implizit oder explizit - die Annahme vertreten, der hilfs- oder pflegebedürftige Patient benötige in allen Tätigkeiten Hilfe und sei den ganzen Tag auf Unterstützung angewiesen. Bei einzelnen Patienten, die an sehr schweren physischen und kognitiven Einbußen leiden, ist diese Annahme gerechtfertigt. Bei dem Großteil chronisch erkrankter Menschen ist sie hingegen unzutreffend. Hilfs- oder pflegebedürftige Menschen beherrschen ein bestimmtes - von Fall zu Fall verschiedenes - Spektrum an Tätigkeiten. Verbindet man mit Hilfs- und Pflegebedürftigkeit die Annahme, daß der Patient in allen Tätigkeiten und ständig auf Unterstützung angewiesen sei, so geht man an diesem Spektrum kompetent ausgeübter Tätigkeiten vorbei und nimmt dem Patienten Aufgaben ab, die dieser eigenständig ausüben könnte. Aus einer kompetenzfördernden Unterstützung kann so eine entmündigende „Pflege" werden (Baltes & Wahl 1989; Schmitz-Scherzer 1990).

Die Beiträge aus dem Bereich der Rehabilitation vermitteln eine andere Sicht. Globale Konstrukte und generalisierende Beschreibungen sind aus Sicht der Rehabilitation kontraproduktiv. Die Rehabilitation setzt an einzelnen, differenziert erfaßten und beschriebenen Funktionen, Fähigkeiten und Fertigkeiten an. Die selbständig ausgeführten Tätigkeiten werden weiter gestützt; bei jenen Tätigkeiten, die nicht selbständig ausgeübt werden können, wird untersucht, in welchem Maße durch Rehabilitation eine Verbesserung einzelner Tätigkeiten oder deren Substitution durch andere Tätigkeiten erzielt werden kann.

4.2 Objektive und subjektiv erlebte Kompetenz

Objektiv gegebene und subjektiv erlebte Kompetenz können große Unterschiede aufweisen. Bei hohen psychischen Belastungen (zum Beispiel nach Verlust eines nahestehenden Menschen oder nach Auftreten einer schweren Erkrankung) ist nicht selten die subjektive Überzeugung erkennbar, die Anforderungen im Alltag nicht mehr meistern, den Alltag nicht mehr selbstverantwortlich gestalten, die Situation nicht mehr verändern zu können (Baltes & Baltes 1986; Rodin, Timko & Harris 1985; Thomae & Kranzhoff 1979). Trotz objektiv gegebener Kompetenz ist die subjektiv erlebte Kompetenz gering. Bei der Entwicklung von Rehabilitationsansätzen ist auch dem subjektiven Kompetenzerleben Aufmerksamkeit zu schenken. Die subjektive Überzeugung, die Situation nicht mehr verändern zu können, stellt ein großes Hindernis bei der Umsetzung von Rehabilitationsansätzen dar.

4.3 Person-Umwelt-Transaktionen

Aufgrund der Bedeutung des Wechselwirkungsverhältnisses (Transaktionen) von Person und Umwelt für die Kompetenz ist auch der altersfreundlichen Gestaltung von Umwelten Aufmerksamkeit zu schenken. Dieser Aspekt der Kompetenz ist für die Entwicklung von Rehabilitationsansätzen besonders wichtig, da bei stärkeren sensorischen, motorischen und kognitiven Einschränkungen oder Einbußen die Bewältigung der Alltagsanforderungen sowie die Aufrechterhaltung eines selbständigen Lebens in der vertrauten Umwelt erschwert sind.

Aus der Sicht der Rehabilitation sind bei der altersfreundlichen Gestaltung von Umwelten zunächst Kompensationshilfen sowie der Abbau von Barrieren in der Wohnung - die ein gesunder Mensch kaum bemerkt, die hingegen für den kranken oder behinderten Menschen zu einem großen Hindernis werden können - zu beachten. Mittlerweile wurden zahlreiche technische Hilfsmittel für behinderte Menschen geschaffen, die einen bedeutenden Beitrag zur Kompensation einzelner Einschränkungen sowie zur Aufrechterhaltung der Selbständigkeit im vertrauten Umfeld leisten. Der Entwicklungsstand der Technik für behinderte Menschen ist (vor allem in den vereinigten Staaten sowie in den skandinavischen Ländern) sehr hoch; er sollte für die verbesserte Ausstattung von Wohnungen unbedingt fruchtbar gemacht werden (ein Überblick über diese technischen Erzeugnisse geben zum Beispiel Blosser-Reisen 1990; Brody & Ruff 1986; Kruse 1992b; Lesnoff-Caravaglia 1988).

Weitere aus der Sicht der Rehabilitation wichtige Merkmale altersfreundlicher Umwelten sind bestehende Möglichkeiten zur Aufklärung älterer Menschen über soziale und medizinische Angebote sowie die Anregung zur Nutzung dieser Angebote.

Der eigentliche Beitrag einer menschengerechten Umweltgestaltung liegt aber weniger bei der Kompensation bestehender Einschränkungen durch Technik, sondern in der Verbesserung der Kompetenz. Gegenstände und Produkte, die ein Mehr an Funktionen bei gleichen Ressourcen der Person ermöglichen, sind zu entwickeln. Sie sind nicht prothetisch, sondern proaktiv. Ähnlich wie in der Ergonomie ist in der Rehabilitation ein Zusammenarbeiten zwischen Technikern, Betroffenen sowie Gerontologen notwendig, um solche kreativen Ansätze zu verwirklichen.

Die Bedeutung der Umwelt für die Selbständigkeit und Lebensqualität im Alter soll durch zwei Ergebnisse unserer Untersuchungen zur Kompetenz im Alter (Kruse 1992a) sowie zur ambulanten Rehabilitation von Schlaganfallpatienten (Kruse & Kruse 1990) veranschaulicht werden:

a) In der Kompetenzstudie wurde eine Quotierung der Stichprobe (n = 480 Untersuchungsteilnehmer) nach Alter, Geschlecht, Familienstand, sozialer Schicht, Einkommen, Bildungsstand und Wohnqualität vorgenommen, so daß Aussagen über den Einfluß objektiver Lebensbedingungen auf die Kompetenz im Alter möglich waren.

Diese Einflüsse ließen sich in der Untersuchung nachweisen, vor allem in jenen Fällen, in denen die Untersuchungsteilnehmer an starken gesundheitlichen Einschränkungen und Behinderungen litten. Geringer Bildungsstand, niedriges Einkommen, unzureichende Wohnqualität sind - im Durchschnitt - mit einer geringeren Kompetenz im Alltag verbunden. Diese negativen Auswirkungen gewinnen bei gesundheitlich stark belasteten oder behinderten Menschen besonderes Gewicht. Barrieren innerhalb der Wohnung (Stufen, nicht befestigte Teppiche, kleine Eingänge, geringe Bewegungsfläche in Küche, Bad, WC) sowie die schlechte Erreichbarkeit der Wohnung können von einem gesunden Menschen kompensiert werden, hingegen nicht von einem in seiner Mobilität stark eingeschränkten Menschen. Der geringe Bildungsstand geht in der Regel mit einem geringeren Informationsstand über Möglichkeiten der medizinischen Behandlung (einschließlich der Rehabilitation) und der ambulanten Unterstützung einher, wie die Ergebnisse der Untersuchung zeigen. Gesundheitlich belastete oder behinderte Menschen mit geringem Informationsstand über diese Angebote sind gegenüber Menschen mit hohem Informationsstand benachteiligt. Außerdem neigen Angehörige unterer sozialer Schichten - aufgrund fehlender Aufklärung - eher dazu, die eingetretenen Einschränkungen und Behinderungen als „altersbedingt“ anzusehen und bestehende Angebote ungenutzt zu lassen.

b) In der Untersuchung zur ambulanten Rehabilitation, an der 118 Schlaganfallpatienten aus verschiedenen sozialen Schichten über einen Zeitraum von 18 Monaten teilgenommen hatten, wurde der Einfluß objektiver Lebensbedingungen - vor allem der Wohnbedingungen - auf die Erfolge der ambulanten Rehabilitation deutlich. Bei jenen Untersuchungsteilnehmern, die in einer unzureichend ausgestatteten Wohnung lebten, waren die erzielten Verbesserungen in einzelnen sensomotorischen und psychomotorischen Funktionen schlechter als bei Teilnehmern, die in Wohungen mit höherer Wohnqualität lebten.

Neben der räumlichen Umwelt übte auch die soziale Umwelt großen Einfluß auf den Rehabilitationserfolg aus. In dieser Untersuchung ließ sich beobachten, daß sich Angehörige in den einzelnen Familien sehr unterschiedlich gegenüber den Patienten verhielten. In einigen Familien wurde den Patienten - objektiv betrachtet - zuviel abgenommen. Die Angehörigen motivierten die Patienten nicht zur selbständigen Ausübung einzelner Tätigkeiten, sondern - im Gegenteil - sie behinderten die Patienten in deren Bemühen um Aufrechterhaltung und Wiedererlangung der Selbständigkeit. Häufig waren dies Familien aus unteren sozialen Schichten, in denen die Angehörige nur geringe Kenntnisse über ihre Möglichkeiten, die Kompetenz des Pateinten zu fördern, besaßen.

Die räumliche und soziale Umwelt übt Einfluß darauf aus, in welchem Umfang die in der stationären Rehabilitation erzielten Erfolge aufrechterhalten werden können. In mehreren Untersuchungen wurde deutlich, daß bei einigen Patienten - nach deren Rückkehr in ihr häusliches Umfeld - die in der Klinik erreichte Kompetenz wieder zurückgeht (Schütte, Summa & Platt 1988).

Welche Folgerungen ergeben sich aus diesen Befunden?

a) Die Umsetzung des Rehabilitationspotentials wird durch räumliche und soziale Umwelten gefördert oder behindert. Der Erfolg einer Rehabilitation ist nicht allein von der Person, sondern auch von Umweltfaktoren abhängig.

b) Folglich ist bei der Entwicklung von Rehabilitationsansätzen auch der Gestaltung von Umwelten besondere Aufmerksamkeit zu schenken. Barrierefreies Wohnen, Kompensationsmöglichkeiten in der Wohnung, Aufklärung und Motivation des Patienten und seiner Angehörigen durch den Arzt oder den Psychogerontologen bilden wichtige Aufgaben der Rehabilitation. Die Fortsetzung der stationären Rehabilitation durch die ambulante Rehabilitation kann die Erfüllung dieser Aufgaben fördern.

c) Weiterhin sollte die Lebenslage älterer Menschen Beachtung finden. Geringer Bildungsstand, geringe finanzielle Ressourcen, fehlende Kenntnisse über bestehende Angebote sowie geringe Motivation zur Nutzung dieser Angebote bilden einige, für die Rehabilitation wichtige Merkmale der Lebenslage. Damit ist die gesundheitliche Aufklärung älterer Menschen angesprochen. Der Aufklärung von Patienten und Angehörigen - die auch präventive Bedeutung besitzt - sollte mehr Aufmerksamkeit geschenkt werden.

d) Schließlich ist an die Mediziner (vor allem an die Hausärzte) zu appellieren. Die Chance, eine stationäre oder ambulante Rehabilitation zu erhalten, ist in hohem Maße von der geriatrischen Kompetenz des Arztes sowie seinem Engagement für ältere Patienten abhängig. Daß sie im Kontext eines „Teams" von Betroffenen, Angehörigen, Psychologen, Pflegern, Technikern, Gerontologen und anderen zur Wirkung kommen sollte, ist selbstverstsändlich.

Abschluß

Unter „Rehabilitation" dürfen nicht nur die einzelnen Rehabilitationsangebote verstanden werden. Mit diesem Begriff soll auch eine bestimmte Sichtweise beschrieben werden, die den Behandlungs-, Unterstützungs- und „Entwicklungs"-Angeboten für ältere Menschen zugrundeliegt. Diese Sichtweise läßt sich durch Aspekte wie „Aktivierung, Mobilisierung, Förderung der Kompetenz, Erhöhung der Selbständigkeit" charakterisieren. Ein Ziel gerontologischer Forschung und Praxis sowie der Sozialpolitik sollte im Ausbau von Institutionen liegen, die stationäre und ambulante Rehabilitation anbieten. Ein weiteres Ziel sollte darin bestehen, in die medizinische Behandlung, aber auch in die stationäre und vor allem in die ambulante Altenpflege stärker als bisher einzelne Rehabilitationsansätze zu integrieren.

Literatur

Arnold, K. (1990): Kognitive und handlungsbezogene Prozesse in der Rehabilitation älterer Schlaganfallpatienten. Zeitschrift für Gerontologie, 23, 275-283

Baltes, M.M. & Baltes, P.B. (Hg.) (1986): The psychology of Control and aging. Lawrence Erlbaum, Hillsdale, London

Baltes, M.M. & Wahl, H.W. (1989): The behavioral and social world of the institutionalized elderly: Implications for health and optimal development. In: Ory, M. & Abeles, R.P. (Hg.): Aging, health and behavior. Baltimore: John Hopkins Press, 102-121

Baltes, P.B. (1984): Intelligenz im Alter. Spektrum der Wissenschaft, 5, 46-60

Bergener, M. (Hg.) (1989): Depressionen im Alter. Stuttgart: Thieme

Birren, J. (1988): A Contribution to the Theory of the Psychology of Aging: As a Counterpart of Development. In: Birren, J. & Bengtson, V.L. (Hg.): Emergent Theories of Aging. New York: Springer, 153-176

Blosser-Reisen, L. (1990): Selbständige Lebens- und Haushaltführung bei Behinderungen im Alter mit Hilfe neuer Technologien. Zeitschrift für Gerontologie, 23, 3-11

Brody, S.J. & Ruff, G.E. (Hg.) (1986): Aging and rehabilitation. New York: Springer

Bruder, J. (1990): Prävention, Rehabilitation, Irreversibilität - psychiatrische Aspekte. In: Schütz, R.M., Schmidt, R. & Tews, H.P. (Hg.): a.a.O., 166-175

Bundesministerium für Familie und Senioren (1992): Altenbericht (1.) der Bundesregierung. Bonn

Cramon, D.v. & Zihl, J. (Hg.) (1988): Neuropsychologische Rehabilitation. Heidelberg: Springer

Häfner, H., Moschel, G. & Sartorius, N. (Hg.) (1986): Mental health in the elderly. New York: Springer

Heuft, G. (1990): Zukünftige Forschungsperspektiven einer psychoanalytischen Geronto-Psychomatik - Persönlichkeit und Alternsprozeß. Zeitschrift für Gerontologie, 23, 262-266

Huber, F. (1990): Prävention, Rehabilitation, Irreversibilität - geriatrische Aspekte. In: Schütz, R.M., Schmidt, R. & Tews, H.P. (Hg.): a.a.O., 133-143
Illinger, H., Karl, F., Leutinger, O., Ostermann, K., Radebold, H., Schmidt, R., Sprung-Ostermann, B., v. Ungern-Sternberg, A. & Weimann, G. (1985): Gruppenspezifische Verbesserung von Alltagsfähigkeiten bei älteren Schlaganfallpatienten während der Rehabilitationsphase. Zeischrift für Gerontologie, 18, 231-235
Kommissionsbericht (1988): „Altern als Chance und Herausforderung". Staatsministerium. Stuttgart
Kruse, A. (1987): Coping with chronic disease, dying, and death - a contribution to competence in old age. Comprehensive Gerontology C1, 1-11
Kruse, A. (1989): Die psychosoziale Situation von Schlaganfallpatienten. In: Jacobi, P. (Hg.): Handbuch der Medizinischen Psychologie, Bd. 2. Heidelberg: Springer 200-225
Kruse, A. (1992a): Kompetenz im Alter in ihren Bezügen zur objektiven und subjektiven Lebenssituation. Darmstadt: Steinkopff
Kruse, A. (1992b): Altersfreundliche Gestaltung von Umwelten. Der Beitrag der Technik. In: Baltes, P.B. & Mittelstraß, J. (Hg.): Zukunft des Alterns und gesellschaftliche Entwicklung. Berlin: De-Gruyter
Kruse, A. & Kruse, W. (1990): Ambulante Rehabilitation älterer Patienten. Zeitschrift für Allgemeinmedizin, 26, 677-686
Kruse, A., Graumann, C.F. & Lantermann, E.D. (Hg.) (1990): Ökologische Psychologie. München: Psychologie Verlags Union
Lauter, H. & Kurz, A. (1989): Demenzerkrankungen im mittleren und höheren Lebensalter. In: Kisker, K.P., Lauter, H., Meyer, J.E., Müller, C. & Strömgren, E. (Hg.): Psychiatrie der Gegenwart, Bd. 8: Alterspsychiatrie. Berlin etc.: Springer, 135-200
Lehr, U. (1982): Social-psychological correlates of longevity. In: Eisdorfer, C. (Hg.): Annual review of gerontology and geriatrics, Vol. 3, 102-147
Lehr, U. (1989): Kompetenz im Alter - Beiträge aus gerontologischer Forschung und Praxis. In: Rott, Ch. & Oswald, F. (Hg.): Kompetenz im Alter. Vaduz: Liechtenstein Verlag, 102-147
Lehr, U. (1991): Psychologie des Alterns. Heidelberg: Quelle u. Meyer
Lerner, R. (1984): On the nature of human plasticity. Cambridge: Cambridge University Press
Lesnoff-Caravaglia, G. (Hg.) (1988): Aging in a technological society. New York: Human Sciences Press
Lindsey, E. (1996): Health within illness:Experiences of chronically ill/disabled people. Journal of Advanced Nursing., 24 (3), 465-472
Meier-Baumgartner, H.P. (1985): Aspekte der geriatrischen Rehabilitation des Schlaganfallpatienten. Zeitschrift für Gerontologie, 18, 236-240
Meier-Baumgartner, H.P. (Hg.) (1991): Psychosoziale Dimensionen der Geriatrie. München: Münchner medizinischer Wochenschrift Verlag
Meyer, S., Schulze, E. & Müller, P. (1997): Das intelligente Haus - selbständige Lebensführung im Alter. Frankfurt; New York: Campus
Mühlum, K. & Oppl, H. (Hg.) (1992): Handbuch der Rehabilitation. Neuwied: Luchterhand
Mulley, G.P. (1994): Principles of rehabilitation. Reviews in Clinical Gerontology, 4, 61-69
Nolan, M. (1997): Gerontological nursing: Professional priority or eternal cinderella? Ageing and Society, 17, 447-460
Norton, D. (1965): Nursing in geriatrics. Gerontologia Clinica, 7, 57-60
Olbrich, E. (1985): Coping and Development in the later years. In: Munnichs, J.M.A., Mussen, P., Olbrich & Colemann, P.G. (Hg.): Lifespan and change in a gerontological perspective. New York: Academic Press, 133-155
Olbrich, E. (1987): Kompetenz im Alter. Zeitschrift für Gerontologie, 20, 319-330

Olbrich, E. (1990): Zur Förderung von Kompetenz im höheren Lebensalter. In: Schmitz-Scherzer, R., Kruse, A. & Olbrich, E. (Hg.): Altern - Ein lebenslanger Prozeß der sozialen Interaktion. Darmstadt: Steinkopff, 7-28

Olbrich, E. (1996): Menschengerechte Umweltgestaltung. Schnittstelle zwischen Person und Umgebung. Zeitschrtift für Gerontologie und Geriatrie, 29, 257-266

Olbrich, E. & Schütz, R.-M. (1996): Menschengerechte Technik. Zeitschrift für Gerontologie und Geriatrie, 29, 236-237

Oliver, M. (1993): A different viewpoint - who needs rehabilitation? in Greenwood, R., Barnes, M.P., McMillan, T.M. & Ward, C.D. (eds.). Neurological rehabilitation. Edinburgh: Churchill Livingstone, 38-39

Perrez, M. & Baumann, U. (Hg.) (1991): Klinische Psychologie, Bd. 2: Intervention. Bern: Huber

Platt, D. (Hg.) (1988): Experimental gerontology. Heidelberg: Springer

Poeck, K. (Hg.) (1990): Klinische Neuropsychologie. Heidelberg: Springer

Rodin, J., Timko, Ch. & Harris, S. (1985): The Construct of Control: Biological and Psychological Correlates. In: Eisdorfer, C. (Hg.): Annual Review of Gerontology and Geriatrics, Vol. 5, New York: Springer, 3-55

Schmitz-Scherzer, R. (1990): Pflegebedürftigkeit oder die mangelnde Berücksichtigung der Potentiale von kranken älteren Menschen. Zeitschrift für Gerontologie, 23, 284-287

Schütte, T., Summa, J.D. & Platt, D. (1988): Zur rehabilitativen Behandlung von zerebralen apoplektischen Insulten im höheren Lebensalter und ihrer Effizienzbeurteilung - Ergenisse eines Modellprojekts. Zeitschrift für Gerontologie, 17, 214-222

Schütz, R.M., Schmidt, R. & Tews, H.P. (Hg.) (1990): Altern zwischen Hoffnung und Verzicht. Prävention, Rehabilitation, Irreversibilität. Lübeck: Medizinischer Universitätsverlag

Sternberg, R.J. (Hg.) (1990): Wisdom. Its nature, origins, and development. Cambridge: Cambridge University Press

Svanborg, A. (1985): Biomedical and environmental influences on aging. In: Butler, R.N. & Gleason, H.P. (Hg.): Productive aging: enhancing vitality in later life. New York: Springer, 15-27

Thomae, H. (1983): Alternsstile und Alternsschicksale. Göttingen: Hogrefe

Thomae, H. & Kranzhoff, H.E. (1979): Erlebte Unveränderlichkeit von gesundheitlicher und ökonomischer Belastung. Zeitschrift für Gerontologie, 12, 439-453

Turk, D. & Kerns, R. (Hg.) (1985): Health, illness, and families. New York: Wiley

Weizsäcker, V.v. (1986): Der Gestaltkreis. Stuttgart: Thieme

Williams, T.F. (1985): Rehabilitation in the aging. New York: Springer

Willis, S.L. (1987): Cognitive Training and everyday competence. In: Schaie, K.W. & Eisdorfer, C. (Hg.): Annual Review of Gerontology and Geriatrics, Vol. 7, New York: Springer, 159-189

Sabine Bartholomeyczik

Versorgungsleistungen durch Pflege

1. Einführung

Die Versorgungsleistungen durch Pflege zu beschreiben, unterliegt mancherlei Schwierigkeiten:

a) Weder wird Pflege nur von beruflich Pflegenden erbracht,

b) noch beziehen sich die verschiedenen beruflichen Aufgaben ausgebildeter Pflegender nur auf Pflege.

Ad a): Derzeit gibt es etwa 1,2 Millionen pflegebedürftige Menschen in Deutschland, die Leistungen der Pflegeversicherung für häusliche Pflege erhalten. Etwa 80 % der BezieherInnen dieser Leistungen werden von Menschen aus ihrer persönlichen Umgebung gepflegt, also Laien, häufig Angehörige, meist Frauen, nämlich Partnerinnen und Töchter/Schwiegertöchter.

Ad b) Beruflich Pflegende, deren größte Gruppe die Krankenschwestern darstellen, arbeiten bisher überwiegend in stationären Einrichtungen und hier wiederum in Krankenhäusern. Die beruflichen Aufgaben beziehen sich neben der eigenverantwortlich durchgeführten Pflege - häufig mißverständlich als Grundpflege bezeichnet - auf die Mitarbeit bei medizinischer Diagnostik und Therapie, die ärztlicherseits an die Pflegenden delegiert wird - häufig mißverständlich als Behandlungspflege bezeichnet.

Diese unklaren Bezeichnungen, Aufgaben, Abgrenzungen gegenüber Laien und gegenüber ärztlichen Aufgaben hängen eng mit dem Gegenstand Pflege zusammen. Klarheit könnte hier eine definitorische Eingrenzung von Pflege schaffen. Keiner der verschiedenen Definitionsversuche ist so klar, daß Abgrenzungsfragen damit eindeutig zu entscheiden wären. Oftmals handelt es sich bei diesen Definitionen auch um Tautologien, indem Pflege mit pflegerischer Arbeit erklärt wird.

Das Bewußtsein für die Notwendigkeit einer Definition ist erst in den letzten Jahrzehnten gewachsenen durch ein zunehmendes Bedürfnis nach Emanzipation vor allem von der als erniedrigend empfundenen Bevormundung durch den ärztlichen Beruf. Die berufliche Entwicklung der Pflege, die vor allem seit dem letzten Jahrhundert in Deutschland einen Neuanfang nahm, muß im Zusammenhang gesehen werden mit der Entwicklung der Medizin, die naturwissenschaftliche Erkenntnisse für sich entdeckt hat, und die sich ganz neu empirischen Methoden zur Untersuchung der Effektivität diagnostischer und therapeutischer Maßnahmen zuwandte. Die industriell-technische Entwicklung, die gleichzeitig stattfand, führte zu der Gründung von Krankenhäusern. Diese wurden nicht mehr wie vorher als Asyle für die Armen und Siechen geführt, sondern entwickelten sich zu gesundheitsorientierten Institutionen. Während dadurch Krankenhäuser auch für das Bürgertum interessant wurden, wuchs gleichzeitig das ärztliche Interesse an „Patientengut" und an fähigen Helferinnen zur Unterstützung bei den ärztlichen Aufgaben. Nebenbei sollten diese Helferinnen die haushaltsnahen Funktionen für PatientInnen und das ganze Krankenhaus mit übernehmen. So wurde der Krankenpflegeberuf als reiner Assistenzberuf gegründet, die selbständige Arbeit der Pflege wurde als unsichtbares zusätzliches Aufgabenfeld in den Hintergrund gedrängt. Für das letztere brachte die Spezies „Frau aus gutem Hause" alle Qualifikationen mit, wodurch in der Pflegeausbildung Pflege selbst bis weit in das 20. Jahrhundert hinein kein Unterrichtsgegenstand war.

Heute kann Pflege als auf drei Dimensionen beruhend beschrieben werden, von denen keine für sich alleine Pflege charakterisiert:

- Sie bezieht sich immer auf Menschen mit gesundheitlichen Beeinträchtigungen (oder solche, bei denen diese zu erwarten sind), aber nicht jede gesundheitliche Beeinträchtigung ist mit Pflegebedürftigkeit verbunden.
- Sie ist eine helfende, unterstützende Arbeit, die sich auf im Alltag notwendige Handlungen bezieht, die im „gesunden" Leben selbst vorgenommen werden. Hilfe und Unterstützung beinhalten sowohl die Übernahme von Aktivitäten anstelle des Pflegebedürftigen als auch die Anleitung zu selbständigem Handeln.
- Sie arbeitet auf ein gesundheitsbezogenes Ziel hin, nämlich das der Erlangung größtmöglicher Selbständigkeit in diesen Lebensbereichen oder einen befriedigenden Umgang mit Einschränkungen. Hierzu gehört auch die Unterstützung größtmöglicher Autonomie im Sterbeprozeß.

Als ethische Grundlage pflegerischen Handelns wird die Selbstbestimmtheit und Würde der Pflegebedürftigen gefordert.

Es bleibt die Frage, worin sich Pflege von Aufgaben anderer Gesundheitsberufe unterscheidet. Die American Nurses Association hat sich dazu auf folgende Definition geeinigt: „Pflege ist die Diagnose und Behandlung menschlicher Reaktionen auf aktuelle oder potentielle Gesundheitsprobleme" (ANA 1980). Die pflegerische Perspektive ist also auf die Folgen von Gesundheitseinschränkungen und nicht auf deren Ursachen gerichtet. Dies gilt allerdings ebenfalls für viele andere Gesundheitsberufe wie z.B. Physiotherapie, Ergotherapie, Logopädie sowie explizit einige ärztliche Fachrichtungen wie z.B. Rehabilitation, Palliativmedizin. Diese Definition weist darüber hinaus auch auf dieselbe Systematik des schrittweisen geplanten Vorgehens wie sie in der Medizin zu finden ist (Diagnose und Behandlung) und in der Pflege als Pflegeprozeß bekannt wurde.

Die Schwierigkeiten beginnen dort, wo die „menschlichen Reaktionen“ eine kategoriale Systematik erhalten sollen, um Vollständigkeit in Diagnostik und Behandlung zu unterstützen. In die deutsche Pflegepraxis hat ein britisches Modell Eingang gefunden, das hier den Begriff Lebensaktivitäten verwendet im Sinne beobachtbaren Handelns, die einen „gesunden“ Alltag als wichtigste Bestandteile konstituieren (Roper, Logan & Tierney 1993). Die Lebensaktivitäten sind: Für eine sichere Umgebung sorgen, kommunizieren, atmen, essen und trinken, ausscheiden, sich sauberhalten und kleiden, die Körpertemperatur regulieren, sich bewegen, arbeiten und spielen, sich als Mann oder Frau fühlen und verhalten, schlafen, sterben. Eine gewisse Beliebigkeit und Willkür dieser Einteilung ist nicht zu übersehen. Je nach Art der Pflegebedürftigkeit sollen die Lebensaktivitäten unterschiedliche Schwerpunkte und Differenzierung erhalten. Sie finden sich oft modifiziert in vielen Pflegedokumkentationsformularen sowie in dem Begutachtungsbogen des Medizinischen Dienstes der Pflegekassen, der für die Einschätzung der Pflegebedürftigkeit nach SGB XI verwendet wird.

Nicht verwechselt darf das pflegewissenschaftliche Konzept der „Aktivitäten des täglichen Lebens“ mit den „Activities of Daily Living“ (ADL) oder gar den „Instrumental Activities of Daily Living“ (IADL), die als epidemiologische Skalen aus der Gerontologie bekannt sind (Brandenburg & Sowinski 1996). Während das erstgenannte Konzept den Anspruch hat, mit den Aktivitäten ein Gesamt von Leben zu kategorisieren, das sich sowohl zur Feststellung gegenwärtiger Situationen, aber auch zur Analyse von Gewohnheiten und biographischen Entwicklungen eignet und methodisch eher qualitativ orientiert war, wurden die inhaltlich sehr viel enger gefaßten ADL- und IADL-Skalen nur dafür konstruiert, funktionale Beeinträchtigungen alter Menschen möglichst standardisiert erfassen zu können.

Die Alltäglichkeit dieser Lebensaktivitäten gibt keine Hinweise auf eine Abgrenzung gegenüber Laienpflege. Vorbehaltsaufgaben wie in anderen Gesundheitsberufen z.B. Medizin, Hebammenwesen, medizinisch-technische Assistenzberufe gibt es bisher nicht. In einem juristischen Gutachten wurde ein Vorschlag dazu gemacht, der sich vor allem auf den Pflegeprozeß bezieht, insbesondere das Assessment, die Planung und die Evaluation der Pflege (Plantholz 1994).

2. Pflegeberufe - Ist-Situation

Pflege findet unter verschiedenen Zielrichtungen und in unterschiedlichen Organisationsformen statt, die sich grob in stationär und ambulant einteilen lassen.

Die Pflegeheime stellen - ähnlich wie die Hospize - in der Systematik stationärer Einrichtungen insoweit eine Sonderform dar, als sie ein Lebensort und nicht nur eine vorübergehende Behandlungs- oder Pflegeeinrichtung für Menschen sind. Sie beenden darin meist auch ihr Leben. Während noch vor einer Generation Altenheime auch als Orte für selbständige alte Menschen geschaffen waren, werden sie zunehmend zu Institutionen mit Schwerpflegebedürftigen. Tages- und Nachtpflegeeinrichtungen erhalten mit der Prioritätensetzung auf nicht-stationäre Pflege zunehmende Bedeutung.

Stationärer Bereich	Akutkrankenhaus Einrichtungen der Rehabilitation und Vorsorge Einrichtungen der Kurzzeitpflege Pflegeheime Hospize
Ambulante Pflege	Pflegedienste, Sozialstationen Pflegeunterstützende Dienste (z.B. Mobile soziale Hilfsdienste, Essen auf Rädern)
Zwischenform	Einrichtungen der Tages- oder Nachtpflege

Tabelle 1: Institutionen mit Pflegeangebot

Auch wenn die Einrichtungsarten vielfältige sind, dominiert rein quantitativ (Personal, Pflegetage) nach wie vor das Krankenhaus.

Beruflich Pflegende verteilen sich hauptsächlich auf drei Berufe, die in der BRD eine dreijährige Ausbildung verlangen und an Lebensaltern orientiert sind: Kinderkrankenpflege, Krankenpflege und Altenpflege. Zusätzlich zur Krankenpflege als Beruf hatte sich in den 20er Jahren dieses Jahrhunderts die Kinderkrankenpflege (damals Säuglings- und Kleinkinderschwestern) entwikkelt. Gute 30 Jahre später geschah das gleiche mit der Altenpflege, die als gesonderter Ausbildungszweig in vergleichbaren anderen Ländern unbekannt ist. Die seit 1994 entstehenden Landesgesetze zur Regelung der Altenpflegeausbildung benennen als Ausbildungsziele auch diejenigen, die das Krankenpflegegesetz enthält (vgl. z.B. Gesetz- und Verordnungsblatt 1994). Auch unter diesem Aspekt sollte diskutiert werden, wie sinnvoll es ist, die Pflegeausbildung nach Altersstufen der KlientInnen weiterhin komplett getrennt fortzuführen.

Dazu gibt es teilweise einjährig ausgebildete HelferInnen und vor allem im Altenpflegebereich einen beträchtlichen Anteil Pflegender, die keine Pflegeausbildung abgeschlossen haben. Darüber hinaus werden Hebammen und Entbindungspfleger meist zu den Pflegeberufen gezählt, in letzterer Zeit oft auch FamilienpflegerInnen.

Nach verschiedenen mißlungenen Anläufen in der alten BRD (Müller 1997) und begünstigt durch den 1989 öffentlich beklagten Pflegenotstand wurden beginnend mit 1991 bis 1997 über dreißig pflegeorientierte Studiengänge eingerichtet, davon die meisten an Fachhochschulen. In der DDR hatte es bereits drei Universitätsstudiengänge gegeben, der älteste davon begann schon 1963 (Beier & Jahn 1997). Grob lassen sich die Studienprogramme in drei Richtungen einteilen: Pflegewissenschaft, Pädagogik der Pflege und Pflegemanagement.

Mit schätzungsweise einer Million Beschäftigten bindet der Pflegebereich die größte Gruppe Berufstätiger im Gesundheitswesen. Die Angaben der Öffentlichen Statistik über die Berufe sind je nach Quelle (Volkszählung, Mikrozensus, Beschäftigtenstatistik) unterschiedlich und daher eher in relativen Mengenverhältnissen zu interpretieren (Dietrich 1994).

Das Statistische Bundesamt gibt für 1992 aus der EG-Arbeitskräftestichprobe ohne Auszubildende 650.000 Krankenschwestern, Kinderkrankenschwestern und Hebammen (incl. deren männliche Berufsangehörige) und dazu 114.000 HelferInnen an (Statistisches Bundesamt 1995). Dazu kommen über 200.000 Altenpflegekräfte (Tabelle 2). Wegen der unterschiedlichen Quellen sind Doppelnennungen, hier vor allem bei Altenpflegekräften und HelferInnen, nicht zu vermeiden. Alle Berufe sind typische Frauenberufe, insofern als mehr als 80 %, oft mehr als 85 % Frauen sind.

Berufe	zus.	Krankenhaus[2)]	Altenheim	Amb.Pflege[5)]
Krankenschwester/-pfleger		456.377[3)]	35 %	
Kinderkrankenschwester/-pfleger		40.681		
KrankenpflegehelferInnen		32.104	6 %	
Hebammen/Entb.pfleger		8.938		
zus.	650.000[1)]			41 %
AltenpflegerInnen	213.000[4)]			6 %
PflegehelferInnen (o.Ausb.)	114.000[1)]	32.914		40 %
Haus- und Familienpflege				13 %
Gesamt	977.000			198.000[5)]

[1)] EG-Arbeitskräftestichprobe 1992 (Statistisches Bundesamt 1995).
[2)] 1994 (Statistisches Jahrbuch 1996).
[3)] incl. Pflegedienst in der Psychiatrie (50.768) und im Funktionsdienst (85.098).
[4)] Mikrozensus 1995, Ausgebildete + Nicht-Ausgebildete (Becker & Meifort 1997), Doppelnennungen mit PflegehelferInnen sehr wahrscheinlich.
[5)] 1987 (Becker et al. 1997, 27).

Tabelle 2: Pflegeberufe in verschiedenen Pflegeeinrichtungen

Sofern sich die Daten auf das Personal in Krankenhäusern beziehen, dürften sie relativ valide sein, da sie aus der Krankenhausstatistik stammen. Die Angaben zu Pflegepersonal außerhalb von Krankenhäusern sind dagegen eher ungenau. Es ist zu vermuten, daß sich in diesen Bereichen derzeit ein starker Wandel vollzieht. Noch 1987 wurden für die Altenpflege in den alten Bundesländern nur 81.500 Pflegende gezählt (Dietrich 1994). Da es in der DDR mit wenigen Ausnahmen keine Altenpflegerinnen gab, kann durch den Vergleich zu den neueren Daten ungefähr das schnelle Wachstum eingeschätzt werden.

Bei aller Ungenauigkeit der Zahlen kann aber festgehalten werden, daß nach wie vor die Mehrzahl der Pflegenden aus der Krankenpflege kommt und daß die Mehrzahl in Krankenhäusern arbeitet.

3. Pflegeleistungen im Krankenhaus

Das Krankenhaus ist der traditionelle Arbeitsplatz beruflich Pflegender. An der nichtstationären Gesundheitsversorgung waren bis in die 80er Jahre nur wenige Pflegende beteiligt, meist in Form der sog. Gemeindepflege.

Traditionell haben für die fachliche Ausrichtung von Krankenhäusern die Ärzte das Definitionsmonopol, auch wenn versucht wird, dieses durch finanzielle Regelungen kostensenkend zu steuern. Pflege, noch in den 70er Jahren offiziell als Heilhilfsberuf bezeichnet, wurde vorrangig als Assistenz für die ärztlichen Aufgaben angesehen. In der Krankenhausökonomie der 60er Jahre wurde versucht, pflegerische Aufgaben als Grundlage für eine leistungsorientierte Personalplanung in verschiedene Bereiche einzuteilen. Diese wurden definiert als Pflege, Verwaltung und Versorgung sowie Hausarbeit (Eichhorn 1967). Die Pflege wiederum wurde in Grund- und Behandlungspflege unterteilt. Die Grundpflege entspreche den „normalen Lebensbedürfnissen der Patienten und den Bedürfnissen nach psychischer und sozialer Betreuung“ (ebd., 238). Da es sich um Alltagsbedürfnisse handle, seien diese auch an Hilfskräfte delegierbar und bedürften weniger differenzierter Qualifikationen. Anders bei der Behandlungspflege, die dem Bedürfnis der Patienten entspringe, „stationär behandelt zu werden“ (ebd., 242). Hier seien ausgeprägtere Qualifikationen nötig, da „die Tätigkeiten in der Behandlungspflege zum Teil qualifizierter und technischer Art sind und damit höhere Anforderungen an das Personal stellen als die Grundpflegetätigkeiten“ (ebd., 243). Rein semantisch ist bei dem Begriff Behandlungspflege zu bedenken, daß die Arbeit nicht behandelnde Pflege ist, sondern es sich hier um ärztliche Behandlung dreht, d.h. Pflegende übernehmen durch Delegation einen Teil der ärztlichen Aufgaben, für die sie nur die Durchführungsverantwortung haben. In der pflegewissenschaftlichen Diskussion erhebt sich die Forderung, nur das als Pflege zu bezeichnen, wofür Pflegende eine Entscheidungsverantwortung tragen. Die ehemals als Behandlungspflege bezeichneten Aufgaben werden darin als das benannt, was sie sind: Mitarbeit bei ärztlicher Therapie und Diagnostik.

Mit der begrifflichen Differenzierung ist auch ein inhaltlicher Wandel der Pflege verbunden. Während die früheren Ziele der „Grundpflege“ als „warm, satt, sauber“ kolportiert werden, als passivierende Versorgung, bemüht sich die entstehende Pflegewissenschaft nachzuweisen, welche Pflegemethoden welche gesundheitsrelevanten Ziele erreichen können verbunden mit der Prämisse, daß Pflege einen relevanten eigenständigen Beitrag in der gesundheitlichen Versorgung leistet. Hier vollzieht sich im Kuhnschen Sinne ein Paradigmenwechsel vom unsichtbaren Begleiten, Bewahren und Versorgen zur zielgerichteten geplanten und therapeutisch wirksamen Pflege.

Die begriffliche Differenzierung beinhaltet auch eine Prioritätensetzung, nach der bei Arbeitsüberlastung die pflegerischen Aufgaben vorrangig bearbeitet werden und erst danach Aufgaben der Mitarbeit bei medizinischer Therapie und Diagnostik. Damit wurde die alte Prioritätensetzung umgekehrt, was gerade im Krankenhaus leicht zu Konflikten zwischen ärztlichem und pflegerischem Dienst führt.

In einer Untersuchung auf je einer Projektstation in sechs Frankfurter Akutkrankenhäusern wurde mit der Methode der Multimomentaufnahme festgestellt, welche Aufgaben welchen Anteil der Arbeiten des gesamten pflegerischen Teams ausmachen (Bartholomeyczik, Donath, Krohwinkel, Petsch, Schäfer & Schulz 1993). Bei den Projektstationen handelt es sich um internistische und chirurgische mit einem Umfang von durchschnittlich dreißig Planbetten. Die Multimomentaufnahme wurde 1991 durchgeführt und umfaßt eine volle Woche Tagdienst, d.h. von Beginn der Frühschicht bis zum Ende der Spätschicht einschließlich einem Wochenende.

In Tabelle 3 sind die relativen Anteile verschiedener Aufgabenarten bezogen auf die unterschiedlich qualifizierten Gruppen im Pflegeteam aufgeführt. Nicht ganz ein Drittel aller Aufgaben des Pflegeteams fällt auf die Pflege, ein Fünftel auf Mitarbeit bei medizinischer Diagnostik und Therapie. Nach dem Eichhornschen Pflegeverständnis würde etwa die Hälfte aller Aufgaben die Pflege betreffen. Ebenfalls ein Fünftel nehmen Kooperationsaufgaben ein, hier schlagen sich vor allem Übergabezeiten nieder. Zum Zeitpunkt der vorliegenden Untersuchung war die Pflegedokumentation auf den Projektstationen noch kaum entwickelt, hier dürfte heute ein deutlich höherer Anteil zu erwarten sein. Zusatzaufgaben sind Botengänge, Putzarbeiten und das Richten leerer Betten; Aufgaben, die nach Auffassung der Autorinnen der Untersuchung keiner spezifisch pflegerischen Qualifikation bedürfen. In Zeiten eines vielbeklagten Pflegenotstands sind 13 % Zusatzaufgaben ein erstaunlich hoher Anteil.

Bei der zusammenfassenden Spalte der Berufsgruppen ist zu beachten, daß sich hinter den verschiedenen Statusgruppen unterschiedlich viele Personen verbergen. Unter den Begriff Stationsleitung wird hier auch die jeweilige Schichtleitung subsumiert. Insgesamt werden 62 % aller gemessenen Aufgaben von ausgebildeten Krankenschwestern bzw. -pflegern durchgeführt. Je nach untersuchter Station schwankt der Grad von qualifiziertem Pflegepersonal von 31 % bis 94 %.

	Pflege	Mitarbeit bei med. Diagnose + Therapie	Dokumentation	Koop.	Admin.	Zusatzaufgaben	**Zus.**
Stationsleitung	12,3 %	21,3 %	36,4 %	26,4 %	37,8 %	13,8 %	21,0 %
Krschw/pfleg.	38,2 %	47,1 %	35,1 %	43,2 %	41,0 %	40,8 %	41,0 %
Krpflhelfer	12,7 %	9,6 %	9,8 %	9,0 %	6,8 %	9,6 %	10,0 %
SchülerInnen	15,8 %	13,1 %	10,9 %	11,2 %	8,6 %	17,8 %	14,0 %
Sonstige	21,0 %	8,9 %	7,7 %	10,3 %	5,9 %	18,0 %	13,0 %
Ges. Team	29,0 %	20,0 %	3,0 %	20,0 %	10,0 %	13,0 %	
Zahl beob. Aufgaben n=	4.409	3.065	376	2.961	1.506	1.966	15.048

Tabelle 3: Aufgabenverteilung innerhalb des Pflegeteams (6 Projektstationen, 7 Tage) [1)]

[1)] nach Bartholomeyczik et al. 1993.

Zunächst fällt an den Ergebnissen auf, daß alle alles machen - mit gewissen Variationen. Es scheint keine präzise Aufteilung der Aufgaben nach Qualifikationsstruktur zu geben. Die Pflege wird überproportional häufig von HelferInnen, SchülerInnen und Sonstigen (Zivis, PraktikantInnen) durchgeführt, während die Mitarbeit bei medizinischer Diagnostik und Therapie vor allem von Krankenschwestern und -pflegern geleistet wird. Hier spiegelt sich offensichtlich die nach wie vor gültige Wertigkeit der Aufgaben, wie sie schon Eichhorn für richtig befand.

Auffallend ist weiterhin, daß Stationsleitungen besonders stark mit der Dokumentation und Administration befaßt sind. Das Projekt, aus dem die Daten stammen, sollte vor allem die Delegationsfähigkeit administrativer Aufgaben an Hilfskräfte ohne Pflegeausbildung untersuchen, um mehr Freiräume für die Pflege selbst zu schaffen. Die stete Klage von Krankenschwestern, zuviel Schreibtischarbeit machen zu müssen, steht in auffallendem Kontrast zu dem Ergebnis, daß Schreibtischarbeit eher mit dem Status von Vorgesetzten verbunden ist. Insgesamt ist trotz aller Emanzipationsbestrebungen die Arbeit Pflegender nach wie vor stark fremdbestimmt.

Im Hinblick auf die angestrebte Verkürzung der Verweildauer wird sich die Struktur der Aufgabenverteilung im Krankenhaus dahingehend verändern, daß Administration und Kooperation höhere Anteile erhalten werden, die Mitarbeit bei medizinischer Diagnostik und Therapie zunehmen wird und vor allem insgesamt der Arbeitsumfang wegen der intensiver zu betreuenden PatientInnen anwachsen wird. Diese Entwicklung ist allerdings schon seit Jahren zu beobachten, wird durch die neuere Gesetzgebung entschieden beschleunigt. In den 2.337 Krankenhäusern (1994) Deutschlands hat sich die Verweildauer innerhalb von 3 Jahren von 1991 bis 1994 bereits um 13,4 % verkürzt. Die Anzahl der stationär behandelten PatientInnen bezogen auf 10.000 Einwohner hat sich in diesem Zeitraum um 3 % erhöht (Reister 1996). Längerfristige Angaben zeigen, daß sich die Verweildauer in den Krankenhäusern der alten Bundesländer von 1974 bis 1995 um etwa 50 % gesenkt hat, die Bettenkapazität jedoch nur um etwa 20 % reduziert wurde (Bruckenberger 1997).

Tabelle 4 zeigt einen Vergleich verschiedener Länder mit Daten des Jahres 1990 (Armann & Arnold 1994). Deutlich wird trotz aller Probleme der Vergleichbarkeit verschiedener Gesundheitssysteme: In Deutschland gibt es fast doppelt soviel Krankenhausbetten wie in den USA oder in Holland, entsprechend werden sehr viel mehr Menschen eingewiesen. Außerdem ist die Verweildauer fast doppelt so lang, zumindest wie in den USA. In Holland dagegen ist sie nur verhältnismäßig wenig kürzer als in der BRD. In den beiden europäischen Ländern ist die Bettenauslastung hoch, während sie in den USA mit 66 % äußerst niedrig ist.

	Betten pro 10.000 Einwohner	Einweisungen in % Erwachsene	Verweildauer in Tagen	Betten-auslastung
NL	42	10 %	12.0	84 %
USA	42	12 %	7.8	66 %
D	78	18 %	14.8	88 %

Tabelle 4: Vergleich von Bettendichte, Einweisungsraten, Verweildauer und Bettenauslastung zwischen Deutschland, den Niederlanden und den USA (nach Armann et al. 1994, 7)

Gerade in den USA zeigt sich aber auch, daß eine Leistungsintensivierung eine Erhöhung des Pflegepersonals pro Bett erfordert: So kommen in der BRD 1,3 Pflegende auf ein Krankenhausbett, während das in den USA fast dreimal so viele sind, nämlich 3,35 (ebenda). Ein durchschnittliches freigemeinnütziges Krankenhaus hat in Deutschland fast 1.000 Beschäftigte, ein vergleichbares Haus in den USA etwa 4.000 (ebd.). Dabei ist allerdings zu berücksichtigen, daß dort Pflegende etwas andere Aufgaben übernehmen als in Deutschland und vor allem, daß ein erheblicher Umfang an ambulanten Leistungen im Krankenhaus erbracht wird. Letzteres ist in Zukunft für deutsche Krankenhäuser ebenfalls denkbar.

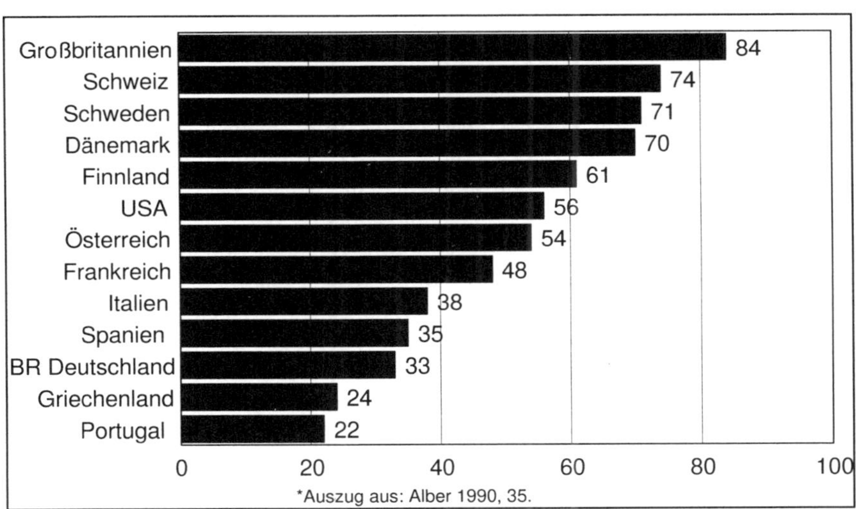

Abbildung 1: Anzahl der Pflegekräfte pro 10.000 Einwohner

Wie unterschiedlich Pflegende in Gesundheitssystemen eingesetzt werden, darauf deuten die außerordentlich verschiedenen einwohnerbezogenen Zahlen Pflegender. Obwohl die Daten in Abbildung 1 von 1981 stammen (Alber 1990) und in Einzelheiten überholt sein mögen, sind die Unterschiede als solche bemerkenswert. So wies Großbritannien eine nahezu dreifach so hohe Dichte von Pflegenden auf wie die BRD. Die skandinavischen Länder Schweden und Dänemark zeigten immer noch eine zweifach so hohe Dichte. Weniger Pflegende als in der BRD gab es nur noch in Griechenland und Portugal. Dies mag verschiedene Gründe haben, die nicht nur mit einer defizitären pflegerischen Versorgung zu tun haben können, wie z.B. dem Aufgabenspektrum Pflegender in der Gesundheitsvorsorge, der Schneidung zwischen ärztlichen und pflegerischen Aufgaben. Bekannt ist zwar die unterschiedliche Aufgabenverteilung im Vergleich zwischen den USA und der BRD, sie kann jedoch nicht den Unterschied zu Ländern wie Österreich oder Frankreich erklären.

4. Pflege nach SGB XI (PflegeVG)

Das Sozialgesetzbuch (SGB) XI, das „Gesetz zur sozialen Absicherung des Risikos der Pflegebedürftigkeit" (PflegeVG) trat in seiner ersten Stufe mit den Leistungen für die häusliche Pflege am 1.4.1995 und in der zweiten Stufe mit den Leistungen für die stationäre Pflege am 1.6.1996 in Kraft.

Mit dem PflegeVG werden erstmals ausführlicher in einem Gesetz Pflegebedürftigkeit inhaltlich beschrieben und Pflegeziele definiert.

Die wichtigsten Dimensionen der Pflegeziele betreffen die Selbständigkeit und Selbstbestimmtheit der Pflegebedürftigen. Dies entspricht pflegewissenschaftlichen Auffassungen, nach denen die Pflege mit rehabilitativen Maßnahmen oder - wie es auch im PflegeVG bezeichnet wird - mit aktivierender Pflege eine therapeutische Funktion einnimmt (SGB XI § 2). Das Ziel der Autonomie wird auch in anderen Paragraphen des Gesetzes wiederholt.

Im Zusammenhang mit der Erläuterung zur Pflegebedürftigkeit werden die Methoden der Hilfe beschrieben. Diese sind: „Unterstützung, teilweise oder vollständige Übernahme der Verrichtungen im Ablauf des täglichen Lebens oder Beaufsichtigung oder Anleitung mit dem Ziel der eigenständigen Übernahme dieser Verrichtungen" (SGB XI § 14 (3)). Diese Beschreibung pflegerischer Methoden entspricht ebenfalls pflegewissenschaftlichen Auffassungen. Sie ähneln z.B. denen in dem US-amerikanischen Pflegemodell von Orem (1991). Hervorzuheben sind die Methoden der Beaufsichtigung und der Anleitung, die als selbständigkeitsfördernd eingestuft werden können, oftmals jedoch wesentlich mehr Zeit und Qualifikation beanspruchen als die Übernahme von Aktivitäten für den Pflegebedürftigen.

Dem gegenüber stehen im PflegeVG die Aspekte der Pflegebedürftigkeit, die an sogenannten Verrichtungen orientiert sind, die als gewöhnlich und wiederkehrend bezeichnet werden. Diese beziehen sich neben dem Bereich der hauswirtschaftlichen Versorgung auf die Körperpflege einschließlich der Darm- oder Blasenentleerung, die Ernährung und die Mobilität einschließlich des An- und Ausziehens. Alle sonstigen Aktivitäten, Bedürfnisse oder - wie Orem es bezeichnen würde - Selbstpflegeerfordernisse werden im Sinne des PflegeVG nicht berücksichtigt, darüber hinausgehende Pflege wird nicht finanziert. Deutlich wird hier, daß Ausschnitte notwendiger Pflege in den Leistungen vorgesehen sind, aber keine allgemeine pflegerische Grundversorgung, auch wenn diese Ausschnitte für viele pflegebedürftige Menschen von großer Bedeutung sind. Hier ergibt sich ein oftmals großer Widerspruch zu den im PflegeVG genannten Zielen der Pflege.

Mit der Einführung der Pflegeversicherung wurde die gesundheitliche Versorgung der Bevölkerung im Bereich der Pflege endgültig in eine Krankenpflege und in sonstige Pflege aufgeteilt, die nach unterschiedlichen Regelungen und von unterschiedlichen Versicherungsarten gedeckt wird. Die Inhalte dieser unterschiedlich finanzierten Pflege unterscheiden sich nicht, lediglich die Dauer, denn häusliche Krankenpflege wird im Regelfall höchsten vier Wochen lang gewährt. Pflege über das PflegeVG ist dagegen unbefristet, dafür aber auf bestimmte inhaltliche Aspekte eingeengt.

Die Mitarbeit bei medizinischer Diagnostik und Therapie, im Sozialgesetzbuch nach wie vor als Behandlungspflege bezeichnet, wird grundsätzlich von Krankenkassen übernommen mit der (derzeitigen?) Ausnahme der stationären Altenpflege. Da die inhaltliche Abgrenzung der Aufgaben Pflegender nicht in jedem Fall eindeutig ist, ist ein ausführlicher Streit darüber entbrannt, was im Sinne der Sozialgesetzgebung als Behandlungspflege oder als Grundpflege anzusehen ist. Die Krankenkassen zeigen ein vehementes Interesse, die Behandlungspflege unter das gedeckelte Finanzierungsdach der Pflegeversicherung abzuschieben. Die Abgrenzungsfragen werden aber nicht genügend im Zusammenhang damit diskutiert, wer hierbei Entscheidungs- und Begründungsverantwortung und die entsprechenden Kompetenzen haben muß.

Laut Bundesministerium für Arbeit und Sozialordnung erhielten im August 1997 etwa 1,7 Millionen Menschen Leistungen der Pflegeversicherung, davon weit über 1 Million für Pflegeleistungen zu Hause. Vor Inkrafttreten des PflegeVG wurde von Infratest eine Untersuchung zum Hilfe- und Pflegebedarf in Privathaushalten und Heimen durchgeführt. Dabei kam Infratest zu genau dem jetzt erreichten Ergebnis von nahezu 1,7 Million Pflegebedürftiger, obwohl die Kriterien hierfür nicht ganz identisch mit denen des PflegeVG sind (Schneekloth & Müller 1995, nach Rückert 1997). Etwa 30 % davon werden in Heimen gepflegt und 26 % sind jünger als 65 Jahre. Zur letzteren Gruppe gehören vor allem die Behinderten.

5. Stationäre Pflege im Heim

Im Jahr 1994 lebten etwa 661.000 Menschen in 8.300 Heimen der Altenhilfe (Tabelle 5), für 1997 werden nur noch 7.948 von Pflegekassen zugelassene Heime angegeben (Bundesministerium für Arbeit und Sozialordnung 1998, 88). Der Pflegebereich der Heime macht 57 % der Plätze aus. Etwa drei Viertel der BewohnerInnen sind als pflegebedürftig im Sinne des PflegeVG zu beurteilen. Von diesen Pflegebedürftigen wurden fast ein Drittel in Pflegestufe 1, zwei Fünftel in Pflegestufe 2 und ein gutes Viertel in Pflegestufe 3 begutachtet.

	Altenheime		Heime der Behindertenhilfe	
	1994[1)]	1997[2)]	1994[1)]	1997[3)]
BewohnerInnen	661.000		140.000	
davon pflegebedürftig ca.	75 %	430.000	ca. 57 %	50.000
darunter				
Pflegestufe 1	27 %	32 %		19 %
Pflegestufe 2	42 %	42 %		56 %
Pflegestufe 3	31 %	27 %		25 %

[1)] vgl. Schneekloth et al. 1995, 47, für Altenheime auch Rückert 1997.
[2)] Bundesministerium für Arbeit und Sozialordnung 1998.
[3)] Bundesministerium für Arbeit und Sozialordnung 1997.

Tabelle 5: Stationäre Pflege im Heim

Fast vier Fünftel (79 %) der AltenheimbewohnerInnen sind Frauen und rund drei Viertel (74 %) haben vor dem Einzug in ein Altenheim bereits in einem Einpersonenhaushalt gelebt (Rückert 1997). Während mehr als ein Viertel der zu Hause Gepflegten alleine leben, reduziert sich dieser Anteil mit der Intensität der Pflegebedürftigkeit. So befinden sich in Pflegestufe 3 nur noch 6 % Alleinlebende (Bartholomeyczik, Ulmer, Linhart, Schumann & Tuschen 1998). Diese Daten stützen die These, daß häusliche Pflege schneller ihre Grenzen erreicht, wenn Menschen alleine leben.

Nach den Ergebnissen einer Untersuchung führen in 43 % der Fälle Demenzerkrankungen zu einem Umzug ins Heim (Bickel nach Rückert 1997).

In Heimen der Behindertenhilfe leben etwa 140.000 Personen, von denen nach der Infratest-Untersuchung (Schneekloth et al. 1995) 57 % einen erheblichen Pflegebedarf aufweisen, davon etwa ein Viertel in Pflegestufe 3 und weit über die Hälfte in Pflegestufe 2 (Tabelle 5). Die drei Jahre nach der Infratest-Untersuchung gemachten Angaben des Bundesministeriums für Arbeit und Sozialordnung weisen dagegen nur 50.000 Personen als Leistungsempfänger der Pflegeversicherung in Einrichtungen der Behindertenhilfe aus (Bundesministerium für Arbeit und Sozialordnung 1997).

6. Häusliche Pflege

Weitaus mehr Menschen als in Heimen werden zu Hause gepflegt. Hierbei ist zu bedenken, daß zur Pflege zu Hause auch die „Krankenhausersatzpflege“ gehört, die nach § 37 SGB V zur Vermeidung eines Krankenhausaufenthalts durch die Krankenkassen finanziert wird und damit anderen Regelungen unterliegt als die Finanzierung durch die Pflegekassen.

Die häusliche Pflege wird zum überwiegenden Anteil durch Angehörige, Freunde, Nachbarn o.ä., also nichtberuflich geleistet.

Nach Angaben der Kassen gibt es 11.700 zugelassene Pflegedienste (Bundesministerium für Arbeit und Sozialordnung 1998). Hier fand in den vergangenen

Jahren ein großer Zuwachs statt, der allerdings schwer genau zu beziffern ist. Das Bundesministerium für Arbeit und Sozialordnung gibt für 1992 eine Zahl von 4.000 ambulanten Pflegediensten an. Hierbei ist allerdings zu bedenken, daß vor Einführung des PflegeVG in diesem Bereich eine große Dunkelziffer zu vermuten ist, da eine nicht bekannte Zahl von Pflegeleistungen ohne Refinanzierungsabsichten vor allem durch karitative Organisationen getragen wurde.

Neben den ambulanten Pflegediensten werden 1.500 Tages- und fast 500 Nachtpflegeeinrichtungen genannt. Für die Kurzzeitpflege (z.B. bei Urlaub oder anderer Verhinderung der pflegenden Angehörigen) stehen fast 4.000 Einrichtungen zur Verfügung.

In Tabelle 6 sind die gewährten Leistungen der AOK Pflegekasse sowie die beantragten Leistungen im selben Zeitraum aus Gutachten des MDK Hessen (Januar bis Juni 1996, 3 % Stichprobe) aufgeführt. Die Daten aus Hessen beziehen sich also auch auf die abgelehnten Anträge. Sachleistungen, also ausschließlich die Leistungen eines Pflegedienstes betreffen in beiden Gruppen nur 11 %, dazu kommen Kombinationsleistungen, die zumindest zu Teilen Pflegedienste finanzieren. Pflegegeld für die sog. Angehörigenpflege wird zu zwei Dritteln oder nahezu drei Vierteln beansprucht. Hinter den sonstigen Leistungen der AOK verbergen sich Tages-, Nacht- und Kurzzeitpflege sowie die zusätzlich nötige Pflege bei Urlaub oder anderer Verhinderung der pflegenden Angehörigen.

	AOK, 1-6, 1996[1]	MDK Hessen, 1-6, 1996[2] (n = 1078)		
	Leistungen	Anträge auf Leistungen	Einstufungen	
			Pflegestufe	
Sachleistung	11 %	11 %	0	24 %
Pflegegeld	67 %	73 %	1	36 %
Kombi-Leistungen	16 %	16 %	2	28 %
sonstige Leistungen	7 %		3	11 %

[1] vgl. Rückert 1997.
[2] Bartholomeyczik et al. 1998.

Tabelle 6: Leistungsarten für Häusliche Pflege nach PflegeVG und Einstufungen in Pflegestufen

Mit der Stichprobe von Gutachten des MDK-Hessen liegt eine differenziertere Analyse der Situation der AntragstellerInnen für Leistungen zur häuslichen Pflege vor (ausführlicher in: Bartholomeyczik et al. 1998).

Etwa ein Viertel der AntragstellerInnen werden abschlägig beschieden (Pflegestufe 0). Insgesamt ähnelt die hessische Verteilung auf die Pflegestufen stark der gesamtdeutschen. Dies ist allerdings je nach Bundesland sehr unterschiedlich (Rädisch, Erben, Conrad & Schölch 1996).

Auch in der häuslichen Pflege sind die meisten Pflegebedürftigen Frauen, von allen alleinlebenden AntragstellerInnen sind es sogar vier Fünftel.

31 % der AntragstellerInnen nehmen zum Zeitpunkt der Antragstellung bereits einen Pflegedienst in Anspruch, 91 % geben an, von Angehörigen gepflegt zu werden, darunter sind wiederum 31 %, um die sich mehr als eine Angehörige kümmert. Ein Drittel der AntragstellerInnen benötigt für ihre Angehörigen mindestens vier Stunden täglich.

Im Gutachtenformular gibt es eine Reihe standardisiert erfaßter Beeinträchtigungen, die zum Teil auf sozialmedizinischen Begutachtungstraditionen fußen (Beurteilung des Stütz- und Bewegungsapparates, der Inneren Organe, der Sinnesorgane sowie des Zentralnervensystems (ZNS) und der Psyche) und nach pflegerelevanten Auswirkungen bewertet werden sollen. Zum anderen Teil enthalten sie die vorher schon erwähnten Lebensaktivitäten (ATL). Als Indikatoren für die pflegerelevanten Beeinträchtigungen der AntragstellerInnen wurden nur die standardisiert erhobenen Befunde ausgewertet, die in einer Viererskalierung vorhanden sind. Zur Ergebnisdarstellung wurden Mittelwerte gebildet.

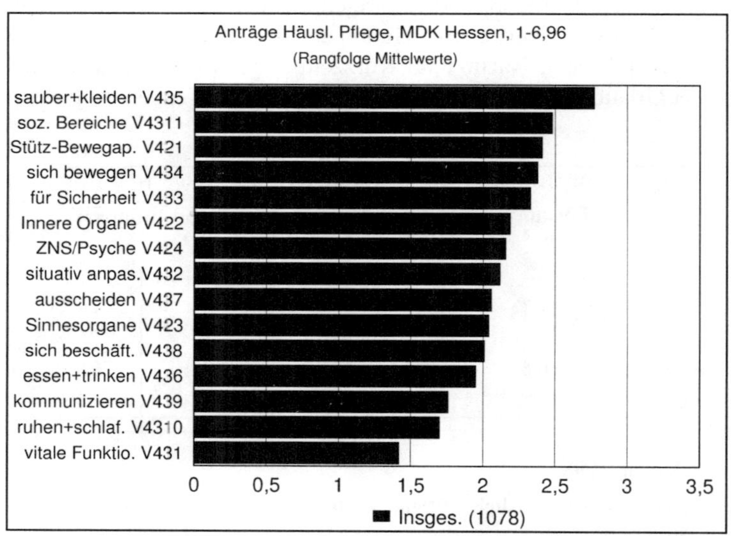

Abbildung 2: Beeinträchtigungen insgesamt

In Abbildung 2 zeigen sich relativ große Unterschiede zwischen den Mittelwerten der Beeinträchtigungen: Im Durchschnitt aller AntragstellerInnen sind die Beeinträchtigung im Bereich „sich sauberhalten und kleiden“ am stärksten ausgeprägt. An zweiter Stelle folgt das Problem, „soziale Bereiche des Lebens sichern“ zu können, danach die Einschränkungen, die mit der Mobilität verbunden sind.

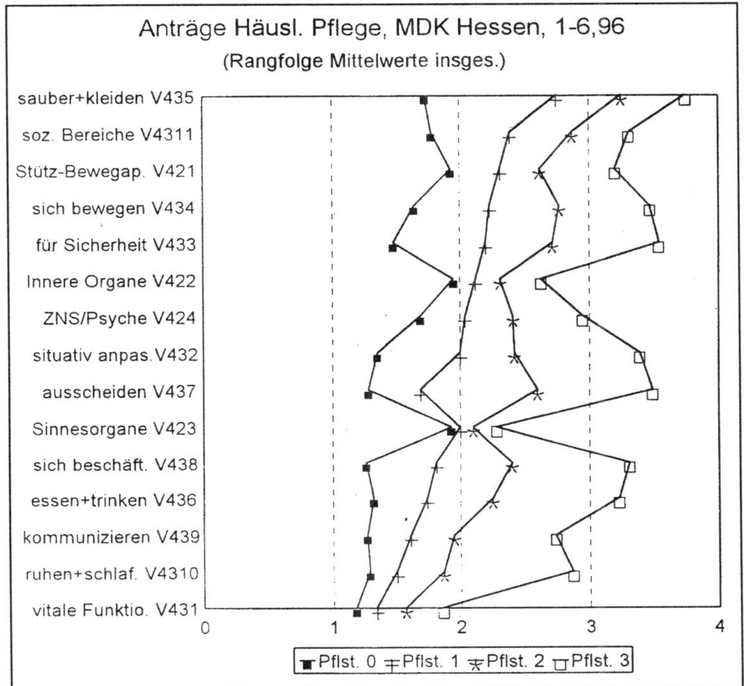

Abbildung 3: Beeinträcht. nach Pflegestufen

In der Abbildung 3 sind die Beeinträchtigungen in der Rangfolge ihrer durchschnittlichen Ausprägung aufgeführt mit den Mittelwerten nach den drei Pflegestufen sowie für die abgelehnten AntragstellerInnen (Pflegestufe 0). Auch wenn die Beeinträchtigungen die Einstufung in Pflegestufen nur indirekt begründen, so unterscheiden sie sich ausnahmslos entsprechend den Pflegestufen. Auffallend ist jedoch, daß einige Bereiche große Unterschiede aufweisen, andere wiederum nicht. Entgegen den Begutachtungsrichtlinien zeigt sich, daß die funktionellen Einschränkungen der Sinnesorgane und der Inneren Organe keineswegs pflegerelevant gewertet worden sein können, weil sie zwischen den Pflegestufen kaum variieren. Die großen Unterschiede liegen bei den Lebensaktivitäten, sodaß wohl der Schluß gezogen werden kann, daß die ATL eher pflegerelevante Informationen enthalten als die aus der sozialmedizinischen Begutachtungstradition kommenden Funktionellen Einschränkungen.

Bei der Analyse der Beeinträchtigungen wurde auch untersucht, ob sich bestimmte typische Gemeinsamkeiten finden lassen oder die untersuchten Dimensionen deutlich voneinander zu trennen sind. In einer dazu durchgeführten Faktorenanalyse kristallisiert sich ein Hauptfaktor heraus, der vor allem durch Probleme der Orientierung und das Kommunizierens bestimmt wird. Dieser bindet 43 % der Gesamtvarianz aller Beeinträchtigungen. Nur 10 % der Gesamtvarianz werden durch den zweiten Faktor gebunden, der durch Mobilitätsbeeinträchtigungen gekennzeichnet ist. Andere verrichtungsbezogene Indikatoren wie „sich sauberhalten“, „essen“, „ausscheiden“ laden auf den beiden Faktoren etwa gleich stark. Diese Analyse zeigt, welche große Bedeutung Orientierungsprobleme als übergreifende Dimension bei Pflegedürftigkeit haben. Bedeutsam ist dies auch im Hinblick auf die durch das PflegeVG begrenzten Ausschnitte der Pflege, die eine allgemeine Beaufsichtigung, Tagesstrukturierung, Kommunikation ohne Verbindung zu den „SGB XI Verrichtungen“ nicht vorsehen. Bedenkt man weiterhin, welche vielversprechenden neuen Wege gerade in der Pflege Demenzkranker gegangen werden können (z.B. Mäeutik, van der Kooij 1996), jedoch einer intensiven Schulung bedürfen, so wird hier ein gewaltiges Defizit des PflegeVG sichtbar.

7. Ambulant vor stationär?

Seit Ende der 80er Jahre wird verstärkt versucht, durch Veränderungen der Sozialgesetzgebung die Kosten des Gesundheitswesens zu senken. Ein wichtiges Mittel ist dabei die Forderung „ambulant vor stationär“ mit der angeblich empirisch untermauerten Annahme, daß die ambulante Versorgung grundsätzlich billiger als die stationäre sei. Eine Unterstützung erhält diese Forderung auch durch das humanitäre Argument, daß Pflegebedürftige grundsätzlich lieber zu Hause blieben, wenn das irgendwie ermöglicht würde.

Zweierlei ist hier zu bedenken:

- Jede Auslagerung pflegerischer Leistungen aus stationären Einrichtungen hat zumindest eine Teilübernahme durch Laien zur Folge, die auch gegenüber der Sozialversicherung nicht finanziell wirksam wird. Dies ist in der Struktur der PflegeVG explizit so angelegt, ergibt sich aber auch bei einer Finanzierung durch die Krankenkasse durch „unsichtbare“ häusliche Arbeiten. Die logische Folge dieser Aussage bedeutet, daß häusliche Pflege nicht ohne Unterstützung durch pflegende Angehörige etc. durchführbar ist.
- Ab einem beträchtlichen Grad an Pflegebedürftigkeit ist die häusliche Pflege nicht billiger als entsprechend gute stationäre Pflege (Schulz-Nieswandt 1994). Dies trifft insbesondere dann zu, wenn die häusliche Pflege ausschließlich durch professionelle Dienste erbracht wird (Munder 1997). Rein organisatorisch benötigt sie immer einen sehr viel höheren Aufwand als stationäre Pflege wegen der Vereinzelung und räumlichen Distanz der Pflegebedürftigen.

Bedingungen, die darüber entscheiden, ob die Pflege stationär oder häuslich erfolgt, beziehen sich also nicht nur auf den Grad der Pflegebedürftigkeit, sondern auch über das Vorhandensein „stützender informeller Netze“, Erreichbarkeit und Angebot an „Sozialinfrastruktur“ und die „sozialökologischen Verhältnisse“ (Schulz-Nieswand 1994, 54 f.). Die Annahme ist naheliegend, daß starke Beeinträchtigungen in häuslicher Umgebung kompensiert werden können, wenn stützende informelle Netze, Sozialinfrastruktur und sozialökologische Verhältnisse günstig ausgestaltet sind.

Da Frauen durchschnittlich länger leben als Männer, haben sie seltener Partner, die sie pflegen könnten als dies bei Männern der Fall ist. In allen vergleichbaren Ländern sind die Insassen von Heimen zu zwei Dritteln Frauen. Ihr Anteil steigt mit steigendem Alter. Obwohl Frauen die größte Zahl pflegender Angehöriger stellen, sind sie diejenigen, die in hohem Alter mit größerer Wahrscheinlichkeit keine entsprechende Hilfe erwarten können.

Entscheidungen für die Arten von Hilfe und deren Organisationsformen können nicht allein von den Betroffenen gefällt werden, sondern es handelt sich dabei um einen „umfassenden Prüfungs- und ggf. Aushandlungsprozeß" (ebd., 55). In diesen Prüfungsprozeß einbezogen ist der Medizinische Dienst der Pflegekassen, der allerdings nur ausschnittweise prüfen darf und den Anspruch an „umfassend" nicht einlösen kann.

Heimeinweisungen sind häufig Folge der Überlastung pflegender Angehöriger. Nach der Enquete Kommission des Deutschen Bundestages 1994 wird heute das doppelte Volumen an familialen Pflegeleistungen im Vergleich zu den 50er Jahren erbracht (ebd., 36). Mangelnde Solidarität kann jedenfalls für den informellen Pflegebereich nicht beklagt werden. Der Rückgang des häuslichen Pflegepotentials (Töchterpotential) hat rein demographische Gründe.

Die Entscheidung für den Umzug in ein Altenheim kann also vielfältige Gründe haben, von denen die Intensität der Pflegebedürftigkeit nicht unbedingt vorrangig ist.

Umgekehrt bleibt die Frage, ob Altenheime immer die endgültige Wohnorte sein müssen oder ob eine Pflege mit dem Ziel einer Entlassung denkbar wäre.

8. Perspektiven

Die Perspektiven für die pflegerische Versorgung sind von vielen Variablen beeinflußt. Dies sind vor allem

- die Nachfrageseite mit dem Umfang und Art der Pflegebedürftigkeit in der Bevölkerung.
- Die Gesundheits- und Sozialpolitik mit Veränderungen institutioneller Rahmenbedingungen.
- Die Erkenntnis-Entwicklung der Pflegewissenschaft.

8.1 Entwicklung von Pflegebedürftigkeit

Bei dem derzeit so unscharf formulierten Begriff der Pflegebedürftigkeit lassen sich quantitative Abschätzungen nur ebenso unscharf vornehmen. Selbst bei der verhältnismäßig deutlich formulierten Pflegebedürftigkeit nach dem PflegeVG zeigt der Vergleich der Daten zwischen verschiedenen Regionen große Unterschiede, für die ein unterschiedliches Begutachtungsverhalten als Erklärung am naheliegendsten ist.

Eine Prognose zur quantitativen Entwicklung der Pflegebedürftigkeit im Altenhilfebereich (Tabelle 7, Rückert 1997) nennt Daten für die Bevölkerung über 65 Jahren. Nach diesen Schätzungen werden ausgehend von 1993 bis zum Jahr 2010 die Pflegebedürftigen in Heimen um 35 % und die in der häuslichen Pflege um 24 % zunehmen

	1993	2000	2005	2010
häusliche Pflege				
– mit täglichem Bedarf	398.000	427.000	471.000	520.000
– mehrfach täglich	355.000	351.000	374.000	423.000
– ständiger Bedarf	105.000	101.000	108.000	124.000
zusammen	858.000	879.000	953.000	1.067.000
im Heim	404.000	469.000	500.000	544.000
insgesamt	1.262.000	1.348.000	1.453.000	1.611.000

Tabelle 7: Modellrechnung: Anzahl über 65jähriger Menschen mit Pflegebedarf (Auszug, nach Infratest in: Rückert 1997, 15)

Für das Land Hessen liegen Modellrechnungen vor, die den Bedarf an Pflegepersonal (Kranken- und Altenpflege) in ambulanten Pflegediensten prognostizieren sollen (Priester 1993). Auch diese Hochrechnungen gehen von der Pflegebedürftigkeit der Bevölkerung aus, wobei dieser nur die demographische Entwicklung zugrunde gelegt wird mit der Annahme konstanter altersspezifischer Pflegebedürftigkeitsraten. Die sehr differenzierten Prognosen, die auf Daten von 1990 basieren, erwarten eine Zunahme der Pflegebedürftigkeit bis zum Jahr 2010 in Landkreisen um 24 %, in Großstädten dagegen nur um 5 %. Die Modellrechnung soll den Bedarf für eine „leistungsfähige, regional gegliederte, ortsnahe (...) pflegerische Versorgung" bezogen auf den ambulanten Bereich prognostizieren, wie sie im § 8 des SGB XI gefordert wird. Dazu wird eine Pflegepersonaldichte bezogen auf Einwohner bzw. Schwerpflegebedürftige angenommen und die Differenzen zum Stand von 1990 berechnet. Demnach müßte in Hessen bereits bis 1995 in einer Minimalversion eine Zunahme von 29 % an qualifiziertem Pflegepersonal in ambulanten Diensten stattgefunden haben. Bis 2010 sei eine Zunahme von 109 % gegenüber 1990 notwendig. In einer Maximalversion wäre eine Verdreifachung des Personalangebots notwendig.

Bei diesen Prognosen sind die unterschiedlichen Annahmen über die Entwicklung der Dauer von Pflegebedürftigkeit alter Menschen nicht enthalten: Optimisten gehen davon aus, daß sich durch gute Vorsorge die Zahl der Pflegebedürftigen und die Dauer der Pflegebedürftigkeit reduzieren lasse. Pessimisten unterstellen, daß sich mit der zu erwartenden längeren Lebensdauer auch die Pflegebedürftigkeit verlängere (Rückert 1997). Gezielte Prävention vor allem im Hinblick auf Pflegebedürftigkeit gibt es bisher mit winzigen Ausnahmen noch nicht. Gesicherte Daten über optimistische oder pessimistische Entwicklungen sind ebenfalls nicht vorhanden.

Neuere Prognosen über den Pflegebedarf im Zusammenhang mit der Akutversorgung sind unbekannt. Hier spielen die organisatorischen Rahmenbedingungen eine große Rolle, da mit der Verkürzung der Verweildauer im Krankenhaus immer ein Teil notwendiger pflegerischer Maßnahmen unbezahlt von Laien („Angehörigen") übernommen wird. Epidemiologische Entwicklungen zum Krankheitsspektrum zeigen die weiterhin große Bedeutung chronischer Krankheiten, aber auch eine Zunahme neuerer akut zu behandelnder Krankheiten vor allem im Bereich der Infektionen. Weiterhin ist anzunehmen, daß die Finanzierung großer und komplizierter Operationen populär bleibt, darüber hinaus aber auch zunehmend neue Techniken im minimalinvasiven Bereich Verbreitung finden mit einer möglicherweise geringeren Hemmschwelle, diese Operationen durchzuführen.

Diese Überlegungen führen nahtlos zu den gesundheitspolitischen Rahmenbedingungen, die vor allem finanzielle sind.

8.2 Gesundheitspolitische Vorgaben

Als Konsequenz aus dem bekannten Tatbestand, daß Krankenhaustage teurer als andere Versorgungszeiten sind, wird vor allem hier Druck zur Verkürzung der Verweildauer ausgeübt. Für die Pflege (ebenso wie für die anderen Gesundheitsberufe) hat dies eine vehemente Intensivierung und Verdichtung der Arbeit im Krankenhaus zur Folge. Wenn ein erneuter Pflegenotstand vermieden werden soll, dann muß sich die Zahl Pflegender bezogen auf die Betteneinheit deutlich erhöhen.

Als Folge des im Jahre 1989 öffentlich gemachten sogenannten Pflegenotstands wurde u.a. 1993 eine neue Regelung zur Berechnung des Pflege-Personalbedarfs in Akutkrankenhäusern (PPR) eingeführt, die vor allem auf der Art der Pflegebedürftigkeit und damit auf der jeweiligen Arbeitsintensität der Pflegenden beruhte. In den drei Jahren ihrer Wirksamkeit von 1993 bis Ende 1995 waren - je nach Quelle (Berufsverband oder Krankenkassen) - durch diese differenzierte Methode 20.000 bis 25.000 neue Stellen im Krankenhausbereich für die Pflege geschaffen worden. Das entspricht fast dem Zuwachs, der in einer auf der Datenbasis von 1986 berechneten Prognose von Prognos/Dornier (Bundesministerium für Arbeit und Sozialordnung 1990) erst bis zum Jahr 2010 als notwendiger Bedarf angesehen worden war. Der in diesem Umfang nicht so prognostizierte Personalzuwachs ist auch ein Grund, warum die PPR als direkt umsetzbare Bedarfsermittlung ausgesetzt wurde. In Form von Fallpauschalen und Sonderentgelten werden Kostenberechnungen für Krankenhausbehandlungen neu vorgenommen. Pflegeleistungen sind hierin enthalten.

Finanz- und gesundheitspolitische Vorgaben beeinflussen den Umfang und die Art von Pflegeleistungen stärker als ein nach rationalen Kriterien zu bemessender Bedarf - auch wenn die neuere Sozialgesetzgebung an vielen Stellen den Hinweis auf die Sicherung und Entwicklung der Versorgungsqualität enthält. Letztlich werden Qualitätsgrenzen durch Finanzierungsgrenzen ersetzt. Eine äußerst einseitige und damit falsche Interpretation von Wirtschaftlichkeit wird hier wirksam, da die inhaltliche Seite nicht berücksichtigt wird, die ebenso wie die finanzielle ein Bestandteil der Definition von Wirtschaftlichkeit ist.

8.3 Entwicklung der Pflegewissenschaft

Um Qualitätsmaßstäbe und Ansprüche fundieren zu können, um Pflege als therapeutisch wirksames Handeln sinnvoll verantworten zu können, muß intensiv an pflegewissenschaftlichen Erkenntnissen gearbeitet werden. Trotz der vehementen Entwicklung durch die Akademisierung der Pflege, steckt die Pflegewissenschaft noch in den ersten Anfängen. Forschungsinfrastrukturen sind kaum vorhanden.

Einige Thesen zu inhaltlichen Fragen seien hier beispielhaft genannt:

1. These: Für den größten Teil chronisch kranker und dadurch auf Unterstützung angewiesene Menschen bleibt das Krankenhaus trotz verkürzter Verweildauer Ausgangs- und Drehpunkt ihrer Gesundheitsentwicklung.

Im Krankenhaus werden also wichtige Markierungen für den Umgang mit der gesundheitlichen Einschränkung gesetzt. Fundierte und effektive Beratung für den Umgang mit den Folgen von Krankheiten sind oft für die weitere Entwicklung ausschlaggebend. Darüber hinaus ist Rehabilitation so früh wie möglich im Krankenhaus von ausschlaggebender Bedeutung für die mögliche Wiedererlangung funktionaler Fähigkeiten (z.B. Krohwinkel et al. 1993, Runge & Rehfeld 1995). Rehabilitation soll hier breit verstanden werden mit dem Ziel größtmöglicher Autonomie in der Lebensgestaltung auch bei gesundheitlicher Einschränkung oder langandauernder Rekonvaleszenz (z.B. Selbstpflegefähigkeit, Orem 1991). Bettruhe an sich ist - und das gilt natürlich nicht nur für das Krankenhaus - ein erhebliches Risiko für nachfolgende gesundheitliche Beeinträchtigungen und daher insbesondere für chronisch Kranke (Ulmer & Saller 1994). Rehabilitative Pflegemethoden müssen daher einen völlig neuen Stellenwert erhalten. Diese Forderung beinhaltet allerdings qualifikatorische und quantitative Forderungen an die Personalbesetzung, also eine Verteuerung der Krankenhauspflege pro Tag. Es gibt jedoch Hinweise darauf, daß längerfristig die Kosten durch frühzeitige rehabilitative Maßnahmen gesenkt werden können (Munder 1997), wenn z.B. Heimeinweisungen dadurch reduziert werden können (Krohwinkel et al. 1993).

Die Notwendigkeit der Rehabilitation bleibt auch nach der Krankenhausentlassung bestehen. Selbständigkeit zu unterstützen scheint jedoch gerade in der häuslichen Pflege für pflegende Angehörige insbesondere, aber auch für professionell Pflegende äußerst schwierig zu sein. Untersuchungen zeigen eher passivierende Verhaltensweisen der Pflegenden selbst bei Zeichen der Selbständigkeit der Pflegebedürftigen (z.B. Wahl & Baltes 1995).

2. These: Vermehrte außerstationäre Versorgung erfordert einen hohen Anteil an Anleitung und Beratung in der Pflege.

Mit der Verkürzung der Verweildauer im Krankenhaus gewinnen unterrichtende Maßnahmen auch in der Akutpflege, deren Perspektive mit der Entlassung nicht enden darf, an Bedeutung. Die Einbeziehung von Laien, von denen gesundheitspolitisch die Übernahme relevanter Anteile gesellschaftlich notwendiger Pflege erwartet wird, muß so früh und so umfassend wie möglich geschehen. Für die PflegeempfängerInnen bedeuten Anleitung und Beratung eine mögliche Stärkung ihrer Autonomie auch gegenüber den Gesundheitsfachmenschen.

Darüber hinaus muß vorrangig für den häuslichen Bereich ein grundsätzlicher Diskurs um die Verteilung der pflegerischen Aufgaben zwischen Laien und Professionellen stattfinden. Die in dem PflegeVG zum Ausdruck kommende Auffassung, daß häusliche Pflege im Prinzip von Angehörigen durchgeführt werden sollte, ist unter Qualitäts- sowie Überlastungsaspekten gründlich zu überdenken. Die versicherungsrechtlich naheliegende Aufteilung, bei der Mitarbeit bei medizinischer Therapie Professionellen vorbehalten ist und Pflege den Angehörigen übertragen werden kann, ist ein fachlich nicht zu begründender Ansatz.

3. These: Je vielfältiger die Pflegeinstitutionen werden, desto vordringlicher ist eine konzeptionelle und organisatorische Ausrichtung auf die PflegeempfängerInnen.

Das Ziel der Rehabilitation oder Aktivierung weist auf die notwendige Integration und Vernetzung sowohl von verschiedenen therapeutisch tätigen Berufen als auch von Institutionen. Gerade die Verkürzung der Verweildauer im Krankenhaus verlangt eine organisatorisch stärker auf die Pflege-/Behandlungsbedürftigen orientierte Struktur. Gesundheitspersonal muß sehr viel stärker institutionenübergreifend arbeiten können.

4. These: Pflegerische Aufgaben im Krankenhaus der Zukunft werden wesentlich stärker medizintechnisch orientiert sein.

Anforderungen, wie sie heute in der Intensivpflege üblich sind, werden für die größten Teile des Krankenhauses gelten. Nach der dargestellten Auffassung im hiesigen Pflegediskurs gehören viele dieser Aufgaben in den Bereich der Mitarbeit bei Diagnostik und Therapie, also eigentlich nicht zur Pflege, auch wenn alle Pflegende diese Aufgaben mit übernehmen. Die Schneidung zwischen Kompetenzen und Verantwortungsbereichen Pflegender und der Ärzte muß im Hinblick auf diese Entwicklungsperspektive hinterfragt werden. Auch unter dieser Fragestellung sollten die Erfahrungen in den USA genau betrachtet werden. Wenn sich Pflegende den medizinisch-technischen Aufgaben im Krankenhaus der Zukunft entziehen, dann wird es mit großer Wahrscheinlichkeit einen neuen Assistenzberuf geben, der allerdings sehr viel spezialisierter und enger ausgebildet sein wird, und dem Sparbedürfnis entgegenkommt. Eine neuerliche Verdrängung rein pflegerischer Aufgaben aus der Akutversorgung droht, ein neuer Sackgassenberuf ist wahrscheinlich.

Der jahrzehntelang beklagte Mangel an Pflegepersonal, der nach früheren Prognosen Mitte der neunziger Jahre einen unerträglichen Höhepunkt erreichen sollte, scheint gegenwärtig vergessen zu sein. Eine bisher kaum bekannte Angst vor Arbeitsplatzverlust greift auch unter Pflegenden um sich. Die einseitige Kostendiskussion führt vermehrt zur Einstellung von geringfügig Beschäftigten oder von Hilfskräften - letzteres vor allem im ambulanten Bereich und in der stationären Altenpflege. Die derzeitige vor allem durch finanzielle Rahmenbedingungen geprägte Diskussion ist zu einem „Totschlag-Argument" gegen inhaltliche Forderungen geworden. Bei allen Beschränkungen und finanziellen Deckelungen kann sich die Pflege jedoch nur entwickeln, wenn offensiv Qualitätsmaßstäbe eingeklagt, aber auch durch Forschung nachgewiesen werden.

Neben der notwendigen Forschung und Wissenschaftsentwicklung werden neue Ausbildungsstrukturen verlangt. Dabei wird über eine gemeinsame Ausbildung für die verschiedenen Pflegeberufe diskutiert, möglicherweise mit verschiedenen Schwerpunktbildungen. Einig sind sich die ExpertInnen, daß die Krankenpflegeausbildung unter dem Aspekt der zunehmenden Bedeutung stationärer Altenpflege und häuslicher Pflege aus ihrer Abhängigkeit vom Krankenhaus gelöst werden muß. Entsprechend den dargestellten Thesen müssen neue Methoden (rehabilitative und unterrichtende) Einzug in die Ausbildung halten, Organisation und Planung erlernt werden sowie eine Fähigkeit zur Innovation, die an anderer Stelle als Qualifikation zum „change agent" bezeichnet wurde (Moers & Schaeffer 1993).

Diesen inhaltlichen Überlegungen schließt sich die Forderung an, auch die Erstausbildung wissenschaftlich besser zu fundieren und zumindest parallel zu einer schulischen auch eine Hochschulausbildung anzubieten. In anderen westeuropäischen Ländern verfügten schon Anfang der 90er Jahre bis zu 10 % der qualifizierten Pflegekräfte über ein akademisches Studium (Robert Bosch Stiftung 1992).

Literatur

Alber, J. (1990): Ausmaß und Ursachen des Pflegenotstands in der Bundesrepublik. Max-Planck-Institut für Gesellschaftsforschung, Discussion Paper 90/3 Mai 1990. Köln.

ANA (American Nurses Association) (1980): A Social Policy Statement. Kansas City, Missouri.

Armann, W. & Arnold, M. (1994): Perspektiven der stationären Versorgung. Vortrag beim Heidelberger Pflegekongreß.

Bartholomeyczik, S., Donath, E., Krohwinkel, M., Petsch, M., Schäfer, E. & Schulz, B. (1993): Strukturverbesserung in der Krankenpflege durch den Einsatz von StationsassistentInnen. Krankenpflege. Frankfurt.

Bartholomeyczik, S., Ulmer, E.-M., Linhart, M., Schumann, G. & Tuschen, P. (1998): Analyse des Bedarfs an häuslicher und stationärer Pflege nach SGB XI - Auswertungen von Begutachtungsdaten des MDK in Hessen. In: Steppe, H., Ulmer, E.-M., Saller, R., Tuschen, P. & Weinand, B. (Hrsg.): Pflegebegutachtung - besser als ihr Ruf? Fachhochschulverlag, Frankfurt am Main (1998), 65-105.

Becker, W. & Meifort, B. (1997): Altenpflege - eine Arbeit wie jede andere? Ein Beruf fürs Leben? Hrsg. vom Bundesinstitut für Berufsbildung. Berichte zur beruflichen Bildung, Heft 200, Bielefeld: Bertelsmann.

Beier, J. & Jahn, G. (1997): Pflegeforschung in der ehemaligen DDR. In: Bartholomeyczik, S., Müller, E. (Hrsg.): Pflegeforschung Verstehen. München: Urban und Schwarzenberg, 29-46.

Brandenburg, H. & Sowinski, C. (1996): Alltagsaktivitäten - Unterschiede und Gemeinsamkeiten im Verständnis zwischen Gerontologie und Pflege. In: Zeitschrift für Gerontologie und Geriatrie, Bd. 29, H. 6, 387-396.

Bruckenberger, E. (1997): Die mythologische Kostendämpfung - Krankenhauspolitik um die Jahrtausendwende. In: Krankenhaus Umschau 5/97, 350-359.

Bundesministerium für Arbeit und Sozialordnung (Hrsg.) (1990): Angebot und Bedarf an Pflegepersonal bis zum Jahr 2010. Forschungsbericht 188 Gesundheitsforschung. Bonn.

Bundesministerium für Arbeit und Sozialordnung (Hrsg.) (1997): Sozialpolitische Informationen, Jg. 31, 2.9.1997.

Bundesministerium für Arbeit und Sozialordnung (Hrsg.) (1998): Bericht über die Entwicklung der Pflegeversicherung. Bonn.

Dietrich, H. (1994): Zur Situation und Entwicklung der Pflegeberufe in der Bundesrepublik Deutschland. Hrsg. vom Bundesministerium für Arbeit und Sozialordnung, Forschungsbericht 239, Sozialforschung. Bonn.

Eichhorn, S. (1967).: Krankenhausbetriebslehre. Theorie und Praxis des Krankenhausbetriebes. Stuttgart: Kohlhammer.

Gesetz- und Verordnungsblatt für das Land Nordrhein-Westfalen - Nr. 37 vom 8. Juli 1994, 335-337.

Krohwinkel, M. et al. (1993): Der Pflegeprozeß am Beispiel von Apoplexiekranken. Baden-Baden: Nomos.

Moers, M. & Schaeffer, D. (1993): Pflegestudiengänge und Pflegewissenschaft - Erfahrungen aus den USA. In: Pflege, 6. Jg., Heft 1, 52-64.

Müller, E. (1997): Die geschichtliche Entwicklung der Pflegeforschung. In: Bartholomeyczik, S., Müller, E. (Hrsg.): Pflegeforschung Verstehen. München: Urban und Schwarzenberg, 1-28.

Munder, S. (1997): Rehabilitation statt Pflegekarriere. In: Blosser-Reisen, L. (Hrsg.): Altern: Integration sozialer und gesundheitlicher Hilfen. Bern: Huber, 47-89.

Orem, D. (1991): Nursing: Concepts of Practice. 3rd ed. New York: MaGraw-Hill.

PI Pflege intern (1997): Ausgabe 10, vom 26.5.97.

Plantholz, M. (1994): Pflegekammer. Gutachten über die rechtlichen Probleme und Möglichkeiten der Einrichtung einer Pflegekammer auf Landesebene. Im Auftrag der Fraktion Bündnis 90/Grüne (AL), UFV im Abgeordnetenhaus von Berlin.

Priester, K. (1993): Ambulante Dienste und Pflegebedürftigkeit in Hessen 1991-2010. HLT Report Nr. 411, HLT Gesellschaft für Forschung Planung Entwicklung mbH, Wiesbaden.

Rädisch, T., Erben, C.M., Conrad, P. & Schölch, U. (1996): Begutachtungsergebnisse der Pflegebedürftigkeit unter Berücksichtigung ausgewählter Diagnosegruppen durch den Medizinischen Dienst der Krankenversicherung (MDK). In: Gesundheitswesen, 58/96, 173-175.

Reister, M. (1996): Krankenhausstatistik: Grund- und Kostendaten für die Jahre 1991 bis 1994. In: Wirtschaft und Statistik, 6/96, 383-389.

Robert Bosch Stiftung (1992): Pflege braucht Eliten. Beiträge zur Gesundheitsökonomie 28, Gerlingen: Bleicher.

Roper, N., Logan, W.W. & Tierney, A.J. (1993): Die Elemente der Krankenpflege. Ein Pflegemodell, das auf einem Lebensmodell beruht. Basel: Recom.

Rückert, W. (1997): Von Mensch zu Mensch. Hilfe und Pflege im Alter. In: Deutsches Institut für Fernstudienforschung an der Universität Tübingen (Hrsg.): Funkkolleg Altern Studienbrief 7. Tübingen.

Runge, M. & Rehfeld, G. (1995): Geriatrische Rehabilitation im Therapeutischen Team., Stuttgart: Thieme.

Schneekloth, U. & Müller, U. (Infratest Sozialforschung und Infratest Epidemiologie und Gesundheitsforschung) (1995): Schnellbericht zur Repräsentativerhebung im Rahmen des Forschungsprojekts „Möglichkeiten und Grenzen selbständiger Lebensführung in Einrichtungen". Im Auftrag des Bundesministeriums für Familie, Senioren, Frauen und Jugend, Dokumentation des 1. Symposions. München.

Schulz-Nieswandt, F. (1994): „Ambulant oder stationär?" Eine sozialökonomische Analyse der Determinanten der Inanspruchnahme stationärer Altenpflege. Weiden: eurotran.

Statistisches Bundesamt (1995): Fachserie 12 Gesundheitswesen, Reihe 5, Berufe des Gesundheitswesens.

Ulmer, E.M. & Saller, R. (1994): Das Krankenhaus - ein gefährlicher Ort für ältere Menschen? In: Internistische Praxis, 34, 847-852.

van der Kooij, C. (1996): Gefühle und Intuition als Weg zur Kontaktaufnahme. Auf dem Weg zur Interpretation mit dem mäeutischen Konzept. In: Kuratorium Deutsche Altershilfe (Hrsg.): GeroCare Report 2, Köln, 7-16.

Wahl, H.W. & Baltes, M. (1995): Überfürsorge contra Selbständigkeit. In: Altenpflege Forum, 3. Jg., Nr. 1/95, 15-22.

Dieter Grunow

Selbsthilfe

1. Begriffsklärung

Der Begriff „Selbsthilfe" (SH) ist umgangssprachlicher Natur und deshalb mit vielfältigen Assoziationen und Einbettungen verbunden. Auch die folgende Akzentsetzung hinsichtlich „gesundheitsbezogener Selbsthilfe" führt zu keiner markanten Einschränkung, weil auch das Thema „Gesundheit" ein alltagsbezogenes, ausgedehntes Assoziations- und Handlungsfeld umfaßt. Betrachtet man beispielhaft vier sachnahe Begriffe - Laienhilfe, Do-it-yourself, ehrenamtliches Engagement, Konsumentenvertretung - so werden nicht nur unterschiedliche sachliche Nuancen deutlich, sondern auch verschiedene bewertende Elemente. Im weiteren soll eine Differenzierung der Begriffe unter der Maßgabe erfolgen, daß damit je spezifische Sachverhalte zum Ausdruck gebracht werden (können).

Von Selbsthilfe (SH) kann zunächst - im strikten Sinne - dann gesprochen werden, wenn das Individuum oder ein Sozialgebilde, bei dem ein Mangel oder die Notwendigkeit einer Problemlösung auftritt, selbst für Abhilfe bzw. für die Beseitigung der Mangelerscheinung sorgt. Im Hinblick auf das Aufgabenfeld Gesundheit/Krankheit bezieht sich die Selbsthilfe vor allem auf Dienstleistungen. Im Kern ist Gesundheitsselbsthilfe (GSH) also die Lösung eines Gesundheitsproblems des Individuums durch sich selbst: z.B. die Gesunderhaltung durch bewußte Ernährungsgestaltung; die Bekämpfung einer Erkältung durch Wadenwickel oder Schwitzbäder. Die Einbeziehung von Sozialgebilden (primärer Art) - wie Familie, Freundeskreis usw. - in den Selbsthilfebegriff ist sinnvoll, weil diese u.U. selbst Bestandteil des Problems sind und/oder zur Problembewältigung durch das Individuum (zumindest indirekt) beitragen.

Daraus wird ersichtlich, daß individuelle SH *von sich selbst und für sich selbst* ein Sonderfall (Extremtyp) ist. Dieses „extreme" Selbsthilfe-Kriterium - daß kein Dritter zwischen den (identischen) Hilfebedürftigen und Helfer tritt - ist nicht immer erfüllt. Insofern bedarf es einer Bestimmung und Beschreibung der einbezogenen „Dritten". Von *sozialer* SH - auch unter Beteiligung von Dritten (Familienmitgliedern, Freunden, Bekannten, Selbsthilfegruppen-(SHG)-Mitgliedern) - spricht man in dem Sinne, daß Einzelpersonen oder Sozialgebilde beteiligt sind, die *nicht* speziell qualifiziert, organisiert und finanziert sind, um diese Aufgabe durchzuführen. Der Begriff Laienhilfe läßt sich deshalb mit dem Begriff SH verbinden: die Handlungsfelder überlagern sich.

Eine strikte Abgrenzung von (individueller bzw. sozialer) SH ist selbst gegenüber dem kontrastierenden Handlungsfeld, den *formal organisierten professio-*

nellen Dienstleistungen nicht immer durchzuhalten - was z.B. die „Selbstbehandlung eines Arztes“ oder die „grünen Damen im Krankenhaus“ belegen. Nicht nur diese Beispiele zeigen: die „Reinform“ individueller und sozialer SH (in Gesundheitsangelegenheiten) ist am ehesten für die vor-urbane und vorindustrielle Epoche typisch, in der eine Selbstversorgung auf niedrigem Ausstattungsniveau und wenig differenziert eine annähernd autarke Problemlösung und Bedarfsdeckung ermöglichte. Die sich anschließende Entwicklung der Industrialisierung mit ihrer auch im Gesundheitssystem wachsenden Arbeitsteilung und spezifischen Ausdifferenzierung von Berufsrollen und Dienstleistungsorganisationen führte zu der auch gegenwärtig noch typischen Situation der Parallelität und vielfältigen Verflechtung von SH und Fremdhilfe. Dies muß bei der folgenden Beschreibung von Erscheinungsformen der SH Berücksichtigung finden.

2. Erscheinungsformen von Selbsthilfe, ihr Entstehungs- und Begründungszusammenhang

Sowohl die objektiv feststellbare Bedeutung als auch die individuelle und gesellschaftliche Wertschätzung der Selbstversorgung hat im Zuge der Industrialisierung und der nachfolgenden Wohlfahrtsstaatsentwicklung abgenommen. Mit a.W., in zunehmendem Maße sind Dritte („Fremdhilfe“) nicht nur bei der Bedarfsdeckung und Problembewältigung in Gesundheitsangelegenheiten beteiligt, sondern medizinische Professionen, staatliche Instanzen und Dienstleistungsmärkte definieren auch die Probleme und regulieren Organisationsformen und Finanzierung der Leistungserbringung. Die Dominanz des privatwirtschaftlichen und des staatlichen Sektors ließen SH (Sektor privater Haushalte) ebenso in den Hintergrund treten wie die „Caritas“ und andere Formen ehrenamtlicher Laienhilfe (sogenannter Dritter Sektor, insb. Wohlfahrtsverbände). Unter diesen Voraussetzungen läßt sich zurecht von einer *Wiederentdeckung und Neubewertung der SH* seit Beginn der 70er Jahre sprechen (v. Hauff 1989). Die Gründe dafür sind vielfältig und führen dementsprechend zu Erwartungen an die Wiederbelebung von SH, die z.T. nicht miteinander vereinbar sind. Die wichtigsten Gründe seien hier skizziert:

– *Leistungsmängel des Gesundheitsversorgungssystems:* die Erwartungen an die Effektivität der aufwendig entwickelten medizinischen Dienstleistungen - i.S. der Einschaltung Dritter, also der Fremdhilfe - wurden nur teilweise erfüllt. Viele Krankheiten wurden nicht nachhaltig kuriert oder die Therapie war mit unakzeptablen Nebenwirkungen verbunden. Die Verschiebung des Krankheitenpanoramas hin zu Zivilisationskrankheiten bzw. chronischen Erkrankungen ließ die Methoden der Schulmedizin z.T. als ungeeignet erscheinen. Die Untersuchung von wirksamen Einflußfaktoren zeigte, daß der relative Beitrag der professionellen medizinischen Fremdhilfe weit überschätzt wurde und daß Hygienepraktiken der Bevölkerung als wesentlich wichtiger einzuschätzen waren. Dazu trug auch die wachsende Sensibilität für die Vielfalt gesundheitsbeeinflussender Faktoren in Berufs- und Familienalltag bei. Gesundheitsförderung im Sinne der WHO wurde ein wichtiges Leitbild. Bedeutsam für die Folgen dieser Einschätzungen ist die Tatsache, daß diese auch von kritischen Vertretern der medizinischen Professionen und Institutionen artikuliert wurden, so daß die Schulmedizin in eine Legitimationskrise geriet.

- *Finanzierungskrise im Gesundheitsversorgungssystem:* die Verlagerung der gesundheitsbezogenen Selbsthilfe auf staatlich finanzierte, aber durch die Verbände der beteiligten Anbieter selbst gesteuerten professionellen Fremdhilfe hat das Gesundheitsversorgungssystem zunehmend zu einem Bestandteil des ökonomischen Systems - zum medizinisch-industriellen Komplex - werden lassen. Die Kombination von hoher gesellschaftlicher Wertigkeit von Gesundheitszielen, dem ärztlichen Monopol der Diagnosestellung und des daraus abgeleiteten Behandlungsbedarfs hat eine anbieterdominierte Versorgungssituation geschaffen: die Zahl der Ärzte - und nicht etwa die der Bewohner oder gar der Erkrankungsfälle - bestimmt die expandierenden Kosten der Fremdhilfe. Dies alles nimmt im Rahmen von Wirtschaftsproblemen und hoher Arbeitslosigkeit krisenhafte Formen an.
- *Akzeptanzkrise professioneller Dienstleistungsgewährung:* Die Verschiebung des Kompetenzspektrums der dominierenden ärztlichen Professionen und den gesundheitsbezogenen Problemprofilen einerseits und die Kritik an dominierenden ökonomischen Interessen andererseits führen zu einer kritischen Neubewertung einzelner z.T. hochspezialisierter Professionellen-Gruppen, zur Verlagerung auf andere oder die generelle Abwertung professioneller Orientierungen und Interaktionstile. Professionelle „Arroganz“ wird nicht nur unter Berücksichtigung von Effizienzgesichtspunkten inakzeptabel sondern tritt auch generell mit dem Selbstverständnis und Selbstbewußtsein der Individuen (Individualismus) in Widerstreit. Nicht nur die bürokratisch-staatliche sondern auch die ärztlich-professionelle Bevormundung wird zum Ärgernis. Dies gilt vor allem dann, wenn der/die Einzelne wahrnimmt, daß er/sie nicht nur die Rechnung komplett bezahlt sondern auch Eigenleistungen im Sinne von Selbsthilfe oder Ko-Produktion einbringen muß.
- *Steuerungskrise in der Gesundheitspolitik:* die „Diagnose“ der Ökonomisierung, Verrechtlichung und Bürokratisierung sowie der Überprofessionalisierung im System der Gesundheitssicherung ist in Deutschland früh gestellt worden; alle „Therapie“-Versuche sind jedoch (überwiegend bis weitgehend) gescheitert. Das Gesundheitsversorgungssystem ist „unregierbar“ geworden, die „Rückholkosten“ aus dem Muster vernetzter Selbstorganisation sind immens - selbst für ein nur temporäres staatliches Engagement mit dem Ziel, marktförmige Strukturen zu schaffen. Anders ausgedrückt: die gesundheitspolitischen Steuerungsmöglichkeiten sind im Verhältnis zum komplexen Versorgungssystem unterkomplex; zur Umstellung auf Konkurrenz- und

Marktmodelle reicht offensichtlich die politische Gestaltungs- und Durchsetzungsmacht gegenüber dem medizinisch-industriellen Komplex nicht aus.

Für die Neubewertung und veränderte Plazierung von SH in der Gesundheitsversorgung bedeutet dies heterogene Ansprüche und (wahrscheinlich) eine erhebliche Überforderung. Die Entwicklung in den letzten 25 Jahren erlaubt folgende Feststellungen:

- die Neuentdeckung von gesundheitsbezogener SH hat sichtbar gemacht, daß diese durch die Entwicklung des Gesundheitsversorgungssystems keineswegs aufgegeben worden war; nach wie vor wurden und werden in großem Umfang SH-Leistungen erbracht;
- aber dennoch; die ökonomisch/industrielle und sozialpolitische Entwicklung der letzten 100 Jahre hat sowohl traditionelle Selbstversorgungsstrukturen vernichtet als auch traditionelle Laienkompetenzen in Gesundheitsfragen verkümmern lassen; ein schlichtes Reaktivieren (primärsozialer) Strukturen (Familie usw.) für gesundheitsbezogene SH kann es nicht geben;
- die neuen Formen individueller und sozialer SH sind nicht nur durch die Einbeziehung neuen gesundheitsbezogenen Wissens und neuer Verhaltensweisen geprägt sondern werden auch durch die Organisationsformen (mit)bestimmt, in denen Fremdhilfe erbracht werden; dies gilt sowohl für Konkurrenzsituationen (Selbsthilfe vs. Fremdhilfe) als auch für Kooperationssituationen (Ko-Produktion durch Selbst- und Fremdhilfe); insofern bilden sich neue Formen von Gruppen, Organisationen und sozialen Bewegungen heraus;
- aber dennoch: diese Strukturen sind nicht immer verfestigt oder zu verfestigen; sie ändern u.U. sehr schnell ihren Charakter (z.B. von der individuellen Aktion über die SHG zum Dienstleistungsangebot erfahrener Laien); auch eine Instrumentalisierung durch die Gesundheitsbürokratie oder die Professionellen kann nicht konfliktlos durchgesetzt werden; alles in allem ist deshalb SH ein Phänomen mit sehr vielfältigen Ausprägungen, wechselnden Erscheinungsformen und Quantitäten: ein nicht einfach „auszurechnender" und schon gar nicht zu steuernder Bestandteil des Gesundheitsversorgungssystems.

Bei dieser Ausgangslage bleibt jede typisierende Gruppierung von SH-Formen willkürlich; sie hängt von dem jeweiligen Erkenntnisinteresse einer detaillierten Untersuchung ab. Deshalb werden zunächst ausgewählte Einzel-Merkmale aufgeführt, die der Beschreibung von SH-Aktivitäten dienen können:

- Eine erste Unterscheidung betrifft die Art und Zahl der beteiligten Personen: individuelle SH und soziale SH (i.o.b.S.), wobei letztere in „naturwüchsige" soziale Gruppen (Familie, Nachbarschaft, Freundeskreis) und neu formierte Gruppen mit Gesundheits-/Krankheitsbezug (Gesundheitsselbsthilfegruppen - GSHG) aufgeschlüsselt werden können; schließlich kann auch von Selbsthilfeorganisationen (SHO) gesprochen werden, die durch größere Mitgliederzahlen und formalisierte Kommunikationsbeziehungen gekennzeichnet sind.

- Eine weitere Unterscheidung läßt sich hinsichtlich der Symmetrie oder Asymmetrie der Hilfeleistung formulieren: selbstbezügliche Hilfe, wechselseitige Hilfe unterschiedlichen Inhalts; situative, langfristige oder keine Reziprozität der Hilfe; schließlich ist auch die Vertretung gemeinsamer Interessen (oder als Extremfall die Vertretung der Interessen Dritter) als SH-Merkmal zu berücksichtigen.
- Angesichts der bereits erwähnten Verzahnungen mit dem medizinischen Versorgungssystem ist die relative Abhängigkeit oder Unabhängigkeit der SH zu bestimmen; zunächst lassen sich autonome SH-Formen von Kooperationsmustern mit (verknüpfter) Fremd- und Selbsthilfe unterscheiden, wobei entweder die SH durch Fremdhilfe ergänzt wird (z.B. SHG und professionelle Berater) oder umgekehrt (Reha-Einrichtungen und familiäre Unterstützung); zu beachten ist ggf. auch, ob SH in einem Substitutionsverhältnis (Konkurrenz) steht oder nicht: bestimmte Formen der sozialen Unterstützung lassen sich nicht ersetzen, ambulante pflegerische Dienstleistungen schon.
- Eine bisher sehr selten beachtete Unterscheidung ist diejenige zwischen alltäglicher, in die „Normalität" des Alltagslebens integrierte SH und die alltagsüberschreitende, die außergewöhnliche SH, für die (noch) keine/geringe Erfahrungen der Beteiligten verfügbar sind (Grunow u.a. 1983).
- Schließlich sind Hinweise auf den inhaltlichen Charakter der Probleme erforderlich, die durch SH zu bewältigen sind; vor allem mit Blick auf SHG und SHO sind ausdifferenzierte Kataloge - meist orientiert an einzelnen Krankheitsbildern - entwickelt worden; an dieser Stelle reicht der Hinweis auf SH, die der Gesundheitsförderung bzw. Prävention dienen soll und solcher, die auf Befindlichkeitsstörungen oder manifeste Krankheiten (ihre Überwindung oder zumindest die Bewältigung ihrer Begleitumstände) zielt.

Die Beschreibung dieser analytischen Unterscheidungen läßt bereits vermuten, daß nicht alle Kombinationen von Merkmalen gleich häufig sind. Solange diese Merkmalskombinationen nicht zum Gegenstand spezieller empirischer Untersuchungen gemacht werden, ist auch eine Systematik quantitativer Bestandsaufnahmen kaum möglich. Deshalb müssen sich letztere den gegenwärtig verfügbaren, oft unsystematischen Dokumentationsformen anpassen. Die analytischen Kategorien eignen sich vorerst primär dafür, einzelne betrachtete SH-Beispiele als Typus (mit verschiedenen Merkmalen) zu bestimmen und daraus Gestaltungserfordernisse und Leistungsmerkmale abzulesen: z.B. häusliche Krankenpflege durch Ehepartner als Dauerphänomen mit professioneller Unterstützung und gleichwohl extrem asymmetrischer Belastung.

3. Quantitative Dimensionen der Selbsthilfe in Deutschland

Die Mengenbestimmung muß sich auf sehr unterschiedliche Quellen mit verschiedenen Zuverlässigkeitsniveaus stützen. Dies hängt einerseits mit der empirisch-methodischen Erfaßbarkeit der Sachverhalte zusammen: viele Aspekte alltagsverwobener GSH (z.B. wechselseitiges Beobachten und Ratschläge erteilen) sind so „normalisiert" und versteckt, daß sie kaum zu erfassen sind; ebenso die sogenannten „autonomen" SHG, die in keiner Bestandsaufnahme erscheinen, weil sie empirisch nicht zugänglich sind. Andererseits werden die Sachverhalte mit unterschiedlicher Aufmerksamkeit und Interessenausrichtung bedacht: so führen Wunschvorstellungen sozialpolitischer „Kostendrücker" zu einer regelmäßigen Überbewertung von Leistungsmöglichkeiten und vor allem von Kostenentlastungen durch GSHG.

Diesen Einschränkungen unterliegen auch die folgenden Übersichten, die sich auf Zählbares bzw. Gezähltes konzentrieren müssen. Insofern werden SHG und SHO besonders betont werden. Im Hinblick auf die analytischen Gesichtspunkte werden das Verhältnis zur Fremdhilfe sowie die inhaltlichen Problemstellungen der SH so breit wie möglich berücksichtigt. Dadurch läßt sich leichter abschätzen, wie die GSH im Gesundheitsversorgungssystem positioniert ist.

3.1 Alltägliche individuelle und (primär)soziale Gesundheitsselbsthilfe

Wie schon angedeutet, wurde diese Form der SH qualitativ und quantitativ bisher selten erfaßt und kaum gewürdigt, obwohl - oder vielleicht weil - sie die am weitesten verbreitete Form darstellt. In einer repräsentativen Bevölkerungsbefragung (Grunow u.a. 1983) konnte u.a. festgestellt werden:

- 92 % der Befragten gaben an, daß sie SH im Rahmen von Familie/Haushalt geleistet/gemacht haben;
- 26 % haben dies im Rahmen des Bekannten- und Freundeskreises praktiziert;
- 9 % im Rahmen von Nachbarschaft und
- 9 % im Kreis von Arbeitskollegen.

Beachtenswert ist, wie stark innerhalb der sozialen SH der Bereich Familie/Haushalt dominiert. Das zeigt auch ein weiteres Ergebnis: Bei der Befragung eines Teils dieser Bevölkerungsstichprobe mit Hilfe eines sogenannten Gesundheitstagebuches wurden insgesamt 6943 Personen-Tage erfaßt und im Hinblick auf gesundheits- und krankheitsbezogene Aktivitäten charakterisiert. In 2.033 Personen-Tagen traten Beschwerden oder Befindlichkeitsstörungen bei den befragten Personen auf. Nur in etwa einem Drittel dieser Fälle (656) wurden Dritte an der „Bearbeitung" bzw. „Bewältigung" der aufgetretenen Beschwerden und Beeinträchtigungen beteiligt. Der weit überwiegende Teil der auf diese Weise Mitwirkenden (428; das entspricht etwa zwei Drittel) bestand aus Haushaltsmitgliedern; 64 weitere Personen stammten aus dem erweiterten sozialen Netz der betroffenen Personen; *in nur 66 Fällen wurden Professionelle hinzugezogen* (wozu jedoch nicht nur Ärzte, sondern z.B. auch Krankenschwestern u.a. gerechnet wurden). Bezieht man diese Beteiligung der Professionellen an der Bekämpfung der Beschwerden und Beeinträchtigungen auf die Tage mit solchen Beschwerden, *so ergibt sich ein Anteil von nur 3 %, an dem die Professionellen beteiligt sind* (Grunow, Hurrelmann & Engelbert 1994).

Diese und vergleichbare Ergebnisse führen zumindest in der Frage der Häufigkeit der Nutzung bestimmter Hilfeleistungen bzw. der Eigenaktivierung zu der Feststellung, daß GSH das alltägliche, weitverbreitete, quantitativ dominierende Phänomen ist; professionelle Fremdhilfe dagegen ist das eher seltene, unter sehr spezifischen Bedingungen realisierte Phänomen.

Anders ausgedrückt: Das professionelle System in der Gesundheitsversorgung sieht allenfalls die kleine Spitze des Eisberges von Beschwerden und Befindlichkeitsstörungen, mit denen es die Bevölkerung alltäglich zu tun hat. Ohne daß hier konkrete Zahlen vorgelegt werden können, läßt sich leicht das ökonomische Gewicht dieser GSH nachvollziehen: Würde man die beteiligten Dritten aus dem sozialen Netz durch Professionelle ersetzen, so müßte man ein Zehnfaches der bisherigen professionellen Beteiligung organisieren. Würden darüber hinaus die betroffenen Personen jede Eigenaktivität vermeiden, sich vollständig passiv verhalten und auf externe professionelle Hilfe warten, so würde dies den Umfang professioneller Hilfeeinsätze verdreißigfachen. Diese quantitativen und damit auch ökonomischen Dimensionen werden gegenwärtig ansatzweise nur bei der Betrachtung der Hilfen im sozialen Netz bei Pflegebedürftigkeit „gewürdigt". Hier läßt sich auch leicht ausrechnen, welche ökonomischen Konsequenzen eine Übersiedlung aller Pflegebedürftigen in Pflegeheime haben würde.

Eine solche quantitative Betrachtung ist insofern unzureichend, als sie die Frage außer acht läßt, ob und in welchem Umfang oder unter welchen Bedingungen die Leistungen der GSH (in den verschiedenen Formen und Netzkonstellationen) durch professionelle Hilfe substituiert werden können. Aufgrund vorliegender empirischer Studien kann festgestellt werden, daß der größte Teil der individuellen und sozialen GSH *gar nicht* substituierbar ist, daß ein Teilbereich substituierbar ist (wobei über die Kosten der Substitution hier nicht gesprochen wird) und daß darüber hinaus zu beachten ist, daß selbst für die Kerndomänen des professionellen gesundheits- und krankheitsbezogenen Handelns eine Mitwirkung (sog. „Koproduktion") der betreffenden Personen (Patienten) erforderlich ist; dies gilt (nach Studien von Weingarten u.a.) selbst für die Extremsituation „Intensivstation" (Forschungsverbund 1987).

Als Fazit bleibt festzustellen, daß selbst bei Vorhandensein entsprechender räumlicher, personeller und finanzieller Ressourcen eine vollständige Substitution aus qualitativen Gesichtspunkten nicht möglich ist. Gesundheitsbezogene Leistungen der SH in primär sozialen Netzen ist aber keine unveränderliche

Größe. Die überdurchschnittliche Bedeutung der Haushalts-/Familienmitglieder legt zugleich besondere Lücken der SH nahe: die Einpersonenhaushalte. Bei anhaltendem Anstieg des Anteils dieser Lebensform (Single) ist ein beachtenswerter Einbruch in den diesbezüglichen SH-Leistungen zu erwarten. Insofern kommt der Schaffung mikrosozialer „Ersatzstrukturen" eine große Bedeutung zu.

3.2 Selbsthilfegruppen im Gesundheitswesen

Selbsthilfegruppen (SHG) sind künstliche, d.h. zum Zweck der SH geschaffene mikrosoziale Gebilde. Sie sind in mehrerer Hinsicht eine Reaktion auf die oben erläuterten Krisen im Gesundheitsversorgungssystem: sie sind Ersatz für fehlende familiäre Netze; sie gehen kritisch mit den Leistungen professioneller Dienste um; sie sollen Kosten sparen und sind scheinbar leicht politisch-administrativ zu steuern. Angesichts dieser Interessenkonfiguration ist die hohe Aufmerksamkeit, die diese Gruppen besonders im Gesundheitsversorgungssystem gefunden haben, verständlich - von ihrem tatsächlichen Gewicht allerdings nicht immer gerechtfertigt. Ungeachtet aller Instrumentalisierungs-Absichten besteht der innovative Kern von SHG darin, daß es sich um einen Zusammenschluß von Personen handelt, die von gleichen Gesundheitsbelastungen oder Krankheitsproblemen betroffen sind und die sich auf dieser gemeinsamen Erfahrungs- und Kompetenzplattform gegenseitig helfen. Die Bedeutung dieser Gruppen ergibt sich vor allem durch das Anwachsen chronischer Erkrankungen, auf die die kurativ ausgerichtete medizinische Versorgung häufig nicht angemessen reagieren kann, sowie durch die dauerhafte alltägliche Belastungen der Betroffenen und der von ihnen im Rahmen der Krankheitsbewältigung erworbenen vergleichbaren Erfahrungen. Dieser Kern der SHG-Aufgaben kommt selbst bei einer breiter gefaßten Begriffsdefinition (durch die Deutsche Arbeitsgemeinschaft SHG e.V.) zum Ausdruck: „SHG sind freiwillige, meist lose Zusammenschlüsse von Menschen, deren Aktivitäten sich auf gemeinsame Bewältigung von Krankheiten, psychischen oder sozialen Problemen richten, von denen sie - entweder selber oder als Angehörige - betroffen sind. Sie wollen mit ihrer Arbeit keinen Gewinn erwirtschaften. Ihr Ziel ist eine Veränderung ihrer persönlichen Lebensumstände und häufig auch ein Hineinwirken in ihr soziales und politisches Umfeld. In der regelmäßigen, oft wöchentlichen Gruppenarbeit betonen sie Authentizität, Gleichberechtigung, gemeinsames Gespräch und gegenseitige Hilfe. Die Gruppe ist dabei ein Mittel, die äußere (soziale, gesellschaftliche) und die innere (persönliche, seelische) Isolation aufzuheben. Die Ziele von SHG richten sich v.a. auf ihre Mitglieder und nicht auf Außenstehende; darin unterscheiden sie sich von anderen Formen des Bürgerengagements. SHG werden nicht von professionellen Helfern geleitet; manche ziehen jedoch gelegentlich Experten zu bestimmten Fragestellungen hinzu."

Im ersten Entwicklungsschub der SHG in den 80er Jahren wurden „Sortierungen" vor allem hinsichtlich der Problemstellungen vorgenommen, die Anlaß zur Gruppenbildung gaben: z.B. Krebspatienten, Rheumakranke, Personen mit

Herzinfarkt usw. - aber auch deren (mitbelastenten) Angehörige. Die Bedeutung von gemeinsamen Krankheits-Belastungen für die Gruppenfindung begründet die erkennbar geringere Bedeutung präventiv ausgerichteter Gruppen - zumal deren Aktivitäten oft gar nicht explizit mit Gesundheit/Krankheit verbunden sind, sondern mit Sport, Spaß, Fitneß, Geselligkeit.

So plausibel die Idee der gegenseitigen Hilfe Gleichbetroffener ist, so wenig sichtbar ist diese Tätigkeit unter Umständen, zumal sie sich - auch mit Hilfe eines erweiterten Spektrums von Kommunikationsmedien und -mitteln - quasi autonom entwickeln und sowohl von professioneller Beratung als auch von öffentlicher Förderung und Regulation „fernhalten“ (kann). Gleichzeitig hat der Begriff SHG eine derart positive Konnotation erfahren, daß sich selbst Wohlfahrtsverbände und Gewerkschaften als SHG zu präsentieren versuchten (oder noch immer versuchen). Mit anderen Worten: die SHG wurden zum Sammelbegriff für eine Vielzahl, oft sehr heterogener Aktivitäten aus der Bevölkerung („grassroots“-Entwicklung) heraus. So haben Kickbusch & Trojan (schon 1981) folgende Unterteilung vorgeschlagen:

– krankheitsbezogene SHG: Hierzu gehören Gruppen, die psychiatrische Probleme, internistische Probleme, orthopädisch/neurologische Probleme u.a. zum Gegenstand der Gruppenarbeit machen;

– lebensproblembezogene SHG: Hierbei geht es vor allem um Gruppen mit psychischen, interpersonalen Problemen (in Partnerschaft, Familie usw.), sozialen Problemen, Problemen bezüglich Sexualität sowie um Frauenzusammenschlüsse, Männerzusammenschlüsse und Eltern-/Familienzusammenschlüsse;

– versorgungsbezogene SHG: Dazu werden Patientenschutzverbände gerechnet, Nachbarschafts- und Laienhilfezusammenschlüsse, Bürgerinitiativen zur Verbesserung des Gesundheitssystems u.a.;

– Umweltschutzzusammenschlüsse;

– Gegenkulturzusammenschlüsse: Dazu gehören Stadtteilgruppen, Wohngemeinschaften, Arbeitskooperativen, Bürgerinitiativen, Jugendzentren u.a.

Nicht nur die Anlässe der Gruppenbildung wurden breiter gefaßt, sondern auch die individuellen Motive zur Teilnahme und das Aktivitätsspektrum. Dies ist nicht zuletzt auch daraus begründet, daß SHG flüchtige Gebilde sind - vor allem, wenn sie ausschließlich zur Überwindung temporärer Probleme ihrer Mitglieder geschaffen werden. Je länger sie aktiv sind, desto wahrscheinlicher ist eine Anreicherung mit anderen Aktivitäten bis hin zu einer völlig neuen Qualität (z.B. von der SHG i.e.S. zur Beratungsstelle mit hauptamtlichem Personal). Die daraus folgenden Probleme einer quantitativen Bestimmung von SHG im Gesundheitssektor liegen auf der Hand: die Zählung auf der Grundlage von der Selbst- oder Fremddefinition der Gruppen sagt wenig über die konkreten Aktivitäten aus: hat es überhaupt mit Gesundheit/Krankheit zu tun; ist es SH i.o.b. S. oder auf Laienkompetenz gestützte bezahlte Fremdhilfe; in welchem Maße wird die „Selbsthilfe" von Professionellen „verordnet" und festgelegt? Und wenn man differenziert gezählt hat: welchen Geltungszeitraum kann man für die Zahlen unterstellen?

Alle vorliegenden quantitativen Abschätzungen sind grob und gehen zudem von unterschiedlichen Definitionen aus oder zählen unterschiedlich. Dies dürfte u.a. mit der Tatsache zusammenhängen, daß es sich überwiegend um Ergebnisse der Auftragsforschung handelt, mit denen bestimmte „politische" Zwecke verfolgt werden. So sprechen Kettler & Becker (1997) von einer „Hochrechnung", demzufolge die Zahl der SHG zwischen 1985 und 1995 (in den alten Bundesländern) von 25.000 auf 60.000 gestiegen sind; Runge & Vilmar hatten schon 1986 von 40.000 SHG gesprochen. Niedrig (1994) geht für 1994 von etwa 27.000 SHG (anstelle der von Kettler & Becker beschriebenen 51.000 SHG) für Gesamtdeutschland in 1992/3 aus.

Eine Möglichkeit der „Gegenkontrolle" ergibt sich durch die statistisch zuverlässigere, sachlich aber ebenfalls mit Unschärfen behaftete Bevölkerungsbefragung. Dabei wird die Hochrechnung von Kettler & Becker, die von 4 % der erwachsenen Bevölkerung ausgeht, nicht bestätigt; die Zahlen unterstützen eher die geringeren Schätzwerte. So hat die Studie von Grunow u.a. (1983) bei 2,3 % der Bevölkerung Erfahrungen mit GSHG aufzeigen können. Eine Studie aus München (1994) kommt mit 3 % zu nur unwesentlich höheren Werten (bezogen auf bisherige Erfahrungen); aktuell mit GSGH im Kontakt bezeichnen sich dort nur 1,5 % der Befragten. Andere Untersuchungen und Hochrechnungen setzen den Anteil *aktiver* SHG-Mitglieder (in der Querschnittsbetrachtung) sogar noch geringer an: 0,5-1 % der erwachsenen Bevölkerung (18-80 J.). Auch die neuesten Zahlen des MAGS/NRW (NRW-Wochendienst 34, 1997, Blatt 5) (10 TSD SHG mit 200 TSD Mitgliedern; davon ¾ im Gesundheitsbereich) belegen die Größenordnung von ca. 1 % der erwachsenen Bevölkerung.

Beachtenswert ist dabei vor allem, daß sich in diesen Zahlen *keine* Steigerung der Anteile in den letzten 15 Jahren erkennen lassen. Dies mag damit zusammenhängen, daß die Gruppenzählungen erst in den letzten Jahren präziser erfolgt sind - also für frühere Jahre eine Überschätzung der Gruppen-Anzahl vorliegt. Und dennoch: die stabilen Zahlen hinsichtlich der SHG-*Erfahrungen* in der Bevölkerung zeigen, daß der Umfang der Nutzer gleichgeblieben ist bzw. zumindest keine signifikante Ausweitung erfahren hat.

Für die Gesundheitsversorgung bedeutsamer ist allerdings die Frage, welcher Anteil der von bestimmten Krankheiten betroffenen Menschen in GSHG aktiv sind. Hierüber gibt es noch weniger verläßliche Daten. Grunow u.a. (1983) gehen in ihren Hochrechnungen von einer zu erwartenden Größenordnung von 6-9 % aus. Diese Zahlen werden aber u.U. erheblich durch die gezielte und verpflichtende Einbindung in die professionelle Fremdhilfe (ambulante, stationäre Versorgung) beeinflußt, können also je nach therapeutischer Strategie stark ansteigen (z.B. Sportgruppen nach Herzinfarkt). Ob damit der Charakter von SH erhalten bleibt, ist hier nicht zu beantworten.

Vor diesem Hintergrund realer Beteiligtenzahlen muß von einem Überhang positiver Bewertung von SHG (bis zu 80 % der Bevölkerung sehen SHG als wichtiges Element an!) und potentieller Beteiligungsbereitschaft (bis zu 35 %) gesprochen werden. Allerdings schlägt sich dies bisher nicht in signifikanten Zuwächsen in den Gruppen nieder. Einen Erklärungsansatz dafür liefert die Studie von Grunow u.a. (1983); der weit überwiegende Teil der eine Beteiligungsbereitschaft bekundenden Befragten sieht sich ausschließlich in der Rolle des/der HelferIn (analog zu den „Ehrenamtlichen") und nicht als Betroffener und Gleichbetroffener mit reziproker Hilfestellung. Charakteristische SHG sind für diese Personen also nicht attraktiv - oder sie „leiden" an den Aktivitäten der Gruppe bzw. würden am liebsten Gruppenmitglieder „zugewiesen" bekommen.

Dieses Beispiel zeigt noch einmal, wie schwierig eindeutige Typisierungen und Abgrenzungen durchzuhalten sind. Mit Blick auf die später folgende Würdigung der Leistungspotentiale von SH in der Gesundheitsversorgung wird deshalb für eine möglichst enge Fassung des Begriffes GSHG plädiert. Dies hat den Vorteil, die besonders innovative und exklusive (nicht durch andere Formen der Selbst- und Fremdhilfe ersetzbare) Seite der SHG hervorzuheben. Daraus ergibt sich der Vorschlag, im Hinblick auf die Selbsthilfeorganisationen (SHO) die Zuordnung dagegen eher breit und offen vorzunehmen.

3.3 Selbsthilfe-Organisationen im Gesundheitswesen

Während für SHG Betroffenheit, Freiwilligkeit, Spontaneität, Interaktionen auf der Grundlage der Gleichberechtigung und Reziprozität betont werden, sind SHO durch regional weitgefaßte Zusammenschlüsse, größere Mitgliederzahlen, formalisierte Mitgliedschaftsrollen, Arbeits- und Verwaltungsabläufe, enge Bindungen an das Gesundheitsversorgungssystem gekennzeichnet. Anstelle der flexiblen Problembehandlung auf der Basis gegenseitiger Hilfestellung tritt die Interessenvertretung in den Mittelpunkt. Viele SHO sind zudem Träger organisierter Laienhilfe sowie professioneller Dienstleistungen geworden.

Zum Kern der SHO im Gesundheitssektor sind die überregionalen Zusammenschlüsse von SHG bis hin zur Deutschen AG SHG e.V. sowie die Interessengruppen der Patienten zu rechnen (insbesondere chronisch Kranke und Behinderte - z.B. Rheumaliga, Blindenverbände usw.). Inwiefern man hierbei von SH i.o.b.S. sprechen kann, bleibt fraglich - denn den Begriff könnte man dann auch für die Arbeitgeberverbände und andere Lobbygruppen verwenden; ein völliger Konturenverlust wäre die Folge. Insofern sind auch Organisationen von Laienhelfern, viele sogen. Selbsthilfeprojekte oder auch die Wohlfahrtsverbände eher als Grenzfälle zu betrachten. Sie sind definitiv nur dann einzubeziehen, wenn sie Interessen von SHG vertreten, SHG in ihren Organisationskontext einbeziehen oder selbst initiieren (so insbes. der Paritätische Wohlfahrtsverband). Nur auf diese Weise bleiben Grundzüge der o.a. Selbstorganisation und Selbstversorgung im Konzept der SHO erhalten.

Die Quantitäten der SHO im Gesundheitssektor lassen sich kaum beziffern; zudem gilt, daß je präziser die Zahlen erfaßbar sind, desto weniger hat die beschriebene Organisation Selbsthilfecharakter im engen Sinne. Schließlich ist zu beachten, daß die SHG-nahen Organisationen von der Flüchtigkeit und Fluktuation der Selbsthilfegebilde beeinflußt sind: ob eine bestimmte Einrichtung noch existiert, ist kaum eindeutig festzustellen. Als Beispiel für die „Szenerie" sei folgende Anzeige (Nakos 52/1997, S. 27) zitiert: Arbeitsgemeinschaft „Selbsthilfe-Oganisationen nach Krebs": „Am 12. Januar 1996 konstituierte sich auf Initiative des Bundesverbandes der Kehlkopflosen, der Deutschen ILCO (Vereinigung von Menschen mit künstlichem Ausgang) und der Frauenselbsthilfe nach Krebs die Arbeitsgemeinschaft „Selbsthilfeorganisationen nach Krebs". Ihr gehören außer den Initiatoren der Arbeitskreis der Pankreatektomierten und die Förder- und Fachorganisationen Deutsche Krebsgesellschaft und Deutsche Krebshilfe sowie der Paritätische Gesamtverband als gemeinsamer Dachverband und Moderator der Sitzungen an. Im April 1997 kam noch die Deutsche Leukämie-Hilfe dazu." Zur Abschätzung bestehender SHO und ihren Kapazitäten lassen sich folgende Daten zusammentragen:

- Eng im Kontakt mit den SHG sind die Zusammenschlüsse auf lokaler Ebene, Landesebene und Bundesebene; dies gilt für GSHG generell, aber in unterschiedlicher Systematik für einzelne Kranken- und Behindertengruppen ebenfalls. Auf örtlicher Ebene läßt sich dies mit den inzwischen weit verbreiteten „Selbsthilfe-Unterstützungsstellen" in Verbindung bringen. Für den Juli 1997 wurden für Deutschland 282 solche Stellen ausgewiesen - Tendenz stagnierend bzw. leicht abnehmend. Dabei geht es vor allem um finanzielle, sachliche und organisatorische Unterstützung der SHG am Ort.

- Weniger auf GSHG zugespitzt, aber inzwischen doch eng verwoben sind die auf Krankheits- bzw. Patientengruppen bezogenen Interessengruppen. Auch hierfür gibt es komplexe Strukturen, die sich dem föderalen Politik- und Verwaltungsmuster in Deutschland anpassen. Im Vergleich zu den SHG-zentrierten Entwicklungen ist diese Organisationsform eher Top-Down. Die Bundesarbeitsgemeinschaft Hilfe für Behinderte e.V. (BAGH) weist für 1997 die Bündelung von 69 bundesweit tätigen Behindertenselbsthilfeverbänden und 14 Landesarbeitsgemeinschaften mit 700.000 Mitgliedern aus. Ein weiterer wichtiger Kristallisationspunkt ist die Tatsache, daß die Arbeitsgemeinschaften bzw. Spitzenverbände im Bonner Bundestag als Interessenvertreter registriert sind. Die Liste liest sich wie ein Auszug aus einem Krankheitenkatalog: Allergiker, Behinderte, Blinde, Blutungskrankheit, Diabetiker, Hirnbeschädigte, Hör- und Sprachgeschädigte, Lepra, Rheuma usw. bis zu Unfallgeschädigte.

- Ein „hintergründiges" Phänomen dieser Sachverhalte besteht in der Zunahme von eingetragenen Vereinen, die als typische Organisationsform „formeller Art" gelten können: von 88.572 (1960) auf 286.113 (1990) für die alten Bundesländer. Dabei stellen die eingetragenen Vereine nur die Spitze des Eisbergs von Projektgruppen, Initiativen, AGs, nicht eingetragenen Vereinen usw. dar. Welcher Anteil davon dem Gesundheitssektor zuzurechnen ist, kann nicht festgelegt werden. Für jede Kommune oder Region müssen inzwischen regelmäßig umfangreiche Dokumentationen à jour gebracht werden, um halbwegs den „Bestand“ zu erfassen. In NW ist unter dem Titel „ortsnahe Koordinierung von sozialen und gesundheitsbezogenen Dienstleistungen“ ein Modellprojekt in Arbeit, in dessen Verlauf zunächst einmal örtliche Bestandsaufnahmen notwendig werden.

– Etwas einfacher stellt sich die Kapazitätsbeschreibung dann dar, wenn auf formal organisierte komplexe Organisationsgebilde - wie die Wohlfahrtsverbände - Bezug genommen wird. Diese sind zumindest mit basalen Kapazitäten zur Dokumentation ihrer Aktivitäten ausgestattet. Verfügbare Daten beziehen sich auf die sechs Spitzenverbände der Freien Wohlfahrtspflege (AW; DCV; DW; DPWV; DRK; ZuSt). Die dort vorhandenen Kapazitäten werden auf etwa 1,5 Mio. ehrenamtliche HelferInnen (früher ca. 2 Mio. - also mit abnehmender Tendenz) geschätzt. Dies stellt aber nur etwa einen Anteil von 15 % der ehrenamtlich Tätigen in Deutschland dar. Die Zeitbudgetstudie (Mikrozensus) von 1992/93 hat 17 % der über 12jährigen als ehrenamtlich Tätige (mit durchschnittlich 4 ½ Stunden Aufwand pro Woche) erfaßt.

– Angestiegen ist im Bereich der Freien Wohlfahrtspflege dagegen die Zahl der hauptamtlich Beschäftigen (die der Fremdhilfe zuzurechnen sind): von 381.888 (1970) auf 858.46 (1993) - für die alten Bundesländer. Inzwischen dürften es in Deutschland insgesamt über 1 Mio. sein (Niedrig 1994). Die aktuellen Entwicklungen (mehr Auslagerungen aus dem öffentlichen Sektor, zugleich aber Rationalisierung und privatwirtschaftliche Konkurrenz) lassen für die Zukunft nur noch ein geringes Ansteigen dieser Zahlen erwarten.

– Schließlich sind auch noch die Mitglieder zu berücksichtigen, wovon aber der größte Teil aus „stillen Zahlern“ besteht: so hat das DRK z.B. mehr als 5 Mio. Mitglieder.

Insgesamt läßt sich also von Deutschland als einer Vereins- und Verbändegesellschaft sprechen. Welchen Anteil davon die hier interessierenden Tätigkeitsfelder der SH mit Gesundheitsbezug haben, läßt sich nicht präzise bestimmen. Praktisch alle erwähnten Organisationen - und selbst viele SHG - verfolgen gleichzeitig verschiedene Ziele, tragen also nur mit einem Teil ihrer Ressourcen zur Gesundheitsversorgung durch SH (i.e.S.) bei.

3.4 Selbsthilfe im System der Gesundheitsversorgung

Die Beschreibung der verschiedenen Erscheinungsformen von SH hat bereits die fließenden Übergänge und/oder engen Verflechtungen mit Laienhilfe, professioneller Fremdhilfe, organisatorischer Formalisierung, staatlicher Regulierung und Finanzierung erkennen lassen. Insofern war auch deutlich geworden, daß und warum SH im Gesundheitssektor nicht als präzise statistische Größe erfaßbar ist. An dieser Stelle sollen die wichtigsten Verflechtungsbereiche noch einmal zusammengefaßt werden.

a) *Die Fremdhilfe in der Selbsthilfe*: von „autonomer“ SH ist allenfalls idealtypisch zu sprechen; sie gilt ansatzweise für die alltägliche Bewältigung von Gesundheitsproblemen und Krankheitsfolgen im Alltag mikrosozialer Strukturen sowie im Rahmen „autonomer“, vor allem „anti-professionell ausgerichteter“ SHG. In den meisten Fällen sind zumindest indirekt (medizinisches Wissen, Medikamente und Hilfsmittel) oder temporär (ambulanter Pflegedienst wird 30 Min am Tag tätig) Elemente der Fremdhilfe (seien es Laien oder Professionelle) einbezogen.

   Besonders instruktiv ist hierfür die Entwicklung der SHG: mit deutlicher Kritik an Bürokratisierung, Ökonomisierung und professioneller Arroganz angetreten, war es nur eine Frage der Zeit, wann dieses „grassroots“ Phänomen „Opfer“ eben dieser kritisierten Strukturen und Akteure werden würde. Schon früh hat der Staat seine „Vereinnahmungsstrategie“ dadurch bekundet, daß die GMK beschloß, SHG in ausreichender Zahl (als preiswerte Versorgungsstruktur) „vorzuhalten“.

   Das Thema Ärzte und SHG erschien fast ebenso schnell auf der Tagesordnung (BzgA 1985; ISAB 1994); eine neuere Mikroanalyse von SHG (Wohlfahrt & Breitkopf 1996) hat gezeigt, daß bereits 50 % der befragten (287) GSHG von Professionellen (verschiedener Sachgebiete) zumindest *mit*gegründet wurden; die Einrichtung von Leitstellen, Kontaktstellen usw. hat zusammen mit den o.a. Verbandsgründungen bzw. den Verbandseinbindungen die Zahl der SH-Funktionäre weiter anwachsen lassen. Auch die Laien-Fremdhilfe spielt eine größere Rolle: nur so ist zu erklären, daß i.d. oben zitierten Untersuchung viele Befragte *beklagen*, daß ihnen Gruppenmitglieder fehlen, daß diese schwer zu mobilisieren sind oder nach einigen Kontakten wegbleiben. Ob gewollt oder nicht: durch die Fremdhilfe in der Selbsthilfe gehen vor allem die SHG Schritt für Schritt den Weg der Professionalisierung, Bürokratisierung, und Ökonomisierung. Ob und in welchem Ausmaß sich unterhalb der Ebene zunehmend verfestigter SHG-Strukturen eine neue autonome „grassroots“-Entwicklung abzeichnet, ist punktuell schon zu beobachten, aber noch nicht hinreichend zu beschreiben. Generell ist aber zu erwarten, daß dies passieren wird, denn die Formalisierung zuvor informeller Strukturen und Prozesse hat noch immer zur Entstehung neuer informeller Sozialgebilde geführt.

b) *Die Selbsthilfe in der Fremdhilfe*: Diese Art der Verknüpfung ist mindestens ebenso weit verbreitet wie die zuvor beschriebene Konfiguration; mit anderen Worten: auch hier ist die Fremdhilfe als „Reinform“ ein Extremzustand, den man am ehesten an Beispielen extremer Pflegebedürftigkeit und an Situationen im OP oder in der Intensivstation illustrieren kann. Aber selbst in solch extremen Situationen hängen Machbarkeit und (vor allem) Wirksamkeit professioneller Dienstleistungen vom Mitwirken der Patienten sowie ihrer sozialen Netze ab. Sehr viel sichtbarer ist diese *Ko-Produktion* in Bereichen der Gesunderhaltung (Prävention) im Berufs- und Familienalltag, im Rahmen eines „normalisierten" Umgangs mit chronischen Erkrankungen, bei der Befolgung ärztlicher Ratschläge im Alltag (bis hin zur regelmäßigen Medikamenteneinnahme oder Ärzte-Konsultation). Wie die Plazebo-Forschung zeigt, geht es nicht nur um „handfeste" Aktivitäten der Gesunderhaltung und Krankheitsbewältigung im Kontext professioneller u.a. Fremdhilfe sondern auch um das psychologische Moment: die Selbstheilungskräfte und die implizite Gesundheitsfunktion guter mikrosozialer Bindungen.

4. Leistungen, Kosten und Kostenersparnisse durch Selbsthilfe

Die relative Bewertung von SH mit Blick auf „Produktivität" und Kosten fällt schwer, da zuvor die Frage nach der Referenz für die Qualitäts- und Quantitätsziele beantwortet werden muß. Versucht man dennoch eine vorläufige Zusammenfassung, so läßt sich von einer Unterbewertung der Selbsthilfe gegenüber der Fremdhilfe sprechen, weil letztere durch die Kostenbestimmung sehr viel sichtbarer ist. Zugleich läßt sich von einer Überschätzung von SHG und Laienhilfe gegenüber der individuellen und primär sozialen SH sprechen. Bevor dazu Einzelheiten beschrieben werden (können) sind die Bewertungsmerkmale zu differenzieren. Naheliegend ist die Anknüpfung an den Effizienz-Maßstab, der sich aus Leistungsqualität (Effektivität) und Kosten zusammensetzt. Zu beachten ist, daß Effizienzbetrachtungen i.d.R. nur bei Vergleichen sinnvoll sind (sei es im Zeitvergleich oder im Vergleich zwischen alternativen Dienstleistungsformen); Effektivität und Kosten lassen sich aber auch sinnvoll als Einzelmerkmal betrachten, wobei die Bezüge dann zu den erwarteten Effekten (Zielen) oder zu den verfügbaren Mitteln, ggf. unter Berücksichtiung alternativer Mittelverwendung, hergestellt werden. Darüber hinaus ist zu klären, welche Wirksamkeitsparameter erfaßt werden sollen - insbesondere ist zu entscheiden, ob individuelle Effekte oder Kollektivwirkungen (Bevölkerungs-Gesundheit; Lebenserwartung) im Mittelpunkt stehen. Mit Blick auf diese Bezugspunkte lassen sich folgende Einzelheiten aufführen (Engelhardt u.a. 1995; Schulz-Niewandt 1989):

– *Die Leistungsqualität (Effektivität) der SH* ist besonders dann in den Mittelpunkt der Bewertung zu rücken, wenn es sich um exklusive oder quasi-exklusive Leistungen im Rahmen der Gesundheitsversorgung handelt. Besonders zugespitzt gilt dies für Bereiche, die weitgehend autonom entwickelt werden (müssen). Dazu gehören vor allem die alltäglich im primären sozialen Kontext erbrachten Leistungen, die räumliche und soziale Nähe, Mitgefühl und Akzeptanz voraussetzen. Wie oben bereits aufgeführt, handelt es sich bei diesen Aktivitäten um „den Eisberg unterhalb der Spitze professioneller Dienstleistungen". Problematisch ist ein Verlust dieser Ressourcen in der Gesundheitsversorgung immer dann, wenn die Leistungen grundsätzlich nicht ersetzt werden können oder wenn eine Substitution mit Qualitätsverlusten verbunden und/oder nicht zu bezahlen ist. Diese Konfigurationen können auch dann eintreten, wenn die SH-Leistung nicht autonom sondern koproduktiv organisiert ist. Als Beispiel kann die *häusliche* Versorgung pflegebedürftiger Menschen dienen: für 1993 wurden 1,12 Mio. Personen gezählt, die als pflegebedürftig gelten; hinzu kommen 2,1 Mio. Personen, die nicht ohne Hilfe den Alltag bewältigen können. Kaum vorzustellen, welche Probleme ein Wegfall der diesbezüglichen sozialen SH aufwerfen würde. Insofern ist es nicht verwunderlich, daß über „neue" Substitutionsmöglichkeiten nachgedacht wird, die allerdings konsequenterweise in anderen primären Sozialgebilden (Nachbarschaft oder Freundeskreis als „Familienersatz") oder auch in Laien-Fremdhilfe (neue Tauschnetze, Sozialgemeinde) gesucht werden (BMJFFG 1990, MAGS 1996a).

Einen „Familienersatz" stellen z.T. auch die GSHG dar, wobei sie dann aber meist das charakteristische Merkmal - gegenseitige Hilfe unter Gleichbetroffenen - verlieren. *Mit* diesem Merkmal haben GSHG dagegen einen „exklusiven" Charakter; es gibt kein Substitut und sie sind kein Substitut: mit GSHG i.e.S. wird also ein wichtiges *zusätzliches* Element in die Gesundheitsversorgung eingeführt, das ggf. zusätzliches Geld kostet. Daß sich damit gleichwohl *andere* Leistungserfordernisse begrenzen lassen (z.B. bei einer Präventivwirkung der Gruppenteilnahme) wird oft nicht hinreichend hervorgehoben und anerkannt: als charakteristisches Beispiel können die Alkoholiker-SHG gelten, deren Präventivwirkungen (das „Trockenbleiben" der Mitglieder) ambulante und stationäre Versorgungsmaßnahmen einsparen helfen.

– *Die Leistungspotentiale der SH* lassen sich nicht ohne Blick auf die Qualität der Aktivitäten bzw. ihre Wirkung auf Gesunderhaltung und Krankheitsbewältigung beschreiben. Im Hinblick auf die eher „konkurrenzlosen" Formen von SH läßt sich stets nach Verbesserungsmöglichkeiten - z.B. auch durch gezielte Ko-Produktion mit anderen Dienstleistungen - fragen. Bei den substitutionsfähigen Formen sind Qualitäts- und Kostenvergleiche angezeigt. Dies führt nicht nur für die GSH zu Schwierigkeiten, sondern auch für alle anderen Formen von Versorgungsleistungen im Gesundheitssystem. Eine Ursache besteht darin, daß es sich bei der GSH überwiegend um chronische (also nicht heilbare) Erkrankungen handelt, oder daß es um Präventionseffekte geht, die letztlich im breiten Feld von Einflußfaktoren „verschwimmen". Unterschiede in der Leistungsbewertung ergeben sich auch dann, wenn man einerseits konkrete Dienstleistungen untersucht (z.B. gute oder „gefährliche" Pflege; rehabilitationsfördernder oder Reinfarkte fördernder Sport usw.), andererseits aber Kollektivmerkmale (Prävalenz- und Inzidenzraten oder Lebenserwartungen einzelner Bevölkerungsgruppen) zum Maßstab macht.

Bei letzteren geht man allgemein eher von einem begrenzten Effekt (z.B. 1/3 der erklärten Varianz) durch die professionelle medizinische Versorgung aus; größere Wirkung wird alltäglicher SH wie Hygiene, Ernährung, Bewegung, social support zugeschrieben. Es bleibt jedoch schwierig, dies auf die Formen und Qualitäten *einzelner* Selbsthilfe- und Fremdhilfeleistungen zurückzuführen. Nur selten zeigt sich ein so durchgehendes Muster wie bei Ehepartner-Single-Vergleichen, wobei erstere nicht nur durchweg weniger Gesundheitsprobleme aufweisen, sondern auch eine höhere Lebenserwartung besitzen (dies gilt offensichtlich unabhängig von der Qualität der Ehe). Allgemein wird man aber von Variationen in der Qualität von SH *wie* von Fremdhilfe ausgehen müssen: Ärzte, Krankenhäuser, Pflegeheime, Selbsthilfegruppen, Laienhelfer, Familienmitglieder - sie alle zeigen unterschiedliche Performanz. Qualitätskontrollen bzw. Maßnahmen der Qualitätssicherung sind deshalb überall angezeigt. Eine Leistungsbilanz ist i.d.R. nur durch gezielte und vergleichende Evaluationsstudien zu erstellen, die wegen ihres großen Aufwandes und ihrer meist wenig erfolgsbestätigenden Ergebnisse i.d.R. vermieden werden.

– Eine (eingeschränkte) Alternative besteht darin, zumindest *Teile der Dienstleistungen, ggf. auch nur experimentell als effektiv nachzuweisen oder Prozeduren zu zertifizieren*, denen dann eine bestimmte Effektivität unterstellt wird. (Regeln professioneller Kunst ebenso wie Kriterien des Lean Production). Ungeprüft bleiben dabei oft die Nebenfolgen oder Problemexternalisierungen sowie generell die Frage der Übertragbarkeit auf variierende Kontextbedingungen (reale Feldanwendung). Ebenso offen bleibt i.d.R., ob in jedem Einzelfall die als wirksam „zertifizierte" SH-Aktion oder die als wirksam „zertifizierte" therapeutische Intervention auch den Vorgaben entsprechend durchgeführt wurde. Bezogen auf die SHG zeigen Detailuntersuchungen neben den schon hervorgehobenen Leistungen vielfältige Motive, zunehmende Außenorientierung (Lobbyfunktion), gruppeninterne Konflikte (Hierarchien), Unregelmäßigkeit der Teilnahme, mangelndes Engagement von Mitgliedern („Konsumhaltung") - also alles Merkmale, die vom normativen Modell der GSHG weit entfernt sind.

Diese Schwierigkeiten vergleichender Qualitäts- und Wirksamkeitsbestimmung grenzen den Bereich „exklusiver" (konkurrenzloser, nicht substituierbarer) Leistungen im Rahmen der Gesundheitsversorgung weiter ein: bestimmte Formen zwischenmenschlicher Zuwendung, typische wechselseitige Hilfen zwischen Gleichbetroffenen einerseits; Eingriffe im Rahmen der Notfallmedizin und lebensrettende Operationen andererseits sind die Ausnahmen. In der weit überwiegenden Zahl der Fälle ist es alles andere als klar, ob eine Selbsthilfemaßnahme oder eine Fremdhilfe durchgeführt werden soll oder - im Sinne der wirksamen Problembewältigung - besser unterlassen wird (selbst wenn eine „standardgerechte" Ausführung unterstellt wird). Typisch ist in dieser Situation, daß Bewertungen meist ungeklärt im Hintergrund bleiben, ggf. nur bei Streitfällen vor Gericht aufgearbeitet werden. In den Mittelpunkt rücken dafür die Kosten.

Angesichts der Ökonomisierung des Gesundheitssystems treten die SH-Leistungen erst dann in das Blickfeld der Gestaltungsentscheidungen, wenn diesen auch Kosten zugeordnet werden können. Daraus läßt sich die geringe Beachtung der individuellen und sozialen SH erklären: sie gilt solange als unbeachtete alltägliche Selbstverständlichkeit, bis die Leistungsbasis (z.B. soziale Netze) erodiert ist und nach Alternativen gesucht wird. Durch die Alternativen - vor allem wenn sie dem Spektrum durchkalkulierter kostenträchtiger Optionen entnommen sind - werden Kostenbewertungen auch für bisher nicht bezahlte Leistungen möglich. Dann geht es nicht mehr nur um die Kalkulation des Zeitaufwandes, den Familien zur Bewältigung von Befindlichkeitsstörungen ihrer Mitglieder einsetzen, sondern um die Substitution von diesen ungezählten Aktivitäten durch Hausarztbesuche oder Praxiskonsultationen. Ebenso geht es nicht mehr nur um die Summierung von Stundenzahlen ehrenamtlicher Fremdhilfe sondern um die Frage, welche Kosten die stationäre Komplettversorung aller partiell hilfebedürftigen Menschen verursachen würde.

Da der größte Teil aller gesundheits- und krankheitsbezogenen Aktivitäten im Rahmen individueller und primärsozialer SH *gar nicht* „liquidiert" wird, ist diese konkurrenzlos billig. Die verschiedenen ständig zunehmenden Verpflichtungen der Patienten zur finanziellen Selbstbeteiligung bei der Nutzung professioneller Fremdhilfe etc. kann als Versuch interpretiert werden, die Substitution von kostenloser alltäglicher SH durch teure Fremdhilfe einzudämmen. Paradigmatisch ist dies an den Leistungen der Pflegeversicherung abzulesen, in der SH zwar bezahlt wird, aber im Vergleich zu temporärer häuslicher Fremdhilfe und stationärer Versorgung am billigsten ist.

Einen Zwischentypus stellen SHG (i.e.S.) und (ehrenamtliche) Laienhilfe dar. Die autonomen SHG sind einerseits ebenso „kostenlos" und konkurrenzlos wie die individuelle und primärsoziale SH, sie sind aber erkennbar eine Ergänzung (keine Substitution) professioneller Fremdhilfe. Grunow u.a. (1983) konnten zeigen, daß GSHG-Teilnahme *und* intensive Nutzung professioneller Dienstleistungen positiv miteinander korrelieren. Auch wenn GSHG etwas zusätzlich kosten ist ein Kostenvorteil nicht ausgeschlossen, wenn die *Effekte* der GSHG kostenwirksam sind, d.h. kostenträchtigere alternative Versorgungserfordernisse verhindern helfen. Als Beispiel wird der „trockene Alkoholiker" zitiert; wenn die GSHG ihm dabei hilft, nicht mehr zu trinken und damit eine kostspielige Therapie zu sparen, hat sich möglicherweise nicht nur die Förderung dieser Gruppe sondern aller Alkoholikergruppen in Deutschland „amortisiert". Eine solche Rechnung wird allerdings sehr selten aufgemacht, weil die Folgekosten bzw. die erzielten Einsparungen einem anderen Segment des Gesundheitsversorgungssystems zugute kommen und deshalb u.U. gar nicht von Interesse ist (Beispiele bei Engelhardt u.a. 1995).

GSHG und andere SH-Formen teilen ein weiteres Merkmal, das ihre kostenbezogene Bewertung beeinträchtigt: ihre Spontaneität, Fluktuation, Flüchtigkeit. Sie entziehen sich professioneller und bürokratischer Steuerung. Insofern ist es nicht verwunderlich, daß unter Kostengesichtspunkten die SH-Formen dominieren, die sich administrativ „vorhalten" lassen, durch Professionelle „betreut" und durch öffentliche Mittel „kontrolliert" werden können. Dazu gehören die o.a. Formen der SHO mit einer neuen Gruppe von SH-Managern und -Funktionären. Sie entwickeln Ähnlichkeit mit ehrenamtlichen Laienhelfern (nicht mehr unbezahlt sondern „geringfügig" bezahlt), die bisher von Wohlfahrtsverbänden mobilisiert und in ihren Einrichtungen eingesetzt wurden. SHG werden damit zunehmend zu einer Form gering bezahlter bzw. partiell geförderter Laienfremdhilfe - angebunden an größere SH-Zusammenschlüsse und Wohlfahrtsverbände (Huber 1994).

Die dafür aufgewendeten Mittel sind unterschiedlich strikt zweckbezogen definiert. Die Finanzierung der SHG-Kontaktstellen, die Organisationshilfen, Informationsaustausch und technische Unterstützung bereitstellen, erfolgt eher allgemein aus Landes- und kommunalen Mitteln, die Krankenkassen favorisieren einen patientenorientierten Beitrag (gem. § 20 SGB V). Zum Teil werden SH-Einrichtungen aber auch gezielt als Anbieter freiwilliger kommunaler Gesundheitsförderungs-Leistungen einbezogen und entsprechend finanziert. Dabei wird dann gezeigt, daß dies zwar keine konkurrenzlose, aber eine wesentlich kostengünstigere Alternative (zur kommunalen Bereitstellung) ist. Damit reihen sich SHG und SHO in die vielen Dienstleistungsanbieter des „Dritten Sektors" ein.

Ob dies so bleibt oder wie es sich entwickelt, wenn u.a. kommerzielle Alternativen ins Spiel kommen, ist kaum abzuschätzen. Die durchweg ungesicherte Finanzierung der lokalen SH-Kontaktstellen und die erbitterten Streitereien zwischen den gegenwärtigen und potentiellen Kostenträgern (Land, Kommune, KK, Wohlfahrtsverbände) zeigen, daß die Unterstützungsrhetorik rasch endet, wenn gezahlt werden soll (MAGS 1996). Dazu dürfte nicht nur die härter werdende Konkurrenz um die finanziellen Mittel im Gesundheitsversorgungssystem beitragen, sondern auch die nach wie vor unsichere Steuerbarkeit dieses Leistungsbereiches. Selbst in der zuletzt beschriebenen Form läßt sich GSH nicht administrativ vorhalten, bleibt sie latent verknüpft mit „grassroots"-Entwicklungen.

5. Fazit und Ausblick

GSH als dritte bzw. (wenn man den ÖGD berücksichtigt) als vierte Säule der Gesundheitsversorgung zu bezeichnen, ist angesichts des Umfangs und der Bedeutung dieser Aktivitäten für die Gesundheit der Bevölkerung mehr als gerechtfertigt. Dies gilt aber nur in dem hier benutzten, eher breit gefaßten SH-Verständnis. Die SHG (i.e.S.) allein rechtfertigen diese Feststellung - trotz ihrer berechtigten Anerkennung und Unterstützung in der Gesellschaft - nicht. Sie werden zudem zunehmend in die professionelle Dienstleistungsproduktion und bürokratische Regulierung/Finanzierung eingebunden, so daß sie zu einem koprodukiven Element des Gesundheitsversorgungssystems werden, wobei ihre Funktion als „Kostendrücker" immer mehr in den Mittelpunkt rückt. „Frei nach dem Motto, '1000 Mark ist besser als gar nichts' lassen zahlreiche SH-Initiativen ihre Aktivitäten auf eine ehrenamtliche Arbeit reduzieren, oder sorgen gemeinsam mit den traditionellen Trägern der Wohlfahrtspflege für die Verbreitung des SH-Gedankens. Von einem 'Stachel im Fleisch der Bürokratie', dem 'autonomen Handeln gegen die gesellschaftlichen Machtfaktoren' ist nicht viel zu spüren. Zum großen Teil haben sie sich auf dem niedrigen Niveau der öffentlichen Unterstützung eingerichtet. Die Berührungspunkte zwischen Selbsthilfeinitiativen und den Restbeständen sozialer Bewegungen sind denn mehr Fiktion als Ausdruck von Realität." (Fehse 1995, S. 187) Bleibt mit Interesse abzuwarten, in welcher Form sich neue „grassroots"-Initiativen entwikkeln, die u.a. auf veränderte Formen des alltäglichen Zusammenlebens und auf die „alten" Muster von SHG reagieren. Damit wären sie wahrscheinlich den anderen Segmenten der Gesundheitsversorgung wieder einige Schritte voraus. Die alltägliche individuelle und (primär-) soziale SH bleibt nach wie vor die quantitativ dominierende SH-Form in der Gesellschaft; ein weiterer Abbau dieser sozialen Ressourcen (z.B. durch andere Lebensstile) würde zu gravierenden Mehrbelastungen des Gesundheitsversorgungssystems führen. Eine kontinuierliche Suche nach und Ermunterung von *neuen* Sozialgebilden, die diese SH-Leistungen erbringen (können) oder unterstützen ist auch weiterhin dringend geboten.

Literatur

BAGH (Bundesarbeitsgemeinschaft Hilfe für Behinderte e.V.) (Hrsg.) (1995), Selbstorganisationen mit gesundheitsfördernder und rehabilitativer Zieletzung, Manuskript, Düsseldorf.

BMJFFG (Hrsg.) (1990): Private Unterstützungsnetze. Schriftenreihe des BMJFFG, Bd. 257, Bonn.

BzgA (Bundeszentrale für gesundheitliche Aufklärung) (Hrsg.) (1985): Mehr Hilfe zur Selbsthilfe. Zusammenarbeit zwischen Ärzten und gesundheitlichen Selbsthilfegruppen, Köln.

Engelhardt, H. D. u.a. (1995): Was Selbsthilfe leistet. Ökonomische Wirkungen und sozialpolitische Bewertung, Freiburg i. Br.: Lambertus.

Fehse, W. (1995): Selbsthilfe - Förderung - „Mode" der Zeit?, Frankfurt a.M., Bern u.a.: Lang.

Forschungsverbund (Laienpotential, Patientenaktivierung, GSH) (Hrsg.) (1987): Gesundheitsselbsthilfe und professionelle Dienstleistungen, Berlin, New York: Springer.

Grunow, D. u.a. (1983): Gesundheitsselbsthilfe im Alltag. Stuttgart: Enke.

Grunow, D., Hurrelman, K. & Engelbert, A. (1994): Gesundheit und Behinderung im familialen Kontext. DJI-Schriften. München.

Grunow, D. (1996): Organisatorische Aspekte des Handelns in gesundheitsbezogenen Selbsthilfegruppen. In: Biesecker, A. & Grenzdörffer, K. (Hrsg.): Kooperation, Netzwerk, Selbsorganisation. Pfaffenweiler: Centaurus, 58-77.

v. Hauff, M. (1989): Neue Selbsthilfebewegung und staatliche Sozialpolitik. Wiesbaden: DUV.

Huber, M. (1994): Möglichkeiten und Grenzen der Laienhilfe im Gesundheitswesen, Frankfurt a.M., Bern u.a.: Lang.

ISAB (1994): Professionelle und Selbsthilfe. ISAB-Schriften Nr. 35, Köln.

ISAB (1996): Selbsthilfe und Selbsthilfeunterstützung in der Bundesrepublik Deutschland, ISAB-Schriften Nr. 50, Köln.

ISAB (1996a): Selbsthilfe 2000: Perspektiven der Selbsthilfe und ihrer infrastrukturellen Förderung. ISAB-Schriften Nr. 42, Köln.

Kettler, U. & Becker, I. (1997): Selbsthilfeförderung in der Bundesrepublik Deutschland. In: NDV, Heft 5, 152-155.

Kickbusch, I. & Trojan, A. (Hrsg.) (1981): Gemeinsam sind wir stärker. Frankfurt a.M.: Fischer.

Klingemann, H. (Hrsg.) (1986): Selbsthilfe und Laienhilfe. Lausanne: Ispa Press.

Klug, W. (1997): Wohlfahrtsverbände zwischen Markt, Staat und Selbsthilfe. Freiburg i.Br.: Lambertus.

MAGS/NRW (Hrsg.) (1996): 1. Selbsthilfetag NRW. Düsseldorf.

MAGS/NRW (Hrsg.) (1996a): Zukunft des Sozialstaates: Freiwilliges soziales Engagement und Selbsthilfe. Düsseldorf.

Matzat, J. (1997): Wegweiser Selbsthilfegruppen. Berlin.

Müller, J. (1995): Adressbuch Selbsthilfegruppen: mit über 1200 Adressen. München.

NAKOS (Nationale Kontakt- und Informationsstelle zur Anregung und Unterstützung von Selbsthilfegruppen) (1997): Info-Heft 52, 27 ff., Berlin.

Niedrig, H. (1994): Daten und Tendenzen der freien Wohlfahrtspflege. In: Theorie und Praxis der sozialen Arbeit, Heft 4, 300-305.

Runge, B. & Vilmar, F. (1986): Auf dem Weg zur Selbsthilfegesellschaft? Essen: Klartext.

Runge, B. & Vilmar, F. (1988): Handbuch Selbsthilfe. Frankfurt a.M.: Zweitausendeins.

Schulz-Niewandt, F. (1989): Wirkungen von Selbsthilfe und freiwilliger Fremdhilfe auf öffentliche Leistungssysteme. München: Minerva.

Trojan, A. u.a. (1980): Gesundheitsförderung und Selbsthilfegruppen, freie Einrichtungen, Vereine und Initiativen. In: Bundesvereinigung für GE e.V. (Hrsg.): Gesundheit für alle - alles für die Gesundheit. Bonn, 189-198.

Wessels, Ch. (1997): Freiwilliges soziales Engagement und professionelle soziale Dienstleistungen: zwischen Konkurrenz und Kooperation. In: NDV, Heft 7, 223-226.

Wohlfahrt, N. & Breitkopf, H. (1995): Selbsthilfegruppen und soziale Arbeit, Freiburg i.Br.: Lambertus.

Wohlfahrt, N. & Breitkopf, H. (1996): Selbsthilfegruppen in Nordrhein-Westfalen: Entwicklung - Unterstützung - Arbeitsformen. In: MAGS (Hrsg.): Freiwilliges soziales Engagement und Selbsthilfe. Düsseldorf, 371-634.

6.
Organisation und Steuerung des Gesundheitswesens

Rolf Rosenbrock

Gesundheitspolitik

1. Gegenstandsbereich, Ziele und Akteure der Gesundheitspolitik

Analytisch und praktisch konstituiert sich der Gegenstandsbereich von Gesundheitspolitik wesentlich durch politisches Handeln bzw. Verhalten mit Wirkung auf die Gesundheit von Gruppen bzw. Bevölkerungen. Das Ziel von Gesundheitspolitik ist die Verbesserung der gesundheitlichen Lage der Bevölkerung durch die Minderung krankheitsbedingter Einschränkungen der Lebensqualität und des vorzeitigen Todes. Dies schließt die Senkung von Erkrankungswahrscheinlichkeiten (Prävention) durch Minderung (pathogener) Belastungen und die Förderung (salutogener) Ressourcen ebenso ein wie die Gestaltung und Steuerung der Krankenversorgung und der Rehabilitation. Gesundheitspolitik findet demnach überall dort statt, wo durch die Gestaltung von Verhältnissen, Verhaltensbedingungen oder Verhaltensanreizen populationsbezogen Wahrscheinlichkeiten von Erkrankung, Progredienz, Chronifizierung, krankheitsbedingter Einschränkung der Lebensqualität und Tod - positiv oder negativ - beeinflußt werden. Subjekt bzw. Adressat solcher Setzungen können die Gestalter von Arbeits-, Umwelt-, Konsum- und Lebensbedingungen, Berufsgruppen/Professionen und Institutionen der Krankenversorgung sowie direkt die Bevölkerung oder Teilgruppen davon sein. Gesundheitspolitik geschieht auf nationaler bzw. supranationaler Ebene (Makro-Ebene), in regionalen bzw. verbandlich-institutionellen Strukturen (Meso-Ebene) und im direkten Wechselspiel zwischen Akteuren und Betroffenen (Mikro-Ebene). Gesundheitspolitik ist nach diesem Verständnis also keineswegs eine primär oder gar ausschließlich staatliche Veranstaltung.

Gegenstandsbereich und Interventionsfelder lassen sich grob (und keineswegs trennscharf) auf einem Kontinuum darstellen, das die Zustände menschlicher Gesundheit vom Optimalzustand ‘Gesundheit und Wohlbefinden’ über verschiedene Stufen der Risikoexposition, Gesundheitseinschränkung und Erkrankung bis hin zum Tod umgreift (Abbildung 1). Den verschiedenen Zuständen entsprechen dabei unterschiedliche Interventionstypen sowie unterschiedliche politische, administrative und professionelle Zuständigkeiten.

Gesundheitsförderung, Krankheitsverhütung, medizinische Behandlung, Betreuung und Rehabilitation sind dabei zunächst gleichrangige Felder der Gesundheitspolitik. Soll die gesundheitliche Wirksamkeit (Effizienz) von Gesundheitspolitik maximiert werden, so hängt die Auswahl und Gewichtung der Interventionsfelder und Interventionsinstrumente von der Beantwortung der (je nach Zielbereich, Gesundheitsproblem, Zielgruppe und verfügbarem Wissen, unterschiedlich zu beantwortenden) Leitfrage ab: In welchem Verursachungsbereich oder auf welcher Strecke des Kontinuums zwischen Gesundheitsrisiko und schwerer Erkrankung bzw. vorzeitigem Tod ist mit welchem Interventionstyp und möglichst kostengünstig der epidemiologisch abschätzbar größte Gesundheitsgewinn (z.B. in Form von vermiedenem Leid und vorzeitigem Tod) zu erzielen?

Zustand				
Gesundheit und Wohlbefinden	spezifische und unspezifische Gesundheitsrisiken, Befindlichkeitsstörungen	behandlungsfähige Befunde ohne Symptome	akute und chronische Erkrankungen, Behinderungen	Tod
Interventionstyp				
Gesundheitsförderung	Belastungssenkung und Gesundheitsförderung (Primärprävention)	Früherkennung und Frühbehandlung, Belastungssenkung und Gesundheitsförderung (Sekundärprävention)	medizinische Behandlungen; medizinische, berufliche und soziale Rehabilitation; Pflege; Belastungssenkung und Gesundheitsförderung (Tertiärprävention)	

Abbildung 1: Interventionsfelder und Interventionstypen der Gesundheitspolitik

Gesundheitspolitische Entscheidungsregeln:

Gesundheitliche Beeinträchtigungen und Funktionseinbußen, die über das normale Maß der Alterung hinausgehen, sollen soweit wie praktisch möglich und ethisch zulässig verhütet werden. Im Falle ihres Eintretens sollen sie nicht nur physisch und psychisch bekämpft, sondern auch subjektiv individuell im Sinne möglichst hoher Autonomie und Lebensqualität verarbeitet (bewältigt) werden können. Unter den Gesichtspunkten von Effektivität und Effizienz gelten für die Gesundheitspolitik bei der Auswahl der Interventionsfelder, der Interventionen, ihrer Instrumentierung und Gewichtung die gleichen Entscheidungsregeln, die auch die kurative Medizin für therapeutische Interventionen am Individuum entwickelt hat: In die Beurteilung wird die Gesamtheit der erwünschten und unerwünschten Wirkungen einbezogen; die erwünschten Wirkungen müssen eindeutig überwiegen und die unerwünschten Wirkungen insgesamt tolerabel sein. Wie für die Medizin gelten auch für die Gesundheitspolitik darüber hinaus die Grundsätze der Selbstbestimmung des Individuums und des Schutzes der Schwachen sowie die Bevorzugung von Selbststeuerung gegenüber Fremdsteuerung.

Steuerungsinstrumente der Gesundheitspolitik sind in demokratisch und privatwirtschaftlich verfaßten Gesellschaften neben Geld, Norm (Gebot/Verbot), Institutionalisierung und Information vor allem Aushandlungen bzw. Wahlen sowie marktliche und marktähnliche Beziehungen. Akteure sind neben dem Staat (auf Bundes-, Landes- und kommunaler Ebene) v.a. wirtschaftliche bzw.

professionspolitische Interessengruppen, Sozialparteien, den auf Gesundheitsrisiken und Krankenversorgung einwirkenden Verbänden/Gruppen sowie soziale Bewegungen mit Gesundheitsbezug. Nationale Kompetenzen der Gesundheitspolitik werden auch zunehmend an supranationale Institutionen, v.a. der Europäischen Union, abgegeben.

Der Erfolg von Gesundheitspolitik läßt sich zumindest grob qualitativ und zum Teil auch quantitativ mit Indikatoren (gewonnene Lebensjahre, vermiedene Einschränkungen, Inzidenzen, Prävalenzen, Lebensqualität, Aktivität, Partizipation etc.) ausdrücken und messen.

Ressourceneinsatz und Anstrengungen zur Erreichung von Gesundheitszielen wie auch die Gewichtung von Teilzielen und Interventionsfeldern variieren historisch und international sehr erheblich. Alle Gesellschaften und Staaten nehmen die in ihnen vorkommenden bzw. durch sie produzierten Gesundheitsprobleme selektiv wahr und bearbeiten sie auch selektiv. Positive und negative Einwirkungen von Politiken auf die gesundheitliche Lage der jeweiligen Bevölkerung werden dabei nur zum Teil explizit als Gesundheitspolitik wahrgenommen. Solche Wirkungen sind oft und teilweise in größerem Umfang Konsequenz von Politiken, die weder nach der Selbstdefinition noch in der öffentlichen Wahrnehmung primär der Erreichung von Gesundheitszielen dienen (implizite Gesundheitspolitik). Außen-, wirtschafts-, bildungs- oder verkehrspolitische Maßnahmen werden in der Regel nicht der Gesundheitspolitik zugeschrieben, trotz ihrer unbezweifelbaren gesundheitlichen Wirkungen. In den letzten Jahren wird wissenschaftlich und vereinzelt auch politisch praktisch daran gearbeitet, die gesundheitlichen Folgen auch impliziter Gesundheitspolitik bei der Entscheidungsfindung und Gestaltung mit dem Ziel der Gesundheitsverträglichkeit bzw. -förderlichkeit zu berücksichtigen (‘healthy public policy’, Milio 1981).

Veränderungen in der Wahrnehmung und Thematisierung von Gesundheitsproblemen erklären sich durch den Stand des Wissens über Ätiologie und Prävenier- bzw. Therapierbarkeit von Erkrankungen sowie durch politische und ökonomische Konjunkturen: z.B. werden in Reformphasen ebenso wie in Zeiten guter Wirtschaftslage Gesundheitsrisiken und Versorgungsdefizite stärker und wirkungsmächtiger thematisiert.

Erheblich variieren auch die Zuständigkeitszuschreibungen für die Bearbeitung öffentlich wahrgenommener Gesundheitsprobleme (neben unterschiedlichen Ressorts und Ebenen des Staates vor allem Medizin, Kirchen, Polizei, Militär, private Unternehmen und Gewerkschaften, private Mildtätigkeit etc.) und die Motive für deren Bearbeitung (humanitäre Motive, Bevölkerungspolitik, Stärkung der Wirtschaftskraft, soziale Kontrolle, Erwerbsstreben, Berufsgruppen- und Standespolitik, Wissenserweiterung).

Die Varianz an Akteuren, Motiven und Instrumenten läßt sich - in Anlehnung an den ‘Public Health Action Cycle’ (National Academy 1988; Rosenbrock

1995) - darstellen als Muster unterschiedlicher Antworten auf die vier (nur analytisch voneinander zu trennenden) Grundfragen der Gesundheitspolitik:

- *assessment*: Was ist der Problembestand (Gefährdungen und Erkrankungen), der mit Gesundheitspolitik angegangen werden kann und soll (Gegenstandsbereich, ressortmäßige Zuständigkeiten, Interventionsfelder)?
- *policy formulation*: Mit welchen Instrumentarien lassen sich diese Probleme bearbeiten (Interventionsformen, professionelle und disziplinäre Zuständigkeiten)?
- *assurance*: Wie kann dieses Instrumentarium entwickelt und angewendet werden (Steuerungs- und Regulierungsformen, politische Zuständigkeit)?
- *evaluation*: Wie können die gesundheitlichen und anderen Wirkungen von Gesundheitspolitik bestimmt werden (Wirkungsindikatoren, Evaluationsformen)?

Aus - in der Regel notwendig multidisziplinär zu erarbeitenden - Antworten auf diese Fragen läßt sich in der Regel ein gegenstandsbezogen rationales Handlungsprogramm mit gesundheitlicher Wirkung (*policy*) entwerfen. In der Realität sind solche Handlungsprogramme aber ebenso regelmäßig Ergebnis von Interessenauseinandersetzungen (*politics*) im - nur schwierig und langfristig zu verändernden - Rahmen und nach den Regeln des jeweiligen Handlungsfeldes (*polity*). Neben ihrem Beitrag für die Konzeptionierung zielführender gesundheitsbezogener Handlungsprogramme (*policy*) besteht der für Public Health unverzichtbare Beitrag der Politikwissenschaft in der Analyse der fördernden und hemmenden Bedingungen, auf die Versuche eines rationalen und humanen gesellschaftlichen Managements von Gesundheitsrisiken (vor und nach ihrem Eintritt) in der realen Welt stoßen (*politics* und *polity*).

2. Gesundheitspolitik in Deutschland

2.1 Entwicklungslinien der Sozial- und Gesundheitspolitik

Die heute in Deutschland wie in allen kapitalistisch industrialisierten Ländern vorfindlichen Antworten auf diese Fragen sind als integraler Teil und Querschnittsaspekt der modernen Sozialpolitik gewachsen. Die stürmische Industrialisierung vor allem im 19. Jahrhundert führte zur Etablierung der lohnabhängigen Arbeit als Existenzform für schnell wachsende Teile der Bevölkerung und als zentralem Bezugspunkt der Gesellschaftsentwicklung.

Mit dem Abbau alter ging die Produktion quantitativ und qualitativ neuer Dimensionen von sozialen Notlagen und Gesundheitsrisiken einher, die von den Betroffenen selbst nicht durch Lohnarbeit und informelle Unterstützungssysteme aufgefangen werden konnten (Alter, Armut, Arbeitslosigkeit, Krankheit, Invalidität, Qualifikationsdefizite, materielle Familiensicherung). Da zugleich ältere Unterstützungs- und Hilfssysteme wegbrachen, wurde der Aufbau einer systematischen staatlichen Sozialpolitik zum Imperativ gesellschaftlicher Bestandssicherung.

In Abhängigkeit von den nationalspezifischen Ausprägungen des vermuteten oder realen Konfliktpotentials der jeweiligen Arbeiterbewegung, der ideologisch-religiösen Orientierung sowie der politischen Einigungs- und Handlungsfähigkeit der gesellschaftlich hegemonialen Kräfte bzw. Klassen sowie der vorindustriell gewachsenen institutionellen und professionellen Bearbeitungsmuster sozialer und gesundheitlicher Probleme bildeten sich zunächst in Europa unterschiedliche Formen der sozialen und gesundheitlichen Sicherungen heraus. Entstehung und Entwicklung der Sozial- und Gesundheitspolitik sind dabei nicht das Ergebnis einheitlicher gesamtgesellschaftlich durchgesetzter Strategien und folgen auch keiner geradlinig-evolutionären Modernisierungslogik. Sie sind vielmehr das Resultat zum Teil offen kämpferischer, zum Teil stumm und strukturell geführter Auseinandersetzungen zwischen Koalitionen bzw. Bündnissen verschiedener Klassen und Schichten („Sozialgestalten") mit dem Ziel der Hegemoniegewinnung und Umsetzung ihrer je unterschiedlichen, zum Teil gegensätzlichen sozial- und gesundheitspolitischen Zielsetzung und Strategien („Sozialideen", Heimann 1929).

2.1.1 Sozialpolitische Modelle

In Europa entwickelten sich auf diese Weise drei Typen von Sozialpolitik, die sich - trotz mancherlei Konvergenzen, Überschneidungen und Sonderentwicklungen - bis heute hinsichtlich der Auswahl sozial- und gesundheitspolitisch thematisierter Probleme (*Selektion der Risiken*), der Einbeziehung unterschiedlicher Bevölkerungsgruppen (*Art und Umfang der Inklusion*) und der Unabhängigkeit der Leistungsgewährung von der Stellung der Empfänger am Arbeitsmarkt (*Dekommodifizierung der Arbeit*) unterscheiden.

Das *wirtschaftsliberale* Modell (ursprünglich in Großbritannien; gegenwärtig vor allem in den USA, Australien und Neuseeland) ist Ausfluß eines ordnungspolitischen Denkens, nach dem sich die Instrumente, Zugangsbedingungen und Institutionalisierungen der Sozial- und Gesundheitspolitik weitgehend der Logik der Marktwirtschaft zu unterwerfen haben. Dementsprechend spielen individuell abzuschließende Versicherungen, freiwillige Mitgliedschaften, Anwartzeiten, eng begrenzte Leistungen und privatwirtschaftliche Leistungserstellung eine große Rolle. Der Staatsintervention werden dagegen enge Grenzen gesetzt. Sie zielt im wesentlichen auf streng subsidiäre Armenfürsorge auf Basis des Bedürftigkeitsprinzips. Das Modell ist sozial selektiv, indem es bedürftige Gruppen der Bevölkerung - mangels Kaufkraft und/oder mangels Bildung - ganz oder teilweise von Leistungen ausschließt bzw. hohe Zugangsbarrieren aufrechterhält. Für die gesundheitsgerechte Gestaltung von Lebens- und Arbeitsbedingungen enthält es Anreize nur im Rahmen erwerbswirtschaftlicher Rationalität. Die Verminderung von sozialer Ungleichheit findet in der Zielkonzeption dieses Modells keinen eigenständigen Platz. Die soziale Ungleichheit vor Krankheit und Tod, ausgedrückt z.B. in schichtenspezifischer Morbidität und Mortalität, nimmt in Ländern mit diesem Modell empirisch meßbar zu.

Das *konservative* Modell (vor allen in kontinentaleuropäischen Ländern wie Deutschland, Österreich, Frankreich und Italien) beruht ideologisch auf einer Mischung aus staats- und unternehmensorientiertem Paternalismus und katholischer Soziallehre bzw. protestantischer Leistungsorientierung. In Deutschland, wo dieses Modell am frühesten und vollständigsten eingeführt wurde, zielten Bismarcks Initiativen in erster Linie auf die Errichtung eines aktiven, interventionistischen Staates, der die Unterordnung des Einzelnen und seine Loyalität gegenüber dem Staat und dem „Arbeitgeber" sichern sollte. Das Modell gewährt Rechte und Leistungen in Abhängigkeit und zur Konservierung von beruflich bedingten Hierarchien. Die Leistungserbringung ist gemischtwirtschaftlich organisiert, die jeweils gewinnträchtigsten Sektoren stehen unter Privatisierungssog. Seinen institutionellen Ausdruck findet dieses Modell am ehesten in Versicherungssystemen unter staatlicher Aufsicht mit überwiegend einkommensabhängigen Beiträgen (in Deutschland: von Kapital und Arbeit gemeinsam verwaltete Krankenversicherungen nach Statusgruppen, Berufsfeldern und zum Teil nach Betrieben; ähnliche Institutionalisierungen in Rentenversicherung, Arbeitslosenversicherung, Unfallversicherung, Pflegeversicherung), die einen Solidarausgleich innerhalb der meist zu Versichertengemeinschaften zusammengefaßten Berufsgruppen und Schichten herstellen sollen. Arbeitsmarktgenerierte Statusunterschiede spielen bei der Leistungsgewährung (mit der weitgehenden Ausnahme der nach Bedarf zur Verfügung stehenden Krankenversorgungsleistungen) eine wichtige Rolle. Auf den Abbau sozialer Ungleichheit vor Krankheit und Tod nimmt Sozialpolitik dieses Typus durch formal gleiche Zugangschancen zu Leistungen der Sozialpolitik einschl. der Krankenversorgung sowie - in Reform- und Prosperitätsphasen - durch Ansätze aktiver Lebenslagenpolitik Einfluß.

Das *sozialdemokratische* Modell (vor allem in skandinavischen Ländern) setzt an die Spitze der sozialpolitischen Prioritätenliste die Egalität. Über den undiskriminierten Zugang zu Sozial- und Versorgungsleistungen im Notfall hinaus zielt das Modell auf Angleichung der Verteilung und die Stabilisierung individueller Lebenschancen und darüber hinaus auf die institutionelle Sicherung eines geregelten Kompromisses zwischen Kapital und Arbeit mit dem Ziel der Vollbeschäftigung. Sozialleistungen wie auch die Krankenversorgung werden weitgehend über den Staat finanziert und vom Staat organisiert. Das Modell nähert sich der Realisierung des Postulats zunehmend gleicher sozialer Chancen durch Abbau von Unterprivilegierungen und besonderen Belastungen. Durch die Betonung der sozialpolitischen Gesamtverantwortung des Staates haben Strategien der gesundheitsgerechten Gestaltung von Lebens- und Arbeitsbedingungen bessere Realisierungschancen und zeigen auch empirisch bessere Ergebnisse.

2.1.2 Sozialideen

Wahl und Ausgestaltung der die explizite Gesundheitspolitik einschließenden Sozialpolitikmodelle waren Teil der 'sozialen Frage', der 'Arbeiterfrage'.

In Deutschland hatte z.B. der Deutsche Kaiser und König von Preußen etc. Wilhelm I. zur Begründung der Notwendigkeit eines Systems der sozialen Sicherung 1881 „Unsere Überzeugung aussprechen lassen, daß die Heilung der sozialen Schäden nicht ausschließlich im Wege der Repression sozialdemokratischer Ausschreitungen, sondern gleichzeitig auf dem der positiven Förderung des Wohles der Arbeiter zu suchen sein werde“ (Wilhelm I. 1881).

Im Disput über die Ausgestaltung der Gesundheitspolitik bildete dabei das dominante politisch-ökonomische Bündnis aus erstarkenden Unternehmergruppierungen, weiten Teilen des traditionellen Mittelstandes und den politischen Eliten die eine 'Sozialgestalt'. Ihre 'Sozialidee' bestand aus einer Reihe strategischer Kernpunkte: eng und negativ gefaßter Krankheitsbegriff als Problemdefinition, lohnkompensatorischer und kurativer Ansatz der Versorgung, systematische und rechtlich fixierte Trennung zwischen den Verursachungsbereichen von Krankheit in der Arbeits- und Lebenswelt einerseits und dem Versorgungssystem andererseits (z.B. Abkoppelung des Arbeitsschutzes von der Krankenversicherung), machtmäßige Kontrolle des Versorgungssystems durch den Staat und durch die Unternehmer bei gleichzeitiger Zerstörung schon bestehender bzw. sich entwickelnder Elemente einer Arbeiterselbstverwaltung, schrittweise Entmachtung der GKV und Fragmentierung ihrer Organisationsstruktur, Förderung des traditionellen und neuen Mittelstandes, insbesondere der Ärzte, als eigene Bündnispartner sowie Zwischenpuffer gegenüber der Arbeiterbewegung.

Demgegenüber bildeten breite und führende Fraktionen der Arbeiterbewegung und mit ihr verbündete Ärzte sowie Intellektuelle die gegenüberstehende 'Sozialgestalt', deren 'Sozialideen' fast durchgängig entgegengesetzte strategische Kernpunkte beinhalteten: weitgefaßter, positiver Gesundheitsbegriff als strategische Grundkonzeption unter Berücksichtigung der gesellschaftlich bedingten Verursachungen von Gesundheitsbeeinträchtigungen und ihrer sozial ungleichen Verteilung, ursachenorientierte Primärprävention als Basis für Bewältigungsstrategien, Integration von Krankenversicherung, kommunaler Prävention und Arbeitsschutz; einheitlicher, öffentlicher Gesundheitsdienst bei weitgehender kommunaler bzw. Arbeiterselbstverwaltung, Übernahme der privatwirtschaftlich arbeitenden Gesundheitsberufe bzw. -institutionen (Ärzte, Apotheker etc.) in den öffentlichen (kommunalen) Dienst.

2.2 Heutiger Stand gesundheitspolitischer Entwicklung

Die historische Entwicklung dieser Auseinandersetzung führte in Deutschland zu einer deutlichen Vorherrschaft liberal-konservativer 'Sozialidee' in der Gesundheitspolitik und zum Zurückdrängen alternativer Gestaltungsformen.

Trotz vielerlei Brüchen, Themenverlagerungen, Kompromissen und Wandlungen läßt sich der Grundgehalt der Kontroversen zwischen den drei Sozialpolitikmodellen und den beiden gesundheitspolitischen 'Sozialideen' bis heute in den meisten gesundheitspolitischen Auseinandersetzungen aufspüren.

Drei im Kern relativ kontinuierliche Entwicklungen waren für die institutionelle Gesundheitspolitik in Deutschland von besonderer Bedeutung. Im Hinblick auf alle drei zeichnen sich in der zweiten Hälfte der neunziger Jahre jedoch - mit vielen Widersprüchen und Offenheiten - deutlich Wendepunkte und Umbrüche ab:

1. Der Anteil der in Pflicht- und Ersatzkassen Versicherten stieg von 11 % (1885) auf über 90 % der Wohnbevölkerung heute, zeigt seit einigen Jahren allerdings wieder eine leicht abnehmende Tendenz. Quantität und Qualität der medizinischen Krankenversorgung nahmen deutlich zu. Die Selbstverwaltung der GKV hatte, nachdem sie anfänglich von Gewerkschaften und Parteien der Arbeiterbewegung als Oktroy bekämpft und erst langsam als Feld gesellschaftlicher Mitbestimmung 'entdeckt' worden war, bis zur politischen „Säuberung" und Einführung des Führerprinzips 1933/34 einen - durch die staatliche Aufsicht freilich stark begrenzten - Bezug zu sozialen Bewegungen. Die staatlich konzedierte gesundheitspolitische Steuerungs- und Handlungskompetenz der GKV sank in diesem Prozeß beständig. Bei der Neuordnung nach dem 2. Weltkrieg blieb in der Bundesrepublik die ursprünglich von den britischen und sowjetischen Siegermächten favorisierte Lösung einheitlicher regionaler Sozialversicherungsträger ungenutzt. 1951 wurde die von 1883-1934 gesetzlich verankerte Arbeitnehmermehrheit durch Vergabe von 50 % der Selbstverwaltungssitze an die Arbeitgeberseite beendet. Die soziale Selbstverwaltung verlor damit weitgehend ihre - von Bismarck gewollte - politische Komponente. In den letzten Jahrzehnten haben sich die Bemühungen verstärkt, Kompetenzbereiche der Kassen als mittelbar staatlicher Gesundheitsadministration zu erweitern (Nachfragemacht und Qualitätskontrolle in der Krankenversorgung; Steuerung der Versorgungsstruktur durch Verträge). Die 1989 erfolgte Ausweitung des Tätigkeitsspektrums der Kassen auf Primärprävention und Gesundheitsförderung wurde 1996 wieder weitgehend abgeschafft. Ende des 20. Jahrhunderts scheint die Grundstruktur der GKV durch die Überführung ihrer Institutionen von parafiskalischer Leistungsverwaltung zu ökonomisch miteinander konkurrierenden Marktsubjekten sowie zahlreiche Einschränkungen des Solidarprinzips (3.4.3) bedroht.

2. Die Gruppe der niedergelassenen Ärzte, der sich durch die von ihr zunächst abgelehnte Einrichtung der GKV eine sich beständig erweiternde Klientel geöffnet hatte, konnte ihre ökonomische und politische Position über den gesamten Prozeß hinweg kontinuierlich stärken. Schritte waren unter anderem der Verlust des Rechts der Kassen auf die individuelle Auswahl von Kassenärzten (Berliner Abkommen 1913), die nicht zuletzt durch Ärztestreiks erzwungene Schließung kassengetragener Versorgungseinrichtungen (vor al-

lem Ambulatorien), die öffentlich-rechtliche Installierung der ärztlichen Verhandlungsmacht gegenüber den Kassen (Kassenärztliche Vereinigungen 1931/1933) und die öffentlich-rechtliche Absicherung der Professionsautonomie (Reichsärztekammer 1936). Das Monopol der Kassenärzte auf ambulante Versorgung wurde 1955, die ungesteuerte Niederlassungsfreiheit 1961, Zuständigkeiten des Kassenarztes für die Individualprävention 1970 rechtlich gesichert. Der klinisch ausgebildete 'frei niedergelassene Arzt' wurde zum ausbildungs- und politikleitenden Berufsbild. In den 90er Jahren erlebten die niedergelassenen Ärzte im Zuge der Kostendiskussion größere Einkommenseinbußen, die zu erhebliche Spannungen zwischen unterschiedlich betroffenen Ärztegruppen und damit zur Möglichkeit von Fraktionierungen in der Standespolitik führten. Zugleich verstärken sich Entwicklungen, angesichts der Inaktivität der Standesorganisationen auf dem Gebiet der professionsinternen Leistungssteuerung v.a. die Möglichkeiten der Krankenkassen zur Steuerung durch Vertragsgestaltung und direkt fallbezogene Kontrollen bzw. Eingriffe zu vergrößern. Die Tendenz zur Ökonomisierung des Versorgungshandelns schränkt die ärztliche Autonomie ein.

3. Da Prophylaxe nicht im Leistungsspektrum der GKV enthalten war, erlangte mit Beginn des Jahrhunderts, handlungsmächtig in der Weimarer Republik, der staatliche Gesundheitsdienst, meist in Form kommunaler Gesundheitsämter, zentrale Bedeutung. Die politischen Rahmenbedingungen führten allerdings dazu, daß Eingriffe in soziale Verhältnisse von vornherein sehr gering blieben und sich das Leistungsspektrum auf persönliche, meist ärztliche Untersuchungen und Beratungen konzentrierte. Zwischen dem z.B. von Mosse & Tugendreich (1913) und Grotjahn (1912) formulierten Anspruch der Sozialhygiene und der politischen Praxis blieb eine unüberbrückbare Diskrepanz. Die Zusammenlegung polizeilicher und fürsorgerischer Aufgaben unter zentralstaatlicher Regie (Gesetz zur Vereinheitlichung des Gesundheitswesens 1934), schließlich die Ersetzung der Sozialhygiene durch „Rassenhygiene“ durch den faschistischen Staat sowie die politisch lieblose Behandlung des Öffentlichen Gesundheitswesens in der Bundesrepublik erlaubten es nicht, die Gesundheitsämter zu politisch innovativen und handlungsmächtigen Akteuren des bevölkerungsbezogenen Gesundheitsschutzes auszubauen. Die Position blieb lange Zeit unbesetzt. Erst in jüngster Zeit - und im Verbund mit Diskussionen zur Akademisierung und Etablierung von Public Health - verstärken sich wieder programmatische Bemühungen, dem öffentlichen Gesundheitsdienst zu einer Renaissance zu verhelfen. Ob dabei an das Leitbild des 'Kommunalarztes' aus der Zeit der Weimarer Republik angeknüpft wird und welche neuen Gesundheitsberufe ('Public Health Professionals') sich dabei etablieren und in welchen Interventionsbereichen bzw. Institutionen sie tätig werden können, sind derzeit offene Fragen.

In den folgenden Abschnitten werden Entwicklungen, Probleme und Lösungsansätze zu fünf zentralen, logisch aufeinander aufbauenden Bereichen des gesundheitspolitischen Panoramas dargestellt, wie es sich im Ergebnis der skizzierten Entwicklung in Deutschland ergeben hat:

- Gesundheitspolitik agiert weder zentral noch dezentral auf Basis hinreichend handlungsleitender Informationen über die Verteilung von Gesundheitsrisiken (Belastungen und Ressourcen), Erkrankungen, Todesfällen, präventiven und kurativen Leistungen sowie ihre gesundheitlichen Wirkungen. Die in den letzten Jahren verstärkten Bemühungen haben bislang keine systematische Gesundheitsberichterstattung und keinen Konsens über Gesundheitsziele hervorgebracht (3.1).

- Auf dem Gebiet der Primärprävention geschieht insgesamt zu wenig, es dominieren wenig effektive Versuche der Verhaltensbeeinflussung. Das Konzept risiko-unspezifischer Gesundheitsförderung befindet sich im Experimentalstadium. Die sozial bedingte Ungleichheit vor Krankheit und Tod persisitiert. Sie ist nicht allein durch ökonomisch undiskriminierten Zugang zu Leistungen der Krankenversorgung, sondern in erster Linie durch Primärprävention zu verringern (3.2).

- In bevölkerungsweiten Programmen der Früherkennung zur Vorverlegung des Behandlungszeitpunkts (Screening, Sekundärprävention) nimmt die Bundesrepublik weltweit einen Spitzenplatz ein. Ein bedeutender gesundheitlicher Nutzen dieser Sonderentwicklung ist weder epidemiologisch plausibel noch durch Evaluationen nachgewiesen (3.3).

- Das Kankenversorgungssystem funktioniert arztzentriert. Gemessen an konventionellen medizinischen Maßstäben ist die Versorgung im internationalen Vergleich gut, allerdings viel zu schwach mit pflegerischen und sozialarbeiterischen Leistungen verknüpft. Strukturelle und materielle Anreizsysteme wirken als steter Antrieb zur Vermehrung medizinischer und technischer Leistungen. Die am Paradigma der Akutversorgung orientierte Versorgung wird dem veränderten Krankheitsspektrum (mehrheitlich chronisch kranke Patienten, zunehmend ältere Patienten) immer weniger gerecht und tendiert zur Medikalisierung medizinisch-kurativ nicht sinnvoll zu behandelnder Sozialprobleme. Etablierte Interessen festigen die institutionelle Desintegration und behindern die Entwicklung von Selbsthilfepotentialen, psychosozialer Betreuung und Pflege (3.4).

- Die Finanzierung und Steuerung der Krankenversorgung erfolgt überwiegend über die GKV. Nach einem vor allem durch Medizintechnik und Modernisierung bewirkten Wachstumsschub bis Mitte der siebziger Jahre liegt der Kostenauftrieb - bei hohem Ausgangsniveau - im internationalen Vergleich im Mittelfeld. Dieser relative Erfolg verdankt sich einem wechselhaften Steuerungsmix aus Leistungskürzungen, Selbstbeteiligungen, öffentlichem moralischen Druck auf Versicherte und Leistungsanbieter, Honorar- und Verteilungspolitik. Die Steuerungsmöglichkeiten der Kassen für laufende Kosten und Innovationen sind durch Gesetz und Rechtsprechung eng begrenzt. Strukturelle Steuerungseingriffe liegen durchweg außerhalb ihrer Möglichkeiten. Die in den 90er Jahren gesetzlich induzierte Wettbewerbsorientierung und Desolidarisierung der Kassen gefährdet die Kernsubstanz des GKV-Systems (3.4).

Das gesundheits- und sozialpolitische Umfeld wird seit etwa Mitte der siebziger Jahre von Leistungsabbau, Desolidarisierung und - komplementär - dem Vordringen von Wettbewerbs- und Marktideologien bestimmt. Bis auf Kriseninterventionen (z.B. Aids) sind innovative und den gesundheitlichen Problemlagen angemessenen Initiativen selten. Die staatliche Vereinigung Deutschlands wurde im Bereich der Gesundheitsversorgung als Ausdehnung der in den alten Bundesländern gewachsenen Strukturen vollzogen. In der DDR gewachsene Institutionen, Honorierungs- und Versorgungsformen (Ambulatorien, Polikliniken, Dispensaire, betriebszentriertes Gesundheitswesen) gingen ohne nähere Prüfung ihrer potentiellen Leistungsfähigkeit mit wenigen - vorläufig zeitlich befristeten - Ausnahmen unter.

3. Felder, Instrumente und Steuerungsprobleme der Gesundheitspolitik

3.1 Gesundheitsberichterstattung

Gegenüber anderen entwickelten Industrieländern (vor allem Großbritannien, USA und skandinavischen Länder) befindet sich die Bundesrepublik zum Teil um Jahrzehnte im Rückstand. Dieses Defizit hat einen wesentlichen Grund darin, daß Sozialmedizin und Epidemiologie - seit dem 19. Jahrhundert unter führender Beteiligung deutscher Wissenschaftler entwickelt - als Mutterdisziplinen einer die Gesundheitspolitik zielführenden Gesundheitsberichterstattung in Deutschland ganz überwiegend der ideologischen und rassistischen Verfolgung durch den Faschismus zum Opfer gefallen, zum geringeren Teil als Instrument von Ausgrenzungspolitik pervertiert in Dienst genommen und dadurch diskreditiert worden sind. Die wissenschaftliche Beratung in der Gesundheitspolitik, wo sie denn überhaupt erfolgte, kam in der Bundesrepublik für Jahrzehnte von der in die entstandene Lücke tretenden klinischen Medizin. Dadurch konnte sich bei Publikum und Politikern die Fehlsicht verdichten, Gesundheitspolitik erschöpfe sich in der Steuerung und Finanzierung der Summe der je individuellen Krankenbehandlungsfälle.

Die seit den 80er Jahren wieder in Gang gekommene und zunehmend verbindlicher geführte Diskussion über die Etablierung von Gesundheitsberichterstattung (Berichterstattung auf Bundesebene koordiniert durch das Statistische Bundesamt, vgl. Statistisches Bundesamt 1994; Arbeitsgruppe 1990) ist insofern ein Stück nachholender Modernisierung. Sie verdankt sich der verzögerten Durchsetzung der Einsicht, daß wissenschaftlich fundierte Berichterstattung eine notwendige (wenngleich nicht hinreichende) Bedingungen zielführender Gesundheitspolitik ist. In den 90er Jahren erlebte die Produktion von Gesundheitsberichten auf Landes-, Kommunal-, Stadtteil- und Betriebsebene einen beträchtlichen Aufschwung. Dabei zeichnet sich ein Trend zu stärkerer Praxisorientierung ab.

3.1.1 Gesundheitsrelevante Informationen

Zur öffentlichen und demokratisch legitimierten Ziel- und Prioritätensetzung, zur Steuerung der Interventionen bzw. Interventionsakteure sowie zur Prozeß- und Ergebniskontrolle braucht öffentliche Gesundheitspolitik zum Teil über die bislang diskutierten Erhebungen hinaus auf pragmatischem Niveau und auf den jeweiligen Anwender zugeschnitten vier Typen von Informationen:

a) Primär- und Sekundärprävention benötigen Daten über Entstehung und Verteilung sowohl von (pathogenen) Gesundheitsbelastungen als auch von (salutogenen) Gesundheitsressourcen, nach Lebensbereichen, Bevölkerungsgruppen und Zielkrankheiten. *(Risikoberichterstattung).*

   Die Aufnahme von 'Gesundheitsbelastungen' in die Berichterstattung kann angesichts der multifaktoriellen und im einzelnen vielfach noch ungeklärten Ätiologie und Pathogenese der das Krankheitspanorama dominierenden Volkskrankheiten nicht vom Nachweis einer strengen Ursache-Wirkungsbeziehung abhängig gemacht werden, sondern sollte - unter Nennung der jeweiligen Unsicherheiten und Wissenslücken - auch bei geringerem Gewißheitsniveau (z.B. deskriptive Epidemiologie ohne spezifische Ätiologiehypothese; Ergebnisse der Belastungforschung) bis hin zur Plausibilität erfolgen. Ansätze betrieblicher Berichterstattung durch Betriebs- und Ortskrankenkassen, in denen Informationen über Arbeitsbelastungen mit GKV-Routinedaten (Krankheitsartenstatistik) und den Ergebnissen von Beschäftigten-Befragungen und Arbeitsplatzbeobachtungen zusammengeführt werden, weisen in diese Richtung. Unter dem übergreifenden Gesichtspunkt der Aktivierung (siehe unten zur Gesundheitsförderung, 3.2) ist der Effekt öffentlicher Auseinandersetzung über Existenz, Größe, Verhütbarkeit, Opfer und Kosten von Gesundheitsgefahren erwünscht.

   Die Einbeziehung von in ihrem Wirkmechanismus nicht vollständig geklärten Gesundheitsgefahren rechtfertigt sich nicht zuletzt durch die historische Erfahrung, daß wirksame und bis heute fruchtbare Präventionsprojekte auf Basis unzureichender bzw. falscher Vorstellungen über Ätiologie und Pathogenese in Gang gesetzt wurden (Rudolf Virchow: Typhus 1848 in Oberschlesien; John Snow: Cholera 1854 in London; Max von Pettenkofer: Cholera 1855 in München).

   Mit Informationen z.B. über die Verteilungen von Einkommen, Arbeitszeitregimes, Arbeitsbelastungen, Arbeitslosigkeit und ihre absehbaren gesundheitlichen Folgen kann risikobezogene Gesundheitsberichterstattung zur Präzisierung von Entscheidungsparametern in ebenfalls nicht primär gesundheitspolitisch ausgehandelten Politikfeldern (hier: Arbeits- und Tarifpolitik) beitragen. Gesundheitsrelevante Indikatoren der sozialen Schichtung, zumindest nach den Variablen Einkommen, Bildung und Beruf, bilden angesichts der Persistenz schichtenspezifischer Morbiditäts- und Mortalitätsunterschiede (Mielck 1994) ein ebenso zentrales Element der Risikoberichterstattung wie Mitteilungen über gesundheitlich gefährliches Verhalten (Ernährung, legale und illegale Drogen, körperliches Training, Autoverkehr). Die Aufnahme von wissenschaftlich noch nicht vollständig geklärten Gefährdungen in die Berichterstattung entspricht dem z.B. in der Technologie- und Umweltpolitik zumindest programmatisch längst vollzogenen Wandel von der konkreten Gefahrenabwehr zur Gefahrenvermeidung, was u.a. zur Aufnahme gezielter Aktivitäten schon unterhalb der Schwelle „begründeter Verdacht" führt.

b) Eine solide geschlechts-, regions-, arbeits- und schichtenspezifische Gesundheits-, Krankheits- und Sterbestatistik *(Krankheitsberichterstattung)* ist sowohl ein Instrument zur Beobachtung des Eintretens von Gefahren und Teil der Ergebnisermittlung präventiver Strategien (also ein Referenzinstrument zu a)) als auch Voraussetzung der Planung, Steuerung und Evaluation von Versorgungseinrichtungen. Erweiterungen vorhandener Konzepte zielen vor allem - wegen ihres hohen prädiktiven Wertes - auf die stärkere Einbeziehung subjektiver Befindlichkeiten ohne versicherungsrechtlichen oder medizinischen Krankheitswert.

c) Die Berichterstattung über Ausstattung und Leistungen der gesundheitsbezogenen Institutionen (*Versorgungsberichterstattung:* Krankenversorgungssystem nach Funktionen, Institutionen, Berufsgruppen und Finanzierung, Gesundheitsämter, Sozialstationen, Arbeitsschutz, Selbsthilfegruppen, Gesundheitsinitiativen etc.) leidet bislang nicht nur an gleichzeitiger Unvollständigkeit und Überdifferenzierung, sondern auch an Defiziten in der Ermittlung von Indikatoren der Leistungsqualität und der gesundheitlichen Wirkung.

c) Die Berichterstattung über Gründe, Verlauf und Ergebnis erfolgreicher und erfolgloser Initiativen privater und staatlicher Akteure zur Verbesserung von Prävention und/oder Krankenversorgung *(Politikberichterstattung)* stellt angesichts erheblicher Probleme wissenschaftlicher Wirksamkeitsevaluation solcher Projekte ein wichtiges Instrument zur kollektiven Erfahrungsbildung dar. Elemente dazu enthalten auf Bundesebene einzelne Gutachten des Sachverständigenrates für die konzertierte Aktion im Gesundheitswesen (vgl. von den jährlichen Gutachten des SVR KAiG z.B. die Bände 1989, 1992, 1994)

Gesundheitsberichterstattung insgesamt ist auch ein geeignetes Instrument zur tansparenten und diskursiven Entwicklung von nationalen und kleinteiligeren Gesundheitszielen. Die Verknüpfung einer solchen Berichterstattung mit den vom europäischen Büro der Weltgesundheitsorganisation entwickelten Einzelzielen für das Programm „Gesundheit 2000" würde die bislang nur partiell und nur für Kostengrößen bestehenden Möglichkeiten des internationalen Vergleichs auf gesundheitspolitische Ziele erweitern.

Auf der für Gesundheits- und Versorgungsplanung primär wichtigen lokalen und regionalen Ebene liegt es nahe, die öffentliche Gesundheitsverwaltung (Gesundheitsamt) und die dezentrale Repräsentanz der Sozialversicherungsträger (am ehesten der örtlichen Krankenkassen) z.B. im Namen einer regionalen Gesundheitskonferenz damit zu beauftragen, im Dialog mit den gesundheitspolitischen Akteuren der Region Themen und Prioritäten der kommunalen Gesundheitspolitik auszuhandeln.

3.2 Primärprävention

Die Geschichte der industrialisierten Länder weist zahlreiche Beispiele der politisch bewirkten Senkung von Erkrankungswahrscheinlichkeiten (Primärprävention) sowohl durch explizite als auch durch implizite Gesundheitspolitik auf. Der Engpaß für Primärprävention liegt regelmäßig weniger auf der Ebene des Wissens über Möglichkeiten der Krankheits- und Unfallverhütung (*policy*), sondern im Bereich der Umsetzung dieses Wissens (*politics*).

3.2.1 Verhältnisprävention

Auf dem Gebiet der gesundheitsgerechten Gestaltung von Lebensbedingungen werden wichtige primärpräventive Aufgaben (z.B. Trinkwasser-, Lebensmittel-, Emissions- und Abfallkontrolle; Impfschutz; Schul- und Wohnungshygiene; technische Sicherheit von Bauten, Anlagen, Maschinen und Verfahren; Verkehrssicherheit; Lärm- und Strahlenschutz) überwiegend von öffentlichen Verwaltungen, aber auch von öffentlich-rechtlichen Institutionen (z.B. Berufsgenossenschaften) oder autorisierten privatrechtlichen Verbänden (z.B. TÜV, DIN) routinemäßig wahrgenommen oder durch staatliche Einzelnormen gelöst.

Nachdem z.B. durch das clean air act im Stadtgebiet von London Anfang der fünfziger Jahre die offene Verfeuerung verboten worden war, sank die Mortalität an chronischer Bronchitis dort im Verlaufe von zwanzig Jahren auf die Hälfte des Ausgangswertes.

3.2.2 Verhaltensprävention

Auf die Modifikation gesundheitsriskanten Verhaltens zielen sowohl Aktivitäten des Staates (Bundes- und Landeszentralen für gesundheitliche Aufklärung, Gesundheitsämter), von (vor allem in der Bundesvereinigung für Gesundheit zusammengeschlossenen) Verbänden, von Bildungseinrichtungen (einschl. Volkshochschulen) und Ärzten (Gesundheitsberatung). Von 1989 bis 1996 hatten die Institutionen der GKV einen gesetzlichen Auftrag zu allgemeiner Prävention und Gesundheitsförderung (§ 20 SGB V). Ihre Angebote führten zur Teilnahme von jährlich bis zu 3 Mio. Versicherten an Beratungen, Kursen, Lauftreffs etc. Die Beschränkung auf individuelles Verhalten sowie die vom Gesetzgeber gewollte Konkurrenzorientierung der Kassen führte zu einer deutlichen Unterrepräsentanz gesundheitlich und sozial benachteiligter Gruppen.

Verhaltensprävention durch überkommene Formen der Gesundheitsaufklärung und -belehrung und -übung hat sich als insgesamt wenig effektiv erwiesen. Insbesondere Verhaltensweisen, die als Teil einer Lebensweise über viele Jahre habitualisiert, gewissermaßen eingewachsen sind, lassen sich isoliert nur schwer beeinflussen, insbesondere dann, wenn die Lebenslage auch sonst wenig Gestaltungsmöglichkeiten eröffnet (materielle und immaterielle Ressourcen). Herkömmliche Verhaltensprävention erreicht auch deshalb meist nur sehr geringe Anteile der Risikopopulationen, Teilnehmer aus der Unterschicht und Menschen mit besonders hohen Risiken sind dabei noch einmal deutlich unterrepräsentiert. Insgesamt hat sich allerdings auch gezeigt, daß bei geeigneter Instrumentierung und Zielgruppenorientierung auch gesundheitsriskantes Verhalten durch Politik beeinflußt werden kann.

Die (infektiösen) Volkskrankheiten der Industrialisierungsphase in Europa, vor allem die Tuberkulose, wurden zeitlich zuerst und in der Wirksamkeit überlegen nicht mit den Mitteln der Medizin, sondern durch Primärprävention überwunden. Dies waren Verbesserungen in den Arbeitsbedingungen, der Entlohnung, im Städtebau und Wohnungswesen, in der Ernährung und in der Bildung. Überwiegend dadurch induziert kam es dann auch zur Verbreitung gesundheitsdienlichen Verhaltens, z.B. in der privaten Hygiene (McKeown 1982).

Die Benutzung des Sicherheitsgurtes durch ca. 90 % der Autofahrer rettet in der (alten) Bundesrepublik jährlich über 2.000 Menschenleben. Dies ist in erster Linie Ergebnis einer der ersten zentralstaatlich organisierten Gesundheitskampagnen mit Zielgruppendifferenzierung in der Bundesrepublik, und - historisch und quantitativ - erst in zweiter Linie eine Folge der Sanktion des Nichttragens mit 40 DM Bußgeld. Unterstützt durch öffentliche Kampagnen und starke gesetzliche Regulierungen hat in Kanada und in den USA - mit großen schichtenspezifischen Unterschieden - die Anzahl der Zigarettenraucher um ca. 30 % abgenommen. Die in Umfang und Tempo dramatischen Verhaltensänderungen der hauptsächlich von Aids betroffenen Bevölkerungsgruppen (homosexuelle Männer, Fixer) sind nicht zuletzt ein Erfolg öffentlich finanzierter, aber weitgehend von Repräsentanzen dieser Gruppen konzipierten und propagierten „strukturellen Prävention“, einer partizipativ entwickelten Kombination von verhaltens- und verhältnisbezogenen Komponenten. Das in die Lebenslage und Lebensweise eingebettete Programm zur Gruppen-Zahnprophylaxe vor allem in Kindergärten und Schulen in der Schweiz hat - zusammen mit Fluoridierung von Trinkwasser und Zahnpasta - dazu geführt, daß z.B. in Basel rund 70 % der Zehnjährigen ein kariesfreies Dauergebiß aufweisen.

Politische Anstrengungen zur Verhaltensprävention erbringen - so die durchgängige Erfahrung - um so bessere Ergebnisse, je mehr es gelingt, die angezielte Verhaltensänderung in die Lebenslage und die Lebensweise der Zielgruppen einzupassen, also auch Verhältnisse im Hinblick auf das intendierte Verhalten zu gestalten. (WHO-Slogan: Make the healthier way the easy choice). Im Kern geht es dadurch, positive soziale Anreize zur persönlichen Auseinandersetzung mit der Gesundheit sowie zur Etablierung und Befestigung gruppenbezogener Normen für risikominderndes Verhalten zu setzen und dabei die unerwünschten Wirkungen (Fremdbestimmung, Manipulation, Ausgrenzung) zu minimieren.

3.2.3 Gesundheitsförderung

Die multifaktorielle Verursachung der wenigen, überwiegend chronisch degenerativ verlaufenden Krankheiten, die heute das Krankheits- und Sterbegeschehen in industrialisierten Ländern zu mehr als drei Vierteln beherrschen, wie auch Forschungen zu den beeinflußbaren Ursachen der persistierenden schichtenspezifischen Unterschiede in Mortalität und Morbidität haben in den letzten Jahren in Anknüpfungen an ältere Theorien der Partizipation zur Herausbildung eines dritten Typs von Prävention, der *Gesundheitsförderung*, geführt, der von der WHO im Jahre 1986 in der Ottawa Charta programmatisch formuliert worden ist.

Durch Gesundheitsförderung sollen die subjektiven und sozialen Voraussetzungen für mehr Selbstbestimmung in der Gestaltung des eigenen Lebens in der Gesellschaft verbessert werden. Dabei geht es u.a. darum, Menschen die Verankerung in sozialen Gemeinschaften und Netzwerken zur Kommunikation und Hilfeleistung zu erleichtern bzw. zu ermöglichen und sie dadurch auch in den Stand zu versetzen, ihre Gesundheit als eigenes (individuelles und kollektives) Interesse zu erkennen und zu verfolgen. Sich als individueller Teil einer verstehbaren und beeinflußbaren Umwelt zu begreifen, in der es sich auch lohnt, individuelle und kollektive Ziele zu verfolgen (zusammengefaßt als 'sense of coherence', Antonovsky 1987), scheint nicht nur einen unspezifischen Schutzfaktor gegen Gesundheitsbelastungen darzustellen, sondern soll auch die Identifizierung von fördernden und hemmenden Bedingungen eines gesunden Lebens anregen sowie die individuelle und kollektive Handlungsfähigkeit zur Beeinflussung und zeitstabilen Kontrolle dieser Bedingungen vergrößern.

Gesundheitsförderung setzt bei Gruppen in meist auch regionalem Zusammenhang an, die durch gemeinsame Interessen oder Merkmale der Lebenslage bzw. Lebensweise definiert sind. Der mit diesem Ansatz zentral intendierten *Aktivierung* von Wahrnehmung und Handeln werden positive Wirkungen auf Lebensqualität, Selbstbewußtsein, Handlungsfähigkeit sowie Belastungs- und Erkrankungsbewältigung zugesprochen. Gesundheitsförderung wird deshalb auch als Element der Krankenbehandlung und bei der Betreuung chronisch Kranker vorgeschlagen und zum Teil erprobt. Gesundheitsförderung wird so zum Querschnittsaspekt des gesellschaftlichen Umgangs mit Gesundheit, Gesundheitsrisiken und Gesundheitsstörungen (Abbildung 1). Der damit verbundenen Gefahr einer uferlosen Ausweitung professioneller Betreuung und Kontrolle begegnet das Konzept mit zu einem neuen Verhältnis zwischen Helferberufen und Zielgruppen (enabling, empowerment).

Die spezifische Effektivität und Effizienz dieses Ansatzes, z.B. im Verhältnis zu Strategien der Senkung spezifischer Risiken, entzieht sich bislang weitgehend quantitativer Meßbarkeit, doch spricht dies angesichts der durch erfolgreiche Aktivierung verbesserten Chancen der Minderung auch spezifischer Risiken (im Verhalten und in Verhältnissen) nicht gegen den Ansatz. Zudem haben Modelle, in denen Gesundheitsförderung mit Elementen von Verhaltens- und Verhältnisprävention z.B. in der Arbeitswelt kombiniert wurde, beträchtliche zeitstabile Wirkungen gezeigt (Lenhardt, Elkeles & Rosenbrock 1997). Gegenwärtig wird an der Entwicklung und Validierung von Qualitätssicherung in Prävention und Gesundheitsförderung gearbeitet.

Bedenkenswerte unerwünschte Wirkungen von Gesundheitsförderung können auftreten, wenn Menschen, die sich nicht im beschriebenen Sinne aktivieren lassen oder lassen wollen, deshalb formell oder informell sanktioniert werden. Andererseits kann durch falsch verstandene Gesundheitsförderung eine dauernde ängstliche Befaßtheit mit der eigenen Gesundheit ausgelöst werden, die ihrerseits zum Gesundheitsrisiko werden und die Lebensqualität senken kann ('Healthismus', Kühn 1993). Schließlich ist - auf der *politics*-Ebene - zu besorgen, daß Gesundheitsförderung ganz oder teilweise an die Stelle von Prävention als Senkung spezifischer Risiken tritt bzw. zur Legitimation von praktischen Unterlassungen bei der Senkung spezifischer Risiken benutzt wird.

3.2.4 Felder und Institutionen der Primärprävention

Die Primärprävention hat weder in der Bundesrepublik noch in anderen Industrieländern eine einheitliche Institutionalisierung gefunden. Zuständigkeiten, Instrumente und professionelle Arbeitsteilungen unterscheiden sich je nach *policy*-Typ (Verhaltens-, Verhältnisprävention, Gesundheitsförderung) und Interventionsfeldern (Arbeit, Gemeinde, Umwelt). Dies ist einerseits angemessen, führt aber andererseits mangels einer Gesamtverantwortung zu eher zufälligen Schwerpunktsetzungen, Mehrfachzuständigkeiten und Lücken. An eine strategische Orientierung der Gesundheitspolitik etwa an den von Deutschland offiziell unterstützten Zielen des WHO-Programms „Gesundheit 2000" ist unter diesen Bedingungen nicht zu denken.

3.2.4.1 Arbeitswelt

Ein gesundheitspolitisch stark defizitäres Feld der Primärprävention ist die *Arbeitswelt.* Über 30 Mill. Jugendliche und Erwachsene verbringen in Deutschland den größeren Teil ihres wachen Tages mit abhängiger Arbeit. Die Arbeitsbedingungen beinhalten nicht nur Gesundheitsbelastungen, sondern prägen auch mit Verhaltensanreizen und Sanktionen das Bewältigungshandeln. Ähnlich wie in anderen institutionalisierten Lebenszusammenhängen (Bildungseinrichtungen, Krankenhäuser, Militär etc.) werden die organisatorisch günstigen Voraussetzungen für Prävention und Gesundheitsförderung/-aktivierung bei weitem nicht genutzt.

Zwar konnten als Folge der Verbreiterung des Arbeitsschutzes, als Ergebnis der Reformbewegung „Humanisierung des Arbeitslebens" (ab ca. 1975), sowie durch technische und personalpolitische Modernisierungsschübe in den letzten Jahrzehnten eine Reihe von physikalischen und chemischen Belastungen sowie Unfallgefahren erheblich gesenkt und Verbesserungen in der technischen Ergonomie erreicht werden. Doch deuten weder Ergebnisse der Belastungsforschung noch Befragungen noch arbeitsepidemiologische Erhebungen auf ein Sinken des Beanspruchungsniveaus hin.

Zu dem hohen und resistenten Sockel klassischer Arbeitsbelastungen (schwere, monotone Arbeit; geringe Dispositionsspielräume; Zwangshaltungen; hoher Zeitdruck, Schichtarbeit; Lärm) treten neue, vor allem psychophysische und psychomentale Belastungen, u.a. im Zuge der flächendeckenden Einführung der Mikroelektronik auf. Diese führen in der Regel nicht zu den faktisch nur bei erwiesener (Mono-)Kausalität anerkannten (und wie Unfälle von der berufsgenossenschaftlichen Gesetzlichen Unfallversicherung (GUV) betreuten und entschädigten) Berufskrankheiten, sondern zu einer nach vielen Millionen zu schätzenden Anzahl von arbeitsbedingten Erkrankungen.

Für Prävention in der Arbeitswelt ist der Arbeitgeber verantwortlich. Der Betrieb wird - formal - von der staatlichen Gewerbeaufsicht kontrolliert. Zudem entsenden die nach Branchen organisierten Berufsgenossenschaften ihre technischen Aufsichtsbeamten v.a. zur Verhütung von Berufskrankheiten und Unfällen in die Betriebe und bilden auch Arbeitsschützer aus. An diesem System werden die Regelungsfülle, suboptimal zugeschnittene Kompetenzen und zu geringe Kapazitäten beklagt.

Seit 1974 sind die Arbeitgeber oberhalb von Mindestbetriebsgrößen durch das Arbeitssicherheitsgesetz verpflichtet, arbeitsmedizinische und sicherheitstechnische Expertise im Betrieb zur Durchführung des Arbeitsschutzes und zur eigenen Beratung einzusetzen. Als zentraler Mangel des gegenwärtigen Arbeitsschutzsystems wird neben dieser Abhängigkeit vor allem die Tendenz von Betriebsärzten und Sicherheitsfachkräften gesehen, die Bearbeitung arbeitsbedingter Gesundheitsprobleme weitgehend von ihrer technischen bzw. medizinischen Meßbarkeit abhängig zu machen (verkürzte Problemsicht) und schwerpunktmäßig Abhilfe im Verhalten der Beschäftigten zu suchen (einseitige Maßnahmegewichtung), deren Erfahrungskompetenz für die Erfassung und Beseitigung von betrieblichen Gesundheitsproblemen infolgedessen meist ungenutzt bleibt.

In den wenigen Jahren (1989-1996) ihrer allgemeinen Zuständigkeit auch für betriebliche Gesundheitsförderung realisierten Institutionen der GKV in einer ganzen Reihe von Betrieben erfolgreiche Projekte und Kampagnen der Gesundheitsförderung, in denen auf Basis von Gesundheitsberichten identifizierte Belastungsschwerpunkte mit ergonomischen, organisatorischen, betriebsklimatischen und verhaltensbezogenen Interventionen partizipativ (z.B. Gesundheitszirkel) angegangen wurden. Vereinzelt wird dieser Ansatz auch kommerziell von Unternehmensberatungen angeboten.

Im Jahre 1996 sind - zum Teil in Umsetzung entsprechender EU-Richtlinien - durch drei Gesetze Aufgaben und Kompetenzen in der betrieblichen Prävention grundsätzlich neu verteilt worden:

– Durch Novellierung des § 20 SGB V wurde die Mitwirkung der Kassen an der betrieblichen Prävention Pflichtaufgabe, zugleich aber beschränkt es ihre Rolle auf Datengenerierung und -aufbereitung.

- Durch die Novelle des SGB VII wurde den Berufsgenossenschaften der Aufgabenbereich der Prävention arbeitsbedingter Gesundheitsgefahren übertragen.
- Das Arbeitsschutzgesetz verpflichtet Arbeitgeber auch kleinerer Betriebe zur Dokumentation betrieblicher Gefährdungsanalysen sowie zu entsprechenden Präventionsmaßnahmen, die auch den Abbau psychomentaler und psychosozialer Gesundheitsgefährdungen einzuschließen haben.

Wie sich die Akteure auf die zum Teil ihre gewachsenen Sichtweisen und Handlungsroutinen überschreitenden neuen Aufgabenstellungen einstellen werden, ist derzeit kaum zu prognostizieren.

Die Gesundheitsgerechtigkeit der Arbeitsbedingungen ist auf der Makroebene beständig Gegenstand von Auseinandersetzungen und Aushandlungen zwischen Gewerkschaften und Unternehmerverbänden (Tarifverträge, zum Teil mit expliziten Gesundheitsbezug), auf der Mikroebene zwischen Beschäftigten/Betriebsrat und Unternehmen/Management. Die Durchsetzungschancen von Gesundheitszielen hängt damit praktisch oft vom Arbeitsmarkt und von der (behaupteten) wirtschaftlichen Lage des Unternehmens ab; durchsetzungserschwerend wirken auch die tendenziellen Orientierung zahlreicher Arbeitsschutz-Akteure an den Belangen der Unternehmerseite sowie Sorgen der Beschäftigten in bezug auf den Schutz ihrer Gesundheitsdaten.

3.2.4.2 Gemeinde

Mit *Gemeinde* kann im Zusammenhang mit Primärprävention und Versorgung sowohl die territorial-administrative Einheit (*geographical community*) als auch eine durch soziales Milieu. Lebenslage, gemeinsame Werteprofile oder Lebensstile verbundene Gruppe (*phenomenological community*) gemeint sein.

a) In bezug auf die *administrative Gemeinde* wurden die verhältnispräventiven Dauerfunktionen vor allem der Gesundheits- und zum Teil auch ausdifferenzierter Umweltämter wie auch die zahlreichen Angebote zur Verhaltensmodifikation durch Kassen (bis 1996), freie Träger, kommerzielle Unternehmen, Selbsthilfegruppen, Volkshochschulen etc. bereits genannt. Darüber hinaus sind in den letzten Jahren zahlreiche risikobezogene Kampagnen, Experimente mit lokaler Gesundheitsberichterstattung sowie örtlichen bzw. regionalen Gesundheitskonferenzen bzw. -foren zu beobachten.

Träger sind überwiegend kommunale Verwaltungen auf Initiative engagierter Professionals in der Administration oder im Dialog mit örtlichen sozialen Bewegungen. In einigen Großstädten wird im Rahmen des von der WHO initiierten *healthy city*-Ansatzes versucht, Bürgeraktivierung zur Gesundheitsförderung in der Gemeinde durch administrativ unterstützte Schwerpunktkampagnen anzuregen und durch gegenseitige Vernetzung zu stabilisieren. Die Anzahl von Bürgerinitiativen zu Themen wie Verkehrsberuhigung, Lärmbelästigung, Umweltschäden, Müll-Entsorgung und anderen gesundheitsbezogenen Themen hat zwar seit Ende der siebziger Jahre abgenommen, scheint aber - bei deutlicher Reduktion politischer Ansprüche - ein stabiles Niveau gefunden zu haben.

Zum Teil nur implizit versucht die Mehrzahl dieser Bewegungen, Elemente des Konzepts *'healthy public policy'* (Milio 1981) (Erweiterung des Bereichs expliziter zu Lasten der impliziten Gesundheitspolitik) und der unspezifischen Gesundheitsförderung in die Praxis umzusetzen. Es ist derzeit nicht möglich, Zeitstabilität und gesundheitsbezogene Wirkungen dieser Aktivitäten abzuschätzen.

b) In bezug auf *gemeinde-* im Sinne von *gruppenbezogener* Primärprävention verfügt die Gesundheitspolitik in Deutschland über weniger Erfahrungen als in den USA, wo dieser Ansatz vor allem im Zusammenhang mit ethnischen Gruppen entwickelt wurde.

Die zunächst in Ausmaß und Verteilung nicht einschätzbare Gesundheitsgefahr durch die sexuell sowie durch Blutkontakte übertragbare HIV-Infektion (Aids) stellte in den achtziger Jahren auch die Gesundheitspolitik in der Bundesrepublik vor Herausforderungen in der Primärprävention, auf die die gewachsenen Institutionen und Normen zunächst keine verwendbaren Antworten bereithielten. In einem für Deutschland ungewöhnlich heftig ausgetragenen gesundheitspolitischen Grundsatzstreit ging es zunächst um die Frage, ob der Verbreitungsgefahr durch die Suche bzw. Fahndung nach individuellen Infektionsquellen (Suchstrategie; klassisches seuchenpolizeiliches Konzept der Gefahrenabwehr) oder durch Strategien der kollektiven Aufklärung und Verhaltensbeeinflussung (Lernstrategie; modernes präventionspolitisches Konzept der Gefahrenvorsorge) zu begegnen sei. Mit der weitgehenden Durchsetzung der gesellschaftlichen Lernstrategie kam ein für Deutschland in mehrfacher Hinsicht innovatives Konzept *gemeinde*orientierter (im Sinne von *gruppenbezogener*) Prävention zum Tragen. Die staatliche Förderung von Aids-Hilfen (Selbsthilfeorganisationen von schwulen Männern und i.v. Drogenbenutzern als massiv betroffenen Gruppen) und zielgruppenspezifischen Aids-Projekten stellt eine Anwendung des Selbsthilfekonzepts (das üblicherweise in der Tertiärprävention wirksam wird) auf die Primärprävention dar. Die Zeitstabilität und Übertragbarkeit dieser Intervention auf andere Gruppen bzw. Risikotypen ist noch nicht erprobt. Evaluationen zeigen, daß sich in den Hauptbetroffenengruppen überwiegend präventives Verhalten durchgesetzt hat. Die im Umgang mit Aids gewonnenen Erfahrungen nichtmedizinischer, lebensweisebezogener und verhältnisgestützter Verhaltensprävention enthalten auf konzeptioneller und institutioneller Ebene und im Hinblick auf *policies* und *politics* wichtige Anregungen auch für die Gestaltung anderer Felder gemeindebezogener Prävention.

3.2.4.3 Umwelt

Einen Bereich der Gesundheitspolitik, der nicht als Teil der Sozialpolitik gewachsen ist, stellt die *Primärprävention in der stofflichen Umwelt* dar. Staatlich ressortiert sie auf Bundes-, Landes- und oft auch auf kommunaler Ebene getrennt von Gesundheit. Das Umweltrecht ist dagegen eindeutig anthropozentrisch, d.h. es bezieht seine Schutzziele letztlich aus Annahmen über die Wirkung von Umwelteingriffen auf die menschliche Gesundheit, ohne der Natur, Flora und Fauna einen Eigenwert (ökozentrischer Ansatz) zuzugestehen. Im Rahmen langfristig orientierter Konzepte der Nachhaltigkeit verliert dieser Unterschied tendenziell an Bedeutung.

Als Reaktion auf die von Ökologie-Bewegungen und Medien bewirkte 'Entdeckung' des Umweltthemas ist umweltbezogene Primärprävention seit Beginn der siebziger Jahre institutionell und rechtlich dynamisch gewachsen. In der Regulierung von Umweltrisiken lassen sich Entwicklungstendenzen von der individuelle Gefahrenabwehr hin zur kollektiven Gefahrenvorsorge sowie zu stabilen Kooperationen zwischen öffentlichen und privaten Akteuren erkennen. Wegen der Schwierigkeiten, die teilweise hypothetischen Risiken zu bewerten, und wegen der oft starken wirtschaftlichen und moralischen Interessenbesetzung ökologischer Themen ist umweltbezogene Präventionspolitik oft von heftigen Kontroversen gekennzeichnet, die sich auf vier Bündel von Fragen beziehen:

- Gibt es überhaupt eine Gesundheitsgefährdung?
- Wie groß ist die Gesundheitsgefährdung?
- An welcher Stelle auf der langen und vielstufigen Strecke von der Freisetzung/Produktion einer Gefährdungsquelle bis hin zur individuellen Erkrankung soll Prävention einsetzen?
- Soll mit Verhältnisprävention oder mit Verhaltensprävention interveniert werden?

In der Praxis ist die Beweislastverteilung dabei in der Regel permissiv, zumal auch das ökonomische Interesse in der Regel auf der Seite der Zulassung weiterer Umweltbelastungen steht. Da ein Konsens über die Bewertung von Risiken, über Grenzwerte und vergleichende Kosten-Nutzen-Kalküle mit den Mitteln der Wissenschaften oftmals als nicht herstellbar erscheint, zielen neuere Ansätze auf die Organisierung professionell moderierter Diskurse unter Beteiligung der Interessenten und Kontrahenten.

Größtenteils ungelöst ist die politische und ökonomische Steuerung des Übergangs zu emissions- und abfallärmeren Produktionsprozessen und Konsummustern sowie der Umgang mit Altlasten. Im Hinblick auf das Schutzziel 'Lärm' scheint der primärpräventive Umweltschutz - außer in verkehrsintensiven Ballungsräumen - eine insgesamt positive Bilanz aufzuweisen.

3.2.5 Zusammenfassung

Zusammenfassend läßt sich feststellen, daß unter den insgesamt eher geringen Aktivitäten der Primärprävention die Versuche der individuellen Verhaltensbeeinflussung dominieren.

Dies kann mit empirischer Evidenz für höhere Effektivität und Effizienz dieses Ansatzes nicht begründet werden: ertragreichere Versuche der Verhaltensbeeinflussung über den 'produktiven Umweg' der Lebensweise (Beispiele: Aids, zum Teil Zigarettenrauchen in den USA) bleiben auch dort die Ausnahmen, wo hohe Evidenz für erzielbare gesundheitliche Wirkung vorliegt; auch erfolgreiche Ansätze der Verhältnisprävention (z.B. in der betrieblichen Gesundheitsförderung) setzen sich nur sehr langsam durch.

Dieses gesundheitspolitische Vollzugsdefizit findet seine Gründe weniger in fehlendem Wissen (*policy*-Ebene) sondern eher in risiko- und umfeldspezifischen Thematisierungsbedingungen sowie in den jeweiligen Akteur- und Interessenstrukturen, also auf der *politics*-Ebene ('präventionspolitische Konstellationen'). Für die bestehenden Defizite lassen sich insgesamt fünf übergreifende Gründe identifizieren (Rosenbrock, Kühn & Köhler 1994):

1. Entgegen der von nahezu allen gesundheitspolitischen Akteure gepflegten Präventions- und Erfolgsrhetorik befindet sich der Handlungstyp der systematisch fundierten und zum Teil unspezifischen Risikosenkung mit den Medien der Politik erst am Anfang seiner Entwicklung. Es mangelt infolgedessen an (wissenschaftlich zu fundierenden) Erfahrungen über neue Politikformen vor allem auf lokaler und regionaler Ebene, die die starre Grenze zwischen Staat und Nicht-Staat durch nicht-paternalistische und nicht-bürokratische Formen der Aktivierung, des Dialogs und der Interaktion mit Betroffenen und Bürgerbewegungen überwinden bzw. überformen. Arbeitsteilung und Kompetenzbereiche zwischen den beteiligten wissenschaftlichen Disziplinen (einschließlich Public Health) und Institutionen sind unklar und oft noch umstritten. Außerdem fehlt es fast durchgängig an ausreichendem Selbstbewußtsein zu wirklich innovativen, notwendigerweise immer auch experimentellen Projekten der Prävention.

2. In Entscheidungen staatlicher und betrieblicher Politik dominieren ökonomische Gesichtspunkte weithin über das gesundheitliche Argument. Gesundheitsgerechte Gestaltung von Arbeitsplätzen, Reduktion von Umweltbelastungen, komplexe Gesundheitskampagnen mit Lebensweisebezug etc. kosten Geld. Ihr Nutzen ist dagegen oft nicht in Geld auszudrücken, oder er liegt außerhalb des Interessenbereichs der Akteure/Verursacher und/oder jenseits der meist kurzfristigen Planungshorizonte. Die Geschichte der Prävention zeigt, daß die wichtigsten Erfolge durch soziale Bewegungen induziert wurden, die sich gegen die einseitige Durchsetzung wirtschaftlicher Interesse richteten.

3. Ökonomische Gründe begrenzen aber nicht nur das „wieviel", sondern auch das „was" der Prävention. Kommerziell betriebene Prävention und Gesundheitsförderung richtet sich in einer Marktwirtschaft anreizgerecht nach der mobilisierbaren kaufkräftigen Nachfrage, die - v.a. unter dem Gesichtspunkt sozial bedingt ungleicher Gesundheitschancen - kein geeignetes Steuerungsinstrument für Prävention ist. So wurden durch die Ökologie- und Gesundheitsbewegungen Gesundheitsbedürfnisse und -ansprüche vor allem in den Mittelschichten thematisiert bzw. geweckt. Diese finden mittlerweile ein rasch expandierendes Angebot an Dienstleistungen und Waren „für die Gesundheit" und „für die Umwelt". Die Umformung gesellschaftlicher Probleme in individuell durch Kauf von Waren und Dienstleistungen zu befriedi-

gende Bedürfnisse nimmt dem sozialen Impuls von Prävention und Gesundheitsförderung einen großen Teil seiner Wirksamkeit.

4. Ein weiterer Teil dieser sozialen Schubkraft wird durch die Definitionsmacht und die Aktivitäten der individuell kurativ orientierten klinischen Medizin absorbiert. Da individuelle Prävention als kassenärztliches Leistungsfeld angesehen wird, dominieren in der Prävention Sichtweise und Leistungen des Kassenarztes. Neben der gegenüber anderen Trägern deutlich privilegiert geförderten ärztlichen Beratung handelt es sich dabei vor allem um Früherkennungsuntersuchungen zur Vorverlagerung der individuellen medizinischen Therapie (Sekundärprävention, 3.3). Die in der Öffentlichkeit nur langsam nachlassende Identifikation von 'Gesundheitspflege' mit 'Medizin' führt häufig zu einer Umthematisierung von Problemen der Primärprävention zu solchen der Inanspruchnahme ärztlicher Leistungen. Ähnlich wie die Ökonomisierung bestärkt die Medikalisierung der Prävention die Tendenz, gesellschaftliche Probleme in solche der individuellen Inanspruchnahme umzudefinieren und damit die zugrundeliegenden Probleme unbearbeitet zu lassen.

5. Da sich unter diesen Rahmenbedingungen die Tendenz zur politischen Untergewichtung der Primärprävention und zur relativen Übergewichtung der Verhaltensmodifikation und des Konsums von selbst eher verstärkt, wäre eine Erweiterung präventionspolitischer Handlungsräume am ehesten von einer staatlich getragenen gegentendenziellen Politik zu erwarten. Davon kann kaum die Rede sein. Der sozialpolitische Kontext der Gesundheitspolitik ist seit über einem Jahrzehnt zunehmend durch die Individualisierung von Risiken, wachsende Gleichgültigkeit gegenüber Chancenungleichheiten sowie durch den Rückzug des Staates aus potentiell konflikt- oder kostenträchtigen Feldern gekennzeichnet.

6. Wirksame Impulse gegen den eher negativen Trend zeigen sich vor allem in einzelnen Bereichen der Arbeitswelt, in lokalen Koalitionen zwischen experimentierfreudigen Teilen der Gesundheitsadministration (in Staat und Sozialversicherungen) mit Bürgerbewegungen und engagierten Professionals aus Medizin und Sozialwissenschaften sowie im qualitativen und quantitativen Wachsen gesundheitswissenschaftlicher Qualifikation (Public Health).

3.3 Sekundärprävention

Auf gesundheitspolitisch wesentlich günstigere Entwicklungsbedingungen als die Primärprävention trifft in der Bundesrepublik die kassenarztgetragene Früherkennung zur Vorverlagerung des Zeitpunkts individualmedizinischer Intervention (medizinische Prävention; Sekundärprävention). Das Konzept geht von der auch der sozialen Primärprävention zugrundeliegenden Erkenntnis aus, daß die Gefahr der Entwicklung vor allem chronischer und dann meist nicht mehr heilbarer Erkrankungen sich oft lange vor dem Auftreten wahrnehmbarer Symptome ankündigt, in Form von Belastungserleben, Befindensstörungen, gesundheitlichem Risikoverhalten und/oder medizinischen Befunden ohne Symptomatik. Beide Ansätze erwarten von der Intervention vor der Manifestation bessere Ergebnisse als von der Krankheitsbehandlung. Beide Interventionstypen zielen also auf die Minderung der Eintrittwahrscheinlichkeit medizinisch meist nicht reversibler Erkrankungsverläufe. Präventive Individualmedizin und soziale Primärprävention ziehen aus diesem Konzept unterschiedliche Schlußfolgerungen. Daraus ergeben sich unterschiedliche, teils komplementäre, teils konkurrierende Antworten auf zwei zugrundeliegende, die Wahrnehmungen und das Handeln strukturierende Leitfragen:

Die Leitfrage aus dem Blickwinkel der individuell-kurativen Medizin lautet: Wie erkennen wir möglichst früh, daß ein Mensch erkrankt? Was können wir dann dafür tun, um den Krankheitsprozeß zu verlangsamen, zu stoppen oder gar umzukehren?

Die Gegenfrage aus dem Gesichtswinkel der epidemiologisch orientierten sozialen Prävention lautet: Unter welchen Bedingungen bleiben Menschen gesund bzw. geht die Inzidenz wichtiger Krankheiten zurück? Was können wir tun, um diese Bedingungen für so viele Menschen wie möglich herzustellen bzw. zu erhalten?

Abgesehen von Kernbereichen, in denen der gesundheitliche Nutzen möglichst die gesamte Zielpopulation erreichender Früherkennungsuntersuchungen unstrittig ist (Säuglinge und Kleinkinder, Frauen in bestimmten Altersgruppen auf Cervix- und Mamma-Karzinom) variiert wegen der relativ großen Unsicherheiten in beiden Konzepten der Einsatz dieser unterschiedlichen Präventionsansätze international und im Zeitablauf in erster Linie in Abhängigkeit von der gesundheitspolitischen Steuerung (*politics*). In der Bundesrepublik ist seit Beginn der siebziger Jahre das weltweit umfangreichste Angebot auf bevölkerungsweite medizinische Früherkennungsuntersuchungen (Screenings; in den fünfziger Jahren als Vorsichtsuntersuchungen, später als Früherkennung, Vorsorge, Gesundenuntersuchung und seit der Novellierung des SGB V als Gesundheitsuntersuchungen bezeichnet) gewachsen. Die gegenwärtig angebotenen Programme erfüllen teilweise nicht die von der WHO bereits 1971 kodifizierten Regeln und Kriterien der Effektivität und Effizienz für die Einführung von Screenings.

Dies verdankt sich der Konstellation nahezu bevölkerungsweiter Finanzierung aller medizinisch für zweckmäßig gehaltenen Leistungen durch die GKV bei gleichzeitig weitgehender Definition des Zweckmäßigen durch die an Markt- und Einflußerweiterung interessierten Repräsentanten der (Kassen-) Ärzteschaft, die sich ihrerseits einem beständig wachsenden und im einzelnen oft nicht mehr abschätzbaren Angebot von Diagnose-Technologien gegenübersehen. Ausreichende Kosten-Wirksamkeits-Abschätzungen vor der Ingangsetzung dieser Programme sind ebenso die Ausnahme wie epidemiologisch aussagefähige Evaluationen der Durchführung.

3.3.1 Kosten und Effektivitätskontrolle

Im Ergebnis dieser gesundheitspolitischen Fehlsteuerung werden zentrale Faktoren der Effektivität und Effizienz der medizinischen Früherkennungsprogramme deshalb oft nicht oder nicht hinreichend beachtet. Folgende typische Fehleinschätzungen und Defizite lassen sich feststellen:

- Kluft zwischen diagnostischen Möglichkeiten und therapeutischen Fähigkeiten der Medizin (Befunde bei symptomlosen, gefährdeten Menschen ohne medizinisch-therapeutische Konsequenz; z.B. Stenosen der Herzkranzgefäße, erhöhte Leberwerte etc.);
- Unterrepräsentierung von gefährdeten Gruppen bei der Inanspruchnahme entsprechender Früherkennungsuntersuchungen;
- (teilweise methodisch bedingte) systematische Überschätzung des Behandlungserfolgs;
- Wirksamkeitsabschätzungen unter atypischen Bedingungen (vor allem bei Kontrolle von Langzeittherapien);
- Gefahr von Fehldiagnosen, vor allem bei seltenen Krankheiten (falsch positive Befunde);
- Unterschätzung des medizinischen und organisatorischen Aufwandes und Überschätzung des Ausmaßes der Krankheitsverhinderung (vor allem bei Routine-Vorsorgeuntersuchungen);
- Unterschätzung der Nebenwirkungen bei prophylaktischen Behandlungen (z.B. Langzeitbehandlungen mit Fettsenker Cholestyramin zur Verhinderung eines Herzinfarkts/Schlaganfalls);
- Überschätzung der Effektivität der medizinischen Untersuchung im Hinblick auf die Aneignung gesundheitlich wünschbare Verhaltensänderungen;
- Unterschätzung der Früherkennungskapazität der ärztlichen Versorgung auch ohne Früherkennungsprogramme;
- Kosten der Früherkennungsprogramme 'pro verhindertem Fall' werden selten mit alternativen Möglichkeiten der Risikosenkung/Prävention in Beziehung gesetzt.

Im Vergleich zu den restriktiven Bedingungen, auf die die Programmierung und Durchsetzung von Projekten der Primärprävention trifft (vgl. oben, 3.2), zeigt sich, daß die gesundheitspolitische Regulierung (Zulassung, Aufgabenzuweisung, Finanzierung) für die Frage der Durchführung gesundheitsbezogener Programme eine erheblich größere Rolle spielt als die Frage der absehbaren Effektivität und Effizienz der Intervention. Bezogen auf das Ziel 'Senkung von Erkrankungswahrscheinlichkeiten' liegen der Primär- und der Sekundärprävention in der Bundesrepublik unterschiedliche Maßstäbe der Risikoabschätzung und Nutzenerwartung zugrunde. Während in der internationalen Diskussion seit Jahren zu einem eher restriktiven Umgang mit neuen Früherkennungsprogrammen und insbesondere zu einer sorgfältigen epidemiologischen Abschätzung vor Ingangsetzung geraten wird, wurde in der Bundesrepublik 1989 mit der Einführung einer alle zwei Jahre empfohlenen Check-up-Untersuchung für alle Versicherten ab dem 35. Lebensjahr ein gegenläufiges Signal gesetzt, dessen Kosten von Experten auf jährlich ca. 600 Millionen DM (ohne Behandlungskosten) geschätzt werden. Ein wenig beachtetes Problem besteht in diesem Zusammenhang darin, daß einmal eingeführte Screenings wegen ihres hohen sozialpolitischen Symbolwerts auch dann nur sehr schwer wieder abgeschafft werden können, wenn sich ihre epidemiologische Unwirksamkeit erwiesen hat.

3.4 Krankenversorgung (Tertiärprävention)

Organisation und Finanzierung der „Krankenhilfe" (so der gesetzliche Terminus) bilden den Kern der expliziten Gesundheitspolitik, wie sie sich im Zuge der Industrialisierung als Teil der Sozialpolitik entwickelt hat. Die Aufgabendefinition bezog sich ursprünglich auf einen engen und arztzentrierten Krankheitsbegriff, dem die Vorstellung der Akuterkrankung bzw. des Unfalls zugrunde lag und der strikt funktional auf die Wiederherstellung der Arbeitsfähigkeit gerichtet war. „Unter Krankheit" - so die in Jahrzehnten gefestigte Sozialrechtsprechung - „ist ein regelwidriger körperlicher oder geistiger Zustand zu verstehen, der entweder lediglich die Notwendigkeit ärztlicher Behandlung oder zugleich (in Ausnahmefällen auch allein) Arbeitsunfähigkeit zur Folge hat". Im Falle der Erkrankung haben die Versicherten Anspruch auf alle Leistungen für eine „ausreichende, zweckmäßige und wirtschaftliche Versorgung" (u.a. § 12 SGB V).

3.4.1 Organisation und Finanzierung des Krankenversorgungssytems

Im Zuge der Erweiterung des Versichertenkreises, der Verschiebungen des Krankheitspanoramas und des demographischen Wandels sowie auf Basis eines sich erweiternden Verständnisses von Gesundheit und Krankheit entspricht dieser historische Aufgabenzuschnitt immer weniger den qualitativen Anforderungen, wie sie vor allem von der Sozialmedizin formuliert werden. Heute soll das Krankenversorgungssystem auf dem Kontinuum gesundheitspolitisch zu steuernder Interventionsfelder (Abbildung 1) die Teilaufgabe wahrnehmen, gesundheitliche Beeinträchtigungen und Funktionseinbußen so früh wie therapeutisch sinnvoll zu ermitteln und unter gleichrangiger Beachtung von Autonomie, Individualität und Lebensqualität der Patienten mit dem Ziel der Heilung (restitio ad integrum) oder der Verhütung bzw. Verlangsamung der Progredienz zu therapieren. Dies umfaßt medizinische, psychische und soziale Hilfe zur Krankheitsbewältigung (Tertiärprävention). Ein großer Teil der Steuerungsprobleme in diesem Bereich ist auf die Schwierigkeiten zurückzuführen, die gewachsenen institutionellen Strukturen, professionellen Arbeitsteilungen und Anreizsysteme an die säkular veränderte Aufgabenstellung anzupassen.

Historische und international vergleichende Untersuchungen stimmen darin überein, daß Quantität und Qualität medizinischer Leistungen sowie Unterschiede in der Organisation des Medizin-Systems nur einen Bruchteil der Veränderungen in Morbidität und Mortalität erklären, jedoch entscheidend auf den Grad der Versorgung und die Chancen der Bewältigung - und damit auf die Minderung von Leid - einwirken. Der Zugang zu medizinischer Versorgung und Hilfe ist zu einem zentralen Symbol für den Zivilisationsstand von Gesellschaften geworden.

Wie in allen industrialisierten Ländern hat sich in Deutschland mit dem Krankenversorgungssystem (oft synonym: Medizinsystem, Gesundheitswesen) ein hoch komplexer Bereich herausgebildet, der im Vergleich vor allem durch sein beständiges Wachstum bei hoher Strukturkontinuität auffällt.

Die in diesem Bereich zu lösenden gesundheitspolitischen Steuerungsprobleme (*policy*) lassen sich unter drei Leitfragen zusammenfassen:

1. Sind die Institutionen, Qualifikationen und Anreizsysteme so beschaffen, daß möglichst jeder Mensch mit Gesundheitsproblemen zum richtigen Zeitpunkt in das richtige (Teil-)System gelangt? (Steuerungsziel: Zugangsrationalität)

2. Gewährleisten Institutionen, Qualifikationen und Anreizsysteme in der Krankenversorgung, daß möglichst jeder Mensch eine kontinuierliche, integrierte, auf seine Individualität und auf seine soziale Lage zugeschnittene Versorgung seiner Gesundheitsprobleme erfährt? (Steuerungsziele: Systemqualität; Effektivität; Versorgungsqualität)

3. Werden die als notwendig erachteten Leistungen der Krankenversorgung mit möglichst wenig professioneller Intervention und möglichst kostengünstig erbracht? (Steuerungsziele: Effizienz; Finanzierbarkeit)

Steuerungsversuche beschränken sich allerdings zumeist auf das zweite Teilziel des dritten Zielbündels bzw. nehmen Probleme aus den ersten beiden Zielbereichen primär unter der Logik von Ausgaben und Kosten wahr. Die damit verbundene Konzentration der Politik auf das abgeleitete (sekundäre) Steuerungsziel 'Beitragssatz-Stabilität' hat zwei Gründe: Zum einen sind die Krankenversicherungsbeiträge Bestandteil der vom Arbeitgeber zu kalkulierenden Bruttolohnkosten und damit Gegenstand der Verteilungsauseinandersetzungen zwischen Kapital und Arbeit. Zum anderen gehört im gegebenen Institutions- und Regulierungsgefüge die Steuerung kurzfristig in Geld ausdrückbarer Größen zum politischen Standardrepertoire, während Qualität und Rationalität erheblich schwieriger zu beeinflussen sind.

Circa 112.700 niedergelassene Ärzte (alle Zahlen: 1995 bzw. 1996), darunter rund 30.000 Allgemeinmediziner, ca. 7.500 Praktische Ärzte und rund 16.000 Internisten, sowie darüber hinaus ca. 41.000 niedergelassene Zahnärzte bilden ein - regional sehr unterschiedlich - dichtes Netz der ärztlichen ambulanten Primär- und Sekundärversorgung, das in rund 535 Mio. Abrechnungsfällen pro

Jahr in Anspruch genommen wird. Arztdichte und Arzteinkommen liegen in der Bundesrepublik auch nach den Niederlassungssperren und Verteilungsverlusten in der zweiten Hälfte der 90er Jahre weit über dem internationalen Durchschnitt. Die Praxen sind Kleinbetriebe mit durchschnittlich ca. 5 Beschäftigten, nur ca. jeder vierte ambulant tätige Arzt arbeitet in einer Gemeinschaftspraxis. Die Praxen bilden nicht nur die Eingangspforte in die Krankenversorgung (*gate keeper*), sondern sind auch die Verteilungszentrale für das Leistungsgeschehen. Neben den knapp 40 Mrd. DM für selbst erbrachte Leistungen in der ambulanten Versorgung (zusätzlich Zahnärzte: ca. 15 Mrd. DM) veranlassen sie direkt und indirekt nahezu alle anderen Kassenausgaben (und knapp 50 Mrd. DM Lohnfortzahlung von Unternehmen). Die ca. 970 Mill. Arzneiverordnungen im Umsatzwerte von ca. 33 Mrd. DM können in ca. 21.000 Apotheken eingelöst werden, die über einen hochkonzentrierten Großhandel von ca. 1.000 durchweg weit überdurchschnittlich profitablen Pharmaherstellern beliefert werden. Für etwa 18,4 Mrd. DM werden Heil- und Hilfsmittel verordnet, die überwiegend aus handwerklichen bzw. kleinen Dienstleistungs-Betrieben stammen. Die Leistungen kommunaler, freigemeinnütziger und gewinnwirtschaftlicher Betriebe für ambulante Pflege und Betreuung werden ebenso wie die nicht-medizinischen Therapien (Psychotherapie, Krankengymnastik etc.) nur zum Teil und nur auf ärztliche Verordnung von den Kassen finanziert. Nach beträchtlichen Reduktionen (v.a. der Verweildauer pro Fall) gibt es in Deutschland 1996 noch ca. 594.000 Betten in ca. 2.269 Krankenhäusern (ohne die ca. 1.370 Vorsorge- und Rehabilitationseinrichtungen mit ca. 160.000 Betten). Etwa die Hälfte der Krankenhäuser befindet sich in staatlichem (meist kommunalem), ein Drittel in gemeinnützigem und ein Sechstel in privatem Besitz. Die Betten sind bei einem Auslastungsgrad von rund 80 % ca. 174 Mill. Tage pro Jahr belegt. Vor allem im Bereich spezialisierter Krankenhäuser mit standardisierbaren Leistungen nimmt der Anteil der privaten Eigentümer beständig zu. Einschließlich der ca. 1.060.000 Beschäftigten in den Krankenhäusern, darunter ca. 120.570 Ärzten, arbeiten ca. 2 Mill. Menschen beruflich in der Krankenversorgung.

Sieht man von der Versorgungsfinanzierung der ca. 7,0 Mill. Privatversicherten (1996: ca. 21,3 Mrd. DM) sowie jenen Krankenversorgungsleistungen ab, die durch die gesetzliche Rentenversicherung (GRV: v.a. Rehabilitation sowie Erwerbs- und Berufsunfähigkeitsrenten 1994: ca. 35,9 Mrd. DM), die gesetzliche Unfallversicherung (GUV, Berufsgenossenschaften: v.a Berufskrankheiten und Rehabilitation einschl. Renten, 1994: ca. 15,4 Mrd. DM), die öffentlichen Haushalte (1994: ca. 63 Mrd. DM), die Arbeitgeber (v.a. Lohnfortzahlung; 1994: ca. 69,1 Mrd. DM) und die privaten Haushalte (v.a. Direktzahlungen/ „Selbstbeteiligung"; 1994: ca. 36,3 Mrd. DM) finanziert und zum Teil selbst erbracht werden, so ist das formale Steuerungszentrum dieses Leistungsgeschehens die gesetzliche Krankenversicherung (GKV), die ca. 90 % der Wohnbevölkerung versichert und dafür im Jahre 1996 rund 270 Mrd. DM (1994: ca. 225 Mrd. DM) aufwendete. Sie kommt damit für rund die Hälfte aller nach der Definition des Statistischen Bundesamtes explizit für 'Gesundheit' aufgewendeten Mittel auf (1994: ca. 470 Mrd. DM, davon insgesamt ca. 275 Mrd. für Krankenbehandlung). Der Anteil der Gesundheitsausgaben am Bruttosozialprodukt liegt nach der internationalen Vergleichen zugrundeliegenden Definition der OECD (die keine Lohnersatzleistungen berücksichtigt) nach dem politisch gewollten und teuren Modernisierungsschub der Krankenversorgung Anfang der siebziger Jahre mit nur geringen Schwankungen bei knapp 9 %. Im internationalen Vergleich bedeutet dies einen Platz im Mittelfeld (USA, marktwirtschaftlich organisiert: Ca. 14 %; Großbritannien, staatlich organisiert: ca. 6 %). Der Anteil der GKV-Ausgaben am Bruttosozialprodukt liegt seit über 20 Jahren ziemlich konstant bei knapp sechs Prozent. Eine Kosten*explosion* hat nicht stattgefunden.

Die Finanzierung der GKV erfolgt durch einen nach Kostendeckungsprinzip für die jeweilige Versichertengemeinschaft kalkulierten Zwangsbeitrag in Höhe eines einheitlichen Prozentsatzes vom Bruttolohn, den das Unternehmen und die Beschäftigten jeweils zur Hälfte tragen und den der Arbeitgeber (bei Sozialeinkommen: der Kostenträger) einbehält, und - wie die Beiträge zur Renten- und Arbeitslosenversicherung - an die Versicherungsträger weiterleitet. Oberhalb von Pflichtversicherungsgrenzen (in der GKV seit 1997 monatlich 6.150 DM, in den neuen Bundesländern: 5 325 DM) steigt der Betrag nicht mehr an. Nicht beschäftigte Familienangehörige sind automatisch und ohne Aufschlag mitversichert. Für die Krankenversicherung der Rentner (ca. 40 % der GKV-Kosten) gibt es einen kassenartenübergreifenden Finanzausgleich. Die von der Rentenversicherung bezahlten Krankenversicherungsbeiträge der Rentner sind nicht kostendeckend, wodurch die Rentenversicherung entlastet wird.

Zur Ergänzung der Krankenhilfe wird seit 1994 die Pflegeversicherung eingeführt (SGB XI), die von den (privaten und GKV-)Kassen verwaltet wird und 1996 rund 23 Mrd. DM umsetzte. Zur GKV bestehen einige wichtige Unterschiede: der Beitragssatz von 1,7 % vom Bruttoeinkommen wird - durch Streichung von Feiertagen - überwiegend von den Versicherten aufgebracht. Die Leistungen werden nicht nach Bedarfs-, sondern nach dem Budget-Prinzip (fixe Summen je nach Fall und Pflegestufen; Einstufung durch Gutachten des Medizinischen Dienstes der Krankenkassen) erteilt. Die Versicherten können selbst zwischen Sach- und Barleistungen entscheiden. Aus sehr unterschiedlichen Motiven bevorzugt derzeit die große Mehrzahl der Berechtigten Barleistungen. Finanzpolitisch entlastet die Pflegeversicherung vorwiegend die Kommunen. Die Chance, über den Aufbau der Finanzierung hinaus auch die Versorgungsstrukturen (Medizin, Pflege, Sozialarbeit) neu zu gestalten, wurde kaum genutzt.

Im Verhältnis zwischen den Kassenarten haben die Ersatzkassen in den letzten Jahrzehnten ihren Anteil erheblich steigern können, überwiegend auf Kosten des Anteils der Allgemeinen Ortskrankenkassen (AOK), deren historisch gewachsener Charakter als ‘Auffangkasse’ damit zu einer Überrepräsentanz von Versicherten mit niedrigem Einkommen und hohen Krankheitskostenrisiken geführt hat. Da die Beiträge nicht nach individuellem Risiko, sondern nach

Einkommen kalkuliert sind, ergibt sich - innerhalb jeder Kasse bzw. durch kassenübergreifenden Finanzausgleich - eine Reihe von Umverteilungen (Solidarausgleich), denen sich lediglich Bezieher von Einkommen oberhalb der Pflichtversicherungsgrenze sowie Beamte und Selbständige durch private Versicherung entziehen können. Dieser Bereich nimmt staatlich gefördert beständig zu und kann in der Perspektive den solidaren Kern des deutschen GKV-Systems unterminieren.

Zum Ausgleich demographischer und sozialer Unterschiede in der Zusammensetzung der Versichertengemeinschaften (*risk pool*) wurde 1992 ein Risikostrukturausgleich eingeführt. Durch rechnerischen und finanziellen Ausgleich im Hinblick auf die Parameter Einkommen, Alter, Geschlecht sowie Anzahl der mitversicherten Familienangehörigen sollen die Kassen auf der Einnahmeseite so gestellt werden, als hätten sie die Versorgung strukturell gleicher Versichertengemeinschaften zu finanzieren. Da diese Parameter aber nur einen Teil der sozial bedingt unterschiedlichen Ausgabenhöhen und -strukturen erklären, bleiben Kassen mit überproportional vielen „schlechten Risiken“ benachteiligt. Durch den Risikostrukturausgleich konnten die GKV-Beitragssätze, die Anfang der 90er Jahre noch von 8 % bis 16 % reichten, erheblich angeglichen werden. Im Durchschnitt betragen die Beitragssätze 1997 ca. 13,5 % vom Bruttoeinkommen.

Dem ordnungspolitischen Grundgedanken der GKV entspricht es, den Zugang zu medizinischen Versorgungsleistungsleistungen frei von ökonomischen Hürden zu halten (Bedarfsprinzip). Da die Kassen mit den Leistungserbringern (Ärzte, Heilberufe, Apotheken, Anbieter von Heil- und Hilfsmitteln, Krankenhäuser) abrechnen, genügt zur Inanspruchnahme die Vorlage von Berechtigungsdokumenten. Das sind Versicherungs-Chipkarten, Kranken- bzw. Überweisungsscheine oder Verordnungen (Sachleistungsprinzip). Versuche, bei denen die Versicherten selbst bezahlen und den Betrag von ihrer Kasse erstattet bekommen (Kostenerstattungsprinzip), erbrachten keine Anhaltspunkte einer dadurch erhöhten Zugangs- und Inanspruchnahmerationalität. Durch in der Tendenz kontinuierlich zunehmende direkte Zuzahlungen bei Inanspruchnahme von Arzneimitteln, Krankenhäusern, Heil- und Hilfsmitteln, Zahnbehandlung, Krankentransport und Kuraufenthalt (‘Selbstbeteiligung’) wird dieses Prinzip zunehmende angegriffen. Überdurchschnittlich betroffen sind davon chronisch Kranke und damit überproportional ältere und ärmere Versicherte, für die Zuzahlungen einen - gesundheitlich kontraindizierten - Abschreckungseffekt haben können. Eine Steuerungswirkung von ‘Selbstbeteiligung’ in Richtung auf Zugangsrationalität und Versorgungsqualität konnte bislang nicht nachgewiesen werden, wird aber von Anhängern marktwirtschaftlicher Steuerungskonzepte nach wie vor postuliert (vgl. Kontroversen in: Deutscher Bundestag 1988, 1990).

Umfang und Dynamik der Inanspruchnahme zeigen, daß auch innerhalb von marktwirtschaftlich regulierten Gesellschaften große Bereiche nach subjektiv definierten Bedarfskriterien, d.h. ohne die Zugangshürde ‘kaufkräftige Nachfrage’ reguliert werden können. Die Primärinanspruchnahme, auf die die Versicherten im Versorgungsgeschehen noch den relativ größten autonomen Einfluß haben, stagniert seit Jahren. Der Krankenstand (ärztlich attestierte Arbeitsunfähigkeit) oszilliert mit konjunktur- und arbeitsmarktbedingten Ausschlägen um 5 %. Das Ausgabenwachstum der letzten Jahre erklärt sich vor allem durch die Ausweitung der Leistungsmenge pro Patient und Fall und ist damit stark anbieterinduziert. Anstiege der GKV-Beiträge erklären sich überdies weit überwiegend aus dem durch gesamtwirtschaftliche Kräfteverschiebungen erklärbaren Sinken des Anteils der Bruttolöhne am Sozialprodukt (Lohnquote) sowie aus der staatlich verordneten Entlastung anderer Sozialversicherungen, für die eine gesetzliche Pflicht zum Ausgleich von Defiziten durch Bundeszuschüsse besteht, zu Lasten der GKV, für die eine solche Pflicht der Regierung nicht besteht. Die Figur des beständig Arztkontakte, Arzneimittel, Krankschreibungen und Krankenhausaufenthalte maximierenden Versicherten liegt zwar Modellvorstellungen und Politikvorschlägen vor allem neoliberal argumentierender Gesundheitsökonomen zugrunde, findet aber weder in der GKV-Statistik noch in den wenigen dazu durchgeführten empirischen Studien (z.B. Rand-Studie, USA) eine empirische Bestätigung (vgl. dazu Kontroversen in: Deutscher Bundestag 1988, 1990).

Die Berechtigung zu und die Preise für Leistungen auf Kosten der durch rasche Zentralisierung noch ca. 680 regional und in Landes- und Bundesverbänden organisierten Pflicht- sowie der 15 bundesweit agierenden Ersatzkassen werden in dem durch das Parlament definierten Rahmen (SGB V) und unter staatlicher Aufsicht (BMG, Länderministerien, Bundesversicherungsaufsichtsamt) teils durch Verträge zwischen Kassen und Leistungserbringern (Ärzte, Krankenhäuser), teils durch Festlegung von Erstattungs-Höchstbeträgen (Festbeträge: Arzneimittel, Heil- und Hilfsmittel) durch die Kassen unter Entscheidungsbeteiligung der Kassenärzte (Bundesausschuß Ärzte-Krankenkassen) festgelegt.

Einzelkassen und Kassenverbände werden von einer formal alle sechs Jahre gewählten Selbstverwaltung (Sozialwahlen) 'regiert'. Sie ist bei den Pflichtkassen paritätisch aus Arbeitgebern und Arbeitnehmern zusammengesetzt, bei den Ersatzkassen besteht sie formal ausschließlich aus Versichertenvertretern. Bei allen Selbstverwaltungen ist im Zuge der Entpolitisierung vor allem auf der Arbeitnehmer- bzw. Versichertenseite der Übergang von genossenschaftlicher (direkter) zu verbandlicher (intermediärer) Repräsentanz vollzogen. Damit sind die beiden Sozialparteien und die Geschäftsführungen der einzelnen Kassen sowie der Kassenverbände jene Akteure, die die Nutzung der relativ engen Verhandlungs- und Gestaltungsspielräume der Kassen bestimmen.

3.4.2 Neokorporatistische Steuerung

Das Tableau der am gesundheitspolitischen Steuerungsprozeß beteiligten Akteure (vgl. Alber 1992) umfaßt neben dem Staat (Bund, Länder, Gemeinden) die Sozialparteien, die Kassen und Kassenverbände sowie die Leistungserbringer in unterschiedlicher verbandlicher Form sowie mit unterschiedlichen ökonomischen und politischen Droh- und Durchsetzungspotentialen. Die herausragende Position nehmen die kassenärztlichen Vereinigungen ein, die auf der Basis von Zwangsmitgliedschaft ihren öffentlich-rechtlich abgesicherten Monopolbereich (Umfang und Inhalt ambulanter Versorgung) sowohl als Interessengruppe vertreten als auch nach innen hin kontrollieren (Leistungskontrolle, Betriebstypenpolitik etc.). Die Entwicklung verbandlicher Organisationsformen der Krankenhäuser wird vor allem durch die unterschiedlichen Eigentumsverhältnisse (Trägervielfalt) sowie durch die Verteilung rechtlicher Zuständigkeiten zwischen Bund, Ländern und Gemeinden behindert. Die Verbände privatwirtschaftlicher Leistungserbringer (Pharma-Industrie, Heil- und Hilfsmittel, private Krankenhäuser) erreichen gegenüber ihren Mitgliedern (autonome Wirtschaftssubjekte) nur schwache, aber in der Tendenz zunehmende Bindungswirkung.

Während die privatwirtschaftlich verfaßten Leistungserbringer (Kassenärzte, Hersteller von Arznei-, Heil- und Hilfsmitteln, private Krankenhäuser) ein konstantes Interesse an Bestandssicherung, Leistungsausweitung, Kompetenzdomänen und der Wahrung von Profit- und Einkommenschancen verfolgen, ist die Interessenlage der Sozialparteien, der Kassen, staatlicher Stellen und nicht privatwirtschaftlicher Leistungserbringer (vor allem Krankenhäuser) oft widersprüchlich, uneinheitlich und wechselhaft.

Die politische und ökonomische Steuerung des Krankenversorgungssystems über vielstufige und ausdifferenzierte Aushandlungsmechanismen zwischen den verbandsförmig organisierten Interessentengruppen (komplexe Vielfachsteuerung) unter Aufsicht des Staates ist eine Spielart des Neokorporatismus. Er wird als Alternative zur Steuerung über den Staat oder über den Markt angesehen (vgl. zur Diskussion der Steuerungsalternativen: Deutscher Bundestag 1988, 1990). Dabei geht es in der Krankenversorgungspolitik im Kern darum, den marktgenerierten Tendenzen auf Expansion und Preisauftrieb unter staatlicher Aufsicht Gegengewichte zu setzen und Kriterien der Qualitätssicherung einzubringen. Das Modell setzt auf die Existenz bzw. Entstehung von handlungsfähigen verbandlichen Akteuren auf Angebots- und Nachfrageseite (Selbstregulierung), die ihre Interessen miteinander aushandeln (Verbandsverhandlungen) und unter staatlicher Aufsicht dabei auch gemeinwohlbezogene Aspekte berücksichtigen sollen (gemeinsame Selbstverwaltung). Seit Beginn der Kostendämpfungsphase (ca. 1977) haben sich vom Staat geförderte Tendenzen der Zentralisierung der Verbandsverhandlungen, einer leichten Stärkung der Verhandlungsposition der Kassen und der Zusammenführung von Verbänden in gemeinsamen Gremien mit interessenübergreifenden versorgungspolitischen Aufgabenstellungen verstärkt. Gleichzeitig hat auch der Einfluß des Staates auf Verhandlungsprozesse und Verhandlungsergebnisse zugenommen. Auf Bundes- bzw. Spitzenverbandsebene sind als Beispiele der 'gemeinsamen Selbstverwaltung' vor allem die Konzertierte Aktion im Gesundheitswesen (seit 1977) und die Aufwertung des Bundesausschusses Ärzte-Krankenkassen (BAK) durch die Novellierung des SGB V (1989) sichtbar geworden.

Instrumente der Leistungs- und Ausgabensteuerung sind neben direkten Preis- und Tarifvereinbarungen vor allem Plafondierung, Budgetierung, Wirtschaftlichkeitsprüfungen, Veränderungen im Leistungskatalog, direkte Zuzahlungen der Versicherten, Veränderungen der Bezugsgrößen für Beitragszahlungen, organisatorische Vereinheitlichung auf der Nachfrageseite sowie Verbesserung der Informations-, Transparenz- und Koordinierungsinstrumente und öffentlicher Druck *('moral suasion')*. Eingreifendere Steuerungsinstrumente wie die Stärkung der Kassen durch selektiven Kauf periodenweise ausgeschriebener Versorgungsleistungen (Ausschreibungsmodell), oder Veränderungen des Marktzutritts, der Betriebstypen und Anreizsysteme sind entweder vollständig dethematisiert oder kommen symbolisch zum Einsatz.

Eine Bedingung der politischen Regulierung dieses Typs ist die gegenseitige Anerkennung und Achtung von zentralen Interessenpositionen (Vetopositionen) der beteiligten Hauptakteure. Dazu gehören bei den Kassenärzten vor allem die Definitions- und Bearbeitungsmonopole für die ambulante Behandlung (Sicherstellungsauftrag), die technische Ausstattung und der Betriebstypus der Praxis, die 'freie Arztwahl', die 'Therapiefreiheit' sowie - zunehmend im Umbruch - die Bezahlung für jede einzelne Verrichtung (Einzelleistungsvergütung). Pharma-Hersteller sowie Produzenten von Heil- und Hilfsmitteln bestehen auf der Freiheit des Marktzutritts für Unternehmen und Produkte sowie grundsätzlich auf Preissetzungsfreiheit. Der Krankenhaussektor hat nicht zuletzt wegen seiner Trägervielfalt und konkurrierender Kompetenzen zwischen Bund, Ländern und Gemeinden keine vergleichbaren 'Tabukataloge', doch sind strukturelle Veränderungen fast nur im öffentlichen Bereich möglich (Bettenabbau). Um die Kassen hat sich die Vetoposition der Veränderung der 'gewachsenen Vielfalt' des 'gegliederten Systems' gelegt, obgleich die ursprünglich berufsständische Gliederung als dessen Grundlage allgemein als obsolet angesehen wird.

Zentrale gesundheitspolitische Steuerungsprobleme der Zugangsrationalität, der Versorgungsqualität und der Effektivität/Effizienz der Versorgung bleiben in dieser Regulierungsweise unbewältigt und verschärfen sich teilweise dabei noch. Dies sei an drei zentralen Beispielen skizziert:

3.4.2.1 Versorgungspfad

Problemselektion, Verweisungspraxis und Versorgungsintegration (freilich nicht nur) im ambulanten Sektor widersprechen häufig sozialmedizinischen Kriterien.

Vier Störungen sind dabei zu nennen: Unterversorgung (Selbstselektion vor Arztbesuch), Überinanspruchnahme, Übermedikalisierung und Fehlversorgung (vor allem bei psychosomatischen bzw. nicht bio-medizinisch behandelbaren Leiden). Alle vier Probleme verschärfen sich mit der Zunahme chronischer Leiden und älterer Patienten.

Konservative und wirtschaftsliberale Vorschläge zur Behebung dieser Steuerungsdefizite konzentrieren sich auf die Anwendung finanzieller Anreize und Sanktionen (Selbstbeteiligung, Beitragsrückerstatung, Bonus/Malus), vorwiegend im Hinblick auf die Versicherten/Patienten.

Denkbar und mit Rückgriff auf internationale Erfahrungen auch gestaltbar wäre ein Drei-Säulen-Modell, in welchem a) die kassenarztgetragene medizinische Versorgung, b) die professionelle psychosoziale, sozialarbeiterische und pflegerische Hilfe sowie c) das nicht-medizinische und nicht-professionelle Bewältigungssystem als gesundheitspolitisch gleichwertige und -berechtigte Systeme der ambulanten Versorgung gefördert, miteinander verzahnt und gesteuert würden. Dies würde tiefgreifende Änderungen in der Qualifikation vor allem des Allgemeinmediziners *('gate keeper'; 'case manager')*, in der Institutionalisierung des psychosozialen und pflegerischen Sektors (z.B. wissenschaftliche Fundierung und Professionalisierung, neue Betriebstypen, Bildung von handlungsfähigen Akteuren, z.B. Kammern) sowie einen völlig veränderten administrativen und politischen Umgang mit Selbsthilfe und informellem Beratungspotential erfordern und auf die systematische Einbeziehung gemeindebezogener Gesundheitsförderung (3.2) in die Tertiärprävention hinauslaufen. Dazu wird die Koordination dieser drei Systeme durch regionale Gesundheitskonferenzen aus Gebietskörperschaften (Gesundheitsämter), Sozialversicherungsträgern (vor allem Krankenkassen) und Leistungserbringern vorgeschlagen. Widerstand (vgl. die Kontroversen in: Deutscher Bundestag 1988, 1990) gegen derartige Überlegungen kommt u.a. von den Organisationen der Kassenärzte, die darin eine Verletzung ihres Versorgungsmonopols (Sicherstellungsauftrag) und eine Gefährdung des privilegierten Betriebstyps der niedergelassenen Praxis durch übergreifende Institutionen (*Primary Health Care Teams*, wie von der WHO seit 1977 in der Deklaration von Alma Ata vorgeschlagen; Ambulatorien, Polikliniken, Gesundheitszentren) sehen. Zudem wäre diese Versorgungsform kaum mit der im Zweifel Behandlungsfälle und Verrichtungen maximierenden Einzelleistungsvergütung vereinbar (Abbildung 2).

Zahl der / Form des Entgelts	Patienten	Fälle	Leistungen
festes Entgelt	Min	Min	Min
Kopfpauschale	Max	Min	Min
Fallpauschale	Max	Max	Min
Einzelleistungs-vergütung	Max	Max	Max

Quelle: Thiemeyer 1981, 585.

Abbildung 2: Zusammenhang zwischen Vergütungsformen und ärztlichem Handeln

3.4.2.2 Steuerungsziele

Privatwirtschaftliche Anreizsysteme führen bei ungenügender Kontrolle und Gegensteuerung zu gesundheitlich suboptimaler Über- und Fehlversorgung.

Die gesundheitspolitischen Steuerungsziele der Arzneimittelversorgung bestehen in der sozial und finanziell undiskriminierten, medizinisch ausreichenden und zweckmäßigen Versorgung mit wirksamen, sicheren und preisgünstigen Arzneimitteln durch dafür hinreichend qualifizierte Ärzte und Apotheker.

Die Bundesrepublik liegt im Arzneimittelverbrauch international im Mittelfeld, in den Ausgaben im oberen Bereich, in der Anzahl der zugelassenen Arzneimittel nach den USA an der Weltspitze. Arzneipolitische Steuerungsziele werden in quantitativer, qualitativer und ökonomischer Hinsicht verfehlt: Es gibt zu viele Arzneimittel, darunter einen hohen Anteil mit zweifelhafter Wirksamkeit. Sie kosten mehr als in anderen Ländern, es fehlt an systematischer Beobachtung von Wirkungen und Nebenwirkungen. Therapeutischer Fortschritt ist - wie auch bei anderen medizinischen Technologien bzw. Techniken - keine Bedingung der Marktzulassung durch den Staat (Bundesinstitut für Arzneimittel und Medizinprodukte, BfArM, als eines der Nachfolgeeinrichtungen des 1995 aufgelösten Bundesgesundheitsamtes) Es gibt keine ausreichende Qualitätsprüfung der Verordnungen, und es gibt eine wachsende Arzneimittelabhängigkeit (Sucht).

Die derzeitigen Steuerungsversuche konzentrieren sich bei grundsätzlichem Vertrauen in den Marktmechanismus auch für Arzneimittel auf die Eindämmung der Kostenexpansion. Auf der Nachfrageseite wird durch zunehmende, und seit 1997 dynamisierte finanzielle Zugangsbarrieren (Selbstbeteiligung) zu steuern gesucht. Das Preisverhalten der Angebotsseite soll über die Festbetragsregelung des SGB V beeinflußt werden. Deren Umsetzung wird zum Teil hinhaltend verzögert, durch Herausnahme patentgeschützter Arzneinahme wirksam ausgehölt, teils durch Preisgestaltung bei Arzneimitteln ohne Festbetragsregelung ökonomisch erfolgreich unterlaufen. Keine dieser Steuerungsinstrumente zielt auf Qualität und höhere Rationalität der Arzneimittelversorgung.

Als Steuerungsansatz für Quantität, Qualität und Preise der Arzneimittelversorgung wird - unter Rückgriff auf internationale Modelle und Erfahrungen - die Schaffung eines herstellerunabhängigen Arzneimittelinstituts aus Vertretern der Medizin, der Pharmakologie und der Krankenkassen vorgeschlagen. Das Institut hätte auf Basis von Sicherheits-, Wirksamkeits- und Prüfungen des therapeutischen Fortschritts und unter Berücksichtigung von Preisvergleichen Positiv-/Negativlisten zu erstellen, die die Zulassung zur kassenärztlichen Verordnung regulieren. Weitere Aufgaben bestünden in der Beobachtung von erwünschten und unerwünschten Wirkungen *(drug monitoring, post market surveillance)*, in der Organisation der Verordnungsberatung und Weiterbildung der Ärzte sowie in informationeller Koordinierung und Anregung für Forschung und Innovation. Da in dieser prinzipiell marktkompatiblen Regulierung die Vetoposition des freien Marktzutritts für Produkte der pharmazeutischen Industrie tangiert werden kann und sich die Kassenärzteschaft potentiell in ihrer Vetoposition der 'Therapiefreiheit' eingeschränkt sehen könnte, wurden entsprechende Passagen des Gesundheitsstrukturgesetzes von 1993 im Jahre 1995 wieder aus dem Gesetz gestrichen.

3.4.3 Steuerungsprobleme der Krankenversicherung

Nachdem das von Bismarck gewollte (2.1) berufsständische Gliederungs- und Zuweisungsprinzip der GKV historisch obsolet und durch Beitragssatz-Unterschiede von bis zu 100 % (von 8% bis 16 %) überdies sozialpolitisch zum Skandal geworden war, stand in den achtziger Jahren eine politische Richtungsentscheidung an: die eine Möglichkeit wäre die Modernisierung der solidarischen Versicherungsstrukturen, ihre Regionalisierung und die Entwicklung partizipativer Strukturen der Systemsteuerung und -entwicklung gewesen. Der herrschenden Ideologie der Deregulierung sowie der ubiquitären Überlegenheit des Wettbewerbs als Regulierungsform entsprechend wurde die zweite Alternative gewählt (vgl. Kontroversen in: Deutscher Bundestag 1988, 1990): Seit Ende der achtziger Jahre wird durch Änderungen am SGB V in der Gesetzlichen Krankenversicherung (GKV) ein grundlegender Wandel des Regulierungstyps betrieben. Aus parafiskalischen Institutionen der Leistungssteuerung und -finanzierung sollen ökonomisch miteinander konkurrierende Marktsubjekte werden. Davon sollen auf alle Akteure (Kassen, Leistungserbinger, Versicherte) belebende Impulse zu mehr Effektivität, Kundenorientierung, Sparsamkeit etc. ausgehen. Der Staat könnte sich beim Funktionieren von Marktkräften auf seine Rolle als Aufsicht zurückziehen. Kritiker verweisen mit Blick auf breite historische und internationale Erfahrungen, daß ökonomisch-konkurenziell gesteuerte Systeme der Krankenversicherung und der Krankenversorgung stets einer Reihe von sich im Zeitablauf verstärkenden Defiziten hervorbringen: in der Tendenz bevorzugen sie Wohlhabendere mit geringeren Gesundheitsrisiken und weniger Gesundheitsproblemen, und sie benachteiligen ärmere, ältere und chronisch kranke Versicherte, d.h. sie setzen das Solidarsystem unter Dauerbelastung, anstatt es zu stützen. Zudem führen sie durchweg zu mehr Bürokratie (bei Staat, Versicherungen, Leistungserbingern und Versicherten). Wettbewerb führt außerdem zum Verlust einfacher, übersichtlicher und administrativ billiger Organisation des Zugangs und der Nutzung des Versorgungsystems.

Seit 1996/97 haben alle Versicherten das Recht, ihre Krankenkasse selbst zu wählen und auch zu wechseln (Wahlfreiheit). Die Kassen dürfen bei der Aufnahme niemanden dsikriminieren (Kontrahierungszwang) Der spontanen Tendenz zur Konkurrenz um „gute Risiken" (und damit der formellen und informellen, tariflichen und sozialen Benachteiligung „schlechter Risiken") soll durch einen Beitrags-Ausgleich auf der Einnahmeseite entgegengewirkt werden (Risikostrukturausgleich, s.o.). Die Kassen erhielten 1997 Instrumente, um - bei formell aufrechterhaltenem Solidarprinzip und einheitlichem Leistungskatalog für alle Versicherten - eine möglichst gute Marktposition durch Vertragspolitik sowohl mit den Versicherten als auch mit den Leistungsanbietern anzustreben. Versichertenseite: Sonderleistungen gegen Sonderbeitrag (ohne Arbeitgeberanteil); unterschiedliche Tarife mit unterschiedlichem Direktzahlungsanteil, Rückerstattung eines Monatsbeitrags bei Nichtinanspruchnahme während eines Jahres; Inanspruchnahme von Versorgungsleistungen als „Privatpatient" bei Erstattung des Kassenanteils gegen Einreichung der Rechnung.

Leistungserbinger: bedeutsam v.a. Modellversuche zu neuen Kooperations- und Vergütungsformen in der Versorgung (z.B. Ärztenetzwerke), aber z.B. keinen Einfluß auf Kapazitäten medizinischer Technologie (Abschaffung der Großgeräteverordnung), kein regulativer Einfluß auf Arzneimittelangebot (Abschaffung der Positivliste) etc.

Die ersten Jahre der Erfahrung mit dem Wettbewerbsprinzip in der GKV haben einerseits positive Effekte einer Strukturbelebung erbracht (Dienstleistungsorientierung der Kassen, durchweg professionelle Entwicklung der Gesundheitsförderung als erstem „freigegebenen" Wettbewerbsfeld etc.), sie haben aber auch die Befürchtungen bestätigt: offenes und verdecktes „Rosinenpicken", Wettbewerbs- statt Qualitätsorientierung, Desolidarisierung des GKV-Systems gegenüber staatlicher Politik und Versicherten etc.

Während sich zahlreiche Bemühungen darauf richten, diese unerwünschten Wirkungen zu mildern, wird oft übersehen, daß sich auf dem von der marktliberalen Regierung und der sie tragenden gesellschaftlichen Kräfte eingeschlagenen Weg tatsächlich kaum eines der gravierenden Probleme der Struktur und Qualität der Versorgung lösen läßt, aber das Solidarprinzip in der GKV auf mindestens vier Ebenen untergraben wird:

1. Seit der Pflegeversicherung und seit 1997 auch in der GKV werden die Arbeitgeber zunehmend aus der strengen Pflicht paritätischer Mittelaufbringung entlassen, und damit auch tendenziell aus dem Interesse an rationaler Steuerung der Krankenversorgung. Diese Entwicklung schwächt die GKV (z.B. gegenüber Staat und Leistungsanbietern), sie beendet auf diesem Gebiet die *„Sozialpartnerschaft"*, und sie läuft im Kern auf eine Verschlechterung der Verteilungsposition der abhängig Beschäftigten hinaus.
2. Die Marktkonkurrenz zwischen *„reichen" und „armen" Kassen* be- und verhindert nicht nur oft sinnvolle Kooperation im Hinblick auf die Versorgungssteuerung, sondern führt auch zu beständigen Auseinandersetzungen zwischen den Kassen über die gegenseitigen Vorwürfe des „Rosinenpikkens" und sowie den Sinn und die Höhe des Risikostrukturausgleichs. Da nach Untersuchungen z.B. aus den USA die „teuersten" 10 % der Versicherten ungefähr 60 % der Kosten verursachen (Schwartz & Busse 1994; Evans 1997), verspricht deren Abschiebung zu anderen Kassen ein erheblich besseres Marktergebnis als mühsame Versuche mit Detailverbesserungen des Versorgungssystems. Versuche, den Risikostrukturausgleich zu verstärken, z.B. durch Berücksichtigung von Härtefällen oder - allgemein - von Morbiditätskomponenten, werden durch Forderungen nach seiner gänzlichen Abschaffung beantwortet.

3. Die Finanzierung der GKV aus Beiträgen nach der wirtschaftlichen Leistungsfähigkeit der Versicherten in Form eines festen Prozentsatzes vom Einkommen führt zu einem beständigen *Solidarausgleich zwischen jüngeren und älteren, ärmeren und reicheren Versicherten, zwischen großen und kleinen Familien sowie zwischen Männern und Frauen*. Die seit 1997 möglichen Beitragsdifferenzierungen in Form von Beitragserstattungen, differenzierten Direktzahlungsanteilen etc. entzieht diesem Solidarausgleich Ressourcen, lenkt die Aufmerksamkeit der Kassen auf „gute Risiken", kann bei ärmeren Versicherten zu finanziellen Überforderungen im Krankheitsfall durch zu hoch gewählte Direktzahlungen führen etc. Insgesamt kann diese Tendenz dazu führen, daß die Tarifgestaltung der GKV immer näher an die der PKV heranrückt, in der die Beiträge nach dem individuellen Risiko kalkuliert werden.

4. Grundgedanke jeder Versicherung ist der *Solidarausgleich zwischen denen, die einen Schaden haben, und jenen, die schadensfrei bleiben*. In der Krankenversicherung ist im Grunde jede Direktzahlung („Selbstbeteiligung") eine Verletzung dieses Prinzips. Zugleich mit den Schritten zur Freigabe des Kassenwettbewerbs im Jahre 1997 hat der Gesetzgeber festgelegt, daß jede Beitragerhöhung, die nicht nachweislich durch den Risikostrukturausgleich verursacht ist, gleichzeitig zu massiven Erhöhungen der Direktzahlungen führt. Im Ergebnis bedeutet dies, daß von künftigen Kostensteigerungen die Arbeitgeber und die (gesunden und kranken) Versicherten je ein knappes Drittel, die Kranken aber knapp 40 % zu tragen haben. Sozialen Härten soll durch Härtefallregelungen und Überforderungsklauseln vorgebeugt werden (Befreiung von der Zuzahlung). Erfahrungen mit der Sozialhilfe verweisen auf die Gefahr, daß insbesondere arme und wenig gebildete Versicherte den „Eingang" in dieses System (aus Mangel an Systemkenntnis oder aus Scham) nicht finden. Festzuhalten ist außerdem, daß vor den bislang für alle Versicherten umstandslosen Rechtsanspruch auf Krankenversorgung nunmehr für Bedürftige die oft als entwürdigend empfundene Schwelle der Offenlegung aller Einkünfte vor der Inanspruchnahme gelegt worden ist.

Die zunehmende Orientierung der GKV an Markt- und Wettbewerbsprinzipien deutet auf einen grundlegenden Paradigmenwechsel in der Zielstellung und der Regulierung des Systems hin. Lange Zeit bestand Konsens darüber, daß das GKV-System drei Aufgaben zu erfüllen hat:

Gesundheitliches Ziel: Sicherstellung einer bedarfsgerechten, erreichbaren und dauerhaft funktionsfähigen Versorgung mit den medizinisch und gesundheitlich als notwendig und ausreichend erachteten Leistungen für die gesamte Bevölkerung.

Ordnungspolitisches Ziel: Beitrag zur Sicherung der (zunehmend gefährdeten) gesellschaftlichen Integration durch Gewährleistung der gesundheitlichen Versorgung ohne ökonomische und soziale Diskriminierung.

Wirtschaftliches Ziel: Finanzierung, Steuerung und Strukturentwicklung der größten Wirtschaftsbranche nach den Kriterien Bedarf und Kostendeckung (und nicht: kaufkräftige Nachfrage und Gewinnmaximierung).

An die Stelle dieses Programms scheint ein neues zu treten.

1. Kostendämpfung und rationale Steuerung verlieren ihre Priorität gegenüber der Entwicklung von Medizin und Krankenversorgung als Wachstumsmarkt. Infolgedessen besteht das zentrale Problem darin, „neues Geld ins System" zu pumpen. Als primäre Quelle hierfür wurden die Direktzahlungen der Kranken gewählt.

2. Als Motor für diese Wachstumsbranche gilt der Mechanismus der ökonomischen Konkurrenz. Ungelöst bleibt dabei das Dilemma, daß dort, wo Versicherung und Versorgung marktwirtschaftlich organisiert sind, die Versicherten mit den geringsten Einkünften wegen ihrer im Durchschnitt auch schlechteren Gesundheitslage stets die - auch absolut! - höchsten Beiträge zu zahlen hätten. Nutznießer davon sind neben Leistungsproduzenten v.a. wohlhabendere Bevölkerungsschichten, die dann nicht mehr die Last des Solidarausgleichs zu tragen haben (Evans 1997).

3. Gesundheitspolitik wird durch die skizzierten Regulierungen den Prinzipien der Logik der derzeit dominanten Wirtschaftspolitik für den „Standort" Deutschland untergeordnet. Im Kern geht es dabei um Verschlechterungen der Verteilungs- und Rechtspositionen der abhängig Beschäftigten. Unberücksichtigt bleibt, daß auf diese Weise Fundamente des deutschen Sozialmodells („rheinischer Kapitalismus", „Sozialpartnerschaft") ohne Not unterspült werden.

Diese Tendenz sowie die Erfahrungen aus den faktisch gescheiterten Versuchen einer Verzahnung von ambulanter und stationärer Versorgung, der erfolgreichen Beschneidung des öffentlichen Gesundheitsdienstes zugunsten der kassenärztlichen Versorgung, der Schwierigkeiten einer sachgerechten Organisation von Zugangs- und Qualitätskontrolle (vertrauensärztlicher Dienst bzw. Medizinischer Dienst der Krankenassen, MDK) etc. verweisen auf die hohe Resistenz des Krankenversorgungssystems und der GKV auch gegenüber sozialmedizinisch gut begründeten Reformvorhaben und *policy*-Vorschlägen (vgl. Rosewitz & Webber 1990), zugleich aber auch auf die Leichtigkeit, mit der Grundstrukturen, die Voraussetzungen für zielführende Reformen bieten könnten, aufgegeben werden.

Vetopositionen gegen die sachgerechte Weiterentwicklung des Versorgungssystems können im gegenwärtigen Regulierungstyp nur unter starkem öffentlichen Druck und oft nur im Wege von politischen Tauschgeschäften (z.B. kurzfristige Einkommensminderung gegen zusätzliche Tätigkeitsfelder etc.) geringfügig modifiziert werden. Die gegenseitigen Verflechtungen der mit und um Markt-, Staats- und Verbandsmacht kämpfenden Akteure sowie der hohe Konsensdruck führen im Ergebnis dazu, daß in der Krankenversorgungspolitik in den letzten Jahrzehnten fast durchweg nur noch Ergebnisse erzielt werden, die mit der 'liberal-konservativen Sozialidee' (Kapitel 2.1.2) übereinstimmen, während Elemente aus der ursprünglich von der Arbeiterbewegung entwickelten und eingebrachten 'solidarischen Sozialidee' allenfalls programmatisch präsent sind (z.B. Schmidt, Jahn & Scharf 1987/88; vgl. auch die Kontroversen in: Deutscher Bundestag 1988, 1990).

Hoffnungen, daß die strukturkonservierenden Vetopositionen im Rahmen der gegebenen Regulierung in der langen Frist überformt und ihre gesundheitlich kontraproduktiven Wirkungen auf diese Weise neutralisiert werden, können kaum auf erfolgreiche historische Beispiele verweisen.

Jedoch zeigen andererseits auch die im Rahmen der liberal-konservativen 'Sozialidee' verbleibenden Erfolge in der Rationalisierung und Koordination durch Verbände und Staatssteuerung, daß sowohl das Krankenversorgungssystem als auch die GKV prinzipiell politischer Steuerung und Veränderung zugänglich sind. Der Engpaß staatlicher Steuerung scheint immer noch mehr im 'Wollen' als im 'Können' der jeweiligen Bundesregierung zu liegen.

Innovative Impulse können nicht nur aus Wechseln der Programmstruktur infolge veränderter Regierungszusammensetzungen, sondern auch aus der Veränderung einiger Kontextvariablen resultieren: In der Bevölkerung nehmen kritische Einstellungen gegenüber der Problemselektivität, der Versorgungsqualität und der Finanzierung der Krankenversorgung nach wie vor zu. Gesundheitsbezogene Themen (aus Prävention und Krankenversorgung) finden sich auf der Agenda sämtlicher alter und neuer sozialer Bewegungen auf oberen Plätzen und tragen zum großen Teil zur Mobilisierungskraft dieser Bewegungen bei. Unter den Ärzten vollzieht sich seit dem eher kurzfristigen Auftreten einer eigenständigen Gesundheitsbewegung in den achtziger Jahren ein tiefgreifender sozialmedizinisch orientierter Wandel des Selbstverständnisses, der (z.B. in Ärztekammerwahlen) zum Teil bereits mehrheitsfähig geworden ist. Die Entwicklung interdisziplinärer Gesundheitswissenschaften (Public Health) professionalisiert sich. Ähnliches gilt für Gesundheitsadministrationen in Kassen und staatlichen Administrationen, in denen zunehmend gesundheitswissenschaftlich qualifizierte Professionals in Entscheidungspositionen aufrücken.

4. Gesundheit als Gegenstand von Politik

Gesundheitspolitik ist noch weniger als andere Politiken durch staatliche Ressortierung, einheitliche Handlungs- bzw. Regulierungstypen oder Akteure zu beschreiben (Kapitel 1). Gesundheit ist einerseits Querschnittsaspekt nahezu aller Politikbereiche (implizite Gesundheitspolitik) und läßt sich andererseits auch in explizit der Gesundheit zugeordneten Politikfeldern nicht ohne Berücksichtigung konkurrierender Ziele und Werte konzipieren und durchsetzen. Gesundheitspolitik ist bevölkerungsbezogenes Management von Gesundheitsrisiken vor und nach ihrem Eintritt. Sie kann - normativ - beschrieben werden als das beständige Bemühen, Erkenntnisse aus Sozialepidemiologie, Sozialmedizin und Gesundheitsforschung in Anreizsysteme, Handlungsbedingungen und Institutionen umzusetzen. Gesundheitspolitik findet statt in zahlreichen Konfigurationen aus Themen, Akteuren, Institutionen und Staatsfunktionen. Jede dieser Arenen hat eigene Problemselektivitäten und eröffnet für unterschiedliche Gesundheitsprobleme unterschiedliche Chancen für Themenkarrieren. Das führt u.a. dazu, daß in verschiedenen Arenen die Gefahren und Risiken sowie die Vor- und Nachteile von Interventionen völlig unterschiedlich perzipiert werden und auch die Bearbeitung entsprechend differiert (Unterschiede in Risikowahrnehmung, Risikokommunikation, Risikoabschätzung und Risikomanagement).

Zusammenfassung der Erfordernisse

Vor dem Hintergrund dieser Vielfalt und Unterschiede lassen sich sechs Defizite bzw. Erfordernisse gegenwärtiger Gesundheitspolitik formulieren, die in sämtlichen Feldern (Gesundheitsberichterstattung; Primärprävention; Sekundärprävention; Krankenversorgung/Tertiärprävention; Finanzierung und Steuerung) von Bedeutung sind.

1. Strukturelle und psychosoziale Bedingungen, die eine Aktivierung und direkte Partizipation sowie explizite Wahrnehmung von Gesundheitsinteressen ermöglichen bzw. fördern, sind ein positiver Beitrag zur Gesundheit der jeweiligen Bevölkerung. Betroffenenartikulation erlaubt - bis auf einige wichtige Ausnahmebereiche (Stoffe, Strahlen) -, eine frühere und präzisere Problemwahrnehmung als andere Diagnoseinstrumente. Aktivierung, Partizipation und öffentliche Diskussion erbringen wichtige Anhaltspunkte für die Gestaltung von Gesundheitsmaßnahmen, erhöhen die Durchsetzungschancen für Gesundheitsprojekte, schaffen Legitimation für gesundheitspolitische Entscheidungen und scheinen darüber hinaus einen unspezifischen Schutz gegenüber Gesundheitsbelastungen zu bieten (*social support*).
2. Gesundheitsrisiken, Erkrankungen, Bewältigungsmöglichkeiten und Lebenserwartung sind sozial ungleich verteilt. Diesem massiven sozialpolitischen Defizit kann mit der formellen Gleichheit beim Zugang zu Leistungen des kurativen, betreuenden und rehabilitativen Bereichs nicht wirksam begegnet werden. Gesundheitsforschung und -politik, die die ungleiche Chancenverteilung nach Schichten, Gruppen und Lebenslagen nicht als aktive Gestaltungsaufgabe aufgreifen, perpetuieren diese Ungleichheit, und teilweise verstärken sie diese. Wissenschaftlich und politisch ist unter der Perspektive gesundheitlich positiver Wirksamkeit eine Alternative zu teilgruppenspezifischen Konzepten und Strategien nicht erkennbar ('positive Diskriminierung' für unterprivilegierte Gruppen).
3. Die Entwicklung der Problemlagen und der Bewältigungsmöglichkeiten innerhalb und außerhalb der Medizin läßt die Konzentration der Gesundheitspolitik auf Probleme der Kurativmedizin ineffizienter und kaum noch effektiver werden. Gesundheitpolitisch geboten wäre eine Schwerpunktbildung auf Strategien spezifischer und unspezifischer Prävention sowie Gesundheitsförderung.

4. Ein Grund für die Untergewichtung der Prävention liegt in dem Umstand, daß das Medizinsystem nicht nur eine Gruppe von wissenschaftlichen Disziplinen und damit eine unverzichtbare Expertise repräsentiert, sondern sich zu einem hochvermachteten Komplex ausgewachsen hat. Expertise, ökonomische Interessen und politischer Einfluß haben sich dabei in einer Weise amalgamiert, die durch eine aktive Handhabung des Definitionsmonopols über Gesundheits- und Versorgungsprobleme auch weitgehend das Marktvolumen und die Absatzbedingungen der selbstproduzierten Leistungen bestimmt. In der Konzentration des Medizinsystems auf jene großen und unverzichtbaren Aufgaben, für die es tatsächlich kompetent und geeignet ist, sowie im gleichzeitigen Aufbau von Strukturen nicht-medizinischer Prävention und Pflege, sozialer Unterstützung und Gesundheitsförderung liegt die gesundheitspolitische Steuerungsaufgabe der Zukunft. Daß dabei Sozialwissenschaften und Medizin auf beiden Feldern eng und gleichberechtigt zusammenarbeiten müssen, scheint evident.

5. Die politische Regulierung des gesellschaftlichen Umgangs mit Gesundheitsproblemen besteht in unterschiedlichen Mischungsverhältnissen wesentlich aus Gebot/Verbot (z.B. durch staatliche oder professionelle Norm), Aushandlung (z.B. zwischen Verbänden), Verkauf/Kauf (über den Markt), Expertise (von medizinischen und nicht-medizinischen Disziplinen) und Partizipation (Aktivierung, Betroffenenkompetenz sowie Wahlen). Unter diesen üben die Regulierung über Marktmechanismen oder marktanaloge Anreizsysteme einen vielfach bestimmenden und zudem expandierenden Einfluß aus. Die dadurch hervorgebrachten Politikergebnisse entsprechen nur auf wenigen Feldern den Erfordernissen einer zielbezogenen und wirkungsorientierten Gesundheitspolitik, auf vielen Feldern führen sie zu mehr Chancenungleichheit, Qualitätsabbau und mehr „toten“ Kosten (für Wettbewerb, Bürokratie etc.). Diese Befunde begründen eine erhebliche Skepsis gegenüber der derzeit vorherrschenden Tendenz, Markt und ökonomische Konkurrenz als nahezu ubiquitär geeignete Regulierungsform anzusehen, statt nach problemspezifischen Mischformen zwischen allen verfügbaren Regulierungsformen zu suchen.

6. Ökonomische und politische Konjunkturen sowie längerfristige Trends kapitalistischer Formierung des Sozialstaats haben bedeutende Auswirkungen auf das Gewicht des Gesundheitsthemas in den verschiedenen Arenen, auf Ressourcenzuweisung, Anspruchsberechtigungen sowie auf die Durchsetzungsfähigkeit von Interessen eher unterprivilegierter Gruppen.

Jeder makro-politischen Konjunkturlage entsprechen darüber hinaus unterschiedliche Ausprägungen des Gesellschafts- und Menschenbildes. Gegenwärtig nimmt eine Sichtweise zu, in der tendenziell jeder seines Glückes Schmied und also auch verantwortlich für sein Unglück ist. Solche Ideologien und die ihnen zugrundeliegende konservative ‘Sozialidee’ (Heimann 1929) sind kaum förderlich für Konzepte der kollektiven Artikulation von gesellschaftlich bedingten Gesundheitsproblemen und der politischen Mobilisierung zur Durchsetzung von Veränderungsstrategien, die auf eine Verminderung der sozial bedingten Ungleichheit vor Krankheit und Tod abzielen. Es gehört zu den Aufgaben wissenschaftlicher Beschäftigung mit Gesundheitspolitik, darauf hinzuweisen, daß sich damit der Abstand zwischen dem gesundheitlich Möglichen und dem Tatsächlichen weiter vergrößert.

Literatur

Alber, J. (1992): Das Gesundheitswesen in der Bundesrepublik Deutschland: Entwicklung, Struktur und Funktionsweise. Frankfurt/M., New York.

Antonovsky, A. (1987): Unraveling the Mystery of Health. How People Manage Stress and Stay Well, San Francisco/London.

Bäcker, G., Bispinck, R., Hofemann, K. & Nägele, E. ([2]1989): Sozialpolitik, 2 Bände. Köln.

Behrens, J., Braun, B., Morone, J. & Stone, D. (Hrsg.) (1996): Gesundheitssystementwicklung in den USA und Deutschland. Baden-Baden.

Deppe, H.-U. (1987): Krankheit ist ohne Politik nicht heilbar. Frankfurt/M.

Deutscher Bundestag (1988): 11. Wahlperiode, Zwischenbericht der Enquete-Kommission „Strukturreform der gesetzlichen Krankenversicherung", BT-Drucksache 11/3267. Bonn.

Deutscher Bundestag (1990): 11. Wahlperiode: Endbericht der Enquete-Kommission „Strukturreform der gesetzlichen Krankenversicherung", BT-Drucksache 11/6380, Bonn 1990, auch erschienen in der Reihe Zur Sache - Themen parlamentarischer Beratung, 3/90, 2 Bände. Bonn.

Evans, R.G. (1997): Going for the Gold: The Redistributive Agenda behind Market-Based Health Care Reforms, in: Journal of Health Politics, Policy and Law, Vol. 22, No 2, 427-465.

Evans, R.G., Barer, M.L. & Marmor, Th.R. (eds.) (1994): Why are Some People Healthy and Others Not? Berlin, New York.

Forschungsgruppe Gesundheitsberichterstattung (Hrsg.) (1990): Aufbau einer Gesundheitsberichterstattung, 2 Bände. St. Augustin.

Gäfgen, G. (Hrsg.) (1988): Neokorporatismus und Gesundheitswesen. Baden-Baden.

Gerlinger, Th. et al. (Hrsg.) (1997): Nach der Reform. Jahrbuch für kritische Medizin 28. Hamburg.

Ginzberg, E. (1990): The Medical Triangle. Physicians, Politicians and the Public, Cambridge/London.

Goldbloom, R. B. & Lawrence R. S. (eds.) (1990): Preventing Disease. Beyond the Rhetoric. New York, Berlin, Heidelberg.

Grotjahn, A. (1912): Soziale Pathologie. Versuch einer Lehre von den sozialen Beziehungen der menschlichen Krankheiten als Grundlage der sozialen Medizin und der sozialen Hygiene. Berlin.

Hauß, F., Naschold, F., Rosenbrock, R. (Hrsg.) (1981): Schichtenspezifische Versorgungsprobleme im Gesundheitswesen, Forschungsbericht 55 des BMAuS. Bonn.

Heimann, E. (1929): Soziale Theorie des Kapitalismus. Tübingen (Neuausgabe Frankfurt/M. 1980).

Holland, W. W., Detels, R., & Knox, G. (eds.) ([2]1986) Oxford Textbook of Public Health, 4 Bände. Oxford, New York, Toronto.

Kühn, H. (1993): Healthismus. Eine Analyse der Präventionspolitik und der Gesundheitsförderung in den U.S.A. Berlin.

Kühn, H. (1980): Politisch-ökonomische Entwicklungsbedingungen des Gesundheitswesens. Königstein/Ts.

Labisch, A. (1992): Homo Hygienicus. Gesundheit und Medizin in der Neuzeit. Frankfurt, New York.

Lenhardt, U., Elkeles, Th. & Rosenbrock, R. (1997): Betriebsproblem Rückenschmerz. Eine gesundheitswissenschaftliche Bestandsaufnahme zu Verursachung, Verbreitung, Verhütung. Weinheim und München.

Levine, S. & Lilienfeld, A. (eds.) (1987): Epidemiology and Health Policy. New York, London.

Maxcy-Rosenau ([13]1991): Public Health and Preventive Medicine. Norwalk.

McKeown, Th. (1982): Die Bedeutung der Medizin - Traum, Trugbild oder Nemesis. Frankfurt/M.

Mielck, A. (Hrsg.) (1994): Krankheit und soziale Ungleichheit. Sozialepidemiologische Forschung in Deutschland. Opladen.

Milio, N. (1981): Promoting Health through Public Policy. Philadelphia.

Mosse, M. J. Tugendreich (1913): Krankheit und soziale Lage. München (ND Göttingen 1977).

Müller, R. & Schuntermann, M. F. (Hrsg.) (1992): Sozialpolitik als Gestaltungsauftrag. Zum Gedenken an Alfred Schmidt. Köln.

Naschold, F., Karner & W. Schönbäck, W. (Hrsg.): Systemanalyse des Gesundheitswesens in Österreich, 2 Bände. Wien [2]1978.

Naschold, F. (Hrsg.) (1985): Arbeit und Politik - Gesellschaftliche Regulierung der Arbeit und der sozialen Sicherung. Frankfurt/M., New York.

National Academy of Sciences. Institute of Medicine (1988): The Future of Public Health. Washington D.C.

Niehoff, J.-U. (1995): Sozialmedizin systematisch. Lorch.

Navarro, V. (1986): Crisis, Health and Medicine. A Social Critique. New York, London.

Roemer, M.I. (1991): National Health Systems of the World, 2 Bände, New York, Oxford.

Rosenbrock, R., Kühn, H. & Köhler, B. (Hrsg.) (1994): Präventionspolitik. Gesellschaftliche Strategien der Gesundheitssicherung. Berlin.

Rosenbrock, R. (1995): Public Health als soziale Innovation, in: Das Gesundheitswesen, 57. Jg., 140-144.

Rosenbrock, R. ([3]1987): Aids kann schneller besiegt werden - Gesundheitspolitik am Beispiel einer Infektionskrankheit. Hamburg.

Rosenbrock, R. (1982): Arbeitsmediziner und Sicherheitsexperten im Betrieb. Frankfurt, New York.

Rosewitz, B. & Webber, D.: Reformversuche und Reformblockaden im deutschen Gesundheitswesen. Frankfurt, New York.

Sachverständigenrat für die Konzertierte Aktion im Gesundheitswesen (1987 ff.): Medizinische und ökonomische Orientierung, lfd. Jahresgutachten. Baden-Baden.

Salmon, J. W. (ed.) (1990): The Corporate Transformation of Health Care. Emityville.

Schaeffer, D., Moers, M. & Rosenbrock, R. (Hrsg.) (1994): Public Health und Pflege. Zwei neue gesundheitswissenschaftliche Disziplinen. Berlin.

Schmidt, A., Jahn, E. & Scharf, B. (Hrsg.) (1987/1988): Der solidarischen Gesundheitssicherung die Zukunft, Bericht der gesundheitspolitischen Strukturkommission beim DGB-Bundesvorstand, 2 Bände. Köln.

Schmidt, M. G. (1988): Sozialpolitik - Historische Entwicklung und internationaler Vergleich. Opladen.

Schneider, M. et al. (1995): Gesundheitssysteme im internationalen Vergleich. Augsburg.

Schwartz, F.W., Badura, B., Leidl, R., Raspe, H. & Siegrist. J. (Hrsg.) (1998): Das Public Health Buch. Gesundheit und Gesundheitswesen. München, Wien, Baltimore.

Schwartz, F.W. & Busse, R. (1994): Fünf Mythen zur Effizienzsteigerung im Gesundheitswesen. In: Jahrbuch für kritische Medizin 23. Hamburg, 149-170.

Starr, P. (1982): The Social Transformation of American Medicine. New York.

Statistisches Bundesamt (Hrsg.) (1994): Gesundheitsberichterstattung des Bundes. Studienhandbuch Basisbericht. Wiesbaden.

Tennstedt, F. (1983): Vom Proleten zum Industriearbeiter. Arbeiterbewegung und Sozialpolitik in Deutschland 1800-1914. Köln.

Thiemeyer, Th. (1981): Gesundheitspolitik. In: Handwörterbuch der Wirtschaftswissenschaft (HdWW), Band 3. Stuttgart, 576-591.

Wilhelm I. (1881): Kaiserliche Botschaft zur Eröffnung der V. Legislaturperiode des Deutschen Reichstages am 17.11.1881.

Otto Backes und Frank A. Stebner

Gesundheitsrecht

1. Regelungsmaterien

Unter dem Terminus Gesundheitsrecht werden hier einige sehr unterschiedliche Gesetze zusammengefaßt, die unmittelbar oder mittelbar dem Schutz menschlicher Gesundheit dienen.[1]

Solange Krankheiten als Schicksalsschläge begriffen wurden, denen Menschen mehr oder weniger hilflos ausgesetzt waren, bestand für rechtliche Regelungen kein Anlaß. Das änderte sich jedoch in dem Maße, wie die Chancen wuchsen, Krankheiten wirksam zu behandeln, und die Erkenntnis sich verbreitete, daß gegen Krankheiten auch Vorsorgemaßnahmen getroffen werden konnten. Nunmehr entstand ein umfänglicher Regelungsbedarf, der schwerpunktmäßig vor allem um zwei Fragen kreiste:

– Wie kann die wirksame Bekämpfung von Krankheiten in personeller und sachlicher Hinsicht gewährleistet werden *(Qualitätsproblem)?*

– Wie kann eine qualitativ anspruchsvolle - ambulante und klinische - Versorgung, die nicht nur wenigen finanzkräftigen Menschen zur Verfügung stehen soll, finanziell sichergestellt werden *(Kostenproblem)?*

Beide Probleme sind eng miteinander verkoppelt und stellen den Staat immer wieder vor neue, noch ungelöste Aufgaben: So erreichen nicht zuletzt dank einer hochtechnisierten und -qualifizierten Medizin immer mehr Menschen ein höheres Lebensalter, bleiben damit aber auch im Vergleich zu früheren Zeiten erheblich länger pflegebedürftig; dieser Zustand fordert das Betreuungspersonal zu neuen pflegerischen Qualifikationen heraus und belastet das finanzielle Versorgungssystem wiederum mit enormen Kosten.

Das Gesundheitssystem muß aber nicht nur diese gleichsam klassischen Aufgaben von medizinischer Qualität und finanzieller Versorgung lösen; weitere Herausforderungen kommen hinzu. Die Erkenntnis, daß zahlreiche *Infektionskrankheiten* nicht oder nicht mehr ausreichend bekämpft werden können, wenn der Einzelne bereits an ihnen leidet, daß vielmehr schon im Entstehungsstadium

---

[1] Aus Raumgründen muß leider auf die Darstellung der zu den meisten Gesetzen ergangenen umfänglichen Rechtsprechung verzichtet werden, so z.B. auf das Arztrecht, das Recht des Patienten oder die Judikatur zum BtmG. Aus dem gleichen Grund bleiben auch die zahlreichen landesrechtlichen Gesetze und Verordnungen auf dem Gebiet des Gesundheitswesens unberücksichtigt. Vgl. zum Ganzen näher: Deutsches Gesundheitsrecht. Sammlung des gesamten Gesundheitsrechts des Bundes und der Länder. Loseblattsammlung, 2 Bände, bearb. von Lundt/Schiwy.

Einfluß genommen werden und vor allem die epidemische Verbreitung dieser Krankheiten eingedämmt werden muß, hat den Gesetzgeber schon frühzeitig zu einer Reihe von Sonderregelungen veranlaßt, deren Reichweite und Bewährung heute im Hinblick auf die Bekämpfung von Aids allerdings zur Debatte steht.

Aber nicht nur neue Krankheiten bzw. ein neues Verständnis von der Entstehung und Entwicklung von Krankheiten fordern differenzierte staatliche Regelungen heraus, auch *neue medizinische Methoden* und Leistungen fordern staatliche Grenzziehungen, um technisch möglich gewordenen Manipulationen menschlichen Lebens bereits im Vorfeld zu begegnen oder vor solchen Gefahren zu schützen, die im Rahmen gentechnischer Verfahren und gentechnischer Produkte entstehen können.

1.1 Personelle Qualifikationserfordernisse/Berufsrecht

1.1.1 Bundesärzteordnung

Die Berechtigung zur Ausübung des ärztlichen Berufes ist in der *Bundesärzteordnung* (BÄO) geregelt.[2] Danach ist die Approbation als Arzt oder die Erlaubnis zur vorübergehenden Ausübung des ärztlichen Berufes erforderlich. Auch Ärzte, die Staatsangehörige eines EWG-Mitgliedstaates sind, können unter bestimmten Voraussetzungen zur Berufsausübung in der Bundesrepublik berechtigt sein. Voraussetzung für die Erteilung der Approbation ist, daß sich der Antragsteller nicht eines Verhaltens schuldig gemacht hat, aus dem sich seine Unwürdigkeit oder Unzuverlässigkeit zur Ausübung des Arztberufes ergibt; ferner, daß der Antragsteller nach einem Studium der Medizin an einer wissenschaftlichen Hochschule von mindestens sechs Jahren die ärztliche Prüfung bestanden und danach als weiteren Teil der Ausbildung die zweijährige Tätigkeit als Arzt im Praktikum abgeleistet hat. Die Approbation ist zu widerrufen, wenn sich der Arzt nachträglich als unwürdig oder unzuverlässig erweist.

Maßgeblichen Einfluß auf die Ausgestaltung des ärztlichen Berufs üben auch die in den jeweiligen Kammerbereichen geltenden *Berufsordnungen* aus. Sie stellen nicht nur allgemeine Grundsätze der Berufsausübungen auf, sondern bestimmen oftmals bis ins einzelne: Zusammenarbeit von Ärzten, kollegiales Verhalten, Behandlung von Patienten anderer Ärzte, Schweigepflicht, Notfalldienst, Dokumentationspflicht, Zulässigkeit von in-vitro-Fertilisation, Embryotransfer, aber auch: Werbung und Anpreisung, Größe und Anbringung von Praxisschildern, Arzt und Industrie u.ä.

Bei Verstößen gegen die Berufsordnung wird die von den Kammern ausgeübte Berufsaufsicht aktiv. Diese kann in berufsgerichtlichen Verfahren auf Verwarnung, Verweis, zeitweilige Entziehung des Wahlrechts, Geldbuße bis zu der in der jeweiligen Berufsordnung festgesetzten Höhe sowie auf die Feststellung

---

[2] BÄO i.d.F. v. 16.4.1987; BGBl. I 1218; letztes ÄndG v. 27.4.1993, BGBl. I 512; 515 und v. 27.9.1993, BGBl. I 1666, 2436.

erkennen, daß der Arzt unwürdig ist, seinen Beruf weiter auszuüben. Nicht selten wird der dem Arzt vorgeworfene Verstoß gegen die Berufsordnung auch noch einen Straftatbestand erfüllen (z.B. Abrechnungsbetrug gegenüber Kassen, unterlassene Hilfeleistung). In diesen Fällen kann dann unter Umständen zu der strafrechtlichen Verurteilung auch noch die berufsgerichtliche Ahndung hinzutreten, wenn ein sogenannter „berufsrechtlicher Überhang" besteht, d.h. die Tat durch einen besonderen berufsspezifischen Bezug qualifiziert ist.

1.1.2 Heilpraktikergesetz

Wer als Nicht-Arzt („ohne als Arzt bestallt zu sein") die Heilkunde ausüben will, bedarf dazu einer Erlaubnis (§ 1 Abs.1 des Gesetzes über die berufsmäßige Ausübung der Heilkunde ohne Bestallung - *Heilpraktikergesetz,* HPrG)[3].

Das noch aus der Zeit vor dem 1. Weltkrieg stammende HPrG ging grundsätzlich von der Kurierfreiheit aus, d.h. der Freiheit für jedermann, zu behandeln und sich behandeln zu lassen. Dieser Freiheit wollte der Gesetzgeber 1939 dadurch ein Ende setzen, daß in Zukunft nur noch „in besonders begründeten Ausnahmefällen" neue Erlaubnisse erteilt werden sollten. Da diese Regelung jedoch mit der in Art. 12 Abs. 1 GG verbürgten Berufsfreiheit nicht vereinbar war, wurde die Ausnahmeklausel gestrichen; vom angestrebten „Ende des Heilpraktikergesetzes" konnte keine Rede mehr sein. Wichtigste noch fortbestehende Zulassungshindernisse sind nach der 1. Durchführungsverordnung zum HPrG in der bereinigten Fassung: wenn dem Bewerber die sittliche Zuverlässigkeit fehlt, insbesondere, wenn schwere strafrechtliche oder sittliche Verfehlungen vorliegen; ferner wenn sich aus einer Überprüfung der Kenntnisse und Fähigkeiten des Antragstellers durch das Gesundheitsamt ergibt, daß die Ausübung der Heilkunde durch den Betreffenden eine Gefahr für die Volksgesundheit bedeuten würde. Diese Überprüfung ist allerdings keine Fachprüfung; sie erstreckt sich vor allem darauf, ob der Bewerber „seine Grenzen" kennt, ob er also weiß, was er tun darf und was er dem Arzt überlassen muß.

Dem Heilpraktiker ist nicht erlaubt:

die Ausübung der heilkundlichen Tätigkeit im Umherziehen, die Ausübung der Zahnheilkunde, der Geburtenhilfe, die den Ärzten vorbehaltene Untersuchung und Behandlung von Geschlechtskrankheiten, die Vornahme von Kastrationen, die Behandlung der im Bundesseuchengesetz genannten übertragbaren Krankheiten, die Verabreichung und Verschreibung von Betäubungsmitteln sowie von verschreibungspflichtigen Arzneimitteln, die Anwendung von Röntgenstrahlen auf Menschen.

Ausübung von Heilkunde nach dem HPrG ist jede berufs- oder gewerbsmäßig vorgenommene Tätigkeit zur Feststellung, Heilung oder Linderung von Krankheiten, Leiden oder Körperschäden bei Menschen. Nach zutreffender Auffassung ist dafür nicht der subjektive Eindruck des Behandelten maßgeblich, son-

---

[3] HPrG v. 17.2.1939, RGBl. I 251, ÄndG v. 2.3.1974, BGBl. I 469, 550.

dern die Anwendung ärztlichen Fachwissens. Das bedeutet, daß - unabhängig von zivil- oder strafrechtlicher Haftung - das HPrG denjenigen nicht schützt, der an irgendeinen Hokuspokus eines Geistheilers, Gesundbeters oder Wunderheilers glaubt, vielmehr nur den, der an Personen gerät, die ärztliche Fachkenntnisse anwenden, ohne Arzt oder Heilpraktiker zu sein.

1.1.3 Bundesapothekerverordnung

Im Dienst „der Gesundheit des einzelnen Menschen und des gesamten Volkes" steht auch der Apotheker, der dazu berufen ist, die Bevölkerung ordnungsgemäß mit Arzneimitteln zu versorgen. Die näheren Voraussetzungen seiner Approbation regelt die *Bundes-Apothekerordnung*[4].

1.1.4 Andere Heilberufe

Zulassungsvoraussetzungen zu *anderen Heilberufen* finden sich in folgenden Gesetzen und Verordnungen:

– Gesetz über die *Berufe in der Krankenpflege* vom 4.6.1985, BGBl. I 893, letztes ÄndG vom 27.4.1993, BGBl. I 512, 523, und vom 27.9.1993, BGBl. I 1666, 2436; Ausbildungs- und PrüfungsVO für die Berufe in der Krankenpflege vom 16.10.1985, BGBl. I 1973, letztes ÄndG vom 27.4.1993, BGBl. I 512, und 2436;

– Gesetz über den Beruf der *Hebamme und des Entbindungspflegers* vom 4.6.1985, BGBl. I 902, letztes ÄndG vom 27.4.1993, BGBl. I 512, 521, und vom 27.9.1993, BGBl. I 1666, 2436; Ausbildungs- und PrüfungsVO für Hebammen und Entbindungspfleger in der Neufassung vom 16.3.1987, BGBl. I 929, letztes ÄndG vom 27.4.1993, BGBl. I 512, 2436;

– Gesetz über die *Berufe in der Physiotherapie* (Masseur- und PhysiotherapeutenG - MPhG) vom 26.5.1994, BGBl. I 1084; Ausbildungs- und PrüfungsVO für Masseure und medizinische Bademeister idF vom 6.12.1994, BGBl. I 3770; Ausbildungs- und PrüfungsVO für Physiotherapeuten vom 6.12.1994, BGBl. I 3786;

– Gesetz über *technische Assistenten in der Medizin* (MTA-G) vom 2.8.1993, BGBl. I 1402;

– Gesetz über den Beruf der *Orthoptistin* und des *Orthoptisten* vom 28.11.1989, BGBl. I 2061; letztes ÄndG vom 8.3.1994, BGBl. I 446; Ausbildungs- und PrüfungsVO für Orthoptistinnen und Orthoptisten vom 21.3.1990, BGBl. I 563;

– Gesetz über den Beruf des *Rettungsassistenten* und der *Rettungsassistentin* vom 10.7.1989, BGBl. I 1384; Ausbildungs- und PrüfungsVO für Ret-

---

[4] Bundes-Apothekerordnung i.d.F. v. 19.7.1989, BGBl. I 1478, 1842; letztes ÄndG v. 27.4.1993, BGBl. I 512, und v. 27.9.1993, BGBl. I 1666, 2436.

tungsassistentinnen und Rettungsassistenten vom 7.11.1989, BGBl. I 1966; letztes ÄndG vom 8.3.1994, BGBl. I 446, 449;

- Gesetz über den Beruf des *pharmazeutisch-technischen Assistenten* vom 18.3.1968, BGBl. I 228; letztes ÄndG vom 23.8.1994, BGBl. I 2189; Ausbildungs- und PrüfungsO für pharmazeutisch-technische Assistenten vom 12.8.1969, BGBl. I 1200.

1.2 Arzneimittelsicherheit

1.2.1 Gesetz über den Verkehr mit Arzneimitteln - Arzneimittelgesetz (AMG)[5]

Zweck des Gesetzes ist es, im Interesse einer ordnungsgemäßen Arzneimittelversorgung von Mensch und Tier für die Sicherheit im Verkehr mit Arzneimitteln, insbesondere für die Qualität, Wirksamkeit und Unbedenklichkeit der Arzneimittel zu sorgen, kurz: optimale Arzneimittelsicherheit zu gewährleisten. Dazu sah sich der Gesetzgeber vor allem durch die Erfahrungen aus der Contergan-Katastrophe gedrängt: Durch das neue AMG sollte eine wirksamere Überwachung von Arzneimittelrisiken erreicht werden.

Der Gesetzgeber ersetzte deshalb zunächst das bis dahin übliche bloße Registrieren von Arzneimitteln durch ein *staatliches Zulassungsverfahren*. In diesem Verfahren muß der Arzneimittelhersteller zahlreiche Unterlagen, namentlich die Ergebnisse aus analytischen, pharmakologisch-toxikologischen und klinischen Prüfungen sowie entsprechende Gutachten beibringen. Das Bundesgesundheitsamt prüft sodann die vorgelegten Unterlagen und entscheidet über die Zulassung. Es versagt die Zulassung unter anderem dann, wenn dem Arzneimittel die vom Antragsteller angegebene Wirksamkeit fehlt oder wenn der begründete Verdacht besteht, daß es bei bestimmungsgemäßem Gebrauch schädliche Wirkungen hat, die über ein nach den Erkenntnissen der medizinischen Wissenschaft vertretbares Maß hinausgehen. Auch nach der Zulassung wird die Überwachung des Arzneimittels fortgesetzt. Das Gesetz verpflichtet den pharmazeutischen Hersteller, dem BGA unverzüglich jeden ihm bekanntgewordenen Verdachtsfall einer Nebenwirkung oder einer Wechselwirkung mit anderen Mitteln anzuzeigen, die die Gesundheit schädigen können, sowie schwere gesundheitsgefährdende Mißbrauchsfälle. Das BGA muß seinerseits die ihm vom Unternehmen oder von Ärzten mitgeteilten Arzneimittelrisiken zentral erfassen, auswerten und die zu ergreifenden Maßnahmen im Rahmen eines Stufenplans bestimmen und koordinieren. Das BGA kann sodann unter anderem Auflagen anordnen (z.B. auf die Gestaltung und Kennzeichnung oder Packungsbeilage einwirken, Warnhinweise anordnen), das Inverkehrbringen von Arzneimitteln untersagen, deren Rückruf anordnen und diese sicherstellen.

---

5 AMG i.d.F. v. 19.10.1994, BGBl. 3018.

Ein weiteres Kernstück des AMG betrifft die *Haftung* des Unternehmens für Arzneimittelschäden. Das Gesetz sieht vor, daß der Produzent für die Schäden haftet, die bei bestimmungsgemäßem Gebrauch des Arzneimittels entstehen und die über ein nach den Erkenntnissen der medizinischen Wissenschaft vertretbares Maß hinausgehen und ihre Ursachen im Bereich der Entwicklung oder der Herstellung haben; ferner für Schäden, die infolge einer nicht den Erkenntnissen der medizinischen Wissenschaften entsprechenden Kennzeichnung, Fehlinformation oder Gebrauchsinformation eingetreten sind. Die Haftung ist unabhängig von einem Verschulden des Herstellers (Gefährdungshaftung); sie ist in der Höhe limitiert: im Falle der Tötung oder Verletzung eines Menschen nur bis zu einem Kapitalbetrag von 1 Million DM (oder einer jährlichen Rente von 60.000 DM); im Falle der Tötung oder Verletzung mehrerer Menschen durch das gleiche Arzneimittel bis zu 200 Millionen DM. Der Unternehmer hat durch den Abschluß einer Haftpflichtversicherung oder durch eine Freistellungs- oder Gewährleistungsverpflichtung eines inländischen Kreditinstituts dafür Vorsorge zu treffen, daß die entsprechenden Summen im Schadensfall auch zur Verfügung stehen (Deckungsvorsorge).

Trotz des beim BGA zentrierten Überwachungssystems, der Anzeigepflicht von Arzneimittelrisiken und dem generellen, auch strafbewehrten Verbot, bedenkliche Arzneimittel in Verkehr zu bringen, kann das Auftreten *schädlicher Nebenwirkungen* nicht ausgeschlossen werden. Schon die gesetzliche Definition des „bedenklichen Arzneimittels“ läßt deutlich erkennen, daß den Arzneimitteln schädliche Nebenwirkungen grundsätzlich immanent sind. Danach sind, wie schon erwähnt, Arzneimittel „bedenklich ..., bei denen nach dem jeweiligen Stand der wissenschaftlichen Erkenntnisse der begründete Verdacht besteht, daß sie bei bestimmungsgemäßem Gebrauch schädliche Wirkungen haben, die über ein nach den Erkenntnissen der medizinischen Wissenschaft vertretbares Maß hinausgehen.“ Konkret bedeutet dies, daß schädliche Nebenwirkungen hinzunehmen sind, wenn der therapeutische Wert des Arzneimittels überwiegt; dabei sind Häufigkeit und Schwere der Nebenwirkungen der Schwere der Krankheit gegenüberzustellen. Bei dieser Schaden-Nutzen-Abwägung bestimmt die medizinische Wissenschaft, ob sich die schädlichen Wirkungen noch im vertretbaren Rahmen halten. Abgesehen davon, daß das vertretbare Maß nur nach medizinischen Erkenntnissen festgelegt wird, jedoch psychologische oder soziologische Forschungsergebnisse ausgeblendet sind (z.B. bei der Bestimmung des Nutzwertes von Psychopharmaka), fehlt eine gesetzlich statuierte systematische Erforschung von Arzneimittelnebenwirkungen; diese aber wäre allererst Voraussetzung dafür, daß das im AMG vorgesehene Überwachungs- und Kontrollsystem effektiv funktioniert und daß nicht - wie bisher - mehr der Zufall darüber entscheidet, ob schädliche Nebenwirkungen erfaßt werden.

1.2.2 Arzneimittelmarkt

Um die Qualität der Arzneimittel zu sichern, und somit aus gesundheitspolitischen Gründen, schreibt das AMG vor, daß Arzneimittel nur in Apotheken verkauft werden dürfen *(sog. Apothekenmonopol).* Das gilt ausnahmslos für verschreibungspflichtige Arzneimittel. Doch ist der Trend unverkennbar, den Umfang der nicht verschreibungspflichtigen Arzneimittel, die zum Verkauf in Apotheken sowie im Einzelhandel außerhalb von Apotheken unter bestimmten Voraussetzungen freigegeben sind, zu erweitern, so betrug der Anteil der frei verkauften Arzneimittel, die der Patient selbst auswählt und bezahlt *(Selbstmedikation)*, im ersten Quartal 1991 rund ein Drittel der abgesetzten Arzneimittel. Es handelt sich bei diesen OTC-Medikamenten („over the counter") vor allem um Schmerz-, Erkältungs- und Stärkungsmittel. Die Freigabe rezeptpflichtiger Medikamente sowie die Erweiterung der Negativliste dürften zu einem weiteren Wachstum dieses Marktes in den nächsten Jahren führen. Dadurch wird zwar eine nicht unerhebliche finanzielle Entlastung der Kassen erzielt; doch birgt die fehlerhafte Behandlung mit selbstverordneten Medikamenten auch gesundheitliche Risiken, deren dann notwendige ärztliche Behandlung wiederum zu Folgekosten führen kann.

Obwohl die Hersteller von Arzneimitteln daran interessiert sind, für ihre Produkte zu werben, und Patienten, die sich im Wege der Selbstmedikation Medikamente besorgen, auch erwarten, sich über deren Wirkungen vorab informieren zu können, läßt das *Gesetz über die Werbung auf dem Gebiet des Heilwesens*[6] zum Schutz der Gesundheit nur eine sehr eingeschränkte Werbung zu. Auch wenn dem Einzelnen das Recht zusteht, sich selbst zu behandeln, so soll er doch vor der Beeinflussung durch eine irreführende Werbung bewahrt werden, die ihn veranlassen könnte, nutzlose oder schädliche Mittel zu kaufen oder solche Methoden anzuwenden; so werden z.B. in einer Anlage zu diesem Gesetz zahlreiche Krankheiten und Leiden aufgezählt, für die keinerlei Publikumswerbung (wohl aber Fachkreiswerbung) betrieben werden darf.

Eine gewichtige Rolle in der Werbung des pharmazeutischen Herstellers spielen die von ihm beauftragten hauptberuflichen *Pharmaberater.* Sie suchen die Angehörigen von Heilberufen auf, um sie über Arzneimittel fachlich zu informieren, und umgekehrt Beobachtungen von ihnen über Arzneimittelrisiken ihrem Auftraggeber mitzuteilen (§§ 75, 76 AMG). Ihre Tätigkeit ist insbesondere darauf gerichtet, Ärzte in ihrer Verordnungs- und Therapiegewohnheit zugunsten des vertretenen Unternehmens und der von ihm vertriebenen Arzneimittel zu beeinflussen. Da auch medizinische Fachzeitschriften weitgehend von der Pharmaindustrie finanziert werden, sind die Chancen der Ärzte, sich unabhängig von der Pharmaindustrie Informationen über die angebotenen Produkte zu verschaffen, zwar nicht ausgeschlossen, aber minimal.

Werbeverbot, Verschreibungs- und Apothekenpflichtigkeit der meisten Arzneimittel sind aus gesundheitspolitischen Gründen eingeführt worden; sie und andere gesetzliche Regelungen verhindern jedoch auch einen freien Wettbewerb auf dem Arzneimittelsektor. Es kann deshalb nicht verwundern, daß die

---

6 Gesetz über die Werbung auf dem Gebiet des Heilwesens i.d.F. v. 19.10.1994, BGBl. I 3068; letztes ÄndG v. 25.10.1994, BGBl. I 3082, 3115

Pharmaindustrie sich als wirtschaftliche Unternehmen, die Gewinne erzielen müssen, die Vorteile eines wettbewerblich eingeschränkten Marktes zunutze gemacht hat: sie beeinflußt massiv das Verschreibungsverhalten der Ärzte, bedient sich der Apotheker als Verkäufer, denen die Kassen nach Abzug eines geringen Nachlasses den von den Herstellern festgesetzten Endpreis für Arzneimittel bezahlen. Diese gesetzlich vielfach abgesicherte Indienstnahme von Ärzten und Apothekern durch die Pharmaindustrie trägt entscheidend mit zu ihren Gewinnen bei. Bemühungen um eine Kostendämpfung auf dem Arzneimittelsektor können deshalb nur erfolgreich sein, wenn sie die beherrschende Marktstellung dieses Industriezweiges durch strukturelle Maßnahmen verändern.

1.2.3 Betäubungsmittelgesetz

Ebenso wie das AMG, dessen Zweck nicht nur die Herstellung der Arzneimittelsicherheit, sondern auch die Verhinderung des Arzneimittelmißbrauchs ist, verfolgt das Gesetz über den Verkehr mit Betäubungsmitteln - *Betäubungsmittelgesetz* (BtmG)[7] das Ziel, den Umgang mit Betäubungsmitteln im Hinblick auf die von ihnen ausgehenden Gesundheitsgefährdungen durch restriktive Vorschriften einzuschränken und zu kontrollieren. So fordert das Gesetz für die Herstellung und den Handel mit Betäubungsmitteln grundsätzlich eine Erlaubnis, die bei fehlender Sachkenntnis oder mangelnder persönlicher Zuverlässigkeit zu versagen ist, darüber hinaus bedarf es für jeden Einzelfall der Ein- und Ausfuhr einer Genehmigung; umgekehrt bedürfen auch Erwerber von Betäubungsmitteln einer Erlaubnis oder Genehmigung. Strengen Regelungen ist auch die ärztliche Verschreibung von Betäubungsmitteln an Patienten in ärztlich begründeten Fällen unterworfen.

Kernstück des BtmG sind jedoch die Bestimmungen, die den Rauschgifthandel und -konsum mit Strafe bedrohen, um der stetig anwachsenden Rauschgiftkriminalität Herr zu werden. Die strafrechtliche Verfolgung der Konsumenten wird mit dem Argument gerechtfertigt, daß nur so an die Dealer heranzukommen sei. Gleichwohl ergibt eine Bestandsaufnahme, daß die Zahl der Drogentoten von Jahr zu Jahr steigt, der Kreis der Drogenabhängigen sich vergrößert und die sogenannte Beschaffungskriminalität dramatisch zunimmt. Diese Entwicklung konnte weder durch den 'V-Mann-Einsatz' in der Szene noch durch die Einführung einer Kronzeugenregelung gebremst werden (d.i. Strafmilderung für denjenigen, der z.B. durch Preisgabe von Hintermännern, Vertriebswesen oder Herstellungsstätten dazu beiträgt, daß die Tat über seinen eigenen Tatbeitrag hinaus aufgedeckt werden kann). Gleiches gilt für die gesetzgeberischen Bemühungen, dem Grundsatz „Therapie statt Strafe" mehr Raum zu geben, von der Verfolgung der Kleinkriminalität Drogensüchtiger abzusehen, Substitutionsbehandlungen begrenzt zuzulassen oder gar die Verwendung „weicher" Drogen aus der Strafbarkeit ganz herauszunehmen. So hilfreich und entlastend diese Maßnahmen im Einzelfall auch sein können, sie vermögen das international

[7] BtmG i.d.F. v. 1.3.1994, BGBl. I 358; letztes ÄndG v. 4.4.1996, BGBl. I 582.

und mit mafiosen Mitteln agierende Kartell der Drogenhersteller und -dealer nicht aufzubrechen. Rechtspolitisch sollten deshalb jene Vorschläge mehr Beachtung finden, die darauf abzielen, die Herstellungs- und Vertriebssysteme des Drogenmarktes dadurch zusammenbrechen zu lassen, daß der Staat selbst die kostenlose und ärztlich kontrollierte Abgabe von Drogen an Abhängige einführt. Diese „Übernahme" könnte den illegalen Milliardengeschäften der Drogenhersteller und -händler den gewinnträchtigen Boden entziehen, die Beschaffungskriminalität entfallen lassen und die Chancen erhöhen, auch therapeutisch an die nicht mehr in die Illegalität abgedrängten Drogenabhängigen heranzukommen.

1.3 Verhütung und Bekämpfung von Infektionskrankheiten

1.3.1 Bundesseuchengesetz

Mit dem Gesetz zur Verhütung und Bekämpfung übertragbarer Krankheiten beim Menschen - *Bundesseuchengesetz*[8] trägt der Gesetzgeber, wie schon in der Benennung des Gesetzes zum Ausdruck kommt, der Erkenntnis Rechnung, daß bei der Eindämmung von Infektionskrankheiten den Verhütungsmaßnahmen Vorrang vor den Bekämpfungsmaßnahmen zukommt.

Das Gesetz sieht von einer Einzelaufzählung von Krankheiten, wie z.B. Pokken, Cholera oder Fleckfieber, ab und erfaßt generell die „übertragbaren Krankheiten", das sind die durch Krankheitserreger verursachten Krankheiten, die unmittelbar oder mittelbar auf den Menschen übertragen werden können. Für bestimmte, im Gesetz ausdrücklich genannte Krankheiten oder Verdachtsfälle sind für Ärzte, Pfleger oder Anstaltsleiter namentliche Meldepflichten gegenüber den Gesundheitsämtern statuiert. Die Behörden können sodann geeignete, im Gesetz näher bezeichnete Verhütungsmaßnahmen ergreifen, auch Schutzimpfungen anordnen. Eine Behandlungspflicht für den Erkrankten besteht nicht; das Recht zur Behandlung haben nur Ärzte. Eine zentrale Rolle bei der Bekämpfung von Infektionskrankheiten kommt den im Gesetz vorgesehenen „Schutzmaßnahmen" zu; darunter fallen: Beobachtungen, Absonderung des Kranken sowie Untersagung der Berufsausübung.

1.3.2 Gesetz zur Bekämpfung von Geschlechtskrankheiten

Eine Sonderregelung gegen Infektionskrankheiten enthält das *Gesetz zur Bekämpfung von Geschlechtskrankheiten*[9].

Es ist nur anwendbar auf die vier im Gesetz genannten Geschlechtskrankheiten. Dem Infizierten ist unter Strafandrohung Geschlechtsverkehr - auch ehelicher - sowie Blutspenden oder Stillen untersagt. Unter ausdrücklicher Einschränkung

---

[8] BundesseuchenG i.d.F. v. 18.12.1979, BGBl. I 2262; letztes ÄndG v. 24.3.1997, BGBl. I 594.

[9] GeschlechtskrankheitenG v. 23.7.1953, BGBl. I 700; letztes ÄndG v. 2.8.1994, BBl. I 1963, 1983

der entsprechenden Grundrechte kann die Befolgung der Untersuchungs- und Behandlungspflicht des Infizierten auch durch Anwendung von Zwangsmitteln durchgesetzt werden; Einschränkungen der Berufsausübung sind ebenfalls zulässig.

Da das Gesetz von dem Gedanken beherrscht ist, daß Geschlechtskrankheiten wirksam nur bekämpft werden können, wenn die „Ansteckungsquellen" ausgeschlossen werden, sind dem allein behandlungsberechtigten Arzt weitgehende Nachforschungspflichten auferlegt. Er muß durch Befragen des Infizierten die mutmaßliche Quelle der Ansteckung sowie die Personen ermitteln, auf die er die Geschlechtskrankheit übertragen haben könnte. Der Patient wird verpflichtet, dazu wahrheitsgemäße und vollständige Angaben zu machen. Der Arzt hat sodann darauf „hinzuwirken", daß sich die ermittelten Personen sofort freiwillig in ärztliche Beobachtung oder ärztliche Behandlung begeben; kommen sie dem nicht nach, muß er sie dem Gesundheitsamt melden.

1.3.3 Regelungen zur Immunschwächekrankheit AIDS

Die Diskussion um die Frage, ob das vorhandene rechtliche Instrumentarium einen Beitrag dazu leisten kann, die weitere Ausbreitung der Immunschwäche *Aids* zu verlangsamen, erstreckte sich auch auf die Anwendungsmöglichkeiten der beiden vorgenannten Gesetze. Das Geschlechtskrankheitengesetz scheidet schon deshalb aus, weil Aids nicht zu den dort genannten Geschlechtskrankheiten gehört. Die weitreichende Definition der „übertragbaren Krankheiten" im Bundesseuchengesetz erfaßt hingegen auch Aids. Gleichwohl wäre die direkte Anwendung dieses Gesetzes auf HIV-Infizierte und Aids-Kranke problematisch, wie die in der politischen Debatte gelegentlich geforderte und als seuchenrechtlich für zulässig erachtete Absonderung oder „Kasernierung" von aids-kranken Prostituierten zeigt. Denn ein wesentlicher Unterschied zwischen den bekannten Infektionskrankheiten und Aids liegt darin, daß sich der Nicht-Infizierte vor einer Ansteckung mit Aids durch eigene Schutzmaßnahmen bewahren kann, was bei den sonstigen Infektionskrankheiten nicht möglich ist. Deshalb ist wohl die wichtigste und derzeit wirksamste Strategie zur Eindämmung dieser Krankheit die Aufklärung der Bevölkerung über die Übertragungswege und über die Vermeidung dieser Übertragungswege durch eigene Präventionsmaßnahmen.

Dies ist auch die Kernthese des Endberichts der Enquête-Kommission „Aids" vom 26.5.1990[10], in dem ausdrücklich betont wird, daß der Einsatz rechtlich möglicher seuchenpolizeilicher Mittel allgemein und im Einzelfall auch von den plausibel davon ausgehenden erwünschten und unerwünschten Wirkungen abhängig zu machen sei, die sie für die Einstellung, das Verhalten und das Vertrauen der von den Maßnahmen unmittelbar oder mittelbar Betroffenen hätten. Die Kommission spricht sich deshalb konkret dafür aus, für HIV-Infektion und Aids-Erkrankung keine namentliche Meldepflicht einzuführen

[10] Bundestagsdrucksache 11/7200.

und die HIV-Infektion nicht in den Katalog der Krankheiten des Geschlechtskrankheitengesetzes aufzunehmen. Im übrigen schlägt die Kommission vor, in das Bundesseuchengesetz einen bereichsspezifischen Datenschutz einzufügen, der vor allem die Übermittlung von Gesundheitsdaten an andere öffentliche Stellen und Dritte regelt.

Der umfassende Endbericht enthält eine ausführliche Erörterung des vielschichtigen Themas „Aids und Recht" (Abschnitt C des Berichts), aufgegliedert in zehn Komplexe:

- Steuernde Wirkung des Rechts auf Verhalten und Gesellschaft;
- Seuchenrecht und verfassungsrechtliche Vorgaben (dazu auch die zusammenfassenden Empfehlungen im Abschnitt B);
- Strafbarkeit des ungeschützten Geschlechtsverkehrs HIV-Infizierter;
- Schweigepflicht und Zeugnisverweigerungsrecht für Mitarbeiter in anerkannten Beratungsstellen für Aids-Fragen;
- Arzt- und krankenhausrechtliche Aspekte der HIV-Infektion;
- Arbeitsrechtliche Aspekte der HIV-Infektion und Aids-Erkrankung;
- Öffentliches Dienstrecht und Aids;
- Sozialrechtliche Aspekte der HIV-Infektion und Aids-Erkrankung;
- Prostitution und Aids;
- Ausländerrecht und Aids.

Insgesamt ist der Bericht in der zutreffenden Einsicht verfaßt, daß dem Recht nur in eingeschränkter Weise eine bewußtseinsprägende und ethische Werte vermittelnde Kraft zukommt und daß deswegen - neben der Aufklärung als wichtigster Strategie der Prävention - nur flankierende administrative Maßnahmen erforderlich sein können.

1.4 Neue medizinische Technologien

1.4.1 Gentechnikgesetz

Das *Gesetz zur Regelung der Gentechnik*[11] befaßt sich mit Problemen, die sich aus der heute möglich gewordenen Anwendung der Gentechnikmethoden nicht nur in wissenschaftlicher Forschung, sondern auch in gewerblicher Produktion ergeben. Es verfolgt das Ziel, Leben und Gesundheit von Menschen und Tieren sowie die Umwelt vor möglichen Gefahren gentechnischer Verfahren und Produkte zu schützen und dem Entstehen solcher Gefahren vorzubeugen. Aus diesem Grund wird die erstmalige Durchführung gentechnischer Anlagen einem

---

[11] GentechnikG i.d.F. v. 16.12.1993, BGBl. I 2066; letztes ÄndG v. 24.6.1994, BGBl. 1416, 1419.

Genehmigungsverfahren unterworfen, das die jeweiligen gentechnischen Arbeiten mitumfaßt. Weitere gentechnische Arbeiten sind nach Risikograden in bis zu vier Sicherheitsstufen aufgeteilt und dementsprechend unterschiedlichen Kontrollmaßnahmen unterworfen (z.B. wird vor Entscheidung über Errichtung und Betrieb gentechnischer Produktionsanlagen der Sicherheitsstufe 2 bis 4 ein Anhörungsverfahren mit Beteiligung der Öffentlichkeit vorgeschrieben). Vor der Entscheidung über die Genehmigung soll die zuständige Behörde über das Bundesgesundheitsamt eine Stellungnahme der „Zentralen Kommission für die Biologische Sicherheit" über sicherheitstechnische Maßnahmen einholen, der unter anderem Experten aus den Bereichen Biologie, Genetik und Ökologie angehören.

Den Gesundheitsschutz will das Gesetz vor allem durch folgende Maßnahmen gewährleisten: die Verpflichtung des Betreibers gentechnischer Arbeiten zur eigenverantwortlichen Gefahrenabwehr und Risikovorsorge; staatliche Kontrollmaßnahmen vor der Inbetriebnahme gentechnischer Anlagen und der Aufnahme gentechnischer Arbeiten; eine nachgehende Überwachung; verschuldungsunabhängige Gefährdungshaftung bis zu 160 Millionen DM und entsprechende Deckungsvorsorge; Straf- und Bußgeldvorschriften im Falle der Verletzung von Anmelde-, Aufzeichnungs-, Vorlage- oder Überwachungspflichten sowie Handeln ohne Genehmigung.

Unmittelbar nach dem Gentechnikgesetz wurden fünf Begleit-Verordnungen verabschiedet, deren wichtigste die Sicherheitsverordnung[12] sein dürfte, die Regelungen zu der Frage enthält, ob und welche Sicherheitsrisiken bei der Herstellung und dem Umgang mit gentechnisch veränderten Organismen entstehen, wie solche Risiken zu bewerten sind und wie ihrer Verwirklichung vorgebeugt werden kann.

Angesichts des Umstandes, daß mit diesem Gesetz in jeder Hinsicht Neuland betreten wird, daß durch die in die Umwelt gebrachten veränderten biologischen Organismen irreversible Prozesse in Gang gesetzt und durch die künstlich hergestellten gentechnischen Organismen bisher bestehende biologische Zustände nachteilig verändert werden können, täuschen die auch zum Schutz der Gesundheit erlassenen Genehmigungs-, Überwachungs- sowie Straf- und Bußgeldvorschriften mehr Beherrschbarkeit und Sicherheit der Gentechnik vor, als die gentechnischen Produzenten zur Zeit aufgrund der allgemeinen Unerfahrenheit und Unklarheit über zukünftige Auswirkungen gentechnischer Produktion und gentechnischer Produkte tatsächlich gewährleisten können. Zwar wird zur Propagierung der Gentechnik immer wieder auf die sich damit eröffnenden Chancen bei der Bekämpfung heute noch nicht heilbarer Krankheiten oder auf die Möglichkeit zur Herstellung neuer Nahrungsmittel hingewiesen, doch stimmt es bedenklich, wenn sich der Bundestag dennoch nicht mehrheitlich entschließen konnte, das Gentechnikgesetz ausschließlich am Ziel des Schutzes von Mensch und Umwelt zu orientieren.

---

[12] Gentechnik-SicherheitsVO i.d.F. v. 14.3.1995, BGBl. I 297.

1.4.2 Embryonenschutzgesetz

Die neuen Möglichkeiten bei der menschlichen Fortpflanzung, die sich durch in-vitro-Fertilisation und Gentechnologie ergeben, ließen auch Manipulationstechniken zu, denen der Gesetzgeber durch eine klare Grenzziehung Einhalt gebieten mußte. Dies ist im *Gesetz zum Schutz von Embryonen - Embryonenschutzgesetz*[13] - geschehen.

Bei der Abwägung der hier in Betracht kommenden Rechtsgüter orientierte sich der Gesetzgeber vor allem an den Werten der Menschenwürde und des Lebens sowie am Kindeswohl. Aus diesem Grunde wurden folgende Verbote aufgestellt:

- der gezielten Erzeugung menschlicher Embryonen zu Forschungszwecken;
- der extrakorporalen Befruchtung einer größeren Anzahl menschlicher Eizellen, als für einen einmaligen Behandlungsversuch benötigt werden;
- der Übertragung von mehr als drei Embryonen innerhalb eines Zyklus der Frau;
- der Befruchtung von mehr als drei Eizellen durch intratubaren Gametentransfer innerhalb eines Zyklus;
- der Verwendung von Embryonen zu fremdnützigen, d.h. nicht der Erhaltung des Embryos dienenden Zwecken;
- des Gentransfers in menschliche Keimbahnzellen;
- des Klonens, d.h. der gezielten Erzeugung genetisch identischer Menschen;
- der gezielten Erzeugung von Chimären- und Hybridwesen aus Mensch und Tier;
- der gezielten Festlegung des Geschlechts des künftigen Kindes;
- der Mitwirkung an der Entstehung sogenannter „gespaltener Mutterschaften", bei denen genetische und austragende Mutter nicht identisch sind;
- der Übertragung fremder Eizellen auf eine Frau;
- der Durchführung einer künstlichen Befruchtung oder der Übertragung eines Embryos bei einer Frau, die sich bereit erklärt hat, ihr Kind nach der Geburt Dritten zu überlassen;
- des künstlichen Bewirkens, daß eine menschliche Samenzelle in eine menschliche Eizelle eindringt, bzw. künstliches Verbringen der Samen- in eine Eizelle, ohne damit eine Schwangerschaft bei einer Frau herbeiführen zu wollen, von der die Eizelle stammt. Mit diesem Verbot sollen Bestrebungen unterbunden werden, menschliche Eizellen vor Abschluß des Befruch-

[13] ESchG v. 13.12.1990, BGBl. I 2746.

tungsvorgangs, aber nach Ausbildung der männlichen und weiblichen Vorkerne zu Forschungszwecken zu verwenden oder auf Vorrat einzufrieren.

Darüber hinaus bestimmt das Gesetz, daß die künstliche Befruchtung, die Übertragung eines Embryos auf eine Frau und die Konservierung eines Embryos sowie einer Eizelle nur ein Arzt vornehmen darf.

1.4.3 Adoptionsvermittlungsgesetz

Schon vor Erlaß des Embryonenschutzgesetzes sah sich der Gesetzgeber veranlaßt, ein Teilproblem der durch die Fortpflanzungsmedizin möglich gewordenen Entwicklung aufzugreifen, und zwar die Vermittlung von Ersatzmutterschaften. Im *Gesetz über die Vermittlung der Annahme als Kind und über das Verbot der Vermittlung von Ersatzmüttern (AdVermiG)*[14] wurden die Ersatzmuttervermittlung sowie entsprechende Anzeigen untersagt. Das Verbot war erforderlich, weil immer mehr kinderlose Paare sich ihren Kinderwunsch durch Nutzung der Gebärfähigkeit einer anderen Frau erfüllten und damit Schwangerschaften zu Dienstleistungen und Kinder zu Objekten rechtsgeschäftlicher Vereinbarungen wurden, wobei dritte Personen eine zumeist kommerzielle Vermittlertätigkeit ausübten. Die Strafvorschrift, in der die Ersatzmuttervermittlung sowie entsprechende Anzeigen erfaßt sind, nimmt allerdings die Ersatzmutter selbst sowie die Bestelleltern von der Strafbarkeit aus.

2. Grenzziehung ärztlichen Handelns

2.1 Besondere gesetzliche Regelungen für psychisch Kranke

Lange Zeit war die Behandlungssituation für psychisch Kranke im Vergleich zu körperlich Kranken erheblich schlechter. Fehlende medizinische Behandlungsmöglichkeiten hatten zur Folge, daß diese Kranken isoliert und in Anstalten verwahrt wurden. Eine deutliche Verbesserung ihrer Lage trat vor allem mit der Anwendung von Psychopharmaka ein, da sich nunmehr neue Behandlungsformen der Prävention, Therapie und Rehabilitation entwickeln ließen. Zusammen mit inzwischen ebenfalls weiterentwickelten Untersuchungstechniken und Therapieformen sowie einer sich in ihrem Selbstverständnis wandelnden Psychiatrie entstand ein umfängliches und differenziertes Behandlungsangebot in Krankenhäusern, bei Gesundheitsämtern und Ärzten, wie z.B. teilstationäre Versorgung in Tages- und Nachtkliniken, in Übergangsheimen, beschützenden Werkstätten, betreuten Wohngemeinschaften und Einzelwohnungen, Patientenklubs und ambulanten Diensten[15].

---

[14] AdVermiG i.d.F. v. 27.11.1989, BGBl. I 2016; letzte ÄndVO v. 26.2.1993, BGBl. I 278.

[15] So Eberhard/Erdmann/Link: Hilfen, Schutzmaßnahmen und Maßregelvollzug bei psychischen Krankheiten in Nordrhein-Westfalen; Handbuch PsychKG-MRVG, [3]1988, S. 1.

Diesem therapeutischen Wandel mußten auch die gesetzlichen Regelungen Rechnung tragen. Man begann in immer mehr Bundesländern damit, die alten „Unterbringungsgesetze“ auf *„Gesetze über Hilfen und Schutzmaßnahmen bei psychischen Krankheiten (PsychKG)“* umzustellen[16].

Durch diese Umbenennung sollte nicht nur eine positivere Terminologie gewählt, sondern vor allem die veränderte Zweckrichtung des Gesetzes zum Ausdruck gebracht werden: im Vordergrund steht die Fürsorge für den psychisch Kranken, die sich in vor- und nachgehenden Hilfen niederschlägt; diese Hilfen, ärztlich geleitete Beratung und Betreuung in der Zuständigkeit der Gesundheitsämter, sollen den Kranken befähigen, ein der Gemeinschaft angepaßtes Leben zu führen; sie sollen möglichst frühzeitig eingesetzt werden, um eine für den Kranken nachteilige Entwicklung zu vermeiden, insbesondere seine Unterbringung zu verhindern oder sie zu verkürzen und in ambulante Maßnahmen zu überführen.

Sind solche Hilfen jedoch nicht ausreichend oder nicht möglich, sieht das Gesetz die Unterbringung des Kranken vor, d.h. seine Einweisung und sein Verbleib in einem angeschlossenen psychiatrischen Krankenhaus oder einer Entziehungsanstalt für Suchtkranke gegen seinen Willen oder im Zustand der Willenlosigkeit. Die Voraussetzungen für eine derartige Unterbringung sind detailliert geregelt; die unterzubringende Person muß an einer Psychose, einer psychischen Störung, die in ihrer Auswirkung einer Psychose gleichkommt, einer Suchtkrankheit oder an Schwachsinn leiden, und es muß durch ihr krankhaftes Verhalten gegen sich (z.B. Gefahr des Selbstmords oder körperlicher Selbstschädigung) oder andere eine gegenwärtige, anders nicht abwendbare Gefahr für die öffentliche Sicherheit oder Ordnung bestehen.

Die fehlende Bereitschaft, sich behandeln zu lassen, rechtfertigt für sich allein keine Unterbringung. Die Unterbringung wird auf Antrag der örtlichen Ordnungsbehörde vom Amtsgericht angeordnet, dem Antrag soll das Zeugnis eines Arztes beigefügt werden. In besonders dringlichen Fällen kann die Ordnungsbehörde mit einem entsprechenden ärztlichen Zeugnis auch ohne vorherige gerichtliche Entscheidung eine „sofortige Unterbringung“ anordnen; der Untergebrachte ist in diesem Fall jedoch bis zum Ablauf des folgenden Tages zu entlassen, wenn nicht das Amtsgericht bis dahin die Unterbringung und deren sofortige Wirksamkeit angeordnet hat. Darüber hinaus sieht das Gesetz eine „einstweilige Unterbringung“ bis zur Dauer von zwei Monaten vor, die insbesondere zur Vorbereitung eines Gutachtens erforderlich sein kann. Schließlich regelt das Gesetz noch die „sonstige Unterbringung“, das ist die frühere sogenannte endgültige Unterbringung. Ihre gerichtliche Anordnung setzt ein Gutachten ei-

[16] Die Grundkonzeptionen der Unterbringungsgesetze bzw. der Gesetze über Hilfen und Schutzmaßnahmen bei psychischen Krankheiten weichen allerdings in den einzelnen Ländern nicht unerheblich voneinander ab. Im Text wird vor allem Bezug genommen auf das nordrhein-westfälische PsychkG vom 2.12.1969 (GV.NW.S.872), zuletzt geändert durch Gesetz vom 18.12.1984 (GV.NW.1985, S. 14).

nes in der Psychiatrie erfahrenen Arztes sowie eine Stellungnahme des Gesundheitsamtes voraus.

Die PsychKG der Länder enthalten ferner in der Regel Bestimmungen über die Betreuung während der Unterbringung, die Beendigung der Unterbringung (hier ist insbesondere auf die Möglichkeit einer vorläufigen Entlassung hinzuweisen, wenn beispielsweise durch medikamentöse Behandlung eine Gefährdung ausgeschlossen werden kann) sowie der Kostentragung.

Nicht nur die Gesetze über Hilfen und Schutzmaßnahmen bei psychischen Krankheiten (bzw. die Unterbringungsgesetze) der Länder sehen eine Unterbringung vor, auch das in die Kompetenz des Bundesgesetzgebers fallende Strafrecht kennt die Unterbringung in einem psychiatrischen Krankenhaus bzw. in einer Entziehungsanstalt (§§ 63, 64 StGB). Der entscheidende Unterschied zur Unterbringung nach dem PsychKG liegt darin, daß das StGB die freiheitsentziehende Maßregel nur dann zuläßt, wenn der psychisch kranke Täter eine rechtswidrige Straftat im Zustand der Schuldunfähigkeit oder der verminderten Schuldfähigkeit begangen hat, sein Tun also mehr war als eine Gefahr für die öffentliche Sicherheit, und der Richter prognostiziert, daß von dem Täter wegen der fehlenden oder verminderten Schuldfähigkeit erhebliche rechtswidrige Taten in Zukunft zu erwarten sind und er deshalb für die Allgemeinheit gefährlich ist. Bei einer Einweisung in eine Entziehungsanstalt ist die Prognose erforderlich, daß der Täter infolge seines Hanges, alkoholische Getränke oder andere berauschende Mittel im Übermaß zu sich zu nehmen, erhebliche rechtswidrige Taten begehen wird.

Während das StGB die Voraussetzungen dafür angibt, wann eine grundsätzliche freiheitsentziehende Maßnahme angeordnet werden darf, regeln die *Maßregelvollzugsgesetze* der Länder die Durchführung dieser Unterbringung[17].

Ziel der Maßregelvollzugsgesetze ist keinesfalls die bloße Verwahrung der untergebrachten Patienten, sondern vor allem ihre durch Behandlung und Betreuung anzustrebende Befähigung, ein in die Gemeinschaft eingegliedertes Leben zu führen[18]. Behandlung und Betreuung kommt deshalb kein Sanktionscharakter zu; sie müssen vielmehr therapeutischen und pädagogischen Erfordernissen Rechnung tragen. Unter größtmöglicher Annäherung an allgemeine Lebensbedingungen sollen sie Mitarbeit und Verantwortungsbewußtsein des Patienten wecken und fördern; dazu sollen die Einrichtungen mit geeigneten Personen, Organisationen, Behörden und Einrichtungen der Wissenschaft und Forschung zusammenarbeiten. Um das gesetzgeberische Ziel einer eigenständigen und gesetzestreuen Lebensführung eines Patienten zu erreichen, statuieren die Maßre-

---

[17] Zwar hat der Bund auch dafür die konkurrierende Gesetzgebungszuständigkeit; in § 138 StVollzG hat er jedoch auf diese Zuständigkeit grundsätzlich verzichtet, so daß die Länder verpflichtet waren, den Maßregelvollzug gesetzlich zu regeln.

[18] Vgl. z.B. § 1 des nordrhein-westfälischen Gesetzes über den Vollzug freiheitsentziehender Maßregeln in einem psychiatrischen Krankenhaus und einer Entziehungsanstalt (Maßregelvollzugsgesetz - MRVG) vom 18.12.1984 (GV.NW. 1985, S. 14); letztes ÄndG v. 29.4.1992 (GV.NW. 1992, S. 174).

gelvollzugsgesetze ausführlich auch die Rechte des Patienten sowie Planung und Gestaltung der Unterbringung.

Die Zielsetzung der Maßregelvollzugsgesetze und der Gesetze über Hilfen und Schutzmaßnahmen bei psychischen Krankheiten stellen gewiß einen bedeutenden Fortschritt in der staatlichen Reaktion auf psychisch kranke Menschen dar. Es steht aber außer Frage, daß die Proklamierung derartiger Ziele in Gesetzestexten allerdings nur wenig bewirkt, wenn nicht auch eine entsprechende Umsetzung in organisatorischer, personeller und sächlicher Hinsicht erfolgt. Dies freilich wirft enorme Kostenprobleme auf, deren Lösung jedoch zur Zeit noch keineswegs befriedigend geregelt ist, so daß leider der Alltag psychisch Kranker von der Utopie der Gesetze oftmals noch weit entfernt ist.

2.2 Transplantationsgesetz

Am 1.12.1997 ist das Gesetz über die Spende, Entnahme und Übertragung von Organen (Transplantationsgesetz - TPG) in Kraft getreten[19]. Ziel des Gesetzes ist es, die Spende und Entnahme von Organen zum Zwecke der Übertragung auf andere Menschen (Transplantation) zivil- und strafrechtlich abzusichern, sowie im Zusammenhang mit der Entnahme, Vermittlung und Übertragung bestimmter Organe auch die Tätigkeit und Zusammenarbeit von Transplantationszentren, Koordinierungs- und Vermittlungsstellen zu organisieren. Zudem wird der Organhandel verboten und unter Strafe gestellt.

Das Gesetz regelt die Organentnahme bei lebenden und toten Organspendern. Die im Gesetzgebungsverfahren lange Zeit heftig umstrittene Organentnahme bei toten Organspendern ist nunmehr grundsätzlich möglich, wenn

1. der Organspender in die Organentnahme eingewilligt hatte,
2. der Tod des Organspenders nach Regeln, die dem Stand der Erkenntnisse der medizinischen Wissenschaft entsprechen, festgestellt ist (Gesamthirntod) und
3. der Eingriff durch einen Arzt vorgenommen wird.

Die Entnahme von Organen ist unzulässig, wenn die Person, deren Tod festgestellt ist, der Organentnahme widersprochen hatte.

Wäre die Organentnahme allerdings nur zulässig in den Fällen ausdrücklicher Zustimmung des toten Organspenders zu seinen Lebzeiten, könnte dieses Spendenaufkommen den großen Bedarf bestimmter Organe bei weitem nicht decken. Der Gesetzgeber hat deshalb folgende Erweiterungen vorgesehen:

Liegt weder eine schriftliche Einwilligung noch ein schriftlicher Widerspruch des möglichen Organspenders vor, ist dessen nächster Angehöriger zu befragen, ob ihm von diesem eine Erklärung zur Organspende bekannt ist. Ist auch dem Angehörigen eine solche Erklärung nicht bekannt, so ist die Organent-

[19] TPG v. 5.11.1997, BGBl. I 2631.

nahme nur zulässig, wenn ein Arzt den Angehörigen über eine in Frage kommende Organentnahme unterrichtet und dieser ihr zugestimmt hat. Bei dieser Entscheidung hat der Angehörige den mutmaßlichen Willen des Toten zu „beachten".

Diese Formulierung läßt die Interpretation zu, daß der Angehörige bei seiner Entscheidung nicht allein den vermeintlichen Willen des Verstorbenen zu artikulieren, sondern ihn nur als einen Faktor neben anderen Faktoren, z.B. neben seinen eigenen oder allgemeinen Wertvorstellungn zu berücksichtigen hat. Diese sehr weitgehende und nicht unbedenkliche Deutung entspricht in der Tendenz auch der Rechtsprechung des Bundesgerichtshofes. Dieser hat in einem Urteil vom 13.9.1994 (BGHSt 40, 257) für den Fall des Behandlungsabbruches bei unheilbar Erkrankten entschieden: Lassen sich auch bei der gebotenen sorgfältigen Prüfung konkrete Umstände für die Feststellung des individuellen mutmaßlichen Willens des Kranken nicht finden, so kann und muß auf Kriterien zurückgegriffen werden, die allgemeinen Wertvorstellungen entsprechen. Während der BGH hier jedoch ausdrücklich Zurückhaltung für geboten hält und anmahnt, daß im Zweifel der Schutz menschlichen Lebens Vorrang vor persönlichen Überlegungen des Arztes, eines Angehörigen oder einer anderen beteiligten Person habe, fehlen in der Formulierung des TPG vergleichbare einschränkende Kriterien, wenn der Angehörige den mutmaßlichen Willen des Toten nur zu „beachten" hat; das Fehlen dieser Einschränkungen, das dem Angehörigen faktisch eine eigene, nur nicht im Widerspruch zum Willen des Verstorbenen stehende Entscheidungsbefugnis einräumt, wird auch nicht dadurch erträglicher, daß der Angehörige seine Entscheidung in einer bestimmten Frist widerrufen kann oder daß er nur dann zu einer Entscheidung befugt ist, wenn er in den letzten zwei Jahren vor dem Tod des möglichen Organspenders zu diesem persönlichen Kontakt hatte.

Bei der Ermittlung des mutmaßlichen Willens des möglichen Organspenders kann ein eventuell vorhandenes sogenanntes „Patiententestament", wenn seine Abfassung nicht allzuweit zeitlich zurückliegt, hilfreich sein. Allerdings dürften in Zukunft im Rahmen der Vertretung in Gesundheitsangelegenheiten, aber auch der Beendigung bisher durchgeführter lebenserhaltender Maßnahmen, die mit Sicherheit binnen kurzer Zeit zum Tod des Kranken führt, sowie der Entscheidung über eine Organentnahme, die nach dem Tode zu Transplantationszwecken durchgeführt werden soll, zwei durch das am 1.1.1992 in Kraft getretene Betreuungsgesetz zugelassene Rechtsinstitute zunehmend an Bedeutung gewinnen: die Betreuungsverfügung und die (Alters-)Vorsorgevollmacht.

Die Bedeutung der Betreuungsverfügung liegt darin, daß der Betreute die Person des Betreuers (früher: Vormund) selbst bestimmen kann. Ohne eine solche Verfügung bestellt das Vormundschaftsgericht eine geeignete Person, die in dem vom Gericht bestimmten Aufgabenkreis die Angelegenheiten des Betreuten zu besorgen hat. Betreuer können auch Betreuungsvereine sein. Die Einwilligung des Betreuers in eine Heilbehandlung oder in einen ärztlichen Eingriff bedarf allerdings der Zustimmung des Vormundschaftsgerichtes, wenn die begründete Gefahr besteht, daß der Betreute aufgrund der Maßnahme stirbt oder einen schweren gesundheitlichen Schaden erleidet. Erst recht bedarf es in Fällen des Behandlungsabbruches einer Genehmigung durch das Vormundschaftsgericht.

Der zu Betreuende kann jedoch für den Betreuungsfall anstelle eines von ihm (oder dem Vormundschaftsgericht) benannten Betreuers einer Person seines besonderen Vertrauens eine Vorsorgevollmacht erteilen. Dieser Bevollmächtigte hat eine erheblich freiere Stellung als ein Betreuer, der vom Gericht überwacht wird; anders als der Betreuer braucht der Bevollmächtigte keine vormundschaftsgerichtliche Genehmigung bei der Einwilligung in ärztliche Maßnahmen. Gleiches hat wohl auch für die Entscheidung zu gelten, ob nach dem Tod des Bevollmächtigenden Organe zu Transplantationszwecken entnommen werden dürfen. Die gegenüber dem Vormundschaftsgericht bestehende größere Freiheit des Bevollmächtigten hat ihren Grund darin, daß der Bevollmächtigende durch die Vorsorgevollmacht sein besonderes Vertrauen der von ihm bevollmächtigten Person gleichsam vorbehaltlos geschenkt hat, und diese Willensentscheidung deshalb als Ausübung seines Selbstbestimmungsrechtes (auch vom Vormundschaftsgericht) zu respektieren ist. Für eine derart weitreichende (Alters-)Vorsorgevollmacht ist zwar keine Schriftform vorgeschrieben, aber zu empfehlen.

2.3 *Gesetzliche Regelungen und Freiheit des Einzelnen*

Führt man sich die Fülle rechtlicher Regelungen im Gesundheitswesen vor Augen und bedenkt man den hohen Grad der Professionalisierung dieses Gebietes, dann drängt sich der Eindruck auf, daß nur noch Fachleute darüber entscheiden und entscheiden können, welches Mittel und welche Methode für den kranken Menschen im konkreten Fall richtig und hilfreich ist. Die Gefahr, daß dadurch der Einzelne zum bevormundeten Opfer - selbstverständlich wohlgemeinter - therapeutischer Bemühungen von Ärzten werden könnte, ist unübersehbar. Der unter Ärzten weitverbreitete Satz „salus aegroti suprema lex“ ist Ausdruck dieser Haltung. Es ist das Verdienst einer von Medizinern oft mißverstandenen Rechtsprechung, daß sie demgegenüber immer wieder betont, „voluntas aegroti suprema lex“ und damit die Ärzte dazu anhält, den Patienten durch angemessene und differenzierte Aufklärung über die diagnostizierte Krankheit und ihre Behandlungsmöglichkeiten in den Stand zu setzen, Vorteile und Risiken eines ärztlichen Eingriffs abzuwägen und sich selbst zu entscheiden. Es liegt in der Konsequenz dieses Ansatzes der Rechtsprechung, daß der Arzt dann auch eine aus seiner Sicht völlig „unsinnige“ Entscheidung des Patienten, z.B. die Ablehnung einer lebensrettenden Behandlung, als Ausdruck seiner freien Persönlichkeit zu respektieren hat. Wie aber dem Recht auf freie Entfaltung der Persönlichkeit und der Menschenwürde angesichts der neuen Methoden in der Fortpflanzungsmedizin, vor allem aber in der Gentechnologie die notwendige Beachtung verschafft werden kann, wird in Zukunft sowohl für den Gesetzgeber wie auch für die Rechtsprechung eine immer schwieriger zu lösende Aufgabe.

3. Systeme der Absicherung von Krankenkosten

3.1 Gesetzliche Krankenversicherung

Die gesetzliche Krankenversicherung ist eine der fünf Säulen der Sozialversicherung: Krankenversicherung, Pflegeversicherung, Unfallversicherung, Rentenversicherung, Arbeitslosenversicherung. Nach der Mikrozensus-Befragung des Statistischen Bundesamtes von 1993 sind 88,6 % der Bevölkerung entweder unmittelbar oder vermittelt über die Familienversicherung versichert. Mitglied einer privaten Krankenversicherung sind 9,0 % der Bevölkerung; 2,2 % haben besondere Sicherungsformen, insbesondere eine Beihilfeberechtigung als Beamte, 0,2 % haben keine Sicherung. Unterschieden werden Pflichtversicherte (genau festgelegter Personenkreis in § 5 SGB V) und freiwillig Versicherte (§ 9 SGB V). Unterschiede im Leistungsrecht ergeben sich für beide Personenkreise nicht.

Träger der gesetzlichen Krankenversicherung sind acht verschiedene Kassenarten mit regionaler, berufsständischer oder branchenspezifischer Ausrichtung. Auch das Sozialgesetzbuch - 5. Buch (SGB-V) hat hier keine Änderung eingeführt. Die Träger der Sozialversicherung sind rechtsfähige Körperschaften des öffentlichen Rechts mit Selbstverwaltung (§ 29 Abs. I Sozialgesetzbuch - 4. Buch). Die Selbstverwaltung wird durch die Versicherten und die Arbeitsgeber ausgeübt (§ 29 Abs. 2 Sozialgesetzbuch - 4. Buch). Die Krankenkassen unterliegen staatlicher Aufsicht, die sich auf die Beachtung von Gesetz und sonstigem Recht erstreckt, das für sie maßgebend ist (§ 87 Abs. 1 Sozialgesetzbuch - 4. Buch). In den einzelnen Kassenarten sind Landes- und Bundesverbände gebildet, denen nach dem SGB-V bestimmte Aufgaben obliegen und die z.B. Honorarverhandlungen mit den Verbänden der Kassenärzte und Kassenzahnärzte führen.

Die gesetzliche Krankenversicherung gliederte sich 1995 in acht Kassenarten (Grafik nach Krimmel & Schirmer, Stand 01.01.1996):

Kassenart	Anzahl der Krankenkassen	Anzahl der Mitglieder (in Millionen)
Allgemeine Ortskrankenkassen	52	22,0
Betriebskrankenkassen	784	5,2
Innungskrankenkassen	100	2,9
Landwirtschaftliche Krankenkassen	19	0,7
Bundesknappschaft	1	1,2
Seekrankenkasse	1	0,05
Angestellten-Ersatzkassen	7	17,4
Arbeiter-Ersatzkassen	8	0,9

Die Versicherten haben seit dem 01.01.1996 grundsätzlich freie Wahl zwischen den einzelnen Kassen. Die Angestellten-Ersatzkassen stehen deshalb z.B. auch Arbeitern offen.

Das Wahlrecht ist gesetzlich festgelegt (§ 175 Sozialgesetzbuch - Fünftes Buch - SGB-V). Die gewählte Krankenkasse darf die Mitgliedschaft nicht ablehnen. Der Versicherungspflichtige ist an die Wahl der Krankenkasse mindestens 12 Monate gebunden. Eine Kündigung der Mitgliedschaft ist mit einer Frist von drei Monaten zu Ende des Kalenderjahres möglich (§ 175 Abs. 4 SGB V). Die Kündigung wird wirksam, wenn das Mitglied innerhalb der Kündigungsfrist eine Mitgliedschaft bei einer anderen Krankenkasse durch eine Mitgliedsbescheinigung nachweist. Da es erhebliche Unterschiede in der Erstattungspraxis der Krankenkassen - auch örtliche bei den bundesweiten Krankenkassen - gibt, kann oft ein Wechsel der Krankenkasse günstig sein. Zum Ende des darauffolgenden Jahres nach Beginn der Mitgliedschaft kann wieder in eine andere Krankenkasse gewechselt werden.

Leistungen der gesetzlichen Krankenversicherung sind im Dritten Kapitel des SGB-V beschrieben. Hierzu gehören im wesentlichen:

– Leistungen zur Förderung der Gesundheit,
– Leistungen zur Verhütung von Krankheiten,
– Leistungen zur Früherkennung von Krankheiten (Krebsfrüherkennungsuntersuchung, Kinderuntersuchungen, Gesundheitsuntersuchungen),
– Leistungen bei Krankheit (Krankenbehandlung, Krankengeld),
– Leistungen bei Schwerpflegebedürftigkeit,
– Sterbegeld,
– Haushaltshilfe (als Regelleistung bei Krankenhausbehandlung),
– Kuren,
– Häusliche Krankenpflege,
– Mutterschaftshilfe (einschließlich Schwangerenvorsorge).

Die Strukturen der gesetzlichen Krankenversicherung sind beherrscht durch das Sachleistungsprinzip. Dies hat historische Wurzeln, denn schon ihre Vorläufer erbrachten Leistungen „in natura“. Das Sachleistungsprinzip wird insbesondere von Ärzten kritisiert. Es wird verantwortlich dafür gemacht, daß der Patient keine Beziehung zu den tatsächlichen Kosten seiner Behandlung habe und deshalb eine medizinisch nicht zu rechtfertigende Anspruchs- und Verbrauchsmentalität entstehe.

Mit dem Zweiten GKV-Neuordnungsgesetz hat der Gesetzgeber zum 01.07.1997 auch Pflichtversicherten eine Wahlmöglichkeit eingeräumt: „Versicherte können anstelle der Sach- oder Dienstleistung Kostenerstattung für Leistungen wählen, die sie von dem im Vierten Kapitel genannten Leistungserbringern in Anspruch nehmen... Der Anspruch auf Erstattung besteht höchstens in Höhe der Vergütung, die die Krankenkasse bei Erbringung als Sachleistung zu tragen hätte. Die Satzung hat das Verfahren der Kostenerstattung zu regeln. Die Satzung kann dabei auch bestimmen, daß die Versicherten an ihre Wahl der Kostenerstattung für einen in der Satzung festgelegten Zeitraum gebunden sind." (§ 13 Abs. 2 SGB V).

Die gesetzliche Krankenversicherung wird gesetzlich durch das Sozialgesetzbuch - Fünftes Buch (SGB-V) geregelt. Es ist am 01.01.1989 in Kraft getreten und hat insoweit die Reichsversicherungsordnung aus dem Jahre 1911 abgelöst. Auch das SGB-V ist in der Zwischenzeit durch zahlreiche Gesetze geändert worden, zuletzt mit dem Zweiten GKV-Neuordnungsgesetz zum 01.07.1997. Neben dem Gesetz bestimmen Rechtsverordnungen (z.B. Verordnung über unwirtschaftliche Arzneimittel in der gesetzlichen Krankenversicherung), Richtlinien (z.B. Richtlinien des Bundesausschusses der Ärzte und Krankenkassen über die Einführung neuer Untersuchungs- und Behandlungsmethoden) sowie vertragliche Vereinbarungen (z.B. Bundesmantelvertrag Ärzte) die Ausgestaltung der gesetzlichen Krankenversicherung. Das starre System wird zunehmend als unzweckmäßig eingestuft. Der Gesetzgeber hat seit dem 01.07.1997 Krankenkassen mehr Spielraum gegeben. Krankenkassen können in ihrer Satzung Leistungen, von genannten Ausnahmen abgesehen, für alle bei ihr Versicherten erweitern (§ 56 Abs. 1 SGB-V). Krankenkassen werden so die Möglichkeit haben, Leistungen, die von ihren Versicherten zwar gewünscht werden, aber umstritten sind (z.B. „Alternativmedizin") in den Versicherungsschutz einzubeziehen. Dadurch entstehende Mehrkosten müssen allerdings von den Mitgliedern dieser Krankenkasse getragen werden (§ 56 Abs. 4 SGB-V).

Trotz ständiger Änderungen des Krankenversicherungsrechts in den vergangenen Jahrzehnten, auch nach Einführung des SGB-V, steht die gesetzliche Krankenversicherung nach wie vor unter dem Druck der Kostensteigerung. Die immer subtiler werdenden Veränderungen mit einer Anpassung an gesellschaftliche und medizinische Umwandlungen haben zu einem komplizierten Regelwerk mit Berücksichtigung unterschiedlichster Interessen und einer relativ starren Bürokratie geführt. Das System ist für die Versicherten praktisch nicht durchschaubar, so daß Leistungsveränderungen (z.B. wesentlich erhöhte Zuzahlungen zu Arzneimitteln seit dem 01.07.1997) vielfach auf Unverständnis stoßen. Der Ausgabenanstieg kann auch auf das Verhalten der Versicherten zurückgeführt werden. Im übrigen werden hierfür das Verhalten der Leistungserbringer, kostenintensive und innovative technisierte Medizin, dogmatische naturwissenschaftliche Medizin und die höhere Lebenserwartung der Bevölkerung als Ursache gesehen. Das neue Recht der gesetzlichen Krankenversicherung (SGB V ab 01.01.1989) hat die Kostenentwicklung nur kurzzeitig zurückdrängen können. Dies wird sich vermutlich auch durch andere gesetzliche Eingriffe nicht ändern. Möglicherweise werden Strukturen der privaten Krankenversicherung übernommen werden müssen. Danach könnte eine Grundsicherung für alle Versicherten Pflicht sein, währenddessen andere Leistungen (z.B. Kuren) gewählt werden können, aber auch durch individuelle Beitragssteigerung bezahlt werden müssen. Fraglich ist, in wie weit sich bei einem solchen Modell der Arbeitgeber außerhalb der Grundsicherung an den Beitragssätzen beteiligen muß.

Am 01.07.1991 ist die Verordnung über unwirtschaftliche Arzneimittel in der gesetzlichen Krankenversicherung in Kraft getreten, die eine große Anzahl bisher als kassenüblich geltender Arzneimittel als „unwirtschaftlich" wertet. Therapiefreiheit des Vertragsarztes und Selbstbestimmungsrecht des Patienten können durch solche Maßnahmen tangiert sein. Diese Gefahr besteht auch in einer intensiven Wirtschaftlichkeitskontrolle des Vertragsarztes durch Prüfgremien (§ 106 SGB-V). Besondere Therapierichtungen, (Naturheilverfahren, Biologische Medizin) werden dort teilweise, an den Parametern der naturwissenschaftlich orientierten Schulmedizin gemessen, nicht anerkannt. Dies kann zu Schadensersatzforderungen gegenüber dem Vertragsarzt (Arzneimittelregreß) oder Honorarkürzungen führen. Zwar sind besondere Therapierichtungen, wie Homöopathie, Phytotherapie und anthroposophische Medizin nicht ausgeschlossen (§ 2 Abs. 1 Satz 2 SGB-V), die Umsetzung einer pluralistischen Medizin ist jedoch nur ansatzweise vorhanden.

Mit dem SGB-V neu eingeführt ist § 70 Abs. 7: Die Krankenkassen und die Leistungserbringer haben durch geeignete Maßnahmen auf eine humane Krankenbehandlung ihrer Versicherten hinzuwirken. Manche Kostenträger versuchen, diese für die Versicherten und die Leistungen wichtige Prämisse als bloße Absichtserklärung des Gesetzgebers abzuwerten. Jedoch handelt es sich bei der „humanen Krankenbehandlung" nicht nur um einen bloßen Programmsatz, sondern um unmittelbar geltendes Recht (Wiegand 1995, Rdnr. 2 zu § 70 SGB-V; Dalichau & Grüner, Anm. IV zu § 70). „Es bindet Kassen und Leistungserbringer (Kassenärzte) unmittelbar in ihren Rechtsbeziehungen und bestimmt den Inhalt der kassenärztlichen Versorgung. Das untergesetzliche Recht (Satzungen, Verträge, Richtlinien) ist nach diesen Grundsätzen anzuwenden und auszulegen" (Wiegand 1995).

3.2 Private Krankenversicherung

Die private Krankenversicherung ist dem Privatversicherungsrecht, also dem Privatrecht zuzuordnen. Versicherung und Versicherungsnehmer stehen sich als Vertragspartner auf einer Stufe gegenüber. Für sie besteht Abschlußfreiheit, und sie können den Versicherungsvertrag weitgehend frei aushandeln. Bei der Gestaltung des Vertrages ist der Versicherungsnehmer schutzbedürftig, weshalb die Allgemeinen Versicherungsbedingungen und die Tarife durch das Bundesaufsichtsamt für das Versicherungswesen aufgrund des Versicherungsaufsichtsgesetzes genehmigt werden müssen. Während hier eine relative Freiheit, insbesondere hinsichtlich des Abschlusses des Versicherungsvertrages, besteht, ist die gesetzliche Krankenversicherung im Kern eine öffentlichrechtliche Zwangs-Versicherung, die der privatrechtlichen Vertragsfreiheit weitgehend entzogen ist. Ihre Strukturen sind gesetzlich vorgeschrieben und neben dem Versicherungsprinzip existieren Elemente des sozialen Ausgleichs.

In der gesetzlichen Krankenversicherung sind Alter und Gesundheitszustand für den Beitrag unerheblich und für alle Versicherten die Leistungen gleich. Dagegen wird in der privaten Krankenversicherung jeder Versicherte nach seinem individuellen Risiko eingestuft. Der Beitrag ist abhängig vom gewählten Versicherungsumfang, dem Gesundheitszustand, dem Geschlecht und dem Eintrittsalter. Innovativ bieten die privaten Krankenversicherer Mitgliedern in der gesetzlichen Krankenversicherung Verträge an, durch die Leistungskürzungen aufgefangen werden.

Nach den einheitlichen, von allen privaten Krankenversicherern verwendeten Allgemeinen Versicherungsbedingungen bietet der Versicherer Versicherungsschutz für Krankheiten, Unfälle und andere im Vertrag genannte Ereignisse. Versicherungsfall ist die medizinisch notwendige Heilbehandlung einer versicherten Person wegen Krankheit oder Unfallfolgen (§ I Abs. 2 Allgemeine Versicherungsbedingungen).

Während der Vertragsarzt bei der Inanspruchnahme von Sachleistungen durch die Behandlung per Versichertenkarte die Krankenkasse bindend verpflichtet, überprüft der Versicherer die vom Versicherungsnehmer eingereichten Liquidationen und Rezepturen auf ihre medizinische Notwendigkeit hin. Nur wenn diese angenommen wird, erhält der Versicherte eine Kostenerstattung. Die Rechtsprechung erkennt deshalb dem Arzt eine Aufklärungspflicht über die wirtschaftlichen Folgen seiner Behandlung zu (BGH NJW 83, 2630 = MedR 83, 109). Dabei hat er auch über die Leistungspflicht einer privaten Krankenversicherung bei zur Schulmedizin alternativer Therapie zu informieren (OLG Frankfurt NJW 88, 778; LG Düsseldorf MedR 86, 208). Begründet wird dies damit, daß der Arzt über die mit der Kostenerstattung zusammenhängenden Fragen wesentlich besser unterrichtet sei und der Patient nicht die kostenmäßige und versicherungstechnische Komponente der Behandlung überblicken könne.

Die „medizinische Notwendigkeit der Heilbehandlung" ist zuletzt durch das Urteil des Bundesgerichtshofes vom 10.07.1996 (AZ: IV ZR 133/95) definiert worden. Eine „medizinisch notwendige" Heilbehandlung liegt dann vor, wenn es nach den objektiven medizinischen Befunden und Erkenntnissen im Zeitpunkt der Vornahme der ärztlichen Behandlung vertretbar war, sie als notwendig anzusehen. Zu weit geratener Versicherungsschutz wird durch sog. sekundäre Risikoabgrenzungen zugunsten des Versicherers wieder korrigiert. Einschränkungen der Leistungspflicht sind insbesondere in § 5 Allgemeine Versicherungsbedingungen (MB/KK) formuliert, z.B. für ambulante Heilbehandlung in einem Heilbad oder Kurort.

Literatur

Bach, Peter & Moser, Hans ([2]1993): Private Krankenversicherung, MB/KK und MB/KT - Kommentar, München.
Dalichau, Gerhard & Grüner, Hans (1989 ff.): Gesetzliche Krankenversicherung, Sozialgesetzbuch - Fünftes Buch, Kommentar, Loseblattsammlung, Starnberg.
Kasseler Kommentar: Sozialversicherungerecht, Loseblattsammlung, München.
Krauskopf, Dieter: Soziale Krankenversicherung, Pflegeversicherung, Kommentar, Loseblattsammlung, München.
Krimmel, Lothar & Schirmer, Horst D. (1991): Handbuch für den Vertragsarzt, Loseblattsammlung, Köln.
von Maydell, Roland ([2]1996): Sozialrechtshandbuch (SRH), Neuwied.
Prölss, Martin ([25]1992): Versicherungevertragsgesetz, München.
Schulin, Bertram (1994): Handbuch des Sozialversicherungsrechts, Band 1, Krankenversicherungsrecht, München.
Straub, Klaus (1997): Gesetzliche Krankenversicherung, SGB V, München.
Wiegand, Dietrich ([3]1995): Kassenarztrecht, Kommentar zu den §§ 69 bis 106 SGB V mit dem Zulassungs- und Vertragsrecht, Heidelberg.

Hans Adam und Klaus-Dirk Henke

Gesundheitsökonomie

1. Gegenstand und Aufgaben einer ökonomischen Analyse des Gesundheitswesens

Stünden Ressourcen in beliebiger Art und Menge kostenlos zur Verfügung, wäre eine ökonomische Analyse des Gesundheitswesens nicht erforderlich. Erst aus der Begrenztheit der verfügbaren Mittel, verbunden mit den vielfältigen Bedürfnissen nach mehr und besseren Gesundheitsleistungen, ergibt sich die Notwendigkeit wirtschaftlichen Handelns auch im Gesundheitsbereich.

Diese allgemeine Begründung wird durch eine Reihe lösungsbedürftiger Fragen präzisiert (Abbildung 1), deren Beantwortung sich in jeder Gesellschaft stellt. So ist darüber zu entscheiden, wieviel Mittel auf das Gesundheitswesen entfallen, wenn verschiedene Aufgabenbereiche (Bildung, Wohnungsbau, Verkehr etc.) um die knappen Ressourcen konkurrieren. Darüber hinaus ist zu klären, in welchem Ausmaß die Mittel, die für Gesundheitszwecke bereitstehen (Gesundheitsquote), auf die verschiedenen Leistungsarten, wie vorbeugende und betreuende Maßnahmen, Behandlung, Krankheitsfolgeleistungen oder Ausbildung und Forschung, verteilt werden. Auch innerhalb der einzelnen Leistungsbereiche ist über die weitere Mittelverwendung zu entscheiden. Wird beispielhaft die Behandlung herausgegriffen, kann nach ambulanter und stationärer Behandlung, stationärer Kurbehandlung, nach Arzneien, Heil- und Hilfsmitteln sowie Zahnersatz differenziert werden. Schließlich lassen sich die etwa der stationären Behandlung zur Verfügung gestellten Ressourcen ihrerseits auf verschiedene medizinische Fächer (Psychiatrie, Chirurgie, Inneres, Gynäkologie etc.) zuordnen. Mit jeder dieser Entscheidungen wird bewußt oder unbewußt darüber befunden, welche Krankheiten in welchem Umfang behandelt werden können. Davon wiederum bleibt der Gesundheitsstand der Bevölkerung nicht unbeeinflußt.

Im Rahmen einer stärker makroökonomischen Analyse des Gesundheitswesens werden unter allokativem Aspekt gesamtwirtschaftliche Produktionsfunktionen erforscht, um den Zusammenhang zwischen einer Verbesserung des Gesundheitsstandes und einer erhöhten oder anders strukturierten Ressourcenverfügbarkeit im Gesundheitswesen zu erkennen. Verteilungspolitische Aspekte stehen zur Diskussion, wenn die Erreichbarkeit und Zugänglichkeit von Gesundheitseinrichtungen, gruppenspezifische Krankheitsmuster und regionale Versorgungsunterschiede analysiert werden. Hervorzuheben sind auch die über die versicherungsimmanente Umverteilung hinausgehenden Wirkungen, die von Regelungen der Gesetzlichen Krankenversicherung (GKV) auf die Einkommensverteilung ausgehen. Unter stabilitätspolitischem Aspekt wird einerseits die Abhängigkeit des Gesundheitswesens und seiner Finanzierung von konjunkturellen Entwicklungen und wirtschaftlichem Strukturwandel untersucht (Sachverständigenrat für die Konzertierte Aktion im Gesundheitswesen 1996). Andererseits interessiert nicht nur, welcher Anteil der gesamtwirtschaftlichen Wertschöpfung auf das Gesundheitswesen entfällt, sondern auch, welche Bedeutung einer Erhöhung des Gesundheitsstandes als einem Teil des volkswirtschaftlichen Humankapitals für das Wirtschaftswachstum in den Industrie-, und vor allem aber den Entwicklungsländern zukommt.

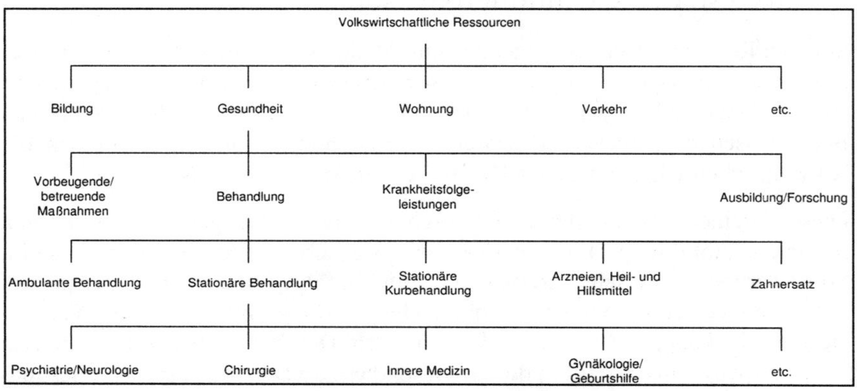

Abbildung 1: Zuordnung der Ressourcen auf konkurrierende Verwendungszwecke

Im Rahmen einer mikroökonomischen Analyse des Gesundheitswesens wird versucht, das individuelle Verhalten der am Gesundheitswesen Beteiligten zu beschreiben und Hypothesen über Verhaltensanpassungen aufgrund von Datenänderungen abzuleiten. Dies betrifft sowohl den Versicherten bzw. Patienten als Nachfrager von Gesundheitsleistungen wie auch die verschiedenen Leistungserbringer (Arzt, Krankenhaus) als Anbieter dieser Dienstleistungen. Voraussetzung dafür ist, die spezifischen Zielfunktionen und Interessenlagen der betrachteten Personen und Institutionen zu kennen, um letztlich mit Hilfe entsprechender Anreize zu einer verhaltenslenkenden Gesundheitspolitik zu gelangen (Gäfgen 1990, Andersen, Henke & von der Schulenburg 1992).

2. Risikoprävention versus Risikoübernahme

Krankheit gehört zu den Risiken, denen jeder Mensch im Laufe seines Lebens ausgesetzt ist. Um sich vor den negativen Folgen zu schützen, ist eine Risikovorsorge unerläßlich. Während die Risikoprävention darauf gerichtet ist, die Wahrscheinlichkeit des Risikoeintritts und das Ausmaß des Schadens zu verringern, besteht die Risikoübernahme darin, sich gegen die finanziellen Konsequenzen unvermeidbarer Krankheitsfälle zu schützen. Je genauer die Ursachen für das Auftreten von Krankheiten und Möglichkeiten ihrer Beeinflussung bekannt sind, desto eher ergeben sich Grundlagen für die Risikoprävention. In

Abbildung 2 sind die zahlreichen Faktoren angegeben, die auf den Gesundheitsstand und seine Veränderung einwirken. Diese Größen können in einen Ziel-Mittel-Zusammenhang gebracht werden, wobei eine Disaggregierung nach Personengruppen oder Krankheitsbildern zweckmäßig erscheint, um die Erklärungszusammenhänge aufzuhellen. Trotz dieser Komplexität lassen sich durchaus verhaltenslenkende Anreize zugunsten einer stärkeren Risikoprävention setzen, die neben die Vorschriften zum Umweltschutz, zur Unfallverhütung und die Gesundheitsaufklärung und -erziehung treten können, wenn erhöhte Risikoprävention durch entsprechende Tarife im Rahmen der Risikoübernahme honoriert werden soll. Die Risikoübernahme erstreckt sich im Krankheitsfall auf die Behandlungskosten, zu denen auch das Krankengeld und die Lohnfortzahlung zur Kompensation des Einkommensverlustes bei Erwerbsunfähigkeit hinzukommt.

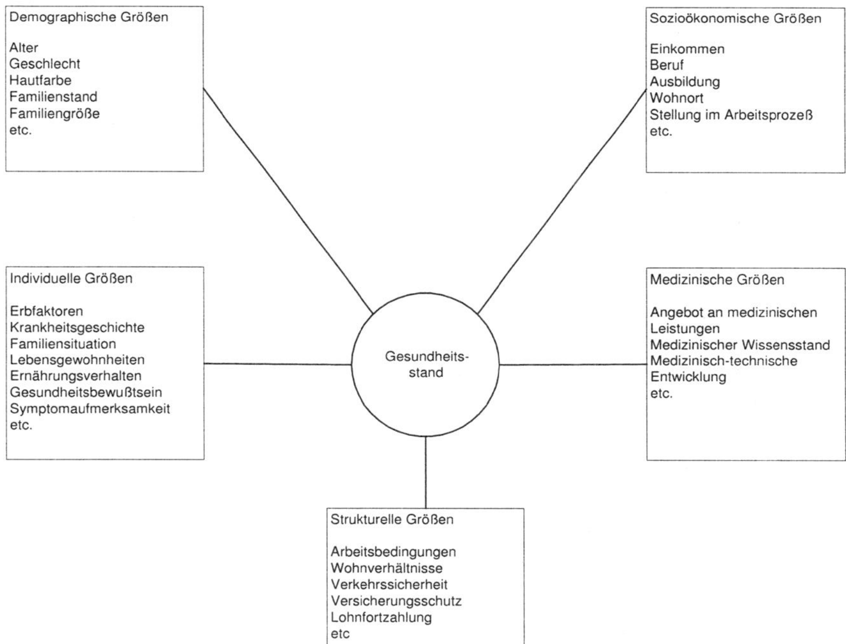

Abbildung 2: Bestimmungsfaktoren des Gesundheitsstandes

Die finanzielle Absicherung des Mittelbedarfs im Krankheitsfall kann unterschiedlich erfolgen. Neben individuellen Ersparnissen können private Versicherungen auf freiwilliger Basis abgeschlossen werden, denen das versicherungstechnische Äquivalenzprinzip zugrundeliegt, wonach die Prämien mit dem Leistungsanspruch korrespondieren. Im Falle einer Versicherungspflicht kann auch eine Mindestsicherung bei privaten Versicherungen vorgeschrieben werden. Allerdings ist sicherzustellen, daß der Versicherungsschutz auch dann gewährt wird, wenn die Beiträge von den Versicherungspflichtigen nicht selbst aufgebracht werden können (z.B. bei Arbeitslosigkeit). Im Rahmen einer

Pflichtversicherung, wie sie die GKV für bestimmte Personengruppen in der Bundesrepublik Deutschland darstellt, kann die Finanzierung über einkommensbezogene Sozialversicherungsbeiträge erfolgen, die bis zu einer bestimmten Einkommensgrenze in der Regel hälftig vom Arbeitgeber und Arbeitnehmer aufgebracht werden. Je weniger der Versicherungsschutz den eigentlichen Zweck darstellt und je stärker andere Aufgaben (Einkommensverteilung, Familienlastenausgleich) hinzukommen, desto eher ist insoweit eine Steuerfinanzierung angezeigt, bei der der Mittelbedarf aus allgemeinen Haushaltsmitteln gedeckt wird.

3. Regelungsbedarf und Regelungsbereiche bei der Sicherung im Krankheitsfall

3.1 Besonderheiten des Gesundheitsmarktes im Vergleich zu anderen Märkten

Die ökonomische Analyse des Gesundheitswesens hat die Besonderheiten zu berücksichtigen, die den Markt für Gesundheitsleistungen im Vergleich zu anderen Märkten auszeichnen (Herder-Dorneich 1994). So wird darauf verwiesen, daß Gesundheitsleistungen sich von anderen Gütern und Dienstleistungen durch ihren lebenserhaltenden Charakter unterscheiden. In einem medizinischen Notfall, bei dem es „um Leben und Tod“ geht, wird niemand wirtschaftliche Überlegungen anstellen wollen und vermutlich bereit sein, den größten Teil oder sein ganzes Vermögen hinzugeben, um seine Gesundheit wiederzuerlangen. So überzeugend diese Überlegung auch erscheint, bleibt festzustellen, daß derartige Situationen nicht die Regel sind, in denen Gesundheitsleistungen nachgefragt werden. Vielmehr gibt es in der weit überwiegenden Zahl der Fälle nicht nur einen zeitlichen Dispositionsspielraum hinsichtlich der Nachfrage nach Gesundheitsleistungen, sondern auch alternative Behandlungsmöglichkeiten. Richtig bleibt der Hinweis, daß der unterschiedliche Dringlichkeitsgrad von Gesundheitsleistungen zu beachten ist.

Darüber hinaus wird argumentiert, daß es an der notwendigen Konsumentensouveränität der Patienten fehlt. Aufgrund weitgehender Unkenntnis über die Produktionsfunktion für Gesundheit kann der Einzelne seine Präferenzen für Gesundheitsleistungen im Vergleich zu anderen Gütern nicht oder nur sehr eingeschränkt angeben. Dem ist entgegenzuhalten, daß nicht zuletzt gerade deshalb der Patient einen Arzt konsultiert, der ihn bei dieser Entscheidungsbildung berät. Daß im Rahmen dieser Delegationsbeziehung dem Arzt vielfach auch unmittelbar die Nachfrageentscheidungen übertragen werden, geht daher von der Erwartung aus, daß dieser als Beauftragter des Patienten so handelt, wie der Patient im Besitz der dazu notwendigen Informationen selber handeln würde. Bei perfekter Stellvertretertätigkeit wären Entscheidungen von Arzt und Patient damit deckungsgleich. Inwieweit tatsächlich eine vollkommene Delegationsbeziehung zustande kommt und ob nicht die Präferenzen der Patienten durch den zugleich als Anbieter der nachgefragten Leistungen auftretenden Arzt in seinem Sinn beeinflußt werden, ist Gegenstand der These von der anbieterinduzierten Nachfrage nach Gesundheitsleistungen (Adam 1983; Breyer & Zweifel 1997).

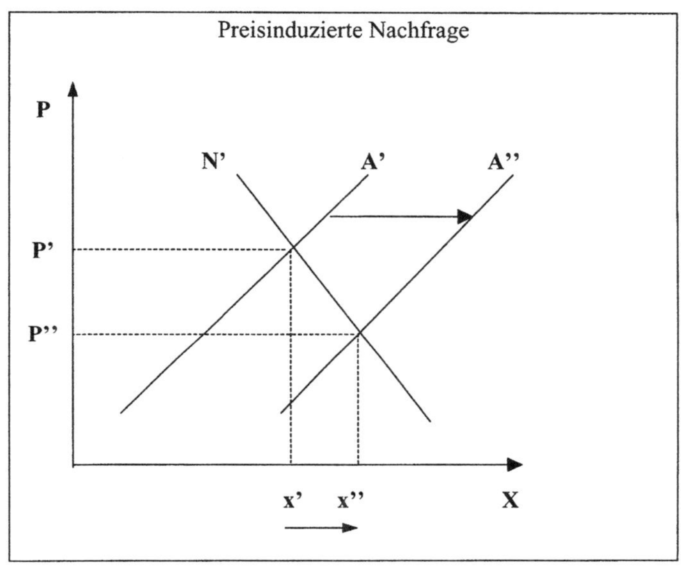

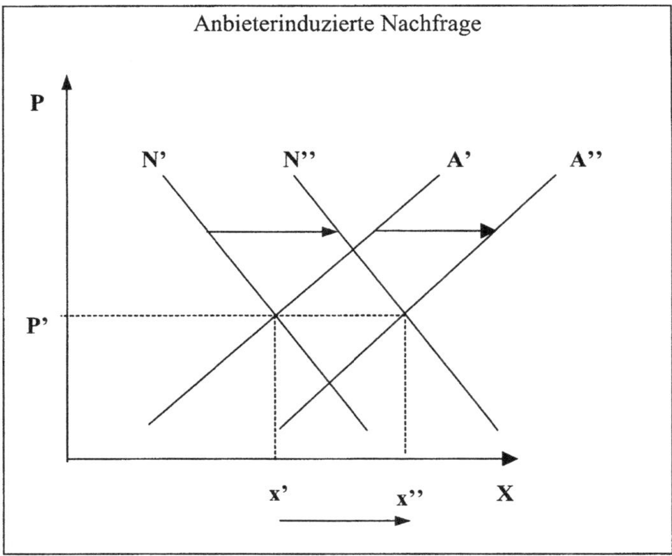

Abbildung 3: Preisinduzierte und anbieterinduzierte Nachfrage nach ambulanten ärztlichen Leistungen

In Abbildung 3 ist anhand des partialanalytischen Marktmodells die Nachfrageschaffung zunehmenden Ärzteangebots gegenüber einer preisinduzierten Nachfragesteigerung illustriert. Ausgangspunkt ist die Gleichgewichtssituation im Schnittpunkt der normal verlaufenden Nachfrage- (N') und Angebotsfunktion (A'). Kommt es infolge einer zunehmenden Arztdichte zu einer Rechtsverschiebung der Angebotsfunktion von A' nach A", könnte ohne Beeinflussung der Nachfrage eine höhere Leistungserbringung von x' auf x" nur erfolgen, wenn sich der Preis pro Leistungseinheit von p' auf p" verringerte. Bei staatlicher Regulierung durch eine Gebührenordnung wird der Preis jedoch auf eine bestimmte Höhe, z.B. p', normiert. Im Fall der anbieterinduzierten Nachfrage gelingt es den Ärzten dann, die Nachfragekurve von N' nach N" zu verlagern, um die Erhöhung des Leistungsvolumens von x' auf x" bei gegebenem Preis p' tatsächlich realisieren zu können.

Schließlich wird angeführt, daß es sich bei dem Gesundheitsmarkt genaugenommen um einen Nichtmarkt handelt, der, wie im Fall der GKV, aufgrund des Sachleistungsprinzips keine direkte Preisabhängigkeit der Nachfrage nach Gesundheitsleistungen kennt. Selbst wenn von einer Selbstbeteiligung abgesehen wird (von der Schulenburg 1987), ist anzumerken, daß neben dem Geldpreis weitere Preiskomponenten von Bedeutung sind, die in der Form von Opportunitätskosten auftreten. Dazu zählt der Zeitaufwand, der notwendig ist, um die Gesundheitsleistungen zu erhalten. Kann die Zeit alternativ genutzt werden, etwa zur Einkommenserzielung, ist dieser Einkommensverzicht der über den Versicherungsbeitrag hinausgehende Preis für die Nachfrage nach Gesundheitsleistungen.

Auf zwei weitere Argumente sei hingewiesen, die vor allem die Frage betreffen, nach welcher Organisationsform Gesundheitsleistungen bereitzustellen sind.

Gesundheitsleistungen sind Güter mit externen Effekten. Als typisches Beispiel gilt die Schutzimpfung gegen eine ansteckende Krankheit. Wer sich impfen läßt, ist gegen die Krankheit geschützt. Zugleich sinkt mit zunehmender Zahl Geimpfter die Wahrscheinlichkeit der Ansteckung Nichtgeimpfter. Wegen dieses externen Effektes ist der soziale (Grenz-) Nutzen größer als der private (Grenz-) Nutzen, so daß eine öffentliche Intervention etwa in Form einer (Teil-) Finanzierung der Impfkosten angezeigt sein kann. Anzuführen ist hier auch die Vorhaltefunktion bestimmter medizinischer Einrichtungen (Krankenhaus, Rettungsdienst), die für den Eventualfall zur Verfügung stehen, ohne daß der Einzelne sicher ist, sie jemals zu benötigen (Optionsnutzen).

Gesundheitsleistungen unterscheiden sich von anderen Gütern auch aufgrund der Unsicherheit und Unvorhersehbarkeit des Auftretens von Krankheit. Daher hängt die Nachfrage nach Gesundheitsleistungen eng mit der Nachfrage nach einem Krankenversicherungsschutz zusammen. Die Versicherung bietet eine Möglichkeit zur Bewältigung dieser Unsicherheit. Angenommen, die Höhe des Einkommens Y einer Person hinge davon ab, welcher von zwei möglichen Gesundheitszuständen (krank = k, gesund = g) vorliegt, die mit einer Wahrscheinlichkeit p bzw. (1-p) aufträten. Das Einkommen im Zustand g beträgt Y_g und verringert sich infolge einer Erkrankung im Ausmaß der Schadenskosten auf Y_k. Dieser risikobehafteten Alternative mit einem Erwartungswert des Einkommens $E(Y) = pY_k + (1-p) Y_g$ für andere als medizinische Ausgaben steht eine zweite Alternative gegenüber, bei der gegen Zahlung einer Versicherungsprämie v die Kosten (Y_g-Y_k) im Schadensfall vollständig gedeckt werden. Die (minimale) Versicherungsprämie entspricht dem Erwartungswert der Schadenshöhe $p (Y_g-Y_k)$, wenn von weiteren Abschluß- und Verwaltungskosten bzw. einem Versicherungsgewinn abstrahiert wird. Unabhängig vom Gesundheitszustand beläuft sich das Einkommen damit sicher auf Y_g-v. Welche Alternative wird die Person wählen? Für die Antwort auf diese Frage bedeutsam ist die individuelle Nutzenfunktion, die die Risikopräferenz der Person zum Ausdruck bringt und eine Bewertung der verschiedenen Einkommen in Nutzengrößen vornimmt. In Abbildung 4 ist eine konkav verlaufende Nutzenfunktion u (Y) für eine Person mit Risikoaversion dargestellt, da der mit einer negativen Abweichung von einem gegebenen Einkommen auftretende Nutzenverlust höher ist als der mit einer entsprechenden positiven Abweichung vorhandene Nutzengewinn. Die Versicherungsalternative wird gewählt, wenn der Nutzen aus dem sicheren Einkommen abzüglich der Versicherungsprämie größer oder gleich dem erwarteten Nutzen aus dem unsicheren Einkommen ohne Versicherung ist. In der Abbildung 4 ist der Erwartungswert des Einkommens E (Y) für eine Erkrankungswahrscheinlichkeit von p = 1/3 eingetragen. Wäre dieses Einkommen sicher wie im Versicherungsfall das Einkommen Y_g-v_{min}, läge der Nutzen in Höhe von $u (Y_g-V_{min})$ über dem erwarteten Nutzen E (u (Y)), der für das risikobehaftete Einkommen unter Zuhilfenahme der gestrichelten Linie bestimmt wird. Den gleichen Nutzen wie dieses unsichere Einkommen E (Y) stiftet das sicherheitsäquivalente Einkommen Y_s, das von einer Versicherung gegen Zahlung der Versicherungsprämie v_{max} gewährt würde. Dies bedeutet, daß eine risikoaverse Person jedes sichere Einkommen, das größer ist als Y_s, dem höheren, aber unsicheren Einkommen E (Y) vorzieht und folglich bereit ist, bei Beiträgen zwischen v_{max} und v_{min} Krankenversicherungsschutz nachzufragen. In diesem Bereich der Prämienwerte kann daher eine dauerhafte Versicherung zustande kommen. Angesichts der Wohlstandswirkungen einer Versicherung ist zu überlegen, über welche Ausgestaltung des Krankenversicherungsschutzes sowohl Risikostreuung wie optimaler Verbrauch medizinischer Ressourcen gewährleistet werden kann.

Beide Argumente werden in der Regel herangezogen, um öffentliche Eingriffe im Gesundheitswesen zu begründen. Unterschiedliche Auffassungen bestehen allerdings über Art und Umfang der daraus abzuleitenden staatlichen Aktivitäten.

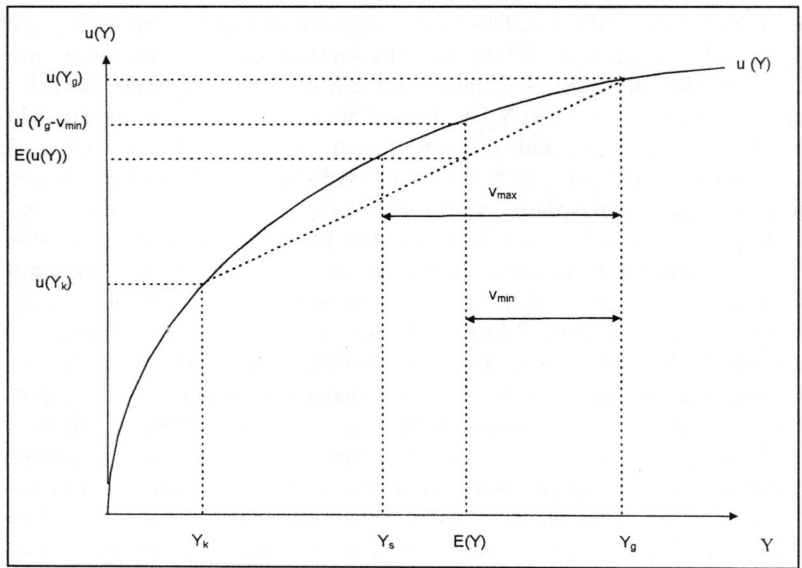

Abbildung 4: Entscheidungssituation zugunsten einer Krankenversicherungsnachfrage

3.2 Regelungsbereiche für einen Krankenversicherungsschutz

Überlegungen zur Ausgestaltung des Krankenversicherungsschutzes betreffen verschiedene Regelungsbereiche, die sich auf den einzubeziehenden Personenkreis, den Leistungskatalog, die Mittelaufbringung, die Finanzierung und Steuerung der Leistungen sowie auf die Organisation der Versicherungsträger und den Finanzausgleich erstrecken (Henke 1991).

Bei der Bestimmung des leistungsberechtigten Personenkreises ist zu entscheiden, ob die Versichertenpopulation der Gesamtbevölkerung entspricht oder über Einkommensgrenzen bzw. Berufsgruppen definiert werden soll. Diese Entscheidung kommt ohne Vorstellung über die Schutzbedürftigkeit von Personen und ihre individuelle Vorsorgefähigkeit nicht aus.

Hinsichtlich des Leistungskataloges ist die Art und der Umfang der zu erbringenden Leistungen festzulegen. Darüber hinaus sind Fragen der Freiberuflichkeit der Leistungsanbieter und der zweckmäßigen Struktur des Leistungsangebotes zu regeln. Auch für die Selektion des medizinisch-technischen Fortschritts müssen Lösungen gefunden werden.

Neben die verschiedenen Formen der Mittelaufbringung (Rücklagen, risikoorientierte Prämien, einkommensbezogene Sozialversicherungsbeiträge, allgemeine Deckungsmittel) können auch Finanzierungsauflagen wie z.B. die Lohnfortzahlung im Krankheitsfall durch die Arbeitgeber treten. Trifft es zu, daß das

Kostenbewußtsein der Bevölkerung von der Art der Finanzierung mitbestimmt wird, sind die Finanzierungsstrukturen zu beachten. Zu einer „fiscal illusion" kann es kommen, wenn der Zusammenhang zwischen Leistungen und den durch sie verursachten Kosten verlorengeht.

Von den Regelungen zur Finanzierung und Steuerung der Leistungen zwischen den Versicherungen und Anbietern gehen Anreize aus, die die medizinische Leistungserbringung nach Menge und Struktur erheblich beeinflussen können. Dies gilt nicht nur für den ambulanten Bereich, sondern ebenfalls für die Vergütungsformen im Krankenhaus (z.B. Tages- oder Fallpauschalen, Einzelleistungen, Sonderentgelte) und für die Versorgung mit Arznei- sowie Heil- und Hilfsmitteln.

Im Rahmen der Organisation der Versicherungsträger und des Finanzausgleichs sind Probleme des Nebeneinanders verschiedener Systeme, ihrer rechtlichen Fixierung, der Anzahl der Kassen und ihrer finanziellen Beziehungen untereinander zu lösen (z.B. Risikostrukturausgleich).

3.3 Ziele der Medizin und gesundheitspolitische Ziele

Die konkrete Ausgestaltung der Sicherung im Krankheitsfall orientiert sich nicht zuletzt an Normen, die in den für die Gesundheitsversorgung maßgeblichen Zielvorstellungen (Tabelle 1) ihren Niederschlag finden. Solche Ziele müssen nicht miteinander harmonieren. Zielkonflikte können sowohl zwischen den medizinischen und gesundheitspolitischen Zielen wie innerhalb der gesundheitspolitischen Ziele auftreten. So erklärt sich das Spannungsverhältnis zwischen den medizinischen und gesundheitspolitischen Zielen daraus, daß aus medizinischer Sicht jede Maßnahme mit einem positiven Grenzertrag zu verwirklichen ist. Aus ökonomischer Sicht ist demgegenüber entscheidend, daß dieser Grenzertrag höher ist als bei einer alternativen Mittelverwendung. Gerade dies wird im Gesundheitswesen aber vermehrt in Zweifel gezogen.

Innerhalb der gesundheitspolitischen Ziele könnte eine Steuerung der Gesundheitsausgaben mit der Wachstumsdynamik im Gesundheitswesen nicht kompatibel sein. Expandierende Ausgaben verringern über höhere Lohnnebenkosten infolge steigender Sozialversicherungsbeiträge die Investitionsfähigkeit der Unternehmen und beeinträchtigen über sich verschlechternde Standortbedingungen das Wirtschaftswachstum und die Beschäftigung. Umgekehrt handelt es sich beim Gesundheitswesen um eine beschäftigungsintensive Wachstumsbranche, deren Entwicklung durch die Begrenzung des Ausgabenanstiegs u.U. behindert wird.

Ziele der Medizin – Verhinderung des vermeidbaren Todes, – Verhütung, Heilung und Linderung von Krankheit (und Versorgung bei Pflegebedürftigkeit) sowie damit verbundenem Schmerz und Unwohlsein, – Wiederherstellung der körperlichen und psychischen Funktionstüchtigkeit und – „Angstfreiheit" durch Verfügbarkeit von Leistungen für den Eventualfall (Kompetenz, Rechtzeitigkeit, freie Arztwahl etc.)
Allgemeine gesundheitspolitische Ziele – gleicher Zugang zu einer „erforderlichen" Krankenversorgung mit breit verfügbarer Qualität, – Höchstmaß an Freiheit und Eigenverantwortung für alle Beteiligten (Freiberuflichkeit, Selbststeuerungskräfte etc.), – einzelwirtschaftliche Effizienz der Leistungserbringung und gesamtwirtschaftlich vertretbare Höhe der gesetzlich festgelegten (öffentlich finanzierten) Gesundheitsabgaben, – Verminderung von sozialen Unterschieden in Mortalität und Morbidität, – gesetzliche Sicherung des sozialen und intergenerativen Ausgleichs innerhalb von Solidargemeinschafen.
Beispielhafte gesundheitspolitische Ziele – Förderung der Gesundheit heranwachsender Generationen, – Erhaltung der selbständigen Lebensführung (Autarkie) älterer Menschen, – integrative gesundheitliche Betreuung von Zuwanderern, – Steigerung des individuellen Gesundheitsbewußtseins in der Bevölkerung, – Erhalt der Erwerbs- und Arbeitsfähigkeit älterer Menschen.

Quelle: Sachverständigenrat für die Konzertierte Aktion im Gesundheitswesen (1995)

Tabelle 1: Ziele im Gesundheitswesen

4. Die Entwicklung der Gesundheitsausgaben und ihre Bestimmungsgrößen

Probleme der Steuerung im Gesundheitswesen sind spätestens seit der Diskussion über eine sogenannte Kostenexplosion in den Vordergrund des öffentlichen Interesses gerückt. Dabei richtete sich die Aufmerksamkeit vor allem auf die GKV, deren Ausgaben in der Abgrenzung des Statistischen Bundesamtes sich von gut 24 Mrd. DM im Jahr 1970 auf knapp 60 Mrd. DM im Jahr 1975 mehr als verdoppelten. Die Zunahme trat ein, obwohl im Jahr 1970 die Lohnfortzahlung für Arbeiter durch die Arbeitgeber einsetzte und damit der bis dahin gewichtigste Ausgabenposten für die GKV entfiel. Der durchschnittliche Beitragssatz für die Pflichtmitglieder erhöhte sich von 8,1 % im Jahr 1970 auf 11,3 % des beitragspflichtigen Einkommens im Jahr 1977. Von diesem Zeitpunkt an verlief die Entwicklung der Ausgaben und Beitragssätze weniger dramatisch (Deutsche Bundesbank 1991).

Wie aus Tabelle 2 zu entnehmen ist, beliefen sich die Ausgaben der GKV im Jahr 1994 auf einen Wert von 225 Mrd. DM (früheres Bundesgebiet: 184,6

Mrd. DM), der allerdings nur einen Teil der Gesamtausgaben von 469,6 Mrd. DM (früheres Bundesgebiet 397 Mrd. DM) ausmacht, die für die Gesundheitsversorgung in der Bundesrepublik Deutschland entstanden sind. Mehr als die Hälfte dieses Betrages entfiel auf die öffentlichen Haushalte, die gesetzliche Renten- und Unfallversicherung, die privaten Krankenversicherungen, die privaten und öffentlichen Arbeitgeber und die privaten Haushalte.

Jahr	Öffentliche Haushalte[2]	Gesetzliche Krankenversicherung	Rentenversicherung[3]	Gesetzliche Unfallversicherung	Private Krankenversicherung	Arbeitgeber	Private Haushalte	Insgesamt
1970	9,9	24,7	6,6	2,5	3,6	16,5	5,9	69,7
1975	18,3	59,9	11,1	4,5	6,1	25,9	8,7	134,5
1976	19,3	65,5	11,6	4,8	6,7	27,8	9,6	145,4
1977	20,5	68,7	12,3	5,1	6,9	29,2	10,5	153,3
1978	22,9	73,6	12,6	5,5	7,3	32,5	11,4	165,8
1979	23,8	79,7	13,1	5,9	8,0	34,8	12,3	177,6
1980	26,1	88,4	11,9	6,3	8,8	38,0	13,4	192,8
1981	27,9	95,0	13,0	6,9	9,8	38,3	14,2	205,0
1982	29,3	95,8	13,8	7,4	10,2	36,1	14,9	207,4
1983	29,5	99,1	13,6	7,4	10,9	35,6	17,0	212,9
1984	29,2	106,4	14,5	7,6	11,3	37,2	18,1	224,4
1985	31,4	111,9	15,9	8,0	12,5	39,6	19,0	238,2
1986	32,3	117,2	16,2	8,2	12,6	42,7	19,4	248,7
1987	33,7	122,2	16,8	8,3	13,5	45,2	19,7	259,3
1988	35,6	131,7	17,5	8,3	14,4	45,8	21,8	275,1
1989	37,7	127,6	18,6	8,6	15,9	49,4	21,5	279,3
1990	40,5	139,8	20,1	9,2	17,2	53,4	23,6	303,7
1991	50,8	181,4	25,5	11,1	19,2	61,9	28,9	378,9
1992	57,7	207,3	27,1	13,3	21,5	67,2	32,7	426,9
1993	62,7	208,3	33,4	14,7	23,1	69,2	34,0	445,5
1994	63,0	225,0	35,9	15,4	24,8	69,1	36,3	469,6

[1] Summe der Ausgaben aller Institutionen (Gebietskörperschaften, öffentliche und private Arbeitgeber, gesetzliche und private Versicherungen, private Haushalte) im Gesundheitsbereich, bereinigt - zur Vermeidung von Doppelzählungen - insbesondere um Zuschüsse und Erstattungen der Gebietskörperschaften an die verschiedenen Versicherungsträger und um Beiträge der Arbeitgeber und Versicherten.

[2] Ohne Arbeitgeberleistung, abzüglich Pflegesatzeinnahmen (funktionale Abgrenzung).

[3] Gesetzliche Rentenversicherung, Landwirtschaftliche Alterskassen, Ergänzungssysteme (Zusatzversicherung in öffentlichen Dienst und für einzelne Berufe), Versorgungswerke.

Quelle: Statistisches Bundesamt (1997)

Tabelle 2: Ausgaben[1] für Gesundheit nach Ausgabenträgern in Mrd. DM (Werte ab 1991 für Deutschland gesamt)

Die nicht nur in der Bundesrepublik Deutschland aufgetretene Kostenexplosion (Reinhardt 1981; Hauser & Sommer 1984; Schieber, Poullier & Greenwald 1991) forcierte die gesundheitsökonomische Forschung, den Ursachen dieser Entwicklung nachzugehen (Henke & Adam 1983).

Die Vielzahl der Gründe für die Ausgabensteigerung im Gesundheitswesen ist in Abbildung 5 dargestellt; sie umfaßt die übergreifenden Bestimmungsgrößen, ohne die spezifisch für einzelne Sektoren (z.B. ambulante, stationäre Versorgung) geltenden Faktoren zu berücksichtigen.

Zu den zentralen Bestimmungsfaktoren auf der Nachfrageseite zählt die demographische und sozioökonomische Struktur der Bevölkerung, das Gesundheitsbewußtsein und das Gesundheitsverhalten der Menschen sowie das sich ändernde Krankheitsspektrum. Besondere Bedeutung wird der Tatsache beigemessen, daß Gesundheitsleistungen superiore Güter sind, die überproportional zum Einkommen (d.h. mit einer Einkommenselastizität größer 1) nachgefragt werden. In dem mangelnden Kostenbewußtsein der GKV-Mitglieder und einem moral-hazard-Verhalten, unter Versicherungsbedingungen andere Entscheidungen zu treffen als in einer Situation ohne Versicherungsschutz, werden weitere Erklärungsgrößen des Ausgabenanstiegs gesehen.

Auf der Angebotsseite gehören die Erweiterung des Leistungskatalogs in der GKV, die Einführung flexibler Altersgrenzen und die damit verbundene Erhöhung der Zahl zu versorgender Rentner, das System der Krankenhausfinanzierung oder die Art der Organisation und Koordination im Gesundheitswesen zu Parametern des Gesetzgebers, deren Veränderung die Ausgaben beträchtlich beeinflussen.

Schließlich gibt es eine Reihe von Bestimmungsfaktoren auf Seiten der Leistungsbringer selbst. Hervorzuheben ist der verbesserte medizinische Wissensstand, der sich in Diagnose und Therapie auswirkt, der medizinisch-technische Fortschritt und die Hochleistungsmedizin, insbesondere im stationären Bereich, sowie die zunehmende Dichte und Spezialisierung des Leistungsangebots mit der Gefahr eines „overdoctoring“.

Die Kenntnis der verschiedenen Ursachen für die Ausgabenexpansion ist Voraussetzung für die Prognose des zukünftigen Verlaufs der Gesundheitsausgaben. Drei Faktoren stehen im Vordergrund der Diskussion über die absehbare Entwicklung: der medizinische und medizinisch-technische Fortschritt, die demographische Komponente sowie die steigenden Angebotskapazitäten.

Die medizinische Entwicklung, die pharmazeutische Forschung und die Medizintechnologie erweitern die diagnostischen und therapeutischen Möglichkeiten und damit das Behandlungsspektrum z.T. erheblich. Wegen der bereits erreichten Senkung der Mortalität im Alter ist zukünftig weniger eine Verringerung in der Sterblichkeit als vielmehr eine Steigerung der Qualität der Lebensjahre zu erwarten. So lassen sich die heute schon routinemäßige Einsetzung von Gelenk-Endoprothesen und Fortschritte in der Gefäßchirurgie anführen. Hinzu treten verbesserte konservative Behandlungsverfahren. Ferner ist auf die außerordentlichen Fortschritte in der Diagnostik zu verweisen (z.B. Sonographie, Echokardiographie, Computertomographie, Endoskopie). Dieser Fortschritt hat seinen Preis und führt zu höheren Gesundheitsausgaben, wenn Kosteneinsparungen, wie sie in anderen Dienstleistungsbereichen (Banken, Versicherungen) im Falle des technischen Fortschritts typisch sind, im Gesundheitswesen unterbleiben. Zwar gibt es auch hier Rationalisierungen; in der Regel kommt es aber zu Erweiterungen der auch in Zukunft personalintensiv zu erbringenden Leistungen und zu kumulativen Effekten.

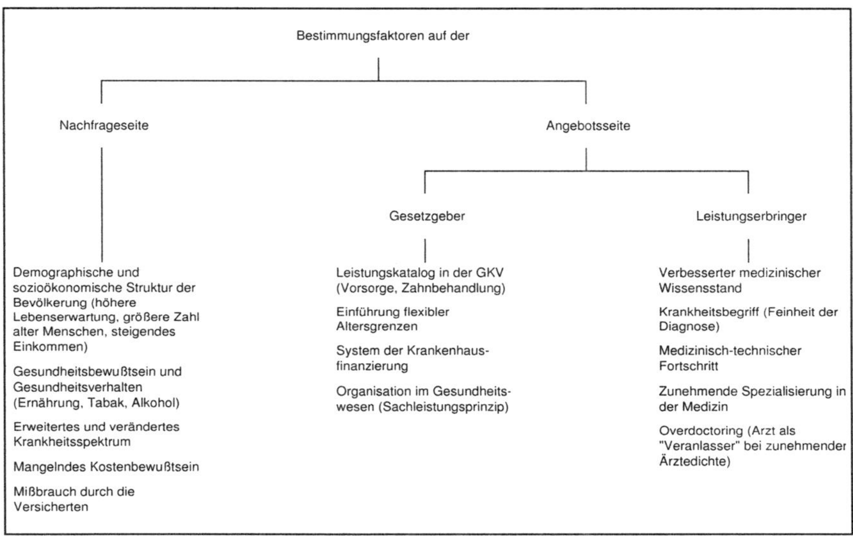

Abbildung 5: Ursachen der Ausgabenentwicklung im Gesundheitswesen

Die demographische Entwicklung ist durch die absehbare Überalterung gekennzeichnet, die sich durch den Beitritt der neuen Bundesländer nur temporär verbessert. Tendenziell ist von einer Verschlechterung des Gesundheitsstandes der Bevölkerung auszugehen, die sich aus der Altersabhängigkeit, der Erkrankungshäufigkeit und der Krankheitsstruktur ergibt. Geriatrie und Gerontologie rücken in den Vordergrund, Betreuung und Pflege alter Menschen sind vermehrt bereitzustellen. Die finanzielle Sicherung des Pflegerisikos und die Versorgung pflegebedürftiger Menschen zählen auch weiterhin zu den sozial- und finanzpolitischen Herausforderungen der kommenden Jahre.

Schließlich wird die Angebotsentwicklung im Gesundheitswesen als besorgniserregend angesehen. Im Gefolge zunehmender Arztzahlen ist zu erwarten, daß die von ihnen veranlaßten Gesundheitsleistungen ansteigen werden. So ist geschätzt worden, daß auf eine Honorarmark etwa DM 4,70 an veranlaßten Gesundheitsausgaben entfallen. Von erheblichem Einfluß auf die Ausgabenentwicklung ist auch die Bettendichte. Von der vorhandenen Bettenkapazität gehen Sogwirkungen aus, die nur schwer zu kontrollieren sind. Andererseits stehen einem Abbau überschüssiger Betten beträchtliche politische und wirtschaftliche Interessen entgegen, die eine sachgerechte Lösung des Bettenüberhangs erschweren. Entsprechende Entwicklungen im Angebot anderer Leistungssektoren, wie im Bereich der Versorgung mit Arznei-, Heil- und Hilfsmitteln, kommen hinzu und rufen ähnliche Probleme hervor.

5. Die Finanzierung der Gesundheitsausgaben

Aus den Ausgaben, die erforderlich sind, um die Aufgaben im Gesundheitswesen wahrzunehmen, ergibt sich der Finanzbedarf (Abbildung 6). Neben den übergreifenden Finanzierungsformen (Rücklagen, Prämien, Sozialabgaben, Steuern) ist insbesondere auf die Mobilisierung von Wirtschaftlichkeitsreserven hinzuweisen. Zur Stärkung des Versicherungsgedankens in der GKV wird der Ausschluß medizinisch nicht erforderlicher Leistungen aus der Erstattung und eine abgestufte Selbstbeteiligung nach der Notwendigkeit der Leistungen vorgeschlagen. Auch die Begrenzung des Zugangs für Leistungserbringer gehört zu den Instrumenten, mit denen durch Ausgabeneinsparungen Finanzmittel freigemacht werden können. Eine weitere Finanzierungsform besteht nicht zuletzt darin, die Effizienz des medizinischen Leistungsgeschehens zu verbessern (vgl. Wissenschaftliche Arbeitsgruppe Krankenversicherung 1988; Health Care Financing Review 1989). Die Vergütung von erbrachten Gesundheitsleistungen in den verschiedenen Leistungssektoren und die davon bestimmten finanziellen Anreize sind von erheblichem Einfluß auf das medizinische und medizinisch-technische Leistungsgeschehen.

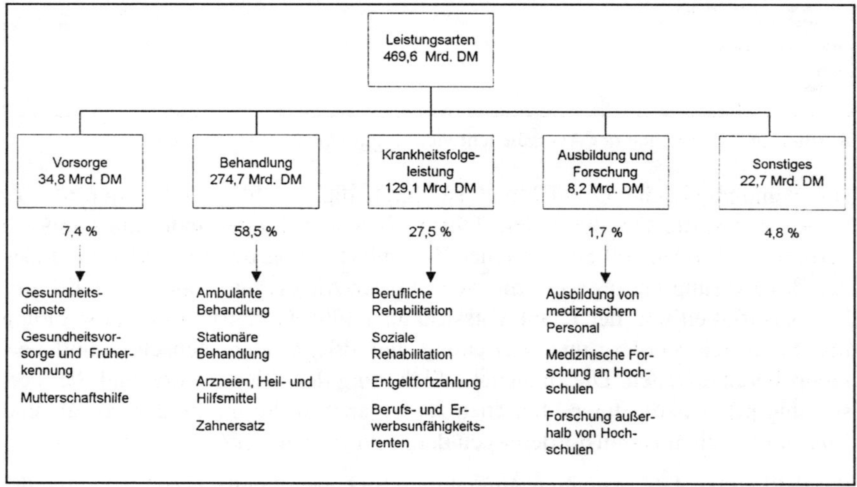

Quelle: Statistisches Bundesamt (1997)
Abbildung 6: Gegenstand der Finanzierung, 1994, in Mrd. DM

Der Honorierung ambulant-ärztlicher Leistungen kann eine Einzelleistungsvergütung zugrundeliegen. Denkbar sind andere Vergütungssysteme wie Pauschalen pro Behandlungsfall bzw. Versichertem oder auch Gehaltszahlungen und verschiedene Mischformen. Ihre Beurteilung ist an den Kriterien vorzunehmen, wie sie für ein rationales Vergütungssystem vom Sachverständigenrat für die Konzertierte Aktion im Gesundheitswesen (1988) aufgestellt worden sind: keine unerwünschten Anreize zur Mengenausweitung, Verstärkung der zuwendungsorientierten Leistungen, Anreize zur Sicherung der notwendigen Fachkunde, Vermeidung überflüssiger Doppelleistungen, Gewährleistung einer funktionsgerechten Arbeitsteilung in der medizinischen Versorgung zwischen ambulantem und stationärem Sektor und innerhalb dieser Sektoren, einfache Prüfmöglichkeiten, Flexibilität und Anpassungsfähigkeit an veränderte Umstände.

Ähnliche Überlegungen sind bei der Finanzierung von Gesundheitsleistungen im stationären Bereich anzustellen, in dem die Investitionen aus Steuermitteln und die laufenden Ausgaben durch die privaten und gesetzlichen Krankenkassen aufgebracht werden (sogenannte duale Finanzierung). Auch hier sind verschiedene (tages- und leistungsbezogene) Vergütungsformen auf ihre Zweckmäßigkeit hin zu überprüfen. Hinsichtlich der Verhandlungen zwischen den Krankenhausträgern und den Kostenträgern sind Rahmenbedingungen und geeignete Anreize zu setzen, um eine stärker bedarfsgerechte und kostengünstige Versorgung sicherzustellen.

Schließlich gibt es ebenso viele Möglichkeiten wie in der ambulanten und stationären Versorgung, Arzneimittel einschließlich Heil- und Hilfsmittel zu bezahlen. Kostenerstattungssysteme mit/ohne Selbstbeteiligung, Festbetragsregelungen, Preisverhandlungen zwischen Kassen und Herstellern und die Regelungen auf Hersteller-, Großhändler- und Apothekerebene bestimmen Mengen-, Preis- und Struktureffekte in diesen Sektoren.

Gesundheitspolitisch wurde für die GKV mit dem Gesundheits-Reformgesetz vom 20. August 1988 der im Zuge mehrerer Kostendämpfungsgesetze entwikkelte Grundsatz der Beitragssatzstabilität gesetzlich verankert, um die Ausgaben über eine einnahmenseitige Begrenzung zu kontrollieren. Die Orientierung der Leistungsausgaben der GKV an der Grundlohnsumme bzw. an der Summe der beitragspflichtigen Einnahmen ist Voraussetzung für die Verwirklichung von Beitragssatzstabilität. Sie ist das Charakteristikum der seit etwa 1977 verfolgten einnahmenorientierten Ausgabenpolitik im Gesundheitswesen. Beitragssatzstabilität wird erreicht, wenn die Zuwachsraten der Einnahmen (beitragspflichtige Einkommen und Renten) und der gesamten Leistungsausgaben der gesetzlichen Krankenkassen übereinstimmen. Unterschiedliche Ausgabenentwicklungen in den verschiedenen Leistungsbereichen sind mit der Forderung nach Beitragssatzstabilität nur dann vereinbar, wenn ihr gewichteter Durchschnitt der Steigerungsrate der Gesamteinnahmen entspricht.

Beitragssatzstabilität bedeutet nicht, daß die Einnahmen der GKV auf einer bestimmten absoluten Höhe eingefroren würden. Lohndynamik, Rentenentwicklung und die jährlich angehobenen Beitragsbemessungsgrenzen führen zu Mehreinnahmen von erheblichem Umfang. Insbesondere die konjunkturelle Entwicklung und die Lage auf dem Arbeitsmarkt beeinflussen die verfügbaren Mittel. Die Höhe der Gesundheitsausgaben und der Umfang der Gesundheitsleistungen werden insofern auch einnahmenseitig bestimmt.

Mit dem Gesundheitsstrukturgesetz aus dem Jahre 1992 wurden Leistungsentgelte bzw. Preise im Krankenhausbereich eingeführt, die zwar in der Bundespflegesatzverordnung kodifiziert, aber in ihrer vollen Bedeutung für die Reformen im Gesundheitswesen noch nicht allgemein (an-)erkannt worden sind. Eine noch entscheidendere Veränderung kam mit der Einführung der Kassenwahlfreiheit, dem Risikostrukturausgleich zwischen den Krankenkassen und den Veränderungen im Organisations- und Selbstverwaltungsrecht. Ein sozial gebundener Wettbewerb gilt als neuer Ordnungsrahmen im Gesundheitswesen, der durch die beiden Gesetze zur Neuordnung von Selbstverwaltung und Eigenverantwortung in der GKV (1. und 2. NOG) eine weitere Präzisierung gefunden hat (Henke 1997).

6. Prioritätensetzung und Evaluation in der Gesundheitsversorgung

Aus dem Konflikt zwischen der Knappheit der verfügbaren Mittel und den Möglichkeiten der Medizin ergibt sich die Notwendigkeit, die begrenzten Mittel so einzusetzen, daß ihre höchste Gesundheitswirksamkeit erreicht wird. Dazu bedarf es einer Evaluation des medizinischen Leistungsgeschehens mit dem Ziel, die Kosten und Nutzen der diagnostischen und therapeutischen Maßnahmen zu erfassen sowie unwirksame und unwirtschaftliche Leistungen zu erkennen. Hauptziel der Evaluation ist dabei nicht, Kosten einzusparen, sondern die vorhandenen Ressourcen sinnvoll zu verwenden (Gäfgen & Oberender 1991).

Zur Feststellung der Vorteilhaftigkeit einer Maßnahme werden vielfach Kosten-Nutzen-Analysen und Kosten-Wirksamkeits-Analysen herangezogen, die sämtliche Vorteile und Nachteile der Alternativen gegenüberstellen und diejenige mit dem besten Gesamtergebnis auswählen. Im Unterschied zur Kosten-Nutzen-Analyse verzichtet die Kosten-Wirksamkeits-Analyse auf eine in Geldeinheiten vorgenommene Bewertung des Nutzens; statt dessen werden nichtmonetäre Indikatoren wie vermiedene Erkrankungen, verringerte Komplikationen oder die Zahl geretteter Lebensjahre zugrundegelegt.

In der Abbildung 7 sind die Kosten pro gewonnenem Lebensjahr als Zielgröße der Kosten-Wirksamkeits-Analyse angegeben. Den mit einer Maßnahme verbundenen Interventionskosten steht eine Reduktion des Erkrankungsrisikos gegenüber, die ihrerseits zwei Effekte zur Folge hat: Zum einen tritt eine Einsparung an Kosten auf, die ohne die Maßnahme sonst angefallen wären; zum anderen geht die Verringerung der Morbidität und Mortalität mit einem Gewinn an Lebenserwartung einher. Werden die Netto-Interventionskosten als Differenz zwischen den Interventionskosten und den interventionsbedingten Kosteneinsparungen durch die Zahl der gewonnenen Lebensjahre dividiert, erhält man die Kosten-Effektivität als Evaluationskriterium. Ein positiver Wert zeigt einen volkswirtschaftlichen Ressourcenverbrauch an; ist der Wert des Quotienten gleich oder kleiner als Null, liegt eine Maßnahme vor, die sich finanziell selbst trägt.

So einfach die Evaluation in ihrer allgemeinen Methodik erscheinen mag, ist ihre Durchführung im einzelnen mit vielfältigen Problemen verbunden. Dies betrifft zunächst die vollständige Erfassung aller Nutzen- und Kostenkomponenten. Den direkten Effekten, die die unmittelbaren Konsequenzen einer Maßnahme angeben, stehen die indirekten Effekte gegenüber, die die Folgewirkungen aufzeigen. Bei den direkten und indirekten Kosten und Nutzen werden die intangiblen, d.h. die nicht meßbaren Wirkungen, bei quantitativen Untersuchungen häufig vernachlässigt und nur qualitativ berücksichtigt. Durch die unvollständige und nicht übereinstimmende Erfassung der verschiedenen Kosten-Nutzen-Komponenten werden die Resultate von Evaluationen allerdings verzerrt. Besondere Aufmerksamkeit ist auch dem Problem der Qualitätsbereinigung gewonnener Lebensjahre zu widmen, wenn Interventionen und gesundheitspolitische Programme in der Breite eher die Lebensqualität verbessern als die Lebenserwartung erhöhen (Weinstein u.a. 1996).

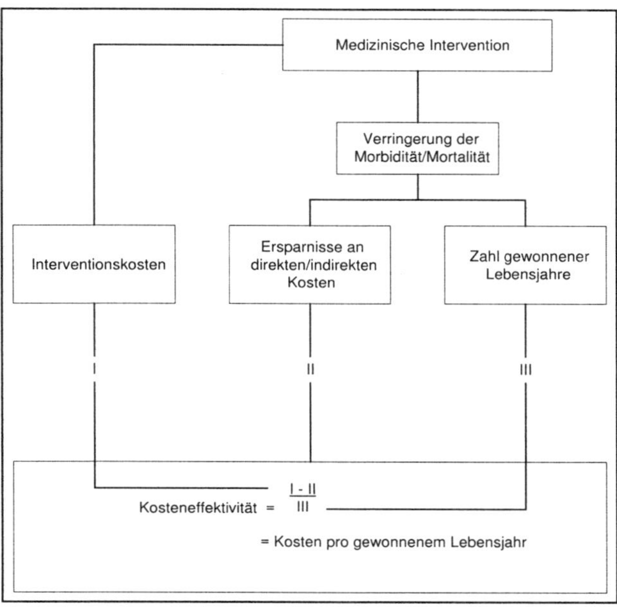

Abbildung 7: Kosten pro gewonnenem Lebensjahr als Zielgröße der Kosten-Wirksamkeits-Analyse

Die Ergebnisse der ökonomischen in Verbindung mit einer medizinischen und ethischen Evaluation stellen Entscheidungshilfen für die am Gesundheitswesen Beteiligten dar. So können Evaluationen die Arbeit der Bundesausschüsse der gemeinsamen Selbstverwaltung von Ärzten und Krankenkassen unterstützen, deren Aufgabe darin besteht, „ die zur Sicherung der ärztlichen Versorgung erforderlichen Richtlinien über die Gewähr für eine ausreichende, zweckmäßige und wirtschaftliche Versorgung der Versicherten" (§ 92 Abs. 1 SGB V) zu beschließen. Erst aufgrund von Empfehlungen des Bundesausschusses der Ärzte und Krankenkassen dürfen neue Untersuchungs- und Behandlungsmethoden in der ambulanten kassenärztlichen und kassenzahnärztlichen Versorgung zu Lasten der Krankenkassen abgerechnet werden (§ 135 Abs. 1 SGB V).

Für eine systematische Evaluation ist die Bereitstellung standardisierter Methoden und Instrumente zu fordern, deren Anwendung prinzipiell gesichert sein müßte. Dies wird schnell klar, wenn einmal die Ergebnisse von Kosten-Wirksamkeits-Analysen für Maßnahmen präventiver und kurativer Versorgung aufgelistet werden. Der Versuch liegt nahe, daraus eine „Hitliste" der Programme nach der Rangfolge ihrer Netto-Interventionskosten pro gewonnenem Lebensjahr aufzustellen (Tabelle 3).

Vorsicht ist allerdings angebracht, auf der Basis dieser „League Table" gesundheitspolitische Schlußfolgerungen ziehen zu wollen. Ohne Sicherstellung der Vergleichbarkeit der Ergebnisse setzen sich die Resultate von Kosten-Wirksamkeits-Analysen leicht dem Vorwurf der Manipulation aus. Dem wird durch eine Standardisierung der Methodik vorgebeugt, die die Möglichkeiten und die Grenzen der Evaluation offenlegt. Dann nimmt auch die Bereitschaft zu, die Evaluationsergebnisse zu akzeptieren. Dafür sollten die Beteiligten im Gesundheitswesen gewonnen werden.

Maßnahme	Gegenwartswert der Kosten eines gewonnenen qualitätsbereinigten Lebensjahres (in £)
Rat des Hausarztes, das Rauchen einzustellen	170
Schrittmacherimplantation wegen eines Atrioventrikulär-Blocks	700
Hüftendoprothese	750
Koronare Bypass-Operation wegen schwerer Angina Pectoris mit Linksherzinsuffizienz	1.040
Kontrolle des Gesamt-Serumcholesterins durch den Hausarzt	1.700
Koronare Bypass-Operation wegen schwerer Angina Pectoris mit Zwei-Gefäße-Leiden	2.280
Nierentransplantation (toter Spender)	3.000
Brustkrebs-Reihenuntersuchung	3.500
Herztransplantation	5.000
Koronare Bypass-Operation wegen leichter Angina Pectoris mit Zwei-Gefäße-Leiden	12.600
Hämodialyse im Krankenhaus	14.000

Quelle: Drummond, Teeling Smith & Wells (1989)

Tabelle 3: „League Table" der Kosten eines gewonnenen zusätzlichen qualitätskorrigierten Lebensjahres bei ausgewählten Maßnahmen im Gesundheitswesen (Preise 1983/84)

Literatur

Adam, H. (1983): Ambulante ärztliche Leistungen und Ärztedichte. Zur These der anbieterinduzierten Nachfrage im Bereich der ambulanten ärztlichen Versorgung. Beiträge zur angewandten Wirtschaftsforschung, Bd. 11, Berlin.

Andersen, H., Henke, K.-D. & Schulenburg, J.-M., Graf von der (Hrsg.) (1992): Basiswissen Gesundheitsökonomie, Bd. 1: Einführende Texte, Berlin.

Breyer, F. & Zweifel, P. (1997): Gesundheitsökonomie, Berlin u.a.

Deutsche Bundesbank (Hrsg.) (1991): Neuere Finanzentwicklung der gesetzlichen Krankenversicherung. In: Monatsberichte der Deutschen Bundesbank, 43. Jg., Nr. 1, Januar 26ff.

Drummond, M., Teeling Smith, G. & Wells, N. (1989): Wirtschaftlichkeitsanalyse bei der Entwicklung von Arzneimitteln, OHE/MPS. Bonn.

Gäfgen, G. (1990): Gesundheitsökonomie. Grundlagen und Anwendungen. Gesundheitsökonomische Beiträge, Bd. 8, Baden-Baden.

Gäfgen, G. & Oberender, P. (Hrsg.) (1991): Evaluation gesundheitspolitischer Maßnahmen. Gesundheitsökonomische Beiträge, Bd. 10, Baden-Baden.

Hauser, H. & Sommer, H. J. (1984): Kostendämpfung im Gesundheitswesen in den USA, in Kanada und in der BRD, Bern.

Health Care Financing Review (1989): Annual Supplement, International Comparison of Health Care Financing and Delivery: Data and Perspective, Baltimore.

Henke, K.-D. (1991): Alternativen zur Weiterentwicklung der Sicherung im Krankheitsfall. In: Hansmeyer, K.-H. (Hrsg.): Finanzierung der sozialen Sicherung II. Schriften des Vereins für Socialpolitik, Bd. 194/II, Berlin 117-175.

Henke, K.-D. (1997): Die Zukunft der Gesundheitssicherung. Jahrbücher für Nationalökonomie und Statistik, Bd. 216, 478-497.

Henke, K.-D. & Adam, H. (1983): Die Finanzlage der sozialen Krankenversicherung 1960-1978. Eine gesamtwirtschaftliche Analyse, Köln-Lövenich.

Herder-Dorneich, Ph. (1994): Ökonomische Theorie des Gesundheitswesens: Problemgeschichte, Problembereiche, Theoretische Grundlagen, Baden-Baden.

Reinhardt, U. E. (1981): Health Insurance and Cost Containment Policies: The Experience Abroad. In: Olson, M. (Hrsg.): A New Approach to the Economics of Health Care, Washington 151-171.

Sachverständigenrat für die Konzertierte Aktion im Gesundheitswesen (1988): Jahresgutachten 1988. Medizinische und ökonomische Orientierung, Baden-Baden.

Sachverständigenrat für die Konzertierte Aktion im Gesundheitswesen (1995): Gesundheitsversorgung und Krankenversicherung 2000. Mehr Ergebnisorientierung, mehr Qualität und mehr Wirtschaftlichkeit, Sondergutachten 1995, Baden-Baden.

Sachverständigenrat für die Konzertierte Aktion im Gesundheitswesen (1996): Gesundheitswesen in Deutschland. Kostenfaktor und Zukunftsbranche, Bd. 1: Demographie, Morbidität, Wirtschaftlichkeitsreserven und Beschäftigung, Sondergutachten 1996, Baden-Baden.

Schieber, G. J., Poullier, J. P. & Greenwald, L. M. (1991): Health Care Systems in Twenty-Four Countries. In: Health Affairs, Vol. 10 No. 3, 22-38.

Schulenburg, J.-M., Graf von der (1987): Selbstbeteiligung. Tübingen.

Statistisches Bundesamt (1997): Ausgaben für Gesundheit 1970 bis 1994. Fachserie 12, Reihe S. 2, Wiesbaden.

Weinstein, M. C. u.a. (1996): Recommendations of the Panel on Cost-Effectiveness in Health and Medicine. In: Journal of American Medical Association, Vol. 276 No 15, 1253-1258.

Wissenschaftliche Arbeitsgruppe Krankenversicherung (1988): Vorschläge zur Strukturreform der Gesetzlichen Krankenversicherung. Bd. 25 der Beiträge zur Gesundheitsökonomie der Robert-Bosch-Stiftung, Gerlingen.

Wilfried von Eiff

Krankenhaus-Management

Entscheidungsrahmen und Handlungsschwerpunkte

1. Merkmale des Paradigmenwechsels im Gesundheitswesen

Als Konsequenz des Gesundheitsstrukturgesetzes (GSG) sind die Krankenhäuser gefordert, die medizinischen, pflegerischen und administrativen Leistungsprozesse wirtschaftlicher zu erbringen, ohne daß die Prozeß-, Sozial- und Ergebnisqualität des Versorgungsauftrages Einschränkungen erfährt. Die qualifizierte Erfüllung eines Versorgungsauftrages setzt den Nachweis von medizinischer Leistungsfähigkeit und Wirtschaftlichkeit voraus (§ 109 SGB V). Damit ist das Krankenhaus-Management gefordert, vermeintlich gegensätzliche Ziele wie „Steigerung der Qualität bei sinkenden Kosten" durch intelligente Organisations- und Führungskonzepte miteinander in Einklang zu bringen (siehe Abbildung 1).

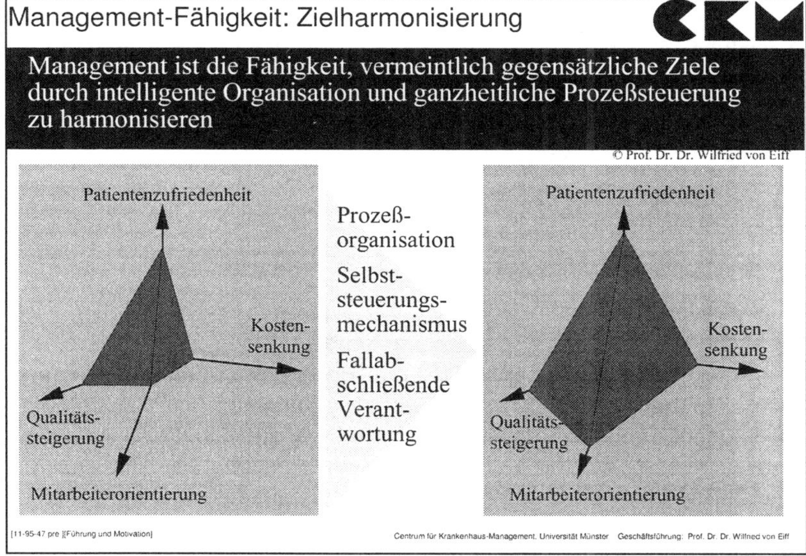

Abbildung 1: Der Paradigmenwechsel im Gesundheitswesen setzt für das Krankenhaus-Management veränderte Zielkonstellationen

Bisher galt die Maxime: „Qualität kostet Geld“, „Innovationen beanspruchen Zeit und Geld“, „Eine kürzere Verweildauer ist nur mit zusätzlicher Kapazität sicherzustellen“ usw. Das neue Management-Paradigma fordert: „Höhere Qualität und patientenwirksame Innovationen (z.B. Minimalinvasive Verfahren, Ambulantes Operieren) sind in kürzerer Zeit mit tendenziell sinkenden Kosten zu realisieren“ und „Eine kürzere Verweildauer wird mit weniger Kapazität durch bessere Organisation erreicht“.

Zur Sicherstellung dieser Anforderungen steht der Arzt in besonderer Weise als Leistungsträger in der Pflicht: denn die Verantwortung für medizinische Qualität ist von der Verantwortung für einen kostengünstigen bzw. wirtschaftlichen Arbeitsvollzug zur Erreichung dieser Qualität nicht zu trennen. Jeder Leitende Arzt trifft mit seiner Entscheidung über Art und Intensität von Diagnose und Therapie automatisch auch eine Entscheidung über das bedarfsgerechte und wirtschaftliche Erbringen dieser medizinischen Leistungsprozesse.

Diese Managementherausforderung für den Arzt stellt sich auf mehreren Gebieten:

- als Manager der Versorgungskaskade,
- als Manager der Leistungsprozesse im Regionalen Gesundheitsnetzwerk,
- als Standardisierungsmanager im Bereich der Logistik von Medikalprodukten,
- als Manager, der es versteht, das Problemlösungswissen seiner Mitarbeiter durch delegationsorientierte Führung zu mobilisieren; das Konzept des Verschwendungsmanagements ist als Organisations- und Führungsansatz in besonderer Weise für die Krankenhäuser geeignet,
- als Manager- und Kulturträger, der Leitbilder und Visionen mit „Bodenhaftung“ entwickelt, eine Kultur des berufsgruppenübergreifenden Dialogs sowie der bereichs- und hierarchieübergreifenden Zusammenarbeit aktiv vorlebt.

Auf diese Aufgabe sind die wenigsten Mediziner vorbereitet.

Auch die Pflegekräfte sind von diesem Paradigmenwechsel betroffen: nicht oberflächliche Akademisierung ist gefragt, sondern handwerkliche Professionalisierung verbunden mit der Fähigkeit, die Organisation rund um den Patienten einem kontinuierlichen Verbesserungsprozeß zu unterziehen. Standespolitische Diskussionen und auf Abgrenzung zu den Medizinern zielende Aufgabenverteilungen wirken sich „vor Kunde“ eher kontraproduktiv aus. Und auch der Mediziner tut gut daran, die Pflegekräfte und Verwaltungsmitarbeiter aktiv in die Gestaltung der Arbeitsprozesse rund um den Patienten einzubeziehen.

2. Trendbereiche im Gesundheitswesen

2.1 Target Controlling-Situation im Gesundheitswesen

Ein fallorientiertes Entgelt auf Preisbasis (Fallpauschale) hat den Charakter eines Zielpreises: ausgehend von einem fixierten Preis für eine bestimmte Leistung werden im Rahmen einer Rückwärtsrechnung die erlaubten Kosten für die einzelnen beteiligten Leistungsstellen prozeßbezogen bzw. fallbezogen ermittelt. Für die Krankenhäuser werden dadurch Anreize zu wirtschaftlichem Handeln, aber auch zur Verbesserung der medizinischen Leistungsfähigkeit, z.B. durch Einsatz minimalinvasiver Verfahren, gegeben.

Fallpauschalen, Sonderentgelte und Abteilungspflegesätze werden i.S. eines Target Costing als „marktgängiger" (d.h. die Versorgungsqualität nicht beeinträchtigender) Zielpreis vorgegeben.

Das Krankenhausmanagement steht damit in der Verpflichtung, alle Kalkulationsbestandteile eines Target Costing Systems (Zielpreise, Zielkosten, Gewinn, allowable Costs, drifting Costs) einer permanenten Kosten-Wertanalyse zu unterziehen bzw. die Leistungsprozesse auf Bedarfsgerechtigkeit und den Ressourceneinsatz auf Wertschöpfungsbeiträge zum Kerngeschäft (Prozeßkostenrechnung) zu überprüfen.

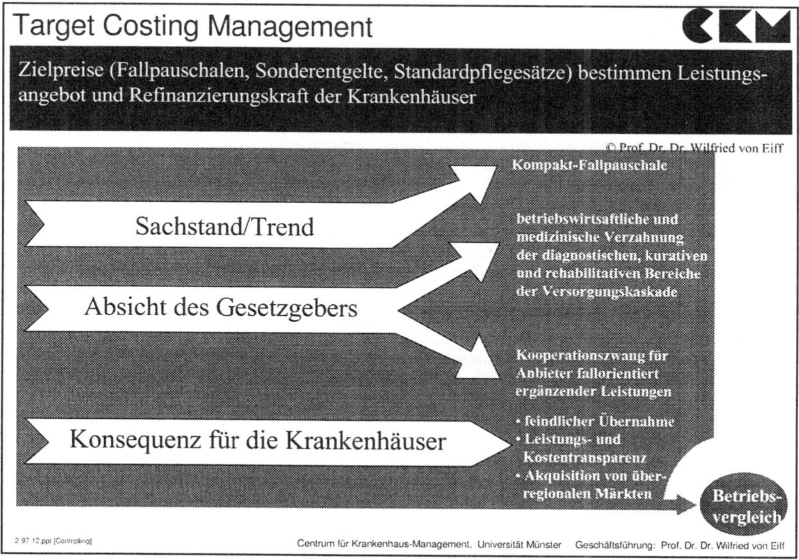

Abbildung 2: Die Konsequenzen der Target-Costing-Situation im Gesundheitswesen für die Krankenhäuser

Die Absicht des Gesetzgebers ist es (siehe Abbildung 2), das preisorientierte Entgeltsystem weiter auszubauen und sogar Standardpflegesätze und Kompaktfallpauschalen (Fallpauschalen zur kompletten Abgeltung von Therapie- und Rehabilitationsleistungen) einzuführen. Ziel des Gesetzgebers ist es weiterhin, die diagnostischen, kurativen und rehabilitativen Bereiche der Versorgungskaskade enger betriebswirtschaftlich und medizinisch miteinander zu verzahnen. Auch der Zwang zur Kooperation zwischen den Anbietern fallorientiert ergänzender Leistungen soll verstärkt werden.

Die Krankenhäuser sind damit gefordert, eine standardisierte Leistungs- und Kostenplanung auf Fall-/Resultat-Basis einzuführen: für die wichtigsten/kostenintensivsten Leistungen werden Resultat- und Leistungsbeiträge der beteiligten Leistungsstellen standardmäßig kalkuliert. Diese Kalkulationsdaten werden dann mit den tatsächlichen Daten eines konkreten Falls verglichen; aus dieser Abweichungsanalyse resultieren Erkenntnisse über Kostentreiber, Kostenstrukturen, Kostensenkungspotentiale und sonstige Eingriffsnotwendigkeiten des Managements. Der standardisierten Leistungs- und Kostenplanung (als Grundlage für gezielte Soll-/Ist-Abweichungsanalysen) kommt damit in Zukunft eine wichtige Rolle zu (siehe die Abbildungen 3 und 4)

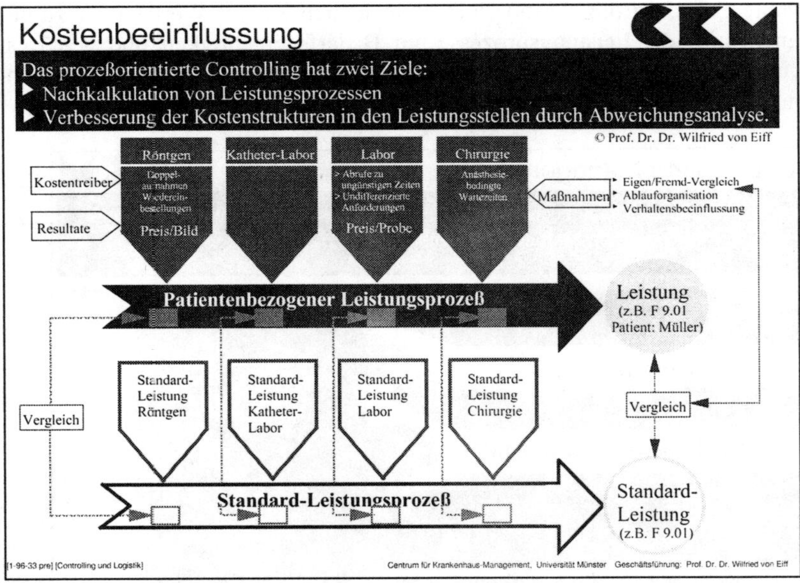

Abbildung 3: Prozeßorientiertes Controlling auf der Basis von Standard-Leistungsprozessen

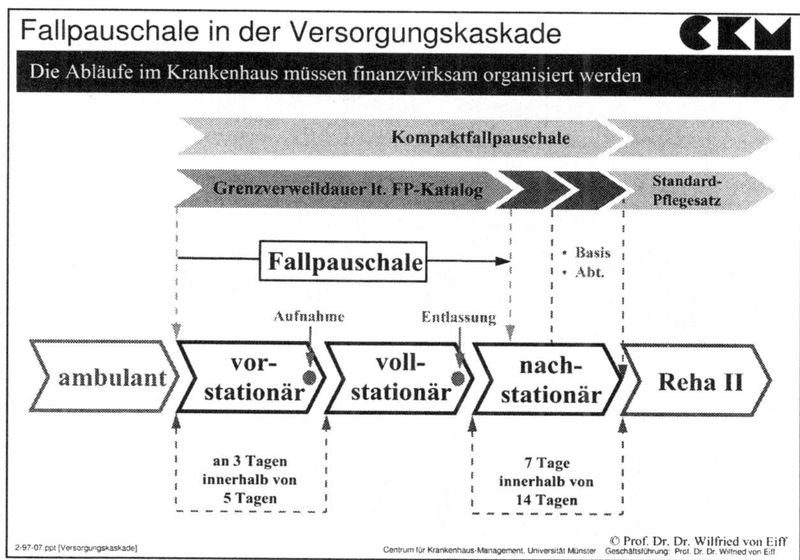

Abbildung 4: Die Wertschöpfungskette im Gesundheitswesen ist geprägt durch unterschiedliche Kostenträgerschaften

2.2 Ganzheitliche Patientenversorgung im Regionalen Gesundheitsnetzwerk

Der Anspruch einer „ganzheitlichen Patientenversorgung“ zielt auf die Sicherstellung einer durchgängigen, reibungslos koordinierten Patienten- und Angehörigenbetreuung von der ambulanten Erstdiagnose durch den Hausarzt über den vollstationären Krankenhausaufenthalt und der Gewährleistung einer häuslichen Nachsorge bis hin zu einer präventionsorienterten Lebenshilfe. Strategisch und organisatorisch wird dieser Versorgungsanspruch durch das Konzept des „Regionalen Gesundheitsnetzwerkes“ repräsentiert (von Eiff, Förster, Nottenkämper & Pennekamp 1995). Ein Gesundheitsnetzwerk (Abbildung 5) ist eine Kooperationsorganisation zwischen verschiedenen Leistungspartnern, die den Patienten je nach situativer Behandlungsnotwendigkeit ortsnah, fachgerecht und zeitnah, medizinisch-pflegerisch sowie sozial versorgen.

Leistungsinstanzen eines Gesundheitsnetzwerkes sind: Hausärzte, niedergelassene Fachärzte, poliklinische Einrichtungen, Krankenhäuser, Pflegedienste, Sozialstationen, ambulante Reha-Zentren, Selbsthilfegruppen (mit und ohne Expertenbetreuung), Lebensberatungsstellen, Pflegestationen, Sozialarbeiter etc.

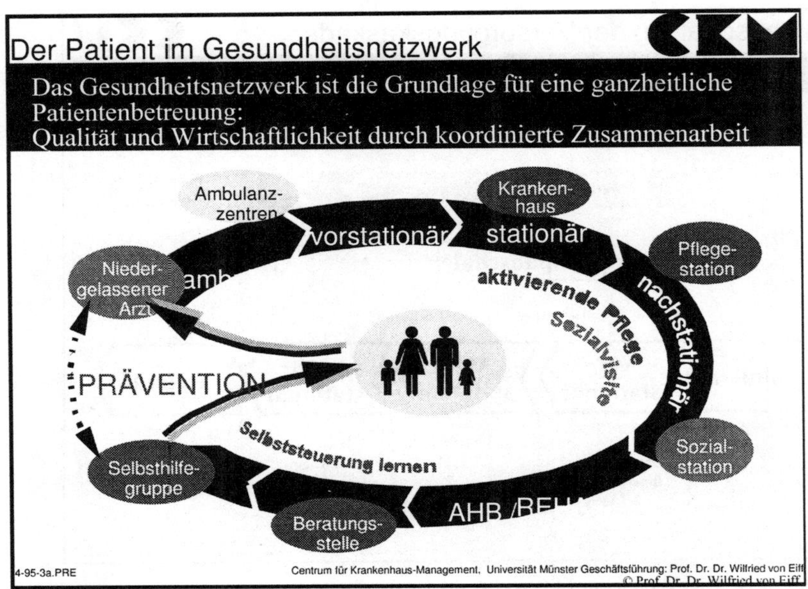

Abbildung 5: Das Regionale Gesundheitsnetzwerk führt zu neuen Formen der patientenorientierten Zusammenarbeit und löst Kooperationen aus

Das Konzept des Regionalen Gesundheitsnetzwerkes verdeutlicht, daß Qualität und Wirtschaftlichkeit in der Versorgung von Patienten nicht Aufgabe eines einzelnen Arztes oder eines einzelnen Krankenhauses sein kann. Eine kurze Verweildauer im vollstationären Bereich eines Krankenhauses setzt einerseits erstklassig ambulant durchgeführte Diagnoseleistungen voraus, andererseits kann ein Patient nur dann vorzeitig aus einem Krankenhaus entlassen werden, wenn eine entsprechend qualifizierte häusliche Nachsorge (z.B. Sozialvisite) garantiert ist, ebenso spielt der Einsatz minimalinvasiver OP-Verfahren eine entscheidende Rolle im Hinblick auf die Verweildauerreduktion im vollstationären Bereich.

Konsequenz: das GSG hat nicht nur einen Zwang zur Qualitätssicherung bei sinkenden Kosten ausgelöst, sondern auch die Diskussion um eine ganzheitliche Patientenversorgung neu belebt. Insofern ist es für die Krankenhäuser eine Überlebensfrage, rechtzeitig die vollstationäre Patientenversorgung durch zusätzliche Dienstleistungsumfänge im ambulanten Bereich sowie im Nachsorgebereich zu ergänzen. Stationär isolierte Klinikbereiche, ohne Verzahnung mit ambulanten Angeboten bzw. ohne ergänzende Dienstleistungen (wie z.B. Diabetes-Nachtklinik, Sozialvisite, betreutes Wohnen, Tagespflege, usw.), werden es in Zukunft schwer haben, ihre Überlebensfähigkeit zu sichern.

Die Grundidee der Gesundheitsnetzstruktur besteht darin, die Krankheit als Anlass zu nehmen, um nicht nur zu diagnostizieren und zu therapieren, sondern darüber hinausgehend den Patienten auf eine neue präventionsorientierte Lebensführung einzustellen.

Das Krankenhaus wird sich zum Gesundheitszentrum mit ganzheitlichem, präventionsorientiertem Dienstleistungsangebot entwickeln müssen.

2.3 Das Krankenhaus als Gesundheitszentrum

In zunehmendem Maß wird deutlich, daß sich in praxi die Qualität eines Krankenhauses (und damit dessen Ruf) nicht nur durch die medizinische Leistungsfähigkeit bestimmt. So ist die „soziale Betreuung und Beratung von Versicherten im Krankenhaus" ebenso ein vom Gesetzgeber akzeptiertes Qualitätskriterium wie die Fähigkeit eines Krankenhauses, den „nahtlosen Übergang von der Krankenhausbehandlung zu Reha oder Pflege" zu organisieren (§ 112 Abs. 2 SGB V). Auch die Serviceleistungen eines Krankenhauses werden zum Qualitätskriterium; diese sind im Gegensatz zu medizinischen Leistungen durch den Patienten selbst wahrnehmbar und beurteilbar. Insofern ist es angezeigt, die Qualität eines Krankenhauses ganzheitlich an drei Kategorien festzumachen: der *medizinischen und pflegerischen Qualität* (i.S. eines K.O.-Kriteriums), der *Rolle im Gesundheitsnetzwerk* (Beiträge zu Prävention, Nachsorgemanagement, etc.) und der *Servicequalität* (siehe Abbildung 6).

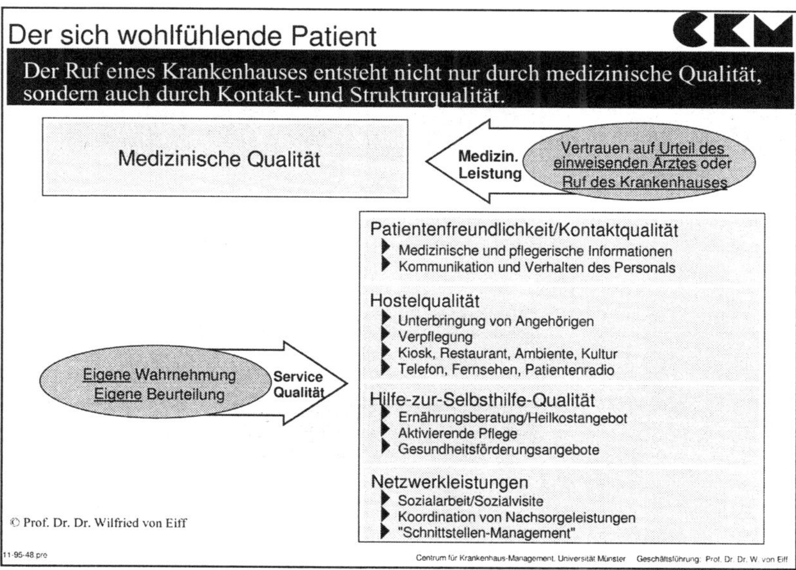

Abbildung 6: Medizinische Qualität, Freundlichkeit und Netzwerkleistungen sind die Kernerfolgsfaktoren des Krankenhauses

Ein wichtiges Merkmal eines „Gesundheitszentrums" ist seine „Prozeßfähigkeit"; die Fähigkeit nämlich, alle für einen bestimmten „Fall" erforderlichen Ressourcen mit dem bestmöglichen Know-how, zeitnah zu aktivieren und dabei den Anspruch einer ganzheitlichen Patienten- und Angehörigenbetreuung im Rahme der Versorgungskaskade zu garantieren (siehe Abbildung 7).

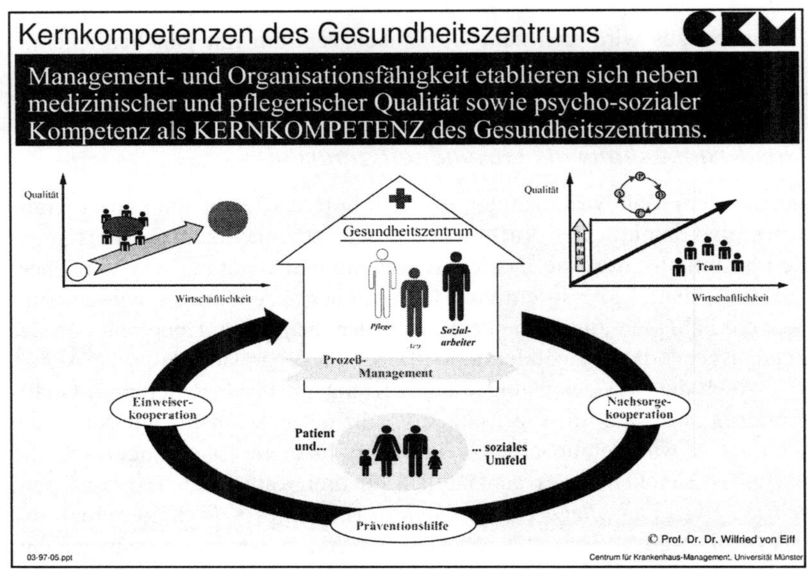

Abbildung 7: Funktion des Gesundheitszentrums im Regionalen Gesundheitsnetzwerk

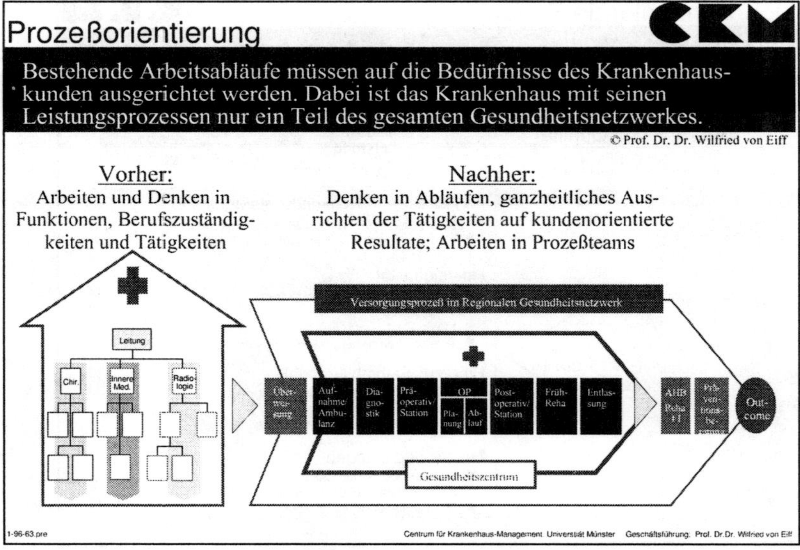

Abbildung 8: Die funktionale Organisation wird durch die Prozeßorientierung nicht abgelöst, sondern ergänzt

Dieser „Management-Trend“ der Prozeßorientierung (siehe Abbildung 8) wird durch das Gesetz zur Neuordnung von Selbstverwaltung und Eigenverantwortung in der Gesetzlichen Krankenhausversicherung verstärkt. Insbesondere die beabsichtigte Einführung von „Komplettfallpauschalen“ [= Abdeckung der für einen kompletten Fall erforderlichen vollstationären Kurationsleistungen

(70 %-Anteil) sowie der anschließenden Reha-Leistungen (30 %-Anteil)] beinhaltet einen Trend zu sog. vertikalen Integrationsstrategien. Denn vor dem Hintergrund einer Komplettfallpauschale wäre unter rein ökonomischen Gesichtspunkten *das Krankenhaus* an einer möglichst kurzen Verweildauer des Patienten (bei gleichzeitig minimalen Reha I-Leistungen) interessiert; das aufnehmende Reha-Zentrum würde eine möglichst späte Überweisung des Patienten bevorzugen (bei gleichzeitig hohem Anteil von Frührehabilitationsmaßnahmen bereits im Krankenhaus).

Erst eine „vertikale Vorwärtsintegration" (z.B. Herzzentrum „kauft" Reha-Einrichtung) wäre eine juristische Basis, um zwischen beiden Versorgungsstufen zu einer Versorgungsorganisation zu kommen, die qualitätsgerecht, patientenorientiert und wirtschaftlich ist. An dieser Stelle treffen sich zwei Trends: der Trend zur Prozeßorientierung und der Trend zum Target Controlling zwingen zu einer Strategie der Kooperation in allen Phasen der Versorgungskaskade (siehe Abbildung 9).

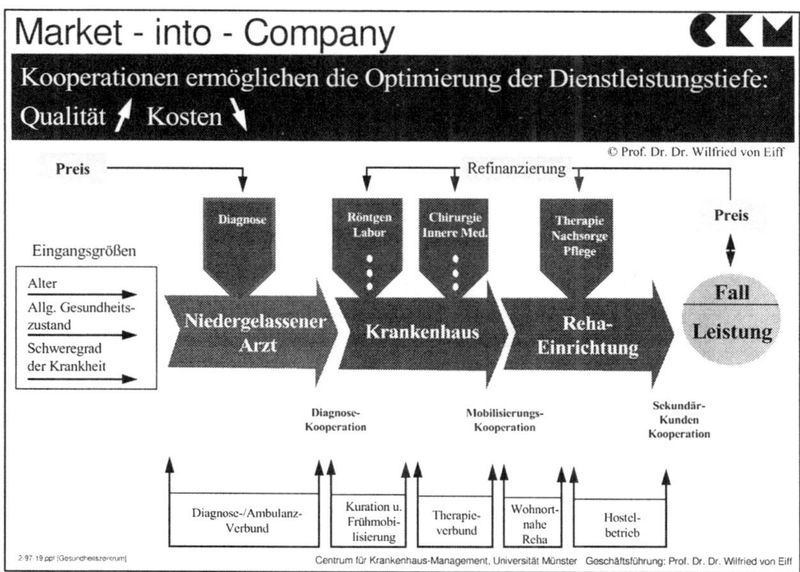

Abbildung 9: Kooperationen finden primär an den Nahtstellen der Versorgungsbereiche statt

2.4 Krankenhäuser im Wettbewerb. Der Betriebsvergleich als Steuerungsinstrument für Gesundheitszentren

Dieser Trendbereich ist einerseits die logische Fortsetzung der Target-Costing-Situation und andererseits wird die Fähigkeit eines Krankenhauses, Gesundheitszentrum in einem Regionalen Gesundheitsnetzwerk zu sein, zum Qualitätsvergleichskriterium.

In dem Maß, in dem „Selbstverantwortung durch Selbstbeteiligung" im Gesundheitswesen Bedeutung gewinnt, wird es zum Qualitätsmerkmal eines Krankenhauses, die Leistungen nicht nur medizinisch erstklassig, sondern auch in besonderer Weise *wirtschaftlich* zu erbringen. Bereits heute sind die Kassen geneigt, mit preiswerten Krankenhäusern Leistungsausweitungen, und damit eine Öffnung des Budgetdeckels, zu vereinbaren. An dieser Stelle sind die Krankenhäuser gefordert, durch wirtschaftliches Verhalten (Vermeidung von Verschwendung), den Patienten nicht unnötig finanziell zu belasten und damit dazu beizutragen, daß eine Zwei-Klassen-Medizin vermieden wird.

Ziel ist es, durch regelmäßige, strukturierte Überprüfungen der Krankenhausleistungsprozesse auf Qualität und Wirtschaftlichkeit beispielgebende Versorgungs- und Kostenstrukturen zu ermitteln und diese zum Standard im Sinne eines Vergleichsmaßstabs zu erheben: nachgewiesene Bestleistungen von „Modell-Krankenhäusern" bilden in Zukunft die Verhandlungsgrundlage für die Anpassung von Fallpauschalen und Sonderentgelten oder auch für die Erweiterung des Versorgungsauftrages.

Eine Betriebsvergleichsmethode muß „Vergleichbarkeit" der untersuchten Krankenhäuser garantieren, ansonsten ist der Informationswert der Vergleichsdaten anzuzweifeln.

- Resultatorientierte Vergleichskriterien (Mortalitätsrate, Verweildauer, Auslastungsgrad einer Station, Fallzahl,...) lassen sich zwar leicht erheben, vernachlässigen aber die Betrachtung von Prozeßeffizienz (Ablauforganisation, medizinische Verfahren, baulich-funktionelle Gegebenheiten,...); und gerade die Prozeßeffizienz sollte ein besonderes Merkmal eines Gesundheitszentrums sein. Resultate können immer nur eine erste grobe Orientierung bieten. Die ausschließliche Ausrichtung von Entscheidungen an Resultatgrößen verleitet zu Fehlbeurteilungen und verführt zum „Cherry-Picking".
- Ein aussagefähiger Betriebsvergleich muß daher die Strukturmerkmale des zu vergleichenden Leistungsprozesses offenlegen; diese beziehen sich im wesentlichen auf den Patienten-Mix (= Risikostruktur der Patienten), die ablauforganisatorischen Rahmenbedingungen und das angebotene Leistungsspektrum.
- Der Betriebsvergleich muß sich in erster Linie auf die „Qualitätsförderer" und die „Leistungsvoraussetzungen" konzentrieren. Resultate zu messen heißt, sich ex post mit Wirkungen zu beschäftigen, statt ex ante die Ursachen (= Leistungsvoraussetzungen) so zu verändern, daß verbesserte Beiträge zu Qualität und Wirtschaftlichkeit erreicht werden.
- Die Abbildung 10 zeigt am Beispiel einer Herzoperation, welche Vergleichskriterien zu beachten sind, damit ein Leistungs- und Wirtschaftlichkeitsvergleich zwischen Herzzentren entscheidungsrelevante und valide Informationen generiert.

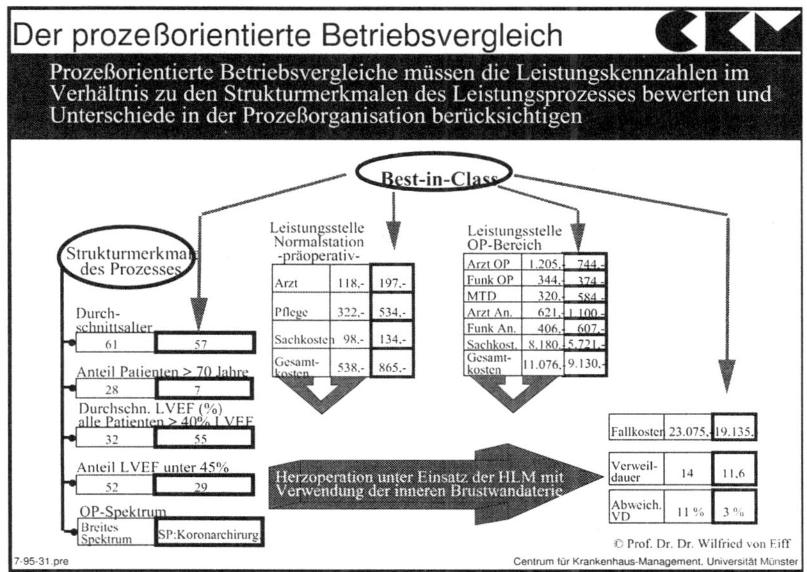

Abbildung 10: Der prozeßorientierte Betriebsvergleich führt im Gegensatz zum kennzahlenorientierten Vergleich zu entscheidungsrelevanten Informationen

Der Betriebsvergleich ...

- versorgt die Instanzen des Krankenhaus-Managements zeitnah mit sachlich fundierten, entscheidungsrelevanten Informationen,
- fundiert die Leistungsposition des Krankenhauses gegenüber Kostenträgern und kassenärztlichen Vereinigungen; insbesondere im Fall einer geplanten Veränderung des Versorgungsauftrages im Vergleich zu anderen Krankenhäusern,
- gibt Hinweise auf Bestleistungen anderer Krankenhäuser (Benchmarking-Service),
- dient als Frühwarninstrument, da mit seiner Hilfe Eingriffsnotwendigkeiten in den Bereichen Prozeß, Personal, Qualität und Kosten signalisiert werden,
- läßt insbesondere durch Vergleich mit Best-in-Class-Krankenhäusern Trends erkennen bez.
  - Weiterentwicklung von Versorgungsstrukturen,
  - Medizintechnik und Ablauforganisation,
  - Politische Setzungen und ihre Konsequenzen (z.B.10-Punkte-Programm des Nordrhein-Westfälischen MAGS)
- dient zur Ableitung von Entscheidungs- und Handlungspositionen.

Die Struktur des Krankenhausbetriebsvergleichs ist aus der Abbildung 11 zu entnehmen. Leistungsvoraussetzungen, Leistungsprozesse und Leistungsergebnisse werden als Vergleichsbereiche für einen als Führungsinstrument tauglichen Betriebsvergleich betrachtet. Wichtig ist, den Betriebsvergleich prozeßorientiert durchzuführen und sich von der reinen Kennzahlenbetrachtung zu lösen, da Kennzahlenvergleiche tendenziell zu Fehlentscheidungen verleiten (siehe Abbildung 12 und 13; vgl. auch von Eiff & Goedereis 1997).

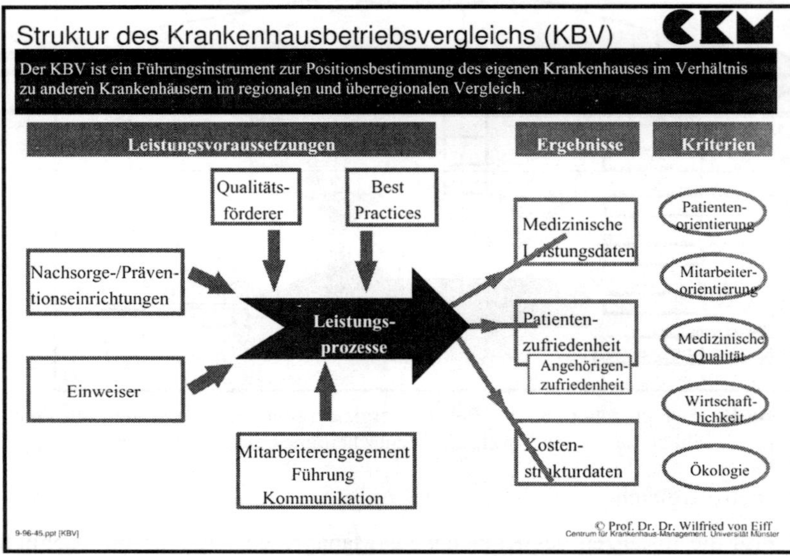

Abbildung 11: Der Betriebsvergleich: Meßlatte für Gesundheitszentren

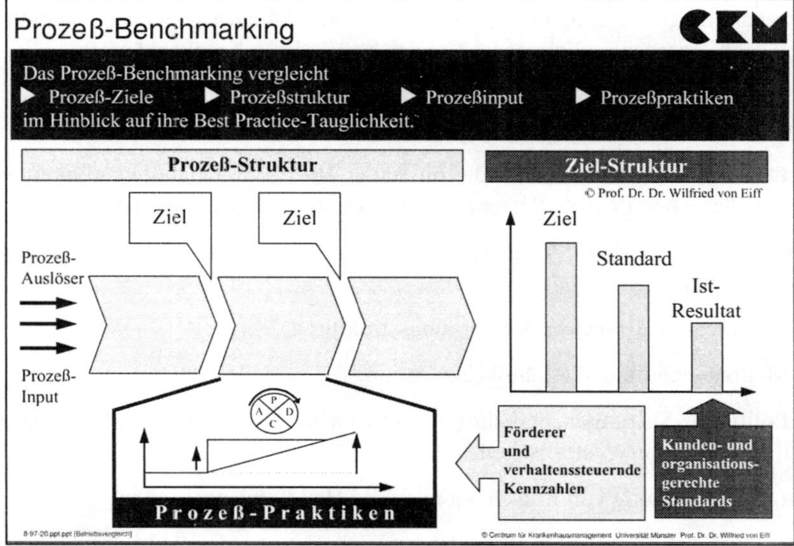

Abbildung 12: Erst durch den Vergleich von Ziel- und Prozeß-Struktur sowie Prozeß-Praktiken entsteht „Vergleichbarkeit".

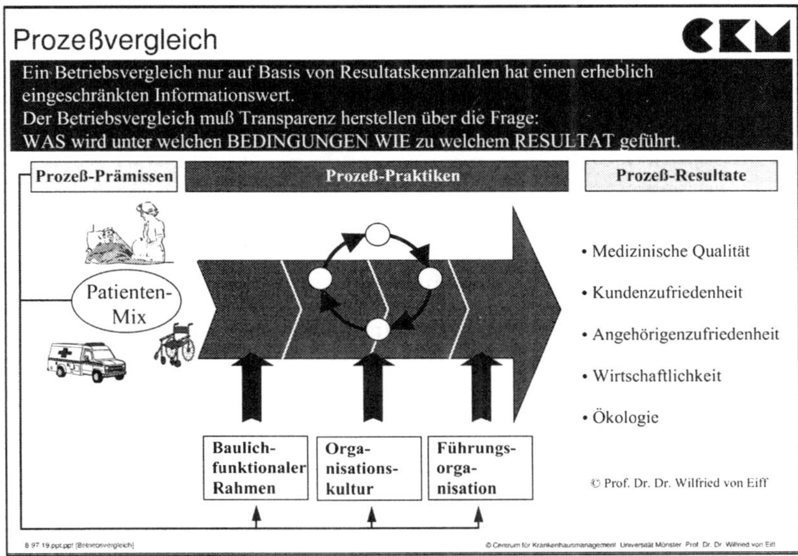

Abbildung 13: Die Kenntnis von Rahmenbedingungen von Prozessen ist Voraussetzung für Vergleichbarkeit

2.5 Der Trend: Kundenorientierung als Wettbewerbsfaktor für Gesundheitszentren oder ein Reizwort für Krankenhäuser?

Der Begriff der Kundenorientierung als Ausdruck eines besonderen, auf die Probleme und Wünsche eines Kunden ausgerichteten Dienstleistungsverhaltens, ist im Gesundheitswesen nicht unumstritten.

„Kundenorientierung und Qualität liegen vor, wenn der Kunde zurückkommt und nicht das Produkt", lautet eine in der Industrie häufig anzutreffende, aber nicht ausreichend konkrete Kurzformel. Konkreter ist da schon folgende Handlungsorientierung: „Ein Unternehmen verhält sich kundenorientiert, wenn es diejenigen Produkte und Dienstleistungen anbietet, für die ein konkreter Kunde bereit ist zu bezahlen". Dahinter steht die sicherlich nicht falsche Botschaft, daß nichts wert ist, was nichts kostet. Für das Krankenhaus sind beide Orientierungen nicht verwendbar. Aber eine dritte „Erkenntnis" aus der Industrie korrespondiert mit den Besonderheiten im Gesundheitswesen.

Ein kundenorientiertes Krankenhaus stellt drei Fragen:

– WER ist unser Kunde? ...

  ...und kommt zu der Antwort, daß z.B. auch die Krankenkasse als Kunde zu betrachten ist, denn schließlich ist es die Kasse, die als Wahrer der qualitätsbezogenen und wirtschaftlichen Interessen des Patienten bedarfsgerechte und wirtschaftliche Leistungen erwartet.

– WAS braucht unser Kunde wirklich?

– WODURCH können wir den Kunden begeistern bzw. WIE stelle wir ihn zufrieden?

Der Kunde, so die wichtigste Erkenntnis aus der Industrie, will ganzheitlich behandelt werden und ein Problem gelöst bekommen.

Im Rahmen der Forum Corporation Studie wurde festgestellt, daß 70 % der Kunden*un*zufriedenheit aus Verhaltensgründen des Verkäufers resultiert: Damit wird deutlich, daß es für ein Krankenhaus zwei wichtige Erfolgsfaktoren gibt:

– Medizinische Qualität auf hohem Niveau;
– Individuelle Betreuung des Patienten, Information und Zuwendung durch Ärzte und Pflegekräfte sowie eine unaufdringliche, aber wirkungsvolle Verwaltung;
– die reibungslose Koordination des Patienten insbesondere an den Schnittstellen der einzelnen Versorgungsbereiche Vorsorge, ambulante Versorgung, vollstationäre Versorgung, Nachsorge.

Kundenorientierung im Krankenhaus bedeutet, den Patienten und sein soziales Umfeld (also Angehörige, ihn besuchende Freunde, ggf. Kollegen am Arbeitsplatz) situationsgerecht ernst zu nehmen.

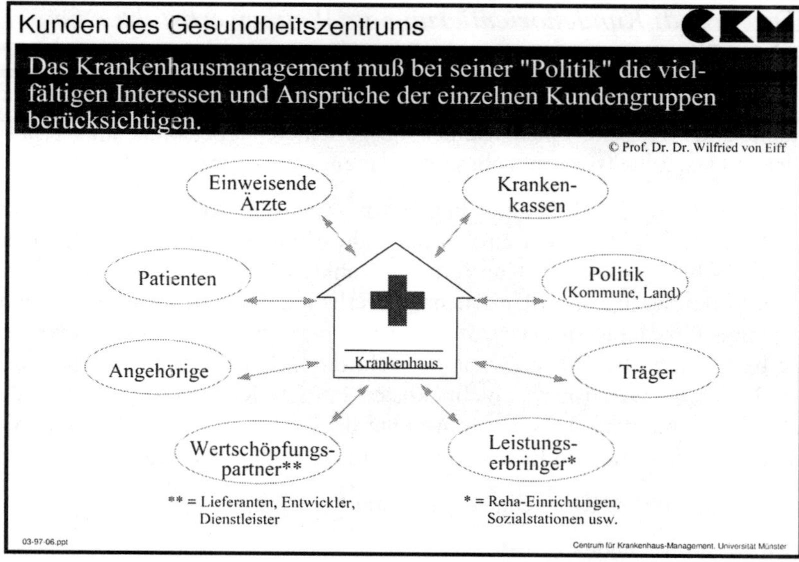

Abbildung 14: Die Kundenstruktur des Gesundheitszentrums

Die bis hier erzielten Erkenntnisse zum Thema „Kundenorientierung" lassen den Schluß zu, daß es gar nicht mehr erforderlich ist, aufwendige Patienten- oder Einweiserbefragungen durchzuführen. Denn was der Patient grundsätzlich will, ist bekannt. Aus der Industrie weiß man, daß Kundenbefragungen niemals innovative Ideen zu Tage fördern. Die meisten Kunden wissen selbst nicht, was sie in Zukunft wollen; in der Regel wollen sie das gleiche Produkt um einige Funktionalitäten erweitert zu einem 30 % niedrigeren Preis. Wie in der Industrie kommt es auch im Krankenhaus, das sich „Gesundheitszentrum" nennt, darauf an, den Kunden (Patienten, Angehörige, Einweiser, Nachfolger, ...) mit besonderen Maßnahmen angenehm zu überraschen, ja zu begeistern, damit auf dieser Erfahrungsgrundlage eine vertrauensbasierte „Kundenbindung" entsteht. Natürlich soll der Patient nach Möglichkeit nicht in unser Krankenhaus zurückkommen. Aber ein begeisterter Patient spricht mit etwa 4 Personen über seine Erfahrungen; der verärgerte Patient teilt seinen Frust ca. 20 Personen mit.

Kundenbefragungen sind typische kerngeschäftsferne Aufgaben für Stabsstellen oder Berater mit freier Auftragskapazität. Befragungen bieten selten innovative Erkenntnisse; meistens zeigen sich Resultate, die ohnehin vermutet wurden, ja sogar bekannt waren.

Befragungen sind - sofern sie nicht kombiniert werden mit Ideen-Workshops mit Leading Customers - eher Ausdruck eines innovationsarmen und ratlosen Managements. Wenn ein Krankenhaus der Überzeugung ist, daß die Einweiser ein wichtiger Erfolgsfaktor sind, sollte das Krankenhaus-Management nicht Zeit, Energie und Geld für Befragungen nach Wünschen und Schwachstellen in der Zusammenarbeit verschwenden, sondern durch aktive, vom Krankenhaus initiierte Verbesserungen die Einweiser „überraschen". Erst etwas zu tun und dann nach der Akzeptanz der Maßnahme zu fragen, ist der glaubwürdige Weg zur Begründung einer Partnerschaft. Die Durchführung von Patienten- und Einweiserbefragungen ist noch lange kein Beweis für gelebte Kundenorientierung.

Kundenorientierung hängt im Krankenhaus eng mit Prozeßorientierung zusammen. „Schon bei der Aufnahme erkennen unsere Kranken, wie sehr uns ihr Wohl am Herzen liegt", dieser Satz findet sich im Leitbild eines mir bekannten Krankenhauses. An welchen Stellen unserer Zusammenarbeit erlebt unser Kunde die „Momente der Wahrheit" (Moments of Truth)? Bei der Aufnahme, bei der Entlassung, bei der OP-Vorbereitung, beim Warten vor dem Röntgen und anderen „Standard-Situationen" hat ein Krankenhaus Gelegenheit, sich von seiner kundenfreundlichen Seite zu zeigen. Aber nicht, indem es die Kunden nach Schwachstellen und Verbesserungsmöglichkeiten befragt (Anregungen sind natürlich immer willkommen); sondern indem man sich in die Lage des Kunden versetzt („Walk in your customers' shoes") und Kundenprobleme erkennt sowie löst, und darüber hinaus den Kunden durch innovative Maßnahmen positiv überrascht und begeistert (z.B. die Clown-Doktoren im Uni-Klinikum Münster).

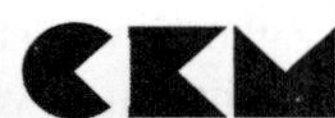

Mega-Trends "Einkauf + Logistik"

Mit zunehmenden Preisdruck bei medizinischen Leistungen gewinnt der Beschaffungsmarkt an Bedeutung für Refinanzierung und Qualität.

➡ Für die Krankenhäuser : weg vom preis- und konditionen-orientierten Einkauf von Produkten, hin zur Beschaffung von Problemlösungen rund um das Produkt
=> Standardisierungsmanagement

➡ Die Einkaufsfunktion im Krankenhaus muß sich wandeln zur Beschaffungsmarketing-Aufgabe

➡ Für die Industrie: Umorientierung von der Bulkware-Versorgung zum Systemangebot in Verbindung mit Strategien der langfristigen Kundenbindung

➡ Gemeinsame Optimierung der Wertschöpfungskette zwischen Herstellern und Krankenhäusern auf der Grundlage des ECR-Konzeptes:
- Umstellung von der Abruf- auf eine Vereinbarungsorganisation (Replenishment-Strategien)
- gemeinsame KVP-Programme zur kontinuierlichen Verbesserung von Arbeitsprozessen aber insbesondere zur Weiterentwicklung der Organisation von Parametern zur Prozeßsteuerung (Zieh-Prinzip, Push-/Pull-Prinzip usw.)
- Bezahlung nach Verbrauch
- Computer-Computer-Kommunikation und integrierte Organisationsabläufe zwischen Hersteller und Krankenhaus mit Unterstützung durch EDI

➡ Berücksichtigung von Umweltaspekten und Einsatz der Verpackung als logistikunterstüzende Funktion

© Prof. Dr. Dr. Wilfried von Eiff

2-97-10.ppt [Logistik]

Prof. Dr. Dr. Wilfried von Eiff

Abbildung 15: Mega-Trends im Bereich 'Einkauf + Logistik' rücken den Dienstleistungsaspekt in den Focus

2.6 *Einkaufsmanagement und Beschaffungslogistik*

Im Bereich von Einkauf und Logistik werden sich Arbeitsweise, Managementverständnis und Zielrichtung in Zukunft grundlegend wandeln. Wichtig ist die Erkenntnis, daß dieser Veränderungsprozeß nicht auf die betriebswirtschaftlichen Funktionen eines Krankenhauses beschränkt sind, sondern auch die ärztlichen und pflegerischen Tätigkeiten einbeziehen.

Der Bereich der Krankenhauslogistik (Medikalproduktelogistik, medizintechnische Logistik) verbindet in exemplarischer Weise betriebswirtschaftliche und medizinische sowie pflegerische Aspekte der Krankenhausleistungsprozesse. In diesen Prozessen liegen nicht nur erhebliche organisatorische sowie kostenmäßige Rationalisierungspotentiale, sondern sie haben auch eine erhebliche Bedeutung für eine zielführende Kommunikation und Zusammenarbeit der Berufsgruppen im Krankenhaus.

In Zukunft wird es insbesondere zwei Aktivitätsschwerpunkte des Einkaufs und Logistikmanagements geben:

- Integration von externen Lieferanten und Dienstleistern in die eigene Krankenhausorganisation,
- Standardisierung von Produkten, Verfahrenstechniken und Organisationsprozessen; wobei an dieser Stelle eindeutig festzustellen ist, daß Standardisierung kein erster Schritt in die Billigmedizin ist, die sich negativ auf die Ergebnisqualität für den Patienten durchschlägt. Standardisierung ist keine Methode, um vordergründig Kosten zu senken. Standardisierung ist das Ergebnis einer medizinisch-pflegerisch abgesicherten Innovationsleistung, die Ziele der Qualitätssicherung und der Kostensenkung patientengerecht miteinander verbindet.

Die Einkaufs- und Logistikfunktion wandelt sich (siehe Abbildung Mega-Trends 'Einkauf und Logistik'):

- Weg vom preis- und konditionenorientierten Einkauf von Produkten hin zur Beschaffung von Problemlösungen rund um das Produkt.
- Dazu gehört auch die gemeinsame Optimierung der Wertschöpfungskette zwischen Herstellern und Krankenhäusern auf der Grundlage des ECR-Konzepts (Efficient-Consumer-Response): Vereinbarungsorientierte Logistikorganisation, Versorgung nach den Continuous Replanishment System, Bezahlung nach Verbrauch, partnerschaftliche KVP-Programme sind die wichtigsten Merkmale dieses auf Kundennutzen ausgerichteten Logistikkonzepts. Überhaupt müssen Krankenhäuser und die sie versorgenden Unternehmen der Medizinindustrie noch lernen, daß die Logistikorganisation eine der wichtigsten Gestaltungsformen für eine kundenorientierte Organisation bietet. Im Rahmen eines vom CKM (Centrum für Krankenhaus-Management) durchgeführten Logistikprojekts in der Universitätsklinik Göttingen kam es zu einer verblüffenden Erkenntnis: dem EISBERG-PREIS-Phänomen. Ein engagierter Einkäufer, der durch wochenlange Verhandlungen den Einkaufs-Preis einer Spritze (Jahresvolumen 700.000 Stück) von 0,10 DM um 20 % (!) auf 0,08 DM reduziert, spart im Jahr 14.000 DM. Ein löblicher, aber wenig effizienter Ansatz.

  Denn: Die wirklichen Kosten dieser Spritze, die von der Beschaffung bis zu ihrem Einsatz am Patienten und ihrer Entsorgung entstehen, liegen bei ca. 4 DM; verursacht sind diese Kosten durch eine Vielzahl unnützer „Logistikaufgaben“: Transportieren, Lagern, Vor- und Endkommissionieren, Auspaken, Entsorgen etc.

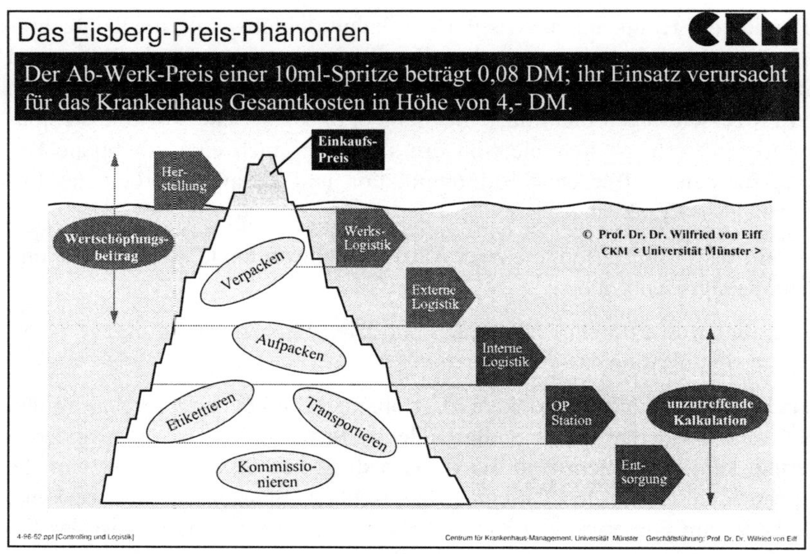

Abbildung 16: Das Eisberg-Prinzip legt die wirklichen Kostenstrukturen und Nutzenrelationen offen

„Die CKM-Analyse setzte uns über ein wichtiges Kostenphänomen ins Bild, das in keinem Rechnungswesen eines Krankenhauses erkennbar abgebildet wird: den Eisberg-Preis“ (siehe Abbildung 16), unterstreicht Heinz Grillemeier (Leiter Materialwirtschaft) die Bedeutung dieser Erkenntnis für zukünftige Einkaufsentscheidungen. Einkauf und Materialwirtschaft avancieren in Zukunft zum „Organisationsberater Logistik“.

2.7 Der Arzt als Controller

Der beste Controller des Arztes ist der Arzt selbst, denn die meisten Controller verwechseln Controlling mit Kontrollieren: „Sehr geehrter Herr Chefarzt, bitte stellen Sie mir alle Daten zusammen, durch die Ihre Arbeit kosten- und leistungsmäßig, betriebswirtschaftlich und medizinisch nachvollziehbar für einen Betriebswirt charakterisiert wird, damit ich Sie und Ihre Abteilung besser kontrollieren kann!“ Dieses grundlegende Controlling-Mißverständnis ist in zahlreichen Krankenhäusern anzutreffen und führt zu einer Kultur des Mißtrauens und des gegenseitigen Akzeptanzverlustes.

> Zweck und Funktion des Controlling im Krankenhaus: Controlling heißt „Steuern“ und nicht „Kontrollieren“

Controlling, Kostenrechnung, Rechnungswesen etc. werden von der begrifflichen und inhaltlichen Nähe her von den meisten Praktikern als eng verwandt angesehen. Es ist sicher richtig, daß „Controlling“ unter anderem auch auf Daten des Rechnungswesens zurückgreift, aber dieses ist bei weitem nicht die einzige Bezugsquelle zur Ableitung entscheidungsorientierter Informationen.

Controlling ist die zielorientierte Steuerung der Prozesse der Leistungsentstehung und Leistungsverwertung im Krankenhaus unter den Aspekten der Bedarfsgerechtigkeit und Wirtschaftlichkeit (orientiert an den §§ 108, 109 (2) SGB V).

Die ergebnisorientierte Steuerung der Leistungs- und Kostenströme erfolgt mit dem Ziel der

- bedarfs-(kunden-)gerechten Weiterentwicklung sowie der
- ständigen Qualitätsverbesserung der Leistungen ebenso wie der
- kontinuierlichen Kostensenkung.

Damit hat Controlling im Sinne von „Steuerung“ folgende Aufgabenschwerpunkte zu erfüllen:

a) Ziele entwickeln und vereinbaren, Bewertungsmaßstäbe festlegen, Abweichungen analysieren.

b) Erarbeitung von Organisationsinnovationen zur kosten- und leistungswirksamen Verbesserung des Zusammenwirkens der Produktivfaktoren.

c) Entwicklung von Belohnungs- und Sanktionsmechanismen sowie von verhaltenssteuernden Kennzahlen, um unternehmerisches Denken und Verhalten auf allen Mitarbeiterebenen zu fördern.

Controlling beinhaltet folgende Verantwortungsschwerpunkte:

1) PLANEN auf der Grundlage einer strategischen Festlegung der Leistungsschwerpunkte (Versorgungsauftrag) und der Ressourcen

2) BERICHTEN auf Basis entscheidungsrelevanter Informationen

3) STEUERN durch Ziele und Abweichungsanalyse

4) VERBESSERN durch Einführung organisatorischer Verbesserungen

5) BELOHNEN für bedarfsgerechtes und wirtschaftliches Handeln

> Controlling muß so angelegt sein, daß die leistungs- und kostenverantwortlichen Führungskräfte für qualitätsförderndes und wirtschaftliches Verhalten belohnt werden.

Controlling kann nur dann seiner steuernden Aufgabe nachkommen, wenn es sich an den Inhalten der Kerngeschäftsprozesse eines Krankenhauses orientiert.

Die Kernfragen der Steuerung sind:

- „Tun wir die richtigen Dinge?“ (= Versorgungsauftrag, Leistungsziele, Mengenplanung)
- „Tun wir die richtigen Dinge richtig?“ (= wie erbringen wir die Leistung; mit welchen Ressourcen; in welcher Organisation?)

– „Was können wir verbessern, um weiterhin die richtigen Dinge zu tun (= Strategien) und die richtigen Dinge noch kostengünstiger zu tun?“ (= wie kann Verschwendung vermieden werden?)

Damit ist Controlling ausgerichtet auf die Steuerung von Wertschöpfungsbeiträgen.

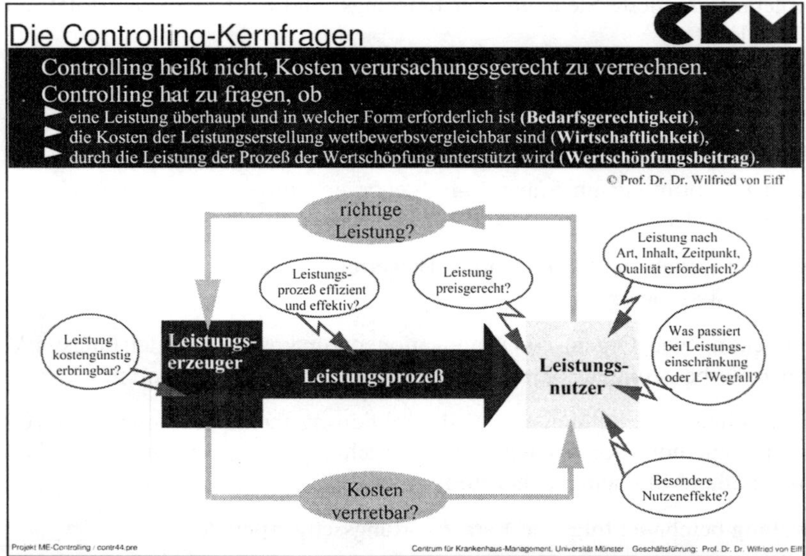

Abbildung 17: Controlling „weiß es nicht besser“, sondern ist fähig, „die richtigen Fragen“ zu stellen

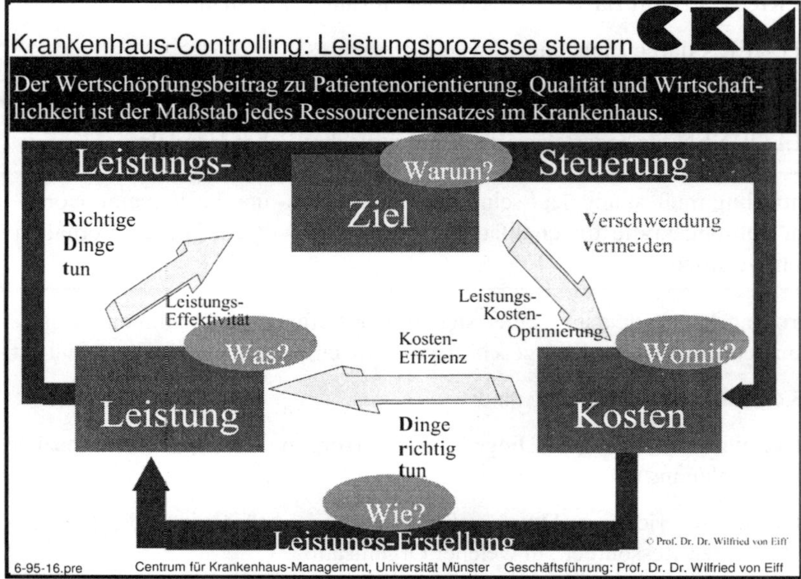

Abbildung 18: Ziele sind die Meßlatte für Leistung und Kosten

Ein für die Praxis taugliches Controlling-Konzept muß der Tatsache Rechnung tragen, daß „Controlling“ im Sinne von „resultatorientierter Leistungs- und Kostensteuerung“ keinesfalls die alleinige Verantwortung einer einzigen institutionalisierten und betriebswirtschaftlich ausgerichteten Stelle sein kann. Entgegen der weitverbreiteten Auffassung, wonach ein Controller verantwortlich zeichnet für „die Kosten“, ist (nicht zuletzt aufgrund der Erfahrungen aus der Industrie) an dieser Stelle eindeutig festzustellen, daß Controlling ebenso wie Organisation und Personalführung originäre Aufgaben einer jeden Führungskraft (Leitender Arzt, Leitende Pflegekraft, Abteilungsleiter, Dezernatsleiter, Stationsschwester, Sachgebietsleiter,...) sind.

Die Verantwortung für medizinische Qualität ist von der Verantwortung für die Kosten dieser Qualität *nicht* zu trennen. Jede fachverantwortliche Führungskraft (z.B. Leiter der Abteilung Radiologie) trifft mit ihrer Entscheidung über Art und Intensität der Diagnosestellung, ebenso mit der Festlegung der internen Organisation und Zusammenarbeit, automatisch auch eine Entscheidung über das bedarfsgerechte und wirtschaftliche Erbringen dieser Leistungsprozesse.

Jeder für den Einsatz von Finanzmitteln und Technik verantwortliche Abteilungsleiter hat damit die (Führungs-)Aufgabe, die Leistungsprozesse in seinem Verantwortungsbereich so zu organisieren, daß der vorgegebene Leistungsinhalt in der geforderten Qualität mit den vergleichsweise niedrigsten Kosten erreicht wird.

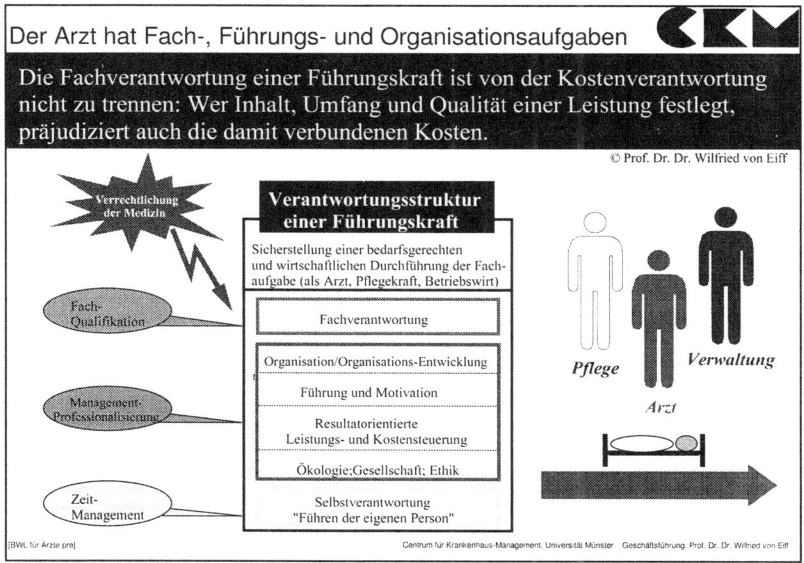

Abbildung 19: Das Verantwortungs- und Fähigkeitsanforderungsprofil eines Managers

2.8 Der Arzt als Manager

- Management heißt, sachgerechte, nachvollziehbare und zeitnahe Entscheidungen zu treffen, durch die sichtbare Resultate im Hinblick auf Qualität und Kosten erreicht werden.
- Management-Erfolg ist das Ergebnis des Zusammenwirkens zwischen Vorgesetzten und delegationsfähigen Mitarbeitern. Von daher ist die fachliche und persönlichkeitsbezogene Entwicklung von Mitarbeitern eine der wichtigsten Führungsaufgaben.

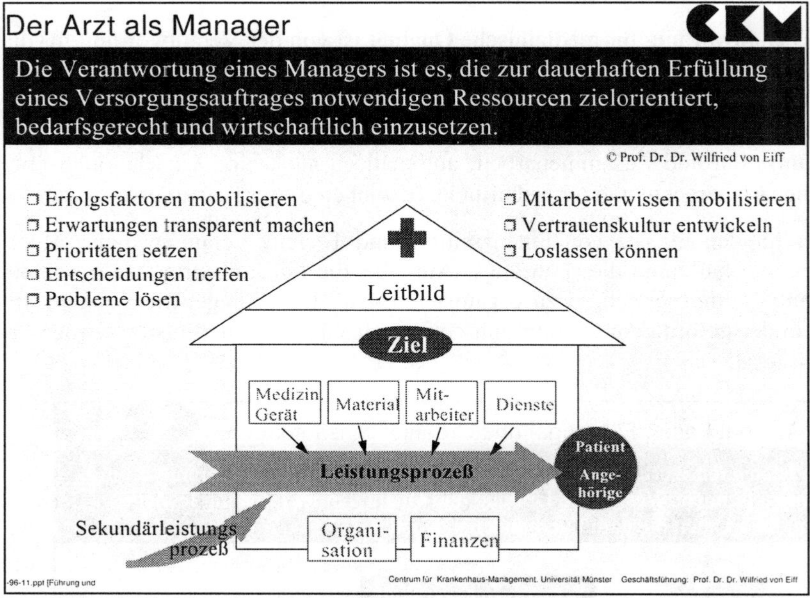

Abbildung 20: Die Führungsaufgaben des Managers

> Management-Fähigkeiten versetzen den Arzt nicht in die Lage, die Qualität seiner medizinischen Aufgaben direkt zu verbessern, aber mit ihrer Hilfe werden Störungen aus dem Arbeitsumfeld organisatorisch beherrschbarer.

Der Arzt wird zum Manager (siehe Abbildung 20), der die Entscheidungsfelder und Leistungsprozesse des Krankenhauses wertanalytisch steuert. Aufgrund der zunehmenden Vernetzung der Leistungsprozesse des Krankenhauses mit

- dem ambulanten Sektor,
- den Logistikstrukturen,
- den Nachsorgeorganisationen und
- auf dem Gebiet der Entsorgung

ergeben sich drei Bereiche der gezielten Kostenbeeinflussung (siehe Abbildung 21):

- Kosten der Beschaffung (von Patienten ebenso wie von Medikalprodukten);
- Kosten der Verwendung und Verschwendung (Verschwendungsmanagement);
- Kosten der Koordination im Regionalen Versorgungsnetzwerk.

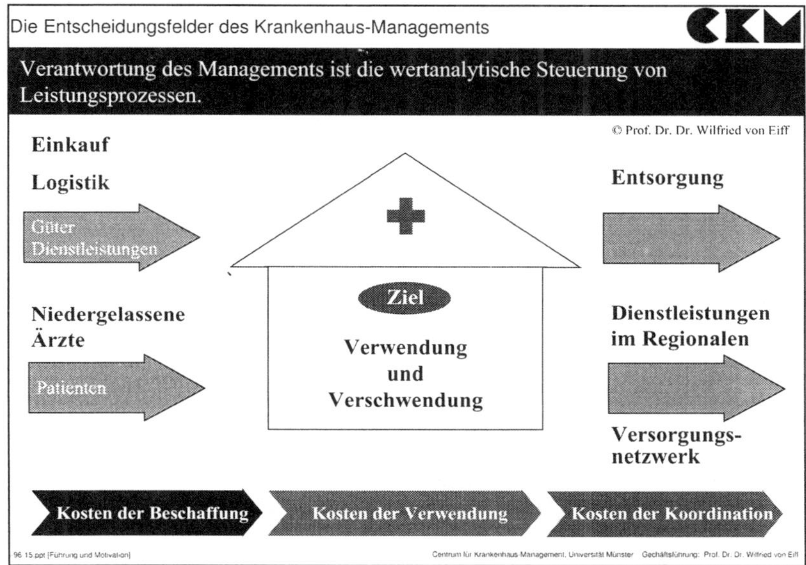

Abbildung 21: Die Entscheidungsfelder des Krankenhaus-Managements sind orientiert an der Wertschöpfungskette im Gesundheitswesen

Literatur

von Eiff, W. (1995 a): Geschäftsprozeßmanagement im Krankenhaus. In: Schmalenbach Gesellschaft (Hrsg.): Reengineering. Stuttgart.

von Eiff, W., Förster, H., Nottenkämper, B. & Pennekamp, K. (1995): Die Sozialvisite im Regionalen Gesundheitsnetzwerk. Ganzheitliche Patientenversorgung qualitätsgerecht und wirtschaftlich realisiert. In: Krankenhaus Umschau 5, 468-472.

von Eiff, W. (1996): Krankenhaus-Management: Qualität und Wirtschaftlichkeit als Managementherausforderung des Arztes. In: Zentralblatt für Chirurgie 121, 817-827.

von Eiff, W. (1996 a): Die TQM-Falle. Ein 14-Punkte-Programm von Fehlermöglichkeiten und Fehlereinflüssen. In: Management und Krankenhaus, H. 11, 1, 6-8.

von Eiff, W. & Goedereis, K. (1997): Einkaufs- und Logistikmanagement - Trendstudie verdeutlicht Stand und Perspektiven. In: führen + wirtschaften (f+w), H. 1, 23-27.

von Eiff, W. (1997): Krankenhausbetriebsvergleich: Controllinginstrument zur Planung und Steuerung von Leistungsprozessen. In: Das Krankenhaus, H. 10, 613-620.

Friedrich W. Schwartz, Eva Maria Bitzer, Hans Dörning und Ulla Walter

Evaluation und Qualitätssicherung im Gesundheitswesen

1. Evaluation im Gesundheitswesen

1.1 Definition und Formen der Evaluation

Ein einheitliches Verständnis zum Begriff der Evaluation und zu ihrer Rolle im Gesundheitswesen fehlt. Dementsprechend groß ist die Zahl unterschiedlicher Begriffserläuterungen in der Literatur (Rossi & Freeman 1993; Bengel 1995).

In Evaluation steckt der englische Begriff „value". Das grenzt Evaluation von jeder anderen Form nichtwertender Untersuchung oder Analyse im Gesundheitswesen ab. Nicht jede deskriptive Untersuchung oder Analyse sollte daher mit dem Etikett „Evaluation" versehen werden, soll der Begriff nicht inhaltsleer werden.

Der Begriff der Wertung beinhaltet im wissenschaftlichen Sinne die Verknüpfung festgestellter Sachverhalte mit individuellen oder kollektiven Präferenzen. Kollektive Präferenzen können sich auf partikulare Interessengruppen beziehen oder an allgemeinen Wertentscheidungen, z.B. einem ‚Grundrecht auf Gesundheit für alle' anknüpfen. Derartige Präferenzen prägen, ausgesprochen oder unausgesprochen, jede Form von Gesundheitspolitik, gleichgültig ob sie sich marktorientiert versteht oder staatlich bzw. quasi-staatlich reguliert ist.

Evaluation sollte daher grundsätzlich und offen definiert werden als die umfassende wissenschaftliche Beurteilung des Nutzens und zunehmend häufig der Kosten interner und externer Wirkungen von Produkten, Verfahren, Projekten, Modellen, Einrichtungen oder Programmen des Gesundheitswesens.

Die Unterscheidung zu beliebig anderen Analysen im Gesundheitswesen ergibt sich also nicht aus den Gegenständen, sondern aus der betonten, expliziten und methodisch nachvollziehbaren Bewertung der Nutzendimensionen. Zweckmäßigerweise sollte von ‚Evaluation' dann nicht gesprochen werden, wenn in Analysen dieser objektivierende Nutzenaspekt nicht eine zentrale Rolle spielt.

Scriven (1980) unterschied in einer zeitweilig häufig gebrauchten Formulierung zwischen summativer und formativer Evaluation. Ziel der summativen Evaluation ist es, alle Effekte eines Programmes, einschließlich negativer und unvorhergesehener, zu erfassen. Formative Evaluationen identifizieren Verbesserungsmöglichkeiten der Programmgestaltung.

Rossi und Freeman (1993) stellen drei Typen der Evaluationsforschung heraus:

1. Analysen zur Planung und zur Relevanz einer Intervention (Planungsevaluation)
2. Monitoring als Überwachung der Umsetzung und Durchführung (Prozeßevaluation)
3. Wirksamkeits- bzw. Nutzenbewertung (Ergebnisevaluation)

Von bzw. innerhalb der Evaluation sind vor allem die Qualitätssicherung, wissenschaftliche Begleitforschung und Technology Assessment zu unterscheiden, wobei Überschneidungen bestehen.

1.1.1 Qualitätssicherung

Unter Qualitätssicherung verstehen wir die laufende Beurteilung und Prozeßkontrolle auf Basis gesicherter oder konsensorientierter Kriterien. Die Aufstellung von wissenschaftlich begründeten Kriterien setzt in der Regel das Vorhandensein von Evaluations- oder Qualitätsstudien voraus. Letztere sind nicht schlüssig von Evaluationsstudien abgrenzbar. (Ein Gesichtspunkt wäre, daß Qualitätsstudien sich auch auf Prozeß- oder Strukturfragen ohne Ergebnisbewertung beschränken können). Der Qualitätssicherung ist in diesem Kapitel ein eigener Abschnitt gewidmet.

1.1.2 Wissenschaftliche Begleitforschung

Bei der wissenschaftlichen Begleitforschung handelt es sich um einen Sonder- bzw. Grenzfall der Evaluation. Die Besonderheit liegt in der simultanen Durchführung und in der aktiven Involvierung der Begleitforschung in das Vorhaben selbst, bei der die Beratung der durchführenden Institutionen und die Unterstützung des Trägers oder Förderers nicht nur bei der Entscheidungsfindung, sondern auch bei dem Prozeß der Diffusion eines Modells in die Regelversorgung hervortreten (Dietzel & Troschke 1988). Eine solche Begleitforschung wird sich daher in besonderem Maße den strukturellen Rahmenbedingungen und einer genauen Prozeßanalyse von Vorhaben zuwenden[1]).

---

[1] In ihrer interaktiven Aufgabenstellung liegt für solche Begleitforschung allerdings auch eine Gefährdung: Sie ist bei politischem Durchsetzungswillen des Modellförderers und Auftraggebers und angesichts des natürlichen Überlebenswillens der Modelleinrichtungen häufig einem Druck in Richtung „positiver Ergebnisse" ausgesetzt. Diese Problematik ist besonders deutlich in der „Aktions- bzw. Handlungsforschung", bei der die Interaktivität zum Prinzip erhoben wird. Es wird die Subjekt-Objekt-Distanz klassischer Forschung verlassen und ein im Forschungssinne gleichberechtigtes Subjekt-Subjekt-Design hergestellt. Die Objektivierbarkeit, d.h. die Wiederhol- und Übertragbarkeit der Ergebnisse wird als Ziel teilweise aufgegeben, die Grenze zu einer bloßen Prozeßstimulierung wird fließend.

1.1.3 Technology Assessment

Unter Technology Assessment wird eine umfassende Bewertung neuer oder bereits auf dem Markt befindlicher Technologien bezüglich ihrer physikalischen, biologischen, medizinischen, sozialen und finanziellen Wirkungen im Rahmen einer strukturierten Analyse verstanden (Glasser 1988).

Kritisch merkt jedoch eine WHO-Übersicht zu den bis zu diesem Zeitpunkt durchgeführten Technologiebewertungen an, daß sie wenig systematisch und umfassend seien und sich vor allem auf die technische und klinische Bewertung konzentrieren; Dimensionen wie gesundheitliche Auswirkungen, gesundheitsökonomische Aspekte, oder „Public Health"-Erfordernisse blieben dagegen fast völlig ausgeklammert, da weder Bewertungsmethoden noch adäquate Indikatoren zur Verfügung ständen (Johansen 1988).

In den letzten Jahren zeichnen sich international Entwicklungstendenzen ab, die darauf hindeuten, daß dem Anspruch an eine umfassende Bewertung von Technologien vermehrt entsprochen wird. So werden Bewertungen z.B. zunehmend systematischer unter Verwendung bestehenden Wissens und unter Berücksichtigung der sozioökonomischen Relevanz von Technologien vorgenommen (Bitzer, Busse, Dörning, Duda et al. 1998).

1.1.4 'Drug Evaluation'

Evaluation von Arzneimitteln ist grundsätzlich dem Technology Assessment zuzuordnen; nach einer Definition der WHO fallen Arzneimittel unter den Begriff „Technologien im Gesundheitswesen" (Schach 1983).

„Drug evaluation" umfaßt Studien zu Nutzen, Auswirkungen und Kosten von Arzneimitteln in den Phasen I-IV nach FDA-Definition. In der ersten klinischen Phase wird, nach zumeist mehrjähriger präklinischer Prüfung in Tierversuchen, der Wirkstoff auf Eignung für den Menschen an gesunden Probanden getestet. Bei positiven Befunden erfolgt die klinisch-therapeutische Anwendung am Patienten (zweite klinische Phase) zur Überprüfung von Wirksamkeit, Verträglichkeit und Nebenwirkungen wie auch der Festlegung von Dosierungsrichtlinien. Nach der Breitenerprobung unter Klinik- und Praxisbedingungen (dritte Phase) kann ein Antrag auf Zulassung des Arzneimittels (in Deutschland beim Bundesinstitut für Arzneimittel und Medizinprodukte) gestellt werden. Nach der Markteinführung des Präparates soll, in einer vierten Phase, der therapeutische Wert des Wirkstoffes sowohl allgemein, beispielsweise bezüglich Wirksamkeit, Nebenwirkungen und Gegenanzeigen unter Alltagsbedingungen, als auch gegenüber anderen auf dem Markt angebotenen vergleichbaren Medikamenten bewertet werden. Neben der medizinischen Testung von Arzneimitteln wird, angesichts der zunehmenden Knappheit der Mittel, auch eine zusätzliche ökonomische Analyse immer wichtiger. So kann eine Bewertung der Kosten

---

Die Aktionsforschung argumentiert, daß das Ziel traditioneller Evaluationsforschung, eine vollständige externe analytische Kontrolle eines Forschungsprozesses, z.T. eine wirklichkeitsfremde Fiktion sei (Maschewsky & Schneider 1978).

und des Nutzens neuer oder variierter Wirkstoffe „unwirtschaftliche“ Arzneimittel z.B. über „Negativlisten“ von der Einführung in den Markt der sozialen Krankenversicherung fernhalten (Sachverständigenrat 1990).

1.2 Bewertung von Relevanz und Wirksamkeit: der Nutzen

1.2.1 Relevanz

Relevanz betrifft die Frage nach dem Bedarf (bzw. der Nachfrage) nach einem gegebenen oder projektierten Verfahren, Programm etc. Bedarf muß von Nachfrage unterschieden werden (White 1984). Nachfrage drückt das tatsächlich realisierte versorgungsorientierte Verhalten der Nutzer und nicht der Anbieter aus. Bedarf drückt die Nutzererwartungen der Beteiligten aus. Wir können ihn differenzieren nach professionell-definiertem, komparativem, sozialem, subjektivem oder sonstig definiertem Bedarf (Brüggemann, Schwefel & Zöllner 1978). Interessenlagen, Problemdruck und Handlungsbedingungen der involvierten Zielgruppen, sowohl auf der Versorger- wie auf der Empfängerseite, sind hier sorgfältig zu untersuchen[2].

Einige Autoren fordern für diesen wichtigen Aspekt eine eigene, ausführliche Akzeptanz- oder Nutzeranalyse. Unter „Public Health“-Gesichtspunkten verlangt dies oft den Populationsbezug und die Einbeziehung sozialer Schichtungsmerkmale. Bei präventivmedizinischen Programmen ist es gegenwärtig nahezu eine ironische Regel: Sie finden die größte Akzeptanz bei den Gruppen mit dem geringsten Risiko. Die eifrigsten Nutzer der Abstrich-Zytologie in Deutschland (aber auch in England) sind Mittelstandsfrauen vor der Menopause. In ökonomischen Analysen sind daraufhin 1986 als Kosten für jeden geretteten Fall bis zu 270.000 englische Pfund errechnet worden (Charny, Farrow & Roberts 1987). Bei langfristigen Programmen mit breitem Bevölkerungsbezug ist daher ein fortlaufendes begleitendes „Monitoring“ der Nutzungsmuster (unter Effektivitäts- und Effizienzgesichtspunkten, aber auch im Hinblick auf die Chancengleichheit beim Programmzugang) eine evaluative Daueraufgabe von Rang.

Generell gilt, daß Entwicklungsstand, Anwendbarkeit und Nutzung verfügbarer Technologien und Programme in der Medizin einer dynamischen Effektivitäts- und Effizienzbetrachtung zuzuführen sind (Heidenberger 1989). Der damit adressierte hohe Aufwand solcher Studien wird es zunehmend notwendig machen, aufgrund gut angelegter initialer Evaluationsstudien entscheidungsanalytische Simulationsmodelle zu entwickeln, die sensitivsten Parameter solcher

[2] Die Betonung der Relevanz als eines legitimen und wichtigen Teils der Evaluation im Rahmen von Gesundheitsversorgungsdiensten ist bekanntlich ein neueres Phänomen und im wesentlichen entstanden angesichts der wachsenden Vorstellungen einer allgemeinen Mittelknappheit im Gesundheitswesen. Bis in die jüngste Zeit wurden Gesundheitsdienste häufig a priori als relevant betrachtet und kritische Fragen beschränkten sich auf den Umfang der verfügbaren Dienstleistungen, vielleicht noch deren intrinsische Qualitäten (Kaluzny & Veney 1988).

Modelle, zu denen in der Regel die Akzeptanz gehört, zu identifizieren und diese wenigen Parameter während der gesamten Laufzeit der Programme fortlaufend in möglichst einfacher und kostengünstiger Form zu beobachten (Programm-Monitoring) und den Entscheidungsträgern rückzukoppeln.

Prozeßevaluation hilft personelle, organisatorische und finanzielle Schwierigkeiten und Barrieren bei der Einführung und Umsetzung von Programmen und Maßnahmen in die Praxis aufzudecken, aber auch mögliche Ressourcen, Schlüsselpersonen und fördernde Netzwerke zu identifizieren. Sie liefert somit die Basis für fundierte Modifikationen und mögliche strukturelle Veränderungen. Der Prozeß der Implementation und ihre Akteure standen bislang vergleichsweise selten im Mittelpunkt einer Evaluation. Entsprechend wenig ist über die Faktoren, die die Einführung einer Maßnahme beeinflussen und ihre Beziehung zum Ergebnis bekannt (Wickize, Von Korff, Cheadle, Maeser, Wagner, Pearson, Beery & Psaty 1993). Die meist qualitativen Methoden und Instrumente sind case studies, Interviews, strukturierte Beobachtungen, Dokumentenanalysen (Veney & Kaluszny 1991), Netzwerkanalysen.

1.2.2 Effektivität

Die Beurteilung der Effektivität (Wirksamkeit) setzt die Ergebnisse oder, in der ökonomischen Terminologie, die Outputs eines Vorhabens in Beziehung zu den vorab definierten Zielen. Ohne Ziele kann es keine Effektivitätsbestimmung geben. Folgende Gesichtspunkte sind in der gegenwärtigen Diskussion besonders bedeutsam:

a) Ziele und Effektivitätsparameter

In der Mehrzahl beziehen sich die gewählten Effektivitätsparameter oder ihre Auswertung auf kurzfristige Ziele. Dies stellt aber eine wesentliche Schwierigkeit bei der zunehmend wichtigen Evaluation von Vorhaben im Bereich chronischer Erkrankungen oder langfristig wirksamer Risikokonstellationen dar. Genau betrachtet erzeugen alle langfristig angelegten Vorbeugungs- oder Behandlungsstrategien einen Nutzenstrom in die Zukunft, der ein derzeit kaum lösbares Analyse- und Prognoseproblem ist. Natürlich verlangt die Beurteilung eines Herztransplantationsprogrammes für Patienten mit einem mittleren Operationsalter von etwa 45 Jahren eine Beurteilung der Überlebenszeit und der darin realisierten Lebensqualität über die nächsten 20 bis 30 Jahre im Vergleich zu einer geeigneten Referenzgruppe. Allerdings scheitern solche langfristigen Bewertungsziele teils an der Durchführbarkeit und Finanzierung, teils auch deswegen, weil Ergebnisse erst dann vorliegen würden, wenn entscheidende Merkmale der Behandlungstechnologie sich längst geändert haben, oder wenn politische Entscheidungen, z.B. über den Ausbau eines nationalen Transplantationsprogrammes, bereits getroffen sind.

In einer englischen Transplantations-Studie (O'Brien, Buxton & Ferguson 1987) wurden teilweise kurzfristig darstellbare klinische Parameter gewählt, die die Überlebensverteilung hypothetisch abbilden. Durch Vergleich mit den tatsächlichen kurz- bis mittelfristigen Sterbeverhältnissen lassen sich diese Parameterschätzungen anpassen und dann für plausible, wenngleich immer noch mit Unsicherheiten belastete Projektionen nutzen. Solche parametergeschätzten Überlebensmodelle bilden auch für die Effektschätzung anderer langfristiger Behandlungsstrategien z.B. bei Krebs oder Hypertonie einen Ausweg (Rutqvist & Wallgren 1985).

b) Wirksamkeit alternativen Mitteleinsatzes

Die Beurteilung langfristiger Ergebnisse ist nur eine Schwierigkeit der Effektivitätsbewertung. Im gewählten Beispiel eines Transplantationsprogrammes war ja nicht nur die Frage zu beantworten, wie das Überleben der operierten Herzpatienten im Vergleich etwa zur altersgleichen Normalbevölkerung ist, sondern auch, wie ihr Überleben ohne Operation ausgesehen hätte. Hinter dieser Frage steht das grundsätzliche inhaltliche und methodische Problem der Bewertung der alternativen Mittelverwendung. Der Idealfall des Vergleichs mit einer anderweitig behandelten oder placebotherapierten zufällig zugeteilten Gruppe läßt sich bei nichtmedikamentöser Behandlungsstrategie oft nicht verwirklichen. Bei der Herztransplantation z.B. kommt eine zufällige Zuteilung aus ethischen Gründen nicht in Frage. Man wird also mit Patienten vergleichen müssen, die aus lediglich technischen Gründen nicht transplantiert werden konnten.

c) Determinanten der Wirksamkeit in komplexen Studien

Randomisierte, kontrollierte Studien (RCT), von vielen als der Königsweg des Wirksamkeitsnachweises angesehen, sind nicht nur aufwendig, schwierig und unter Umständen nicht durchführbar (Guyatt, Drummond, Feeny et al. 1986). Sie sind auch für eine Reihe von Fragestellungen nicht geeignet. Dies gilt z.B., wenn in interdisziplinären Rehabilitationsprogrammen facettenreiche, komplexe Maßnahmen differenziert beurteilt werden sollen (Guyatt et al. 1986). Wird hier in einem kontrollierten Design ein Vorteil einer hospitalisierten Patientengruppe gegenüber einer nichthospitalisierten Gruppe gefunden, bleibt die Frage offen, ob die Ergebnisdifferenz ein Effekt der Isolierung vom häuslichen Milieu oder einer gesteigerten Aufmerksamkeit durch das Personal war oder aufgrund anderer Eigenschaften der komplexen Programme eintrat. Eine aufwendige Lösung wäre es, jede Komponente des Programmes separat in einem RCT zu evaluieren. Dieser Vorschlag wird theoretisch bleiben. In der Evaluation haben deshalb eine Reihe weniger streng kontrollierter, „weicher“ Studientypen einen hervorragenden Platz, ohne daß die damit verbundenen methodischen Fallen unterschätzt werden dürfen. Alternative Studien können sein:

- differenziert angelegte, (nichtrandomisierte) vergleichende Studien,
- sorgfältig protokollierte Serien von Fallstudien,
- genaue Deskription von Struktur und Prozeß (Performance) einer Versorgungssituation.

Diese Studienarten sind besonders gut geeignet, prozeßgebundene oder Umgebungsfaktoren kritisch in die Betrachtung mit einzubeziehen.

Der von vielen Methodikern so sehr geschätzte hohe Kontrollgrad experimenteller Studien schränkt nämlich generell sowohl die Komplexität der möglichen Fragestellungen wie eine genaue Analyse der Übertragbarkeit, insbesondere unter Alltagsbedingungen, ein. Die Erfahrungen z.B. mit einer großangelegten Screening-Studie zum Lungen-Krebs in New York, Rochester und Baltimore (Melamed, Flehinger, Zaman et al. 1984) zeigen, daß man am besten experimentelle und nichtexperimentelle Methoden verbinden sollte (Pfaff & Benz 1998).

d) Unterscheidung von „efficacy" und „effectiveness"

Die unerwarteten Unterschiede dieser multizentrischen Bronchialkrebsstudie zeigten, daß die unter Alltagsbedingungen realisierbare Effektivität der eingesetzten Technologie abhängig von der Umgebung sehr unterschiedliche Werte annehmen konnte. Dies weist eindringlich darauf hin, wie notwendig die im deutschen Sprachraum bislang noch keineswegs übliche Unterscheidung zwischen „Efficacy" und „Effectiveness" ist. Unter „Efficacy" ist die Wirksamkeit einer Intervention unter idealen (maximal optimierten) Bedingungen zu verstehen. Sie beschreibt das derzeit maximal erreichbare Wirkungspotential einer Maßnahme. „Effectiveness" oder Effektivität ist dagegen die Wirkungsbestimmung unter durchschnittlichen Alltagsbedingungen. Es ist schon theoretisch klar, daß diese Größe extrem unterschiedliche Werte annehmen kann. Eine befriedigende Evaluation muß jedoch über diese mögliche Schwankungsbreite und die wichtigsten Determinanten dafür Aussagen treffen. Gesichtspunkte wie die Verfügbarkeit ausgebildeten Personals oder der Auslastungsgrad im laufenden Betrieb sind hier von Bedeutung. Prinzipien der Managementanalyse müssen zum Tragen kommen. Die Feststellung großer Disparitäten zwischen idealer „Efficacy" und realisierbarer „Effectiveness" kann ein wichtiger Grund sein, ein Programm oder eine Technologie nicht einzuführen oder mit der Auflage eines vorgängigen oder gleichzeitigen Qualitätssicherungsprogramms zu verbinden.

e) Mehrdimensionale Nutzenindikatoren, universelles Nutzenmaß

Ein weites Feld methodischer Ansätze umfaßt die Bestimmung der Nutzendimension. Die traditionell häufigste Form ist die Bestimmung differentieller Mortalitätsraten mit ihren verschiedenen Modifikationen. Es ist eine inzwischen allgemein akzeptierte Trivialität, daß sie ungeeignet sind, den Erfolg von Maßnahmen bei nicht tödlichen Krankheitszuständen oder Befindensstörungen zu bewerten (Schwartz, Siegrist & von Troschke 1998). Auch die Zählung von Krankheitsereignissen liefert bei vielfältigen Dimensionen der Morbidität nur dann ein ausreichendes Nutzenmaß, wenn es Ziel eines Programms oder einer sonstigen Aktivität ist, allein die Ereignishäufigkeit zu reduzieren, und sehr unterschiedliche Ausprägungen und Verläufe dieser Ereignisse nicht existieren oder zunächst nicht interessieren.

Zunehmend wird die Perspektive der Patienten als zentrale Bewertungsdimension gesundheitlicher Versorgung angesehen. Vor allem drei Entwicklungen haben nach Bullinger (1996) dazu beigetragen. Neben der WHO-Definition von Gesundheit, die außer physischen Komponenten auch psychische und soziale Aspekte einbezieht, vollzieht sich seither ein Paradigmenwechsel. Die Behandlung chronischer Erkrankungen nimmt zu und deren Auswirkungen auf den Lebenszusammenhang der Patienten jenseits klinischer Wirkungen. Der dritte Aspekt betrifft die Skepsis gegenüber der Aussagekraft klassischer Zielkriterien gesundheitlicher Versorgung, wie reduzierte Symptomatik oder verlängerte Lebenszeit. Gefordert wird daher, bei der Untersuchung von Auswirkungen von Erkrankungen und Therapien auf die Patienten eine umfassendere Perspektive zugrunde zu legen. Vor diesem Hintergrund hat sich seit gut 20 Jahren die gesundheitsbezogene (subjektive) Lebensqualität als Evaluationsparameter in der Bewertung gesundheitlicher Versorgung etabliert (Najmann & Levine 1981). Darunter wird gegenwärtig ein mehrdimensionales psychologisches Konstrukt verstanden mit mindestens vier Komponenten: das psychische Befinden, die körperliche Verfassung, die sozialen Beziehungen und die funktionelle Kompetenz der Befragten. Von großer Bedeutung ist, daß die Befragten selbst Auskunft über ihr Befinden und ihre Funktionsfähigkeit geben (Bullinger 1996).

Ein eigenständige Gruppe von 'Health Outcomes'-Indikatoren betrifft den Aspekt der Patientenzufriedenheit. Ausgehend von Entwicklungen stärkerer „Konsumentensouveränität" wird die Zufriedenheit der Patienten als legitimes Endresultat gesundheitlicher Versorgung angesehen (Dörning, Bitzer & Schwartz 1997).

Verfügbare Meßinstrumente müssen generell valide und reliable Messungen erlauben und hinreichend sensitiv sein, um durch gesundheitliche Versorgung erzielte Veränderungen nachzuweisen. Validität und Reliabilität sind dabei Eigenschaften, die bei allen zur Messung von Health Outcomes verwendeten Parametern geprüft und bewertet werden müssen (z.B. biometrische Güte bei morbiditätsbezogenen Health Outcomes, psychometrische Güte bei Instrumenten zur Erfassung der Lebensqualität und Patientenzufriedenheit). Im Zusammenhang mit Instrumenten zur Erfassung patientenzentrierter Health Outcomes, z.B. Lebensqualität, die nicht im jeweiligen kulturellen Kontext entwickelt wurden, ist darüber hinaus die Verfügbarkeit und Qualität nationaler Adaptationen zu beachten (Kohlmann 1997).

Die zwischenzeitliche gesundheitspolitische Orientierung hin zu Projekten und Programmen der vorbeugenden Gesundheitssicherung und Gesundheitsförderung hat auch hier zu neuen Indikatorvorschlägen Anlaß gegeben, die etwa zusätzlich zweckmäßiges Gesundheitsverhalten und soziale Unterstützung beinhalten (Abelin, Brzezinski & Carstajrs 1987). Dies knüpft teilweise an die ältere Entwicklung der sozialen Indikatoren an (Carr-Hill 1984).

Intermediäre Maße beziehen sich z.B. auf Modifikationen gesundheitsschädlicher Expositionen durch das Verhalten (z.B. Ernährung, Bewegung) oder die

Umwelt (z.B. Arbeitsplatz, Wohnbedingungen). Subjektiv können intermediäre Risikofaktoren auch über die Erfassung des Wohlbefindens (wellbeing) oder der Lebensqualität (s.o.) erhoben werden.

Neu vorgeschlagen werden Maße für „Empowerment", das vor allem Fähigkeiten im Umgang mit gesundheitsgefährdenden Bedingungen umschreibt oder die Kompetenz- oder Selbstwirksamkeitserwartung von Betroffenen. Bedeutsam sind ferner Maße für die Verbreitung präventiver Maßnahmen, z.B. mit Blick auf benachteiligte und schwer zugängliche Gruppen.

Als Schätzer für Dauerhaftigkeit wird in der Literatur (Hawe, Noort, King & Jordens 1997) neuerdings auch das „capacity-building" empfohlen, das sich vor allem mit der Nachhaltigkeit von Effekten bei den angestoßenen Entwicklungen in der Gemeinde oder dem Setting (Schule, Betrieb etc.) auseinandersetzt, in die sich Präventionsprogramme hineinentwickeln. Der Focus liegt dabei auf der Befähigung von Professionellen in Einrichtungen des Gesundheitswesens zur Initiierung, Entwicklung, Durchführung, Qualitätssicherung und Evaluation von Präventionsmaßnahmen mit dem Ziel, die eigene Problemlösung und Ressourcenoptimierung zu fördern. In den Blickpunkt rückt die „community competence", statt der individuellen Mikroebene wird nun die Meso-Ebene, die vermittelnden Strukturen (mediating structures) betrachtet (Robertson & Minkler 1994). Andere Ansätze messen die langfristige Integration der Präventionsmaßnahme in die Organisation („Institutionalisierung"); dies wird von einigen Autoren (Goodman, McLeroy, Steckler & Hoyle 1993) als eine Schlüsselkomponente für den Programmerfolg angesehen. Die Konzepte und die Entwicklung von Meßinstrumenten stehen in diesem Forschungsbereich erst am Beginn.

Gesundheitspolitische Fragestellungen wie: Auf welchem Niveau liegt die Gesundheit der bundesdeutschen Bevölkerung im internationalen Vergleich? Werden wir nur älter oder sind unsere Alten auch gesünder? Ist in Großbritannien das Gesundheitswesen nicht nur kostengünstiger, sondern der Gesundheitszustand in der Bevölkerung etwa gleich gut?, oder ökonomische Fragestellungen, am zugespitzten in der Frage: Wo (bei wem, womit) kann ich mir „für eine Mark am meisten Gesundheit kaufen"? haben das starke Verlangen nach aggregierten, universell verwendbaren Gesundheitsmaßen ausgelöst (Neipp 1987).

Die damit verbundene Aufgabe heißt im Prinzip, eine universell konvertierbare Gesundheitswährung über ein umfassendes Gesundheitsmaß zu definieren. Von ökonomischer Seite kommt u.a. der konsequente, aber umstrittene Vorschlag, z.B. eine monetäre Gewichtung vorzunehmen, etwa über das bekannte Prinzip der Zahlungsbereitschaft (für individuell erhoffte Gesundheitsergebnisse) (Schöffski 1990). Die zahlreichen Vorschläge (aus Sozialmedizin, Sozialwissenschaften, Psychologie, nicht-klinischer und klinischer Epidemiologie) für aggregierte nichtmonetäre Nutzenmaße, am bekanntesten das Maß für „qualitätsgewichtete Lebensjahre" (QALY), sollen hier nicht dargestellt werden, ebensowenig ihre zentralen methodischen Probleme der Angemessenheit, Validität und Reliabilität. Es soll aber auf die Tatsache der normativen Wertabhängigkeit jedes denkbaren Maßes hingewiesen werden. Genau betrachtet liegt bereits eine Wertentscheidung in der Anwendung eines so einfachen Maßes wie der Überlebenszeit. Ihm liegt das Gleichheitsprinzip zugrunde, das, analog dem Grundsatz: „jede Person - eine Stimme“, jedes gerettete oder verlorene Jahr gleich wiegt. Es wertet nicht nur jede Person gleich, sondern unterstellt fälschlich, daß eine altersabhängige persönliche Diskontierung des Wertes eines geretteten Lebensjahres nicht stattfindet. Sowohl in der Auswahl weiterer funktionaler, sozialer und emotionaler Parameter bei der Aufstellung mehrdimensionaler Skalen, wie insbesondere in ihrer relativen Gewichtung bei der Konstruktion aggregierter Gesundheitsindizes liegen weitere wesentliche normative Entscheidungen. Diese Entscheidungen werden heute überwiegend in Expertenkreisen getroffen. Der erreichte Konsens ist unzureichend (Potthoff 1983), ebenso die Validierung an der Betroffenenperspektive.[3]

Für eine breit anwendbare Nutzenbewertung erscheint gegenwärtig vor allem vertretbar die Anwendung einfacher Beeinträchtigungskonzepte, die weitgehend objektiv die Einschränkung der funktionalen Kapazität bei allgemein vorkommenden Alltagsverrichtungen referieren. Colvez und Blanchet (1983) schlagen die Berechnung einer universellen „Gesundheitserwartung“ vor, indem die „beeinträchtigungsfreie Lebenserwartung“ (Lebenserwartung ohne berichtete Beeinträchtigung) auf dieser Basis berechnet wird.

f) Negativer Nutzen

Ein oft übersehener und letzter Punkt zur Effektivitätsbestimmung ist die Beschreibung gegebenenfalls auftretender negativer Nutzeneffekte. Es ist ein Irrtum, zu glauben, daß diese sich mit der Anwendung skalierter Nutzenmaße in Bezug auf die untersuchten Hauptwirkungen von selbst darstellen. Wie bei der Arzneimittelprüfung haben wir auf unbeabsichtigte Wirkungen zu achten. So kann etwa die Einführung eines betrieblichen Präventionsprogrammes mit evaluativer Auswertung betrieblich „sensibler“ Daten den Betriebsfrieden stören. Ein anderes Beispiel lieferte die deutsche Kassenärzteschaft, die 1989 ein Screeningprogramm auf Kreislauf- und Nierenerkrankungen vorschlug, das

---

[3] Die empirische Validierung etwa zu der Frage, ob in der Präferenz der beteiligten Individuen zwei gewonnene Lebensjahre der Qualitätsgewichtung von 0.5 genauso viel wiegen wie ein gewonnenes Lebensjahr mit der Gewichtung 1, ist weitgehend unbeantwortet. Wenn die Individuen indifferent gegenüber den ‘trade-offs’ zwischen Quantität und Qualität des Lebens wären, wäre das Problem leicht lösbar und die, auch in klinischen Studien, verbreitete Anwendung qualitätsgewichteter Lebensjahre (QALYs) unproblematisch. Es konnte gezeigt werden, daß die Patienten in ihren Präferenzen deutliche Unterscheidungen zwischen Quantität und Qualität des Lebens treffen; dabei sind die Beziehungen zwischen diesen beiden Gesundheitszielen nicht linear (McNeil, Weichselbaum & Pauker 1981). Der ungelöste Konflikt besteht darin, daß wir in dem großen methodischen Bedürfnis nach der Konstruktion ‘gleicher’ konvertierbarer qualitätsgewichteter Lebensjahre über diese ‘trade-offs’ hinweggehen. Würden wir sie untersuchen und beachten, unterminierten wir ihre Konvertierbarkeit (O’Brien, Buxton & Ferguson 1987).

aufgrund seiner Methoden und unscharfen Grenzwerte potentiell die Hälfte der deutschen Population vom vollendeten 18. Lebensjahr an aufwärts zu gesundheitlichen Risikokandidaten gestempelt und unter Langzeitüberwachung gestellt hätte.[4] Ein derartiges Programm verursacht nicht nur hohe monetäre Kosten, sondern auch emotionale und soziale Belastungen der Betroffenen, die als negativer Nutzen zu diskontieren wären. Es ist eine lohnende Aufgabe der Evaluationsforschung, das Bewußtsein für derartige negative Wirkungen zukünftig zu schärfen.

1.3 Bewertung des Ressourceneinsatzes: die Kosten

Ein wesentliches Ziel der ökonomischen Bewertung ist die Ermittlung des Ressourceneinsatzes, operationalisiert als Kosten (direkte, indirekte, intangible Kosten). Unter direkten Kosten wird der Verbrauch von Gesundheitsgütern und -dienstleistungen verstanden (Leidl 1998). Dazu zählen Aufwendungen für die stationäre und ambulante Versorgung ebenso wie Arzneien, Heil- und Hilfsmittel sowie Gesundheitsausgaben im privaten Sektor. Die indirekten Kosten umfassen demgegenüber den Ressourcenverlust aufgrund von Krankheit, Invalidität und vorzeitigem Tod, gemessen z.B. am Ausmaß des Produktionsausfalles bzw. der Wertschöpfung infolge des Arbeitskraftausfalles sowie verminderter Funktionserfüllung, morbiditätsbedingtem Berufswechsel, verpaßten Aufstiegschancen sowie Warte- und Wegezeiten, die durch eine Behandlung anfallen. Die intangiblen Kosten, oft auch unter dem Begriff „psychosoziale Kosten“ gefaßt (Henke & Metze 1986), beinhalten Kriterien der Lebensqualität des Patienten und seiner Angehörigen wie Schmerzen, Leid, soziale Isolation, Depression etc.. In einem Markt knapper Güter werden mit zunehmend alternativ zu treffenden Allokationsentscheidungen darüber hinaus auch Opportunitätskosten relevant. Gemeint ist damit der Wert des entgangenen Nutzens, den die für ein Produkt, Programm, Projekt usw. aufgewendeten Ressourcen in alternativer Verwendung gehabt hätten (Leidl 1998).

Über die Bestimmung des Ressourcenverzehrs hinaus steht die Entwicklung eines Rahmens, innerhalb dessen Kosten mit Nutzeneffekten in Beziehung gesetzt werden können, im Vordergrund einer ökonomischen Evaluation. Dafür stehen zur Verfügung:

- Kosteneffektivitäts-(Kostenwirkungs-)Analysen
- Kosten-Utilitäts (utility)-Analysen
- Kosten-Nutzen (benefit)-Analysen (Gold, Siegel, Russell & Weinstein 1996, Haddix, Teutsch, Shaffer & Dunet 1996, Leidl 1998)

Die Analyseformen unterscheiden sich primär in ihrer Form der Nutzenermittlung.

---

4 So im 1. Programmvorschlag vom April 1989 der Geschäftsstelle des Bundesausschusses der Ärzte und Krankenkassen geschehen.

In der Kosten-Wirkungsanalyse werden die Kosten einem nichtmonetarisierten Wirkungseffekt gegenübergestellt. Gewonnene Lebensjahre sind ein häufig verwendetes Maß, aber auch intermediäre Produktivitätsmaße, wie Zahl der entdeckten Fälle (Mooney, Russell & Weir 1986), realisierte Hausbesuche oder diätetische Beratungen (Hurdle & Pope 1989) finden häufig Anwendung. Auf diese Weise können mit Hilfe von Kostenwirkungsanalysen Input-Output-Relationen differierender Produkte, Verfahren, Programme etc. verglichen werden. Problematisch erscheint hier, daß die in der Regel verwendete Nutzenkomponente der gewonnenen Lebensjahre keinen Aufschluß über unterschiedliche Qualitäten dieser Lebensjahre geben kann. Demgemäß führen Luce und Elixhauser (1990) an, daß Kostenwirkungsanalysen nur dann sinnvoll eingesetzt werden können, wenn die Wirkungseffekte der zu vergleichenden Maßnahmen auch äquivalent seien. Ein gewonnenes schmerzfreies Lebensjahr ohne jegliche Beeinträchtigung des täglichen Lebens wäre demnach kaum äquivalent verglichen mit einem gewonnenen Lebensjahr eines bettlägrigen Krebspatienten mit starken Schmerzen.

Ein Verfahren, das die Qualität der gewonnenen Lebensjahre berücksichtigt, ist die Kosten-Utilitätsanalyse, auch unter der Bezeichnung „Nutzwert-Analyse" bekannt (Schöffski 1990; Leidl 1998). Dabei wird die Qualität der gewonnenen Lebensjahre durch verschiedene Gewichtungsfaktoren repräsentiert, die die individuellen Präferenzen z.B. von behandelten Zielgruppen für unterschiedliche Gesundheitszustände wiedergeben (Drummond, Teeling-Smith & Wells 1989). Die bekanntesten Ansätze zur Bestimmung dieser mit der quantitativen Dimension von (geschätzten) gewonnenen Lebensjahren bzw. zu gewinnenden Lebensjahren zu verknüpfenden Gewichtungsfaktoren sind die Methoden „rating scale", „standard gamble" und „time trade-off" (Drummond, Stoddart & Torrance 1987; Luce & Elixhauser 1990). Mit dem Konzept „qualitätsgewichteter Lebensjahre" (QALYs) lassen sich alternative Gesundheitsmaßnahmen einem Vergleich unterziehen, um die Maßnahme mit den geringsten Kosten pro QALY zu identifizieren.

Die Kosten-Nutzen-Analyse ist die bekannteste und zugleich umstrittenste Form. Im ökonomischen Begriffsverständnis beinhaltet sie strenggenommen die vollständige monetäre Bewertung des Nutzens. Bedingt durch die Monetarisierung sowohl der Kosten- als auch der Nutzenkomponenten besteht somit uneingeschränkt die Möglichkeit, die Wirtschaftlichkeit zweier oder mehrerer Gesundheitsmaßnahmen miteinander zu vergleichen. Schwierigkeiten ergeben sich insbesondere bei der Auswahl der in die Bewertung einzubeziehenden Kosten- und Nutzenaspekte und vor allem bei der adäquaten Transformation des Nutzens in Geldeinheiten. Letztlich werden daher in einer Kosten-Nutzenanalyse lediglich die Komponenten berücksichtigt, die sich relativ problemlos in Geldeinheiten umwandeln lassen. Diese Reduktion auf leicht meßbare Größen birgt allerdings, so ein häufiger Kritikpunkt, die Gefahr, relevante Nutzenaspekte zu übersehen und nicht in die Bewertung einzubeziehen (Luce & Elixhauser 1990). Im Gegensatz zu ihrer Popularität ist die Durchführung dieses Studientyps selten (Guyatt et al. 1986). Die Monetarisierung ist im Prinzip immer dann nötig, wenn beispielsweise Gesundheitsprogramme auf politischer Ebene mit Kosten und Erträgen von Bildungs- und Infrastrukturprogrammen verglichen werden sollen (Heidenberger 1989). Solange das Gesundheitswesen in unserem Lande einen eigenen Haushalt mit eigener Beitragsschöpfung hat, ist der Bedarf an solchen Studien gering. Bei konkurrierender Finanzierung im Rahmen allgemeiner staatlicher Mittelverwendung könnten sie sehr bedeutsam werden.

1.3.1 Kosten: das Problem der nichtmarktlichen, fiktiven „Preise"

Die für alle Studientypen verlangte Ermittlung der Kosten scheint auf den ersten Blick wenig problematisch zu sein. De facto sind aber einige wesentliche Schwierigkeiten zu überwinden. Wir kämpfen in unserem sozialregulierten, vornehmlich auf „Sachleistungen"[5] hin orientierten Gesundheitswesen mit Zurechnungs- und Preisbildungsproblemen.

Die Preisbildung im Gesundheitswesen unterscheidet sich weithin von Prozessen in marktwirtschaftlich organisierten Güter-und Dienstleistungsmärkten. Sie vollzieht sich in der Regel jenseits von Angebot und Nachfrage, indem Vergütungen („Preise") für Dienstleistungen entweder nach regierungsamtlichen Vorlagen festgelegt und über Jahre invariant bleiben (GOÄ) oder durch Verhandlungen zwischen öffentlich-rechtlichen Körperschaften bestimmt werden (DKG-NT; EBM). Das Aushandeln der letztgenannten Gebührenordnungen erfolgt zwar aufgrund gesetzlicher Rahmenvorschriften, ihre Ausgestaltung obliegt jedoch den Kassen, Krankenhäusern, Ärzten und ihren Selbstverwaltungsorganisationen.

Der einheitliche Bewertungsmaßstab legt die Leistungsinhalte fest sowie die zwischen den Vertragspartnern vereinbarten relativen „Preise". Überformt wird die Entscheidung der Punktwertbestimmung durch die Selbstverwaltungskörperschaften durch die gesetzlich gewollte Bindung der Gesamtausgaben an die Zuwachsraten des Bruttosozialproduktes (Prinzip der Beitragssatzstabilität). Die intendierte Ausgabenstabilisierung führt dabei zu Anpassungen des Punktwertes an das verfügbare Beitragsvolumen (Leidl 1998). Diese „Preis"-Findungs- und „Preis"-Festsetzungskriterien verdeutlichen, daß es sich im Gesundheitswesen im wesentlichen um fiktive, jedenfalls nichtmarktliche „Preise" handelt.

Da diese „Preise" jedoch die realen Ausgaben der Nachfrageseite (Kassen) bestimmen, mag dies bei oberflächlicher Betrachtung nicht dramatisch sein. Vertieft gesehen kann dies mit dem Ziel einer Kostenwirkungsanalyse oder einer Kostenminimierungsanalyse, Unterschiede von Strategien in bezug auf Wirkungen und ökonomischen Mitteleinsatz zu objektieren, unverträglich sein. So können die Gebührenordnungen den tatsächlichen Ressourceneinsatz stark ver-

---

[5] Der Versicherte erhält vom Leistungserbringer eine (in Verträgen vorab definierte) Versorgungsleistung, deren (festgelegten) Geldwert der Leistungserbringer direkt mit der Versicherung abrechnet.

zerrende Elemente beinhalten, mit der Gefahr, daß die effektivere Leistung fälschlich kostenmäßig diskriminiert wird. Ein Ausweg könnte die bloße Messung nichtmonetärer personeller und sachlicher Ressourcen bieten, bei der das Problem der Preisfestsetzung zunächst ausgeklammert wird.

2. Qualitätssicherung und Qualitätsmanagement im Gesundheitswesen

2.1 Definitionen

2.1.1 Qualität

In den DIN-Normen ist der Begriff „Qualität" als „die Gesamtheit von Eigenschaften und Merkmalen eines Produktes oder einer Dienstleistung, die sich auf deren Eignung zur Erfüllung festgelegter oder vorausgesetzter Erfordernisse bezieht" (DIN Deutsches Institut für Normung e.V. 1992) definiert. Bezogen auf den medizinischen Sektor bezeichnet Qualität den Übereinstimmungsgrad mit allgemein akzeptierten Anforderungsprofilen auf der Basis gesicherten oder konsensorientierten medizinischen Wissens sowie den Grad der Erreichung konkreter qualitativer und quantitativer Versorgungsziele. Als Maß für Qualität wird häufig pragmatisch die Differenz zwischen Ist und Soll/Kann der medizinischen Versorgung charakterisiert (Tragl 1990).

Konkrete Ansatzpunkte und Zielbereiche für die Beurteilung medizinischer Qualität lassen sich nach den Dimensionen Struktur - Prozeß - Ergebnis klassifizieren. Diese instrumentelle Klassifizierung nach Donabedian (1966) hat sich aufgrund ihrer Praktikabilität mittlerweile weitestgehend durchgesetzt.

Unter Strukturqualität werden die Rahmenbedingungen für die medizinische Versorgung gefaßt. Dazu zählen z.B. die personellen Voraussetzungen nach Bestand und Qualifikation, Regelungen über Aus-, Fort- und Weiterbildung, die räumliche und apparative Ausstattung, die organisatorischen und finanziellen Gegebenheiten etc.

Die Prozeßqualität beinhaltet sämtliche ärztlichen und pflegerischen Aktivitäten. Unter Prozeßqualität werden Inhalte und Tätigkeiten wie Anamnese, Befunderhebung, Diagnosestellung, Behandlung, Pflege, Medikation usw. subsumiert.

Die Ergebnisqualität umfaßt die End- bzw. Zielpunkte medizinischer Versorgung im eigentlichen Sinne. Sie beschreibt die durch das medizinische Handeln bewirkten Veränderungen des Gesundheitszustands (z.B. Heilung oder Linderung von Gesundheitsstörungen bzw. Mortalität) einschließlich weiterer von der medizinischen Versorgung ausgehender Wirkungen (z.B. subjektive Befindlichkeit, Einschränkungen in der Verrichtung täglicher Aufgaben, Patientenzufriedenheit mit dem Behandlungsergebnis, Beeinträchtigungen bei der Berufsausübung).

2.1.2 Qualitätsmanagement

Gemäß DIN EN ISO Norm 8402 wird unter Qualitätsmanagement die Gesamtheit aller Tätigkeiten der Qualitätsplanung, der Qualitätskontrolle, der Qualitätssicherung und der Qualitätsverbesserung verstanden, die geeignet sind, die Qualitätsziele eines Unternehmens zu erreichen (Selbmann 1996)[6].

Das allgemeine Ziel des Qualitätsmanagements im Gesundheitswesen kann damit als Optimierung der medizinischen Versorgung in Richtung auf das gegenwärtig Erreichbare definiert werden. Diese Definition beruht auf der Prämisse eines „Objektes" des Qualitätsmanagements, dessen Aufgaben, Charakteristika und Zielsetzung so hinreichend beschrieben werden können, daß es hinsichtlich der Zielerreichung (Ergebnis) eindeutig bewertet werden kann.

Ein zentraler Bestandteil des Qualitätsmanagements ist der problemorientierte Qualitätsverbesserungsprozeß, der planmäßig fünf Phasen durchläuft (Selbmann 1996):

- Qualitätskontrolle, d.h. gezielte Beobachtung der medizinischen Versorgungsqualität in definierten Bereichen (zumeist durch standardisierte Dokumentation spezifischer qualitätsrelevanter Parameter sowie Aufbereitung und Analyse des Datenmaterials) sowie Beurteilung der Qualität mit dem Ziel der Aufdeckung von Problembereichen durch den Vergleich mit Anforderungsprofilen,
- Analyse des ausgewählten Problems (z.B. durch statistische Analysen des vorhandenen Datenmaterials oder auf der Grundlage praktischer Erfahrungen) und Ausarbeitung von alternativen Strategien zur Qualitätsverbesserung,
- Auswahl der geeigneten Problemlösungsstrategie und Umsetzung dieser Strategie zur Qualitätsverbesserung in die Praxis,
- Messung und Beurteilung der angestrebten Wirkung (Effektivität) der ausgewählten Problemlösungsstrategie unter Alltagsbedingungen,
- Sicherung des erreichten Qualitätsniveaus, d.h. Sicherstellung der Dauerhaftigkeit der Problemlösung.

[6] In der überarbeiteten deutschen Fassung der DIN EN ISO Norm 8402 vom August 1995 wird expliziert, daß der bis dahin üblicherweise verwendete und sehr weit gefaßte Terminus „Qualitätssicherung" zukünftig durch den Begriff „Qualitätsmanagement" zu ersetzen sei. Qualitätssicherung als Bestandteil des Qualitätsmanagements beinhaltet seither nur noch das, was auch im eigentlichen Wortsinn darunter zu verstehen ist: die Sicherstellung eines angestrebten und erzielten Qualitätsniveaus.

Nach Absolvierung dieses Zyklus werden die beschriebenen Phasen erneut durchlaufen. Die sukzessive Lösung von Problemen soll dabei zu der vom Qualitätsmanagement angestrebten schrittweisen Qualitätsverbesserung führen.

2.2 Stellenwert und gegenwärtiger Stand der Qualitätssicherung in der medizinischen Versorgung

Qualität und Wirtschaftlichkeit sind (neben einer allgemeinen flächendeckenden und einkommensunabhängigen Zugänglichkeit der medizinischen Versorgung) die vorrangigen Versorgungsziele unseres durch die Vorschriften zur Gesetzlichen Krankenversicherung geprägten Gesundheitswesens (Sozialgesetzbuch SGB V). Qualität und Wirtschaftlichkeit sind nicht nur herausragende, sondern zueinander komplementäre Versorgungsziele, wenngleich die Beziehung nicht ganz symmetrisch ist: 'Wirtschaftlichkeit' der Versorgung, verstanden als die Erreichung von Versorgungszielen nach dem Stand des medizinischen Wissens mit minimiertem Mitteleinsatz, ist ohne adäquate Qualität der eingesetzten Mittel nicht denkbar, aber Qualität bedarf nicht unbedingt der Wirtschaftlichkeit, es sei denn unter den Randbedingungen knappen, d.h. konkurrierenden Ressourceneinsatzes.

Qualität als inhaltlicher Begriff der Gesundheitsversorgung setzt benennbare qualitative und quantitative Versorgungsziele voraus. Diese können in der Verhinderung vermeidbarer Gesundheitsstörungen oder in der Wiederherstellung gestörter Gesundheit selbst oder ihrer funktionalen Konsequenzen liegen. Wir sprechen von Prävention, Kuration und Rehabilitation.

Krankenversicherung und medizinische Profession haben zu diesen drei Versorgungsanliegen keine symmetrische Beziehung, entsprechend ungleich sind auch die vorhandenen Ansätze zur Qualitätssicherung verteilt. Sie konzentrieren sich auf die Kuration (Schwartz 1990). Erst wenige Ansätze finden sich in präventiven und rehabilitativen Bereichen.

Qualität ist Merkmal und Ergebnis prozessualen medizinischen Handelns, in das strukturale Einflüsse, also die sogenannte Qualität der Ressourcen (Donabedian 1969), nur teilweise und nicht deterministisch eingehen. Die traditionelle standespolitische Bevorzugung von strukturaler Qualität (Flatten 1990) und die Annahme ihrer gesicherten Wirkung hält der empirischen Überprüfung vielfach nicht stand (Selbmann 1990, Schwartz 1990). Qualität ist vielmehr prozessuale und evaluative Daueraufgabe. Dies wird bis heute in der ärztlichen Profession habituell unterschätzt.

Es verwundert daher nicht, daß die neuzeitliche prozeß- und ergebnisorientierte Qualitätssicherung historisch von außen an die Medizin herangetragen worden ist (in den 70er Jahren durch die Novellierung des Eichgesetzes für den Laborbereich, ferner durch die gesundheitspolitische Kritik an den Differenzen der perinatalen Mortalität in den Industrieländern u.ä., mit damals schlechter Plazierung der Bundesrepublik) und möglicherweise auch durch den hohen kritischen Erwartungsdruck an die Medizin in Gang gehalten wird.

2.2.1 Richtlinien zur Qualitätssicherung

Noch also hat die Qualitätssicherung keinen zentralen, systematischen Stellenwert in der medizinischen Versorgung. Die bundesweit wirksamen Richtlinien konzentrieren sich vorerst auf die technische Produktherstellung in medizinischen Labors und auf das Betreiben von Röntgengeräten zu Bestrahlungs- oder Therapiezwecken. Sie orientierten sich lange an gesetzlichen Vorgaben (Richtlinien der Bundesärztekammer zur Qualitätssicherung in medizinischen Laboratorien 1988, Verordnung über den Schutz vor Schäden durch Röntgenstrahlen, Bundesgesetzbl. 1987).

Darüber hinaus bestehende Richtlinien zu weiteren bildgebenden Verfahren (Nuklearmedizin, Sonographie, Computer-, Kernspintomographie) oder zur Funktionsdiagnostik (Langzeit-/EKG) beschränken sich entweder auf einige Elemente der Strukturqualität, korrigieren also nicht den Produktionsprozeß der Leistung, oder sie haben reinen Appellcharakter, wobei ihre Umsetzung unzureichend kontrolliert wird (Arzneimittel-, Heil- und Hilfsmittelrichtlinien) oder die kontrollierende Auswertung nur hoch aggregiert und ohne Rückkopplungsschleife zu den Leistungserbringern vorgenommen wird (Richtlinien zur Mutterschaftsvorsorge, ferner zu den Früherkennungsuntersuchungen bei Kindern und Erwachsenen).

Einige der letztgenannten Richtlinien sind, die dazugehörigen Dokumentationsmittel (die sogenannten 'Vorsorgehefte' für Mutterschaft und für Kleinkinder) ausgenommen, im ärztlichen Alltag kaum bekannt. Sie befriedigen geltendes Recht und die Verwaltung, aber sie sind keine kritischen Begleiter des ärztlichen Alltags.

Einige kassenärztliche Vereinigungen verfolgen seit langem weitergehende, interventive Ansätze (z.B. in den Bereichen EKG, Sonographie und Zytologie). In bislang wenigen klinischen Bereichen hat die Qualitätssicherung einen zentralen Stellenwert erreicht (Perinatalversorgung), in anderen Bereichen (Allgemein-Chirurgie) ist sie auf dem Wege dorthin, in anderen (Herz-Thorax-Chirurgie, klinische Kinderheilkunde) hat sie noch experimentellen Charakter. In wieder anderen Bereichen (Zahnmedizin) gibt es bislang de facto einen prononcierten standespolitischen Widerstand.

2.2.2 Berichterstattung als Qualitätskontrolle

Was gänzlich fehlt, sind ständige, stimulierende öffentlich publizierte Berichte über Erfahrungen, Erfolge und Fehlschläge der bei uns bestehenden Programme, obwohl dies eine der zentralen Forderungen der WHO Europa zur Etablierung von Qualitätssicherung an ihre Mitgliedsstaaten ist (WHO 1988).

Die bisherige Vorliebe der ärztlichen Profession für Maßnahmen der Strukturqualität ist verständlich. Es handelt sich hier überwiegend um jeweils einmalige

'Kraftakte': Maßnahmen in diesem Sinne sind die heilberuflichen Ausbildungsordnungen und die ärztlichen Weiterbildungsordnungen der Kammern; solche Maßnahmen der Strukturqualität sind, bezogen auf die jeweilige Zielgruppe, nur einmalig zu erbringen, da es in Deutschland keine 'Reapprobationen' oder 'Rezertifikationen' für Gebietsärzte gibt. Explizite, oganisierte, prozeß- oder ergebnisbezogene Qualitätssicherung setzt dagegen dauerhaft akzeptierte Unsicherheit über die Qualität ärztlichen Handelns in wichtigen alltäglichen Handlungsbereichen voraus. Dies erschwert die notwendige Eigenmotivation von Ärzten und ihren Organisationen für eine kontinuierliche Qualtitätssicherung. Tatsächlich aber haben Ärzte überall, wo sie begonnen haben, sich mit der Qualität ihrer Arbeit systematisch zu beschäftigen, Möglichkeiten ihrer Optimierung gefunden. Die verbesserte Information der Ärzte über die tatsächliche Qualität ihrer Arbeit hat der Sachverständigenrat (1989) folgerichtig zum Hauptziel einer Qualitätssicherungsstrategie erklärt.

2.2.3 Auswahl von Maßnahmen

Maßnahmen der prozeß- oder ergebnisorientierten, evaluativen Qualitätssicherung sind im Praxisalltag spürbar an beachtlichen Zeit- und Kostenaufwand gebunden und mit oft gering geschätzter, aufwendiger (und nicht selten unbezahlter) Dokumentationstätigkeit verknüpft. Die sparsame Verwendung dieses Instruments scheint von daher geboten. Es wäre zu fragen: Zu welchen Themen, in welchen Bereichen brauchen wir überhaupt oder dringlich Qualitätssicherung? Denn es wäre offensichtlich unmöglich, eventuell sogar kontraproduktiv, den Versuch zu unternehmen, das gesamte Feld der medizinischen Versorgung „flächendeckend" mit Qualitätssicherungsprogrammen zu überziehen. Die Frage sinnvoller Schwerpunktbildungen liegt daher auf der Hand.

Evaluative Qualitätssicherung ist unter dem Maßstab ihrer Relevanz und ihrer Effektivität für die Versorgung grundsätzlich dann auf ihre Durchführbarkeit zu prüfen, wenn diagnostische oder therapeutische Maßnahmen ihrer Natur nach ein hohes unmittelbares Risiko oder ein hohes Folgerisiko für den Patienten haben, genügend häufig sind und die Maßnahmen Bestandteil von Klinik- oder Praxisroutine geworden sind, d.h. selbst keinen experimentellen Charakter mehr haben. Die beiden weiteren wichtigen Gesichtspunkte der praktischen Durchführbarkeit und der Kosten in Relation zu den durch das Programm vermeidbaren Risiken lassen sich erst als Ergebnis von Durchführbarkeitsstudien ermitteln und bestimmen nicht die initiale Gewichtung eines Qualitätsproblembereiches.

Tabelle 1 stellt beispielhaft einige diagnostische und therapeutische Prozeduren zusammen, die die erste Forderung nach ausreichender Problemrelevanz und Häufigkeit erfüllen. Sie weist zugleich den Stand der derzeit vorhandenen Qualitätssicherungsmaßnahmen aus. Die Liste ist nicht abschließend. Sie zeigt das gegenwärtige Defizit an prozessualen Qualitätssicherungsverfahren bzw. die Dominanz strukturaler Maßnahmen, ferner deutliche bestehende Lücken. Diese Lücken verdeutlichen die Herausforderungen für weitere gezielt angewandte Qualitätssicherungsforschung im medizinischen Versorgungsgeschehen.

Teil I: Diagnostik

	Risiko	Frequenz	Art der Qualitätssicherung	Bemerkung	Forschungsbedarf
Röntgendiagnostik	+ +	+ +	S P	Ausrüstung/Ausbildung Bildprüfung (regional)	(ja)
Kernspin	++	(+)	S	Ausrüstung/Ausbildung	(ja)
Sonographie	+ +	+ +	S P	nur regional	(ja)
Labor					
– klinisch chemisch	+	+ + +	P	Präzision u. techn. Richtigkeit	
– bakteriologisch	+ +	+	S	(nur Ausbildung)	
– Zytologie	+ +	+	P	nur statistisch (aufgehoben)	(ja)
– Histologie	+ + +	+ +	P	Produktkontrolle (nur regional)	(ja)
EKG	++	++	P	nur regional	
Langzeit EKG	+ +	+	S		
EEG	++	+			ja
Gutachten	+ +	(+)			ja

Teil II: Therapie und Prävention

	Risiko	Frequenz	Art der Qualitätssicherung	Bemerkung	Forschungsbedarf
Perinatalversorgung	+ + +	+	P O	Perinatalstudien (regional)	
Neonatalversorgung	+ + +	(+)	P O	Neonatalstudien (regional)	
Asthmatherapie	+ +	+			ja
Diabetestherapie	+ +	+ +			(ja)
art. Hypertonie	+	+ + +			ja
Lumboischialgien	+	+ + +			ja
entz. Rheumath.	+ +	+			ja
Epilepsie	+ +	+			ja
Parkinson	+	+			ja
allg. chirurg. Eingriffe	+ +	+	P	enge Auswahl; regional	ja
Transplant. Programme	+ + +	(+)	P O	in Vorbereitung	ja
zahnmedizin. Eingriffe	+	+ + +	P O	Einführung umstritten	vorerst nein

S = strukturorientiert, P = prozeßorientiert, O = „outcome"-orientiert

Tabelle 1: Beispiele diagnostischer oder therapeutischer Verfahren mit hinreichend hohem direkten/indirekten Risiko und hinreichend hoher Häufigkeit, Art der etablierten Qualitätssicherungsmaßnahme

Ein anderer ebenfalls wenig repräsentierter Ansatz ist der ergebnis(„resultat"-) orientierte Zugang. Hierbei gibt es zwei grundsätzliche Zugangsweisen: Es können entweder die Ergebnisse von zwei oder mehreren Gruppen mit unterschiedlichen Behandlungsverfahren oder Strukturvariablen hinsichtlich ihrer gesundheitlichen Resultate verglichen werden, oder es wird retrospektiv - bei auffallenden (seltener bei positiv, häufiger bei negativ) hervortretenden Gesundheitsresultaten nach ihren vorgängigen Gründen gefragt.

Für beide Ansätze gibt es eine Fülle anregender Beispiele in der Forschungsliteratur: Beispiele für den ersten Ansatz liefern die Studien zu den kleinräumigen Variationen von Operationshäufigkeiten in vergleichbaren Bevölkerungen und dem dadurch bewirkten Exzeßrisiko für chirurgisch verursachte Todesfälle oder ernste Komplikationen (Roos & Roos 1981). Eine frühe Studie von Lichtner und Pflanz (1971) zur Appendektomiehäufigkeit in der Bundesrepublik und ihren Konsequenzen hat vor mehr als einem Jahrzehnt zu großer Aufregung, konsekutiv aber auch zu einer graduellen Verbesserung der chirurgischen Indikationsstellung geführt (Robra, Brecht & Dralle 1983).

Beispiele für den zweiten Ansatz gehen insbesondere von vermeidbaren negativen Gesundheitsereignissen aus z.B. in der Form von ex ante als 'medizinisch vermeidbar' definierten „Sterbefällen", die sowohl für kleinräumig regionale wie für internationale Vergleiche (Charlton & Velez 1986) mit Erfolg als aggregierte Qualitätsindikatoren benutzt wurden. Ein neueres eindrucksvolles Beispiel greift die Todesfälle Erwachsener an Asthma in den Krankenhäusern einer Region auf (Eason & Markowe 1987), stellt diesen (nach Alter, Geschlecht und Hospital) gemachte Kontrollen lebend entlassener Asthmapatienten gegenüber und vergleicht kritisch das klinische Management für beide Gruppen. Wichtige, vermeidbare Managementfehler waren in der Fallgruppe mehr als doppelt so häufig zu finden wie in der Kontrollgruppe, und immerhin knapp die Hälfte der Todesfälle wurde retrospektiv als vermeidbar angesehen. Diese Studie deckte eine wichtige Qualitätslücke in der klinischen Versorgung von Asthmapatienten auf.

2.2.4 Total Quality Management und Leitlinien

Neue Ansätze bietet das aus der Industrie kommende Total Quality Management (TQM), das in den letzten Jahren verstärkt Beachtung gefunden hat. Unter Total Quality Management, oder umfassendem Qualitätsmanagement, wird ein transparentes und kommunikatives Management verstanden, das gekennzeichnet ist durch eine kundenorientierte[7] interdisziplinäre, hierarchieübergreifende Zusammenarbeit aller Berufsgruppen, die sich auf sämtliche Bereiche des Krankenhauses oder der Arztpraxis erstreckt (Pinter & Vitt 1996).

[7] Der Begriff „Kunde" bezieht sich sowohl auf den Patienten als auch auf alle anderen am Versorgungsprozeß beteiligten internen und externen Gruppen, wie z.B. Ärzte, Pflegekräfte, Arzthelferinnen, Verwaltungspersonal.

Die Vorteile des TQM-Ansatzes liegen vor allem in der Möglichkeit, alle Produktionsbereiche einer stationären oder ambulanten Einrichtung in eine umfassende mehrdimensionale Schwachstellenanalyse einbeziehen zu können und Qualitätsmanagement als Kooperationsaufgabe zu verstehen und zu verwirklichen. Es bedarf allerdings noch einer verstärkten experimentellen Adaption des industriellen Ansatzes an die Spezifika des Gesundheitswesens und hier insbesondere an die Unternehmensformen Krankenhaus und Arztpraxis.

Ein Verfahren, das im Rahmen des TQM-Ansatzes in der stationären wie in der ambulanten Versorgung zunehmend an Bedeutung gewonnen hat, ist die Einbeziehung der subjektiven Patientensicht in die Qualitätsbeurteilung. Durch Patientenbefragungen kann die vor allem bei externen qualitätsbezogenen Aktivitäten auf lediglich eine Profession bezogene Bewertung überwunden und eine berufsschrankenübergreifende Analyse der Versorgungsqualität forciert werden. Darüber hinaus können patientenseitige Bewertungen auf mehrere Dimensionen der gesundheitlichen Versorgung ausgerichtet sein. Neben einer Messung der Zufriedenheit mit Hotel- und Dienstleistungen, also strukturellen und prozeduralen Aspekten, ist auch die Beurteilung des Outcomes und damit des kurz-, mittel- und langfristigen Behandlungserfolgs durch die Betroffenen selbst möglich (Bitzer, Dörning, Busse & Schwartz 1997).

Um Fehlinterpretationen und einer mißbräuchlichen Nutzung der Ergebnisse zu Marketingzwecken vorzubeugen, sollten Patientenzufriedenheitserhebungen, u.U. ergänzt durch andere Instrumente mit hoher Problemsensitivität bei einzelnen Versorgungsaspekten (z.B. Mitarbeiterbefragungen), möglichst nicht isoliert eingesetzt werden, sondern als integraler Bestandteil eines funktionierenden umfassenden Qualitätsmanagements.

Ein ebenfalls erhöhtes Interesse haben in den letzten Jahren Guidelines bzw. Leitlinien gefunden, d.h. systematisch unter Verwendung wissenschaftlich gesicherten Wissens (Evidenz) entwickelte Ausarbeitungen, die Ärzten und Patienten bei Entscheidungen über eine angemessene, auf ein spezifisches Problem bezogene gesundheitliche Versorgung unterstützen (Goodman 1990).

Eine Bestandsaufnahme in Großbritannien hat allerdings ergeben, daß bislang nur bei sehr wenigen nationalen Guidelines alle existierende wissenschaftliche Evidenz in einem systematischen Reviewverfahren vorab kritisch aufgearbeitet und synthetisiert wurde. Viele existierende Guidelines basieren häufig allein auf der Meinung und Erfahrung (weniger) Experten ohne vorherige systematische kriteriengestützte Literaturaufarbeitung (Effective Health Care 1994).

2.3 Gesetzliche und gesundheitspolitische Perspektiven

Ein deutlicher Schub für das Qualitätsmanagement in der ambulanten und stationären Versorgung wurde von dem im Januar 1989 in Kraft getretenen Gesundheits-Reformgesetz (§§ 135-139 SGB V[8]) erwartet, in dem die Sicherung

[8] SGB V: Fünftes Sozialgesetzbuch.

der Qualität der Leistungserbringung erstmals bundeseinheitlich geregelt und zur Pflichtaufgabe der Selbstverwaltungspartner erklärt worden ist, sowie von der Berufsordnung der Ärzte, die seit 1988 jeden Arzt zur Teilnahme an qualitätssichernden Aktivitäten seiner Ärztekammer verpflichtet.

In der Folgezeit ließ sich, aufgrund der neuen gesetzlichen Rahmenbedingungen, zwar eine Zunahme qualitätsbezogener Maßnahmen belegen, diese Aktivitäten waren aber häufig wenig systematisch und isoliert angelegt, ohne daß eine Anpassung der Organisationsstrukturen an die Erfordernisse eines umfassenden Qualitätsmanagements erfolgte (Bundesministerium für Gesundheit 1994).

Beispielsweise ließen sich noch Mitte 1995 nur vereinzelt stationäre Einrichtungen identifizieren, in denen bereits Qualitätsmanagementstrukturen geschaffen oder problemorientierte Qualitätsverbesserungsprozesse systematisch in den Klinikalltag integriert waren (Selbmann 1995). Zudem liegen bislang erst in einigen Bundesländern Verträge (nach § 112 SGB V) zwischen den Landesverbänden der gesetzlichen Krankenkassen und den Landeskrankenhausgesellschaften vor, in denen die konkrete Ausgestaltung des Qualitätsmanagements im stationären Bereich nach § 137 SGB V geregelt wird.

Im ambulanten Sektor dauerte es bis Mai 1993, bis die Kassenärztliche Bundesvereinigung - unter Drohung einer Ersatzvornahme durch das Bundesgesundheitsministerium - die gesetzlich geforderte Neufassung von Richtlinien zu Verfahren der Qualitätssicherung in der ambulanten Versorgung veröffentlichte (Häussler 1996). Darin wurden ärztliche Qualitätszirkel als neues zentrales Verfahren der ambulanten Qualitätssicherung eingeführt.

Qualitätszirkel sind ein internes Qualitätssicherungs-Instrument, das den intraprofessionellen Qualitätsdiskurs pflegt jedoch keinen vergleichenden, referenzorientierten Charakter hat (Gerlach & Bahrs 1994).

Sowohl in der stationären als auch in der ambulanten Versorgung wurde durch das im Jahr 1993 in Kraft getretene Gesundheitsstrukturgesetz (GSG) sowie die im 2. GKV-Neuordnungsgesetz[9] vom Juni 1997 vorgenommenen Änderungen und Ergänzungen ein neuer Aktivitätsschub zur Weiterentwicklung des Qualitätsmanagements ausgelöst.

Konkret bewirkt wurde im Krankenhaussektor dieser gesteigerte Handlungsbedarf vor allem durch die verbindliche Einführung von Fallpauschalen und Sonderentgelten für einen Teil der stationären Behandlungen, insbesondere für operative Prozeduren, ab 1996.

Da eine pauschalierte fallorientierte Vergütung kostenreduzierende Maßnahmen honoriert, kann dies allerdings eine Minderung der Versorgungsqualität

[9] 2. GKV-Neuordnungsgesetz: Zweites Gesetz zur Neuordnung von Selbstverwaltung und Eigenverantwortung in der gesetzlichen Krankenversicherung.

bewirken, wenn z.B. indizierte diagnostische und therapeutische Maßnahmen unterbleiben oder Patienten verfrüht aus dem Krankenhaus entlassen werden; ebenso besteht bei Fallpauschalen mit erheblicher Gewinnmarge die problematische Tendenz medizinisch nicht gerechtfertigter Indikationsausweitungen, oder Strategien zur Risikoselektion werden profitabel (Schwartz 1996).

Aufgrund dieser Gefahren wurde 1996 - initiiert vom Verband der Ersatzkrankenkassen (VdAK) - eine Rahmenvereinbarung für die Einführung eines externen Qualitätsmanagementsystems bei Fallpauschalen und Sonderentgelten von den Vertragspartnern, Deutsche Krankenhausgesellschaft und Spitzenverbände der gesetzlichen Krankenkassen, abgeschlossen (Straub 1996). Diese ist allerdings standespolitisch (nicht ausreichende Mitwirkung der Ärzteschaft) umstritten.

Um über dieses erste bundeseinheitliche Qualitätssicherungsvorhaben in der stationären Krankenhausbehandlung (Graubner 1996) tatsächlich mehr Qualitätsmanagement an Krankenhäusern verwirklichen zu können, ist es allerdings notwendig, externe qualitätsbezogene Maßnahmen in ein umfassendes internes strukturiertes Qualitätsmanagement einzubetten. Damit könnten auch erste Schritte zu einem TQM an Krankenhäusern gebahnt werden.

Mit diesen Maßnahmen und Anregungen hat sich Deutschland den von der WHO (1988) ausgesprochenen sieben Empfehlungen an ihre Mitgliedsstaaten genähert:

- Übernahme von Qualitätsmanagement in ihre nationale Gesundheitspolitik mit dem Ziel, die Versorgungsqualität tatsächlich zu erhöhen,
- Veröffentlichung und Verbreitung regelmäßiger kritischer Berichte über die gewonnenen Ergebnisse,
- Finanzierung prioritärer Forschung auf diesem Gebiet,
- Koordination multidisziplinärer Qualitätssicherungsprojekte,
- Verbesserung der einheitlichen medizinischen Informationsbasis zur Gewinnung angemessener Daten,
- Stimulation professioneller Gruppen und der Kostenträger, die Qualitätssicherungsprinzipien in wirksame Trainingsprogramme umzusetzen,
- und Berücksichtigung aller medizinischer, technischer, organisatorischer Faktoren, die die Qualität beeinflussen, um daraus eine ganzheitliche Sicherung der Versorgungsqualität zu entwickeln.

Literatur

Abelin, T., Brzezinski, Z. J. & Carstajrs, V. D. L. (Hrsg.) (1987): Measurement in health promotion and protection. WHO, Regional Office for Europe, Copenhagen (WHO Regional Publ., European Ser; No. 22).

Bengel, J. (1995): Evaluationsforschung. In: Markgraf, J. & Kunath, H. (Hrsg.): Methodische Ansätze in der Public Health-Forschung, 108-118. Rendsburg: S. Roeder Verlag.

Bitzer, E. M., Dörning, H., Busse, R. & Schwartz, F.W. (1997): Hospital outcomes research in Germany - Results from a retrospective survey among sickness fund beneficiaries. Medical Care 35 (10), OS112-OS122.

Bitzer, E. M., Busse, R., Dörning, H., Duda, L. et al. In: Schwartz, F. W., Köbberling, J., Raspe, H. & Schulenburg, J. M. Graf von der (Hrsg.) (1998): Bestandsaufnahme, Bewertung und Vorbereitung der Implementation einer Datensammlung „Evaluation medizinischer Verfahren und Technologien“ in der Bundesrepublik. Baden-Baden: Nomos.

Brüggemann, I., Schwefel, D. & Zöllner, H. (Hrsg.) (1978): Bedarf und Planung im Gesundheitswesen. Köln: Deutscher Ärzte-Verlag.

Bullinger, M. (1996): Erfassung der gesundheitsbezogenen Lebensqualität mit dem SF-36 Health Survey. Rehabilitation 35, XVII-XXX.

Bundesministerium für Gesundheit (Hrsg.) (1994): Maßnahmen der Medizinischen Qualitätssicherung in der Bundesrepublik Deutschland - Bestandsaufnahme. Nomos: Baden-Baden.

Carr-Hill, R. A. (1984): The political choice of social indicators. Quality and Quantity 18, 173-191.

Charlton, J. R. H. & Velez, R. (1986): Some international comparisons of mortality amenable to medical intervention. British Medical Journal 292, 295-301.

Charny, M. C., Farrow, S. C. & Roberts, C. J. (1987): The cost of saving a life through cervical cytology sereening: implications for health policy. Health Policy 7, 345-359.

Colvez, A. & Blanchet, M. (1983): Potential gains in life expectancy free of disability: a tool for health planning. International Journal of Epidemiology 12, 224-229.

Frischbier, H.J., Hoeffken, W. & Robra, B.P. (Hrsg.) (1994): Mammographie in der Früherkennung. Qualitätssicherung und Akzeptanz: Ergebnisse der Deutschen Mammographie-Studie. Stuttgart: Enke-Verlag.

Dietzel, G.T.W. & Troschke, J. von (1988): Begleitforschung bei staatlich geförderten Modellprojekten - strukturelle und methodische Probleme. Stuttgart, Berlin, Köln: Kohlhammer.

DIN Deutsches Institut für Normung e.V. (1992): DIN ISO 9004 (Qualitätsmanagement und Elemente eines Qualitätssicherungsystems), Teil 2: Leitfaden für Dienstleistungen. Berlin, 9.

Dörning, H., Bitzer, E. M. & Schwartz, F. W (1997): Patientenzufriedenheit - ein relevanter Outcomeparameter. Public Health Forum 15/97, 10.

Donabedian, A. (1966): Evaluating the quality of medical care. Milbank Mem Fd Quart 44 (suppl. 131), 23-30.

Donabedian, A. (1969): An evaluation of prepaid group practice. Inquiry 6, 3-37.

Drummond, M. F., Stoddart, G. L. & Torrance, G. W. (1987): Methods for the economic evaluation of health care programmes. Oxford.

Drummond, M. F., Teeling-Smith, G. & Wells, N. (1989): Wirtschaftlichkeitsanalysen bei der Entwicklung von Arzneimitteln. Bonn: Medizinische Pharmazeutische Studiengesellschaft e.V.

Eason, J. & Markowe, H. L. J. (1987): Controlled investigation of deaths from asthma in hospitals in the North East Thames region. Brit. Med. J. 294, 1255-1258.

Effective Health Care (1994): Implementing Clinical Practice Guidelines 8. Leeds.

Flatten, G. (1990): Qualitätssicherung in der kassenärztlichen Versorgung: Strategien zur Verbesserung. Deutsches Ärzteblatt 87, 133-135.

Gerlach, F. & Bahrs, O (1994): Qualitätssicherung durch hausärztliche Qualitätszirkel. Strategien zur Etablierung. Wiesbaden.

Glasser, J. H. (1988): The aims and methods of technology assessment. Health Policy 9, 241-250.

Gold, M. R., Siegel, J. E., Russell, L. B. & Weinstein, M. C. (eds.) (1996): Cost-effectiveness in Health and Medicine. New York, Oxford: Oxford University Press.

Goodman, C. (Hrsg.) (1990): Institutes of Medicine. Clinical practice guidelines: directions of a new program. Washington DC.

Goodman, R. M., McLeroy, K. R., Steckler, A. B. & Hoyle, R. H. (1993): Development of Level of Institutionalization Scales for Health Promotion Programs. Health Educ Q 20, 161-178.

Graubner, B. (1996): Über die Realisierungsschritte des gesetzlichen Qualitätssicherungsverfahrens bei Fallpauschalen und Sonderentgelten. In: Viethen, G. & Maier, I. (Hrsg.): Qualität rechnet sich. Erfahrungen zum Qualitätsmanagement im Krankenhaus. Stuttgart, New York: Schattauer, 113-124.

Guyatt, G., Drummond, M., Feeny, D. et al. (1986): Guidelines for the clinical and economic evaluation of health care technologies. Soc Sci Med 22, 393-408.

Haddix, A. C., Teutsch, S. M., Shaffer, P. A., Dunet, D. O. (eds.) (1996): Prevention effectiveness. A guide to decision analysis and economic evaluation. New York, Oxford: Oxford University Press.

Häussler, B. (1996): Von der Qualitätssicherung zum Qualitätsmanagement. Public Health Forum. 11, 4-5.

Hawe, P., Noort, M., King, L. & Jordens, C. (1997): Multiplying health gains: The critical role of capacity-building within health promotion programs. Health Policy, 39, 29-42.

Heidenberger, K. (1989): Probleme der Effizienzmessung von Rehabilitationsmaßnahmen. Deutsche Rentenversicherung, 8/9, 482-486.

Henke, K.-D. & Metze, I. (Hrsg.) (1986): Finanzierung im Gesundheitswesen. Gerlingen: Bleicher.

Hurdle, S. & Pope, G. C. (1989): Physician productivity: trends and determinants. Inquiry 26, 100-115.

Johansen, K. S. (1988): WHO concept on health technology assessment. Health Policy 9, 349-351.

Kaluzny, A. D. & Veney, J. E. (1988): Evaluating health care programs and services. In: Williams, S. J. & Torrens, P. R. (eds.): Introduction 10 health services. New York, Chichester, Brisbane: Wiley, 438-453.

Kohlmann T. (1997): Choosing instruments. In: Long A. F. & Bitzer E (eds.). Health outcomes and evaluation. Context, concepts and successful applications. Leeds, 59-65.

Leidl, R (1998): Der Effizienz auf der Spur. Eine Einführung in die ökonomische Evaluation. In: Schwartz, F. W. et al. (Hrsg.): Das Public Health Buch. München, Wien, Baltimore: Urban & Schwarzenberg, 346-369.

Lichtner, S. & Pflanz, M. (1971): Appendectomy in the Federal Republic of Germany. Medical Care 9, 311-330.

Luce, B. R. & Elixhauser, A. (1990): Standards for socioeconomic evaluation of health care products and services. Berlin, Heidelberg, New York: Springer.

Maschewsky, W. & Schneider, U. (1978): Anwendungsorientierte psychologische Forschung. Zum gegenwärtigen Stand der Methodendiskussion. In: Müller, C.W. (Hrsg.): Begleitforschung in der Sozialpädagogik. Analysen und Berichte zur Evaluationsforschung in der Bundesrepublik Deutschland. Weinheim, Basel: Beltz, 38-62.

McNeil, B. J., Weichselbaum, R. & Pauker, S. G. (1981): Trade-offs between quality and quantity of life in laryngeal cancer. New England Journal of Medicine 305, 392-397.

Melamed, M. R., Flehinger, B. J., Zaman, M. B., et al. (1984): Screening for early lung cancer: results of the Memorial Sloan-Kettering Study in New York. Chest 86, 44-53.

Mooney, G. H., Russell, E. M. & Weir, R. D. (1986): Choices for health care: a practical introduction to the economics of health provision 2nd ed., London.

Najman J. M. & Levine, S. (1981): Evaluation the impact of medical care and technology on the quality of life. A review and critique. Soc Sci Med, 15F, 107-115.

Neipp, J. (1987): Der optimale Gesundheitszustand der Bevölkerung. Berlin, Heidelberg, New York: Springer.

O'Brien, B. J., Buxton. M. J. & Ferguson, B. A. (1987). Measuring the effectiveness of heart transplant programs: quality of life data and their relationship to survival analysis. Journal of Chronic Diseases 40, Suppl. 1, 1375-1535.

Pfaff, H. & Benz, J. (1998): Qualitative und quantitative Methoden der Datengewinnung. In: Schwartz, F. W. et al. (Hrsg.): Das Public Health Buch. München, Wien, Baltimore: Urban & Schwarzenberg, 310-328.

Pinter, E., & Vitt, K.D. (Hrsg.) (1996): Umfassendes Qualitätsmanagement für das Krankenhaus. Frankfurt am Main.

Potthoff, P. (1983): Anwendungsmöglichkeiten medizinischer Erfolgsmessung. Medizin, Mensch, Gesellschaft 8, 10-17.

Robertson, A. & Minkler, M. (1994). New Health Promotion Movement: A Critical Examination. Health Education Quarterly 21 (3), 295-312.

Robra, B.-P. Brecht, J. G. & Dralle, H. (1983): Appendizitis-Mortalität in der Bundesrepublik Deutschland 1952-1979. Deutsche Med. Wochenschrift 108, 485-489.

Roos, N. P. & Roos, L. L. (1981): High and low surgical rates: risk factors for area residents. Am J Publ Hlth 71, 591-600.

Rossi, P. H. & Freeman, H. E. (1993): Evaluation. A Systematic Approach. Newbury Park, London, New Dehli: Sage Publications.

Rutqvist, L. E. & Waligren, A. (1985): Long-term survival of 458 young breast cancer patients. Cancer 55, 658-665.

Sachverständigenrat für die Konzertierte Aktion im Gesundheitswesen. Jahresgutachten 1988; 1989; 1990; 1997. Baden-Baden: NOMOS.

Schach, E. (1983): Technologie im Gesundheitswesen - einige empirisch-ökonomische Überlegungen. In: Silomon, H. (Hrsg.): Technologie in der Medizin. Stuttgart: Hippokrates, 152-173.

Schöffski, O. (1990): Wirtschaftlichkeitsuntersuchungen von Arzneimitteln. Hannover: Duphar Pharma.

Schwartz, F. W. (1990): Bedeutung qualitätssichernder Maßnahmen für die Versorgung. In: Bundesministerium für Arbeit und Sozialordnung (Hrsg.): Symposium für Qualitätssicherung - Teil 1: Stationäre und ambulante medizinische Versorgung. Bonn, 47-63.

Schwartz, F.W. (1996): Perspektiven der ärztlichen Qualitätssicherung unter regulatorischen und wettbewerblichen Rahmenbedingungen. In: Bundesärztekammer, Kassenärztlichen Bundesvereinigung, Arbeitsgemeinschaft der Wissenschaftlichen Medizinischen Fachgesellschaften (Hrsg.): Curriculum Qualitätssicherung/Ärztliches Qualitätsmanagement. Köln, 161-176.

Schwartz, F.W., Siegrist, J. & Troschke, J. von (1998): Wer ist gesund? Wer ist krank? Wie gesund bzw krank sind Bevölkerungen? In: Schwartz, F. W. et al. (Hrsg.): Das Public Health Buch. München, Wien, Baltimore: Urban & Schwarzenberg, 8-31.

Scriven, H. S. (1980): The logic of evaluation. Edge-press Iverness/CA.

Selbmann, H.K. (1990): Konzeption, Voraussetzung und Durchführung qualitätssichernder Maßnahmen im Krankenhaus. Das Krankenhaus 11, 470-474.

Selbmann, H.K. (1995): Qualitätsmanagement und Behandlungsleitlinien im Krankenhaus. In: Arnold, M. & Paffrath, D. (Hrsg.): Krankenhaus-Report '95. Stuttgart, Jena: Fischer, 177-189.

Selbmann, H.K. (1996): Qualitätsmanagement, Public Health und Forschung. Forum Public Health 11, 2-4.

Straub, C. (1996): Die Verfahren der Qualitätssicherung bei Fallpauschalen und Sonderentgelten. In: Viethen, G. & Maier, I. (Hrsg.): Qualität rechnet sich. Erfahrungen zum Qualitätsmanagement im Krankenhaus. Stuttgart, New York: Schattauer, 106-112.

Tragl, K. (1990): Die Grundlagen der Qualitätssicherung in der medizinischen Versorgung. In: Hauke, E. (Hrsg.): Qualität im Krankenhaus. Wien, 167-180.

Veney & Kaluszny (1991): Evaluation and Decision Making for Health Services. Ann Arbor: Health Administration Press.

White, K. L. (1984): Evaluation und Medizin. In: Culyer, A. J. & Horisberger, B. (Hrsg.): Technologie im Gesundheitswesen. Berlin, Heidelberg, New York: Springer, 3-18.

Wickizer T. M. , Von Korff M., Cheadle A., Maeser J., Wagner E. H., Pearson D., Beery W. & Psaty B. M. (1993). Activating Communities for Health Promotion: A Process Evaluation Method. Am J Public Health 83, 561-567.

WHO (1988): Quality assurancc of health services. Report on the technical discussions at the thirty-eigth session of the Regional Committee for Europe. Copenhagen.

Michael Arnold

Gesundheitssystemforschung

1. Einleitung

Im vorliegenden Beitrag wird eine Reihe von Themen angesprochen und werden Sachverhalte behandelt, die nach inzwischen weitgehend anerkannter Meinung und vielfachen Erfahrungen der Praxis unter dem Begriff *Gesundheitssystemforschung* subsumiert werden können.

Unverändert offen ist jedoch, ob man schon von einem Fach „Gesundheitssystemforschung" im klassischen Sinn sprechen kann, d.h. ob es einen inhaltlich zusammenhängenden und abgrenzbaren Gegenstand des Forschungsbemühens gibt, das sich eines Kanons anerkannter Methoden zur Lösung offener Fragen bedient. Man muß das wohl verneinen und statt dessen davon ausgehen, daß es sich um einen unscharf abgegrenzten Forschungsbereich handelt, der sich all das zum Gegenstand nimmt, was nicht praktizierte Medizin im engeren Sinne ist, aber einen engen Bezug zu ihr hat, nämlich zu den u.a. politischen, ökonomischen, ethischen, materiellen, strukturellen Voraussetzungen der medizinischen Versorgung. Damit ist die Gesundheitssystemforschung notwendigerweise interdisziplinär angelegt, was für sich genommen die Definition erschwert.

Aber noch aus einem anderen Grund steckt im Versuch einer Definition ein Stück Willkür: Zwar ist das Gesundheitswesen Gegenstand der Gesundheitssystemforschung, aber dieses wird in einem so hohen Maß von der Medizin bestimmt, daß nicht wenige glauben, man könne die Begriffe Gesundheitswesen und medizinisches Versorgungssystem bzw. Gesundheitssystem austauschen, weil sie mehr oder weniger synonym sind.

In Wirklichkeit ist die Medizin ein Teil des Gesundheitswesens und bestimmt das Gesundheitssystem im engeren Sinne. Ihr obliegt die eigentliche medizinische Versorgung der Bevölkerung und des einzelnen Patienten, doch befaßt sich die Medizin systematisch weder mit den ethischen, ökonomischen und rechtlichen Grundlagen, noch mit den strukturellen Rahmenbedingungen der Versorgung.

Von diesen Grundlagen und Rahmenbedingungen hängt das medizinische Leistungsgeschehen in einem Maße ab, das im allgemeinen weder dem einzelnen Arzt noch der Bevölkerung bewußt ist. Diese Grundlagen und Rahmenbedingungen macht sich die Gesundheitssystemforschung zum vornehmlichen Gegenstand ihrer Analysen.

Die Grundlagen und Rahmenbedingungen müssen schon immer eine zentrale Bedeutung für die medizinische Versorgung gehabt haben. Warum gibt es dann erst heute eine Gesundheitssystemforschung und was ist das Neue und Originelle an ihr?

- Die von sehr vielen Faktoren bewirkte Entwicklung des medizinischen Versorgungssystems hat ungewollt und unvorhersehbar zu einer großen Zahl von Problemen geführt. Allenthalben kommt es zu Widersprüchen, die nicht harmonisch gelöst werden können. Nur schrittweise können neue Ordnungen gefunden und Strategien entwickelt werden, wie die Widersprüche aufzulösen bzw. mit den bestehenden Dilemmata zu leben ist. Die Gesundheitssystemforschung kann dabei Hilfestellung leisten.
- Die Möglichkeit der Gesundheitssystemforschung, die Abhängigkeit des von der Medizin Geleisteten von nicht-medizinischen Bedingungen aufzuzeigen, relativiert manchen von der Medizin erhobenen Anspruch, was z.B. für politische Entscheidungen (Kostendämpfung) von großem Wert sein kann.
- Einsichten, die von der Gesundheitssystemforschung gewonnen wurden, können für die Gestaltung der Verhältnisse in diesem so sensiblen Bereich verwendet werden, um bestimmte Ziele zu erreichen.
- Die Interdisziplinarität des „Faches", die verwirklicht ist, wenn ein bestimmtes Problem *gemeinsam* aus der Sicht verschiedener Disziplinen angegangen wird, konnte erst im Laufe längerer Zeiten und unter wachsendem Problemdruck erreicht werden.
- Aus vielen Ergebnissen der Gesundheitssystemforschung kann sich fern aller Nutzanwendung ein Verständnis der *conditio humana* ergeben.

2. Inhalt und Aufgaben der Gesundheitssystemforschung

Gesundheitssysteme kommen durch die Organisation sozialer Reaktionen auf das Phänomen Krankheit zustande. Sie umfassen die Gesamtheit der Institutionen und Personen, welche die Aufgabe gaben, die Ziele der Medizin zu verfolgen. Dazu zählt u.a.:

- Das Auftreten von Krankheiten zu unterbinden,
- eingetretene Krankheiten zu beseitigen,
- die Lebensqualität chronisch Kranker zu sichern,
- den vorzeitigen Tod zu vermeiden,
- den Patienten beim Sterben zu begleiten und ihm den Tod erleichtern.

Bei der Verfolgung dieser Ziele werden Techniken angewendet und wird theoretischen Vorstellungen gefolgt, welche sich aus dem jeweils aktuellen Stand der medizinischen Wissenschaft ergeben. Das medizinische Wissen einer Zeit und die Regeln, nach denen die speziellen Techniken angewendet werden, werden im Rahmen der Aus-, Weiter- und Fortbildung an die Angehörigen der verschiedenen Gesundheitsberufe vermittelt. Unter ihnen nehmen die Ärzte eine herausragende Stellung ein. Ihnen ist im Laufe er Zeit im sozialen Konsens als öffentlicher Auftrag die Definition von Kranksein und Gesundsein übertragen worden und sie sind dazu privilegiert, die für die Behandlung einer Krankheit als geeignet angesehenen Verfahren anzuordnen oder selbst durchzuführen. Sie bestimmen in Sonderheit das Leistungsgeschehen im kurativen Sektor, also im medizinischen Versorgungssystem im engeren Sinne, dessen Aufbau und Unterhalt erhebliche Ressourcen erfordert.

Die für das Gesundheitssystem erforderlichen Ressourcen werden im modernen Sozialstaat, der seinem Selbstverständnis nach ganz allgemein Ziele verfolgt, mit denen die Wohlfahrt erhöht werden kann, in einem von Land zu Land unterschiedlichen Umfang solidarisch aufgebracht. Aus der Höhe der für das Gesundheitssystem eingesetzten Ressourcen ergibt sich ein Hinweis auf die gesamtwirtschaftliche, arbeitsmarktpolitische und sozialpolitische Bedeutung desselben: Sie machen in den verschiedenen Industrieländern, über deren Gesundheitssysteme hier allein gesprochen werden soll, im Schnitt zwischen 6 und 14 % des Bruttosozialproduktes (BSP) aus. Es sind somit große Wirtschaftsgebilde.

Die Rechtfertigung, beim Gesundheitssystem von einem „System", also von einem in sich mehr oder weniger geschlossenen und gegliederten Ganzen zu sprechen, folgt nicht aus der am Anteil des BSP abzusehenden Größe dieses Wirtschaftssektors, sondern aus der Vielzahl von Elementen mit ihren teilweise ganz unterschiedlichen Funktionen, die nebeneinander oder im Sinne einer hierarchischen Stufung in komplizierter Weise voneinander abhängen und ineinandergreifen, um die gewünschten Ziele zu erreichen. Dieses Funktionieren gilt es zu verstehen, und weitergehend die Bedingungen zu erkennen, unter denen das System eine möglichst hohe Effizienz erreicht.

Effektivität und Effizienz sind zentrale Begriffe, wenn es um die Beurteilung eines Gesundheitssystems geht: Effektivität ist ein Maß dafür, inwieweit die Ziele der Medizin unter den gegebenen Umständen erreicht werden und Effizienz sagt etwas aus über das Verhältnis des Aufwandes zum Zielerreichungsgrad. Die Patienten und wohl auch die Ärzte (und andere Leistungserbringer) sind mehr oder weniger ausschließlich an der *Effektivität* interessiert, während z.B. für die Kostenträger, die Politiker und die Gesundheitsökonomen in erster Linie die *Effizienz* eine hohe Aufmerksamkeit findet. Sie ergibt sich im Gesundheitswesen nicht spontan im Spiel der Kräfte, was entscheidend mit dem mit der Verfolgung übergeordneter Ziele begründeten Verzicht auf einen freien Markt zusammenhängt. Dort kommt es nach aller Erfahrung zum effizientesten Einsatz der knappen Mittel durch die individuellen Kaufentscheidungen der Konsumenten. An die Stelle von Rahmenbedingungen für den freien Markt treten beim Gesundheitssystem deshalb z.T. bis ins Detail gehende Regelungen, welche u.a. die Bedingungen für die Leistungserbringung und die Inanspruchnahme bestimmen, die Modalitäten der Mittelaufbringung definieren und die Art und Höhe von Vergütungen vorschreiben. Im Rahmen der Gesundheitssystemforschung ist die Bedeutung all dieser und weiterer Bedingungen für die Leistungsfähigkeit des Versorgungssystems aufzuzeigen, der *Status Quo* und seine Bestimmungsfaktoren sind zu analysieren, das Zusammenspiel und die

Abhängigkeiten der verschiedenen Einrichtungen mit- und voneinander zu untersuchen, verschiedene Systeme miteinander zu vergleichen, z.B. um zum Begriff eines Standards zu kommen.

Auf diesen Grundlagen lassen sich dann u.a. auch Vorstellungen für die Verbesserung der Verhältnisse entwickeln, mit denen eine Erhöhung der Effektivität vor allem aber der Effizienz in einem bestimmten System oder Versorgungssektor zu erreichen ist.

Im folgenden werden in allgemeiner Form einige Gegenstände der Gesundheitssystemforschung mit der Absicht behandelt, so das Fach anschaulich zu machen.

3. Aufwand und Nutzen von Gesundheitssystemen

Ein Urteil über die Effektivität der Versorgung setzt die Kenntnis der (positiven) Wirkungen und der Bedeutung des medizinischen Versorgungssystems für die Gesundheit voraus. Ein Urteil über die Effizienz erfordert zusätzlich die Kenntnis des Aufwandes, der betrieben wird, um diese Wirkungen zu erreichen. Sowohl die Bestimmung des Aufwandes (*Input*) als auch der des Nutzens (*Output*) ist mit praktischen und grundsätzlichen Schwierigkeiten verbunden:

- Die Bestimmung des „Inputs" ist wegen der Vielzahl der Kostenträger und vor allem der Unterschiedlichkeit der eingesetzten Ressourcen (die z.B., abgesehen von Geld, die Form von Behandlungsstrategien, Wissen, Gesundungswillen und Laienhilfe haben können) sehr schwierig und er ist auf keinen Fall mit einer einzigen Maßzahl wiederzugeben. Es ist aber möglich und wohl vornehmlich aus diesem Grunde auch üblich, die mit solidarisch aufgebrachten Mitteln gedeckten *direkten Kosten* der medizinischen Versorgung in Geldwerten zu ermitteln und sie in der gesundheitspolitischen und gesundheitsökonomischen Diskussion zu verwenden.
- Der „Output" des Gesundheitswesens ist bei einer kritischen Sicht nicht zu bestimmen. Zum einen gibt es das methodisch ungelöste Problem, die Gesundheit einer Bevölkerung zu messen (was in einer überalterten Gesellschaft, in der fast unvermeidlich wegen des hohen Anteils alter Menschen eine hohe Krankheitslast vorliegt - denn der Tod tritt mit zureichendem Grund ein - eine besondere Schwierigkeit bereitet) und zum anderen die Schwierigkeit, die Bedeutung speziell der Medizin und der Leistungsfähigkeit eines Versorgungssystems für das Zustandekommen von Gesundheit auszumachen.

  Die Quantifizierung der Effekte der Medizin wird um so schwieriger, je mehr es das Ziel ist (und technisch möglich wird), nicht das Leben um jeden Preis zu verlängern (weil dies mit der Annäherung an biologische Grenzen des Lebensalters immer weniger zu verwirklichen ist), sondern die Qualität des Lebens durch dafür geeignete Behandlungen zu verbessern. Bei der Vielzahl der Einzelziele, die mit dieser letzteren Absicht verfolgt werden, ist es grundsätzlich ausgeschlossen, mit einer einfachen Maßzahl den Nutzen der Medizin bzw. eines ganzen Versorgungssystems anschaulich zu machen.

Speziell der Anteil der Gesundheitsausgaben am BSP und die Höhe der Gesundheitsausgaben pro Kopf der Bevölkerung sind unbeschadet der bei ihrer Ermittlung gegebenen Abgrenzungsproblematik gerne verwendete Größen vor allem beim Vergleich von Gesundheitssystemen miteinander. Unterstellt man grob vereinfacht jeweils einen vergleichbar großen Nutzen, dann kann der *Input* zum entscheidenden Maß für die Effizienz eines Versorgungssystems werden - so fragwürdig das auch aus methodischen Gründen sein mag.

Ein etwas genaueres Bild der Verhältnisse ergibt sich, wenn dem *Input* einige für die Versorgung typische bzw. erforderliche Leistungen gegenübergestellt werden wie z.B. die Zahl der Pflegetage im Krankenhaus pro 1000 Versicherte oder Einwohner, die mittlere Verweildauer im Krankenhaus, der Arzneimittelverbrauch, die Zahl der Arzt-Patienten-Kontakte, das Volumen technischer Leistungen, bestimmte Operationsfrequenzen etc. Jeweils handelt es sich dabei um Leistungen, die nicht an sich schon Nutzen sind, sondern die erbracht werden müssen, um einen erwünschten Nutzen zu erzielen. Der Aufwand, um solche Leistungen zu erbringen, unterscheidet sich in den verschiedenen Versorgungssystemen, was dann bei ihrer Gegenüberstellung gewisse Aussagen über die Effizienz eines Systems möglich macht. Solche Unterschiede müssen fast zwangsläufig auf seine Eigenheiten zurückgeführt werden, also z.B. auf die Art und Größe einzelner Elemente und ihr komplexes Zusammenspiel, durch die das Sozialsystem Gesundheitswesen zustande kommt und funktioniert.

4. Die Elemente des Gesundheitssystems

Die für eine Beschreibung und das Erkennen von Abhängigkeiten und des Ineinandergreifens von Elementen erforderliche gedankliche Zerlegung des komplexen Gesundheitssystems muß so erfolgen, daß dabei Komponenten isoliert werden, die für jedes Versorgungssystem konstitutiv sind. Dies bietet u.a. eine wichtige Voraussetzung, verschiedene Systeme miteinander zu vergleichen. Es ist sinnvoll (und aus methodischen Gründen unverzichtbar), einige der so künstlich gebildeten Sachverhalte getrennt zu betrachten, auch wenn zwischen ihnen unauflösbare Beziehungen bestehen. So erklärt nicht eine einzige Komponente allein den Umfang und die Charakteristika eines Leistungsgeschehens, dazu ist vielmehr eine zusammenfassende Schau möglichst vieler Komponenten notwendig. Zu diesen zählen u.a.:

- Strukturen
- Kapazitäten
- Anreize
- Finanzierungsmodalitäten.

4.1 Strukturen

Als Strukturen können die für ein Gesundheitssystem typischen Angebots- und Organisationsformen auf der Seite der Leistungserbringung bezeichnet werden. Damit sind ganz entscheidende Bedingungen für die Inanspruchnahme von Versorgungseinrichtungen durch den Patienten gegeben: Die Frage der Zugängigkeit, der Wahlfreiheit, das Aufeinanderabgestimmtsein von Versorgungsstufen, das Maß der durch Arbeitsteiligkeit herbeigeführten Spezialisierung der Medizin, die Kooperation verschiedener Leistungserbringer untereinander und mit dem Laiensystem, dies alles hängt u.a. entscheidend von den Strukturen ab.

Die Strukturen und die Spielregeln des Zusammenspiels der verschiedenen Einrichtungen und Personen sind - abgesehen von den nach dem Vorbild des auf dem Reißbrett konstruierten NHS geformten Systemen - nicht bewußt in ihrer aktuellen Form entworfen worden, sondern im Laufe längerer Zeiten unter dem Einfluß zahlreicher Faktoren evolutionär entstanden. Ebensowenig wie ein System von der Komplexität eines Gesundheitswesens mit einem einzigen Begriff in allen seinen Besonderheiten so zu beschreiben wäre, daß damit seine heterogenen Komponenten ausreichend charakterisiert sind oder vorgestellt werden können, ist es möglich, es im Hinblick auf die verschiedenen in seinem Rahmen zu erfüllenden Aufgaben so detailliert zu planen, daß eine möglichst hohe Effizienz erreicht wird.

Die Faktoren, welche die Evolution der Strukturen beeinflußt haben, sind u.a.:

- die historischen Ursprünge,
- die Ziele der Sozialpolitik in einem Land und das der Sozialpolitik zugrundeliegende Bild vom Menschen (aus dem sich z.B. das Verhältnis von Subsidiarität und Solidarität ergibt),
- der Stellenwert, welcher der Gesundheit u.a. in Abhängigkeit vom Ausmaß der Säkularisierung in einem Land zukommt,
- der Stand der medizinischen Wissenschaft,
- die patientenseitigen Bedürfnisse,
- die verfügbaren Ressourcen,
- die soziale Stellung der Leistungserbringer.

Diese Faktoren haben mit unterschiedlichem Gewicht im einzelnen bei der Ausformung *aller* medizinischen Versorgungssystemen in den sog. entwickelten Industriestaaten (westlicher Prägung) eine Rolle gespielt und zum *Status Quo* geführt:

Es ist ein Ziel des modernen Sozialstaates, daß Gesundheitsgüter, denen eine sehr hohe Bedeutung für die soziale und individuelle Wohlfahrt zugesprochen wird, nach *Bedürftigkeit* verteilt werden sollen. Der damit verbundene Verzicht auf den Markt bedeutet, daß der Patient nicht ökonomisch für die Inanspruchnahme haftet, so wenig wie der Arzt, für den mit der Feststellung einer Bedürftigkeit und der dann gerechtfertigten Erbringung einer Leistung Einnahmen verbunden sind. Hieraus u.a. ergeben sich die in allen Versorgungssystemen beklagten Ineffizienzen und Fehlsteuerungen im Gesundheitssystem.

- Mit zunehmender Säkularisierung hat die Gesundheit, die einen ausschließlichen Diesseitsbezug hat und von der die mit einem überragenden Eigenwert belegte Lebensdauer und Lebensqualität abhängen, ein außerordentlich hohes Gewicht erlangt. Das Mittel, um sie zu erreichen und vor allem, sie im Falle ihres Verlustes wiederzuerlangen wird in der wissenschaftlichen Medizin gesehen.
- Die Medizin ist trotz aller im Laufe der Zeit gewonnenen Einsichten in die Ursachen und Entstehungsgeschichten von Krankheiten keine Naturwissenschaft, auch wenn sie entscheidend teilnimmt an deren Fortschritten, und sie sich wissenschaftlicher Erkenntnisse mit zunehmend größerem Erfolg bei der Verfolgung ihrer Ziele bedient. Nur soweit wissenschaftlich fundierte Methoden mit großer Sicherheit angewandt werden können, gibt es eine *lex artis*, der unabhängig von der spezifischen Ausprägung des Gesundheitssystems in einem Land zum Nutzen der Patienten gefolgt werden *muß*. In diesem Fall sind die Gestaltungsspielräume - das gilt z.B. beim Aufbau einer Intensivstation oder eines aseptischen Operationssaales - eingeschränkt.
- Die Bedürfnisse des Patienten ergeben sich zum einen ganz wesentlich aus der Morbidität, deren Muster sich in charakteristischer Weise mit der höheren Lebenserwartung verändert hat. Sie ist inzwischen durch die Prävalenz degenerativer und chronischer Krankheiten bestimmt, unter denen die Herz-Kreislauf-Krankheiten und bösartigen Neubildungen eine herausragende Bedeutung haben. Die Bedürfnisse werden aber auch von dem Gewohnten in einem Land beeinflußt, darunter von der medizinischen Praxis selbst. Dies alles zusammen führt unter den jeweils systemtypischen Bedingungen zum Entstehen eines *Standards*, dessen Einhaltung vom Patienten erwartet und von den Leistungserbringern als selbstverständlich angesehen wird.
- Die Höhe der für das Gesundheitswesen verfügbaren finanziellen Ressourcen hängt in einer fast gesetzmäßigen Weise von der Wirtschaftskraft eines Landes ab. Wegen des öffentlichen bzw. quasiöffentlichen Charakters dieser Mittel (Steuern oder steuerähnliche Abgaben zu Krankenversicherungen), die zum Unterhalt des Versorgungssystems aufgewendet werden und für die grundsätzlich die Möglichkeit einer alternativen Verwendung besteht, gibt es in allen Ländern das Bemühen um eine *Kostendämpfung*. Damit sind der Befriedigung der grundsätzlich unbegrenzten Bedürfnisse nach Gesundheitsleistungen in unterschiedlichem Maße Grenzen gesetzt.
- Der hohe soziale Rang der Ärzte als den wichtigsten Leistungserbringern ist das Ergebnis ihres erfolgreichen Professionalisierungsbemühens und der allgemeinen Hinwendung der Gesellschaft zu einem von der Wissenschaft bestimmten Weltbild. Durch die - auch zum Schutz der Bevölkerung wünschenswerte - Formalisierung der Ausbildung und die Regulierung der Be-

rufsausübung haben die Ärzte ihre soziale Stellung gefestigt. Unausweichlich hat auch die Bindung an die nur dem Eingeweihten zugängige medizinische Wissenschaft den Laien als Heiler zurückgedrängt: Allen Leistungserbringern, die außerhalb des Erfahrungsansatzes der wissenschaftlichen Medizin stehen, haftet nun das Odium des Obskuren an - so wie es allem Nichtwissenschaftlichen anhaftet: Trotz zahlreicher Enttäuschungen besteht eben unverändert der Glaube, daß die Probleme der Welt ganz allgemein und speziell im Falle einer Erkrankung durch eine zunehmende Einsicht in die Verhältnisse und ein daraus abgeleitetes vernünftiges Handeln gelöst werden können: Die *Wissenschaft* ist der sozial akzeptierte Erfahrungs- und Handlungsansatz unserer Zeit.

Die genannten Bedingungen spielen in allen Versorgungssystemen eine mehr oder weniger große Rolle. Sie wirken insoweit vereinheitlichend auf die Ausformung der Versorgungssysteme in den verschiedenen Ländern. Wie stark aber verbleibende strukturelle Unterschiede (deren Bedeutung indes nicht scharf von den außerdem wirksamen Faktoren - vor allem den Kapazitäten und Anreizen - getrennt werden kann) Einfluß auf das Leistungsgeschehen haben, zeigt die Abhängigkeit von Leistungsdaten von den Angebotsstrukturen: Die Inanspruchnahme von Spezialisten ist z.B. in Systemen mit freier Arztwahl höher als in Primärarztsystemen, die Einweisungsfrequenzen ins Krankenhaus liegen in Belegarztsystemen niedriger als in Systemen mit Ärzten in eigener Praxis auf der einen Seite und Krankenhausärzten auf der anderen.

4.2 Kapazitäten

Es können *personelle* und *sächliche* Kapazitäten unterschieden werden. Die Zahl an ärztlichen und pflegerischen Leistungserbringern und an Angehörigen verschiedener anderer Gesundheitsberufe, der Bestand an Großgeräten, Arztpraxen, Krankenhäusern und Betten, die Ausstattung mit kleineren Technologien wie Ultraschall- und Elektrocardiographiegeräten, an OP-Räumen, Rettungswagen, Intensiveinrichtungen usw. geben Hinweise auf die Leistungsfähigkeit eines Versorgungssystems, haben aber auch eine bestimmende Bedeutung für das Leistungsgeschehen (und den Mittelbedarf).

Kapazitäten können grundsätzlich nicht aus einem objektivierbaren Bedarf an Gesundheitsleistungen abgeleitet werden: Die Nachfrage nach Gesundheitsleistungen wird wie angeführt nicht nur von der Krankheitslast (Morbidität) bestimmt, sondern in weitem Umfang von teilweise kulturell geprägten und historisch gewachsenen Vorlieben, von dem im Laufe der Aus- und Weiterbildung von den Ärzten internalisierten Standard, wie er sich u.a. auch aus den Strukturen und Anreizen in einem Versorgungssystem ergibt.

Das Aufzählen von Kapazitäten spielt bei der Beschreibung und Bewertung der Leistungsfähigkeit eines Versorgungssystems eine herausragende Rolle. Kapazitäten lassen sich - anders als Strukturen - mit Zahlen veranschaulichen. Durch das Inbeziehungsetzen von Daten kann man dann leicht zu Aussagen über einige Aspekte der Qualität und Leistungsintensität in einem Versorgungssystem kommen, auch wenn die Versorgungswirklichkeit mit Hilfe der meist verfügbaren bzw. verwendeten Globaldaten nur sehr unvollständig abzubilden ist.

Beispielsweise kann die Zahl der Ärzte oder Pflegepersonen der Einwohnerzahl gegenübergestellt werden und daraus lassen sich bestimmte Schlüsse bezüglich der grundsätzlich bestehenden Versorgungsmöglichkeiten ableiten. Über die regionale Verteilung des Versorgungsangebotes in einem Land sagt die Gesamtzahl aber ebensowenig aus wie über die Verteilung der Ärzte (oder auch des Pflegepersonals) auf bestimmte Disziplinen und Einrichtungen, obwohl sich gerade hieraus leistungs- und damit auch kostenrelevante Effekte ergeben können. Dafür bieten die unterschiedlichen Leistungsmengen in der kardiologischen Diagnostik ein beeindruckendes Beispiel: Im Stadtstaat Hamburg mit hohen Kapazitäten wurden 1994 = 8707 Linkskatheteruntersuchungen pro 1 Mill. Einwohner durchgeführt gegenüber 1952 im Flächenstaat Sachsen mit niedrigeren Kapazitäten. Immerhin mag die Bezugsgröße (1 Mill. Einwohner) im Hinblick auf die Alters- und Geschlechtszusammensetzung sowie Morbidität nicht genau übereinstimmen, aber selbst wenn das der Fall wäre, könnte man nicht zu einem Urteil über die „Angemessenheit“ von Kapazitäten kommen. Schon lange ist erwiesen, daß die Zahl durchgeführter Operationen (z.B. Blinddarmentfernungen, Kaiserschnitte, Herniotomien) in einer engen Beziehung zur Zahl der Operateure steht. Das sind aber wiederum keine reinen Kapazitätseffekte, sondern hier überlagern sich die Wirkungen verschiedener Einflußfaktoren - neben den Strukturen sind das in erster Linie die *Anreize* in einem System.

4.3 Anreize

Anreize können verschiedenster Natur sein (z.B. ökonomischer, rechtlicher, psychologischer) und fördernd (*Incentives*) oder hemmend (*Disincentives*) wirken. Die daraus folgenden Unterschiede vor allem in Behandlungsfrequenzen sind möglich, weil die Indikation zu einer Behandlung sich eben sehr oft nicht mit zwingender Gesetzmäßigkeit bei einem gegebenen Befund ergibt. Ein großer Ermessensspielraum besteht auch sehr oft bei der Frage, ob eine Behandlung vom Allgemeinmediziner oder Spezialisten, ob sie ambulant oder stationär vorgenommen werden soll, ob eine Arbeitsunfähigkeit vorliegt oder nicht. Bei letzterem kann auch gänzlich medizinfremden Einflüssen - z.B. derallgemeinen Wirtschaftslage - eine Bedeutung zukommen.

Es gibt Behandlungen, die je nach den mit den Rahmenbedingungen des Systems gegebenen Anreizen (zu denen auch die Höhe der insgesamt verfügbaren Mittel gehört) um das 1,5fache (z.B. Cholezystektomien), das 3,5fache (z.B. größere Herz-Kreislaufoperationen) und das 7,5fache (z.B. Mammabiospien) variieren. Bedenkt man, daß jede Behandlung mit einem Risiko behaftet ist, daß schon ein Krankenhausaufenthalt die Gefahr einer u.U. tödlich verlaufenden Hospitalinfektion mit sich bringt, dann wird ersichtlich, welche medizinische und ökonomische Bedeutung den vorrangig durch die Rahmenbedingungen eines Systems bestimmten Anreizen zukommt. Dies ist der Ärzteschaft kaum je in der ganzen Tragweite bewußt und wird, auch wenn es aufgezeigt wird, nicht gerne zugegeben, weil es dem ärztlichen Ethos widerspricht. Es verletzt nämlich so oder so wichtige Grundsätze des Berufsstandes, nämlich *Salus aegroti suprema lex* und *Nil nocere*. Entweder die Behandlungsfrequenzen sind nicht ausreichend oder es werden aus nicht- (nur-)medizinischen Gründen Leistungen erbracht. Beides ist nachteilig für den Patienten und überdies für das Kollektiv, welches die Mittel für die Versorgung aufbringt.

Das Problem ist, daß die „bedarfsgerechten" Leistungsvolumina nicht rational abgeleitet werden können, sondern man sich dem Optimum unter Berücksichtigung epidemiologischer Daten, unter der Bedingung einer konsequenten Qualitätssicherung, durch internationale Vergleiche, mit Plausibilitätsüberlegungen und unter Verwendung von sozialpolitischen Normen immer nur *nähern* kann. Hier wird konkret deutlich, welche Rolle die Gesundheitssystemforschung für das Erreichen einer hohen Effizienz spielt, wenn sie die Bedingungen aufzeigt, unter denen die Rationalität des Leistungsgeschehens ab- oder zunimmt.

Beim Setzen von Anreizen, um eine Zunahme zu erreichen ist in Rechnung zu stellen, daß das einzelne Wirtschaftssubjekt grundsätzlich eine Nutzenmaximierung anstrebt. Deshalb ist in den meisten Fällen zumindest grob abzusehen, wie Leistungserbringer, Institutionen und Patienten auf bestimmte Anreize reagieren werden. Schwieriger ist es, Ausweichreaktionen und damit unerwünschte Wirkungen bei einer Änderung der Anreize vorherzusehen. Sie treten oft erst längerfristig im Verlaufe und als Ergebnis eines kollektiven Suchprozesses auf. Von der fast gesetzmäßigen Reaktion auf Anreize kann man bei der Verfolgung gesundheitspolitischer Ziele Gebrauch machen, denn es läßt sich ziemlich sicher sagen, unter welchen Bedingungen wünschenswerte Leistungen (z.B. Impfungen) erbracht werden oder einer medizinisch nicht gerechtfertigten Mengenausweitung grundsätzlich entgegenzuwirken ist. Hieraus erklärt sich aber auch, daß eine Änderung der Anreize auf Widerstand stößt, wenn damit die Interessen einer bestimmten Gruppe eindeutig verletzt werden.

Anreize wirken nicht nur auf Seiten der Leistungserbringer sondern auch auf Seiten der Patienten. Früher gab es die von christlicher Caritas aus eigenem Antrieb getragene und dankbar empfangene Hilfe für den Leidenden, heute gibt es den Anspruch des Versicherten an den Sozialstaat. Je nach dem diesem zugrundeliegenden Menschenbild wird man die Nachfrageautonomie des Patienten z.B. durch Selbstbeteiligungen und nur eine subsidiär eintretende solidarische Hilfe vornehmlich bei großen Risiken stärken oder eine möglichst umfassende Fürsorge auch bei kleineren Risiken anstreben und die damit verbundene Minderung von ökonomischer Verantwortung und Autonomie des Patienten bzw. Versicherten in Kauf nehmen.

Obwohl das ganze Versorgungssystem für sie unterhalten wird, werden Patienten nur ausnahmsweise als subjektiver Bestimmungsfaktor des Leistungsgeschehens gesehen. Der Patient ist ein Fall, er ist Träger einer Krankheit, er ist Untersuchungsobjekt und im letzten ein Konsument, dessen Bedarf an Gesundheitsgütern und -leistungen weniger durch seine Nachfrage zum Ausdruck gebracht als vielmehr von einem Dritten definiert wird. Das ergibt sich aus dem Ziel, die Inanspruchnahme des Systems nicht von der individuellen Kaufkraft, sondern von den „Bedürfnissen" abhängig zu machen. Das ehrgeizige Ziel indes, ein Anreizsystem zu finden, das selbststeuernd zu einer hohen, zu einer dem Markt vergleichbaren Effizienz führt, ist wohl für immer unerreichbar.

4.4 Finanzierungsmodalitäten

Abgesehen von den USA, die in dieser Hinsicht eine Ausnahmestellung einnehmen, ist die Bevölkerung in den modernen Industriestaaten (westlicher Prägung) mehr oder weniger umfassend durch solidarische Anstrengung gegen Krankheitsrisiken geschützt. Der Gruppe erwächst ein Vorteil daraus, wenn die allgemeine Wohlfahrt hoch ist und der soziale Frieden durch die Gewißheit, in der Not Hilfe zu erhalten, gesichert wird.

Solidarische Hilfe zu organisieren ist deshalb erforderlich, weil die u.U. extrem hohen Kosten einer medizinischen Behandlung nur noch von sehr wenigen Wohlhabenden aus eigener Kraft getragen werden können. Selbst eine Hilfe auf Gegenseitigkeit mit gleich hohen Prämien zu einer genossenschaftlich organisierten Krankenversicherung würde heute Teile der Bevölkerung finanziell überfordern: Ein bevölkerungsumfassender Versicherungsschutz ist nicht (mehr) ohne eine nennenswerte Umverteilung möglich. Das gilt auch für stärker marktwirtschaftlich organisierte Versorgungssysteme (USA, Schweiz), in denen große Programme (Medicaid und Medicare) bzw. kostenträchtige Leistungssektoren (Krankenhaus) voll oder teilweise aus Steuern finanziert werden.

Das Ausmaß an Solidarität wird außer durch das Maß der beschriebenen Umverteilung durch die Abgrenzung des zahlungspflichtigen Personenkreises im Falle von sozialen Krankenversicherungen bestimmt, z.B. inwieweit Rentner zur Zahlung herangezogen oder bestimmte Personenkreise (z.B. Beamte oder Erwerbstätige oberhalb einer bestimmten Einkommensgrenze) von der Versicherungspflicht befreit oder ihnen, im Falle der Steuerfinanzierung, Möglichkeiten der Steuerbefreiung eingeräumt sind.

Die Höhe der für ein medizinisches Versorgungssystem erforderlichen öffentlichen Mittel hängt nicht nur von der wesentlich von den Strukturen, Kapazitäten und Anreizen bestimmten Effizienz ab, sondern auch vom Versicherungsumfang und dem Leistungsanspruch der Patienten. Die privat aufgebrachten Mittel bleiben davon nicht unberührt: Ein großzügiger, solidarisch finanzierter Leistungsanspruch wird im Falle von Zuzahlungsregeln auch die privaten Gesundheitsausgaben erhöhen (das ist z.B. der Fall beim Zahnersatz in der Bundesrepublik), aber die gleiche Wirkung kann auch ein eingeschränkter Leistungsanspruch an die Versicherung haben (z.B. bei den Arzneimitteln in den USA, die sehr oft nicht mit abgesichert sind).

Sowohl für die Bewertung eines gegebenen Systems als auch für den Vergleich von Systemen untereinander werden die Höhe der Gesundheitsquoten (d.h. der

Anteil des BSP, der für die medizinische Versorgung verwendet wird) und der pro-Kopf-Gesundheitsausgaben herangezogen. Es sind Indikatoren u.a. für den Aufwand, für die Entwicklung der Ausgaben im Laufe der Zeit und die Wirkung von Kostendämpfungsbemühungen. Gesundheitsquote und pro-Kopf-Gesundheitsausgaben sind Größen, die, wenn auch in etwas unterschiedlichem Maße, entscheidend von der gesamtwirtschaftlichen Entwicklung in einem Land abhängen, so daß medizin-unspezifische Faktoren auf sie großen Einfluß haben. Die Aussagekraft beider Größen über die Effektivität und Effizienz ist sehr eingeschränkt und aus der Höhe der Gesundheitsquote oder ihrem Anstieg kann auch nicht ohne weiteres auf die Qualität der Versorgung oder den Umfang der Absicherung von Risiken geschlossen werden. Sie gibt vielmehr in erster Linie einen Hinweis auf die gesamtwirtschaftliche Bedeutung des medizinischen Versorgungssystems. Bleibt sie über die Jahre konstant, dann heißt dies zunächst einmal nicht viel mehr, als daß sich der Gesundheitssektor im gleichen Maß wie die Gesamtwirtschaft entwickelt hat.

Auch der Erfolg von Kostendämpfungsbemühungen kann aus der Entwicklung der Gesundheitsquote kaum erkannt werden: Solche Bemühungen werden in erster Linie die öffentlichen Gesundheitsausgaben betreffen und nicht die privaten, welche, sofern sie einen nennenswerten Teil ausmachen, die Präferenzen der Patienten *unverfälschter* als die öffentlichen widerspiegeln sollten. Bleibt nun die Gesundheitsquote konstant, dann heißt dies - sofern nicht die Leistungsansprüche und der anspruchsberechtigte Personenkreis verändert wurde - daß öffentliche *und* private Ausgaben sich parallel zur Gesamtwirtschaft entwickelt haben.

5. Die Ansätze zur Erfassung des Gesundheitssystems

Die Untersuchungen der Gesundheitssystemforschung beziehen sich sehr oft auf die *Makroebene*, also nicht z.B. auf die einzelne Arzt-Patienten-Beziehung oder rein betriebswirtschaftliche Fragestellungen, die ein Krankenhaus oder eine Apotheke betreffen. Damit kommt hochaggregierten Daten eine besondere Bedeutung für die Urteilsfindung zu.

Aus hochaggregierten Daten kann nur mit großen Vorbehalten auf die Qualität, die Leistungsfähigkeit, die Effizienz etc. eines Versorgungssystems geschlossen werden. Dennoch wird bei der Beschreibung und Bewertung von Gesundheitssystemen in weitem Umfang auf sie zurückgegriffen. Dahinter steht die an und für sich zutreffende Erfahrung, daß beim Beleg von Aussagen mit Daten in gewissem Umfang vom Standpunkt und Wertesystem des Beobachters abstrahiert wird, daß Urteile für einen Dritten nachprüfbar werden, daß auch sehr Komplexes gut anschaulich zu machen ist und daß eingetretene Veränderungen empfindlicher erfaßt werden können als durch die bloße Beschreibung besonders hervorstechender Phänomene.

So erklärt sich das hohe Interesse beispielsweise an der Zahl von Krankenhäusern und Betten, an der mittleren Verweildauer, an den ambulanten und stationären Fallzahlen, an der Zahl von Kurzliegern, an den Einweisungsfrequenzen ins Krankenhaus, an der Zahl von Laboruntersuchungen, von EGKs, von Fachärzten, von Schwestern, von MTAs, von Großgeräten, von Arzneimittelverordnungen, von Ausgabenhöhen usw., obwohl aus diesen Zahlen weder die verursachenden Bedingungen noch die daraus folgenden Wirkungen mit einiger Sicherheit abzuleiten sind.

Die Verwendung möglichst vieler und vor allem auch möglichst aktueller Zahlen suggeriert vordergründig, daß es möglich sei, so einen genauen Einblick in die Verhältnisse zu gewinnen. Aber es wird dabei leicht vergessen, daß es Sachverhalte gibt, die überhaupt nicht mit Zahlen zu greifen sind, daß es bei der Erfassung von Zahlen große Fehlermöglichkeiten gibt und daß Zahlen sich immer auf Vergangenes beziehen. Trotz aller Mängel ist man aber auf Zahlen angewiesen, die durch eine Interpretation und Bewertung zu wichtigen Informationen werden können. Die Frage ist, von welcher Grundlage aus diese erfolgen sollen. Die Angabe beispielsweise der durchschnittlichen Zahl von Arzt-Patienten-Kontakten pro Jahr ist wertlos, wenn sie nicht aus medizinischen Gründen abgeleitet, mit den Charakteristika eines Systems erklärt oder im Lichte der Erfahrungen eines anderen Versorgungssystems bewertet werden kann. Das erstere ist kaum, das zweite nur mit einer gewissen Plausibilität und das dritte nur mit jenen Vorbehalten möglich, die bei allen Vergleichen angezeigt sind.

Damit wird ein grundsätzliches Problem der Gesundheitsforschung berührt: Es fehlt der archimedische Punkt, von dem aus die *Angemessenheit* des medizinischen Leistungsgeschehens, aber weitgehend auch die „Bedarfsgerechtigkeit“ von Strukturen, Kapazitäten und Anreizen in einem Versorgungssystem beurteilt werden könnte. Die Frage der „Bedarfsgerechtigkeit“, die bei der Definition von Leistungsansprüchen des Versicherten eine so zentrale Rolle spielt, stellt sich nicht auf einem „freien“ Markt. Sie würde sich auch im Gesundheitssystem nicht stellen, wenn man den Bedarf an Gesundheitsgütern objektivieren und danach die Kapazitäten ausrichten könnte, was indes wie dargestellt unmöglich ist.

In dieser schwierigen Lage bieten sich zwei Wege an, um zu einer Urteilsbasis zu kommen: Die Beobachtung der Entwicklung des Aufwandes von Kapazitäten und des Leistungsgeschehens in einem gegebenen System im *Zeitverlauf* möglichst unter Berücksichtigung der Demographie, Morbidität und des wissenschaftlichen Fortschrittes sowie der *internationale Vergleich* verschiedener Systeme bzw. ihrer Komponenten. In beiden Fällen bleibt der Nutzen außen vor, d.h. er wird gar nicht oder nur anhand sehr grober Indikatoren wie der durchschnittlichen Lebenserwartung, dem Mortalitätsspektrum, der Perinatalmortalität geschätzt.

In der Bundesrepublik Deutschland hat es wie in fast allen Industrieländern im Laufe der letzten Jahre und Jahrzehnte Anstiege beim Aufwand, bei den Kapazitäten, bei den Leistungsfrequenzen gegeben. Ist das nun positiv oder negativ zu bewerten? Von Seiten der Leistungserbringer wird gerne die Gleichung aufgestellt: Mehr Geld = mehr Leistung = mehr Gesundheit. Von Seiten der Kostenträger wird gerne vereinfachend angenommen, daß eine aus den Erfahrungen anderer Systeme denkbare Reduktion besonders aufwendiger Leistungen zu Kostenersparnissen führen würde ohne Nachteile für die Gesundheit. Unberücksichtigt bleibt meistens, daß eine solche Reduktion die ganze Kostenstruktur in einem Leistungssektor verändern kann und daraus am Ende keineswegs Einsparungen für das ganze System folgen müssen. Von Seiten der Politiker wird leicht der Nutzen des Systems in Frage gestellt, wenn sich nicht an den genannten groben Indikatoren abzulesende Erfolge in möglichst kurzer Zeit einstellen, und man die vielen intangiblen Nutzen mangels Meßbarkeit nicht beachtet. Von Seiten der Patienten schließlich wird die Qualität der Versorgung vor allem an der Zugängigkeit von Einrichtungen, an der Versorgungsgerechtigkeit, an der scheinbaren Kostenlosigkeit der Inanspruchnahme und an der Breite der Leistungsanrechte abgelesen.

So ist jeder Betroffene geneigt, aus der engen Sicht seiner eigenen Interessen das System zu bewerten - und damit in Gefahr, mit hoher Wahrscheinlichkeit zu einseitigen, falschen oder doch verzerrten Schlußfolgerungen zu kommen. Wer sich aber als Wissenschaftler um ein Urteil und um eine möglichst weitgehende Objektivität bemüht, ist angesichts der Komplexität der Verhältnisse ständig in Versuchung, seine Aussagen mit einem „Ja, aber“ oder einem „sowohl als auch“ abzuschwächen. Dazu ein Beispiel: Gewiß ist die demographische Entwicklung mit der Zunahme des Altenanteils und der Zahl Hochbetagten längerfristig kostenrelevant. Gewiß ist der medizinische Fortschritt wegen der meist additiven Anwendung neuer Verfahren trotz vereinzelter Einsparungen durch Produktivitätssteigerungen tendenziell kostensteigernd. Aber entscheidend ist wohl die Zunahme der Kapazitäten und die allmähliche Anhebung des Behandlungsstandards als systemtypischen Bestimungsfaktoren: Krankheiten werden mit der Verfeinerung der Diagnostik früher erkannt und behandelt, die Indikation wird ausgeweitet. In vergleichbarer Weise sinkt bei Patienten die Hemmschwelle bei der Inanspruchnahme, d.h. auch bei geringfügigen Beschwerden wird das System in Anspruch genommen, kommt die Diagnostik in Gang und treten u.U. iatrogene Schäden auf, die dann wirklich eine Behandlung erfordern. Oder: Patienten werden durch den Fortschritt am Leben gehalten, die im Falle von Defektheilungen zeitlebens aufwendig versorgt werden müssen. Ob das alles ein Nutzen ist, der den immer höheren Aufwand rechtfertigt, ist weniger eine ökonomische als vielmehr eine ethische oder sozialpolitische Frage. Je sinnvoller, weil einen größeren Nutzen versprechend, die alternative Verwendung von Mitteln, die für das Gesundheitswesen aufgewandt werden, ist, um so nachdrücklicher jedenfalls muß der anhaltende Ausgabenanstieg problematisiert und müssen die aus den grundsätzlich unvermeidlichen Fehlsteuerungen folgenden Wirtschaftlichkeitsreserven mobilisiert werden.

6. Die Probleme bei der Erfassung des Gesundheitssystems

Zu den großen Problemen bei der Bewertung medizinischer Versorgungssysteme zählt, daß nur in engen Grenzen die Interdependenzen zwischen den einzelnen, das System konstituierenden Komponenten aufzuspüren und fernerliegende Auswirkungen zu antizipieren oder gar zu quantifizieren sind. Um auch da ein Beispiel zu geben: Eine Verkürzung der Verweildauer im Krankenhaus hat nicht einfach nur Einspareffekte durch den Wegfall von Pflegetagen für einen Patienten, sondern kann - sofern eine Leistungsnachfrage besteht - zu einer Intensivierung des Leistungsgeschehens mit einer entsprechend höheren Belastung des Pflegepersonals führen, das dadurch seinerseits krankheitsanfälliger wird. Erhöht man aber den Personalbestand, steigen die Kosten. Unterläßt man das, entsteht über kurz oder lang ein Pflegenotstand, es kommt zur Stillegung von Einrichtungen mit der Folge von Wartezeiten. Die Kostenstruktur des Krankenhauses ändert sich zudem, weil die Fixkosten auf weniger Fälle verteilt werden, die tendenziell schwerer krank sind und einen höheren Betreuungsaufwand erfordern. Der Verzicht auf eine Einweisung oder eine frühzeitige Entlassung kann für den Patienten und seine Familie mit hohen intangiblen Kosten verbunden sein und wird in jedem Fall den ambulanten Sektor belasten. Ob das auf Anhieb so überzeugende Programm „Soviel ambulant wie möglich, soviel stationär wie nötig“ tatsächlich den unterstellten Nutzen durch Kosteneinsparungen hat, ist nicht zuletzt mangels Kenntnis der krankheitsepisoden- bzw. diagnosebezogenen Kosten und wegen der teilweise Unmeßbarkeit von intangiblen Kosten, die alleine der Patient zu tragen hat, deshalb nicht mit Sicherheit zu sagen.

Zu diesen kaum je beachteten „Kosten“, die allein der Patient zu tragen hat, zählen auch die Wege- und Wartezeiten, die von der Zugängigkeit zu Gesundheitseinrichtungen wie z.B. auch der Zahl und Verteilung von Großgeräten abhängen. Obwohl überwiegend anerkannt ist, daß ein Bedarf nicht zu objektivieren ist, versucht man doch bei besonders aufwendigen Einrichtungen (z.B. im Falle von Krankenhäusern und neuerdings auch bei den Vertragsärzten) eine „Bedarfsplanung“. Dies geschieht auf der Grundlage von gewissen Richtzahlen, die meist aus zufällig zustande gekommenen Gegebenheiten abgeleitet werden, die aber im Verlauf des Planungsprozesses fast die Qualität von Naturkonstanten gewinnen - obwohl sie doch in Wirklichkeit normativ unter dem gestaltenden Einfluß teilweise widerstreitender Interessen gefunden oder - zutreffender - festgesetzt wurden. Wenn dann die durch die Planung herbeigeführten Verhältnisse unbefriedigend sind, dann wird oft vorschnell ein Mangel an Daten dafür verantwortlich gemacht und eine Datensammlung in Gang gebracht, was keineswegs zu mehr Transparenz führen muß. Zudem gilt, daß, wenn man noch so viele Daten zusammenträgt, man am Ende meist die Erfahrung macht, daß gerade diejenigen, auf die es ankommt, nicht erhoben wurden.

Noch einmal sei auch auf die mangelnde Zuverlässigkeit und das Alter der Daten verwiesen, die ihren praktischen Wert einschränken. Wir beobachten das

Gesundheitssystem *jetzt*, wir sehen uns veranlaßt, *hier* und *heute* ein Urteil zu bilden, Schlüsse zu ziehen, zu planen. Die Zahlen aber, die uns dabei helfen sollen, beziehen sich grundsätzlich auf die Vergangenheit, als vielleicht die Geräte noch weniger leistungsfähig, die Indikationsbreite einer Behandlung viel eingeengter, die chirurgischen Behandlungsmöglichkeiten inzwischen älter gewordener Patienten nicht so leicht gegeben waren.

T.E. Chester, der 1991 verstorbene Nestor der englischen Gesundheitsökonomie, hat seine tiefgegründete Skepsis gegenüber Zahlen als Hilfsmittel der Gestaltung der Verhältnisse im Gesundheitswesen mit seinen Erfahrungen auf einem ganz anderen Gebiet verdeutlicht: Man habe bei der militärischen Abwehr die Position deutscher U-Boote immer sorgfältig mit einem Fähnchen auf der Karte markiert, aber wenn das Fähnchen gesteckt wurde, sei das Boot natürlich längst woanders gewesen und nicht ein einziges Boot habe durch diese Aktivitäten ausgeschaltet werden können. In vergleichbarer Weise seien die Daten über das Gesundheitswesen ziemlich wertlos, um aktuelle Entscheidungen darauf zu gründen.

Man muß vielleicht nicht ganz so weit gehen in der Skepsis, weil man nun einmal z.B. bei einem Krankenhausbau Bettenzahlen, die Abteilungsgliederung, die Versorgungsaufträge u.ä. festlegen muß und dies gerne in dem Bewußtsein macht, eine rationale Entscheidung zu treffen - was durch die Verwendung von Zahlen suggeriert wird.

7. Effizienz durch mehr Planung oder mehr Freiräume?

Es ist eine allgemeine Erfahrung, daß immer dann, wenn ein System aus dem Ruder zu laufen und Entwicklungen unbeherrschbar zu werden drohen, man auf mehr Interventionen setzt und sich nicht (oder nicht mehr) auf die Selbstregulierungsmöglichkeiten eines Systems verläßt, wie sie beim freien Spiel der Kräfte grundsätzlich gegeben sind. Dies beruht auf einer gewaltigen Selbstüberschätzung der menschlichen Vernunft, mit deren Hilfe es auf keine Weise gelingt, ein System von der Größe und Komplexität des medizinischen Versorgungssystems so zu planen, daß ein idealer Grenznutzenausgleich erfolgt und durch die damit erreichte Optimierung der Mittelverwendung eine hohe Effizienz erreicht wird. Es ist dies annäherungsweise durch die normative Setzung von Prioritäten möglich, aber im übrigen wäre die Annahme falsch, daß es nicht auch ohne direkte Einflußnahme zu spontanen Grenznutzenausgleichen käme und als sei in der Vergangenheit nicht tendenziell jeweils das unter den gegebenen Umständen Bestmögliche erreicht worden.

Der Grenznutzen der Medizin insgesamt, sofern man ihre Wirkungen mit groben Indikatoren mißt und die vielen explizit auf eine Verbesserung der schwer meßbaren Lebensqualität abzielenden Leistungen außer Betracht läßt, sinkt im gleichen Maße ab, in dem biologische Grenzen (z.B. des Alters) erreicht werden. Selbst um kleinste Effekte bei der Lebensverlängerung zu erzielen, wird ein immer größerer Aufwand erforderlich. Die Beachtung und das Bewußtsein solcher Zusammenhänge ist dem Arzt bis heute fremd und ein dies berücksichtigendes Handeln und Entscheiden wird von der Ärzteschaft fast durchgängig als unethisch eingeschätzt. Dies heißt jedoch nichts anderes, als daß von den wichtigsten Leistungserbringern im Gesundheitswesen die Endlichkeit der Ressourcen nicht als eine unabänderliche Realität akzeptiert sondern als von den Politikern und Ökonomen nur vorgeschobenes Argument gesehen wird. Dies ist nun nicht auf Boshaftigkeit oder einen Mangel an intellektueller Einsichtsfähigkeit oder der Kenntnis einschlägiger Literatur bei den Ärzten zurückzuführen, sondern erklärt sich aus der besonderen psychologischen Situation des Arztes in seinem Verhältnis zum Patienten:

Er steht unter dem therapeutischen Imperativ des Handeln-müssens und sei es *ut aliquid fiat* - übrigens sowohl im Interesse des Patienten und seiner Angehörigen als auch des eigenen: Das Nichtstun ist vor allem bei hoffnungslosen Krankheiten das offene Eingeständnis der Ohnmacht und des Unvermögens der Medizin und dieser Einsicht möchte man sich nur zu gerne verschließen. Häufig können auch in ernsten Fällen (marginale) subjektive Verbesserungen des Gesundheitszustandes selbst durch objektiv unwirksame Verfahren erreicht werden, was der Arzt dem Patienten aus ökonomischen Gründen nicht versagen möchte: Der Arzt hat im Unterschied zum Gesundheitspolitiker und Gesundheitsökonomen eine klare Verantwortung gegenüber dem *einzelnen* Patienten.

Der Gesetzgeber trägt diesem Sachverhalt mit seiner auf der makroökonomischen Ebene rationalen Forderung nach Beachtung des Grundsatzes Beitragsstabilität nicht Rechnung, er rechtfertigt dies u.a. mit dem Hinweis auf die unstrittigen Wirtschaftlichkeitsreserven im System, deren Mobilisierung genügend Mittel verfügbar machen würde. Ein Weg dazu ist die Begrenzung des Leistungsanspruchs und der Leistungserbringung durch die Bestimmung des § 12 (1) SGB V, sich bei der Behandlung auf das medizinisch *Ausreichende, Zweckmäßige* und *Notwendige* zu beschränken. Dies überzeugt in allgemeiner Form, erweist sich aber als wenig hilfreich, wenn es auf den Einzelfall angewendet wird. So wäre es eine Verarmung der Medizin, wenn sie sich tatsächlich auf den Einsatz objektiv wirksamer - und damit in einem sehr strengen Sinne zweckmäßiger - Verfahren beschränken würde, denn die Bedürfnisse des Patienten, die nach dem oben ausgeführten ja gerade *nicht* in gesetzmäßiger Weise aus einem mit der Morbidität gegebenen Bedarf folgen, könnten so nicht befriedigt werden. Sie werden mitgeprägt von den Inanspruchnahmebedingungen, den Strukturen, Kapazitäten und Anreizen in einem System, aus denen sich die in Grenzen individuellen Standards der Ärzte ergeben, deren Einhaltung und Erfüllung wesentlich zur Zufriedenheit des Patienten mit den Verhältnissen beitragen.

Nur wenn man als ganz wesentliche Aufgabe eines Gesundheitssystems akzeptiert, nicht nur die bei statistischer Prüfung als objektiv wirksam erkannten Leistungen zu erbringen, in der Hoffnung so materiell meßbare Wirkung zu erreichen, sondern daß es auch ein wesentliches Ziel sein kann, subjektive Bedürfnisse des Patienten zu befriedigen, wird man den Bemühungen von Ärzten und

Heilern früherer Zeiten gerecht und kann man die heutige Anwendung objektiv wirkungsloser Verfahren verstehen. Der Medizin kommt unabhängig von der Verfügbarkeit effektiver Behandlungsmöglichkeiten eine wichtige Funktion in der Gesellschaft zu: Sie ermöglicht es, in einer rationalen Weise mit Krankheit und Tod umzugehen. Man kann dies als die *Sozialfunktion der Medizin* bezeichnen. Ohne eine solche Vorstellung bleibt das Wirken von Generationen von Ärzten und Heilern und das Verhalten von Generationen von Patienten unverständlich, die vom gleichen Ernst und der gleichen Hoffnung getragen wie heutige helfen wollten und Hilfe erwarteten - ganz gleich auf welchem Wege und mit welchen Mitteln. Daß diesem Prinzip unverändert gefolgt wird, zeigt die Gewährung von Leistungen, deren medizinischer Wert im Rahmen des solidarisch finanzierten Versorgungssystems umstritten, deren sozialer Nutzen aber kaum bestreitbar ist, z.B. Kuren oder auch unkonventionelle Therapiemethoden.

8. Der internationale Vergleich

Die Vorstellung einer Sozialfunktion der Medizin kann viel von den Unterschieden zwischen den verschiedenen Gesundheitssystemen erklären, die sich bei einem Vergleich herausstellen. Solche Vergleiche sind ein gängiges Verfahren der Gesundheitssystemforschung, um zu einer Basis zu kommen, von der aus die Effektivität und Effizienz eines gegebenen Versorgungssystem beurteilt werden kann. Sie leisten aber noch mehr: Sie können Vorbilder für Detaillösungen liefern, erkennen lassen, wie man einzelne Ziele effizienter erreicht - auch wenn es wegen der Komplexität der Verhältnisse nicht angängig ist, eine Teilstruktur aus dem System, unter dem sie entstanden ist, ohne weiteres in einen anderen Rahmen zu übertragen in der Hoffnung, sie erwiese sich dort als ebenso effizient. Und ein drittes kann der Vergleich leisten, das nicht gering geachtet werden darf: Den Stellenwert zu erkennen, den man der medizinischen Versorgung und der Gesundheit in einem Land zuschreibt. Insgesamt entsteht durch den Vergleich der Eindruck, daß es viele Wege gibt, um die Probleme zu lösen und es keine absolute Gewißheit über den einzig richtigen Weg geben kann. Daraus läßt sich ableiten, daß die Gestaltungsspielräume der Gesundheitspolitik viel größer sind als man - vertraut nur mit den eigenen Verhältnissen - gemeinhin anzunehmen bereit ist.

So gebräuchlich und nützlich für die Argumentation und die Entwicklung von Vorstellungen über die Weiterentwicklung des eigenen Systems Vergleiche sind, so methodisch problematisch ist ihre Durchführung. Groß ist auch da wieder die Versuchung, möglichst viele Daten heranzuziehen im Glauben, so könnte man ein genaueres Bild der Wirklichkeit gewinnen als durch die Beschreibung wesentlicher Komponenten und ihres Zusammenspiels. Sehr schwer ist es, sich dabei von den vertrauten Verhältnissen im eigenen System frei zu machen und der Gefahr zu entgehen, Sachverhalte falsch einzuschätzen. Das ambulante Operieren ist z.B. in den USA am Krankenhaus aufgekommen, als es aber in unser System übertragen wurde, wurde es als eine Leistungserbringung in der Praxis des niedergelassenen Vertragsarztes verstanden. Andere Probleme können sich ergeben, wenn für unterschiedliche Sachverhalte der gleiche Begriff verwendet wird. Eine Krankenschwester in Deutschland ist beispielsweise nicht genau dasselbe wie eine Krankenschwester in der kanadischen Provinz Manitoba, weil diese (z.B. wegen der geringeren Ärztedichte) ein anderes Funktionsspektrum hat. Ein „Consultant" im englischen System ist nicht mit einem Chefarzt in Deutschland gleichzusetzen. Die Aufnahmefrequenz in einem Belegarztsystem sagt etwas ganz anderes aus als in einem Anstaltssystem und ein einfacher Vergleich der Fallwerte aus beiden Systemen muß fast zwangsläufig in die Irre führen. Wenn aber mit einem Begriff bezeichnete Sachverhalte inhaltlich nicht identisch sind, dann kann es nicht viel bringen, Zahlen, welche sich auf diese Sachverhalte beziehen, gegenüberzustellen und besondere Vorsicht ist angebracht, wenn daraus u.U. weitreichende Schlüsse gezogen werden.

Solche Erfahrungen verstärken die Skepsis gegenüber Daten, denn allemal wird es im Sozialbereich nicht um exakt-wissenschaftlich abgeleitete und empirisch belegbare Aussagen gehen, sondern immer nur um solche, die in einem gewissen Umfang plausibel gemacht und so nachvollziehbar werden. Es geht darum, *Muster* zu erkennen und *Regeln* abzuleiten.

Wie man beim Vergleich von Bäumen bestimmte Elemente herausarbeitet, z.B. den Stamm, Äste, Blätter und Wurzeln und diese für einen Vergleich heranzieht und nicht eine fotografisch genaue Beschreibung individueller Bäume vornimmt, so lassen sich auch im Sozialen bestimmte „Grobelemente" isolieren und für einen Vergleich nutzbar machen. Das gelingt, wenn man die Wirklichkeit eines medizinischen Versorgungssystems durch eine gleichsam erzählende Beschreibung unter Verwendung eines vorgegebenen Beobachtungsrasters erfaßt. So wird die Willkür der Auswahl und des Blickwinkels wenn nicht eliminiert, dann doch eingeschränkt.

Dabei muß man keineswegs auf die Verwendung von Zahlen zur *Veranschaulichung* der Verhältnisse verzichten, nur bilden sie nicht wie bei einem strikt quantitativen und tendenziell wertfreien Vorgehen die Wirklichkeit ab, sondern sie sind Stützen und Ergänzungen von Aussagen.

Dieses Verfahren hat Vor- und Nachteile: *Vorteile* insoweit, als eine Beschreibung, ein Vergleich und daraus abgeleitete Schlüsse nicht ohne weiteres durch den Hinweis auf die Fragwürdigkeit, ja Fehlerhaftigkeit von Zahlen sofort als falsch abgewertet werden können. Im Falle des Gesundheitswesens läßt sich nämlich jede Zahl anzweifeln, von der Höhe der Gesundheitsquote bis zur Zahl der Krankenhausbetten in einem Land. Bei einem entsprechend gelagerten Interesse kann man daher jede durch den Hinweis auf ein anderes Land begründete Aussage mit der Unvergleichbarkeit und Unzuverlässigkeit der zugrunde gelegten Zahlen abwehren - aber sie natürlich bei anders gelagerten Absichten auch verwenden.

Der *Nachteil* liegt darin, daß nicht auf Zahlen gestützte Aussagen und Wertungen u.U. nicht oder nur schwer nachprüfbar sind und mehr als eine quantitative Erfassung vom Wertesystem und Beobachtungsansatz des Beschreibers abhängen. Bleibt der Beobachtungsansatz gleich, dann verringert sich jedoch der beschriebene Nachteil: Der Beschreiber wird gleichsam zum Meßinstrument, er hat wie alle Meßinstrumente einen intrinsischen Fehler, und er kann nur einen bestimmten Teil der Wirklichkeit erfassen, doch wenn es immer der gleiche Teil ist und die Fehlerbreite sich nicht nennenswert ändert, dann kommt einer solchen Beschreibung ein gewisses Maß an Objektivität zu und aus dem Vergleich abgeleitete Schlüsse sind stichhaltig.

Wäre es anders, dann könnten Reisebeschreibungen nichts von der Wirklichkeit eines Landes vermitteln und die Aussagen hätten keine Verbindlichkeit, sie wären wertlos zur Bildung eines eigenen Urteils. Wer glaubt, Zahlen und Daten wären dafür grundsätzlich besser geeignet als Worte, der müßte eigentlich auch der Vorstellung anhängen, nur die geodätische Erfassung erlaube eine wirklichkeitsgerechte Vorstellung von einem Land zu gewinnen. Vergleichbares ist das Zählen von Patienten und des Arzneimittelverbrauchs, der Zahl von Ärzten und der Höhe der Gesundheitsausgaben: Es sind Hilfsmittel, über deren beschränkten Wert zur Erfassung der sozialen Wirklichkeit immer Klarheit bestehen sollte.

9. Plädoyer für eine Institutionalisierung der Gesundheitssystemforschung

Die Gesundheitssystemforschung kann - das haben die Ausführungen gezeigt - viele Probleme aufgreifen. Es gibt für sie eine schier unübersehbare Fülle von Fragestellungen, sie hat die Chance, konkrete Lösungsvorschläge zu entwikkeln, sie kann durch das Aufzeigen von Zusammenhängen den Handlungsspielraum für politische Entscheidungen erweitern helfen und durch ihre Mittlerposition zwischen Medizin und Ökonomie das Verständnis für Forderungen nach immer mehr Mitteln von der einen und Darlegung der Knappheit durch die andere Seite erhöhen. Nicht der Mangel an Forschungsgegenständen ist einer Etablierung des Faches Gesundheitssystemforschung hinderlich, sondern im Gegenteil die Fülle des Materials und die Schwierigkeiten, die Fragestellungen so zu bündeln, daß sich Untersucher angesprochen fühlen, daß sie nicht vor dem Berg von Problemen resignieren, sondern Aktivitäten entwickeln. Gliedern ließe sich die Gesundheitssystemforschung - ohne daß damit der Anspruch eines interdisziplinären Anspruchs aufgegeben werden dürfte - in einen mehr gesundheitsökonomischen und einen mehr die Versorgungsaspekte bearbeitenden Zweig. Wie bedeutend die Abhängigkeit zwischen ökonomischen Bedingungen und der Versorgungswirklichkeit sind, das wurde in allgemeiner Form und anhand einiger Beispiele gezeigt: Die wissenschaftliche Medizin kann nicht ohne ausreichende Ressourcen funktionieren, denn ihr Absolutheitsanspruch endet, wo die Mittel fehlen. Daß aber die Mittel begrenzt sind, das kann die

Gesundheitsökonomie verdeutlichen, und auch, daß die oft leichtfertig zur Begründung für die Effektivität und Effizienz ins Feld geführte *Ethik der Medizin* unethisch wird, wenn sie die beschränkten Mittel ohne Rücksicht auf die Opportunitätskosten verwendet. Daß die verfügbaren Mittel möglichst sinnvoll im Interesse des Patienten verwendet werden, dafür wiederum kann die *Versorgungsforschung* die Bedingungen aufzeigen.

Aus den Fragestellungen und der Aufgabenbeschreibung läßt sich nicht ohne weiteres ableiten, *wo* die Gesundheitssystemforschung anzusiedeln ist, d.h. vor allem im universitären Rahmen, an welcher Fakultät. Ihre Nähe zu den Sozialwissenschaften scheint größer als zur Medizin im engeren Sinne. Aber diese Feststellung ist bereits Folge der Einsicht in die Abhängigkeit der Medizin von den nicht-medizinischen Rahmenbedingungen und berücksichtigt zudem die u.a. aus der Gesundheitssystemforschung gewonnene Erkenntnis, daß die Funktion der Medizin weit über das hinausgeht, was sie sich vordergründig als Aufgabe setzt: Krankheiten vorzubeugen und zu heilen, Leiden zu lindern und den vorzeitigen Tod zu vermeiden.

Weil dies bei der Befassung mit Fragestellungen der Gesundheitssystemforschung immer im Auge behalten werden muß, stimmt das zwar mit der Interdisziplinarität der Gesundheitssystemforschung, und auch das mit der Nähe zu den Sozialwissenschaften, in deren Kontext sie gestellt werden könnte. Aber man kann mit noch mehr Berechtigung fordern, daß sich die anderen Disziplinen, ohne die man viele Probleme auf diesem Feld gar nicht angehen, geschweige denn lösen kann, gleichsam als Hilfswissenschaften verstehen müssen. Die epidemiologische, ethische oder ökonomische Analyse erfolgt eben nicht um ihrer selbst willen, sondern im Hinblick auf eine Frage, die ihrem Kern nach medizinischer Natur sein und aus der Praxis oder Klinik kommen sollte.

Dies ist vornehmlich zu gewährleisten, wenn die Gesundheitssystemforschung in einer Medizinischen Fakultät angesiedelt ist und wenn es weder Berührungsängste zur praktizierten Medizin, noch zur Politik gibt: Die Gesundheitssystemforschung stellt eine wichtige Verbindung zwischen Medizin und ihrem gesellschaftlichen und damit auch politischen Umfeld dar. Die eminente Bedeutung der Rahmenbedingungen für das medizinische Leistungsgeschehen und der Zwang zu mehr Effizienz und einer höheren Qualität machen die Gesundheitssystemforschung wichtiger für die Praxis als Teile von Grundlagenfächern der Medizin, die mit aller Selbstverständlichkeit aus Gewohnheit und Trägheit bis heute im Studium mitgeschleppt werden. Den leistungsbestimmenden Strukturen, Kapazitäten und Anreizen wird hingegen kaum eine Beachtung geschenkt.

Die Gesundheit hat in der modernen Gesellschaft einen überragenden Wert, das zeigen sowohl Umfragen in der Bevölkerung und das zeigt auch die große wirtschaftliche und arbeitsmarktpolitische Bedeutung der Gesundheitssysteme. Von einem sehr mechanistischen Weltbild aus hat man bis zur Mitte dieses Jahrhunderts geglaubt - und glaubt es weitverbreitet noch immer - daß es möglich sein würde, Krankheiten mit dem weiteren Fortschritt der Wissenschaft letztendlich beherrschen zu können. Als 1948 der britische Gesundheitsdienst (NHS) gegründet wurde, ging man allen Ernstes davon aus, daß dessen Mittelbedarf schon bald zurückgehen würde - parallel zu der mit dem Aufbau des Versorgungssystems erwarteten Besserung der Gesundheit. Heute wird erkennbar, daß das Versorgungsangebot und die Fortschritte der Medizin zu Problemen und Dilemmasituationen geführt haben, für die harmonische Lösungen kaum erhofft werden können.

Ethische, ökonomische, medizinische Fragen harren einer Antwort - aber es gibt nur ganz vereinzelt ein koordiniertes Bemühen, sie zu finden. Unter dem Oberbegriff Gesundheitssystemforschung ließen sich die Disziplinen zusammenfassen, die von der Methodik, vom Denkansatz, von der Fragestellung her Antworten geben könnten:

- Die vergleichende Gesundheitssystemforschung
- Die Pflegeforschung
- Die Gesundheitsökonomie
- Die Bioethik
- Die Epidemiologie
- Die Geschichte der Medizin
- Die Medizinsoziologie
- Die medizinische Anthropologie

Es lassen sich noch andere Disziplinen denken, die sinnvoll integriert werden könnten, aber es wäre schon ein Fortschritt, wenn nur einige dieser Fächer in einem Zentrum etabliert würden. Denn eines scheint gewiß: Angesichts der unübersehbaren und größer werdenden Probleme der medizinischen Versorgung und ihrer Finanzierung ist die Zeit gekommen, die medizinische Versorgung selbst zum Gegenstand wissenschaftlichen Interesses zu machen.

Literatur

Das Verzeichnis erhebt nicht den Anspruch, die Literatur auf diesem Gebiet zu umfassen. Es sind in erster Linie Hinweise auf exemplarische Arbeiten, anhand derer eine Vorstellung vom Inhalt und Umfang der Gesundheitssystemforschung gewonnen werden kann.

Allgemeines

Kleinmann, A. (1980): Patients and Healers in the Context of Culture. An exploration of the borderland between Anthropology, Medicine and Psychiatry.. London: University of California Press.

Labisch, A. (1982): Homo Hygienicus, Gesundheit und Medizin in der Neuzeit. Frankfurt/Main: Campus.

Mc Keown, Th. (1982): Die Bedeutung der Medizin. Frankfurt/Main: Suhrkamp.

Payer, L. (1988): Medicine & Culture. Varieties of Treatment in the United States, England, West Germany and France. New York: Henry Holt and Company.

Payer, L. (1992): Disease-Mongers. New York: John Wiley & Sons, Inc.
Robert Bosch Stft. (Hrsg.) (^{2}1990): Das Arztbild der Zukunft. Abschlußbericht des Murrhardter Kreises. Gerlingen: Bleicher.
Sozialgesetzbuch (SGB) (1997): Stand 1.7.97. Essen: Fachverlag C.W. Haarfeld.

Ethik

Engelhardt, D. von & Schipperges, H. (1980): Die inneren Verbindungen zwischen Medizin und Philosophie im 20.Jahrhundert. Darmstadt: Wissenschaftliche Buchgesellschaft.
Mohr, J. & Schubert, Ch. (Hrsg.) (1992): Ethik der Gesundheitsökonomie. Heidelberg, New York: Springer.
Ritter, G.A. (1991): Der Sozialstaat - Entstehen und Entwicklung im internationalen Vergleich. München: Oldenbourg.
Schäfer, H. (1983): Medizinische Ethik. In: Blohmke, M.von et al. (Hrsg.): Medizin im Wandel. Heidelberg: Verlag für Medizin.

Gesundheitsökonomie

Breyer, F. & Zweifel P. (^{2}1997): Gesundheitsökonomie. Heidelberg, New York: Springer.
Drummond, M.F. (1980): Principles of Economics Appraisal in Health Care. Oxford Medical Publications: Oxford University Press.
Drummond, M.F. & Stoddart, G. (1988): Methods for die Economic of Health Care Programmes. Oxford Medical Publications: Oxford University Press.
Mooney, G.H. (1986): Economics, Medicine and Health Care. Wheatsheaf Books. New Jersey: Susex Humanities Press.

Deutsches Versorgungssystem/Systemvergleich

Alber, J. (1992): Das Gesundheitswesen der Bundesrepublik Deutschland. Entwicklung, Struktur und Funktionsweise. Frankfurt/Main: Campus.
Arnold, M. (^{2}1995): Solidarität 2000. Stuttgart: Enke.
Arnold, M., Lauterbach, K.W. & Preuß, K.-J. (1997): Managed Care: Ursachen, Prinzipien, Formen und Effekte. Schriftenreihe der Robert Bosch-Stiftung: Beiträge zur Gesundheitsökonomie Band 31. Stuttgart, New York: Schattauer.
Beske, F. (1993): Das Gesundheitswesen in Deutschland. Struktur, Leistung, Weiterentwicklung. Köln: Deutscher Ärzteverlag.
Iglehart, J.K. (Hrsg.) (1991): Health Affairs. Spezial-Ausgabe 1991, Vol. 10, Number 3, Project Hope, Millwood, Virginia 22646.
NERA (National Economic Research Association) (1993 - 1994): Financing Health Care with Particular Reference to Medicine. Vol. 1-14. London, New York.
Sachverständigenrat für die Konzertierte Aktion im Gesundheitswesen: Gutachten 1987-1997. Baden-Baden: Nomos.
Stillfried, D. Graf von (1996): Gesundheitssysteme im Wandel. Eine Evolutorische Analyse der Medizinischen Grundsicherung als Reformperspektive. Bayreuth: P.C.O.

Hans Jochen Diesfeld

Internationale Gesundheitsprobleme[1]

1. Definition

1.1 Historische Perspektive

Internationale Gesundheitsprobleme sind solche, denen nicht nur national sondern auch international eine übergeordnete gesellschaftliche und (gesundheits)politische Bedeutung zugemessen wird. In ihrer Dimension, aber nicht notwendigerweise in ihrer Qualität lassen sie sich abgrenzen von lokalen, kommunalen, familiären oder individuellen Gesundheitsproblemen. Wie bei Gesundheitsproblemen im allgemeinen muß auch hier die Frage gestellt werden, wer das Problem als solches definiert: die Bevölkerung, Politiker, Laien, interessierte Gruppen oder Gesundheitsfachleute.

Sowohl die Erkennung wie auch die Anerkennung eines Gesundheitsproblems als von öffentlichem Interesse wie auch seine „Internationalisierung" hängt keineswegs nur von seiner wissenschaftlich-objektiven sondern auch von der jeweiligen subjektiven Bewertung durch die beteiligten gesellschaftlichen Gruppen ab. Die Anerkennung als ein öffentliches Gesundheitsproblem hat im weitesten Sinne politische Konsequenzen, die jeweils gesellschaftlich getragen werden müssen, wie immer das politische System strukturiert ist.

Die „Internationalisierung" von Gesundheitsproblemen fällt in unserem Geschichtsbewußtsein zusammen mit den europäischen Expansionsbestrebungen und der Ausdehnung des Handels zu Beginn der Neuzeit, mit den großen Entdeckerreisen. Je intensiver und schneller der transkontinentale Verkehr wurde, um so schneller konnten „lokale" Gesundheitsprobleme an einem Ende der Welt überregionale oder globale Dimensionen annehmen. Das klassische Beispiel ist die 1347, vor 650 Jahren, von genuesischen Handelsschiffen von der Schwarzmeerküste nach Messina eingeschleppte Pest. Sie raffte innerhalb eines knappen Jahrzehnts ein Viertel der europäischen Bevölkerung dahin. Die Ausbreitung der Syphilis ab 1500 in Europa wird in Zusammenhang mit der europäischen Invasion in Südamerika gebracht. Die Pest,- Pocken- und Choleraepidemien des 19. Jahrhunderts waren Nebeneffekte der europäischen Expansion in Asien und der Beschleunigung des Verkehrs auf dem Seeweg und mit der Eisenbahn. Immer wiederkehrende Grippepandemien, die Ausbreitung von

[1] Herrn Professor Dr. med. Herbert Immich, dem Wegbereiter der Biostatistik in die klinische Forschung der 60er Jahre und Förderer des Internationalen Gesundheitswesens an der Universität Heidelberg, in Dankbarkeit zum 80. Geburtstag gewidmet.

Malaria, Tuberkulose und vieler anderer übertragbarer Krankheiten haben in dieser gesteigerten Mobilität ihre Ursache.

Verursachungs- und Schuldzuweisungskonzepte bis hin zur Judenverfolgung wie auch rationale Versuche der räumlichen Eindämmung von Seuchen haben hier ihren Ursprung. Meilensteine der modernen Medizin sind die Einführung der Pockenschutzimpfung durch Edward Jenner und ihre Propagierung ab 1796 und die internationalen Sanitätskonventionen zwischen 1851 und 1907 zur Harmonisierung der verschiedenen nationalen „Quarantänebestimmungen. Zur Eindämmung der lateinamerikanischen Gelbfieberepidemien wurde 1902 das Pan-American Sanitary Bureau gegründet. 1907 wurde das Paneuropäische Sanitätsamt ins Leben gerufen und weitere internationale Abkommen, 1933 erstmals auch unter Berücksichtigung der Luftfahrt, geschlossen.

Eine umfassende weltweite Zusammenarbeit auf zahlreichen Gebieten der Seuchenbekämpfung und des Gesundheitswesens wurden aber erst durch die Gründung der Gesundheitsorganisation des 1921 gegründeten Völkerbundes mit Sitz in Genf möglich.

Es ist bemerkenswert, daß sich Deutschland trotz zahlreicher bedeutender wissenschaftlicher Beiträge auf dem Gebiet der Seuchenbekämpfung an diesen Gremienarbeiten nicht beteiligte. Mitglied der 1948 als Nachfolgeorganisation gegründeten Weltgesundheitsorganisation (WHO) wurde zunächst die BRD 1951 und 1973 die damalige DDR. Deutschland ist auch heute trotz kräftiger finanzieller Beiträge personell in internationalen Gremien schwach vertreten. Das geringe Interesse deutscher Mediziner an internationalen Aufgaben kommt auch hier wieder zum Ausdruck.

1.2 Globalisierung, das Schlagwort der Jahrhundertwende

Im Zeitalter der Globalisierung, das im Prinzip längst begonnen hat, aber neuerdings als neues Zeitalter definiert wird, ist es in der Tat wesentlich, endlich auch internationale Gesundheitsprobleme in einem Handbuch wie diesem zu thematisieren. Den Herausgebern sei für diese Gelegenheit hiermit Dank ausgesprochen. Bei der Durchsicht der deutschsprachigen Literatur fällt nämlich auf, daß ein Kapitel oder Stichwort „international" im Zusammenhang mit Gesundheit nicht vorkommt. Bestenfalls ist in Hygienelehrbüchern von Seuchen und von internationalen Impf- und reisehygienischen Bestimmungen die Rede.

„Mit dem Begriff 'Globalisierung' werden Tendenzen einer zunehmenden weltweiten wirtschaftlichen, politischen und kulturellen Verflechtung beschrieben, die weitreichende Veränderungen der Rahmenbedingungen nationaler und internationaler Politik zur Folge haben. Zentrales Element des Begriffs ist die Annahme eines aktuellen und rasanten Prozesses zunehmender ökonomischer Interdependenz. In dessen Verlauf sind die etablierten Strukturen gesellschaftlicher Steuerung - die Volkswirtschaft, der Nationalstaat, nationale und regionale Kulturen [....] einem enormen Anpassungsdruck ausgesetzt und büßen dabei ihren traditionellen Einfluß ein..." (Windfuhr 1997, 229). Hiervon erfaßt werden nahezu alle Lebensbereiche: die kulturelle Entwicklung, die Arbeitsorganisation, die weltweite Standardisierung des Angebots an Gütern und Diensten. Die Deregulierung befördert den Drogenhandel und die organisierte Kriminalität. Die ohnehin globalen ökologische Probleme werden verstärkt. Die Entwicklung des weltumspannenden Kommunikationssystems hat auch erhebliche Auswirkung auf die Internationalisierung des Gesundheitswesens.

Bei der Gesundheit beginnt die Globalisierung spätestens mit der Gründung der Welt-Gesundheits-Organisation 1948. Hier ging es zunächst um die Eindämmung von Seuchen, aber bald auch um den Austausch von medizinischem Wissen und Fähigkeiten, die in den „fortgeschrittenen" Teilen der Weltbevölkerung akkumuliert worden waren. Vier Fünftel der Menschheit sind weitgehend von diesem Wissen und der Nutzung der hieraus entstandenen Fähigkeiten ausgeschlossen, während sie unter den wachsenden Problemen dieser Globalisierung, nicht zuletzt im Gesundheitsbereich zunehmend leiden. Hier liegt die Verantwortung zur Unterstützung dieses Teils der Weltbevölkerung bei der Lösung ihrer immer noch nicht überwundenen Gesundheitsprobleme und der im Zuge der Transformation in „moderne Gesellschaften" neu hinzukommenden. Dies beinhaltet auch eine gewisse Schuldentilgung der westlichen Welt an ihrem Anteil an der Globalisierung von Gesundheitsproblemen in der 500jährigen europäischen Kolonialgeschichte.

2. Gesundheitsprobleme von internationaler Tragweite und ihre Ursachen

Die extensiven Wanderbewegungen der Menschheit von Anbeginn waren immer mit der räumlichen Verbreitung von Krankheiten verbunden. In dem Maße wie Gesundheit in Europa ab dem 18. Jahrhundert mit dem Eintritt in das Zeitalter der medizinischen Wissenschaft aber auch in anderen Kulturen, zu einem staatspolitischen und sozialpolitischen Anliegen wurde, bekamen Gesundheitsprobleme auch eine internationale Dimension. So können wir heute definieren, daß internationale Gesundheitsprobleme solche sind, die auf Grund ihrer Grenzen überschreitenden Bedeutung als „Gefahr von außen" gesehen werden oder die von so globaler Bedeutung sind, daß sie auf nationaler und lokaler Ebene alleine, ohne internationale Beachtung, Kooperation und Solidarität nicht zu lösen sind.

Als internationale Gesundheitsprobleme in diesem Sinne werden aber längst nicht mehr nur die mittelbar und unmittelbar übertragbaren Infektionskrankheiten bzw. die großen Seuchen angesehen, wegen derer internationale Abkommen zu ihrer Eindämmung geschlossen werden mußten, sondern auch nicht übertragbare Krankheiten und Gesundheitsstörungen katastrophalen Ausmaßes.

Nicht übertragbare Krankheiten überschreiten zwar keine Grenzen, es sind vielmehr ihre Ursachen, die Grenzen überschreiten: Handel, Warenverkehr, Kommunikation, Information, Migration und Tourismus führen global zu Veränderungen von Wertvorstellungen und Gesundheitsbedürfnissen. „Verwestlichung" von Lebensstil, Urbanisierung und Industrialisierung werden in nichtwestliche Gesellschaften, alternative Lebensstile von dort werden in den „Westen" importiert. Die weltweite Verbreitung von Eß- und Trinkgewohnheiten, unterschiedliche Formen des Alkohol- und Tabakkonsums und von anderen Drogen führen zu einer Globalisierung der damit verbundenen gesundheitlichen Probleme. Technologietransfer, Transfer von Produkten und Produktionsverfahren und die damit verbundenen Möglichkeiten gesundheitlicher Schädigung überschreiten Grenzen, vor allem dann, wenn die inzwischen in Industrieländern entwickelten gesetzlichen und technischen Schutzvorkehrungen nicht mit transferiert werden. (New York Academy of Sciences 1997).

Auf diese Veränderungen der gesellschaftlichen Rahmenbedingungen und des damit sich verändernden Krankheitsspektrums aber auch des Gesundheitssystems muß reagiert werden. Zahlreiche Länder sind, auf sich gestellt, demgegenüber hilflos. Internationale Zusammenarbeit und Austausch von Informationen über Ursachen, Folgen, Vorbeugung und Bekämpfung von Krankheiten und ihrer Behandlung und der Wiederherstellung der Gesundheit ist wesentlich.

Auch im Bereich der nationalen, lokalen und überregionalen, von Menschen verursachten Katastrophen wie Kriege, Massenflucht und Elend, Unterdrükkung, Folter, systematische Zerstörung von Lebensgrundlagen und ökologische Schäden mit Auswirkung auf die Gesundheit wie auch mittelbare oder unmittelbare Naturkatastrophen überfordern einzelne Länder und die davon Betroffenen benötigen der internationalen Kooperation und Solidarität.

Klassische Beispiel hierfür sind die „Genfer Konvention" von 1863, die Gründung des Internationalen Komitees vom Roten Kreuz IKRK 1893 zum Schutze der Verwundeten und später auch Zivilpersonen, der UNRRA 1943 (United Nations Relief and Rehabilitation Administration), die Vorläuferin des United Nations High Commissioner of Refugees (UNHCR), von UNICEF (1946) und der Weltgesundheitsorganisation (1948) nach dem 2. Weltkrieg.

Weit weniger effektiv waren bisher die politischen Schaustellungen der internationalen Konferenzen zum Schutze der Umwelt (Rio, 1992 und Kyoto, 1997), auf denen inzwischen Schadstoffmengen zu Handelsobjekten werden, zu denen jedoch die WHO (1992) ein beachtenswertes Dokument geliefert hat.

Es ist hier nicht der Raum für eine qualitative oder quantitative epidemiologische Auflistung der internationalen Gesundheitsprobleme. Hierzu wird auf die einschlägigen, auch in deutsch veröffentlichten Berichte von Weltbank (1993), WHO (1995a, 1996a, 1996b, 1997), UNDP (1994) oder UNICEF (1994) verwiesen. Andere internationale Fachgruppen mit kompetenten Analysen sind hinzugekommen. Ihre Einschätzungen der international bedeutsamen Gesundheitsprobleme stimmen alle weitgehend überein.

Vier breite Interventionsbereiche leitet die WHO in ihrem Arbeitsprogramm für 1996-2001 hieraus ab und begründet diese mit den wichtigsten globalen Gesundheitsproblemen, auch in einer gewichtenden Rangordnung, vor allem in Hinblick auf die ökonomisch benachteiligten Länder:

1. Gesundheit und Entwicklung müssen in die öffentliche Politik integriert werden.

Dies ist eine späte Antwort auf den Entwicklungsbericht 1993 der Weltbank, die ebenfalls sehr spät zu der Erkenntnis gelangte, daß

– Gesundheit nicht gegen wirtschaftliches Wachstum ausgetauscht werden kann,

– Ausgaben im Gesundheitsbereich Investition in die soziale und ökonomische Entwicklung sind,

– trotz aller anerkannten Leistungen Frauen in weiten Teilen der Gesellschaft immer noch diskriminiert sind.

2. *Chancengleichheit im Zugang zu Gesundheitsdiensten und deren Qualitätsverbesserung* werden angemahnt weil festgestellt wird, daß trotz beachtlicher Erfolge in einigen technischen Bereichen, wie z.B. Immunisierung, Wasserversorgungs- und Abwassersanierungsprogrammen

– die Wirksamkeit und Effizienz der Gesundheitsdienste noch sehr mangelhaft ist,

– Qualitätssicherung weitgehend vernachlässigt ist,

– Aus - und Weiterbildung von Gesundheitspersonal nicht dem aktuellen Bedarf entspricht,

– Die Rolle der Frau als primäre Gesundheitsverantwortliche in der Familie nicht in der notwendigen Weise gewürdigt wird,

– die knappen finanziellen, technischen und personellen Ressourcen wesentlich effektiver genutzt werden könnten,

– die Regierungen die Gesundheitsüberwachung, Seuchenbekämpfung und das Katastrophenmanagement nicht ausreichend berücksichtigen und die gesundheitspolitischen Rahmenbedingungen nicht ausreichen, die Bevölkerung vor Gesundheitsgefahren zu schützen,

– die Teilhabe der Gesellschaft den neuen Formen der Entscheidungsfindung, des Management, der Finanzierung noch nicht entspricht, die im Zuge der von der Weltbank eingeforderten Deregulierung im Gesundheitswesens gefordert werden.

3. *Förderung von Gesundheit, Gesundheitssicherung und Gesundheitsvorsorge* müssen neu definiert werden, weil festgestellt wurde, daß

– die wichtigsten Gesundheitsprobleme im Zusammenhang mit individuellem und gesellschaftlichem Verhalten entstehen und diese Probleme durch die Globalisierung der Gesellschaft noch verstärkt werden,

- die Überalterung in allen Übergangsgesellschaften rapide ansteigt und sie hierauf in keiner Weise vorbereitet sind,
- die Veränderung der Gesellschaftsstruktur und das Bevölkerungswachstum, einschließlich Migration Gesundheit und Gesundheitsdienste belasten und zur sozialen und politischen Instabilität beitragen,
- Umweltbelastung durch Industrialisierung, Motorisierung und Bevölkerungsverdichtung die umwelthygienischen Verhältnisse in zunehmendem Maße verschlechtern,
- Ernährungsstatus, Ernährungsweise und Ernährungssicherung einschließlich der Trinkwasserversorgung zunehmende Probleme darstellen,
- Gesundheitsförderung und Gesundheitserziehung auf allen Ebenen in bezug auf all diese Probleme völlig unzureichend ist.

4. *Vorbeugung und Kontrolle spezifischer Gesundheitsprobleme*, stehen nach wie vor im Mittelpunkt, auch wenn im Bereich der Infektionskrankheiten große Fortschritte gemacht wurden. Nach wie vor sind zahlreiche Infektionskrankheiten keineswegs unter Kontrolle, alte Infektionskrankheiten kehren wieder und neue kommen hinzu. Zusätzlich kommen in vielen Entwicklungsländern jetzt auch die mit der massiven demographischen Veränderung, dem Urbanisierungs- und Industrialisierungsprozeß verbundenen Krankheiten hinzu:

- Die große globale Herausforderung ist die HIV/AIDS Pandemie, deren Auswirkung auf die Gesellschaft im allgemeinen und vor allem auf die davon bisher am meisten betroffen Gesellschaften in ihrer vollen Tragweite noch nicht abgeschätzt werden kann. Das globale AIDS-Programm wurde daher vor drei Jahren als ein Sonderprogramm der Oberaufsicht den Vereinten Nationen unterstellt, was bei noch keinem Gesundheitsproblem der Fall war.
- alte Krankheiten, wie Malaria, Denguefieber, Tuberkulose, Salmonellosen, Shigellosen und Cholera sowie sexuell übertragene Krankheiten erfahren eine unvorhergesehene Zunahme,
- verdrängt geglaubte Krankheiten, wie Schlafkrankheit, Gelbfieber, Meningitis, Pneumonien oder Pest treten vermehrt auf,
- Durchfallserkrankungen, akute respiratorische Erkrankungen, Malnutrition, niedriges Geburtsgewicht und Tuberkulose im Kindesalter sind nach wie vor ein großes Problem,
- Müttersterblichkeit und perinatale Sterblichkeit sind in zahlreichen Ländern noch 100 bzw. 10-20 mal so hoch wie in sozio-ökonomisch fortgeschrittenen Ländern.
- Die Weltbank gibt in ihrem Weltentwicklungsbericht von 1993 eine sehr interessante Einschätzung von Morbidität und Mortalität. Sie führt den Begriff

der Krankheitsbelastung (disease burden) einer Bevölkerung, bzw. eines Landes oder von Entwicklungsregionen ein. Das Maß für die Krankheitsbelastung umfaßt für einzelne Krankheiten nicht nur alters- und geschlechtsspezifische Morbidität und Mortalität sondern hier wird erstmals der Versuch gemacht, die Belastung einer Gesellschaft durch chronische Krankheiten und Behinderung, im Vergleich zu akuten Krankheiten zu schätzen. Diese drei Indikatoren werden zu „verlorenen" Jahren DALY (Disability adjusted life years lost), zusammengefaßt.

In einem jüngsten Bericht der WHO (WHO 1996a) wird darauf hingewiesen, daß in den vergangenen 20 Jahren 30 neue Krankheitserreger identifiziert wurden, daß der Selektionsdruck der Antibiotika vor allem in der Veterinärmedizin und der Tierhaltung das Spektrum und die Gefährlichkeit der Infektionskrankheiten zunehmen läßt und die Gesundheitsdienste von der Forschung und der Pharmaindustrie im Stich gelassen werden.

3. Internationale Antwort auf Gesundheitsprobleme von internationaler Bedeutung

Im Laufe der vergangenen 50 Jahre, seit Gründung der WHO, wurde eine große Zahl von internationalen und nationalen Regierungs- und Nichtregierungsorganisationen gegründet, die die Globalisierung der Gesundheitsprobleme kompetent ansprechen. Es können in diesem Rahmen nicht alle einschlägigen Organisationen erwähnt werden. Es werden daher nur einige vorgestellt, die aus der Sicht des Autors von besonderer Bedeutung sind. Ihre Auswahl und auch die dabei vorgenommene Gewichtung hat er zu verantworten.

3.1 50 Jahre Weltgesundheitsorganisation 1948 bis 1997

Während der Gründungskonferenz der Vereinten Nationen 1945 in San Francisco wurde unter dem Schock des Zweiten Weltkriegs und seiner Folgen für die Gesundheit der Völker und in einer internationalen Aufbruchstimmung der Gedanke einer „Welt-Gesundheits-Organisation" vorgetragen, 1946 wurde ihre Konstitution erarbeitet und am 7. April 1948 wurde sie als World Health Organization, (WHO) formell als „Specialized Agency" des Systems der Vereinten Nationen gegründet, wobei ihr ein besonderer Autonomiestatus und eine regionale Gliederung zuerkannt wurde. In ihrer Präambel und ihrem Mandat ging die WHO weit über die Ziele ihrer Vorgängerorganisationen hinaus (WHO 1990).

Die Erreichung des höchstmöglichen gesundheitlichen Niveaus für alle Völker war das Ziel.

Vier zentrale Ideen lagen dieser Vision persönlicher, nationaler und globaler Gesundheit zugrunde:

1. Die Definition von Gesundheit als dem Zustandes des kompletten physischen, mentalen und sozialen Wohlbefindens und nicht nur die Abwesenheit von Krankheit und Gebrechlichkeit.
2. Die Erklärung dieser so definierten Gesundheit als Menschenrecht und die Verpflichtung aller Regierungen der WHO-Mitgliedstaaten hierauf.
3. Fortschritt und Chancengleichheit in Gesundheit wurden als übernationales Anliegen und Voraussetzung für globale Sicherheit und Frieden angesehen, nachdem Armut als eine der mittelbaren Hauptursachen von Krankheit erkannt worden war.
4. Als weitere Voraussetzung für verbesserte Gesundheit wurde Mitbeteiligung einer informierten Gesellschaft gesehen.

Die Ziele der WHO lassen sich in drei Kategorien gliedern:

1. Erarbeiten und Setzen von normativen Standards in der Medizin,
2. Technische Beratung und Unterstützung von Mitgliedstaaten in medizinischen Fragen,
3. Unterstützung von Mitgliedstaaten in der Formulierung ihrer Gesundheitspolitik.

Ihr Mandat bekommt die WHO von der jährlich die Programme und das Budget beratenden und beschließenden Weltgesundheitsversammlung, einem Weltgesundheitsparlament nahezu aller souveränen Staaten.

Dieses ist seinerseits gekennzeichnet durch alle Vor- und Nachteile eines internationalen Parlaments im Rahmen der VN.

Von Anfang an wurden einige dieser Ziele als utopisch und nicht operationalisierbar kritisiert. Die Diskrepanz zwischen diesen und den politischen, strukturellen, finanziellen und operationalen Möglichkeiten der Organisation läßt ihr, ähnlich wie den Vereinten Nationen (UN) nicht viel Spielraum. Als technische Organisation kann sie in Mitgliedstaaten nur auf Nachfrage tätig werden und hat, etwa im Fall von Seuchenausbrüchen keine „gesundheitspolizeiliche" Funktion.

Das reguläre Budget ist von anfänglich wenigen Millionen ständig gestiegen, bewegte sich aber gemessen an dem anspruchsvollen Mandat in einem bescheidenen Rahmen. Es wurde daher schon bald durch „special funds" für Sonderprogramme, zu denen die Mitgliedstaaten beisteuerten angereichert. Diese lagen ab den 60er Jahren bis zu doppelt so hoch, wie das reguläre Budget. Zunehmend wurden auch Programme an andere Träger, wie etwa das internationale Impfprogramm, an UNICEF abgegeben, oder es wurden von der internationalen Fördergemeinde Sondermittel für wichtige gesundheitspolitische Aufgaben der WHO als programmführenden Organisation übertragen, wie z.B. das Onchozerkose-Bekämpfungsprogramm oder das Programm zur Förderung der Forschung und Ausbildung zur Bekämpfung der sechs wichtigsten Tropenkrankheiten (TDR-Programm). So verfügte die WHO z.B. im Jahr 1974/75 über rund 2 Mrd. US$ für sämtliche Aufgaben und Programme. Da z.T. aus politischen Gründen von einzelnen Mitgliedstaaten, vor allem den USA, dem größten Zahler, Beiträge immer wieder gekürzt oder zurückgehalten werden, hat sich das Budget, gemessen an der Kaufkraft in den letzten Jahren drastisch vermindert. So lag es im Finanzjahr 1994/95 bei 1,9 Mrd. US$, nominal so hoch wie 20 Jahre zuvor (WHO 1995b).

Gemessen an diesen Rahmenbedingungen kann jedoch bei aller in den vergangenen Jahrzehnten akkumulierten Kritik retrospektiv festgestellt werden, daß die WHO die weltgesundheitspolitische Landschaft und die Gesundheitssituation der Welt nachhaltig positiv beeinflußt hat.

Setzen von technischen Standards

Ein wichtiges Mandat der WHO liegt im Vereinheitlichung der medizinischen Terminologie, die Einführung einer immer wieder revidierten Internationalen Klassifikation von Krankheitsdiagnosen (ICD), von therapeutischen Standards, der Festsetzung toxischer Grenzwerte und biologischer Standards. Dies waren Voraussetzungen für eine Internationalisierung der modernen Medizin, auf der Grundlage universell gültiger naturwissenschaftlicher Erkenntnisse. Diese sollen nicht nur weltweit vergleichbar sondern auch verfügbar sein. Hier hat die WHO sich insbesondere für die wissenschaftlich unterprivilegierten Entwicklungsländer in den vergangenen 50 Jahren unschätzbare Verdienste erworben.

Der technische Ansatz der Seuchenbekämpfung

In den ersten 30 Jahren nach ihrer Gründung hat sich die WHO im Wesentlichen mit den ersten beiden technischen Zielen begnügt und sich auf die Entwicklung und Verfügbarmachung von Instrumenten zur Bekämpfung von Krankheiten von öffentlichem und internationalem Interesse, d.h. primär auf Seuchenbekämpfung spezialisiert. Das internationale Meldewesen wurde verbessert, Richtlinien für das Impfwesen, zur Quarantäne- und Seuchenbekämpfung wurden erarbeitet und für die Mitgliedstaaten verbindlich erklärt. Die Internationalisierung von Kenntnissen und die Unterstützung bei ihrer Anwendung durch Expertenkommissionen und durch die Förderung von Ausbildung und Forschung war vor allem für die zunehmend in die „Unabhängigkeit“ entlassenen „Tropenländer“ von großer Bedeutung.

Die ersten großen Erfolge in den 50er und 60er Jahren waren z.B. die systematische Bekämpfung der Frambösie und der Syphilis mit Hilfe des inzwischen verfügbaren Penizillins, von Tuberkulose und Lepra und vor allem von Malaria seit Einführung des DDT nach 1945. Die weltweite Ausrottung der Pocken - und nur in diesem Einzelfall ist der Begriff Ausrottung gerechtfertigt - 1966 bis 1973 war der bisher einzige nachhaltige und immer wieder zitierte Höhepunkt der Kompetenz der WHO in der Seuchenbekämpfung. In anderen Programmen gab es trotz beachtenswerter Teilerfolge immer wieder systembedingte Rückschläge. Von großer regionaler Bedeutung sind seit den 80er Jahren das Onchozerkose-Bekämpfungsprogramm in Westafrika sowie die Bekämpfung von Tuberkulose und Lepra mit der „Multi-Drug-Therapy". 1974 wurde das „Expanded Programme on Immunization" (EPI) ausgerufen, das globale Programm zur Immunisierung gegen die sechs auf diese Weise verhütbaren Kinderkrankheiten Poliomyelitis, Masern, Diphtherie, Keuchhusten, Tetanus und Tuberkulose. Ziel ist, bis zum Jahr 2000 diese Krankheiten weitgehend unter Kontrolle zu bringen. Bei Poliomyelitis ist dies für die „westliche Hemisphäre", d.h. Europa und die amerikanischen Kontinente bereits im Jahr 1992 erreicht worden, während es vor allem in Indien und Afrika noch nicht erreicht werden konnte. In Zukunft soll auch die Impfung gegen Hepatitis B hinzugenommen werden.

Im Bereich der klassischen „Tropenkrankheiten" Malaria, Leishmaniasen und Trypanosomiasen, Filariasen, Drakunkulose und Lepra gibt es nicht nur in den betroffenen Ländern spezielle Programme der WHO zur Unterstützung der nationalen Bekämpfungsprogramme.

Nach anfänglichen Erfolgen stellte sich jedoch heraus, daß krankheitsspezifische Bekämpfungsprogramme ohne Stärkung der medizinischen Infrastruktur oder ohne Armutsbekämpfung wenig nachhaltig sind.

Deshalb sind seit Jahren die Bekämpfung des in Entwicklungsländern für Säuglings- und Kindersterblichkeit wesentlich verantwortlichen Komplexes der Durchfalls- und respiratorischen Erkrankungen und Mangelernährung seit Jahren Schwerpunkt der WHO im Rahmen der Mutter- und Kind Programme.

Der gesundheitspolitische, konzeptionelle Ansatz

Erst 20 Jahre nach ihrer Gründung nahm sich die WHO auch ihres weiter gefaßten gesundheitspolitischen Mandats an. Die in der Zwischenzeit parallele Entwicklung der übrigen UN-Aktivitäten auf dem Gebiet der Menschenrechte, der Arbeits- und Sozialgesetzgebung, der Arbeitssicherheitsnormen etc. z.B. durch die Internationale Arbeitsorganisation (International Labour Office, ILO, in Genf) und auch die Forderung der zahlreicher werdenden UN-Mitglieder aus dem Kreis der Entwicklungsländer nach Chancengleichheit im Entwicklungsprozess, ließen auch in der Weltgesundheitsversammlung und der ihr nachgeordnete Weltgesundheitsbehörde die Erkenntnis reifen, daß es, entsprechend ihrer in der Präambel festgeschriebenen Ziele, ihre Aufgabe auch sein sollte das Gesundheitsversorgungssystem in ihren Programmen zu berücksichtigen und auch hier gesundheitspolitisch Normen zu entwickeln und einzuführen.

Es war deutlich geworden, daß die „neue Weltwirtschaftsordnung" nach dem Ende des Zweiten Weltkriegs die Rollen und Chancen der Länder nicht neu verteilte und die damals noch nicht industrialisierten Länder von Partizipation am Weltmarkt weitgehend ausschloß. Die Aufteilung der Welt in Ost und West und „ Blockfreie" und die jeweilige „Patenschaft" der „Reichen" mit den sich auf ihre Seite schlagenden „Armen" hat, wie eine Generation später festgestellt werden muß, die Probleme nicht vermindert. Im Gegenteil, nicht wenige Entwicklungsländer stehen heute ökonomisch, politisch und bezüglich ihrer Gesundheitsprobleme schlechter da, als noch vor 20 Jahren. Andere Länder, vor allem in Asien und Lateinamerika haben sich weitgehend aus eigener Kraft in das ökonomische Lager der Schwellen- oder „newly industrialised countries" gearbeitet und beginnen ihrerseits mit „Entwicklungshilfe" und „Süd - Süd Kooperation".

Zu Beginn der 70er Jahre begannen weltweit Diskussionen über politische Konzepte von Chancengleichheit, Mitbestimmung und Teilhabe an Entwicklung. In den Vereinten Nationen und einigen ihrer Unterorganisationen kamen „Dritte Welt" Nationen und unter ihnen auch zunehmend sozialistische und „blockfreie" Länder und vor allem die Volksrepublik China zu Wort. Einen großen Einfluß hatten die pädagogischen Theorien der Befreiung, die mit den Namen Mahatma Gandhi, Paulo Freire, Julius Nyerere und Leopold Senghor verbunden sind. Der Club of Rom hatte 1972 die Grenzen des globalen Wachstums aufgezeigt und Ivan Illich hat 1973 die moderne Medizin in Frage gestellt. Mitte der 70er Jahre fand die erste Weltbevölkerungs- und die erste Welternährungskonferenz und anderer internationaler Konferenzen statt, die zunehmend die Weltöffentlichkeit über die Weltentwicklungs- und Gesundheitsproblematik informierten.

In diesem geistigen Rahmen wurde in Verfolgung der in der Präambel und dem Mandat der WHO gesteckten Ziele ein neues Paradigma von Gesundheit in die Diskussion gebracht, auf dem Ende der 70er Jahre das *Konzept von Primary Health Care* aufbaute.

Seine Vorläufer waren in einigen Ländern vorgedacht und praktiziert worden:

Von der Weltöffentlichkeit unbemerkt war in Indien im Zuge der Befreiungsbewegung (national movement) Ende der 40er Jahre, auf der Grundlage des Bhore Reports über den miserablen Gesundheitszustand der indischen Bevölkerung ein gesundheitspolitisches Konzept für die Zeit nach der Unabhängigkeit entwickelt worden. Es basierte auf dem damals revolutionären British National Health Service und verfolgte völlig neue Wege. Die Grundzüge und Prinzipien fanden sich 30 Jahre später, 1978, in der Deklaration von Alma Ata zu „Primary Health Care" wieder.

Auch die Entwicklung des chinesischen Gesundheitssystems nach der Unabhängigkeit 1949, mit dem Konzept der kommunalen Verantwortung für Gesundheit und der gemeindegetragenen Gesundheitsdienste drang, mit Eintritt der VR China in die UN und die WHO Anfang der 70er Jahre ins Bewußtsein der gesundheitspolitischen Weltöffentlichkeit.

Eine Reihe von Basisgesundheitsprojekten der christlichen Kirchen in Ländern Asiens, Afrikas und Lateinamerikas wurden über die medizinische Kommission des Weltrates der Kirchen in die Öffentlichkeit getragen.

Es waren die visionären Pioniere der WHO, Kenneth Newell mit seiner Monographie „Health by the People" (1975) und der damalige Generaldirektor der WHO Halfdan Mahler, die Mitte der 70 Jahre diese Ansätze in die WHO einbrachten und zu einer neuen „Weltgesundheitspolitik“ , nämlich zum „Primary Health Care Konzept“ entwickelten (WHO, 1978).

1977 beschloß die Weltgesundheitsversammlung, daß das wichtigste soziale Ziel aller Regierungen und der WHO in den kommenden Dekaden sein sollte, „Gesundheit für Alle bis zum Jahr 2000“ anzustreben, d.h. „ein Gesundheitsniveau zu erreichen, daß es allen Bürgern der Erde erlauben sollte, ein sozial und ökonomisch produktives Leben zu führen“.

Dieser Prozeß fand seinen Höhepunkt 1978 mit der Internationalen Konferenz zu Primary Health Care, veranstaltet von WHO und UNICEF in Alma Ata (Kasachische Sowjetrepublik).

Delegierte von 134 Ländern und 67 UN-Organisationen- und Nicht- Regierungsorganisationen unterzeichneten diese weltgesundheitspolitisch historische Deklaration von Alma Ata.

Von hier aus entwickelte sich in den 80er Jahren mit großen Hoffnungen beladen und gegen große Widerstände eine *neue Weltgesundheitspolitik*, die vor allem für die Entwicklungsländer von entscheidender Bedeutung wurde.

In den seither vergangenen 20 Jahren ist das Konzept heftig kritisiert und hinterfragt worden und es hat zahllose Modifikationen, Kompromisse und konzeptionelle Ausdünnungen erfahren. Bis in die Mitte der 90er Jahre haben praktisch alle multinationalen und nationalen Regierungs- und Nicht-Regierungsorganisationen sich diese Prinzipien mit einigen Modifikationen angeschlossen, wobei integriert arbeitende „Horizontalisten“ mehr auf den partizipatorischen Entwicklungsprozeß setzten. Die mehr Programm- und zielorientierten Organisationen auf vertikale meßbare, meist aber nicht haltbare Ergebnisse. Nur wenige industrialisierte Länder haben dies als Herausforderung für sich selbst betrachtet.

Die Kernaussage dieser erstmaligen Weltgesundheitspolitik sind jedoch auch heute noch gültig, weshalb sie an dieser Stelle wiederholt werden:

Die Definition von *Primary Health Care* (PHC) in der Alma Ata Deklaration lautet wie folgt:

> *Primäre Gesundheitspflege, gegründet auf praktischen, wissenschaftlich soliden und sozial annehmbaren Methoden und Techniken, ist wesentliche Gesundheitspflege, allgemein zugänglich für Individuen und Familien der Gemeinschaft durch ihre Teilhabe und zu Kosten, die das Gemeinwesen und das Land auf Dauer und zu jeglichem Stadium seiner Entwicklung im Geiste von Selbstvertrauen und Selbstbestimmung zu tragen im Stand ist. Primäre Gesundheitspflege ist integraler Bestandteil des Gesundheitssystems des Landes, es bildet dessen Schwerpunkt, ist aber auch Bestandteil der gesamten sozialen und wirtschaftlichen Entwicklung.*

Sieben Prinzipien, die überkommene professionelle und politische Strukturen in Frage stellen und praktische Grundlage für Demokratisierungsprozesse beinhalten, bilden die Grundlage des PHC-Konzepts:

1. Primäre Gesundheitspflege soll an den Lebensgewohnheiten und Bedürfnissen der Bevölkerung orientiert sein.
2. Primäre Gesundheitspflege soll integraler Bestandteil des nationalen Gesundheitssystem sein.
3. Primären Gesundheitspflege soll integriert sein in die anderen Sektoren, die mit der Entwicklung des Gemeinwesens befaßt sind (Landwirtschaft, Erziehung und Ausbildung, öffentliche Dienste, Wohnungs- und Kommunikationsfragen = Intergrierter Ansatz).
4. Die Bevölkerung soll sowohl an der Formulierung der Aufgaben als auch an den Bemühungen um die Problemlösung im Gesundheitsbereich aktiv beteiligt werden, so daß Gesundheitsversorgung den jeweiligen örtlichen Bedürfnissen und Prioritäten gerecht werden kann (Partizipation).
5. Gesundheitsdienste sollen größtmöglichen Gebrauch machen von den im jeweiligen Gemeinwesen vorhandenen Ressourcen.
6. Primäre Gesundheitspflege soll präventive und kurative Maßnahmen ebenso wie der Rehabilitation und der Gesundheitsförderung dienende Programme gleichzeitig und gleichwertig aus- und aufbauen, und zwar zugleich im Blick auf Individuum, Familie und Gemeinwesen. (Integration).
7. Die Gesundheit fördernde Interventionen sollen soweit wie möglich an die Bevölkerung herangetragen werden (Dezentralisation).

Acht wesentliche Elemente, Selbstverständlichkeiten aus dem Blickwinkel der Gesundheitslehre (Hygiene), wurden als Minimalforderung für PHC formuliert (WHO, Primary Health Care. A joint WHO - UNICEF report, Genf, New York 1978):

1. Erziehung zur Erkennung, Vorbeugung und Bekämpfung der örtlichen Gesundheitsprobleme,
2. Nahrungsmittelversorgung und Sicherung der Ernährung,
3. Trinkwasserversorgung und sanitäre Maßnahmen,
4. Mutter- und Kind- Gesundheitsversorgung einschließlich Familienplanung,
5. Impfungen gegen die vorherrschenden Infektionskrankheiten,
6. Verhütung und Bekämpfung der örtlichen endemischen Krankheiten,
7. Behandlung gewöhnlicher Erkrankungen und Verletzungen in angemessener Form,
8. Versorgung mit essentiellen Medikamenten.

Diese Prinzipien und Elemente haben für die einzelnen Länder und ihre sozioökonomischen Entwicklungsstadien unterschiedliche Inhalte und Ausprägungen. Sie können auf die Gesundheitsprobleme der Industrieländer ebenso angewendet werden, wie auf die der Entwicklungsländer.

Die praktische Seite der Diskussion reduzierte sich auf zwei alternative Ebenen:

1. *PHC als gesundheitsorientiertes Entwicklungskonzept*, dessen zentrale Forderungen Teilhabe der Bevölkerung und soziale Gerechtigkeit (*participation* und *equity)* sind und das weitere gesundheitsrelevante Bereiche, wie Bildung, Wirtschaft, Infrastruktur, Verwaltung und Politik ebenso umfaßt, wie den Bereich des Gesundheitswesens.

2. *PHC als Reformprozeß der Gesundheitsdienste*, weg von einer damals einseitig kurativ und krankenhausorientierten Medizin, vorwiegend der christlichen Missionen und andererseits Krankheitsbekämpfungsprogramme auf der Grundlage kolonialer Gesundheitsdienste. Dieses Konzept kam zu einer Zeit, in der moderne Medizin Anspruch auf absolute Verantwortung für Gesundheit erhob und der Siegeszug der Antibiotika, Impfstoffe und Insektizide glauben machte, daß nunmehr alle Infektionskrankheiten unter Kontrolle gebracht, wenn nicht gar ausgerottet werden könnten, in der klinische Individualmedizin im Westen aufgrund ihrer zweifellos spektakulären Erfolge öffentliches Gesundheitswesen, Hygiene und Präventivmedizin in den Augen der Ärzte, Politiker wie auch der Bevölkerung überflüssig zu machen schien.

Obwohl durch Unterschrift auf der Alma Ata Konferenz besiegelt, hat die „westliche Welt" dieses Konzept erst Mitte der 80er Jahre aufgegriffen. 1985 wurden für die Europäische Region der WHO 38 Ziele einer „Gesundheit für Alle" der Industriegesellschaft definiert. 1986 fand eine „Erste Internationale Konferenz zur Gesundheitsförderung" der Europäer und Canadas in Ottawa statt, auf der eine „Charta zur Gesundheitsförderung" verabschiedet wurde. Die „8 Elemente" und „7 Prinzipien" von PHC wurden als sehr wohl anwendbar im sozio-ökonomischen und gesundheitspolitischen Kontext der Industrienationen interpretiert:

- Förderung gesundheitsgerechter politischer Entscheidungen,
- Erhaltung einer gesundheitsförderlichen Umwelt,
- Stärkung gesundheitsbezogener kommunaler Aktivitäten,
- Reorientierung der Gesundheitsdienste.

In Hinblick auf die europäische Situation wurden vor allem Projekte und Programme zur Vorbeugung und Bekämpfung nicht-übertragbarer Erkrankungen, insbesondere Herz-Kreislauferkrankungen, Diabetes, Krebs, Geistes- und Gemütskrankheiten, chronische Erkrankungen der Atemwege und Unfälle identifiziert und programmatisch gefördert (z.B. CINDI = Countrywide Integration of Non-communicable Disease Intervention). Seit 1990 gibt es ein globales Netzwerk „Gesunde Städte", an dem sich auch die europäischen Länder beteiligen.

In Europa führend in diesen Initiativen ist Finnland und die Niederlande, aber auch Deutschland beteiligt sich an den Herz- Kreislauf Interventionsstudien und -programmen. Heute haben die Europäischen Gemeinschaften mit der Europäischen Kommission diese Gesundheitsprobleme aufgegriffen und fördern Vorbeugungs- und Bekämpfungsstrategien im internationalen Verbund. Die WHO verfolgt diese Ziele dagegen heute mehr in den nicht zur EU gehörenden europäischen Ländern.

In den Ländern, denen das PHC Konzept eine gesundheitspolitische Leitlinie bedeutet, ist festzustellen, daß PHC auf drei Ebenen, auf der politisch-administrativen, auf der Ebene der Distriktgesundheitsdienste und auf Gemeindeebene, akzeptiert und gelebt werden kann. Es hat sich aber auch, im Gegensatz zur ursprünglichen Idee erwiesen, daß PHC in der Realität des politischen Alltags nicht als gesamtgesellschaftliches und politisches Entwicklungskonzept mit dem Ziel Gesundheit verwirklicht werden kann, sondern daß es innerhalb des Gesundheitssektors angesiedelt bleibt und bestenfalls auf der Distrikt- oder kommunalen Ebene Chancen intersektoraler Zusammenarbeit bestehen.

Ein wesentliches Handicap, unabhängig vom konzeptionellen und ideologischen Streit um PHC, war in der „verlorenen Entwicklungsdekade“ der 80er Jahren die weltwirtschaftliche Gesamtlage, der wirtschaftliche und in vielen Entwicklungsländern auch der politische Niedergang. Als das neue gesundheitspolitische Paradigma einsetzen sollte, war an eine Verwirklichung von PHC aus eigenen Kräften nicht mehr zu denken. Nicht nur das Konzept kam für die meisten Länder von außen, auch an eine Umsetzung war nur mit finanzieller Unterstützung von außen zu denken. Die eigentlichen Ziele von PHC, Unabhängigkeit, soziale Gerechtigkeit und Selbstverantwortlichkeit wurden hierdurch grundsätzlich in Frage gestellt.

Die Kritiker von PHC, die von Anfang an auf den Plan getreten waren, gaben dem Konzept die Schuld hieran und ließen die sich verschlechternden Rahmenbedingungen als wesentlichen hierfür verantwortlichen Faktor nicht gelten.

Der ursprüngliche, sicher reichlich utopische Ansatz von PHC als „Entwicklung von der Basis“ wird heute maßgeblich von technische Lösungen überlagert, auf die sich die WHO von je her verstand. Hinzu kommt, daß die meisten nationalen Initiativen und internationalen Programme unter dem Siegel von PHC aus der Sicht der Entwicklungsländer fremdbestimmt und fremdfinanziert sind. Sei es das Expanded Programme on Immunization (EPI) von WHO und UNICEF, oder die von UNICEF propagierte „Revolution zugunsten der Kinder“, in der eine Anzahl längst akzeptierter Maßnahmen zur Förderung der Kindergesundheit zu einem Paket zusammengefaßt wurden. (GOBIFFF) oder die Internationale Wasserdekade zur Verbesserung der Wasserversorgung im ländlichen Raum der Weltbank oder die UNICEF-finanzierte Initiative zur eigenverantwortlichen Kofinanzierung der Basisgesundheitsdienste (Bamako-Initiative), ebenso die jüngste Weltbankinitiative zur Dezentralisation und Reform der Distriktgesundheitsdienste. Die nationale Gesundheitspolitik und die Gesundheitsdienste vor allem der „least developed countries“ sind von dieser Unterstützung abhängig. Eigene Wege, die nicht mit den internationalen Vorgaben konform sind, würden keine Finanzierung finden. Nationale Gesundheitsbudgets werden absolut und in Relation zum Bevölkerungswachstum immer geringer. Ihre Beiträge zur Finanzierung dieser außengesteuerten Programme werden größer und die Mittel hierzu werden zwangsläufig von der Peripherie abgezogen.

Hinzu kommen die negativen Folgen des Strukturanpassungsprogramms der Weltbank für die Gesundheitsdienste. Weltbank, UNICEF und UNDP, sowie die großen Geber der Familienplanungsprogramme bestimmen heute, was in den Ländern gesundheitspolitisch zu geschehen hat.

Durch Druck der Weltbank, des Internationalen Währungsfonds und anderer, die Reorganisation der Gesundheitsdienste finanziell unterstützenden Organisationen ist zwar erhebliche Bewegung aber auch Verunsicherung in die Gesundheitsdienste gekommen (Weltbank 1993 op. cit.).

Die letzten Jahre haben deutlich werden lassen, daß es wesentlich an guter Verwaltung mangelt, weshalb dies als eine wichtige Voraussetzung für das Funktionieren von PHC angesehen wird. Nur dann ist auch zu erwarten, daß die spezifischen Krankheits- und Seuchenbekämpfungsmaßnahmen von nachhaltiger Wirkung sind.

Sowohl die Gesundheitspolitiker der einzelnen Länder, wie auch die WHO mit ihrer Diskrepanz zwischen hohem Auftrag und Anspruch einerseits und politischem Mandat und knapper finanzieller Ausstattung andererseits sind mit dieser Problematik überfordert.

Diskussionen über die internationale Zusammenarbeit über das Jahr 2000 hinaus und darüber, wie sie von der WHO konzeptionell und technisch begleitet wird, haben sich der Tatsache zu stellen, daß die „Zeitenwende“ bereits 1989 eingesetzt hat. Die gesamten und besonders die wirtschafts- und in diesem Zusammenhang auch die gesundheitspolitischen Koordinaten und Perspektiven haben sich in nicht vorhersehbarer Weise geändert.

Mehr denn je wird klar, wie wenig Gesundheitsdienste und auch wirtschaftliche Zusammenarbeit im Gesundheitsbereich auf den von gesamtgesellschaftlichen Prozessen bestimmten Gesundheitszustand einer Bevölkerung Einfluß nehmen können.

Im Zuge der „Globalisierung und im Dschungel der konkurrierenden Spieler auf dem Feld der „internationalen Gesundheit“, die oft genug den nationalen Gesundheitsdiensten und der Bevölkerung oktroyiert werden, haben nicht nur viele Regierungen Orientierungsprobleme. Auch die WHO hat konzeptionelle, strukturelle und finanzielle Probleme, je mehr sie sich der magische Jahreszahl 2000 nähert, die sie sich 1978 einst gesetzt hat. Dennoch hat sie sich 1994 ein Globales Aktionsprogramm für die Planperiode 1996-2001 gegeben, das sehr präzise die aktuellen international relevanten Gesundheitsprobleme benennt und für sich und ihre Partner klare Ziele und Aktionen vorschlägt, um diesen Problemen der Jahrhundertwende zu begegnen (Kickbusch 1995).

Dieses Programm steht auf vier Pfeilern:

- Integration von Gesundheit und Entwicklung in die öffentliche Politik,
- Verwirklichung der Chancengleichheit im Zugang zu Gesundheitsdiensten,
- Förderung und Schutz der Gesundheit,
- Vorbeugung und Kontrolle spezifischer Gesundheitsprobleme.

Die WHO steht heute, 50 Jahre nach ihrer Gründung vor der Frage, ob sie sich mehr als eine technisch-medizinische Beratungs- und Durchführungsorganisation von Gesundheitsprogrammen versteht, oder ob sie wieder politisch aktiv in den Prozeß einer Welt-Gesundheitsentwicklung über das Jahr 2000 hinaus eingreift.

Sie hat als eine der besten der spezialisierten UN Organisationen weltweit eine führende Rolle in der Bildung eines professionellen Konsensus und professioneller Kader im Gesundheitsbereich gespielt. In den 70er und 80er Jahren hat sie sich auf das schwierige Gelände der Gesundheits- Arznei- und Nahrungsmittelpolitik begeben und hat wesentliche ethische Normen für die Produktion und Vermarktung der Produkte dieser Industrien gesetzt. Sie ist hierbei an ihre Grenzen gestoßen, sie sollte sich aber hiervon nicht abschrecken lassen, selbst wenn einzelne Regierungen, beeinflußt durch ihre Industrielobby die Beitragszahlungen stornieren.

Die politischen, strukturellen, organisatorischen und vor allem die finanziellen Rahmenbedingungen stellen sich als zu eng heraus und es traten interne Managementprobleme auf, die in den letzten Jahren der WHO erhebliche Kritik eintrugen (Godlee 1994, Stenson & Sterky 1994, The Lancet 1995, Peabody 1995).

Im Zusammenhang mit dem Strukturanpassungsprogramm hat Anfang der 90er Jahre die Weltbank die weltgesundeitspolitische Initiative an sich gezogen und mit einem finanziell verführerisch ausgestatteten Programm den entsprechend bedürftigen Ländern ein „Gesundheits-Sektor-Reform"-Programm verordnet, das unter dem Prozeß der „Globalisierung" und „Liberalisierung" vor allem den staatlichen Gesundheitsdiensten einen Public-Private Mix oktroyiert, von dem man sich eine Verbesserung der medizinischen Versorgungslage verspricht. Die WHO ist in dieser Periode gegenüber der Weltbank und ihren Gebern deutlich in Zugzwang gelangt und versucht unter sehr schwierigen Bedingungen und unter erheblichen Restrukturierungsanstrengungen diesem Prozeß zu folgen, denn die WHO ist in Zukunft wichtiger denn je zuvor (The Lancet 1997).

Im Mai 1998 wurde die norwegische Ärztin Gro Harlem Brundtland zur neuen Generaldirektorin der Weltgesundheitsorganisation gewählt. Als ehemalige Umweltministerin (1974 bis 79) und Ministerpräsidentin (1986 bis 1996) dürfte sie über das nötige politische und administrative Geschick verfügen, die WHO zu revitalisieren. Breite internationale Anerkennung hat sie sich als Leiterin der UN-Kommission für Umwelt und Entwicklung erworben, die 1987 den vielbeachteten Bericht „Our Common Future" vorlegte, in dem der Begriff der „nachhaltigen Entwicklung" eingeführt wurde.

3.2 UNICEF

UNICEF, das Kinderhilfswerk der Vereinten Nationen (UN Infant and Child Emergency Fund) wurde als eine der ersten UN Unterorganisationen 1946 zur Linderung der Not der Kinder nach dem 2. Weltkrieg und seinen Folgen gegründet. Seit 1950 ist UNICEF nur noch in und für Kinder in der Dritten Welt tätig. Das Hauptziel ist, die Interessen der Kinder in einer immer rücksichtsloser werdenden Welt zu vertreten, sie vor Krankheit und Hunger zu bewahren und einen Beitrag zu ihrer Schulbildung zu leisten. UNICEF finanziert sich zu je einem Viertel aus freiwilligen Länderbeiträgen und privaten Spenden und Verkaufserlösen. Die wichtigsten Programme werden aus Sonderzuweisungen finanziert (Nohlen 1989b).

UNICEF und die WHO arbeiteten in der Zeit, als die WHO konzeptionell auf Krankheitskontrolle festgelegt war und UNICEF auf gemeindenahe Unterstützung von Kinderhilfsprogrammen, komplementär. Mit dem Eintritt der WHO Ende der 70er Jahre in das PHC-Konzept verlagerte UNICEF sich stärker auf vertikale Programme, denen allerdings der Mangel an Integration in die Gesundheitsdienste vorgeworfen wird. Die große Initiative GOBIFFF, die eine „Revolution zugunsten der Kinder" ankündigt, betont und fördert seit 1982 die wichtigen Elemente der Kindergesundheit: *G*ewichtskontrolle, *O*rale Rehydratation, *B*ereitschaft zum Stillen, erweitere *I*mpfprogramme, *F*amilienplanung, *F*rauenbildung und *F*örderung von Zusatzernährung (UNICEF 1984). Ab 1987 mobilisierte UNICEF mit der „Bamako-Initiative" (Konferenz der afrikanischen Gesundheitsminister in Bamako, Mali auf Einladung von UNICEF und WHO) die finanzielle Unterstützung der Basisgesundheitsdienste in ländlichen Gebieten durch ein Programm des subventionierten Arzneimittelverkaufs, ein sehr umstrittenes und in seiner ursprünglichen Idee nicht erfolgreiches Programm.

UNICEF konzentriert sich nach wie vor auf die Bekämpfung der durch Impfungen verhütbaren Kinderkrankheiten und hat hier mit der WHO und, was in den Erfolgsstatistiken meist nicht zum Ausdruck kommt, mit erheblichem Mitteleinsatz der teilnehmenden Länder bisher große Erfolge erzielt. Die erfolgreiche Bekämpfung von Poliomyelitis in weiten Teilen der Welt ist sicher zu einem Großteil UNICEF zuzuschreiben (UNICEF 1994). Der Weltkindergipfel 1990 setzte neue Ziele und 1995 wurden deutliche Erfolge vermeldet (UNICEF 1995). UNICEF ist international auf allen Konferenzen, die Gesundheitsprobleme der Kinder mittelbar oder unmittelbar behandeln präsent. Die Sorge um Kinder in den vielen kriegerischen Auseinandersetzungen der letzten Jahre sind weitere Aktivitäten (UNICEF 1996). Für das Jahr 2000 hat UNICEF entsprechend den Empfehlungen des Weltkindergipfels hohe globale Ziele in bezug auf Reduktion der Kindersterblichkeit gesetzt (UNICEF 1997).

3.3 Die Weltbank

Bis 1993 hat die Weltbank im Bereich Gesundheit keine unmittelbare Rolle gespielt. Sie hat einzelne Programme der WHO und anderer Organisationen kofinanziert und hat sehr gute Länderanalysen und Arbeitspapiere auch zur gesundheitlichen Situation von Ländern geliefert. Der Weltentwicklungsbericht 1993 „Investing in Health“ (Weltbank 1993) definierte erstmals explizit Gesundheit als Ziel und Voraussetzung für Entwicklung. Mit diesem Dokument hat die Weltbank die gesundheitspolitische Rolle übernommen, die bis dahin von der WHO beansprucht wurde. Es wurde eine Bilanz der letzten 40 Jahre Entwicklung gezogen und ein erheblicher Zuwachs an Lebensqualität, gemessen mit den Gesundheitsindikatoren weltweit konstatiert. Es wurden aber auch sehr deutlich die Versäumnisse und aktuellen Probleme aufgezeigt und Lösungsmöglichkeiten herausgearbeitet, wobei die Weltbank mit erheblichen Mitteln bereit ist, einzuspringen. Sie will auf diese Weise die enormen Probleme, die die Strukturanpassungsprogramme des Internationalen Währungsfonds und der Weltbank im Sozialbereich verursacht haben, abmildern. Eine rigorose Durchsetzung der Gesundheits-Sektor-Reform soll eine Dezentralisierung von Entscheidungs- und Finanzierungsprozessen und eine stärkere Öffnung zum privaten Sektor hin erreichen. Viele Entwicklungsländer sind mit diesem Prozeß, den ordnungspolitischen und finanziellen Konsequenzen überfordert. Es bleibt zunächst zu bezweifeln, ob sich die gesundheitliche Versorgungslage der Bevölkerung verbessert.

3.4 UNDP

UNDP (UN-Development Programme) wurde 1965 gegründet und ist seit 1970 Koordinierungsstelle aller UN-Organisationen, die der Entwicklungshilfe dienen. Die wichtigste Aufgabe ist Projekthilfe, Programmierung, Konkretisierung, Durchführung und Evaluierung von Projekten mit Schwerpunkten auch im Gesundheitsbereich. Zahlreiche Gesundheits- und Krankheitsbekämpfungsprogramme sind von UNDP kofinanziert, wie z.B. die Onchozerkosebekämpfung Afrika, das TDR Programm oder das UN-AIDS Programm.

Der seit 1991 jährlich herausgegebene „Human Development Report“ ist ein sehr nützliches Dokument der Entwicklung der Länder aus einer „humanen“ Perspektive. Hier kommen mittel- und unmittelbare Ursachen von Gesundheits-, Sozial- und Bildungsproblemen deutlich zum Ausdruck. UNDP hat einen „human development index“ (HDI) eingeführt (UNDP 1991), der alternativ zu den üblichen ökonomischen oder demographischen Indikatoren Entwicklungstrends der Gesellschaft aufzeigt, wie etwa das Verhältnis der Militär- zu den Sozialausgaben, Geschlechterdifferenzen für Einschulung und Berufe und ihre Veränderung über die Zeit im Ländervergleich. In einem „Human Development Profile“ wird aus Lebenserwartung, Erwachsenenalphabetisierung u.a. Bildungsindikatoren, reales Pro-Kopf-Bruttosozialprodukt eine neue Rangordnung von Ländern in Bezug auf „Human Development“ aufgestellt, die zu verblüffenden Vergleichen Anlaß gibt (UNDP 1992). Eine ernüchternde Analyse gibt

Auskunft über die Nutzung der „Friedensdividende“ nach 1990 (UNDP 1994). Zur Analyse internationaler Gesundheitsprobleme, ihrer Ursachen, Folgen und Indikatoren sind diese Berichte von fast größerem Nutzen, als die Morbiditäts- und Mortalitätsstatistiken von WHO und Weltbank, weil sie den Entwicklungsaspekt im Zusammenhang mit Gesundheit deutlich machen.

3.5 UNFPA

UNFPA, der UN-Bevölkerungsfond, bzw. die UN Family Planning Association) wurde 1969 gegründet und ist seit 1971 das Zentrum für alle bevölkerungspolitischen Bemühungen der UN. UNFPA ist neben IPPF, einer privaten Organisation und zahlreichen anderen bevölkerungsbezogenen nationalen und internationalen Regierungs- und Nichtregierungsorganisationen mit ihren unterschiedlichen Zielen und Motiven die wichtigste Organisation auf dem Bevölkerungssektor.

Aufgaben von UNFPA sind Sammlung von Basisdaten, Beteiligung an Bevölkerungserhebungen, Ausbildung von Demographen, Ausarbeitung von Familienplanungsprogrammen, Unterstützung von Maßnahmen der sozialen Infrastruktur.

Seit 1974 in Bukarest führt UNFPA in Zusammenarbeit mit anderen Organisationen und unter Beteiligung aller Mitgliedsstaaten der UN Weltbevölkerungskonferenzen durch, die letzte Konferenz über Bevölkerung und Entwicklung (ICPD) fand 1994 in Cairo statt. Dort wurden erstmals wichtige Aktionsfelder aufgezeigt und Programme vorgeschlagen, die erfolgreicher zu werden versprechen, als frühere. Bevölkerungsentwicklung, Familienplanung und Geburtenbeschränkung werden viel mehr im Zusammenhang mit Entwicklung, Selbstbestimmung der Frau in Familie und Gesellschaft gesehen. Mutterschaft, Mutter- und Kind, Familiengesundheit, Jugendsexualität, Frühschwangerschaft, sexuelle Gewalt und Ausbeutung, und sexuell übertragenen Krankheiten, insbesondere HIV/AIDS und ihre gesundheitlichen und gesellschaftlichen Konsequenzen sind besondere Schwerpunkte. Der Begriff „sexuelle und reproduktive Gesundheit“ (sexual and reproductive health) faßt dies heute zusammen (UNFPA 1997).

UNFPA stellt ein wesentliches Element zur Wissenserwerbung- und Vermittlung, Programm- und Politikentwicklung auf dem weiten Gebiet der Bevölkerungspolitik dar und ist somit mittelbar und unmittelbar von gesundheitspolitisch internationaler Bedeutung.

3.6 ILO

Die Internationale Arbeitsorganisation, (IAO, International Labour Office, ILO) ist eine Sonderorganisation der VN, die soziale Gerechtigkeit und international anerkannte Menschenrechte und Arbeitsrecht zusammenführt. Sie ging 1946 aus Vorläuferorganisationen hervor, die bereits um die Jahrhundertwende entstanden sind. 1919 wurde sie als Internationale Vereinigung für Arbeitsrecht im Rahmen des Völkerbundes gegründet.

Die IAO formuliert internationale Standards in Form von Übereinkommen und Empfehlungen für grundlegendes Arbeitsrecht.: Verbesserung der Arbeits- und Lebensbedingungen im Zusammenhang mit Arbeit, Versammlungsfreiheit, das Recht zur Organisation von Kollektiven, z.B. Gewerkschaften, Verhandlungen um Arbeitsstands, Abschaffung von Zwangsarbeit, Regelungen zur Frauen- und Kinderarbeit, Mutterschutz, Arbeitssicherheit, Unfallschutz, Sicherheitsstandards, Renten- und Sozialreform (Nohlen 1989a).

Was die IAO für das Europa der Zwanziger Jahre war, ist sie seit Mitte des Jahrhunderts für die Länder des „Südens". Im Jahresbericht 1997 weist der Generaldirektor (ILO 1997) auf die Herausforderungen durch die Globalisierung der Arbeitswelt hin und auf die Aufgaben, die zahlreiche neu entstandene Mitgliedstaaten (1997 173 nach 150 in 1986) an die ILO stellen. Eine besonders enge Zusammenarbeit besteht zwischen ILO und der Kommission der Europäischen Gemeinschaften.

Die die Arbeitswelt betreffenden internationalen Standards und Empfehlungen sind von besonderer gesundheitlicher Relevanz für die Entwicklungsländer und ihren Überlebenskampf im Zuge der ökonomischen Globalisierung. Vor allem die Gesundheitsgefahren durch Arbeit im Umgang mit modernen technischen Produktionsverfahren, Arbeitsrhythmen, Kinderarbeit und der damit zusammenhängende Kinderhandel in einigen Ländern, sexuelle Belästigung am Arbeitsplatz werden von Arbeitsgruppen des IAO behandelt.

3.7 Europäische Union

Die Europäische Union (EU) und die Europäische Kommission (EC) haben formal relativ geringe gesundheitspolitsche Einflußmöglichkeiten, aber in bestimmten Bereichen spielen sie ein wichtige Rolle. Die „Verträge von Rom" und die nachfolgenden Verträge von Maastricht (1992) und Amsterdam (1997) haben in den Mitgliedsstaaten Gesetzeskraft, ebenso die vom Europarat herausgegebenen Verordnungen. „Direktiven" haben hingegen die Aufgaben unterschiedliche Gesetze der Mitgliedssaaten zu harmonisieren, sie beschreiben Ziele, die die Mitgliedsstaaten versuchen sollen zu erreichen. Diese regulative Hierarchie ist auch verbindlich für Gesundheitsfragen. Der Vertrag von Maastricht (1992) führt das Konzept von Gesundheit etwa im Sinn der WHO Definition ein. In Artikel 129 (bzw. Artikel 152 ex 129 im Vertrag von Amsterdam) wird der Aktionsrahmen der EU und der EC für den Gesundheitsbereich in Artikel 129a (bzw. 153) der höchst gesundheitsrelevante Verbraucherschutz geregelt (Europäische Kommission 1992a, 1992b, 1997b, 1997c).

„Die Rolle der Europäischen Gemeinschaften (EG) besteht darin, daß sie die Bemühungen der Mitgliedsstaaten im Bereich öffentliche Gesundheit unterstützt, indem sie ihnen bei der Formulierung und Durchsetzung von Zielen und Strategien behilflich ist und zur Sicherstellung eines hohen Niveaus des Gesundheitsschutzes in der Gemeinschaft beiträgt". Als Zielvorstellung wird der beste Standard angesetzt, der bereits auf bestimmten Gebieten von einem Mitgliedsstaat erreicht wurde (EU.KOM.(94) 202/94/0130).

Artikel 36 des Maastrichter Vertrags regelt die „vier Bewegungsfreiheiten" von Personen, Gütern, Dienstleistungen und Kapital zwischen den Mitgliedstaaten. Es wird aber auch die Beweglichkeit von Gütern eingeschränkt, wenn dies die Gesundheit und das Leben bedroht. Von Kennern der Situation (McKee, Mossialos & Belcher 1996) wird festgestellt, daß einige diesbezügliche Verordnungen und Direktiven die freie Entscheidung und die Interessen der Mitgliedstaaten unterminieren. Es besteht die Befürchtung, daß Gesundheitsaspekte auf den niedrigsten gemeinsamen Nenner reduziert werden. Der Europäische Gerichtshof achtet darauf, daß Gesundheitsargumente nicht benutzt werden, Handelsbarrieren aufzubauen; das gleiche gilt für die Nahrungsmittel und Produktsicherheit.

Die freie Bewegung von Personen betrifft auch die ärztlichen und medizinischen Berufe. Hier sind jedoch noch erhebliche administrativen Barrieren, strukturelle, persönliche und nationale gesundheitspolitischen Faktoren zu beseitigen. Das gleiche gilt für freie Beweglichkeit von Patienten, Arzneimitteln und Dienstleistungsanbieter im Gesundheitsbereich und Krankenversicherungswesen.

Ausgehend von einer Untersuchung der häufigsten Todes- und Krankheitsursachen, einschließlich der Analyse der einschlägigen Determinanten und Risiken für die Gesundheit sowie der Prüfung der wirksamsten Mittel, mit denen diese Probleme auf Gemeinschaftsebene angegangen werden können, hat die Kommission die prioritären Bereiche festgelegt. Sie können die Gegenstand von mehrjährigen Aktionsprogrammen sein, wie Gesundheitsforschung, Aufklärung, Ausbildung, Information. Andererseits werden gezielt Maßnahmen gegen bestimmt Krankheiten oder sonstige Gesundheitsgefahren empfohlen. Schwerpunkt sind Herz-Kreislauferkrankungen, Krebs, Unfälle und Suizid. Hier wird besonders auf die Lebensumstände, Verhaltensweisen und Rahmenbedingungen von Gesundheit hingewiesen, vor allem auf Ernährung, Alkohol- und Tabakkonsum, Drogenabhängigkeit, körperliche und psychische Gesundheit und Arzneimittel und ihre Anwendung.

Das gemeinschaftliche Aktionsprogramm für 1995 bis 1999, fortgeschrieben zuletzt 1997 in einem Vorschlag für die Periode 1999 bis 2003 (KOM/97/0225) nennt als prioritäre Maßnahmen Gesundheitsaufklärung- und -erziehung, Ausbildung im öffentlichen Gesundheitsdienst, sowie Verbesserung der Strukturen und Strategien der Gesundheitsförderung.

1991 kam der Kampf gegen HIV/AIDS hinzu, vor allem Information, Training, Dienstleistung, Forschung und Maßnahmen zur Sicherheit von Blut und Blutprodukten. Weitere Netzwerke betreffen Gesundheitsförderung in Schulen, Krebsregister, betriebliche Gesundheitsförderung und Aktionsprogramme zur

Vereinheitlichung der Gesundheitsberichterstattung (European Public Health Alliance 1997).

Artikel 129 (bzw. 153) sieht vor, daß die Gemeinschaft und die Mitgliedsländer die Zusammenarbeit mit Drittländern und mit zuständigen internationalen Organisationen fördern, insbesondere mit der WHO, mit der OECD für den Bereich der Entwicklungszusammenarbeit, mit der UNESCO für den Bereich Erziehung, Wissenschaft und Kultur, der UNICEF, der Internationalen Organisation für Migration (IOM) und der IAO.

Während dieses breite gesundheitspolitische Feld erst mit dem Vertrag von Maastricht 1992 festgeschrieben wurde, kam es schon zu Zeiten des Europäischen Kohle- und Stahl Vertrags von 1951 und dem Euratom Vertrag zu Gesundheitsregelungen im Zusammenhang mit Arbeitssicherheit. Dies wurde in den Verträgen von Rom auf andere Industrien übertragen.

Die Kompetenz bezüglich Gesundheit liegt beim Direktorat V für Beschäftigung und Soziales der EU-Kommission. Sie findet sich aber auch in ziemlich unübersichtlicher Weise über 12 weitere EC-Direktorate verteilt. Forschung im Dienste der Gesundheit und Entwicklung sind in der Regel in der Direktion XII angesiedelt (BIOMED-Programme), die Förderung der wissenschaftlichen Kooperation mit Entwicklungsländern im Gesundheits- und Ernährungsbereich sind im Programm INCO-DC-Programm angesiedelt.

Im Prinzip hat sich die EU die allgemeinen gesundheitspolitischen Prioritäten der WHO zueigen gemacht und auf die Europäische Gemeinschaft hin interpretiert. Sie geht zwar politisch nicht so weit, wie die Ottawa Charter of Health der WHO von 1986, aber entwickelt in der Praxis sehr viel mehr Aktivitäten mit einem wesentlich höheren Budget, als z.B. das Europabüro der WHO, das in seiner gesundheitspolitischen Bedeutung gegenüber der EU deutlich zurückgefallen ist (Abel-Smith, Figueras, Holland, McKee & Mossialos 1995). Ludvigsen und Robert (1996) kommen in einer Analyse der europäischen Gesundheitspolitik zu der Feststellung, daß die nationalen Gesundheitsorganisationen die europäische Gesundheitspolitik viel zu wenig mitgestalten. Ihre strategischen Planungen fänden immer noch viel zu sehr im nationalen Kontext statt. Die EU würde zu sehr als Geldquelle für nationale Programme betrachtet und nicht als Möglichkeit, aus der nationalen Selbstisolation herauszutreten. Der „Europäische Gedanke“ würde vernachlässigt, eine echte Kooperation fände nicht statt, eine wechselseitige positive Beeinflussung fehle. Deutschland und Großbritannien sind für ihre Zurückhaltung gegenüber der Kompetenz der EU im Gesundheitsbereich bekannt (McKee et al. 1996).

3.8 Internationale Katastrophen- und Nothilfe

Das der Auflösung des Ost-West Konflikts folgende Jahrzehnt war von einer unerwarteten Serie von menschlichen Katastrophen erfüllt, die entsprechende Not- und Hilfsmaßnahmen in einem bis dahin nicht gekannten Ausmaß notwendig machten. Hinzu kamen mittelbar vom Menschen verursachte und natürliche Katastrophen, wie Überflutungen, Dürre, Ernteausfälle oder tektonische Ereignisse, die direkt oder indirekt Gesundheitsprobleme der betroffenen Bevölkerungen nach sich zogen und entsprechende internationale Solidarität und Unterstützung forderten.

Eine wachsende Zahl von internationalen, bilateralen, staatlichen und nichtstaatlichen Hilfsorganisationen hat sich etabliert. Sie ist mit der Zahl und der Größe der Katastrophen gewachsen, so daß sich eine ausgesprochene Konkurrenzsituation ergibt.

An vorderer Stelle steht hier die Internationale Föderation des Roten Kreuzes und des Roten Halbmondes (IFRCRC). Ihre Stärke liegt in der weltweiten Vernetzung aller nationalen Organisationen und ihrem Koordinationssekretariat. Eine besondere Rolle spielt das UN Hochkommissariat für Flüchtlinge (UNHCR) sowie ECHO das European Community Humanitarian Office.

Die Interventionsorganisationen lassen sich grob nach Größe und politischer und strategischer Beweglichkeit gliedern. Das Problem ist, daß ein betroffenes souveränes Land Hilfe anfordern muß, bevor diese in Gang gesetzt werden kann. Schnelle Einsatzgruppen, wie z.B. „Ärzte ohne Grenzen", sind in unbürokratischer Weise frühzeitig in der Lage ihre Hilfe anzubieten, während die auf mehr diplomatische Vorarbeit angewiesenen Organisationen schwerfälliger sind.

Einen Überblick über die Epidemiologie der letzten Katastrophenjahre und die geleistete Hilfe kann in diesem Zusammenhang nicht gegeben werden. Es wird auf den „Disaster Report 1997" der IFRCRC (1997) verwiesen. Das Centre for Research on Disaster in Louvain (Belgien), CRED„ das US-Committee for Refugees (USCR) das Department for Peace and Conflict Research DPCR in Uppsala, die OECD und UNHCR sind weitere wichtige Informations- und Datenzentren.

Neben den spezifischen Gesundheitsschäden durch Katastrophen und Gewalteinwirkung kommen diejenigen durch Zerstörung der Infrastruktur und der zivilen Ordnung, der Wasser und Nahrungsversorgung und durch Obdachlosigkeit hinzu. Die regionalspezifische Morbidität und Mortalität wird erhöht und erweitert um die katastrophenspezifische und den Zusammenbruch der bisherigen medizinischen Versorgung. Epidemische Ausbreitung endemischer Infektionen, Einschleppung neuer durch Neuankömmlinge und Austausch der Erreger zwischen autochthoner und Flüchtlingspopulationen bringen neue Probleme. Ein nicht zu unterschätzendes Problem ist oft der durch die Hilfsmaßnahmen günstigere Versorgungsstandard der unmittelbar von der Katastrophe betroffenen Bevölkerung gegenüber der möglicherweise schlechter versorgten autochthonen Bevölkerung.

Internationale Katastrophenhilfe bekommt einen immer höheren Anteil an den insgesamt stagnierenden Mitteln für Entwicklungszusammenarbeit, aus deren Budget ein großer Teil der Hilfe bestritten wird.

3.9 Internationale Gesundheitsforschung

Gesundheitsforschung ist international, obwohl jedes Land seine spezifischen Schwerpunkte hat, die ihrerseits von forschungspolitischen Förderprioritäten abhängen.

Internationale Gesundheitsforschung ist vor allem dort gefordert, wo international brennende Fragen auftreten, denen sich nationale Forschung alleine nicht mehr stellen kann oder wo auf nationaler Ebene nicht genügend Expertise und Kapazität vorhanden ist.

Die WHO hat von je her in Förderung von Wissensvermittlung, Ausbildung und Aufbau von Forschungskapazität eine zentrale Aufgabe gesehen. 1970 wurde ein „Special Programme of Research and Research Training in Human Reproduction (HRP) eingerichtet, das bis 1995 398 Mio. US$ zur Verfügung hatte. 3 % hiervon kamen von der BRD, Dänemark übernahm im Vergleich 10 %. 1975 wurde zur Verstärkung der Forschungskapazität auf dem Gebiet von sechs wichtigen Tropenkrankheiten, Malaria, Schistosomiasis, lymphatische Filariosen, afrikanische und südamerikanische Trypanosomiasis, Leishmaniosen und Lepra von UNDP, Weltbank, einigen Geberländern und der WHO ein „Special Programme for Research and Training in Tropical Diseases" (TDR-Programme) ins Leben gerufen (WHO 1995b). Ziel ist angewandte und Grundlagenforschung, auch zur Förderung der Forschungskapazität in den Endemieländern dieser Krankheiten. Sonderprogramme betreffen Vektorkontrolle und sozio-ökonomische Forschung im Zusammenhang mit Krankheitsbekämpfung. Bis 1995 wurden hierfür kumulativ 474 Mio. US$ zur Verfügung gestellt. Deutschland steht mit einem Beitrag von 21,6 Mio. US$ an neunter Stelle, Dänemark hingegen mit 53,1 Mio. US$ an erster Stelle. Die Forschungsbereiche gliedern sich je nach Krankheit, derzeit in angewandte Feldforschung, Produktentwicklung und strategische Forschung. Nord-Süd-Zusammenarbeit bekommt zunehmend Gewicht, wenn auch die Grundlagenforschung noch weitgehend im „Norden" stattfindet. Deutschland ist hieran auffallend gering beteiligt, während USA, und in Europa Großbritannien, Frankreich, die skandinavischen Länder, Belgien, Niederland und die Schweiz stärker beteiligt sind.

1987 wurde eine hochrangige „Commission on Health Research and Development" von einer Gruppe internationaler Sponsoren, darunter der Deutschen Gesellschaft für Technische Zusammenarbeit (GTZ) ins Leben gerufen, um den Forschungsbedarf und die Forschungskapazitäten im Bereich Gesundheit international zu ermitteln (Neufeld & Alger 1996). Gesundheitsforschung wird bei zunehmender Globalisierung, auch der Gesundheitsprobleme als ein wesentliches, stark vernachlässigtes Element von Entwicklung gesehen, denn es sind vor allem die Entwicklungsländer, in denen sich die gravierendsten Gesundheitsprobleme befinden. Die Kommission war stark USA-lastig und hat die objektiv vorhandenen europäischen Forschungskapazitäten und -leistungen unterbewertet, was zu erheblichem Unmut führte (persönliche Beobachtung).

Die Empfehlungen der Kommission sehen eine besondere Förderung der angewandten Forschung in den Entwicklungsländern (Essential National Health Research, ENHR) zur Lösung lokaler Probleme vor, während die Industrieländer ihre Bemühungen um die Grundlagenforschung verstärken sollen. Internationale Partnerschaften sollen gefördert werden und 5 % der Entwicklungshilfe im Gesundheitsbereich sollen für Forschung vorgesehen werden. Aus dieser Agenda ging 1993 COHRED, das Council on Health Research and Development hervor, dessen Aufgabe es ist, das Konzept von ENHR zu stärken und entsprechende Mittel hierfür einzuwerben.

Als Reaktion auf den Weltbankbericht zu Gesundheit 1993 „Investing in Health“ hat auch die WHO 1994 ein „Ad Hoc Committee on Health Research Relating to Future Intervention Options“ einberufen unter Leitung von Dean T. Jamison, dem seinerzeitigen Vorsitzenden der Kommission, die den Weltbankbericht 1993 erstellte. 1996 wurde in einem Abschlußbericht eine Forschungsagenda vorgelegt, die sich aus der Sicht der Kommission an den derzeitigen und zu erwartenden Gesundheitsproblemen orientiert. Die Kommission weist vor allem auf die Diskrepanz zwischen global dringenden Gesundheitsproblemen und hierfür verfügbaren Forschungsmittel hin. So werden z.B. für Pneumonien und Durchfallserkrankungen, die 15 % der globalen Krankheitslast betragen nur 0,2 % der Forschungsmittel ausgegeben. Es wird eine Prioritätenliste für „best buy for Research and Development“ vorgelegt, die sowohl die immer noch nicht behobenen internationalen Gesundheitsprobleme anspricht, wie auch die beobachtete Evolution pathogener Mikroorganismen und die zunehmende Last durch nicht-übertragbare Krankheiten in den sich demographisch rapide entwickelnden Ländern, ein sehr bemerkenswertes Dokument internationaler Kooperation und Strategieentwicklung (WHO 1996). Es ist aber ebenso bemerkenswert, daß, außer an den Abschlußbesprechungen, deutsche Gesundheitswissenschaftler in dieser, wie auch in den anderen internationalen Konferenzen zu internationalen Gesundheitsproblemen nicht vertreten waren.

Forschungs- und Entwicklungsprogramme der EU (BIOMED und INCO-DC) gibt es seit 1983. Sie werden von der Direktion XII der Europäischen Kommission abgewickelt. Während BIOMED europäische biomedizinische Forschung und Forschungskooperation fördert., konzentriert sich INCO-DC auf europäische Forschungskooperation mit Entwicklungsländern. Er umfaßt Forschung im Bereich erneuerbarer natürlicher Ressourcen, Landwirtschaft, Ernährung und Gesundheit. Für 1995 bis 1998 steht ein Finanzvolumen von 208 Mio. ECU zur Verfügung, wovon immerhin 61,8 Mio. ECU (30 %) für Gesundheitsforschung vorgesehen sind.

So wie das Interesse an internationaler Gesundheitsforschung gering ist, scheint auch die deutsche Wissenschaft hier wenig Interesse zu haben. Es sind sehr wenige Gruppen, die sich diesem internationalen Wettbewerb zur Forschungsförderung stellen.

4. Schlußbemerkung

Die Einschätzungen der internationalen Gesundheitsproblematik durch die in dieser kurzen Zusammenschau dargestellten Gruppierungen ist in ihren groben Zügen relativ konsistent. Sie beruhen letztenendes auf hochaggregierten Daten, die allen zur Verfügung stehen. In wie weit diese Daten die Realität eines bestimmten Problems oder eines bestimmten Landes widerspiegeln, ist eine andere Frage. Auch die an den Kommissionen mitwirkenden internationalen Experten sind eine relativ homogene Gruppierung. Wie schon eingangs angedeutet, hängt die Erkennung und die Anerkennung eines Gesundheitsproblems von einer Vielzahl von Faktoren ab. Inwieweit Gesundheitsprobleme jenseits der eigenen nationalen Grenzen wahrgenommen werden und inwieweit hierauf konkret reagiert wird, ist ebenfalls von vielen, nicht zuletzt von emotionalen und politischen Faktoren abhängig.

An erster Stelle steht das legitime Argument des Schutzes vor einer Gefahr von außen. Hier sind alle nationalen Gesundheitsdienste aufgerufen zu kooperieren. Dies war auch von Anfang an das Gründungsmotiv internationaler Gesundheitsorganisationen.

Das Gesundheit aber auch ein globales Anliegen ist, dem Grenzen überschreitend alle Nationen, je nach ihrem Vermögen verpflichtet sind, zeigen die Präambel der verschiedenen internationalen Organisationen. Auf nationaler Ebene wird dies sehr unterschiedlich wahrgenommen und umgesetzt. Wenn man diese internationale Szene überblickt, muß man bedauerlicherweise feststellen, daß Deutschland, die deutsche Gesundheitspolitik, Entwicklungspolitik und Wissenschaftspolitik ebenso wie die forschende Industrie und die Gesundheitswissenschaften selbst, gemessen an ihrem geistigen, wissenschaftlichen und wirtschaftlichen Vermögen, im europäischen Vergleich einen mageren Beitrag leisten. Es mit dem föderalen System zu erklären, wie es im Zusammenhang mit der europäischen gesundheitspolitischen Kooperation angeführt wird, ist sicher nicht ausreichend.

Möge dieser Beitrag dazu dienen, das Interesse an den immensen internationalen Gesundheitsproblemen zu wecken.

Literatur

Abel-Smith, B. Figueras, J., Holland, W. W., McKee & Mossialos, E. (1995): Choices in Health Policy: An Agenda for the European Union, Aldershot and Luxembourg, Dartmouth/Office for Official Publications of the European Communities.

Commission on Health Research and Development (Hrsg.) (1990): Health Research: essential link to Equity in Development. New York: Oxford University Press.

Europäische Kommission (1992a): Maastricht Vertrag: Artikel 129, Gesundheitswesen. In: Amtsblatt der Europ. Gemeinschaften -C-35, 92/191, 24-25.

Europäische Kommission (1992b): Maastricht Vertrag: Artikel 129a, Verbraucherschutz. In: Amtsblatt der Europäischen Gemeinschaften-C-35, 92/191, 25.

Europäische Kommission (1994): Mitteilung der Kommission und Vorschlag für einen Beschluß des Europäischen Parlaments und des Rates über ein Aktionsprogramm der

Gemeinschaft zur Gesundheitsförderung, Aufklärung, Erziehung und Ausbildung im Zuge des Aktionsrahmens im Bereich Volksgesundheit: KOM [94] 202, 94/0130 (COD).

Europäische Kommission (1997a): Amsterdam Vertrag: Artikel 152 (ex 129: Gesundheitsschutz. In: Amtsblatt der Europäischen Gemeinschaften. C-340-97, 246-247.

Europäische Kommission (1997b): Amsterdam Vertrag: Artikel 153 (ex 129a): Verbraucherschutz. In: Amtsblatt der Europäischen Gemeinschaften. C- 340-97, 247-248.

Europäische Kommission (1997c): Vorschlag für einen Beschluß des Europäischen Parlaments und des Rates zur Aufnahme eines Programms der Gemeinschaft, betreffend seltene Krankheiten innerhalb der Aktionsrahmens im Bereich der öffentl. Gesundheit (1999-2003): KOM 97/0225-COD 97.

European Public Health Alliance (1997): Public Health and the EU: an overview. Brüssel.

Godlee, F. (1994): WHO in Crisis. In: British Medical Journal 309, 1424-1428.

International Federation of the Red Cross and The Red Crescent (IFRCRC) (1997): World Disaster Report 1997. New York: Oxford University Press.

International Labour Office (ILO) (1995): Home page: www.ilo.org.

International Labour Office (ILO) (1997): Annual Report of the Director general. New York: Oxford University Press.

Kickbusch, J. (1995): World Health Organization: change and progress. In: British Medical Journal 310, 1518-1520.

Ludvigsen, C. & Roberts, K. (1996): Health Care Policies and Europe: the implications for practice. Oxford: Butterworth, Heinemann, 202.

McKee, M. Mossialos, E. & Belcher, P. (1996):The Influence of European law on national health policy. In: Journal of European Policy 6 (4), 263-286.

Neufeld, V.R. & Alger, E.A. (1996): Global networking in the Health Sciences. In: COHRED (Hrsg.): Research into Action. Genf.

Nohlen, D. (1989a): ILO. In: Nohlen, D. (Hrsg.) Lexikon Dritte Welt. Reinbek: Rowohlt, 313.

Nohlen, D. (1989b): UNICEF. In: Nohlen, D. (Hrsg.) Lexikon Dritte Welt. Reinbek: Rowohlt, 682.

New York Academy of Sciences (Hrsg.) (1997): Global Public Health Collaboration: Organizing for a Time of Renewal NYAS. New York.

Peabody, J. W. (1995): An organizational analysis of the World Health Organization: Narrowing the gap between promise and performance. In: Social Sciences and Medicine, 40, 731-742.

Stenson, B. & Sterky, G. (1994): What future WHO? In : Health Policy, 28, 235-256.

The Lancet (Editorial) (1995): Fortress WHO: breaching the ramparts for health's sake. In: The Lancet 345, No. 8944, Jan. 28.

The Lancet (Editorial) (1997): WHO: Where there is no vision, the people perish. In: The Lancet 350, No. 9080, Sept. 13.

UNDP: (1991-1994): Human Development Report, 1991 bis 1994. New York: Oxford University Press.

UNFPA (1997): Weltbevölkerungsbericht 1997. Bonn: UNO-Verlag Bonn.

UNICEF (1984): Zur Situation der Kinder in der Dritten Welt. Wuppertal: Jugenddienst Verlag.

UNICEF (1994-1997): The State of the Worlds Children. New York: Oxford University Press.

Windfuhr, M. (1997): Globalisierung. In: Nohlen, D., Waldmann & Ziemer, K. (Hrsg.) Lexikon der Politik, Bd. 4. München: C.H. Beck Verlag, 229-236.

World Bank (1993): World Development Report 1993: Investing in Health. New York: Oxford University Press.

World Health Organization (WHO) (1978): Primary Health Care: A joint WHO-UNICEF Report. Genf.

World Health Organization (WHO) (1987): Four Decades of Achievement. Genf.

World Health Organization (WHO) (1994): Ninth General Programme of Work, covering the period 1996-2001. Genf.
World Health Organization (WHO) (1995a): Tropical Disease Research Programme 1975-94, highlights, 1993-94, 12th Programme Report of the UNDP/World Bank/ WHO Special Programme for Research and Training in Tropical Diseases (TDR). Genf.
World Health Organization (WHO) (1997): World Health Report. Genf.
World Health Organization (WHO) (1995b): World Health Report 1995: Bridging the Gap, Report of the Director General. Genf.
World Health Organization (WHO) (1996a) World Health Report 1996, Fighting disease, fostering development. Genf.
World Health Organization (WHO) (1996b): Investing in Health Research and Development. Genf.
World Health Organization (WHO) (1997): Conquering suffering, Enriching humanity. Genf.

Sachregister

- A -

- B -

- C -

- D -

- F -

- J -

- K -

- Q -

- R -

- S -

- T -

- W -

- Z -

Personenregister

- G -

- H -

- S -

- T -

Die Autorinnen und Autoren

Adam, Hans, Prof. Dr., Fachbereich Allgemeine Verwaltung, Niedersächsische Fachhochschule für Verwaltung und Rechtspflege, Hannover.

Annuß, Rolf, Landesinstitut für den öffentlichen Gesundheitsdienst (LÖGD), Bielefeld.

Arnold, Michael, Prof. em. Dr., Gesundheitssystemforschung, Universität Tübingen.

Babitsch, Birgit, Dipl. Soz., MPH, Institut für Gesundheitswissenschaften, Technische Universität Berlin.

Backes, Otto, Prof. Dr., Fakultät für Rechtswissenschaft, Universität Bielefeld.

Badura, Bernhard, Prof. Dr., Fakultät für Gesundheitswissenschaften, Universität Bielefeld.

Bardehle, Doris, Dr., Landesinstitut für den öffentlichen Gesundheitsdienst (LÖGD), Bielefeld.

Bartholomeyczik, Sabine, Prof. Dr., Dipl. Soz., Fachbereich Pflege und Gesundheit, Fachhochschule Frankfurt am Main.

Bauer, Manfred, Prof. Dr., Klinik für Psychiatrie und Psychotherapie, Offenbach.

Berger, Hartmut, Dr., Psychiatrisches Krankenhaus Philippshospital, Riedstadt.

Berger, Michael, Prof. Dr. Dr. h.c., Klinik für Stoffwechselkrankheiten und Ernährung, Universität Düsseldorf.

Bittner, Rüdiger, Prof. Dr., Fakultät für Geschichtswissenschaft und Philosophie, Universität Bielefeld.

Bitzer, Eva Maria, Dr., Institut für Sozialmedizin, Epidemiologie und Gesundheitssystemforschung (ISEG), Hannover.

Blum, Karl, Dr. M.A., Dipl. Ges.wiss., Deutsches Krankenhausinstitut e.V., Düsseldorf

Brand, Helmut, Dr., Landesinstitut für den öffentlichen Gesundheitsdienst (LÖGD), Bielefeld.

Deutschmann, Christel, Prof. Dr., Fachbereich Wirtschaft, Fachhochschule Stralsund.

Diesfeld, Hans Jochen, Prof. Dr., Institut für Tropenhygiene und öffentliches Gesundheitswesen, Universität Heidelberg.

Dörning, Hans, Dipl. Soz.-Wiss., Institut für Sozialmedizin, Epidemiologie und Gesundheitssystemforschung (ISEG), Hannover.

Ducki, Antje, Dipl. Psych., Institut für Gesundheitswissenschaften, Technische Universität Berlin.

Eiff, Wilfried v., Prof. Dr. Dr. Dipl. Ökonom, Centrum für Krankenhaus-Management, Universität Münster.

Eimeren, Wilhelm van, Prof. Dr., Institut für Medizinische Informatik und Systemforschung (MEDIS) des Forschungszentrums für Umwelt und Gesundheit (GSF), Oberschleißheim.

Fack-Asmuth, Werner G., Prof. Dipl.-Kfm., Deutsches Krankenhausinstitut e.V., Düsseldorf

Fehr, Rainer, PD Dr., Ph.D., Landesinstitut für den öffentlichen Gesundheitsdienst (LÖGD), Bielefeld.

Geyer, Siegfried, PD Dr., Institut für Medizinische Soziologie, Medizinische Fakultät, Universität Düsseldorf.

Gostomzyk, Johannes G., Prof. Dr., Gesundheitsamt, Augsburg.

Griefahn, Barbara, Prof. Dr., Institut für Arbeitsphysiologie, Universität Dortmund.

Grunow, Dieter, Prof. Dr., Fachbereich Politikwissenschaft, Universität/GH Duisburg.

Heller, Sonja, Dr., M.A., Fakultät für Geschichtswissenschaft und Philosophie, Universität Bielefeld.

Hellmeier, Wolfgang, Dr., Landesinstitut für den öffentlichen Gesundheitsdienst (LÖGD), Bielefeld.

Helmert, Uwe, Dr., M.Sc., Abteilung Gesundheitspolitik, Arbeits- und Sozialmedizin, Zentrum für Sozialpolitik, Universität Bremen.

Henke, Klaus-Dirk, Prof. Dr., Institut für Volkswirtschaftslehre, Finanzwissenschaft und Gesundheitsökonomie, Fachbereich Wirtschaft und Management, Technische Universität Berlin.

Hort, Angela, Dr. MPH, Kinderzentrum Gilead, Bielefeld.

Hurrelmann, Klaus, Prof. Dr., Fakultät für Gesundheitswissenschaften, Universität Bielefeld.

Kobusch, Adriane-Bettina, MPH, Ph.D., Oberstufenkolleg der Universität Bielefeld.

Kolip, Petra, PD Dr., Dipl.-Psych., Fakultät für Gesundheitswissenschaften, Universität Bielefeld.

Laaser, Ulrich, Prof. Dr., Fakultät für Gesundheitswissenschaften, Universität Bielefeld.

Labisch, Alfons, Prof. Dr. Dr. M.A., Institut für Geschichte der Medizin, Medizinische Fakultät, Universität Düsseldorf.

Mann, Gerd, Dr., Institut für Medizinische Informatik und Systemforschung (MEDIS) des Forschungszentrums für Umwelt und Gesundheit (GSF), Oberschleißheim.

Maschewsky-Schneider, Ulrike, Prof. Dr., Institut für Gesundheitswissenschaften, Technische Universität Berlin.

Mielck, Andreas, Dr., MPH, Institut für Medizinische Informatik und Systemforschung (MEDIS) des Forschungszentrums für Umwelt und Gesundheit (GSF), Oberschleißheim.

Olbrich, Erhard, Prof. Dr., Institut für Psychologie, Universität Erlangen.

Remschmidt, Helmut, Prof. Dr., Klinik für Kinder- und Jugendpsychiatrie der Universität Marburg.

Rosenbrock, Rolf, Prof. Dr., Technische Universität Berlin und Arbeitsgruppe Public Health am Wissenschaftszentrum Berlin für Sozialforschung (WBZ).

Ryll, Andreas, Dr., Dipl.-Volkswirt, Fakultät für Wirtschaftswissenschaften, Europa-Universität, Frankfurt(Oder).

Sachser, Norbert, Prof. Dr., Institut für Neuro- und Verhaltensbiologie, Fakultät für Biologie, Universität Münster.

Schön, Dieter, Dr., Abteilung Epidemiologie und Gesundheitsberichterstattung, Robert Koch-Institut, Berlin.

Schwartz, Friedrich Wilhelm, Prof. Dr., Abteilung für Epidemiologie, Sozialmedizin und Gesundheitssystemforschung, Medizinische Hochschule Hannover.

Siegrist, Johannes, Prof. Dr., Institut für Medizinische Soziologie, Medizinische Fakultät, Universität Düsseldorf.

Stebner, Frank A., Dr., Rechtsanwalt, Salzgitter.

Stock, Christiane, Dr., Arbeitsgruppe Biomedizinische Grundlagen und Bevölkerungsmedizin, Fakultät für Gesundheitswissenschaften, Universität Bielefeld.

Strodtholz, Petra, Dipl.-Soz., Fakultät für Soziologie, Universität Bielefeld.

Tietze, Wolfgang, Prof. Dr., Abteilung Epidemiologie und Gesundheitsberichterstattung, Robert Koch-Institut, Berlin.

Trautner, Christoph, Dr. Dipl.-Pol. MPH, Institut für Arbeits-, Sozialmedizin und Epidemiologie, Medizinische Fakultät, Humboldt-Universität Berlin.

Troschke, Jürgen Frhr. v., Prof. Dr., Abteilung für Medizinische Soziologie der Universität, Deutsche Koordinationsstelle für Gesundheitswissenschaften, Freiburg.

Vogt, Irmgart, Prof. Dr., Fachbereich Sozialarbeit, Fachhochschule Frankfurt am Main.

Walter, Ulla, Dr., Abteilung für Epidemiologie, Sozialmedizin und Gesundheitssystemforschung, Medizinische Hochschule Hannover.

Wichmann, Heinz-Erich, Prof. Dr. Dr., Forschungszentrum für Umwelt und Gesundheit (GSF), Oberschleißheim.

Woelk, Wolfgang, Institut für Geschichte der Medizin, Medizinische Fakultät, Universität Düsseldorf.

Ziese, Thomas, Dr., Abteilung Epidemiologie und Gesundheitsberichterstattung, Robert Koch-Institut, Berlin.